Arzneimittel pocket 2017

Notfa
Kardi
Pneu
Gastroent…
Nephrologie 5
Endokrinologie 6
Hämatologie, Onkologie 7
Rheumatologie 8
Infektiologie 9
Immunologie 10
Anästhesie 11
Neurologie 12
Psychiatrie 13
Dermatologie 14
Ophthalmologie 15
HNO 16
Urologie 17
Gynäkologie 18
Toxikologie 19
Geriatrie 20
Zusatzinfos 21

Autor:
Dr. med. Andreas Ruß
Fachärztliche Internistische Praxis
Kirchplatz 1
83734 Hausham
andreas.russ@media4u.com

Mitarbeit:
Doping: Prof. Dr. med. Dirk Clasing
Opioid-Analgetika-Tabelle: Dr. med. Marek Humpich
Geriatrie: PD Dr. Michael Drey

Lektorat: Andrea Rauneker, Dr. rer. nat. Maria Manukyan
Herstellung: Petra Rau, Steffen Varga
Umschlaggestaltung: Mariona Dieguez

Wichtiger Hinweis
Der Stand der medizinischen Wissenschaft ist durch Forschung und klinische Erfahrung ständig im Wandel. Autor und Verlag haben größte Mühe darauf verwandt, dass die Angaben in diesem Werk korrekt sind und dem derzeitigen Wissensstand entsprechen. Für die Angaben kann von Autor und Verlag jedoch keine Gewähr übernommen werden. Jeder Benutzer ist dazu aufgefordert, Angaben dieses Werkes gegebenenfalls zu überprüfen und in eigener Verantwortung am Patienten zu handeln.
Geschützte Warennamen (Warenzeichen) werden nicht besonders kenntlich gemacht. Aus dem Fehlen eines solchen Hinweises kann also nicht geschlossen werden, dass es sich um einen freien Handelsnamen handelt.

Die Deutsche Bibliothek verzeichnet diese Publikation in der Deutschen Nationalbibliografie; detaillierte bibliografische Daten sind im Internet über <http://dnb.ddb.de> abrufbar.

22. Auflage, September 2016
ISBN 978-3-89862-779-5
Druck: Kösel GmbH & Co. KG

Vorwort zur 22. Auflage

Vor dem Hintergrund einer stetig zunehmenden Zahl an Wirkstoffen und somit auch an Handelsnamen, Indikationen und Nebenwirkungen gewinnt ein verantwortungsvoller Einsatz von Medikamenten zunehmend an Bedeutung. Das bewährte Tabellenformat des Arzneimittel pocket liefert dem Anwender die essentiellen Informationen für eine individuelle Pharmakotherapie. Mit höchstmöglicher Aktualität enthält das **Arzneimittel pocket 2017** wieder die neu zugelassenen Wirkstoffe und Handelsnamen.

Arzneimittel pocket ist ein Klassiker der klinisch-praktischen Medizin, der jetzt in 22. Auflage vorliegt. An dieser Stelle möchte ich Ihnen als treue User ganz herzlich danken, dass Sie das Buch in Ihrer täglichen Arbeit mit Patienten verwenden und mir Verbesserungsvorschläge und Kommentare liefern. Nur so konnte daraus eine Erfolgsstory werden.

Im digitalen Zeitalter halten immer noch viele Menschen gerne ein Buch in Händen. Dennoch möchte ich gerne auf die **Arzneimittel pocket App** hinweisen, die weiterhin als **iPhone-** und **Android-App** verfügbar ist. Die App wurde 2016 komplett neu konzipiert, durch regelmäßige updates ist die Datenbank im Hinblick auf Neuzulassungen jetzt immer auf dem neuesten Stand.

Für zusätzliche Informationen erkundigen Sie sich einfach auf der Website des Börm Bruckmeier Verlags: **www.media4u.com**

Andreas Ruß — Hausham, im September 2016

FEEDBACK – Arzneimittel pocket

„Erstklassig! Sehr hilfreich! – Erstklassiges Nachschlagewerk, optimal für Pfleger, Ärzte, Arzthelfer etc. Übersichtlich, nachvollziehbar, verständlich, optimal! Absolute Kaufempfehlung! Note 1, würde es jederzeit wieder kaufen."
Rezensentin/Rezensent – Amazon.de

„Für jeden Tag – Wie immer ein gutes Buch. Aktuell und gut sortiert. Da findet man alles was man im medizinischen Alltag benötigt. Passt in jede Kitteltasche. Sehr zu empfehlen."
Rezensentin/Rezensent – Amazon.de

„Super – Super Größe und auch die Übersicht ist toll. Alles drin, was man über Arzneimittel wissen möchte. Irrsinnig praktisch für die Arbeit!"
Rezensentin/Rezensent – Amazon.de

„Bewährt, gut, aktuell! – Super Buch, schnelles Nachschlagewerk für die Kitteltasche, für Ärzte, Pflegende etc. Sehr umfassend, strukturiert, genau, viel Infos auf wenig Platz! Klare Kaufempfehlung mit 5/5 Sternen!"
Rezensentin/Rezensent – Amazon.de

„Klein und Schlau – Kleines Schlau Buch für die Kitteltasche. Alles drin, was man braucht, in Ausbildung und danach. Für Weitsichtige auf jeden Fall eine Brille dabei haben, durch die kleine Schrift. Aber es steht alles drin."
Rezensentin/Rezensent – Amazon.de

„Ein Muss für die Arbeit mit Medikamenten – Habe auch die Vorgängerversionen und kann dieses pocket nur empfehlen. Es ist wieder aktualisiert und enthält alle wichtigen Informationen zu den Arzneimitteln."
Rezensentin/Rezensent – Amazon.de

„Alles supi – alles top. Passt 100%. Hätte ich nicht gedacht. War zu erst sehr skeptisch, aber ich wurde eines besseren belehrt. Fünf Sterne."
Rezensentin/Rezensent – Amazon.de

„Sehr gut! – Das Buch ist sehr nötig in der Arbeit, man kann schnell die notwendigen Medikamenten finden. Ich empfehle es jedem Kollegen! Auf jeden Fall ein „must have"!"
Rezensentin/Rezensent – Amazon.de

„Klare Übersicht – Klein, handlich und alle Informationen, die man in der Kitteltasche braucht, ein Muss in jedem Jahr, so auch wieder diesmal."
Rezensentin/Rezensent – Amazon.de

1 Notfall 29

1.1 **Notfallmedikamente** 29
1.2 **Adult Advanced Life Support** 33

2 Kardiologie, Angiologie 34

2.1 **Antihypertensiva** 34
2.1.1 ACE-Hemmer 34
2.1.2 Angiotensin-II-Blocker (Sartane) 38
2.1.3 Betablocker 40
2.1.4 Direkte Renininhibitoren 43
2.1.5 Kalziumantagonisten (Non-Dihydropyridine) 43
2.1.6 Kalziumantagonisten (Dihydropyridine) 44
2.1.7 Zentral angreifende Alpha-2-Rezeptoragonisten 45
2.1.8 Alphablocker 46
2.1.9 Direkte Vasodilatatoren 47
2.1.10 ACE-Hemmer + Diuretikum 47
2.1.11 Angiotensin-II-Blocker + Diuretikum 49
2.1.12 Angiotensin-II-Blocker + Kalziumantagonist 51
2.1.13 Angiotensin-II-Blocker + Kalziumantagonist + Diuretikum 51
2.1.14 Neprilysinhemmer + Angiotensin-II-Blocker 52
2.1.15 Betablocker + Diuretikum 52
2.1.16 Direkte Renininhibitoren + Diuretikum 53
2.1.17 Kalziumantagonisten + Diuretikum 53
2.1.18 Kalziumantagonisten + Betablocker 53
2.1.19 Kalziumantagonisten + ACE-Hemmer 54
2.1.20 Statin + ACE-Hemmer + Kalziumantagonist 54
2.1.21 Reserpin + Diuretikum 54
2.2 **Diuretika** 55
2.2.1 Schleifendiuretika 55
2.2.2 Benzothiadiazine und Analoga 55
2.2.3 Kaliumsparende Diuretika 57
2.2.4 Aldosteronantagonisten 57
2.2.5 Osmotische Diuretika 58
2.2.6 Diuretika-Kombinationen 58
2.3 **Antianginosa** 59
2.3.1 Nitrate 59
2.3.2 I_f -Kanal-Hemmer 61
2.3.3 I_{Na}-late Inhibitor 61
2.4 **Antiarrhythmika** 62
2.4.1 Klasse-Ia-Antiarrhythmika 62
2.4.2 Klasse-Ib-Antiarrhythmika 63
2.4.3 Klasse-Ic-Antiarrhythmika 63
2.4.4 Klasse-II-Antiarrhythmika 64
2.4.5 Klasse-III-Antiarrhythmika 64
2.4.6 Klasse-IV-Antiarrhythmika 65
2.4.7 Mehrkanalblocker 65
2.4.8 Weitere Antiarrhythmika 66
2.5 **Digitalisglykoside** 66
2.6 **Sympathomimetika** 67
2.7 **Parasympatholytika** 69
2.8 **Phosphodiesterasehemmer** 70
2.9 **Gerinnung** 71
2.9.1 Unfraktioniertes Heparin 71
2.9.2 Niedermolekulare Heparine 71
2.9.3 Heparinoide, andere Faktor-Xa-Hemmer 74
2.9.4 Direkte Thrombininhibitoren 76
2.9.5 Sonstige antithrombotische Mittel 77
2.9.6 Antidota für Antikoagulantien 77
2.9.7 Thrombin-Rezeptor-Antagonisten 77
2.9.8 Cumarinderivate 78
2.9.9 Thromboembolische Risiken und Ziel-INR bei oraler Antikoagulation 78
2.9.10 Fibrinolytika 79
2.9.11 Protein C 80
2.9.12 Antifibrinolytika 80
2.9.13 Thrombozytenaggregationshemmer 80
2.9.14 Durchblutungsfördernde Mittel 83
2.9.15 Gerinnungsfaktoren 84
2.9.16 Thrombininhibitoren 85
2.9.17 Enzyminhibitoren 85
2.9.18 Fusionsproteine 86

3 Pneumologie 87

3.1 **Inhalative Beta-2-Sympathomimetika** 87
3.1.1 SABA (short acting beta-agonist) 87
3.1.2 LABA (long acting beta-agonist) 88

3.2 **Systemische Beta-2-Sympathomimetika** 88
3.3 **Inhalative Alpha- und Beta-Sympathomimetika** 90
3.4 **Inhalative Anticholinergika** 90
3.4.1 SAMA (short acting muscarinergic-antagonist) 90
3.4.2 LAMA (long acting muscarinergic-antagonist) 90
3.4.3 Kombinationen 91
3.5 **Inhalative Glukokortikoide** 92
3.5.1 Kombinationen 93
3.6 **Methylxanthine** 94
3.7 **Leukotrienrezeptorantagonisten** 95
3.8 **Phosphodiesterase-4-Inhibitor** 95
3.9 **Sekreto- und Mukolytika** 95
3.10 **Antitussiva** 97
3.11 **Antihistaminika** 98
3.12 **Mastzellstabilisatoren und Kombinationen** 101
3.13 **Monoklonale Antikörper** 101
3.14 **Immunsuppressiva** 102
3.15 **Proteinkinaseinhibitoren** 102
3.16 **Mittel zur Therapie der pulmonalen Hypertonie** 103

4 Gastroenterologie 106

4.1 **Ulkustherapeutika** 106
4.1.1 H2-Blocker 106
4.1.2 Protonenpumpenblocker 107
4.1.3 Kombinationen zur Helicobacter-pylori-Therapie 109
4.1.4 Antazida 109
4.1.5 Anticholinergika, Schleimhautprotektiva 110
4.2 **Motilitätssteigernde Mittel** 111
4.3 **Spasmolytika** 113
4.4 **Laxantien** 113
4.5 **Darmlavage-Lösungen** 114
4.6 **Karminativa** 115
4.7 **Antidiarrhoika** 116
4.8 **Lebertherapeutika** 117
4.9 **Gallensäuren** 117
4.10 **Verdauungsenzyme** 117
4.11 **Aminosalicylate** 118
4.12 **Glukokortikoide** 119
4.13 **Antikörper bei CED** 119
4.14 **Antiemetika, Antivertiginosa** 120
4.14.1 H1-Antihistaminika 120
4.14.2 Partielle Histaminagonisten 120
4.14.3 Prokinetika 120
4.14.4 Serotoninantagonisten 121
4.14.5 Anticholinergika 122
4.14.6 Neuroleptika 122
4.14.7 Neurokinin-1-Antagonisten 123
4.14.8 Kombination 123
4.15 **Regulatorische Peptide** 123
4.16 **Hämorrhoidalmittel** 124
4.17 **Glyceroltrinitrat** 125

5 Nephrologie 126

5.1 **Phosphatbinder** 126

6 Endokrinologie

6.1 **Antidiabetika** 128
6.1.1 Sulfonylharnstoffe 128
6.1.2 Glinide 129
6.1.3 Biguanide 129
6.1.4 Alpha-Glukosidase-Inhibitoren 130
6.1.5 GLP1-Agonisten 130
6.1.6 DPP-4-Inhibitoren 131
6.1.7 DPP-4-Inhibitoren Kombinationen 132
6.1.8 Glitazone und Kombinationen 132
6.1.9 SGLT-2-Inhibitoren 133
6.1.10 SGLT-2-Inhibitor Kombination 133
6.1.11 Insuline – Übersicht 134
6.1.12 Sehr kurz wirksame Insulin-Analoga 134
6.1.13 Kurz wirksame Insuline 134
6.1.14 Mittellang wirksame Insuline 135
6.1.15 Insulin-Kombinationen 135
6.1.16 Lang und sehr lang wirksame Insulin-Analoga 135

6.2 **Antihypoglykämika** 135
6.3 **Lipidsenker** 136
6.3.1 Fibrate 136
6.3.2 Statine 137
6.3.3 Statin-Kombinationen 139
6.3.4 Gallensäurenkomplexbildner 141
6.3.5 Cholesterinresorptionshemmstoffe, Omega-3-Fettsäuren 141
6.3.6 Sonstige Mittel, den Lipidstoffwechsel beeinflussend 142
6.4 **Schilddrüse, Nebenschilddrüse** 143
6.5 **Schilddrüsenhormone** 143
6.5.1 Thyreostatika 144
6.5.2 Parathormon 145
6.5.3 Kalzimimetikum 145
6.6 **Gichtmittel** 146
6.6.1 Urikosurika 146
6.6.2 Xanthin-Oxidase-Inhibitoren 146
6.6.3 Allopurinol-Kombinationen 146
6.6.4 Weitere Gichtmittel 147
6.7 **Kalziumstoffwechselregulatoren** 147
6.7.1 Bisphosphonate 147
6.7.2 Calcitonin 149
6.7.3 RANKL-Inhibitoren 150
6.7.4 Knochenmorphogene Proteine 150
6.7.5 Strontium 150
6.8 **Eisenchelatbildner** 151
6.9 **Abmagerungsmittel** 151
6.9.1 Zentral wirksame Mittel 151
6.9.2 Lipasehemmer 151
6.10 **Orphan Drugs** 152
6.11 **Steroidgenesehemmer** 156
6.12 **Hypothalamushormone** 157
6.12.1 Somatostatin-Analagon 157
6.13 **Hypophysenhinterlappenhormone** 157
6.13.1 Agonisten 157
6.13.2 Vasopressinantagonisten 158
6.14 **Wachstumshormonrezeptor-antagonisten** 158
6.15 **Endokrinologische Diagnostik** 159

7 Hämatologie, Onkologie 160

7.1 **Antianämika** 160
7.1.1 Eisen 160
7.1.2 Erythropoetin 161
7.2 **Eisenchelatbildner** 162
7.3 **Vitamine** 163
7.3.1 Vitamin B 163
7.3.2 Vitamin C 164
7.3.3 Vitamin D und Analoga 164
7.3.4 Vitamin K 165
7.3.5 Carotinoide 165
7.3.6 Folsäure 166
7.4 **Wachstumsfaktoren** 166
7.5 **Wichtiger Benutzerhinweis** 168
7.6 **Allgemeine unerwünschte Wirkungen von Zytostatika** 168
7.7 **Alkylierende Mittel** 169
7.7.1 Stickstofflost-Analoga 169
7.7.2 Alkylsulfonate 170
7.7.3 Nitrosoharnstoffe 171
7.7.4 Platinhaltige Verbindungen 171
7.7.5 Weitere alkylierende Mittel 172
7.8 **Antimetabolite** 173
7.8.1 Folsäure-Analoga 173
7.8.2 Purin-Analoga 174
7.8.3 Pyrimidin-Analoga 175
7.9 **Alkaloide und andere natürliche Mittel** 177
7.9.1 Vinca-Alkaloide und -Analoga 177
7.9.2 Podophyllotoxin-Derivate 179
7.9.3 Taxane 179
7.10 **Zytotoxische Antibiotika** 180
7.10.1 Anthracycline 180
7.10.2 Weitere zytotoxische Antibiotika 182
7.11 **Topoismerase-I-Hemmer** 183
7.12 **Proteinkinase-Inhibitoren** 183
7.13 **mTOR-Inhibitoren** 191
7.14 **Antikörper** 192
7.15 **Weitere antineoplastische Mittel** 199
7.16 **Entgiftungsmittel bei Zytostatikatherapie** 207

8 Rheumatologie 208

8.1 Non-steroidale Antirheumatika 208
8.1.1 Salicylsäurederivate 208
8.1.2 Propionsäurederivate 208
8.1.3 Essigsäurederivate 210
8.1.4 Oxicame 211
8.1.5 Coxibe 212
8.2 Pyrazolonderivate 213
8.3 Analgetika-Kombinationen 214
8.4 Analgetika + Schleimhautprotektiva 215
8.5 Rheuma-Basistherapeutika 215
8.6 Glukokortikoide 218
8.7 Selektive Immunsuppressiva 221

9 Infektiologie 225

9.1 Keimempfindlichkeit 225
9.2 Penicilline 226
9.2.1 Beta-Lactamase-sensitive Penicilline 226
9.2.2 Beta-Lactamase-resistente Penicilline 227
9.2.3 Penicilline mit erweitertem Spektrum 228
9.2.4 Penicilline mit Pseudomonaswirkung 229
9.3 Beta-Lactamase-Inhibitoren 229
9.3.1 Penicilline + Beta-Lactamase-Inhibitoren 230
9.4 Cephalosporine 231
9.4.1 Parenterale Cephalosporine Gruppe 1 (Cefazolin-Gruppe) 231
9.4.2 Parenterale Cephalosporine Gruppe 2 (Cefuroxim-Gruppe) 232
9.4.3 Parenterale Cephalosporine Gruppe 3a (Cefotaxim-Gruppe) 232
9.4.4 Parenterale Cephalosporine Gruppe 3b (Ceftazidim-Gruppe) 233
9.4.5 Parenterale Cephalosporine Gruppe 5 (Ceftarolin-Gruppe) 234
9.4.6 Parenterale Cephalosporine + Beta-Lactamase-Inhibitoren 235
9.4.7 Oralcephalosporine Gruppe 1 235
9.4.8 Oralcephalosporine Gruppe 2 236
9.4.9 Oralcephalosporine Gruppe 3 237
9.5 Monobactame 238
9.6 Cycline 238
9.6.1 Tetracycline 238
9.6.2 Glycylcycline 240
9.7 Makrolide, Ketolide 240
9.8 Lincosamide 242
9.9 Aminoglykoside 243
9.10 Chinolone 244
9.10.1 Fluorierte Chinolone Gruppe I 244
9.10.2 Fluorierte Chinolone Gruppe II 244
9.10.3 Fluorierte Chinolone Gruppe III 245
9.10.4 Fluorierte Chinolone Gruppe IV 246
9.11 Folsäureantagonisten 246
9.11.1 Sulfonamide 246
9.11.2 Trimethoprim 247
9.12 Nitroimidazole 248
9.13 Nitrofurane 248
9.14 Carbapeneme 249
9.15 Glykopeptide 250
9.16 Lipopeptide 251
9.17 Oxazolidinone 252
9.18 Intestinale Antibiotika 253
9.19 Inhalative Antibiotika 254
9.20 Antiprotozoenmittel 254
9.21 Weitere Antibiotika 255
9.22 Antimikrobielle Spüllösung 256
9.23 Tuberkulostatika 256
9.23.1 Monopräparate 256
9.23.2 Kombinationspräparate 259
9.23.3 Tuberkulostatika – Reservemittel 259
9.24 Virustatika 260
9.24.1 Herpes-Präparate 260
9.24.2 CMV-Präparate 261
9.24.3 Influenza-Präparate 262
9.24.4 Nukleosidische und nukleotidische Reverse-Transkriptase-Inhibitoren 263
9.24.5 Non-nukleosidische Reverse-Transkriptase-Inhibitoren 266
9.24.6 Protease-Inhibitoren 267
9.24.7 NS5A-Inhibitoren 270
9.24.8 NS5B-Inhibitoren, nukleos(t)idisch 270
9.24.9 NS5B-Inhibitoren, nicht-nukleosidisch 270
9.24.10 Hepatitis-C-Virustatika-Kombinationen 271
9.24.11 Weitere antivirale Mittel 271

9.25 Antimykotika zur systemischen Anwendung 274
9.25.1 Azole 274
9.25.2 Polyene 275
9.25.3 Echinocandine 276
9.25.4 Weitere Antimykotika 277
9.26 Antimykotika zur topischen Anwendung 278
9.27 Anthelminthika 278
9.28 Antimalariamittel 280

10 Immunologie 282

10.1 Immunsuppressiva 282
10.2 Interferone 285
10.3 Immunglobuline 286
10.4 Immunstimulanzien 286
10.5 Impfstoffe 287
10.5.1 Bakterielle Impfstoffe 287
10.5.2 Virale Impfstoffe 288
10.5.3 Bakterielle und virale Impfstoffe 290
10.6 Impfkalender 291

11 Anästhesie 292

11.1 Opioid-Analgetika 292
11.1.1 Äquianalgetische Dosierungen 292
11.1.2 Opioid-Umstellung auf Pflaster 292
11.1.3 Opioid-Umstellung, allgemein 292
11.1.4 Opioidagonisten 293
11.1.5 Opioide mit gemischt-agonistischer-antagonistischer Aktivität 297
11.1.6 Opioidantagonisten 298
11.1.7 Weitere Opioid-Analgetika 299
11.2 Opioidrezeptor-Agonist 300
11.3 Weitere zentral wirksame Analgetika 300
11.4 Anilinderivate 301
11.5 Narkotika 301
11.5.1 Injektiosnarkotika: Barbiturate 301
11.5.2 Injektionarkotika: Benzodiazepine 302
11.5.3 Injektionarkotika: Nichtbarbiturate 302
11.5.4 Injektionarkotika: Alpha-2-Agonisten 303
11.5.5 Inhalationsnarkotika 303
11.6 Muskelrelaxantien 304
11.6.1 Stabilisierende Muskelrelaxantien 304
11.6.2 Depolarisierende Muskelrelaxantien 305
11.6.3 Relaxans-Antagonisten 305
11.7 Xanthinderivate 306
11.8 Lokalanästhetika 306
11.8.1 Säureamide und Esther 306
11.8.2 TRPV1-Rezeptoragonisten 307
11.9 Synthetische Anticholinergika 308
11.10 Mineralstoffe 308
11.10.1 Kaliumpräparate 308
11.10.2 Kalziumpräparate 308
11.10.3 Magnesiumpräparate 309
11.10.4 Magnesium-Kombinationen 309
11.10.5 Spurenelemente 309
11.11 Parenterale Ernährung 310
11.11.1 Tagesbedarf 310
11.11.2 Stufenschema 310
11.11.3 Vollelektrolytlösungen 310
11.11.4 Zweidrittelelektrolytlösungen 311
11.11.5 Halbelektrolytlösungen 311
11.11.6 Kaliumfreie Lösungen 311
11.11.7 Kohlenhydratlösungen 311
11.11.8 Aminosäurelösungen 312
11.11.9 Aminosäurelösungen bei Niereninsuffizienz 312
11.11.10 Aminosäurelösungen bei Leberinsuffizienz 312
11.11.11 Fettlösungen 312
11.12 Plasmaersatzmittel 313
11.12.1 Stärkederivate 313
11.12.2 Gelatinederivate 313
11.13 Azidose, Alkalose 313
11.13.1 Azidosetherapeutika 313
11.13.2 Alkalosetherapeutika 314

12 Neurologie

12.1 **Antiepileptika** 315
12.1.1 Natrium-Blocker 315
12.1.2 Kalzium-Blocker 318
12.1.3 GABA-erge Substanzen 318
12.1.4 Benzodiazepine 319
12.1.5 Natrium-Blocker und GABA-erge Substanzen 319
12.1.6 Antiepilektika mit anderen Wirkmechanismen 320
12.1.7 Antiepilektika mit unbekannten Wirkmechanismen 322
12.2 **Antiparkinsonmittel** 324
12.2.1 L-Dopa 324
12.2.2 Dopaminagonisten 325
12.2.3 MAO-B-Hemmer 327
12.2.4 COMT-Hemmer 328
12.2.5 Zentral wirksame Anticholinergika 329
12.2.6 Glutamatrezeptorantagonisten 330
12.2.7 Weitere Antiparkinsonmittel 330
12.3 **Migränemittel** 331
12.3.1 Secale-Alkaloide 331
12.3.2 Triptane 332
12.3.3 Weitere Migränemittel 334
12.4 **Muskelrelaxantien** 334
12.4.1 Peripher wirksame Muskelrelaxantien 334
12.4.2 Zentral wirksame Muskelrelaxantien 336
12.5 **Cholinergika** 337
12.6 **Antidementiva** 339
12.7 **Kaliumkanalblocker** 341
12.8 **Cannabinoide** 341
12.9 **Selektive Immunsuppressiva** 342
12.10 **Interferone** 344
12.11 **Kalziumantagonisten** 344
12.12 **Neuropathiepräparate** 344
12.13 **VMAT2-Inhibitoren** 345
12.14 **Dopaminantagonisten** 345

13 Psychiatrie 347

13.1 **Antidepressiva** 347
13.1.1 Nichtselektive Monoamin-Reuptake-Inhibitoren, trizyklische Antidepressiva 347
13.1.2 Alpha-2-Rezeptor-Antagonisten, tetrazyklische Antidepressiva 350
13.1.3 MOI (MAO-Hemmer) 351
13.1.4 SSRI 351
13.1.5 SNRI 354
13.1.6 Noradrenalin-Reuptake-Inhibitoren 355
13.1.7 Melatonerge Antidepressiva 355
13.1.8 Weitere Antidepressiva 355
13.2 **Stimmungsstabilisierer** 357
13.3 **Anxioloytika** 357
13.4 **Antimanika, Phasenprophylaktika** 358
13.5 **Neuroleptika** 358
13.5.1 Schwach potente Neuroleptika 358
13.5.2 Mittelstark potente Neuroleptika 361
13.5.3 Stark potente Neuroleptika 362
13.5.4 Sehr stark potente Neuroleptika 362
13.5.5 Atypische Neuroleptika 364
13.6 **Sedativa, Hypnotika** 370
13.6.1 Benzodiazepine 370
13.6.2 Weitere Sedativa und Hypnotika 375
13.7 **Psychoanaleptika** 377
13.8 **Zentral wirksame Alpha-Sympathomimetika** 379
13.9 **Alkoholentwöhnungsmittel** 380
13.10 **Rauchentwöhnungsmittel** 381

14 Dermatologie 382

14.1 **Antipruriginosa, Antiphlogistika** 382
14.2 **Glukokortikoide** 382
14.2.1 Schwach wirksame topische Glukokortikoide 382
14.2.2 Mittelstark wirksame topische Glukokortikoide 383
14.2.3 Stark wirksame topische Glukokortikoide 384

14.2.4 Sehr stark wirksame topische Glukokortikoide 385
14.2.5 Glukokortikoid + Triclosan 385
14.3 Dermatitistherapeutika 385
14.4 Antipsoriatika 386
14.4.1 Externa 386
14.4.2 Interna 387
14.5 Aknemittel 389
14.5.1 Antibiotikahaltige Externa 389
14.5.2 Peroxide 389
14.5.3 Retinoide zur topischen Anwendung 389
14.5.4 Weitere Externa 390
14.5.5 Interna 390
14.6 Antiinfektiva 391
14.6.1 Antibiotika 391
14.6.2 Virustatika 392
14.6.3 Antimykotika 392
14.6.4 Antimykotika-Glukokortikoid-Kombinationen 394
14.6.5 Antiparasitäre Mittel 395
14.7 Keratolytika 395
14.8 Haarwuchsmittel 396
14.9 Antineoplastische Mittel 396
14.10 Photosensitizer 397
14.11 Protektiva gegen UV-Strahlen 397
14.12 Topische Antihistaminika 398
14.13 Weitere Externa 398

15 Ophthalmologie 400

15.1 Oberflächenanästhetika 400
15.2 Antiinfektiva 400
15.2.1 Aminoglykoside 400
15.2.2 Breitspektrumantibiotika 400
15.2.3 Virustatika 401
15.2.4 Antiseptika 402
15.3 Antiphlogistika 402
15.3.1 Kortikoide 402
15.3.2 Antibiotika-Kortikoid-Kombinationen 403
15.3.3 Nichtsteroidale Antiphlogistika 404
15.3.4 Immunsuppressiva 404
15.4 Glaukommittel 405
15.4.1 Betablocker 405
15.4.2 Parasympathomimetika 405
15.4.3 Sympathomimetika 406
15.4.4 Carboanhydrasehemmer 406
15.4.5 Prostaglandin-Derivate 406
15.4.6 Kombinationen 407
15.4.7 Interna 408
15.5 Mydriatika und Zykloplegika 408
15.6 Antiallergika 409
15.7 Vasokonstriktiva 409
15.8 Hornhautpflegemittel 410
15.9 Antineovaskuläre Mittel, Enzyme 411
15.10 Neutralisierungslösungen bei Verätzungen 412

16 HNO 413

16.1 Rhinologika 413
16.1.1 Sympathomimetika 413
16.1.2 Antihistaminika 413
16.1.3 Kortikoide 414
16.1.4 Antihistaminika + Kortikoide 414
16.1.5 Topische Antibiotika 415
16.2 Nasale Dekongestiva + Antihistaminikum 415
16.3 Otologika 415
16.4 Weitere Hals-Rachen-Therapeutika 416
16.4.1 Antiseptika 416
16.4.2 Antiseptika-Kombinationen 416

17 Urologie 417

17.1 Urospasmolytika 417
17.2 Prostatamittel 418
17.3 Erektile Dysfunktion 420
17.4 Sexualhormone 421
17.4.1 Androgene 421
17.4.2 Antiandrogene 422
17.4.3 Gn-RH-Antagonisten 423
17.4.4 Gn-RH-Agonisten 424
17.5 Urolithiasismittel 424
17.6 Phosphatbinder 425
17.7 Kationenaustauscher 425
17.8 Weitere Urologika 425

18 Gynäkologie 426

18.1 **Hormonpräparate** 426
18.1.1 Östrogene 426
18.1.2 Gestagene 427
18.1.3 Kombinationspräparate (Östrogene + Gestagene), synthetische Steroide 430
18.1.4 Selektive Östrogenrezeptor-Modulatoren 432
18.1.5 Antiöstrogene 433
18.1.6 LH-RH-Agonisten 434
18.1.7 FSH-Agonisten 434
18.2 **Hormonelle Kontrazeptiva** 435
18.2.1 Depotpräparate 435
18.2.2 Einphasenpräparate 435
18.2.3 Zweiphasenpräparate 437
18.2.4 Dreiphasenpräparate 437
18.2.5 Minipille 437
18.2.6 Postkoitalpille 438
18.2.7 Intrauterine, sonstige Kontrazeptiva 438
18.3 **Weheninduktion, Geburtseinleitung** 439
18.4 **Prolaktinhemmer** 440
18.5 **Wehenhemmer** 441
18.6 **Schwangerschaft, Stillzeit** 442
18.6.1 Beratungsstelle für Arzneimittel 442
18.6.2 Schwangerschaftsrisikoklassen 442
18.6.3 Laktation (Stillperiode) 442
18.6.4 Arzneimittel in Schwangerschaft und Stillzeit 443

19 Toxikologie 444

19.1 **Allgemeines** 444
19.2 **Ärztliche Behandlung (5-Finger-Regel)** 444
19.3 **Antidota** 445
19.4 **Transport** 449
19.5 **Asservierung** 449
19.6 **Giftinformationszentralen** 450

20 Geriatrie 451

20.1 **Potenziell inadäquate Medikation** 451

21 Zusatzinfos 455

21.1 **Pharmakologische Grundbegriffe** 455
21.1.1 Resorption 455
21.1.2 Verteilung 455
21.1.3 Wirkung 455
21.1.4 Dosis-Wirkungs-Beziehung 456
21.1.5 Elimination 456
21.1.6 Wechselwirkungen 457
21.1.7 Unerwünschte Wirkungen 457
21.1.8 Indikation 457
21.1.9 Schwangerschaft und Stillzeit 457
21.1.10 Verschreibungspflicht 458
21.2 **Dosisanpassung bei Niereninsuffizienz** 458
21.2.1 Chronische Niereninsuffizienz 458
21.2.2 Glomeruläre Filtrationsrate 458
21.2.3 Estimated GFR 458
21.2.4 Stadien der chronischen Niereninsuffizienz 459
21.2.5 Elimination von Arzneimitteln 459
21.2.6 Individuelle Eliminationskapazität 459
21.2.7 Dosisanpassung bei Niereninsuffizienz 459
21.3 **Zytochrom-P450-System** 460
21.4 **Bestimmung der Körperoberfläche** 462
21.5 **Doping** 465
21.5.1 Verbotene Arzneimittel im Sport 465
21.5.2 Liste der nach WADA verbotenen Wirkstoffe 465
21.6 **Betäubungsmittelverordnung** 469
21.7 **Internetlinks zur Arzneimitteltherapie** 472

Index 473

Neuzulassungen 2015

Kapitel	Wirkstoff	Handelsname	Klasse; Indikation	Seite
Kardiologie, Angiologie	Alpha-1-Proteinase-Inhibitor	**Respreeza**	Enzyminhibitor; Alpha-1-Proteinase-Inhibitor-Mangel	→ 85
	Amlodipin + Perindopril-Arginin	**Viacoram**	Kalziumantagonist + ACE-Hemmer; Hypertonie	→ 54
	Candesartan + Amlodipin	**Caramlo**	AT-II-Blocker + Kalziumanagonist; Hypertonie	→ 51
	Cangrelor	**Kengrexal**	Trombozytenaggregationshemmer; PCI	→ 81
	Edoxaban	**Lixiana**	Faktor-Xa-Hemmer; Thrombosepro.	→ 75
	Metoprolol + Ivabradin	**Implicor**	Betablocker + I_f-Kanal-Hemmer; chronisch stable AP	→ 61
	Vorapaxar	**Zontivity**	Thrombin-Rezeptor-Antagonist; Myokardinfarkt	→ 77
Pneumologie	Nintedanib	**Ofev**	Angiokinaseinhibitor; Lungenfibrose	→ 102
	Tiotropium + Olodaterol	**Spiolto**	LAMA/LABA-Kombination; COPD	→ 91
Gastroenterologie	Naloxegol	**Moventig**	µ-Opioidrezeptor-Antagonist; Opiod-induzierte Obstipation	→ 112
	Palonosetron + Netupitant	**Akynzeo**	5-HT3-Rezeptor-Inhibibitor + Substanz P/ Neurokinin-1-Rez.-Antagonist; Übelkeit, Erbrechen	→ 122
Endokrinologie	Alirocumab	**Praluent**	PCSK9-AK; Hypercholesterinämie, Dyslipidämie	→ 142
	Argipressin	**Empressin**	Stimulierung von V1a-Rezeptoren; Hypotonie	→ 157
	Asfotase alfa	**Strensiq**	Skelettmineralisation; Hypophosphatasie im Kindes- und Jugendalter	→ 153
	Dulaglutid	**Trulicity**	GLP-1-Agonist; D.m. Typ 2	→ 131
	Eliglustat	**Cerdelga**	Inhib. der Glukocerebrosid-Synthase; Morbus Gaucher Typ 1	→ 154
	Empagliflozin + Metformin	**Synjardy**	SGLT-2-Inhibitor + Biguanid; D.m. Typ 2	→ 133
	Evolocumab	**Repatha**	PCSK9-Inhibitor; Hypercholesterinämie	→ 143
	Ezetimib + Atorvastatin	**Atozet, Tioblis**	Lipidsenker-Kombination; Hypercholesterinämie	→ 141
	Ezetimib + Simvastatin	**Goltor**	Lipidsenker-Kombination; Hypercholesterinämie	→ 141
	Sebelipase alfa	**Kanuma**	Liposomale saure Lipase-Mangel	→ 156

Neuzulassungen 2015 (Fortsetzung)

Kapitel	Wirkstoff	Handelsname	Klasse; Indikation	Seite
Onkologie, Hämatologie	Blinatumomab	**Blincyto**	AK gegen CD19 und CD3; ALL	→ 195
	Carfilzomib	**Kyprolis**	Proteasom-Inhibitor; Multiples Myelom	→ 204
	Ceritinib	**Zykadia**	Proteinkinase-Inhibitor; Bronchial-Ca	→ 188
	Cobimetinib	**Cotellic**	MEK1/MEK2 kinasen Inhibitor; Melanom	→ 188
	Lenvatinib	**Lenvima**	Proteinkinase-Inhib.; Schilddrüsen-Ca	→ 189
	Nintedanib	**Vargatef**	Angiokinaseinhibitor; NSCLC	→ 190
	Nivolumab	**Opdivo**	PD-1-Inhibitor; malignes Melanom	→ 197
	Olaparib	**Lynparza**	PARP-Inhibitor; Ovarial-, Tuben-, Peritoneal-Ca	→ 206
	Panobinostat	**Farydak**	HDAC-Hemmer; Multiples Myelom	→ 206
	Pembrolizumab	**Keytruda**	PD-1-Inhibitor; malignes Melanom	→ 197
	Ramucirumab	**Cyramza**	VEGF-Rezeptor-2-AK; Adeno-Ca des Magens oder gastroösoph. Übergangs	→ 198
	Trametinib	**Mekinist**	MEK1-/MEK2-Kinasen-Inhibitor; Melanom	→ 191
Rheumatologie	Apremilast	**Otezla**	Selektives Immunsuppressivum; Psoriasis, Psoriasis-Arthritis	→ 223
Infektiologie	Ceftolozan + Tazobactam	**Zerbaxa**	Parent. Cephalosp. + Beta-Lactamase Inhibitor; akute Pyelonephritis	→ 235
	Dasabuvir	**Exviera**	Nicht-nukleosid. Polymerase-Inhibitor; chron. Hepatitis C	→ 271
	Isavuconazol	**Cresemba**	Antimykotika; Aspergillose	→ 275
	Ombitasvir + Paritaprevir + Ritonavir	**Viekirax**	Virustatika-Kombination; chronische Hepatitis C	→ 271
	Tedizolid	**Sivextro**	Antibiotika, hemmt bakterielle Proteinsynthese; Haut-, Weichteilinfektionen	→ 252
Neurologie	Safinamid	**Xadago**	MAO-B-Hemmer; Morbus Parkinson	→ 328
Psychiatrie	Vortioxetin	**Brintellix**	Serotonin-Rez.-Modulator; Depression	→ 356
Dermatologie	Ivermectin	**Soolantra**	Dermatitistherapeutikum; Rosazea	→ 390
	Secukinumab	**Cosentyx**	Monoklonaler AK; Plaque-Psoriasis	→ 388
Ophthalmologie	Ciclosporin	**Ikervis**	Immunsupressiva; schwere Keratitis	→ 404
	Idebenon	**Raxone**	Antioxidant; Optikusneuropathie	→ 412

Neuzulassungen 2016

Kardiologie, Angiologie	Faktor VIII	**Obizur**	Gerinnungsfaktor; Hämophilie A	→ 84
	Idarucizumab	**Praxbind**	Dabigatran-Antagonist; Antidota für Antikoagulatien	→ 77
	Sacubitril + Valsartan	**Entresto**	Nephrilysinhemmer + Angiotensin-II-Blocker; Herzinsuffizienz	→ 52
Pneumologie	Mepolizumab	**Nucala**	Interleukin-5 AK; eosinophyles Asthma	→ 102
	Selexipag	**Uptravi**	IP-Rez.-Agonist; Pulmonale Hypertonie	→ 105
Endokrinologie	Atorvastatin + Perindopril + Amlodipin	**Triveram**	Hypertonie/stabile KHK + Hypercholesterinämie/Hyperlipidämie	→ 54 → 140
	Migalastat	**Galafold**	Bindung mutierter alpha-Gal-A-Formen; Morbus Fabry	→ 155
Hämatologie, Onkologie	Daratumumab	**Darzalex**	Anti-CD38 AK; Multiples Myelom	→ 196
	Elotuzumab	**Empliciti**	Anti-SLAMF AK; Multiples Myelom	→ 196
	Necitumumab	**Portrazza**	Anti-EGFR AK; NSCLC	→ 196
	Osimertinib	**Tagrisso**	Proteinkinase-Inhibitor; NSCLC	→ 190
	Trifluridin + Tipiracil	**Lonsurf**	Pyrimidin Analoga; kolorektales-Ca	→ 177
Infektiologie	Pivmecillinam	**X-Systo**	Penicillin; akute Zystitis	→ 229
Neurologie	Brivaracetam	**Briviact**	Antiepileptika; Zusatzther. fok. Anfälle	→ 323
Psychiatrie	Guanfacin	**Intuniv**	Zentrales Alpha-2-Sympathomimetikum; ADHS	→ 380
Dermatologie	Afamelanotid	**Scenesse**	Prophylaxe von Phototoxizität bei Protoporphyrie	→ 398
Gynäkologie	Ospemifen	**Senshio**	postmenopausale vulvovaginale Atrophie	→ 432

Wichtige Rufnummern

	Tel-Nummer/Funk	
Herzalarm/Notruf		
Stationen		
–		
–		
–		
–		
–		
–		
–		
–		
–		
Ärzte		
–		Funk
–		Funk
–		Funk
–		Funk
–		Funk
–		Funk
–		Funk
–		Funk
–		Funk
–		Funk

	Tel-Nummer/Funk	
Diensthabender Arzt (Fachbereich)		
–		
–		
–		
–		
–		
–		
–		
–		
–		
Funktionsbereiche		
– Röntgen		
– Röntgen		
– Röntgen		
– Röntgen		
– CT		
– CT		
– EKG		
– Lungenfunktion		
– Labor		
– Labor		
– Labor		
– Blutbank		

	Tel-Nummer/Funk	
– Endoskopie		
– Endoskopie		
– Herzkatheter		
– Ultraschall		
– Ultraschall		
– UKG		
– Ambulanz		
– Ambulanz		
– Notaufnahme		
– OP		
– OP		
– OP		
– OP		
– OP		
– Kreißsaal		
– Mikrobiologie		
– Pathologie		
–		
–		
–		
–		
–		
–		
–		

	Tel-Nummer/Funk	
Sonstiges		
– Sekretariat		
– Sekretariat (Fax)		
– Telefonzentrale		
– Patientenaufn.		
– Verwaltung		
– Personalabteilung		
– Hol-/Bring-Dienst		
– Cafeteria		
– Hausmeister		
–		
–		
–		
–		
–		
–		
Externe Nummern		
– Polizei		
– Taxi		
–		
–		
–		
–		
–		

November 2016

Di	1	Allerheiligen
Mi	2	Allerseelen
Do	3	
Fr	4	
Sa	5	
So	6	
Mo	7	45. Woche
Di	8	
Mi	9	
Do	10	
Fr	11	Martinstag
Sa	12	
So	13	Volkstrauertag
Mo	14	46. Woche
Di	15	
Mi	16	Buß- und Bettag
Do	17	
Fr	18	
Sa	19	
So	20	Totensonntag
Mo	21	47. Woche
Di	22	
Mi	23	
Do	24	
Fr	25	
Sa	26	
So	27	1. Advent
Mo	28	48. Woche
Di	29	
Mi	30	

Dezember 2016

Do	1	
Fr	2	
Sa	3	
So	4	2. Advent
Mo	5	49. Woche
Di	6	Nikolaus
Mi	7	
Do	8	
Fr	9	
Sa	10	
So	11	3. Advent
Mo	12	50. Woche
Di	13	
Mi	14	
Do	15	
Fr	16	
Sa	17	
So	18	4. Advent
Mo	19	51. Woche
Di	20	
Mi	21	
Do	22	
Fr	23	
Sa	24	Heiligabend
So	25	1. Weihnachtstag
Mo	26	2. Weihnachtstag 52. Woche
Di	27	
Mi	28	
Do	29	
Fr	30	
Sa	31	Silvester

Januar 2017

So	1	Neujahrstag	
Mo	2		1. Woche
Di	3		
Mi	4		
Do	5		
Fr	6	Heilige Drei Könige	
Sa	7		
So	8		
Mo	9		2. Woche
Di	10		
Mi	11		
Do	12		
Fr	13		
Sa	14		
So	15		
Mo	16		3. Woche
Di	17		
Mi	18		
Do	19		
Fr	20		
Sa	21		
So	22		
Mo	23		4. Woche
Di	24		
Mi	25		
Do	26		
Fr	27		
Sa	28		
So	29		
Mo	30		5. Woche
Di	31		

Februar 2017

Mi	1		
Do	2		
Fr	3		
Sa	4		
So	5		
Mo	6		6. Woche
Di	7		
Mi	8		
Do	9		
Fr	10		
Sa	11		
So	12		
Mo	13		7. Woche
Di	14	Valentinstag	
Mi	15		
Do	16		
Fr	17		
Sa	18		
So	19		
Mo	20		8. Woche
Di	21		
Mi	22		
Do	23		
Fr	24		
Sa	25		
So	26		
Mo	27	Rosenmontag	9. Woche
Di	28	Fastnacht	

März 2017

Mi	1	Aschermittwoch
Do	2	
Fr	3	
Sa	4	
So	5	
Mo	6	10. Woche
Di	7	
Mi	8	
Do	9	
Fr	10	
Sa	11	
So	12	
Mo	13	11. Woche
Di	14	
Mi	15	
Do	16	
Fr	17	
Sa	18	
So	19	
Mo	20	12. Woche
Di	21	
Mi	22	
Do	23	
Fr	24	
Sa	25	
So	26	
Mo	27	13. Woche
Di	28	
Mi	29	
Do	30	
Fr	31	

April 2017

Sa	1	
So	2	
Mo	3	14. Woche
Di	4	
Mi	5	
Do	6	
Fr	7	
Sa	8	
So	9	Palmsonntag
Mo	10	15 Woche
Di	11	
Mi	12	
Do	13	Gründonnerstag
Fr	14	Karfreitag
Sa	15	
So	16	Ostersonntag
Mo	17	Ostermontag 16. Woche
Di	18	
Mi	19	
Do	20	
Fr	21	
Sa	22	
So	23	
Mo	24	17. Woche
Di	25	
Mi	26	
Do	27	
Fr	28	
Sa	29	
So	30	

Mai 2017

Mo	1	Tag der Arbeit	18. Woche
Di	2		
Mi	3		
Do	4		
Fr	5		
Sa	6		
So	7		
Mo	8		19. Woche
Di	9		
Mi	10		
Do	11		
Fr	12		
Sa	13		
So	14	Muttertag	
Mo	15		20. Woche
Di	16		
Mi	17		
Do	18		
Fr	19		
Sa	20		
So	21		
Mo	22		21. Woche
Di	23		
Mi	24		
Do	25	Christi Himmelfahrt, Vatertag	
Fr	26		
Sa	27		
So	28		
Mo	29		22. Woche
Di	30		
Mi	31		

Juni 2017

Do	1		
Fr	2		
Sa	3		
So	4	Pfingstsonntag	
Mo	5	Pfingstmontag	23. Woche
Di	6		
Mi	7		
Do	8		
Fr	9		
Sa	10		
So	11		
Mo	12		24. Woche
Di	13		
Mi	14		
Do	15	Fronleichnam	
Fr	16		
Sa	17		
So	18		
Mo	19		25. Woche
Di	20		
Mi	21		
Do	22		
Fr	23		
Sa	24		
So	25		
Mo	26		26. Woche
Di	27		
Mi	28		
Do	29		
Fr	30		

Juli 2017

Sa	1	
So	2	
Mo	3	27. Woche
Di	4	
Mi	5	
Do	6	
Fr	7	
Sa	8	
So	9	
Mo	10	28. Woche
Di	11	
Mi	12	
Do	13	
Fr	14	
Sa	15	
So	16	
Mo	17	29. Woche
Di	18	
Mi	19	
Do	20	
Fr	21	
Sa	22	
So	23	
Mo	24	30. Woche
Di	25	
Mi	26	
Do	27	
Fr	28	
Sa	29	
So	30	
Mo	31	31. Woche

August 2017

Di	1	
Mi	2	
Do	3	
Fr	4	
Sa	5	
So	6	
Mo	7	32. Woche
Di	8	
Mi	9	
Do	10	
Fr	11	
Sa	12	
So	13	
Mo	14	33. Woche
Di	15	Mariä Himmelfahrt
Mi	16	
Do	17	
Fr	18	
Sa	19	
So	20	
Mo	21	34. Woche
Di	22	
Mi	23	
Do	24	
Fr	25	
Sa	26	
So	27	
Mo	28	35. Woche
Di	29	
Mi	30	
Do	31	

September 2017

Fr	1	
Sa	2	
So	3	
Mo	4	36. Woche
Di	5	
Mi	6	
Do	7	
Fr	8	
Sa	9	
So	10	
Mo	11	37. Woche
Di	12	
Mi	13	
Do	14	
Fr	15	
Sa	16	
So	17	
Mo	18	38. Woche
Di	19	
Mi	20	
Do	21	
Fr	22	
Sa	23	
So	24	
Mo	25	39. Woche
Di	26	
Mi	27	
Do	28	
Fr	29	
Sa	30	

Oktober 2017

So	1	
Mo	2	40. Woche
Di	3	Tag der Deutschen Einheit
Mi	4	
Do	5	
Fr	6	
Sa	7	
So	8	
Mo	9	41. Woche
Di	10	
Mi	11	
Do	12	
Fr	13	
Sa	14	
So	15	
Mo	16	42. Woche
Di	17	
Mi	18	
Do	19	
Fr	20	
Sa	21	
So	22	
Mo	23	43. Woche
Di	24	
Mi	25	
Do	26	
Fr	27	
Sa	28	
So	29	
Mo	30	44. Woche
Di	31	Reformationstag

November 2017

Mi	1	Allerheiligen	
Do	2	Allerseelen	
Fr	3		
Sa	4		
So	5		
Mo	6		45. Woche
Di	7		
Mi	8		
Do	9		
Fr	10		
Sa	11	Martinstag	
So	12		
Mo	13		46. Woche
Di	14		
Mi	15		
Do	16		
Fr	17		
Sa	18		
So	19	Volkstrauertag	
Mo	20		47. Woche
Di	21		
Mi	22	Buß- und Bettag	
Do	23		
Fr	24		
Sa	25		
So	26	Totensonntag	
Mo	27		48. Woche
Di	28		
Mi	29		
Do	30		

Dezember 2017

Fr	1		
Sa	2		
So	3	1. Advent	
Mo	4		49. Woche
Di	5		
Mi	6	Nikolaus	
Do	7		
Fr	8		
Sa	9		
So	10	2. Advent	
Mo	11		50. Woche
Di	12		
Mi	13		
Do	14		
Fr	15		
Sa	16		
So	17	3. Advent	
Mo	18		51. Woche
Di	19		
Mi	20		
Do	21		
Fr	22		
Sa	23		
So	24	4. Advent, Heiligabend	
Mo	25	1. Weihnachtstag	52. Woche
Di	26	2. Weihnachtstag	
Mi	27		
Do	28		
Fr	29		
Sa	30		
So	31	Silvester	

Schulferien 2017

Land	Weihnacht 2016/17	Winter 2017	Ostern 2017	Pfingsten 2017	Sommer 2017	Herbst 2017	Weihnacht 2017/18
Baden-Württemberg	23.12.–07.01.	–	10.04.–21.04.	06.06.–16.06.	27.07.–09.09.	30.10.–03.11.	22.12.–05.01.
Bayern	24.12.–05.01.	27.02.–03.03.	10.04.–22.04.	06.06.–16.06.	29.07.–11.09.	30.10.-03.11., 22.11.	23.12.–05.01.
Berlin	23.12.–03.01.	30.01.–04.02.	10.04.–18.04.	24., 26.05., 06.06.–09.06.	20.07.–01.09.	02.10., 23.10.–04.11.	21.12.–02.01.
Brandenburg	23.12.–03.01.	30.01.–04.02.	10.04.–22.04.	26.05.	20.07.–01.09.	02.10., 23.10.–04.11.	21.12.–02.01.
Bremen	21.12.–06.01.	30.01.–31.01.	10.04.–22.04.	26.05., 06.06.	22.06.–02.08.	02.10.-14.10., 30.10.	22.12.–06.01.
Hamburg	27.12.–06.01.	30.01.	06.03.–17.03.	22.05.–26.05.	20.07.–30.08.	02.10., 16.10.–27.10.	22.12.–05.01.
Hessen	22.12.–07.01.	–	03.04.–15.04.	–	03.07.–11.08.	09.10.–21.10.	24.12.–13.01.
Mecklenburg-Vorpommern	22.12.–02.01.	06.02.–18.02.	10.04.–19.04.	02.06.–06.06.	24.07.–02.09.	02.10., 23.10.–30.10.	21.12.–03.01.
Niedersachsen	21.12.–06.01.	30.01.–31.01.	10.04.–22.04.	26.05., 06.06.	22.06.–02.08.	02.10.-13.10., 30.10.	22.12.–05.01.
Nordrhein-Westfalen	23.12.–06.01.	–	10.04.–22.04.	06.06.	17.07.–29.08.	23.10.–04.11.	27.12.–06.01.
Rheinland-Pfalz	22.12.–06.01.	–	10.04.–21.04.	–	03.07.–11.08.	02.10.–13.10.	22.12.–09.01.
Saarland	19.12.–31.12.	27.02.–04.03.	10.04.–22.04.	–	03.07.–14.08.	02.10.–14.10.	21.12.–05.01.
Sachsen	23.12.–02.01.	13.02.–24.02.	13.04.–22.04.	26.05.	26.06.–04.08.	02.10.-14.10., 30.10.	23.12.–02.01.
Sachsen-Anhalt	19.12.–02.01.	04.02.–11.02.	10.04.–13.04.	26.05.	26.06.–09.08.	02.10.-13.10., 30.10.	21.12.–03.01.
Schleswig-Holstein	23.12.–06.01.	–	07.04.–21.04.	26.05.	24.07.–02.09.	16.10.–27.10.	21.12.–06.01.
Thüringen	23.12.–31.12.	06.02.–11.02.	10.04.–21.04.	26.05.	26.06.–09.08.	02.10.–14.10.	22.12.–05.01.

Kongresskalender 2017

Datum	Fachrichtung	Ort	Kongress
15.02.–18.02.	Thrombose	Basel	61. Jahrestagung der Gesellschaft für Thrombose- und Hämostaseforschung (GTH)
01.03.–05.03.	Radiologie	Wien	European Congress of Radiology (ECR)
21.03.–24.03.	Chirurgie	München	134. Kongress der Dt. Ges. für Chirurgie (DGCH)
22.03.–25.03.	Pneumologie	Stuttgart	58. Kongress der Dt. Gesellschaft für Pneumologie und Beatmungsmedizin (DGP)
22.03.–25.03.	Schmerz	Frankfurt	Deutscher Schmerz- und Palliativtag
23.03.–25.03.	Osteologie	Erlangen	Osteologie-Kongress 2017
19.04.–22.04.	Kardiologie	Mannheim	83. Jahrestagung der Dt. Gesellsch. f. Kardiologie (DGK)
26.04.–29.04.	Innere Medizin	Berlin	49. Tagung der Dt. Dermatolog. Gesellschaft (DDG)
29.04.–02.05.	Innere Medizin	Mannheim	123. Internistenkongress der DGIM
03.05.–05.05.	Anästhesie	Nürnberg	64. Jahrestagung der Deutschen Gesellschaft für Anästhesiologie und Intensivmedizin (DGAI)
24.05.–27.05.	Diabetologie	Hamburg	52. Jahrestagung der Dt. Diabetes Gesellschaft (DDG)
24.05.–27.05.	HNO	Erfurt	88. Jahresversammlung der Deutschen Gesellschaft für HNO-Heilkunde, Kopf- und Hals-Chirurgie
24.05.–27.05.	Radiologie	Leipzig	98. Deutscher Röntgenkongress
07.06.–10.06.	Internistische Intensivmed., Notfallmedizin	Innsbruck	49. Gemeinsame Jahrestagung der Deutschen und Österreichischen Gesellschaft für Internistische Intensiv- und Notfallmedizin
06.09.–09.09.	Rheumatologie	Stuttgart	45. Kongress der Dt. Gesellschaft für Rheumatologie
13.09.–16.09.	Angiologie	Berlin	46. Jahrestagung der Dt. Gesellschaft f. Angiologie
13.09.–16.09.	Viszeralmedizin	Dresden	72. Jahrestagung der DGVS
14.09.–17.09.	Nephrologie	Mannheim	9. Jahrestagung der Dt. Ges. für Nephrologie (DGfN)
20.09.–23.09.	Urologie	Dresden	69. Jahrestagung der Dt. Gesellschaft für Urologie
21.09.–23.09.	Pädiatrie	Köln	113. Jahrestagung der DGKJ
28.09.–01.10.	Ophthalmologie	Berlin	115. Kongress der Dt. Ophthalmolog. Ges. (DOG)
29.09.–03.10.	Hämatologie und Onkologie	Stuttgart	Jahrestagung der Dt., Österreichischen u. Schweizerischen Gesellsch. f. Hämatologie u. Onkologie 2017
08.10.–12.10.	Psychiatrie	Berlin	XVII World Congress of Psychiatry 2017 der DGPPN
11.10.–14.10.	Schmerz	Mannheim	Deutscher Schmerzkongress der DSG
24.10.–27.10.	Orthopädie und Chirurgie	Berlin	Deutscher Kongress für Orthopädie und Unfallchirurgie 2017
10.11.–11.11.	Hypertonie, Diabetologie	Mannheim	41. Wissensch. Kongress der Dt. Hochdruckliga (DHL) und Herbsttagung der Dt. Diabetes Gesellsch. (DDG)
13.11.–16.11.	interdisziplinär	Düsseldorf	Medica 2017 – Weltforum der Medizin

1 Notfall

1.1 Notfallmedikamente

Acetylsalicylsäure	HWZ 15min (3-22h), dosisabhängig → 208
Aspirin i.v. *Inj.Lsg. 0.5g/5ml*	**Akutes Koronarsyndrom:** 500mg i.v.; **akuter Migräneanfall:** 1g i.v.; **akute Schmerzen:** 0.5-1g i.v., max. 5g/d
Adenosin	HWZ < 10s → 66
Adrekar *Inj.Lsg. 6mg/2ml*	**Paroxysmale AV-junktionale Tachykardien:** 3-6-9-12mg jeweils als Bolus je nach Wi
Adrenalin (Epinephrin)	HWZ 1-3min → 68
Suprarenin *Amp. 1mg/1ml; Inj.Fl. 25mg/25ml*	**Kardiopulmonale Reanimation:** 1 : 10 verdünnen, alle 3-5min 1mg i.v. (ggf. intraossär); **schwere Anaphylaxie:** 0.1mg langsam i.v., je n. Wi. initial alle 1-2, später alle 5min wiederholen
Ajmalin	HWZ 1,6h → 62
Gilurytmal *Amp. 50mg/10ml*	**Supraventrikuläre Tachykardie bei WPW-Syndrom:** 50mg über 5min i.v.; ggf. Wdh. n. 30min; ggf. Dauerinfusion 20-50mg/h; Perf. (250mg) = 5mg/ml ⇒ 4–10ml/h
Amiodaron	HWZ 20h-100d → 65
Cordarex *Amp. 150mg/3ml*	**Reanimation mit rezidiv. Kammerflimmern oder pulsloser VT:** 300mg i.v.
Atropin	HWZ 2h → 69
Atropinsulfat *Amp. 0.5mg/1ml, 100mg/10ml*	**Bradykardie:** 0.5-1.5mg i.v. alle 4-6h; **Alkylphosphatintoxikation:** 2-5mg alle 10-15min i.v. bis zum Rückgang der Bronchialsekretion, bis 50mg
Biperiden	HWZ 11-36h → 329
Akineton *Amp. 5mg/1ml*	**Dyskinesien durch Neuroleptika:** 2.5-5mg i.m./ i.v.
Butylscopolamin	HWZ 5h → 113
Buscopan *Amp. 20mg/1ml*	**Koliken:** 20-40mg i.v./i.m./s.c., max. 100mg/d
Clemastin	HWZ 8h → 99
Tavegil *Amp. 2mg/5ml*	**Allergische Reaktion, Anaphylaxie:** 2-4mg i.v.
Diazepam	HWZ 24-48h → 372
Diazepam Desitin rectal tube *Rektallsg. 5, 10mg* **Valium** *Amp. 10mg/2ml* **Stesolid** *Amp. 10mg/2ml; Rectiole 5, 10mg*	**Erregungszustände:** 2-10mg i.v./rect.; **Status epilepticus:** 5-10mg i.v./rect.

Digoxin	HWZ 30-50h → 66
Lanicor *Amp. 0.25mg/1ml*	**Tachykarde HRST bei Vorhofflimmern:** ini 0.25mg i.v., bis 0.75mg an d1 in 3ED
Dopamin	HWZ 5-10min → 68
Dopamin *Amp. 50mg/5ml; Amp. 250mg/50ml*	**Schockzustände, schwere Hypotension:** 2-20µg/kg/min i.v., max. 50µg/kg/min; Perf. (250mg) = 5mg/ml ⇒ 1.7-17ml/h
Esketamin	HWZ 2-4h → 302
Ketanest S *Amp. 25mg/5ml, 50mg/2ml; Inj.Lsg. 100mg/20ml, 250mg/10ml*	**Narkoseeinleitung, Narkoseerhaltung:** 0.5-1mg/kg i.v.; 2-4mg/kg i.m., dann 50% der Initialdosis alle 10-15min; **Analgesie:** 0.125-0.25mg/kg i.v.; 0.25-0.5mg/kg i.m.
Esmolol	HWZ 9min → 41
Brevibloc *Amp. 100mg/10ml, 2.5g/250ml*	**Supraventrikuläre Tachykardie:** ini 0.5mg/kg über 1min i.v., dann 50µg/kg/min, max. 200µg/kg/min
Etomidat	HWZ 3-5h → 302
Hypnomidate *Amp. 20mg/10ml*	**Kurznarkose, Narkoseeinleitung:** 0.15-0.30mg/kg i.v.
Fenoterol	HWZ 3.2h → 87
Berotec N *DA 0.1mg/Hub* **Partusisten** *Amp. 0.5mg/10ml*	**Asthma bronchiale:** 1 Hub, ggf. Wdh. nach 5min; **vorzeitige Wehentätigkeit:** 0.5-3µg/min i.v., Perf. (0.5mg) = 10µg/ml ⇒ 3-18ml/h
Fentanyl	HWZ 3-12h → 294
Fentanyl-Janssen *Amp. 0.1mg/2ml, 0.5mg/10ml*	**Analgesie:** 1.5-3µg/kg i.v.; **Narkose:** 2-50µg/kg i.v.
Flumazenil	HWZ 53min → 448
Anexate *Amp. 0.5mg/5ml, 1mg/10ml*	**Benzodiazepinintoxikation:** ini 0.2mg i.v., ggf. minütlich Nachinjektion von 0.1mg bis max. 1mg Gesamtdosis
Furosemid	HWZ 1h → 55
Lasix *Amp. 20mg/2ml, 40mg/4ml*	**Lungenödem:** 20-40mg i.v.
Glucose 40%	HWZ 15 min → 311
Glucose 40 Braun *Amp. 10ml*	**Hypoglykämie:** 20-100ml i.v.
Haloperidol	HWZ 13-30h → 364
Haldol *Amp. 5mg/1ml*	**Akute Psychose:** ini 5mg i.m., bei Bedarf stündlich 5mg i.m., bis ausreichende Symptomkontrolle erreicht ist, max. 20mg/d
Heparin	HWZ 1.5-2h → 71
Heparin-Natrium-ratioph. *Amp. 25.000IE/5ml*	**Akutes Koronarsyndrom, Lungenembolie, Gefäßverschluss:** 5000IE i.v.

Ketamin	HWZ 2-4h → 303
Ketamin-ratioph. *Amp. 50mg/5ml, 100mg/2ml, 500mg/10ml*	**Narkoseeinleitung, Narkoseerhaltung:** 1-2mg/kg i.v.; 4-8mg/kg i.m., dann 50% der Initialdosis alle 10-15min; **Analgesie:** 0.25-0.5mg/kg i.v., 0.5-1mg/kg i.m.
Mepivacain	HWZ 3h → 307
Scandicain 1% *Amp. 50mg/5ml*	**Lokalanästhesie:** max. 30ml infiltrieren
Metamizol	HWZ 1.8-4.6h → 213
Novalgin *Amp. 1g/2ml, 2.5g/5ml*	**Starke Schmerzen:** 1-2.5g i.v., max. 5g/d
Metoclopramid	HWZ 2.6-4.6h → 112
Paspertin *Amp. 10mg/2ml*	**Übelkeit:** 10mg i.v., bis 3x/d
Metoprololtartrat	HWZ 3-5h → 41
Beloc, Lopresor *Amp. 5mg/5ml*	**Tachykarde Herzrhythmusstörungen:** 5mg langsam i.v., ggf. Wdh. alle 5-10min bis max 15mg; **akuter MI:** 5mg langsam i.v., ggf. Wdh. in Abständen v. 2min bis max 15mg
Morphin	HWZ 2.5h → 295
Morphin, MSI *Amp.10mg/1ml, 20mg/1ml*	**Stärkste Schmerzen, Lungenödem:** 2.5–10mg i.v.; 5–30mg s.c./i.m.
Naloxon	HWZ 3-4h → 298
Naloxon-ratioph. *Amp. 0.4mg/1ml*	**Opiatintoxikation**: 0.4-2mg i.v./i.m./s.c., ggf. Wdh.; **Opiatüberhang nach Narkose:** 0.1-0.2mg i.v., Wdh. alle 2-3min bis Spontanatmung einsetzt
Natriumhydrogencarbonat 8.4%	→ 314
Natriumhydrogencarbonat 8.4% *Inf.Lsg. 100ml (100ml = 100mmol HCO_3^-)*	**Metabolische Azidose:** Base excess (-) x 0.3 x kgKG=mmol; max. 1.5mmol/kgKG/h i.v.
Nifedipin	HWZ 2.5-5h → 44
Adalat *Kps. 5, 10, 20mg*	**Hypertensiver Notfall:** 10-mg-Kapsel zerbeißen und schlucken, ggf. Wdh. nach 30 min
Nitroglycerin (Glyceroltrinitrat)	HWZ 2-4.4min → 60
Nitrolingual *Spray 0.4mg/Hub; Amp. 5mg/5ml, 25mg/25ml, 50mg/50ml*	**AP, Linksherzinsuffizienz, hypertensiver Notfall, akuter Herzinfarkt**: 0.4-1.2mg s.l., ggf. nach 10min wiederholen; ini 0.5-1mg/h i.v., je nach Wi und RR 2-8mg/h, Perfusor 50mg/50ml (1mg/ml): 0.5-8ml/h
Oxytocin	HWZ 15min → 440
Oxytocin HEXAL *Amp. 3IE/1ml, 5IE/1ml, 10IE/1ml*	**Postpartale Nachblutung:** 5-6IE langsam i.v.; 5-10IE i.m.

Phenytoin	HWZ 20-60h → 317
Phenhydan *Amp. 250mg/5ml, 750mg/50ml*	**Status epilepticus:** 750mg über 20-30min i.v. (bis 50mg/min), ggf. Wdh., max. 17mg/kg/d bzw. 1500mg/d
Prednisolon	HWZ 1.7-2.7h → 220
Infectocortikrupp *Supp. 100mg* **Klismacort** *Rektalkps. 100mg* **Solu-Decortin H** *Amp. 50mg/1ml, 250mg/5ml, 1000mg/10ml*	**Anaphylaktischer Schock:** 1g i.v.; **toxisches Lungenödem:** 1g i.v., evtl. Wdh. nach 6, 12 u. 24h; **Status asthmaticus:** 100-500mg i.v.; **Pseudokrupp:** 100mg rekt., bei Bedarf nach 1h (Infectocortikrupp) bzw. 2-4h (Klismacort) erneut 100mg; 3-5mg/kg i.v., evtl. Wdh. nach 2-3h; **Addison-Krise:** 25-50mg i.v.
Promethazin	HWZ 8-15h → 360
Atosil N *Amp. 50mg/2ml*	**Unruhezustände:** 25mg i.v., ggf. Wdh. nach 2h, max. 100mg/d, schw. Fälle 200mg/d; **Ki.: 2-18J:** 12.5-25mg i.v., max. 0.5mg/kg/d
Propofol 1%	HWZ 40-200min → 303
Disoprivan *Amp. 200mg/20ml, 500mg/50ml; Fertigspritze 500mg/50ml* **Propofol lipuro** *Amp. 200mg/20ml, 500mg/50ml, 1g/100ml*	**Narkoseeinleitung:** 1.5-2.5mg/kg langsam i.v.; Patient > 55J oder Risikopatient 1mg/kg; **Narkoseaufrechterhaltung:** 4-12mg/kg/h i.v.; **Sedierung bei chirurgischen oder diagnostischen Eingriffen:** ini 0.5-1mg/kg über 1-5min i.v., dann 1.5-4.5mg/kg/h
Terbutalin	HWZ 16h → 87
Bricanyl *Amp. 0.5mg/1ml*	**Status asthmaticus:** 0.25-0.5mg s.c., ggf. Wdh. nach 15-20min, max. 4x/d
Theophyllin	HWZ 7-9h (Erw.); 3-5h (Ki.) → 94
Bronchoparat, Euphylong *Amp. 200mg/10ml*	**Asthma-Anfall:** 4-5mg/kg über 20min i.v. (2-2.5mg/kg bei Theophyllin-Vorbehandlung), dann 9.5mg/kg/d; Perfusor 800mg/50ml (16mg/ml): 2ml/h
Urapidil	HWZ 2-3h → 47
Ebrantil *Amp. 25mg/5ml, 50mg/10ml*	**Hypertensiver Notfall:** 10-50mg langsam i.v., ggf. Wdh. nach 5min; Dauerinfusion: ini 2mg/min, mittlere Erh.Dos. 9mg/h; Perfusor 100mg/50ml (2mg/ml): 4.5-60ml/h
Verapamil	HWZ 3-7(12)h → 43
Isoptin *Amp. 5mg/2ml* **VeraHEXAL** *Amp. 5mg/2ml*	**Supraventrikuläre Tachykardie, absolute Arrhythmie mit schneller Überleitung:** 5mg langsam i.v., ggf. Wdh. nach 5-10min; Perf. (100mg) = 2mg/ml ⇒ 2-5ml/h

1.2 Adult Advanced Life Support (ALS)

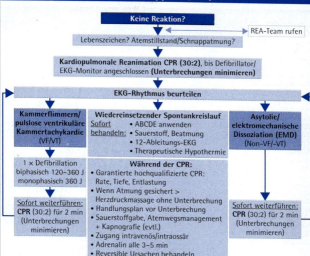

Keine Reaktion?

REA-Team rufen

Lebenszeichen? Atemstillstand/Schnappatmung?

Kardiopulmonale Reanimation CPR (30:2), bis Defibrillator/ EKG-Monitor angeschlossen **(Unterbrechungen minimieren)**

EKG-Rhythmus beurteilen

Kammerflimmern/ pulslose ventrikuläre Kammertachykardie (VF/VT)

1 × Defibrillation
biphasisch 120–360 J
monophasisch 360 J

Sofort weiterführen:
CPR (30:2) für 2 min (Unterbrechungen minimieren)

Wiedereinsetzender Spontankreislauf

Sofort behandeln:
- ABCDE anwenden
- Sauerstoff, Beatmung
- 12-Ableitungs-EKG
- Therapeutische Hypothermie

Während der CPR:
- Garantierte hochqualifizierte CPR: Rate, Tiefe, Entlastung
- Wenn Atmung gesichert > Herzdruckmassage ohne Unterbrechung
- Handlungsplan vor Unterbrechung
- Sauerstoffgabe, Atemwegsmanagement + Kapnografie (evtl.)
- Zugang intravenös/intraossär
- Adrenalin alle 3–5 min
- Reversible Ursachen behandeln

Asytolie/ elektromechanische Dissoziation (EMD) (Non-VF/-VT)

Sofort weiterführen:
CPR (30:2) für 2 min (Unterbrechungen minimieren)

Mögliche reversible Ursachen (4 H's und die „HITS"):
- Hypoxie
- Hypovolämie
- Hypo-/Hyperkaliämie, metabol. Störung
- Hypothermie
- Herzbeutetamponade
- Intoxikation
- Thrombose, koronar oder pulmonal
- Spannungs-Pneumothorax

Adapt. nach: European Resuscitation Council Guidelines for Resuscitation 2010

2 Kardiologie, Angiologie

2.1 Antihypertensiva

2.1.1 ACE-Hemmer

Wm: kompet. Hemmung des Angiotensin-Konversions-Enzyms ⇒ Angiotensin II ↓, Bradykinin ↑;
Wi: Vasodilatation ⇒ RR ↓, Nierendurchblutung ↑, Aldosteronfreisetzung ↓, Katecholaminfreisetzung ↓, Rückbildung von Herz- u. Gefäßwandhypertrophie, protektive Wi bei diabetischer Nephropathie;
UW (Benazepril): Hb/Hkt/Leukozyten/Thrombozyten ↓, Kopfschmerzen, Gleichgewichtsstrg., Müdigkeit, Apathie, Schläfrigkeit, Hypotonie, Orthostase, Schwindel, Ohnmacht, Sehvermögen ↓, Palpitationen, Husten, Bronchitis, Übelkeit, Bauchschmerzen, gastrointestinale Beschwerden, Verdauungsstrg., Nierenfktstrg., Pollakisurie; **UW** (Captopril): Schlafstrg., Geschmacksstrg., Schwindel, Reizhusten, Dyspnoe, Übelköleit, Erbrechen, Obstipation, Diarrhoe, Bauchschmerzen, Mundtrockenheit, Magenverstimmung, Pruritus, Ausschlag, Alopezie;
UW (Cilazapril): Kopfschmerz, Schwindel, Husten, Übelkeit, Müdigkeit;
UW (Enalapril): Husten, Verschwommensehen, Schwindel, Übelkeit, Asthenie, Kopfschmerzen, Depression, Hypotonie, orthostatische Hypotonie, Synkope, Brustschmerzen, Herzrhythmusstrg., Angina pectoris, Tachykardie, Dyspnoe, Diarrhö, Bauchschmerzen, Geschmacksveränderungen, Hautausschlag, Überempfindlichkeit, angioneurotisches Ödem, Müdigkeit;
UW (Fosinopril): Schwindel, Kopfschmerzen, Tachykardie, Hypotonie, Orthostase, Husten, Übelkeit, Erbrechen, Diarrhoe, Hautausschlag, Angioödem, Dermatitis, Brustschmerz, Schwächegefühl, aP/LDH/Bili/Transaminasen ↑; **UW** (Lisinopril): Benommenheit, Kopfschmerz, orthostatische Wirkungen, Husten, Durchfall, Erbrechen, Nierenfktstrg.;
UW (Moexipril): übermäßige initiale RR-Senkung, Schwindel, Schwäche, Sehstrg., Synkope, Nierenfktstrg., Bronchitis, trockener Reizhusten, dyspeptische Beschwerden, Kopfschmerzen, Müdigkeit, Hb-Abfall, Leuko-/Thromobopenie; **UW** (Perindopril): Kopfschmerzen, Schwindel, Parästhesie, Benommenheit, Sehstrg., Tinnitus, Hypotonie und Folgeerscheinungen, Husten, Dyspnoe, Übelkeit, Erbrechen, Bauchschmerzen, Geschmacksstrg., Dyspepsie, Diarrhoe, Obstipation, Ausschlag, Pruritus, Muskelkrämpfe, Asthenie;
UW (Quinapril): Nervosität, Benommenheit, Müdigkeit, Schlaflosigkeit, Niedergeschlagenheit, Schwindel, Gleichgewichtsstrg., Schlafstrg., Somnolenz, Hypotonie, Husten, Übelkeit, Erbrechen, Diarrhoe, Exanthem, Kopfschmerz, Thoraxschmerz;
UW (Ramipril): Kopfschmerzen, Schwindel, Reizhusten, Bronchitis, Sinusitis, Dyspnoe, Entzündungen des Magen-Darm-Trakts, Verdauungsstrg., abdominelle Schmerzen, Dyspepsie, Übelkeit, Erbrechen, Diarrhoe, Exanthem, Muskelkrämpfe, Myalgie, Kalium ↑, Hypotonie, Orthostase, Synkope, Brustschmerz, Müdigkeit;
UW (Trandolapril): Kopfschmerzen, Schwindel, Husten, Abgeschlagenheit, Asthenie, Hypotonie;
UW (Zofenopril): Schwindel, Kopfschmerzen, Übelkeit, Erbrechen, Husten, Müdigkeit;
KI (Benazepril): bek. Überempfindlichkeit, anamnestisch bekanntes, durch vorhergehende Therapie mit einem ACE-Hemmer ausgelöstes angioneurotisches Ödem, hereditäres oder idiopathisches Angioödem, bds. Nierenarterienstenose, Nierentransplantation, hämodynamisch relevante Aorten-/Mitralklappenstenose, HCMP, primärer Hyperaldosteronismus, Grav. (2. u. 3. Trimenon);

KI (Captopril, Cilazapril, Enalapril, Fosinopril, Lisinopril, Perindopril, Quinapril): bekannte Überempfindlichkeit, anamnestisch bekanntes, durch vorhergehende Therapie mit einem ACE-Hemmer ausgelöstes angioneurotisches Ödem, hereditäres oder idiopathisches Angioödem, Grav. (2. u. 3. Trimenon); **KI** (Moexipril): bekannte Überempfindlichkeit, anamnestisch bekanntes, durch vorhergehende Therapie mit einem ACE-Hemmer ausgelöstes angioneurotisches Ödem, hereditäres oder idiopathisches Angioödem, Grav. (2. und 3. Trimenon), CrCl < 40, keine ausreichende Therapieerfahrung, Dialyse, primäre Lebererkrankung/Leberfunktionsstrg., unbehandelte, dekompensierte Herzinsuffizienz, Kinder;
KI (Ramipril): bekannte Überempfindlichkeit, anamnestisch bekanntes, durch vorhergehende Therapie mit einem ACE-Hemmer ausgelöstes angioneurotisches Ödem, hereditäres oder idiopathisches Angioödem, Grav. (2. und 3. Trimenon), bds. Nierenarterienstenose oder Nierenarterienstenose bei Einzelniere, extrakorporale Behandlungen mit Kontakt zwischen Blut und negativ geladenen Oberflächen, hypotensive/hämodynamisch instabile Patienten;
KI (Trandolapril): bekannte Überempfindlichkeit, anamnestisch bekanntes, durch vorhergehende Therapie mit einem ACE-Hemmer ausgelöstes angioneurotisches Ödem, hereditäres oder idiopathisches Angioödem, Grav./Lakt., Nierenarterienstenose (bds. oder bei Einzelniere), Z.n. Nierentransplantation, hämodynamisch relevante Mitral-/Aortenklappenstenose, HCM, Hypotonie systolisch < 100mmHg, Schock, primärer Hyperaldosteronismus;
KI (Zofenopril): bek. Überempfindlichkeit gegen Z. bzw. andere ACE-Hemmer; angioneurotisches Ödem durch ACE-Hemmern in der Vorgeschichte; angeborenes/idiopathisches angioneurotisches Ödem; schwere Leberfunktionsstörung; Frauen im gebärfähigen Alter ohne ausreichenden Konzeptionsschutz; Nierenarterienstenose (beidseitig oder einseitig bei Einzelniere), Grav. (2. und 3. Trimenon)

Benazepril Rp	HWZ 6h, Q0 0.05, PPB 95%, PRC C (1.), D (2., 3. Trim.), Lact +
Benazepril AL *Tbl. 5, 10, 20mg* **Benazepril HEXAL** *Tbl. 5, 10mg* **Cibacen** *Tbl. 5, 10, 20mg*	**Art. Hypertonie**: 1 x 10-20mg p.o.; max. 40mg/d; **Herzinsuffizienz**: ini 1 x 2.5mg p.o., Erh.Dos. 1 x 5-10mg p.o., max. 20mg/d p.o.; **DANI** CrCl < 30: max. 10mg/d; **DALI** KI

Captopril Rp	HWZ 2(12) h, Q0 0.15, PPB 30%, PRC C (1.), D (2.,3.Trim.), Lact +
ACE-Hemmer-ratioph. *Tbl. 12.5, 25, 50, 100mg* **Captogamma** *Tbl. 6.25, 12.5, 25, 50, 100mg* **CaptoHEXAL** *Tbl. 12.5, 25, 50, 100mg*	**Art. Hypertonie:** ini 2 x 12.5-25mg p.o., nach Wi steigern bis 2 x 50-75mg, max. 150mg/d; **Ki.** 0.3mg/kg, s. FachInfo **Herzinsuffizienz:** ini 2-3 x 6.25-12.5mg p.o., langsam steigern auf 75-150mg/d p.o., max. 150mg/d; **post Herzinfarkt:** ini 1 x 6.25mg p.o., nach 2h 1 x 12.5mg, nach 12h 1 x 25mg, ab d2 2 x 50mg; **diabet. Nephropathie bei D.m. Typ 1:** 75-100mg/d **DANI (Ki.)** 0.15mg/kg; **DANI** CrCl > 40: ini 25-50mg, max. 150mg/d; 21-40: ini 25mg, max. 100mg/d; 10-20: ini 12.5, max. 75mg/d; < 10: ini 6.25mg, max. 37.5mg/d

Cilazapril Rp	HWZ (9) h, Q0 0.2, PPB 25-30%
Dynorm *Tbl. 0.5, 1, 2.5, 5mg*	**Art. Hypertonie:** ini 1 x 1.25mg p.o., je nach Wi steigern auf 1 x 2.5mg, max. 5mg/d; **Herzinsuffizienz:** ini 0.5mg, wöchentlich setigern auf 1-2.5mg, max. 5mg/d **DANI** CrCl 40-60: 1 x 0.5-1mg, max. 2.5mg/d; < 40: KI; **DALI** KI
Enalapril Rp	HWZ (11) h, Q0 0.1, PPB < 50%, PRC C (1.), D (2., 3. Trim.), Lact +
Benalapril *Tbl. 5, 10, 20mg* **Corvo** *Tbl. 2.5, 5, 10, 20mg* **EnaHEXAL** *Tbl. 2.5, 5, 10, 20, 30, 40mg* **Enalapril-ratioph.** *Tbl. 2.5, 5, 10, 20mg* **Jutaxan** *Tbl. 5, 10, 20mg* **Xanef** *Tbl. 5, 10, 20mg*	**Art. Hypertonie:** ini 1 x 20mg p.o., Erh.Dos. 20mg/d, max. 2 x 20mg/d; **Herzinsuff., asympt. linksventr. Dysfunktion:** d1-3: 2.5mg, d4-7: 2 x 2.5mg, d8-14: 10mg, d15-28: 20mg/d, max. 40mg/d; **DANI** CrCl 30-80: 5-10mg/d; 10-30: 2.5mg/d p.o.; HD: 2.5mg/d
Fosinopril Rp	HWZ 11.5 h, Q0 0.5, PPB > 95%, PRC C (1.), D (2., 3. Trim.), Lact +
Fosinorm *Tbl. 10, 20mg* **Fosino Teva** *Tbl. 10, 20mg*	**Art. Hypertonie, Herzinsuff.:** ini 1 x 10mg p.o. je nach Wi steigern auf 1 x 20mg, max. 40mg/d; **DANI, DALI** nicht erforderlich
Lisinopril Rp	HWZ 12 h, Q0 0.3, PPB 3-10%, PRC C (1.), D (2., 3. Trim.), Lact +
Lisidigal *Tbl. 5, 10, 20mg* **Lisinopril 1A** *Tbl. 5, 10, 20, 30mg* **Lisigamma** *Tbl. 5, 10, 20mg* **LisiHEXAL** *Tbl. 2.5, 5, 10, 20mg* **Lisi Lich** *Tbl. 5, 10, 20mg*	**Art. Hypertonie:** ini 1 x 10mg p.o., Erh.Dos. 1 x 20mg, max. 80mg/d; **Herzinsuffizienz:** ini 1 x 2.5mg p.o., langs. steigern bis 1 x 10mg, max. 35mg/d; **post Herzinfarkt:** ini 1 x 5mg p.o., nach 24h 1 x 5mg, nach 48h 1 x 10mg, Dosisanpassung je nach RR; **diabet. Nephropathie bei D.m. Typ 2**: 1 x 10-20mg; **DANI** CrCl 30-80: ini 5-10mg/d; 10-30: ini 2.5-5mg; < 10: ini 2.5mg; jeweils langsam steigern bis max. 40mg/d
Moexipril Rp	HWZ 1 (25) h, Q0 (0.4), PRC C (1.), D (2., 3. Trim.), Lact +
Fempress *Tbl. 7.5, 15mg*	**Art. Hypertonie:** ini 1 x 7.5mg p.o., je nach Wi steigern bis 1 x 15mg, max. 30mg/d; **DANI** CrCl 40-60: ini 3.75mg; < 40: KI; **DALI** KI bei Leberfunktionsstörung
Perindopril-Arginin Rp	HWZ (17) h, Q0 (0.56), PPB 20%, PRC C (1.), D (2., 3. Trim.), Lact +
Coversum Arginin *Tbl. 2.5, 5, 10mg*	**Art. Hypertonie**: ini 1 x 2.5-5mg p.o., ggf. nach 4W 1 x 10mg; **Herzinsuffizienz:** ini 1 x 2.5mg, ggf. n. 2 W. 1 x 5mg; **stabile KHK:** ini 1 x 5mg, n. 2W. 1 x 10mg; **DANI** (CrCl) > 60: 5mg/d; 30-60: 2.5mg/d; 15-< 30: 2.5mg alle 2d; HD: 2.5mg jeweils nach HD; **DALI** nicht erforderl.l

Quinapril Rp	HWZ (3)h, Q0 0.2, PPB ca. 97%, PRC C (1.), D (2., 3. Trim.), Lact +
Accupro *Tbl. 5, 10, 20mg* **Quinapril AL** *Tbl. 10, 20mg*	**Art. Hypertonie:** ini 1 x 10mg p.o., je nach Wi steigern bis 1-2 x 10mg, max. 40mg/d; **Herzinsuffizienz:** ini 2 x 2.5mg p.o., langsam steigern bis 10-20mg/d, max. 2 x 20mg/d; **DANI** CrCl 30-60: ini 1 x 5mg p.o., dann 5-10mg/d, max. 20mg/d; 10-29: 1 x 2.5mg/d, max. 5mg/d; < 10: KI; **DALI** KI
Ramipril Rp	HWZ 3 (13-17)h, Q0 0.15, PPB 73%, PRC C (1.), D (2., 3. Trim.), Lact +
Delix *Tbl. 2.5, 5, 10mg* **Ramilich** *Tbl. 2.5, 5, 10mg* **Ramipril-CT** *Tbl. 2.5, 5, 10mg* **Ramipril HEXAL** *Tbl. 1.25, 2.5, 5, 7.5, 10mg* **Ramipril-ratioph.** *Tbl. 2.5, 5, 10mg*	**Art. Hypertonie:** ini 1 x 2.5mg p.o., je nach Wi steigern bis 1 x 5mg, max. 10mg/d; **Herzinsuffizienz, post Herzinfarkt:** ini 2 x 1.25-2.5mg p.o., langsam steigern bis max. 2 x 5mg; **kardiovask. Prävention:** ini 1 x 2.5mg, alle 1-2W. Dosisverdoppelung auf Erh.Dos. 1 x 10mg; **diabet. Nephropathie:** ini 1 x 1.25mg, n. 2W. 2.5mg, n. 4W. 5mg; **DANI** CrCl 30-60: ini 1 x 2.5mg/d, max. 5mg/d; 10-30, HD: ini 1.25mg/d, max. 5mg/d; **DALI** KI
Trandolapril Rp	HWZ 1 (16-24)h, Q0 0.44, PPB > 80%, PRC C (1.), D (2., 3. Trim.), Lact +
Udrik *Kps. 0.5, 1, 2mg*	**Art. Hypertonie:** ini 1 x 1mg p.o., je nach Wi steigern bis 1 x 2mg, max. 4mg/d; **post Herzinfarkt:** ini 1 x 0.5mg p.o., nach 24h 1 x 1mg, dann langsam steigern bis 1 x 4mg; **DANI** CrCl 30-60: 100%; < 30: KI; **DALI** ini 0.5mg/d, max. 2mg/d; KI bei schwerer LI
Zofenopril Rp	HWZ 5h, PPB 88%, PRC C (1.), D (2., 3. Trim.), Lact ?
Zofenil *Tbl. 7.5, 15, 30, 60mg*	**Art. Hypertonie:** ini 1 x 15mg p.o., je nach Wi steigern auf 30mg/d, max. 60mg/d; **akuter Myokardinfarkt:** d1-2: 2 x 7.5mg; d3-4: 2 x 15mg; ab d5: 2 x 30mg; Dosis ggf. an RR anpassen, s. FachInfo; **DANI** CrCl < 45: 50% 1-x-Gabe; HD: 25% **DALI** leichte bis mittelschwere LI: 50%; schwere LI: KI

2.1.2 Angiotensin-II-Blocker (Sartane)

Wm: Blockade des Angiotensin-II-Typ-1-Rezeptors;
Wi: spezifische Hemmung der Angiotensin-II-Wi, ohne Wi auf Bradykinin;
UW (Azilsartan): Schwindel, Diarrhoe, Kreatinphosphokinasespiegel ↑; **UW** (Candesartan): Atemwegsinfektionen, Kopfschmerzen, (Dreh-)Schwindel, Hyperkaliämie, Hypotonie, Einschränkung der Nierenfkt.; **UW** (Eprosartan): Kopfschmerzen, Schwindel, Rhinitis, allergische Hautreaktionen, unspezifische gastrointestinale Beschwerden, Asthenie;
UW (Irbesartan): (orthostatischer) Schwindel, orthostatische Hypotonie, Übelkeit, Erbrechen, muskuloskelettale Schmerzen, Erschöpfung, Hyperkaliämie, Kreatinkinase ↑, Hb ↓;
UW (Losartan): Schwindel, Asthenie, Müdigkeit, Hypotonie, Hyperkaliämie, Hypoglykämie;
UW (Olmesartan): Schwindel, Bronchitis, Husten, Pharnygitis, Rhinitis, Diarrhoe, Übelkeit, Dyspepsie, Gastroenteritis, Arthritis, Abdominal-/Rücken-/Knochenschmerzen, Hämaturie, Infektion der Harnwege, Brustschmerz, Müdigkeit, periphere Ödeme, grippeähnliche Symptome, Kreatinphosphokinase/Harnsäure/Triglyceride/Leberenzyme ↑; **UW** (Telmisartan): keine sehr häufigen/häufigen UW; **UW** (Valsartan): Schwindel, Hypotonie, Nierenfktstörung;
KI (Azilsartan, Irbesartan): bek. Überempf., Grav. (2., 3. Trim.); **KI** (Candesartan): bek. Überempf., schwere LI, Cholestase, Grav. (2., 3. Trim.); **KI** (Eprosartan): bek. Überempf., schwere LI, Grav. (2., 3. Trim.), Nierenarterienstenose (bds. o. bei Einzelniere); **KI** (Losartan): bek. Überempf., schwere LI, Grav. (2., 3. Trim.); **KI** (Olmesartan): bek. Überempf., Grav. (2., 3. Trim.), Gallenwegobstruktion; **KI** (Telmisartan): bek. Überempf., Grav. (2., 3. Trim.), obstruktive Gallenfunktionstörung, stark eingeschränkte Leberfunktion;
KI (Valsartan): bek. Überempf., schwere LI, Cholestase, biliäre Zirrhose, Grav. (2., 3. Trim.)

Azilsartanmedoxomil Rp	HWZ 11h, PPB >99%, PRC D (1.), X (2., 3. Trim.), Lact -
Edarbi *Tbl. 20, 40, 80mg*	**Art. Hypertonie:** ini 1 x 40mg p.o., je nach Wi steigern bis max. 1 x 80mg/d; **DANI** bei schwerer Nierenfktstrg. keine Erfahrungen; **DALI** bei schwerer Funktionsstörung Anw. nicht empfohlen, bei leichter bis mäßiger Funktionsstrg. ini 1 x 20mg/d
Candesartan Rp	HWZ 9h, Q0 0.4, PPB 99%, PRC C (1.), D (2., 3. Trim.), Lact ?
Amias *Tbl. 8mg* **Atacand** *Tbl. 4, 8, 16, 32mg* **Blopress** *Tbl. 4, 8, 16, 32mg* **Candesartan HEXAL** *Tbl. 4, 8, 16, 32mg* **Candesartan Stada** *Tbl. 4, 8, 16, 32mg* **Ratacand** *Tbl. 8, 16, 32mg*	**Art. Hypertonie:** ini 1 x 8mg p.o., je nach Wi steigern bis 1 x 16mg, max. 32mg/d; **Ki. ab 6J:** ini 1 x 4mg, ggf. steigern <50kg: max. 8mg/d; >50kg: 8-16mg; **Herzinsuffizienz:** ini 1 x 4mg, alle 2W Dosis verdoppeln je nach Verträglichkeit bis 32mg/d; **DANI** ini 4mg; CrCl < 15: Anw. nicht empfohlen; **DALI** leichte-mittelgradige LI: ini 4mg; schwere LI: KI
Eprosartan Rp	HWZ 5-9h, Q0 0.9, PPB 98%, PRC C (1.), D (2., 3. Trim.), Lact -
Eprosartan-CT *Tbl. 600mg* **Eprosartan-ratioph.** *Tbl. 600mg* **Teveten Mono** *Tbl. 600mg*	**Art. Hypertonie:** 1 x 600mg p.o.; **DANI** CrCl > 30: 100%; < 30: sorgfältige Dosiseinstellung; **DALI** KI bei schwerer LI

Irbesartan Rp	HWZ 11-15h, Q_0 1.0, PPB 96%, PRC C (1.), D (2., 3. Trim.), Lact ?
Aprovel *Tbl. 75, 150, 300mg* **Generitan** *Tbl. 75, 150, 300mg* **Ifirmasta** *Tbl. 75, 150, 300mg* **Irbesartan 1A** *Tbl. 75, 150, 300mg* **Irbesartan-CT** *Tbl. 150, 225, 300mg* **Karvea** *Tbl. 75, 150, 300mg*	**Art. Hypertonie, diabet. Nephropathie bei D.m. Typ 2:** ini 1 x 150mg p.o., je nach Wi steigern bis max. 300mg/d; **DANI** Dialyse: ini 75mg; **DALI** leichte-mittelgradige LI: nicht erforderlich; schwere LI: keine Daten

Losartan Rp	HWZ 2 (6-9)h, Q_0 0.95, PPB 99%, PRC C (1.), D (2., 3. Trim.), Lact ?
Cozaar *Tbl. 50mg* **Lorzaar** *Tbl. 12.5, 50, 100mg; Lsg. 2.5mg/ml* **Losar-Q** *Tbl. 50, 100mg* **Losartan HEXAL** *Tbl. 12.5, 25, 50, 75, 100mg* **Losar Teva** *Tbl. 25, 50, 100mg*	**Art. Hypertonie:** 1 x 50mg p.o., je nach Wi steigern bis max. 100mg/d; **Herzinsuffizienz:** ini 1 x 12.5mg p.o., langsam steigern bis 1 x 25-50mg; **Hypertonie + D.m. + Proteinurie:** (> 0.5g/d): ini 1 x 50mg, ggf. nach 1 Monat 1 x 100mg; **Hypertonie + LVH zur Risikoreduktion cerebr. Insult:** 1 x 50mg; ggf. 1 x 100mg; **DANI** nicht erforderlich; **DALI** Dosisreduktion., KI bei schwerer LI

Olmesartan Rp	HWZ 10-15h, PPB 99%, PRC C (1.), D (2., 3. Trim.), Lact ?
Belsar *Tbl. 40mg* **Olmetec** *Tbl. 10, 20, 40mg* **Votum** *Tbl. 10, 20, 40mg*	**Art. Hypertonie:** 1 x 10mg p.o., je nach Wi steigern bis max. 40mg/d; **DANI** CrCl > 20: max. 20mg; < 20: nicht empf.; **DALI** leichte Funktionsstrg.: 100%; mäßige: ini 10mg, max. 20mg/d; schwere LI: Anw. nicht empfohlen

Telmisartan Rp	HWZ > 20h, Q0 1.0, PPB 99%, PRC C (1.), D (2., 3. Trim.), Lact ?
Kinzal mono *Tbl. 20, 40, 80mg* **Micardis** *Tbl. 20, 40, 80mg* **Pritor** *Tbl. 40, 80mg* **Telmisartan HEXAL** *20, 40, 80mg* **Tolura** *20, 40, 80mg*	**Art. Hypertonie:** 1 x 20-40mg p.o., max. 80mg/d; **kardiovask. Präv.:** 1 x 80mg p.o.; **DANI** leichte-mäßige NI: 100%; schwere NI, HD: ini 20mg/d; **DALI** max. 40mg/d, KI bei schwerer Leberfktstrg.

Valsartan Rp	HWZ 6h, Q_0 0.7, PPB 94-97%, PRC C (1.), D (2., 3. Trim.), Lact ?
Cordinate *Tbl. 40, 80, 160, 320mg* **Diovan** *Tbl. 40, 80, 160, 320mg; Lsg. 3mg/ml* **Provas** *Tbl. 40, 80, 160, 320mg* **Valsacor** *Tbl. 40, 80, 160, 320mg* **Valsartan Actavis** *Tbl. 40, 80, 160, 320mg* **Valsartan HEXAL** *Tbl. 40, 80, 160, 320mg* **Valsartan Stada** *Tbl. 40, 80, 160, 320mg*	**Art. Hypertonie:** 1 x 80mg p.o.; ggf. ↑ auf max. 320mg/d; **Ki. 6-18J.:** < 35kg: ini 1 x 40mg p.o., max. 80mg/d; > 35kg: ini 1 x 80mg, 35-80kg: max. 160mg/d; 80-160kg: max. 320mg/d; **Herzinsuffizienz:** ini 2 x 40mg p.o., steigern auf max. 2 x 160mg; **post Herzinfarkt:** ini 2 x 20mg p.o., steigern auf max. 2 x 160mg; **DANI** CrCl > 10: 100%; < 10, HD: nicht empfohlen; **DALI** leichte bis mittelschwere LI: max. 80mg/d, KI bei schwerer LI

2.1.3 Betablocker

Wm/Wi: kompet. Betarez.-Hemmung ⇒ neg. ino-/chronotrop ⇒ HZV ↓, kard. O_2-Verbrauch ↓, Reninsekretion ↓; hochdosiert: unspez., membranstabilisierende, chinidinartige Wi;
UW (Atenolol): Bradykardie, Kältegefühl an Extremitäten, Schwindel, Schwitzen, Magen-Darm-Beschwerden, Müdigkeit; **UW** (Betaxolol): Schlaflosigkeit, Schwindel, Müdigkeit, Kopfschmerzen, Schwitzen, Bradykardie, Kältegefühl an Extremitäten, Magen-Darm-Beschwerden, allergische Hautreaktionen, Haarausfall, Schwäche;
UW (Bisoprolol): Bradykardie (bei chron. Herzinsuffizienz), Verschlechterung der Herzinsuffi-zienz, Schwindel, Kopfschmerzen, Übelkeit, Erbrechen, Diarrhö, Obstipation, Kälte- oder Taubheitsgefühl in den Extremitäten, Hypotonie, Asthenie, Müdigkeit;
KI (Atenolol): Überempfindlichkeit, manifeste Herzinsuffizienz, Schock, AV-Block II-III°, Sick-Sinus-Syndrom, sinuatrialer Block, Bradykardie, Hypotonie, Azidose, bronchiale Hyperreagibilität, Spätstadium pAVK, gleichzeitige MAO-Hemmer-Therapie; **KI** (Betaxolol): manifeste Herzinsuffizienz, kardiogener Schock, anamnestisch anaphylaktische Reaktion, AV-Block II-III°, Sick-Sinus-Syndrom, sinuatrialer Block, Bradykardie, Hypotonie, Prinzmetal-Angina, Raynaud-Syndrom, Spätstadium pAVK, gleichzeitige MAO-Hemmer-Therapie, schwere Formen von Asthma/COPD, unbeh. Phäochromozytom, Kombinatioin mit Floctafenin, Sultoprid;
KI (Bisoprolol): akute Herzinsuffizienz, dekompensierte Herzinsuffizienz mit erforderlicher i.v. inotroper Ther., kardiogener Schock, AV-Block II°/III°, Sinusknotensyndrom, SA-Block, Bradykardie < 60/min, Hypotonie, schwere Formen von Asthma bronchiale, schwere COPD, Spätstadium pAVK, Raynaud-Syndrom, unbehandeltes Phäochromozytom, metabolische Azidose

		$β_1$	ISA
Acebutolol Rp	HWZ 4(7-13) h, Q_0 0.8 (0.4), PPB 25%, PRC B, Lact ?		
Prent *Tbl. 200, 400mg*	**Art. Hypertonie:** ini 1 x 200mg p.o., je nach Wi steigern bis 1 x 400-800mg; **KHK:** 1 x 400-800mg p.o.; **tachykarde HRST:** 2-3 x 200mg p.o.; **DANI** CrCl 10-30: 50%; < 10: 25%; **DALI** Dosisreduktion	+	+
Atenolol Rp	HWZ 6 h, Q_0 0.12, PPB 3%, PRC D, Lact ?	+	0
Atenolol-ratioph. *Tbl. 25, 50, 100mg* **AteHEXAL** *Tbl. 25, 50, 100mg* **Juvental** *Tbl. 25, 50, 100mg* **Tenormin** *Tbl. 50mg*	**Hyperkin. Herzsyndrom:** 1 x 25mg p.o.; **art. Hypertonie, KHK, supraventrikuläre und ventrikuläre HRST:** 1 x 50-100mg p.o.; **DANI** CrCl 10-30: 50%; < 10: 25%		
Betaxolol Rp	HWZ 18 h, Q_0 0.8, PPB 50%, PRC C, Lact ?	+	0
Kerlone *Tbl. 20mg*	**Art. Hypertonie:** 1x10-20mg p.o.; **DANI** CrCl > 30: 100%; < 30, HD: max. 10mg/d		
Bisoprolol Rp	HWZ 11 h, Q_0 0.48, PPB 30%, PRC C, Lact ?	+	0
Bisobeta *Tbl. 5, 10mg* **BisoHEXAL** *Tbl. 1.25, 2.5, 3.75, 5, 7.5, 10mg* **Bisoprolol-ratioph.** *Tbl. 1.25, 2.5, 3.75, 5, 10mg* **Concor, Jutabis** *Tbl. 5, 10mg* **Concor Cor** *Tbl. 1.25, 2.5, 3.75, 5, 7.5, 10mg*	**Art. Hypertonie, KHK:** 1 x 2.5-10mg p.o.; **Herzinsuff.:** ini 1 x 1.25mg p.o., je nach Verträglichkeit steigern um 1.25-2.5mg/W bis 10mg/d; **DANI** CrCl < 20: max. 10mg/d; **DALI** max. 10mg/d		

		β1	ISA
Carvedilol Rp	HWZ 6-10h, Q0 1.0, PPB 99%, PRC C, Lact ?		
Carvedilol HEXAL *Tbl. 3.125, 6.25, 12.5, 25, 50mg* **Carvedilol-ratioph.** *Tbl. 6.25, 12.5, 25mg* **Dilatrend** *Tbl. 3.125, 6.25, 12.5, 25mg* **Querto** *Tbl. 6.25, 12.5, 25mg*	**Art. Hypertonie:** ini 1 x 12.5mg, nach 2d 1 x 25mg, ggf. n. 14d 2 x 25mg p.o.; **chron. stabile AP:** ini 2 x 12.5mg, n. 2d 2 x 25mg, ggf. n. 14d 2 x 50mg; **Herzinsuffizienz:** ini 2 x 3.125mg, je nach Verträglichkeit alle 2W steigern um 3.125-12.5mg; bis 85kg: max. 2 x 25mg; > 85kg: max. 2 x 50mg; **DANI** nicht erforderlich	0	0
Celiprolol Rp	HWZ 5-7h, Q0 0.6	+	+
Celipro Lich *Tbl. 200mg* **Celitin** *Tbl. 200, 400mg* **Selectol** *Tbl. 200mg*	**Art. Hypertonie, KHK:** 1 x 200-400mg p.o.; **DANI** CrCl < 10: 1 x 100mg		
Esmolol Rp	HWZ 9min, Q0 1.0, PPB 55%, PRC C, Lact ?	+	0
Brevibloc *Amp. 100mg/10ml, 2500mg/250ml* **Esmocard** *Amp. 100mg/10ml, 2500mg/10ml*	**Supraventrikuläre Tachykardie:** ini 500µg/kg i.v. über 1min, dann 50µg/kg/min, max. 200µg/kg/min; **DANI** CrCl 30-60: Anw. max. 4h; < 30: KI; **DALI** KI bei schwerer Leberfktsstrg.		
Metoprololsuccinat Rp	HWZ 3-4h, PPB 10%	+	0
Beloc-Zok *Tbl. 23.75(ret.), 47.5(ret.), 95(ret.), 190(ret.)mg* **MetoHEXAL-Succ** *Tbl. 23.75(ret.), 47.5(ret.), 95(ret.), 142.5(ret.), 190(ret.)mg* **Meto-Succinat Sandoz** *Tbl. 23.75(ret.), 47.5(ret.), 95(ret.), 142.5(ret.), 190(ret.)mg*	**Art. Hypertonie, KHK, tachyk. HRST, hyperkin. Herzsyndr.:** 1 x 47.5-190mg p.o.; **Herzinsuff.:** ini 1 x 23.75mg, nach Verträglichkeit Dosis alle 2W verdoppeln bis max. 1 x 190mg; **Migräne-Pro.:** 1 x 95mg p.o.		
Metoprololtartrat Rp	HWZ 3-5(8)h, Q0 > 0.8, PPB 12%	+	0
Beloc *Amp. 5mg/5ml* **Jutabloc** *Tbl. 50, 100, 200(ret.)mg* **Lopresor** *Amp. 5mg/5ml* **Meprolol** *Tbl. 50, 100, 200(ret.)mg* **MetoHEXAL** *Tbl. 50, 100, 100(ret.), 200(ret.)mg* **Metoprolol AL** *Tbl. 50, 100, 200(ret.)mg* **Metoprolol-ratioph.** *Tbl. 50, 50(ret.), 100, 100(ret.), 200(ret.)mg* **Prelis** *Tbl. 50, 200(ret.)mg*	**Art. Hypertonie, KHK, tachykarde HRST, hyperkinetisches Herzsyndrom:** 1-2 x 50-100mg p.o.; 1 x 100-200mg (ret.); 5-10mg langsam i.v., max. 20mg i.v.; **Migräne-Pro.:** 1-2 x 50-100mg p.o.; 1 x 100-200mg (ret.); **DANI** nicht erforderlich		
Nebivolol Rp	HWZ 10-50h, Q0 0.95, PPB 98%	+	0
Nebilet *Tbl. 5mg* **Nebivolol Actavis** *Tbl. 5mg* **Nebivolol Stada** *Tbl. 5mg*	**Art. Hypertonie:** 1 x 5mg p.o.; **chron. Herzinsuffizienz bei > 70J:** ini 1.25mg, max. 10mg/d; **DANI** ini 2.5mg; **DALI** KI		

Pindolol Rp	HWZ 3-4h, Qo 0.5, PPB 40%, PRC B, Lact ?	β_1	ISA
Visken *Tbl. 5mg*	**Art. Hypertonie:** 3 x 5-10mg p.o.; **KHK:** 3 x 5mg p.o.; 1 x 15mg; **tachykarde HRST:** 3 x 5-10mg p.o.; **hyperkinetisches Herzsyndrom:** 2-3 x 2.5mg; **DALI** Dosisreduktion	0	+
Propranolol Rp	HWZ 3-4h, Qo 1.0, PPB 90%, PRC C, Lact ?	0	0
Dociton *Tbl. 10, 40, 80mg; Kps. 80(ret.), 160(ret.)mg; Amp. 1mg/1ml* **Hemangiol** *Lsg. (1ml = 3.75mg)* **Inderal** *Tbl. 40mg* **Obsidan** *Tbl. 25, 40, 100mg* **Propra-ratioph.** *Tbl. 10, 40, 80mg* **Propranolol Stada** *Tbl. 40, 80mg*	**Art. Hypertonie:** 2-3 x 40-80mg p.o.; 2 x 160mg; 1 x 160-320mg (ret.); **KHK, tachykarde HRST:** 2-3 x 40-80mg; 1 x 1mg langsam i.v., max. 10mg i.v.; **Arrhythmien Ki.:** 3-4 x 0.25-0.5mg/kg, max. 4 x 1mg/kg bzw. 160mg/d; **hyperkin. Herzsyndrom:** 3 x 10-40mg; **prim. Angstsyndrom, essentieller Tremor, Migräne-Pro.:** 2-3 x 40mg; **Hyperthyreose:** 3-4 x 10-40mg; **proliferative infantile Hämangiome:** (Hemangiol) Ki. 5W-5M: ini 1mg/kg/d p.o. in 2ED, nach 1W 2mg/kg/d, nach 2W 3mg/kg/d; Ther-Dauer 6M; **DANI** nicht erforderlich		
Sotalol Rp	HWZ 15h, Qo 0.15, keine PPB, PRC B, Lact ?	0	0
Corsotalol *Tbl. 160mg* **Rentibloc** *Tbl. 40, 160mg* **SotaHEXAL** *Tbl. 40, 80, 160mg* **Sotalex** *Tbl. 80, 160mg;* **Sotalol-ratioph.** *Tbl. 40, 80, 160mg*	**Ventrikuläre HRST**: ini 2 x 80mg p.o., ggf. steigern bis 3 x 80 od. 2 x 160mg; max. 640mg/d in 2-3 ED; **PRO chron. Vorhofflimmern nach DC-Kardioversion**: 2-3 x 80mg p.o., max. 2 x 160mg/d; **PRO paroxysmales Vorhofflimmern:** 2-3 x 80mg p.o. **DANI** CrCl 30-60: 50%; 10-30: 25%; <10: keine oder vorsichtige Anw.		

β1: selektive Hemmung von Beta-1-Rezeptoren; **ISA:** intrinsische sympathomimetische Aktivität = partieller Agonismus und partieller Antagonismus

2.1.4 Direkte Renininhibitoren

Wm/Wi: selektive direkte Hemmung des humanen Renins ⇒ Blockade der Umwandlung von Angiotensinogen zu Angiotensin I ⇒ Plasmareninaktivität ↓; AT-I- und II-Spiegel ↓ ⇒ RR ↓;
UW: Schwindel, Diarrhoe, Arthralgie, Hyperkaliämie, Hautausschlag, Hypotonie, Einschränkung der Nierenfunktion, periphere Ödeme;
KI: angeborenes/idiopathisches Angioödem, Angioödem unter Aliskiren in Vorgeschichte, gleichzeitige Anwendung mit Ciclosporin, Itraconazol u. anderen potenten P-gp-Inhibitoren (z. B. Chinidin), gleichzeitige Anwendung mit Angiotensin-II-Rezeptor-Blockern oder ACE-Hemmern bei Patienten mit Diabetes mellitus oder eingeschränkter Nierenfkt. (CrCl < 60), Grav. (2./3. Trim.), bek. Überempfindlichkeit gegen Wirkstoff oder sonstige Bestandteile

Aliskiren Rp	HWZ 40h, PPB 49%, PRC C (1.), D (2., 3. Trim.), Lact ?
Rasilez *Tbl. 150, 300mg*	**Art. Hypertonie:** ini 1 x 150mg p.o., ggf. nach 2W steigern auf 1 x 300mg; **DANI** CrCl < 30: vorsichtige Anw.; < 60: KI bei gleichzeitiger Einnahme v. ACE-Hemmern oder AT-II-Blockern; **DALI** nicht erforderlich

2.1.5 Kalziumantagonisten (Non-Dihydropyridine)

Wm: Hemmung des Ca^{2+}-Einstroms; **Wi:** negativ inotrop, kardialer O_2-Verbrauch ↓, Vasodilatation (v.a. Arteriolen ⇒ Nachlast ↓, Vorlast unbeeinflusst!), negativ chronotrop, AV-Überleitungszeit ↑, AV-Refraktärzeit ↑;
UW (Verapamil): Übelkeit, Brechreiz, Völlegefühl, Obstipation, Müdigkeit, Nervosität, Schwindel, Benommenheit, Schläfrigkeit, Parästhesie, Neuropathie, Tremor, Entwicklung/Verschlechterung einer Herzinsuffizienz, Hypotonie, Orthostase, Sinusbradykardie, AV-Block I°, Knöchelödeme, Flush, Hautrötung, Wärmegefühl, allergische Reaktionen, Erythem, Pruritus, Urtikaria, makulopapulöses Exanthem, Erythromelalgie, Schwitzen, Kopfschmerzen;
KI (Verapamil): Herz-Kreislauf-Schock, akuter MI mit Komplik., ausgeprägte Reizleitungsstrg. (z.B. SA- bzw. AV-Block II° u. III°), Sinusknotensyndr., manifeste Herzinsuff., Vorhofflimmern/-flattern u. gleichzeit. WPW-Syndrom, i.v.-Appl. von Betablockern (Ausnahme Intensivmedizin)

Diltiazem Rp	HWZ 6h, Qo > 0.9, PPB 70-85%, PRC C, Lact -
DiltaHEXAL *Tbl. 60, 90(ret.)mg* **Diltiazem-ratioph.** *Tbl. 60mg; Kps. 90(ret.), 120(ret.), 180(ret.)mg* **Dilzem** *Tbl. 90(ret.), 120(ret.), 180(ret.)mg;*	**Art. Hypertonie, KHK:** 3 x 60mg; 2 x 90-180mg (ret.); **DANI, DALI** vorsichtige Anw.

Verapamil Rp	HWZ 3-7h, Qo > 0.8, PPB 90%, PRC C, Lact +
Isoptin *Tbl. 40, 80, 120, 120(ret.), 240(ret.)mg; Inj.Lsg. 5mg/2ml* **VeraHEXAL** *Tbl. 40, 80, 120, 120(ret.), 240(ret.)mg; Kps. 120(ret.), 180(ret.), 240(ret.)mg; Inj.Lsg. 5mg/2ml* **Veramex** *Tbl. 40, 80, 120, 240(ret.)mg* **Verapamil-ratioph.** *Tbl. 40, 80, 120, 240(ret.)mg; Inj.Lsg. 5mg/2ml*	**Art. Hypertonie, KHK, supraventr. Tachyk.:** 3 x 80-120mg; 2 x 120-240mg (ret.) p.o.; 5mg langs. i.v., dann 5-10mg/h, max. 100mg/d; Perf. (100mg) = 2mg/ml ⇒ 2-5ml/h; **Ki. 6-14J:** 80-360mg/d, 2.5-5mg i.v.; **< 6J:** 80-120mg/d, 2-3mg i.v.; **Sgl.:** 0.75-2mg i.v.; **NG:** 0.75-1mg i.v.; **DANI** nicht erforderlich; **DALI** 2-3 x 40mg

2.1.6 Kalziumantagonisten (Dihydropyridine)

Wm/Wi: Hemmung des Ca^{2+}-Einstroms ⇒ negativ inotrop, kardialer O_2-Verbrauch ↓, Vasodilatation v.a. der Arteriolen ⇒ Nachlast ↓, Vorlast unbeeinflusst!;
UW (Amlodipin): Knöchelschwellung, Kopfschmerzen, Schläfrigkeit, Schwindel, Schwäche, Palpitationen, Übelkeit, Dyspepsie, Bauchschmerzen, Gesichtsrötung mit Hitzeempfindung;
KI (Amlodipin): Überempfindlichkeit gegen Amlodipin oder andere Dihydropyridine, schwere Hypotonie, Schock, kardiogener Schock, Herzinsuffizienz nach akutem Herzinfarkt (erste 4W), hochgradige Aortenstenose, instabile Angina pectoris

Amlodipin Rp	HWZ 40h, Q_0 0.85, PPB 93%, PRC C, Lact ?
Amlobesilat Sandoz *Tbl. 5, 10mg* **Amlodipin Corax** *Tbl. 5, 10mg* **Amlodipin HEXAL** *Tbl. 5, 7.5, 10mg* **Amlodipin-ratioph.** *Tbl. 5, 10mg* **Amparo** *Tbl. 5, 10mg* **Norvasc** *Tbl. 5mg*	**Art. Hypertonie, chron. stabile AP:** 1 x 5-10mg p.o.; **DANI** nicht erforderlich; **DALI** KI b. schwerer LI

Felodipin Rp	HWZ 10-16h, Q_0 1.0, PPB 99%, PRC C, Lact ?
Felocor *Tbl. 2.5(ret.), 5(ret.), 10(ret.)mg* **Felodipin-CT** *Tbl. 2.5(ret.), 5(ret.), 10(ret.)mg* **Modip** *Tbl. 2.5(ret.), 5(ret.), 10(ret.)mg*	**Art. Hypertonie:** ini 1 x 2.5-5mg; Erh.Dos. 1 x 5-10mg (ret.) p.o.; **DANI** CrCl < 30: KI; **DALI** sorgfältige Dosiseinstellg., KI bei Child C

Isradipin Rp	HWZ 8.4h, Q_0 1.0, PPB 95%, PRC C, Lact ?
Lomir Sro *Kps. 5(ret.)mg* **Vascal uno** *Kps. 2.5(ret.), 5(ret.)mg*	**Art. Hypertonie:** 2 x 2.5-5mg; 1 x 5-10mg (ret.) p.o.; **DANI** CrCl > 30: ini 50%; < 30: nicht empfohlen; **DALI** KI

Lercanidipin Rp	HWZ 8-10h, PPB > 98%
Carmen, Corifeo *Tbl. 10, 20mg* **Lercanidipin Heumann** *Tbl. 10, 20mg* **Lercanidipin Stada** *Tbl. 10, 20mg*	**Art. Hypertonie:** 1 x 10-20mg p.o.; **DANI** CrCl > 30: 100%; < 30: nicht empf.; **DALI** KI bei schwerer Leberfktstrg.

Manidipin Rp	PPB 99%
Manyper *Tbl. 10, 20mg*	**Art. Hypertonie:** ini 1 x 10mg p.o., nach 4W je nach Wi 1 x 20mg; **DANI** CrCl < 10: KI; **DALI** max. 10mg/d

Nifedipin Rp	HWZ 2.5-5h, Q_0 1.0, PPB 98%, PRC C, Lact +
Adalat *Kps. 10mg; Tbl. 20(ret.), 30(ret.), 60(ret.)mg; Inf.Lsg. 5mg/50ml* **Aprical** *Kps. 10mg; Tbl. 60(ret.)mg* **NifeHEXAL** *Kps. 5, 20mg; Tbl. 10(ret.), 20(ret.), 30(ret.), 40(ret.), 60(ret.)mg; Gtt. (1ml = 20mg)* **Nifical** *Tbl. 10(ret.), 20(ret.)mg; Gtt. (1ml = 20mg)*	**Art. Hypertonie, KHK:** 3 x 10-20mg p.o.; 1 x 30-60mg (ret.), 2 x 20mg (ret.); max. 60mg/d p.o.; 0.63-1.25mg/h i.v.; Perf. (5mg) = 0.1mg/ml ⇒ min1-5: 60-120ml/h, dann 6-12ml/h; **hypertensive Krise:** 10mg p.o. (Kps. zerbeißen), evtl. Wdh. nach 30min; **Raynaud-Syndrom:** 3 x 10-20mg p.o.; **DANI** nicht erforderlich; **DALI** sorgfältige Dosiseinstellung

Nilvadipin Rp	HWZ 15-20h, Qo 1.0, PPB 99%
Escor *Kps. 8(ret.), 16(ret.)mg* **Nivadil** *Kps. 8(ret.), 16(ret.)mg*	**Art. Hypertonie:** ini 1 x 8mg p.o., je nach Wi steigern bis 1 x 16mg; **DANI** CrCl < 30: nicht empfohlen; **DALI** max. 8mg/d

Nisoldipin Rp	HWZ 7-12h, Qo 1.0, PPB 99%, PRC C, Lact ?
Baymycard *Tbl. 5, 10mg* **Baymycard RR** *Tbl. 10(ret.), 20(ret.), 30(ret.)mg*	**Art. Hypertonie:** 2 x 5-10mg, max. 2 x 20mg p.o.; 1 x 10-40mg (ret.); **chronisch stabile AP:** 2 x 5-10mg, max. 2 x 20mg p.o.; **DANI** nicht erforderlich; **DALI** KI bei schwerer Leberfktstrg.

Nitrendipin Rp	HWZ 8-12h, Qo 1.0, PPB 99%, PRC C
Bayotensin *Tbl. 10, 20mg; Phiole 5mg* **Jutapress** *Tbl. 10, 20mg* **Nitrendipin-ratioph.** *Tbl. 10, 20mg* **Nitrepress** *Tbl. 10, 20mg*	**Art. Hypertonie:** 1-2 x 10-20mg p.o.; **hypertensive Krise:** 5mg s.l., evtl. Wdh. nach 30 min; **DANI** nicht erforderlich; **DALI** ini 10mg/d, häufige RR-Kontrolle

2.1.7 Zentral angreifende Alpha-2-Rezeptoragonisten

Wm: Stimulation zentraler Alpha-2-Rez. ⇒ präsynaptisch ⇒ Noradrenalinfreisetzung ↓ ⇒ postsynaptisch ⇒ peripherer Sympathikotonus ↓, Reninfreisetzung ↓ ⇒ Hemmung des RAAS;
Wm (Alpha-Methyldopa): bildet zusätzl. „falschen" Transmitter Alpha-Methylnoradrenalin;
Wm (Moxonidin): Stimulation von zentralen Imidazolinrezeptoren; relativ schwache Stimulation zentraler Alpha-2-Rez.; **Wi:** peripherer Widerstand ↓, HF ↓, HZV ↓ ⇒ RR ↓;
UW (Alpha-Methyldopa): Sedierung, Schwindel, orthostatische Strg., Benommenheit, Kopfschmerzen, HF ↓, Mundtrockenheit, Ödeme, Schlafstrg., Depression, Halluzinationen, Libidostrg., Gynäkomastie, Amenorrhoe;
UW (Clonidin): Schlafstrg., Depression, Kopfschmerzen, AV-Block, HF ↓, Sedierung, Mundtrockenheit, Potenz- u. Libidostrg.;
UW (Moxonidin): Benommenheit, Mundtrockenheit, Schläfrigkeit, Schwäche, Schwindel, Kopfschmerzen, gestörte Denkprozesse, Schlafstrg., Übelkeit, Obstipation, Vasodilatation;
KI (Alpha-Methyldopa): akute u. chronische Lebererkrankungen, schwere Nierenfktstrg., Phäochromozytom, Depression, schwere Herzinsuffizienz, hämolytische Anämie;
KI (Clonidin): Depressionen, HF ↓ < 50/min, AV-Block II°-III°, Sick Sinus; Grav., Lact.
KI (Moxonidin): Sick Sinus, sinuatrialer Block, AV-Block II°-III°, HF ↓ < 50, maligne Arrhythmien, Herzinsuffizienz, schwere Koronarinsuffizienz, instabile AP, schwere Nierenfunktionsstörung, Angioödem, schwere Lebererkrankung

Alpha-Methyldopa Rp	HWZ 2h, Qo 0.4, PPB 10-15%, PRC B, Lact +
Dopegyt *Tbl. 250mg* **Methyldopa Stada** *Tbl. 250mg* **Presinol** *Tbl. 125, 250, 500mg*	**Art. Hypertonie:** ini 1-3 x 125mg p.o., je nach Wi steigern bis 2-3 x 250mg; **Schwangerschaftshypertonie:** 250-2000mg/d; **DANI** sorgfältige Dosiseinstellung, Erh.Dos. max. 50%

Clonidin Rp	HWZ 10-20h, Qo 0.4, PPB 30-40%, PRC C, Lact ?
Catapresan *Tbl. 0.075, 0.15, 0.3mg* **Clonidin-ratioph.** *Tbl. 0.075, 0.15, 0.3mg; Kps. 0.25mg; Amp. 0.15mg/1ml* **Clonistada** *Tbl. 0.15, 0.3, 0.25 (ret.)mg*	**Art. Hypertonie:** 2 x 0.075-0.3mg; 1-2 x 0.25mg (ret.), max. 0.9mg/d p.o.; **hypertensive Krise:** 1-4 x 0.075-0.15mg i.m./s.c./i.v.; Perf. (0.45mg) = 9µg/ml ⇒1-5ml/h; s. a. Alkoholentwöhnungsmittel → 380; **DANI** max. 0.3mg/d p.o./i.v.
Moxonidin Rp	HWZ 2-3h, Qo 0.4, PPB 7%
Cynt *Tbl. 0.2, 0.3, 0.4mg* **Moxobeta T***bl. 0.2, 0.3, 0.4mg* **Moxonidin HEXAL** *Tbl. 0.2, 0.3, 0.4mg* **Physiotens** *Tbl. 0.2, 0.3, 0.4mg*	**Art. Hypertonie:** 1-2 x 0.2-0.4mg p.o., max. 0.6mg/d; **DANI** CrCl: 30-60: max. 0.4mg/d; < 30: KI; **DALI** KI bei schwerer LI

2.1.8 Alphablocker

Wm: revers. Alpha-1-Rezeptorblock.; (Phenoxybenzamin) irrev. Alpha-1-/Alpha-2- Rez.-block.; **Wi:** Vasodilatation, Pre- und Afterload ↓; Urapidil: zusätzlich Agonist am 5-HT1A-Rezeptor; **UW** (Doxazosin): Atemwegsinfekte, Harnwegsinfekt, Benommenheit, Kopfschmerzen, Somnolenz, Schwindel, Hypotonie, othostat. Hypotonie, Palpitationen, Tachykardie, Bronchitis, Dyspnoe, Rhinitis, Bauchschmerzen, Dyspepsie, Mundtrockenheit, Übelkeit, Pruritus, Rückenschmerzen, Myalgien, Zystitis, Harninkontinenz, Schwächegefühl, Brustschmerz, Grippesymptome, periph. Ödeme; **KI** (Doxazosin): bekannte Überempfindlichkeit, orthostatische Hypotonie, Pat. mit benigner Prostatahyperplasie, die gleichzeitig eine Stauung der oberen Harnwege, einen chronischen; Harnwegsinfekt oder Blasensteine aufweisen, Pat. mit gastrointest. Obstruktion, ösophagealer Obstruktion oder verringertem Lumendurchmesser des GI-Trakts in der Anamnese, Lakt., benigne Prostatahyperplasie mit Überlaufblase, Anurie oder progressiver Niereninsuffizienz als Monotherapie

Doxazosin Rp	HWZ 8.8-22h, Qo 0.95, PPB 98%, PRC C, Lact ?
Cardular PP *Tbl. 4(ret.), 8(ret.)mg* **Diblocin PP** *Tbl. 4(ret.)mg* **Doxacor** *Tbl. 1, 2, 4, 8mg* **Doxazosin-ratioph.** *Tbl. 2, 4, 4(ret.), 8(ret.)mg* **Doxazosin Stada** *Tbl. 1, 2, 4, 4(ret.), 8mg* **Jutalar** *Tbl. 2, 4, 4(ret.), 8mg*	**Art. Hypertonie:** ini 1 x 1mg/d, bei Bedarf um 1mg/W steigern auf 1 x 8mg p.o., max. 16mg/d; **DANI** nicht erforderlich; **DALI** leichte LI: sorgfältige Dosiseinstellung; schwere LI: Anw. nicht empfohlen
Phenoxybenzamin Rp	HWZ 24h, PRC C, Lact ?
Dibenzyran *Kps. 10mg*	**Phäochromozytom:** 1-3W präop.: ini 1 x 10mg p.o., je nach Wi steigern bis 100mg/d; inop.: ini 10mg/d, Erh.Dos. 2-3 x 20-40mg; **Ki.:** ini 0.2-0.4mg/kg/d; **DANI** KI
Terazosin Rp	HWZ 8-14h, Qo 0.95, PPB 90-94%, PRC C, Lact ?
Heitrin *Tbl. 1, 2, 5mg* **Terazosin Stada** *Tbl. 2, 5, 10mg*	**Art. Hypertonie:** ini 1 x 1mg p.o., je nach Wi steigern bis max. 20mg/d; **DANI** nicht erford.; **DALI** Dosisreduktion

Urapidil Rp	HWZ 4.7 (10)h, Q0 1.0, PPB 80%
Ebrantil *Kps. 30(ret.), 60(ret.), 90(ret.)mg; Amp. 25mg/5ml, 50mg/10ml* **Urapidil Carino** *Amp. 25mg/5ml, 50mg/10ml, 100mg/20ml* **Urapidil Stragen** *Amp. 25mg/5ml, 50mg/10ml, 100mg/20ml*	**Art. Hypertonie:** 2 x 30-90mg (ret.) p.o.; **hypertensiver Notfall:** 10-50mg langsam i.v., ggf. Wdh. nach 5min; Dauerinfusion ini 2mg/min, mittlere Erh.Dos. 9mg/h; Perfusor 100mg/50ml (2mg/ml): 4.5-60ml/h; **DANI, DALI** sorgfältige Dosiseinstellung

2.1.9 Direkte Vasodilatatoren

Wm: direkter Angriff an der glatten Muskulatur kleinerer Arterien und Arteriolen ⇒ peripherer Widerstand ↓ (Afterload) ⇒ RR ↓;
UW (Dihydralazin): orthostat. Hypotonie, Schwindel, Appetit ↓, Übelkeit, Erbrechen, Durchfall, Verstopfung, paralytischer Ileus, migräneartige Kopfschmerzen, Nasenverstopfung, Hautrötung, Ödeme, periphere Neuropathie, Parästhesien, Tremor, Muskelkrämpfe; **UW** (Minoxidil): Salz- u. Wasserretention, Tachykardie, Perikarditis, Perikarderguss u. -tamponade, Magen-Darm-Unverträglichkeit, Hypertrichose, Veränderung der Haarfarbe, EKG-Veränderungen;
KI (Dihdralazin): bek. Überempf. (auch gegen Hydralazin); idiopathisch u. medikamentös induzierter Lupus erythem., Aortenaneurysmen, Herzklappenstenosen, hypertrophe Kardiomyopathie, isolierte Rechtsherzinsuff. infolge pulmonaler Hypertonie, Grav. (1. Trimenon);
KI (Minoxidil): bek. Überempf., pulm. Hypertonie wegen Mitralstenose, Phäochromozytom

Dihydralazin Rp	HWZ 4-5h, PPB 84-90%, PRC B
Nepresol *Tbl. 25, 50mg; Amp. 25mg/2ml*	**Art. Hypertonie:** ini 2 x 12.5mg p.o., je nach Wi steigern bis 2 x 25mg; max. 100mg/d; **hypertensive Krise, Eklampsie:** 12.5-25mg i.m.; 6.25-12.5mg langs. i.v., evtl. Wdh. nach 20min; Perf. (75mg) = 1.5mg/ml ⇒ 1-5ml/h; max. 100mg/24h; **DANI, DALI** sorgfältige Dosiseinstellung

Minoxidil Rp	HWZ 4h, Q0 0.9, keine PPB, PRC C, Lact +
Loniten *Tbl. 2.5, 10mg* **Lonoten** *Tbl. 10mg* **Lonolox** *Tbl. 2.5, 10mg*	**Therapieresistente art. Hypertonie:** ini 2 x 2.5mg p.o., alle 3d um 5-10mg steigern, ab 50mg um 25mg/d steigern bis max. 100mg/d; Komb. m. Diuretikum u. Betablocker; **Ki. bis 12J:** ini 0.1mg/kg, alle 3d um 0.1-0.2mg/kg steigern, max. 1mg/kg bzw. 50mg/d; **DANI** CrCl < 30, HD: sorgfältige Dosiseinst.

2.1.10 ACE-Hemmer + Diuretikum

Benazepril + Hydrochlorothiazid Rp	PPB (H) 64%, PRC C (1.), D (2., 3. Trim.), Lact -
Benazeplus AL *Tbl. 10+12.5, 20+25mg* **Benazeplus Stada** *Tbl. 10+12.5, 20+25mg* **Benazepril HEXAL comp, Benazepril Winthrop comp** *Tbl. 10+12.5, 20+25mg* **Cibadrex** *Tbl. 10+12.5, 20+25mg*	**Art. Hypertonie:** 1 x 10-20 + 12.5-25mg p.o., max. 2 x 20+25mg; **DANI** CrCl 30-60: sorgfältige Dosiseinstellung; < 30: KI; **DALI** KI

Captopril + Hydrochlorothiazid Rp	PRC C (1.), D (2., 3. Trim.), Lact -
ACE-Hemmer-ratioph. comp. *Tbl. 25+12.5, 25+25, 50+25mg* **CaptoHEXAL comp.** *Tbl. 25 +12.5, 25+25, 50+25mg* **Tensobon comp.** *Tbl. 50+25mg*	**Art. Hypertonie:** 1 x 25-50+12.5-25mg p.o.; **DANI** CrCl 30-80: ini 1 x 25+12.5mg; < 30: KI; **DALI** sorgfältige Dosiseinstellung, KI bei schwerer LI
Cilazapril + Hydrochlorothiazid Rp	
Dynorm Plus *Tbl. 5+12.5mg*	**Art. Hypertonie:** 1 x 5+12.5mg p.o.; **DANI** CrCl 30-60: sorgfältige Dosiseinstellung; < 30: KI; **DALI** KI bei schwerer LI
Enalapril + Hydrochlorothiazid Rp	PPB (E) < 50%, PRC C (1.), D (2., 3. Trim.), Lact -
Corvo HCT *Tbl. 10+25mg* **EnaHEXAL comp.** *Tbl. 10+25mg, 20+6mg, 20+12.5mg* **Enalagamma HCT** *Tbl. 10+25, 20+12.5mg* **Enalapril HCT Sandoz** *Tbl. 10+25, 20+6, 20+12.5mg* **Enaplus AL** *Tbl. 10+25mg, 20+6mg, 20+12.5mg* **Renacor** *Tbl. 10+25mg*	**Art. Hypertonie:** 1 x 10-20+6-25mg p.o.; **DANI** CrCl 30-60: sorgfältige Dosiseinstellung; < 30: KI; **DALI** KI bei schwerer LI
Fosinopril + Hydrochlorothiazid Rp	
Dynacil comp. *Tbl. 20+12.5mg* **Fosinopril Act comp.** *Tbl. 20+12.5mg* **Fosino Teva comp.** *Tbl. 20+12.5mg*	**Art. Hypertonie:** 1 x 20+12.5mg p.o.; **DANI** CrCl 30-60: sorgfältige Dosiseinstellung; < 30: KI; **DALI** KI
Lisinopril + Hydrochlorothiazid Rp	PRC C (1.), D (2., 3. Trim.), Lact -
Acercomp *Tbl. 10+12.5, 20+12.5mg* **Lisibeta comp.** *Tbl. 10+12.5, 20+12.5mg* **Lisidigal HCT** *Tbl. 10+12.5, 20+12.5mg* **Lisigamma HCT** *Tbl. 10+12.5, 20+12.5mg*	**Art. Hypertonie:** 1 x 10-20+12.5mg p.o.; **DANI** CrCl 30-60: sorgfältige Dosiseinstellung; < 30: KI; **DALI** KI bei schwerer LI
Moexipril + Hydrochlorothiazid Rp	PRC C (1.), D (2., 3. Trim.), Lact -
Fempress Plus *Tbl. 15+25mg*	**Art. Hypertonie:** 1 x 15+25mg p.o.; **DANI** CrCl 40-60: 50%; < 40: KI; **DALI** KI
Perindopril + Indapamid Rp	
BiPreterax N *Tbl. 5+1.25mg* **Perindo In 1A** *Tbl. 2+0,625mg, 4+1.25mg* **Preterax N** *Tbl. 2.5+0.625mg*	**Art. Hypertonie:** 1 x 2.5-5+0.625-1.25mg p.o.; **DANI** CrCl 30-60: max. 1 x 2.5+0.625mg; < 30: KI; **DALI** KI
Quinapril + Hydrochlorothiazid Rp	PRC C (1.), D (2., 3. Trim.), Lact -
Accuzide *Tbl. 10+12.5, 20+12.5mg* **Accuzide diuplus** *Tbl. 20+25mg* **Quinaplus Stada** *Tbl. 10+12.5, 20+12.5, 20+25mg* **Quinapril HEXAL comp.** *Tbl. 10+12.5, 20+12.5, 20+25mg*	**Art. Hypertonie:** 1 x 10-20+12.5-25mg p.o.; **DANI** CrCl 30-60: sorgfältige Dosiseinstellung; < 30: KI; **DALI** KI bei schwerer LI

Ramipril + Piretanid Rp	
Arelix ACE *Tbl. 5+6mg* **Ramipril Piretanid Actavis** *Tbl. 5+6mg* **Ramitanid AL** *Tbl. 5+6mg*	**Art. Hypertonie:** 1 x 5-10+6-12mg p.o.; **DANI** CrCl 30-60: sorgfältige Dosiseinstellung, max. 1 x 5 + 6mg; < 30: KI; **DALI** KI bei schwerer LI

Ramipril + Hydrochlorothiazid Rp	
Delix plus *Tbl. 2.5+12.5, 5+25mg* **Ramiplus AL** *Tbl. 2.5+12.5, 5+12.5, 5+25mg* **Ramipril comp.-CT** *Tbl. 2.5+12.5, 5+12.5, 5+25mg* **Ramipril-ratioph. comp.** *Tbl. 2.5+12.5, 5+12.5, 5+25mg* **Rami-Q comp.** *Tbl. 2.5+12.5mg, 5+25mg*	**Art. Hypertonie:** 1 x 2.5-5+12.5-25mg p.o.; **DANI** CrCl 30-60: sorgfältige Dosiseinstellung; < 30: KI; **DALI** KI bei schwerer LI

2.1.11 Angiotensin-II-Blocker + Diuretikum

Candesartan + Hydrochlorothiazid Rp	
Atacand plus *Tbl. 8+12.5, 16+12.5, 32+12.5, 32+25mg* **Blopresid plus** *Tbl. 16+12.5, 32+12.5, 32+25mg* **Blopress plus** *Tbl. 8+12.5; 16+12.5, 32+12.5, 32+25mg* **Candesartan-ratioph. comp.** *Tbl. 8+12.5, 16+12.5, 32+12.5, 32+25mg* **Ratacand plus** *Tbl. 16+12.5mg*	**Art. Hypertonie:** 1 x 8-16+12.5mg p.o.; **DANI** CrCl > 30: 100%; < 30: KI; **DALI** KI bei schwerer LI

Eprosartan + Hydrochlorothiazid Rp	PRC C (1.), D (2., 3. Trim.), Lact -
Eprosartan Comp Ct *Tbl. 600+12.5mg* **Eprosartan-ratioph. comp.** *Tbl. 600+ 12.5mg* **Teveten plus** *Tbl. 600+12.5mg*	**Art. Hypertonie:** 1 x 600+12.5mg p.o.; **DANI** CrCl > 30: 100%; < 30: KI; **DALI** leichte bis mittelschwere Leberfktstrg.: nicht empfohlen, schwere LI: KI

Irbesartan + Hydrochlorothiazid Rp	PRC C (1.), D (2., 3. Trim.), Lact -
CoAprovel *Tbl. 150+12.5, 300+12.5, 300+25mg* **Irbecor comp.** *Tbl. 150+12.5, 300+12.5, 300+25mg* **Irbesartan comp. HEXAL** *Tbl. 150+12.5, 300+12.5, 300+25mg* **Karvezide** *Tbl. 150+12.5, 300+12.5, 300+25mg*	**Art. Hypertonie:** 1 x 150-300+12.5-25mg p.o.; **DANI** CrCl > 30: 100%; < 30: KI; **DALI** KI bei schwerer LI

Losartan + Hydrochlorothiazid Rp	PRC C (1.), D (2., 3. Trim.), Lact -
Cozaar plus *Tbl. 50+12.5, 100+12.5mg* **Fortzaar** *Tbl. 100+25mg* **Hyzaar plus** *Tbl. 50+12.5mg* **Lorzaar plus** *Tbl. 50+12.5, 100+12.5mg* **Losar-Q comp.** *Tbl. 50+12.5; 100+25mg* **Losartan HEXAL comp.** *Tbl. 50+12.5; 100+25mg*	**Art. Hypertonie:** 1 x 50+12.5-25mg p.o.; ggf. steigern bis max. 1 x 100+25mg; **DANI** CrCl > 30: 100%; < 30: KI; **DALI** KI bei schwerer LI

Olmesartan + Hydrochlorothiazid Rp	PRC C (1.), D (2., 3. Trim.), Lact -
Belsar plus *Tbl. 20+12.5mg, 20+25mg* **Mencord plus** *Tbl. 40+12.5mg, 40+25mg* **Olmetec plus** *Tbl. 20+12.5mg, 20+25mg, 40+12.5mg, 40+25mg* **Votum plus** *Tbl. 20+12.5mg, 20+25mg, 40+12.5mg, 40+25mg*	**Art. Hypertonie:** 1 x 20-40+12.5-25mg p.o.; **DANI** CrCl > 30-60 max. 1 x 20+12.5-25 mg/d; < 30: KI; **DALI** leichte bis mäßige Leberinsuffizienz: vorsichtige Anwendung bzw. max. 20+12.5-25 mg/d; starke Leberfktstrg.: KI

Telmisartan + Hydrochlorothiazid Rp	PRC C (1.), D (2., 3. Trim.), Lact -
Actelsar *Tbl. 40+12.5, 80+12.5, 80+25mg* **Kinzal komb** *Tbl. 40+12.5, 80+12.5, 80+25mg* **Micardis plus** *Tbl. 40+12.5, 80+12.5, 80+25mg* **Pritor plus** *Tbl. 40+12.5, 80+12.5, 80+25mg* **Tolucombi** *Tbl. 40+12.5, 80+12.5, 80+25mg*	**Art. Hypertonie:** 1 x 40-80+12.5-25mg p.o.; **DANI** CrCl > 30: 100%; < 30: KI; **DALI** max. 40+12.5mg, KI bei schwerer Leberfktstrg.

Valsartan + Hydrochlorothiazid Rp	PRC C (1.), D (2., 3. Trim.), Lact -
CoDiovan *Tbl. 80+12.5, 160+12.5, 160+25, 320+12.5, 320+25mg* **Cordinate plus** *Tbl. 80+12.5, 160+12.5, 160+25, 320+12.5, 320+25mg* **Cotareg** Tbl. 80+12.5, 160+12.5, 160+25 320+12.5, 320+25mg **Provas comp.** *Tbl. 80+12.5, 160+12.5, 320+12.5mg* **Provas maxx** *Tbl. 160+25mg, 320+25mg* **Valsacor comp.** *Tbl. 80+12.5, 160+12.5, 160+25, 320+12.5, 320+25mg* **Valsartan-ratioph. comp.** *Tbl. 80+12.5, 120+12.5, 160+12.5, 160+25, 320+12.5, 320+25mg*	**Art. Hypertonie:** 1 x 80-320+12.5-25mg p.o.; ggf. steigern auf max. 320+25mg/d; **DANI** CrCl > 30: 100%; < 30: KI; **DALI** Anwendung nicht empfohlen

2.1.12 Angiotensin-II-Blocker + Kalziumantagonist

Candesartan + Amlodipin Rp

Caramlo *Tbl. 8+5, 16+10mg*	**Art. Hypertonie:** 1 x 8-16 + 5-10mg p.o.; max. 32+10mg; **DANI** bei mäßiger NI: Überwachung von Kalium, Kreatinin; **DALI** schwere LI und/oder Cholestase: KI

Olmesartan + Amlodipin Rp

Sevikar *Tbl. 20+5, 40+5, 40+10mg* **Vocado** *Tbl. 20+5, 40+5, 40+10mg*	**Art. Hypertonie:** 1 x 20-40 + 5-10mg p.o.; **DANI** CrCl 20-60: max. 20+5mg; < 20: Anw. nicht empfohlen; **DALI** leicht bis mäßig eingeschr. Leberfkt: vorsichtige Anw.; KI bei schwerer LI, Gallenwegsobstruktion

Telmisartan + Amlodipin Rp

Twynsta *Tbl. 40+5, 40+10, 80+5, 80+10mg*	**Art. Hypertonie:** 1 x 40-80 + 5-10mg p.o.; **DANI** leicht bis mäßig eingeschr. Nierenfkt.: 100%, vorsichtige Anw. bei schwerer NI; **DALI** leicht bis mäßig eingeschränkte Leberfunktion: vorsichtige Anwendung; KI bei schwerer LI, Gallenwegsobstruktion

Valsartan + Amlodipin Rp

Dafiro *Tbl. 80+5, 160+5, 160+10mg* **Exforge** *Tbl. 80+5, 160+5, 160+10mg*	**Art. Hypertonie:** 1 x 5-10+80-160mg p.o.; **DANI** CrCl < 30, HD: KI; **DALI** schwere LI, biliäre Leberzirrhose, Cholestase: KI

2.1.13 Angiotensin-II-Blocker + Kalziumantagonist + Diuretikum

Amlodipin + Valsartan + Hydrochlorothiazid Rp

Dafiro HCT *Tbl. 5+160+12.5, 5+160+25, 10+160+12.5, 10+160+25, 10+320+25mg* **Exforge HCT** *Tbl. 5+160+12.5, 5+160+25, 10+160+12.5, 10+160+25, 10+320+25mg*	**Art. Hypertonie:** 1 x 5-10+160-320+12.5-25 mg p.o.; **DANI** leichte bis mittelschwere Nierenfktstrg.: 100%; CrCl < 30, Anurie, HD: KI; **DALI** KI bei Leberfunktionsstrg., Cholestase, biliärer Zirrhose

Amlodipin + Olmesartan + Hydrochlorothiazid Rp

Sevikar HCT *Tbl. 20+5+12.5, 40+5+12.5, 40+5+25, 40+10+12.5, 40+10+25mg* **Vocado HCT** *Tbl. 20+5+12.5, 40+5+12.5, 40+5+25, 40+10+12.5, 40+10+25mg*	**Art. Hypertonie:** 1 x 20-40+5-10+12.5-25 mg p.o.; **DANI** CrCl 30-60: max. 1 x 20+5+12.5mg, < 30: KI; **DALI** Child A: vorsichtige Anw., Child B: max. 1 x 20+5+12.5mg, Child C/Cholestase/Gallenwegsobstruktion: KI

2.1.14 Neprilysinhemmer + Angiotensin-II-Blocker

Wm/Wi (Sacubitril): Hemmung von Neprilysin ⇒ Anreicherung natriuretischer Peptide ⇒ Steigerung von Diurese u. Natriurese, Sympathikolyse, Vasodilatation, antiproliferative Wi; **UW** (Sacubitril + Valsartan): Anämie, Hyperkaliämie, Hypokaliämie, Hypoglykämie, Schwindel, Kopfschmerzen, Synkope, Hypotonie, Husten, Diarrhoe, Übelkeit, Gastritis, Nierenfunktionsstörung, Nierenversagen, Asthenie, Ermüdung;
KI (Sacubitril + Valsartan): bek. Überempfindlichkeit, gleichzeitige Anw. von ACE-Hemmern, anamnest. bek. Angioödem im Zusammenhang mit einer früheren ACE-Hemmer- oder ARB-Therapie; hereditäres oder idiopathisches Angioödem; gleichzeitige Anwendung mit Aliskirenhaltigen Arzneimitteln bei Pat. mit D.m. oder bei Pat. mit Nierenfunktionsstörung (CrCl< 60); schwere Leberinsuffizienz, biliäre Zirrhose, Cholestase, Grav. (2. u. 3 Trim.)

Sacubitril + Valsartan Rp	
Entresto *Tbl. 24+26, 49+51, 97+103mg*	**Herzinsuffizienz mit reduzierter EF:** ini 2 x 49 + 51mg p.o., bei guter Verträglichkeit n. 2-4W steigern auf 2 x 97 + 103mg; **DANI** CrCl 30-60: evtl. ini 2 x 24 + 26mg; <30: ini 2 x 24 + 26mg; chron. Nierenversagen: Anw. nicht empfohlen; **DALI** Child A: 100%; B: vorsichtige Anw.; C, biliäre Zirrhose, Cholestase: KI

2.1.15 Betablocker + Diuretikum

Atenolol + Chlortalidon Rp	PRC D, Lact -
AteHEXAL comp. *Tbl. 50+12.5, 100+25mg* **Atenogamma comp.** *Tbl. 50+12.5, 100+25mg* **Atenolol comp. Stada** *Tbl. 50+12.5, 100+25mg* **Teneretic** *Tbl. 100+25mg*	**Art. Hypertonie:** 1 x 50-100+12.5-25mg p.o.; **DANI** sorgfältige Dosiseinstellung; CrCl < 30: KI; **DALI** KI bei schwerer LI
Bisoprolol + Hydrochlorothiazid Rp	PRC C, Lact ?
Bisolich comp. *Tbl. 5+12.5, 10+25mg* **Bisoplus AL** *Tbl. 5+12.5mg, 10+25mg* **Bisoplus Stada** *Tbl. 5+12.5mg, 10+25mg* **Concor plus** *Tbl. 5+12.5mg, 10+25mg*	**Art. Hypertonie:** 1 x 5-10+12.5-25mg p.o.; **DANI** sorgfältige Dosiseinstellung; CrCl < 30: KI
Metoprololtartrat + Hydrochlorothiazid Rp	
MetoHEXAL comp. *Tbl. 100+12.5mg* **Metoprolol-ratioph. comp.** *Tbl. 100+ 12.5mg*	**Art. Hypertonie:** 1 x 100+12.5mg p.o.; **DANI** sorgfältige Dosiseinstellung; CrCl < 30: KI; **DALI** KI bei Coma/Praecoma hepaticum
Metoprololsuccinat + Hydrochlorothiazid Rp	
Beloc-Zok comp *Tbl. 95(ret.)+12.5mg* **MetoHEXAL Succ comp.** *Tbl. 95(ret.) +12.5mg* **Metoprololsuccinat plus 1A** *Tbl. 95(ret.) +12.5mg*	**Art. Hypertonie:** 1 x 95-190+12.5-25mg p.o.; **DANI** sorgfältige Dosiseinstellung; CrCl < 30: KI; **DALI** KI bei Coma/Praecoma hepaticum

Penbutolol + Furosemid Rp	
Betasemid *Tbl. 20+10, 40+20mg*	**Art. Hypertonie:** 1 x 20-40+10-20mg p.o., max. 80+40mg/d; **DANI** KI bei terminaler NI; **DALI** KI bei Coma/Praecoma hepaticum
Propranolol + Triamteren + Hydrochlorothiazid Rp	
Beta-Turfa *Tbl. 80+25+12.5mg* **Dociteren** *Tbl. 80+25+12.5mg* **Propra comp.-ratioph.** *Tbl. 80+25+12.5mg*	**Art. Hypertonie:** 1-2 x 80-160+25-50+12.5-25mg p.o.; **DANI** sorgfältige Dosiseinst.; CrCl < 30: KI; **DALI** Dosisreduktion, KI bei schwerer LI

2.1.16 Direkte Renininhibitoren + Diuretikum

Aliskiren + Hydrochlorothiazid Rp	
Rasilez HCT *Tbl. 150+12.5, 150+25, 300+12.5, 300+25mg*	**Art. Hypertonie:** 1 x 150–300+12.5–25mg p.o.; **DANI** CrCl < 30: KI; < 60: KI in Kombination mit ACE-Hemmern oder AT-II-Blockern; **DALI** KI bei schwerer LI

2.1.17 Kalziumantagonisten + Diuretikum

Verapamil + Hydrochlorothiazid Rp	
Isoptin RR plus *Kps. (ret.) 240+12.5mg*	**Art. Hypertonie:** 1 x 240+12.5mg p.o.; **DANI** CrCl < 30: KI; **DALI** KI bei (Prae-)Coma hepat.
Verapamil + Hydrochlorothiazid + Triamteren Rp	
Veratide *Tbl. 160+25+50mg*	**Art. Hypertonie:** 1-2 x 160+25+50mg p.o.; **DANI** CrCl 50-75: max. 50mg Triamteren; 30-50: max. 25mg Triamteren; < 30: KI; **DALI** sorgfältige Dosiseinstellung

2.1.18 Kalziumantagonisten + Betablocker

Felodipin + Metoprololsuccinat Rp	
Logimat *Tbl. (ret.) 5+47.5mg* **Logimax** *Tbl. (ret.) 5+47.5mg* **Mobloc** *Tbl. (ret.) 5+47.5mg*	**Art. Hypertonie:** 1 x 5-10+47.5-95mg p.o.; **DANI** CrCl > 30: nicht erforderlich, < 30: KI; **DALI** KI bei schwerer Leberfunktionsstörung
Nifedipin + Atenolol Rp	
Bresben Sandoz *Kps. 10(ret.)+25, 20(ret.)+50mg* **Nifatenol** *Kps. 20(ret.)+50mg* **Nif Ten** *Kps. 10(ret.)+25, 20(ret.)+50mg*	**Art. Hypertonie:** 1 x 10-20(ret.)+25-50mg p.o.; **DANI** CrCl > 30: 100%; < 30: nicht empf.
Nifedipin + Metoprololtartrat Rp	
Belnif *Kps. (ret.) 15+50mg*	**Art. Hypertonie:** 1-2 x 15+50mg p.o.; **chronisch stabile AP:** 2 x 15+50mg; **DANI** CrCl < 30: nicht empfohlen; **DALI** KI bei schwerer LI

2.1.19 Kalziumantagonisten + ACE-Hemmer

Amlodipin + Perindopril-Arginin Rp

Viacoram *Tbl. 2.5+3.5mg, 5+7mg*	**Art. Hypertonie:** ini 1 x 2.5+3.5mg p.o., ggf. nach 4W steigern auf 1 x 5+7mg; **DANI** CrCl 30–60: ini 2.5+3.5mg alle 2d, ggf. steigern auf tgl. 2.5+3.5mg; < 30: KI; **DALI** schwere LI: vorsichtige Anw.

Felodipin + Ramipril Rp

Delmuno *Tbl. (ret.) 2.5+2.5mg, 5+5mg* **Unimax** *Tbl. (ret.) 2.5+2.5mg, 5+5mg*	**Art. Hypertonie:** 1 x 2.5-5+2.5-5mg p.o.; **DANI** CrCl 20-60: s. Einzelsubstanz; < 20: KI; **DALI** s. Einzelsubstanz

Lercanidipin + Enalapril Rp

Carmen ACE *Tbl. 10+10mg, 10+20mg* **Lercaprel** *Tbl. 10+10mg, 10+20mg* **Zanipress** *Tbl. 10+10mg, 10+20mg*	**Art. Hypertonie:** 1 x 10 +10–20mg p.o.; **DANI** CrCl < 30, HD: KI; **DALI** KI bei schwerer Leberfunktionsstörung

Nitrendip in + Enalapril Rp

Eneas *Tbl. 20+10mg*	**Art. Hypertonie:** 1 x 20+10mg p.o.; **DANI** CrCl < 10, HD: KI; **DALI** KI bei schwerer LI

Verapamil + Trandolapril Rp PRC D, Lact -

Tarka *Tbl. (ret.) 180+2, 240+2, 240+4mg*	**Art. Hypertonie:** 1 x 180–240+2-4mg p.o.; **DANI** CrCl < 10: KI; **DALI** bei schwerer LI nicht empfohlen, KI bei Leberzirrhose mit Aszites

2.1.20 Statin + ACE-Hemmer + Kalziumantagonist

Atorvastatin + Perindopril + Amlodipin Rp (UW, KI → 140)

Triveram *Tbl. 10+5+5, 20+5+5, 20+10+5, 20+10+10, 40+10+10mg*	**Hypertonie und/oder stabile KHK + prim. Hypercholesterinämie od. gemischte Hyperlipidämie:** 1 x 10–40 + 5–10 + 5–10mg p.o.; **DANI** CrCl ≥ 60: 100%; < 60: Anwendung nicht empfohlen; **DALI** KI bei aktiver Lebererkrankung

2.1.21 Reserpin + Diuretikum

Wm (Reserpin): Hemmung vesikulärer Speicherung für Katecholamine;
Wi: periph. Widerstand ↓ (Afterload) ⇒ RR ↓, HF ↓, HZV ↓;
UW (Reserpin): depressive Verstimmung, GI-Motilität ↑, HF ↓, orthostatische Störung, Nasenverstopfung; **KI** (Reserpin): Depressionen, Cave in Grav./Lakt.

Reserpin + Clopamid Rp

Briserin N *Tbl. 0.05+2.5mg, 0.1+5mg*	**Art. Hypertonie:** 1 x 1–3Tbl. p.o.; **DANI** CrCl < 30: KI; **DALI** KI bei schwerer LI

2.2 Diuretika

2.2.1 Schleifendiuretika

Wm: Rückresorption ↓ von Na^+, Cl^-, K^+, H_2O, v.a. im aufsteigenden Teil der Henle-Schleife;
Wi: Exkretion von Na^+, Cl^-, K^+, H_2O, Ca^{2+}, Mg^{2+} ↑;
UW (Furosemid): Hämokonzentration, Dehydratation, Hypotonie, Orthostasesyndrom, Hyponatriämie, Hypochlorämie, Hypokaliämie, Hyperurikämie, Hypercholesterinämie, Hypertriglyzeridämie, hepat. Enzephalopathie bei Pat. mit LI, Kreatinin ↑, Urinvolumen ↑;
KI (Furosemid): bek. Überempf. gg. Furosemid/Sulfonamide, Nierenversagen mit Anurie (spricht auf Furosemid nicht an), hepat. Enzephalopathie mit (Prae-)Coma hepaticum, schwere Hypokaliämie, schwere Hyponatriämie, Hypovolämie, Dehydratation, Lakt.; bei Tbl. 500mg, Inf.Lsg 250: normale Nierenfkt. bzw. CrCl > 20 wegen Gefahr des zu starken Flüssigkeits-/Elektrolyt-Verlusts

Furosemid Rp	HWZ 30-120min, Q0 0.3, PPB 95%, PRC C, Lact ?
Furanthril *Tbl. 40, 500mg* **Furorese** *Tbl. 40, 80, 125, 250, 500mg; Kps. 30(ret.), 60(ret.), 120(ret.)mg; Amp. 20mg/2ml, 40mg/4ml* **Furosemid-ratioph.** *Tbl. 20, 40, 125, 250, 500mg; Kps. 30(ret.)mg; Amp. 20mg/2ml, 40mg/4ml, 250mg/25ml* **Fusid** *Tbl. 40mg* **Lasix** *Tbl. 40, 500mg; Kps. 30(ret.)mg; Gtt. (1ml = 10mg); Amp. 20mg/2ml, 40mg/4ml, 250mg/25ml*	**Ödeme, Aszites, art. Hypertonie:** 1-2 x 20-40mg p.o.; 1 x 60mg (ret.) p.o.; 20-40mg i.v., Wdh. je nach Diurese; **Ki.:** 1-2mg/kg/d, MTD 40mg p.o., 0.5mg/kg/d i.v.; **Oligurie bei terminaler Niereninsuffizienz:** 250-1000mg/d p.o.; ini 100-200mg i.v., je nach Diurese bis 1000mg/d; **akutes Nierenversagen:** ini 40mg i.v., je nach Diurese 50-100mg/h, max. 1500mg/d; **DANI** nicht erforderlich, s. auch FachInfo; **DALI** KI bei Praecoma/Coma hepaticum

Piretanid Rp	HWZ 1-1.7h, Q0 0.5, PPB 90%
Arelix *Tbl. 3, 6mg; Kps. 6(ret.)mg* **Piretanid 1A** *Tbl. 3, 6mg* **Piretanid HEXAL** *Tbl. 3, 6mg* **Piretanid Stada** *Tbl. 6mg*	**Ödeme:** ini 1 x 6mg p.o., Erh.Dos. 1 x 3-6mg; **arterielle Hypertonie:** ini 2 x 6mg (ret.), nach 2-4W 1 x 6mg (ret.) p.o.; **DANI** Dosisred.; **DALI** KI bei Coma hepaticum

Torasemid Rp	HWZ 3-4h, Q0 0.75, PPB 99%
Toragamma *Tbl. 2.5, 5, 10, 20, 200mg* **Torasemid HEXAL** *Tbl. 2.5, 5, 10, 20, 50, 100, 200mg* **Torem** *Tbl. 2.5, 5, 10, 200mg; Amp. 10mg/2ml, 20mg/4ml; Inf.Lsg. 200mg/20ml* **Unat** *Tbl. 5, 10mg*	**Art. Hypertonie:** 1 x 2.5-5mg p.o.; **kardiale Ödeme:** 1 x 5mg p.o., je nach Wi bis 20mg/d steigern; 10mg i.v., max. 40mg/d; **Oligurie bei terminaler Niereninsuffizienz:** ini 50mg, je nach Diurese bis 200mg/d p.o./i.v.; **DANI** nicht erforderlich, s. auch FachInfo

2.2.2 Benzothiadiazine und Analoga

Wm: Hemmung der Rückresorpt. von Na^+, Cl^- und H_2O im dist. Tubulus, K^+-Sekretion ↑;
Wi: Ausscheidung von Na^+, Cl^-, H_2O und K^+ ↑; Exkretion von Ca^{2+} und PO_4^{3-} ↓;
UW (Chlortalidon): Hypokaliämie, Hyperurikämie, Gichtanfälle, Cholesterin-/Triglyceridspiegel ↑, Hyponatriämie, Hypomagnesiämie, Hyperglykämie, Glukosurie, diabet. Stoffwechsellage ↓; Krea/Harnstoff ↑; Kopfschmerzen, Schwindel, Schwächegefühl, Hypotonie, Orthostase, Palpitationen, Appetit ↓, Mundtrockenheit, Übelkeit, Erbrechen, Oberbauchschmerzen, Bauchkrämpfe, Obstipation, Diarrhoe, allerg. Reakt., Pruritus, Hypotonie der Skelettmuskulatur, Muskelkrämpfe, Impotenz;

UW (Hydrochlorothiazid): Hypokaliämie, Serumlipide ↑, Hyponatriämie, Hypomagnesiämie, Hyperurikämie, Urtikaria, Exanthem, Appetitlosigtkeit, Übelkeit, Erbrechen, orthostatische Hypotonie, die durch Alkohol, Anästhetika od. Sedativa verstärkt werden kann;
UW (Xipamid): Hypokaliämie Störungen des Elektrolyt- und Flüssigkeitshaushalts, Hypermagnesiurie, Kopfschmerzen, Schwindel, Mundtrockenheit, Müdigkeit, orthostatische Hypotonie, Antriebsarmut, Lethargie, Muskelspasmen/-krämpfe, Herzklopfen, Schwitzen, Angst, Agitiertheit, Oberbauchbeschwerden, Bauchkrämpfe, Diarrhoe oder Obstipation, reversibler Anstieg von Harnstoff, Kreatinin;
KI (Chlortalidon): bek. Überempf. gegen C., andere Thiazide und Sulfonamide; Anurie, schwere Nierenfktsstrg., CrCl < 30, Serum-Krea >1,8mg/100ml, Glomerulonephritis, schwere Leberfktsstrg., Hyperkalzämie, therapieresistente Hypokaliämie oder Zustände mit erhöhten Kaliumverlusten, schwere Hyponatriämie, symptomatische Hyperurikämie;
KI (Hydrochlorothiazid): bek. Überempf. gegen H., andere Thiazide und Sulfonamide, Weizenstärke, Anurie, schwere Nierenfktsstrg., CrCl <30, Serum-Krea > 1,8mg/100ml, Glomerulonephritis, Coma und Praecoma hepaticum, therapieresistente Hypokaliämie oder Hyperkalzämie, therapierefrakt. Hyponatriämie, Hypovolämie, symptomatische Hyperurikämie/Gicht, Grav./Lakt.;
KI (Xipamid): bek. Überempf. gegen X., andere Thiazide und Sulfonamide, schwere Leberfktsstrg., therapieresistente Hypokaliämie, schwere Hyponatriämie, Hyperkalzämie, Hypovolämie, Gicht, Grav./Lakt.

Bemetizid nur in Komb. mit anderen Diuretika — HWZ 6h, Qo 0.8

Bendroflumethiazid nur in Komb. mit anderen Diuretika — HWZ 3.5h, Qo 0.7

Chlortalidon Rp — HWZ 50h, Qo 0.5, PPB 76%

Hygroton *Tbl. 25, 50mg*	**Ödeme, Herzinsuffizienz:** ini 1 x 50-100mg, max. 200mg p.o., Erh.Dos. 1 x 25-50mg; **art. Hypertonie:** ini 1 x 12.5-50mg, Erh.Dos. alle 2d 25-50mg; **renaler Diabetes insipidus** ini 2 x 100mg, Erh.Dos. 1 x 50mg; **DANI** CrCl > 30: 100%; < 30: KI; **DALI** KI bei schwerer LI

Clopamid nur in Komb. mit anderen Diuretika — HWZ 4-5h, Qo 0.6

Hydrochlorothiazid Rp — HWZ 6-8h, Qo 0.05, PPB 64%, PRC B, Lact +

Disalunil *Tbl. 25mg* **Esidrix** *Tbl. 25mg* **HCT Beta** *Tbl. 12.5, 25mg* **HCT HEXAL** *Tbl. 12.5, 25mg* **HCTad** *Tbl. 25mg*	**Ödeme** ini 1 x 25-50mg p.o., Erh.Dos. 1 x 25-100mg; **art. Hypertonie:** 1 x 12.5-25mg; **DANI** CrCl > 30: 100%; < 30: KI; **DALI** KI bei Coma hepaticum

Indapamid Rp — HWZ 15-18h, Qo 0.95, PPB 76-79%, PRC B, Lact ?

Indapamid Actavis *Tbl. 1.5(ret.)mg, Kps. 2.5mg* **Indapamid Heumann** *Tbl. 1.5(ret.)mg, 2.5mg* **Natrilix** *Tbl. 1.5(ret.), 2.5mg*	**Art. Hypertonie:** 1 x 2.5mg p.o.; 1 x 1.5mg(ret.); **DANI** CrCl > 30: 100%; < 30: KI; **DALI** KI bei Coma hepaticum

Mefrusid nur in Komb. mit anderen Diuretika — HWZ 3-12(10-14)h

Xipamid Rp	HWZ 7h, Qo 0.6, PPB 99%
Aquaphor *Tbl. 10, 20, 40mg* **Xipamid HEXAL** *Tbl. 10, 20, 40mg* **Xipamid Stada** *Tbl. 10, 20, 40mg*	**Ödeme:** 1 x 10-40mg p.o., max. 2 x 40mg; **art. Hypertonie:** 1 x 10-20mg; **DANI** vorsichtige Anw., Wirkungsverlust bei mittlerer bis schwerer NI; **DALI** Dosis anpassen, KI bei schwerer Leberfunktionsstörung

2.2.3 Kaliumsparende Diuretika

Wm: Hemmung der Rückresorption von Na^+, Cl^- und H_2O, Hemmung der K^+-Sekretion im distalen Tubulus; **Wi:** vermehrte Ausscheidung von Na^+, Cl^- und H_2O, K^+-Ausscheidung ↓;

Amilorid nur in Komb. mit anderen Diuretika HWZ 9.6h, Qo 0.25, PPB 40%, PRC B, Lact ?

Triamteren nur in Komb. mit and. Diuretika HWZ 1.5-2.5h, Q0 0.8, PPB 60%, PRC D, Lact -

2.2.4 Aldosteronantagonisten

Wm: kompetitive Blockade des Aldosteronrezeptors im spätdistalen Tubulus;
Wi: Ausscheidung von Na^+, Cl^- und H_2O ↑ K^+-Ausscheidung ↓;
UW (Eplerenon): Eosinophilie, Hyperkaliämie, Dehydrierung, Hypercholesterinämie, Hypertriglyzeridämie, Hyponatriämie, Schlaflosigkeit, Benommenheit, Kopfschmerz, Vorhofflimmern, MI, Linksherzinsuff., Hypotonie, Beinarterienthrombose, Pharyngitis, Durchfall, Übelkeit, Erbrechen, Blähungen, Juckreiz, Schwitzen ↑, Rückenschmerzen, Beinkrämpfe, Nierenfktsstrg., Kreatinin ↑, Harnsäure ↑, Kraftlosigkeit, Unwohlsein, Pyelonephritis; **UW** (Spironolacton): Hyperkaliämie, Gynäkomastie, Kopfschmerzen, Schläfrigkeit, Ataxie, Verwirrtheit, Impotenz, Amenorrhoe, Hirsutismus, Stimm-, Hautveränderungen, Harnsäure ↑; **KI** (Eplerenon): Kalium > 5 mmol/l bei Behandlungsbeginn, NI CrCl < 50, LI Child C, Kombination mit kaliumsparenden Diuretika/starken CYP3A4-Hemmern (Itraconazol, Ketoconazol, Ritonavir, Nelfinavir, Clarithromycin, Telithromycin); **KI** (Spironolacton): bek. Überempf., NI CrCl < 30 oder Krea > 1.8mg/dl, Anurie, akutes Nierenversagen, Hyperkaliämie, Hyponatriämie, Hypovolämie, Dehydratation, Grav./

Eplerenon Rp	HWZ 3-5h, PPB 50%
Elecor *Tbl. 25, 50mg* **EplerenHEXAL** *Tbl. 25, 50mg* **Eplerenon Stada** *Tbl. 25, 50mg* **Inspra** *Tbl. 25, 50mg*	**Herzinsuffizienz mit linksventrikulärer Dysfunktion nach Herzinfarkt:** ini 1 x 25mg p.o., innerhalb von 4W auf 1 x 50mg steigern; **DANI** CrCl < 50: KI; **DALI** Child C: KI

Kaliumcanrenoat Rp	HWZ 23h, PPB > 98%
Aldactone *Amp. 200mg/10ml*	**Primärer/sekundärer Hyperaldosteronismus:** 1-2 x 200mg i.v., max. 800mg/d; **Ki.:** ini 4-5mg/kg i.v., dann max. 2-3mg/kg; **Sgl.:** ini 2-3mg/kg i.v., dann max. 1.5-2mg/kg/d; **DANI** CrCl 30-60: sorgf. Dosiseinstellg.; < 30: KI

Spironolacton Rp	HWZ 1-2(13-15)h, Qo 1.0, PPB 98%, PRC D, Lact +
Aldactone *Tbl. 25, 50mg; Kps. 100mg* **Jenaspiron** *Tbl. 50mg* **Osyrol** *Tbl. 50mg* **Spiro-CT** *Tbl. 50, 100mg* **Spironolacton-ratioph.** *Tbl. 50, 100mg*	**Primärer/sekundärer Hyperaldosteronismus:** ini 100-200mg, max. 400mg/d p.o., nach 3-6d 50-100mg, max. 200mg/d; **Ki.:** ini 3mg/kg/d, nach 3-5d 2-3mg/kg/d; **Sgl.:** ini 2-3mg/kg/d, nach 3-4d 1.5-2mg/kg/d; **DANI** CrCl 30-60: sorgf. Dosiseinstellg.; < 30: KI

2.2.5 Osmotische Diuretika

Wm: osmotische Bindung von Wasser im Tubuluslumen der Niere;
Wi: vermehrte Wasserausscheidung bei geringer Mehrausscheidung von Elektrolyten;
UW: Exsikkose, Hypernatriämie, Volumenbelastung;
KI: Herzinsuffizienz, Lungenödeme

Mannitol OTC	HWZ 71-100min, Qo 0.05, PRC C, Lact ?
Deltamannit, Mannit, Mannitol, Osmofundin, Osmosteril *Inf.Lsg. 10, 15, 20%*	**Beginnendes akutes Nierenvers. nach Trauma, Schock:** bis 1.5g/kg/d, max. 0.3g/kg/h i.v.; **Hirnödem:** 1.5-2g über 30-60min i.v.; **Ki.:** ini 1ml/kg über 3-5min, dann 2.5-7.5ml/kg

2.2.6 Diuretika-Kombinationen

Amilorid + Bendroflumethiazid Rp	
Tensoflux *Tbl. 5+2.5mg*	**Ödeme, art. Hypertonie:** 1-2 x 1Tbl. p.o.; **Aszites:** 1 x 1Tbl.; **DANI** CrCl < 30: KI; **DALI** KI bei Coma hepaticum

Amilorid + Hydrochlorothiazid Rp	PRC B, Lact -
Amiloretik *Tbl. 2.5+25mg; 5+50mg* **Amilorid comp.-ratioph.** *Tbl. 5+50mg* **Diursan** *Tbl. 5+50mg*	**Art. Hypertonie:** ini 1 x 2.5+25mg p.o., Erh.Dos. 1 x 1.25+12.5mg; **Ödeme:** 1 x 2.5-5+25-50mg, max. 10+100mg/d; **DANI** CrCl < 60: KI; **DALI** KI bei Coma hepat.

Amilorid + Furosemid Rp	
Diaphal *Tbl. 5+40mg*	**Ödeme, Aszites, art. Hypertonie:** 1-2 x 5+40mg p.o.; **DANI** CrCl 30-60: max. 5+40mg/d; < 30: KI; **DALI** KI bei Coma hepaticum

Triamteren + Hydrochlorothiazid Rp	PRC D, Lact -
Dytide H *Tbl. 50+25mg* **Nephral** *Tbl. 50+25mg* **Triampur comp.** *Tbl. 25+12.5mg* **Triamteren comp.-ratioph.** *Tbl. 50+25mg* **Triarese** *Tbl. 50+25mg* **Tri Thiazid** *Tbl. 50+25mg* **Turfa Gamma** *Tbl. 50+25mg*	**Art. Hypertonie:** ini 1-2 x 50+25mg, Erh.Dos. 1 x 25-50+12.5-25mg p.o.; **Ödeme:** ini 2 x 50-100+25-50mg, Erh.Dos. 1 x 25+12.5mg oder 50+25mg alle 2d; **Herzinsuffizienz:** 1-2 x 50+25mg; **DANI** CrCl: 75-100: max. 100mg Triamteren/d; 50-74: max. 50mg Triamteren/d; 30-49: max. 25mg Triamteren/d; < 30: KI; **DALI** KI bei Praecoma/Coma hepaticum

Triamteren + Furosemid Rp	
Furesis comp. *Tbl. 50+40mg*	**Ödeme, art. Hypertonie, Herzinsuffizienz:** 1-2 x 50+40mg p.o.; **DANI** CrCl 30-60: sorgfältige Dosiseinstellung; < 30: KI; **DALI** KI bei Coma hepaticum

Triamteren + Xipamid Rp	
Neotri *30+10mg*	**Art. Hypertonie:** 1 x 30+10mg p.o.; **Ödeme:** 1 x 30-60 + 10-20mg; **DANI** CrCl 30-60: sorgfältige Dosiseinstellung; < 30: KI; **DALI** KI bei Coma hepaticum

Triamteren + Bemetizid Rp	
Diucomb *Tbl. 20+10, 50+25mg* **Dehydro sanol tri** *Tbl. 20+10mg*	**Ödeme, art. Hypert.:** 1 x 10-50+5-25mg p.o.; **DANI** CrCl 30-60: sorgfältige Dosiseinst.; < 30: KI; **DALI** KI bei Coma hepaticum

Spironolacton + Furosemid Rp	
Furorese comp. *Tbl. 50+20, 100+20mg* **Osyrol-Lasix** *Kps. 50+20, 100+20mg* **Spiro comp.** *Tbl. 50+20, 100+20mg* **Spiro D** *Tbl. 50+20, 100+20mg*	**Hyperaldosteronismus mit Ödemen, Aszites:** ini 1-4 x 50-100 + 20mg p.o., nach 3-6d Erh.Dos. 50-300 + 20-60mg/d, evtl. nur alle 2-3d; **DANI** CrCl 30-60: sorgfältige Dosiseinst.; < 30: KI; **DALI** KI bei Coma hepaticum

2.3 Antianginosa

2.3.1 Nitrate

Wm (Nitrate): Metabolit NO relaxiert glatte Gefäßmuskulatur;
Wi (Nitrate): Vorlast ↓ durch venöses Pooling, Koronarspasmolyse, Nachlast ↓;
Wm/Wi (Trapidil): Hemmung der Phosphodiesterase ⇒ Hemmung der intrazellulären cAMP- und cGMP-Degradation ⇒ Vasorelaxation; Thromboxan-A_2-Bildung ↓ ⇒ Thrombozytenaggregation ↓;
UW (ISDN): Tachykardie, Schwächegefühl, Kopfschmerzen, Benommenheit, Schwindelgefühl, Schläfrigkeit, Hypotonie;
UW (Molsdomin): Kopfschmerzen, reflektorische Tachykardie, orthostat. Dysregulation;
UW (Trapidil): keine sehr häufigen bzw. häufige UW;
KI (Glyceroltrinitrat): bekannte Überempfindlichkeit gegenüber Nitraten, akutes Kreislaufversagen, kardiogener Schock, ausgeprägte Hypotonie (RR < 90 mmHg), toxisches Lungenödem; Erkr., die mit erhöhtem intrakraniellem Druck einhergehen; gleichzeitige Anwendung von Sildenafil, Vardenafil, Tadalafil;
KI (ISDN): bekannte Überempfindlichkeit gegen ISDN bzw. andere Nitrate; akutes Kreislaufversagen, nicht ausreichend behandelter kardiogener Schock, HOCM, konstriktive Perikarditis, Hypotonie mit RR < 90 mmHg, gleichzeitige Anwendung von Sildenafil, Vardenafil, Tadalafil;
KI (Molsidomin): bek. Überempfindlichkeit, akutes Kreislaufversagen, schwere Hypotonie, Lakt., gleichzeitige Anwendung von Sildenafil, Vardenafil, Tadalafil;
KI (Trapidil): bek. Überempfindlichkeit, Schock, Hypotonie, Grav./Lakt.

Glyceroltrinitrat (Nitroglycerin) Rp	HWZ 2-4.4min, Q0 1.0, PPB 60%, PRC C, Lact ?
Gallolingual *Kps. 0.4mg* **Minitrans** *TTS 5, 10mg/d* **Nitro Carino** *Inf.Lsg. 50mg/50ml* **Nitroderm** *TTS 5, 10mg/d* **Nitrolingual Spray 0.4mg/Hub**	**AP, Ther. und Pro.:** 0.4-1.2mg s.l.; TTS 1 Pfl. (5-10mg)/d; **akute Linksherzinsuff., akuter MI** (RR syst. >100): 0.4-1.2mg s.l., ggf. Wh. n. 10min; 2-8mg/h i.v.; Perf. (50mg) = 1mg/ml ⇒ 2-8ml/h; **Pro. katheterinduzierte koron. Spasmen:** 0.4-0.8mg vor Kornonarangio; **DANI** nicht erforderlich
Isosorbidmononitrat Rp	HWZ 4-5h, Q0 0.8, PRC C, Lact ?
IS 5 mono-ratioph. *Tbl. 20, 40, 40(ret.), 60(ret.), 100(ret.)mg; Kps. 50(ret.)mg* **ISMN-CT** *Tbl. 20, 40mg* **Ismo** *Tbl. 20, 40(ret.)mg* **Isomonit** *Tbl. 60(ret.), 100(ret.)mg* **Mono-Mack Depot** *Tbl. 100(ret.)mg*	**Pro., Langzeit-Therapie der AP:** 2 x 20-40mg; 1 x 40-100mg (ret.) p.o.; **DANI** nicht erforderlich
Isosorbiddinitrat Rp	HWZ 0.5(5)h, Q0 1.0, PPB 16-40%, PRC C, Lact ?
ISDN HEXAL *Kps. 20(ret.), 40(ret.), 60(ret.)mg* **ISDN-ratioph.** *Tbl. 5mg; Kps. 20(ret.), 40(ret.), 60(ret.), 80(ret.)mg* **Isoket** *Subling.tbl. 5mg; Tbl. 10, 20, 40, 20(ret.), 40(ret.), 60(ret.)mg; Kps. 80(ret.), 120(ret.)mg; Spray 1.25mg/Hub; Amp. 10mg/10ml*	**Akute AP:** 5mg s.l.; 1-3 Hübe, evtl. Wdh. nach 10min; ini 1-2mg/h, max. 8-10mg/h i.v.; **Pro., Langzeit-Therapie der AP:** 2 x 10-40mg p.o.; 2 x 20mg (ret.); 1-2 x 40-60mg (ret.); 1 x 80-120mg (ret.); **DANI** nicht erforderlich
Molsidomin Rp	HWZ 0.25(1-2)h, Q0 0.9, PPB 3-11%
Corvaton *Tbl. 2, 4, 8(ret.)mg; Amp. 2mg/1ml* **Molsidomin Heumann** *Tbl. 2, 4, 8(ret.)mg* **MolsiHEXAL** *Tbl. 8(ret.)mg*	**Pro., Langzeit-Therapie der AP:** 2 x 2-4mg, max. 3-4 x 4mg p.o.; 1-2 x 8mg (ret.), max. 3 x 8mg (ret.); **instabile AP:** ini 2-4mg i.v., dann 4mg/h; **DANI/DALI** niedrigere Initialdosis i.v.
Pentaerithrityltetranitrat Rp	HWZ 0.1 h
Pentalong *Tbl. 50, 80mg*	**Pro., Langzeit-Therapie der AP:** 2-3 x 50-80mg p.o.
Trapidil Rp	HWZ 2-4h, PPB 80%
Rocornal *Kps. 200mg*	**Chronisch stabile AP:** 2-3 x 200mg p.o.

2.3.2 I_f-Kanal-Hemmer

Wm/Wi: selektive Hemmung des I_f-Kanals, der die spontane Depolarisation am Sinusknoten kontrolliert ⇒ negativ chronotrop, myokardialer O_2-Verbrauch ↓, O_2-Versorgung ↑;
UW: lichtbedingte visuelle Symptome, Verschwommensehen, HF ↓, AV-Block I°, VES, SVES, Vorhofflimmern, Palpitationen, Kopfschmerzen, Schwindel, Übelkeit;
KI: bek. Überempfindlichkeit gegen I_f-Kanal-Hemmer, HF in Ruhe < 70/min, kardiogener Schock, akuter Myokardinfarkt, schwere Hypotonie, schwere Leberinsuffizienz, Sick Sinus, SA Block, AV-Block III°, instabile oder akute Herzinsuffizienz, Herzschrittmacherabhängigkeit, instabile AP, gleichzeitige Anwendung starker CYP 3A4-Hemmer (Ketoconazol, Itraconazol, Clarithromycin, Erythromycin p.o., Josamycin, Telithromycin, Nelfinavir, Ritonavir, Nefazodon), Kombination mit Verpamil oder Diltiazem, Grav./Lakt.

Ivabradin Rp	HWZ 2h, PPB 70%
Procoralan *Tbl. 5, 7.5mg*	**Symptomatische KHK:** ini 2 x 5mg p.o., je n. Ansprechen auf Ther. n. 3-4W ↑ auf 2 x 7.5mg; **chron. stabile Herzinsuff. NYHA II-IV:** ini 2 x 5mg p.o., bei HF > 60 nach 2W ↑ auf 2 x 7.5mg; **DANI** CrCl >15: 100%; CrCl < 15: vorsichtige Anw.; **DALI** KI bei schwerer LI
Ivabradin + Metoprololtartrat Rp	✋
Implicor *Tbl. 5+25, 7.5+25, 5+50, 7.5+50mg*	**Chron. stabile AP:** 2 x 5-7.5 + 25-50mg p.o.; **DANI** CrCl >15: 100%; CrCl < 15: vorsichtige Anw.; **DALI** KI bei schwerer LI

2.3.3 I_{Na}-late Inhibitor

Wm/Wi: weitestgehend unbekannt; Hemmung des späten Natriumeinstroms in die kardialen Myozyten, dadurch Reduktion der intrazellulären Kalziumüberladung ⇒ O_2- Bedarf ↓, O_2-Angebot ↑, Verbesserung der myokardialen Relaxation und Mikrozirkulation; hämodynamisch neutral, nur minimale Beeinflussung von RR und HF;
UW: Schwindel, Kopfschmerzen, Obstipation, Erbrechen, Übelkeit, Asthenie;
KI: bekannte Überempfindlichkeit; schwere Niereninsuffizienz und/oder mäßige bis schwere Leberinsuffizienz; gleichzeitige Anwendung von starken CYP3A4-Inhibitoren (z.B. Itraconazol, Ketoconazol, Voriconazol, Posaconazol, HIV-Proteasehemmer, Clarithromycin, Telithromycin, Nefazodon); gleichzeitige Anwendung von Antiarrhythmika der Klasse Ia (Chinidin) oder Klasse III (z.B. Dofetilid, Sotalol) mit Ausnahme von Amiodaron

Ranolazin Rp	HWZ 7h, PPB 62% PRC C, Lact -
Ranexa *Tbl. 375(ret.), 500(ret.), 750(ret.)mg*	**Stabile AP:** ini 2 x 375 mg p.o., nach 2-4W 2 x 500mg, dann je nach Ansprechen auf max. 2 x 750mg steigern; **DANI** CrCl < 30: KI; **DALI** KI bei mäßiger oder schwerer LI

2.4 Antiarrhythmika

2.4.1 Klasse-Ia-Antiarrhythmika

Wm/Wi: Na^+-Einstrom ↓ ⇒ Depolarisation ↓, Leitungsgeschwindigkeit ↓ (neg. dromotrop), Schwellenpotenzial des AP ↑ (Erregbarkeit ↓), negativ inotrop, K^+-Ausstrom ↓ ⇒ AP-Dauer ↑, Refraktärzeit ↑;
UW (Ajmalin): Transaminasen ↑, Cholestase, BB-Veränd., Proarrhythmien, Reizleitungsstörung, Kammerfrequenz ↑ bei Vorhofflimmern, Flush-Symptomatik, GI-Symptomatik;
UW (Chinidin): Übelkeit, Erbrechen, Durchfall, Proarrhythmien, ventrikuläre Tachykardie, Torsade de pointes;
UW (Prajmaliumbitartrat): Übelkeit, Appetitlosigkeit, Erbrechen, Durchfall, Verstopfung, intrahepatische Cholestase;
KI (Ajmalin): bek. Überempfindlichkeit, AV-Block II° und III°, vorbestehende intraventrikuläre Erregungsleitungsstörungen, Adam-Stokes-Anfälle, manifeste Herzinsuffizienz, erhebliche Verbreiterung des QRS-Komplexes bzw. Verlängerung der QT-Zeit, Intoxikation mit herzwirksamen Glykosiden, hypertrophe Kardiomyopathie, Bradykardien < 50/min, Tachykardien, deren Ursache eine Herzdekompensation ist, Myasthenia gravis, innerhalb der ersten drei Monate nach Myokardinfarkt oder bei Patienten mit einer linksventrikulären Auswurffraktion von weniger als 35% (Ausnahme: Patienten mit lebensbedrohlichen ventrikulären Herzrhythmusstörungen);
KI (Chinidin): kardiale Dekompensation, Digitalis-überdosierung, AV-Block II°-III°, Myokarditis, Thrombopenie, QT-Zeit ↑, bis 90d nach Herzinfarkt;
KI (Prajmaliumbitartrat): s. Ajmalin, Z.n. medikamentösinduzierter Cholestase;

Ajmalin Rp	HWZ 1.6h, Q0 0.85, PPB 75%
Gilurytmal *Amp. 50mg/10ml*	**(Supra-)ventrikuläre Tachykardie:** 50mg langsam i.v., ggf. Wdh. nach 30min; ggf. Dauerinfusion 20-50mg/h, max. 1200mg/24h; **DANI** sorgfältige Dosiseinst.; **DALI** 10-30mg/h
Chinidin nur in Komb. mit anderen Antiarrhythmika	HWZ 6-7h, Q0 0.8
Chinidin + Verapamil Rp	
Cordichin *Tbl. 160+80mg*	**Nach Kardioversion von Vorhofflimmern:** 2 x 160+80 p.o., ab d2 3 x 160+80mg; **Vorhofflimmern, Rezidiv-Pro.:** d1: 1 x 160+80mg, d2-3: 2 x 160+80mg, ab d4: 3 x 160+80mg
Prajmaliumbitartrat Rp	HWZ 4-7h, Q0 0.95, PPB 60%
Neo-Gilurytmal *Tbl. 20mg*	**(Supra-)ventrikuläre Tachykardie:** ini 3-4 x 20mg p.o., nach 2-3d 2-4 x 10mg; **DANI** CrCl 30-60: 50%; < 30: KI; **DALI** nicht erforderlich

2.4.2 Klasse-Ib-Antiarrhythmika

Wm: Na^+-Einstrom ↓, K^+-Ausstrom ↑, Phase-4-Depolarisation verlangsamt; **Wi:** Erregbarkeit ↓, v.a. am Ventrikel (s. Klasse Ia), AP-Dauer + Refraktärzeit (Purkinje-System) ↓, an Vorhof/Ventrikel ↑; Ausfilterung hochfrequenter Erregungen (Extrasystolen), AV-Überleitung evtl. ↑, negative Inotropie geringer als Klasse Ia; in hohen Konz. negativ dromo-, inotrop; **UW** (Lidocain): Benommenheit, Schwindel, Sprachstrg., Parästhesien bis hin zu generalisierten Krämpfen, kardiovaskuläre Strg., RR ↓, Bradykardie, AV-Blockierungen, Asystolie, proarrhythmische Wirkungen mit der möglichen Folge eines Herzstillstands, Erhöhung der Defibrillationsschwelle bei Herz-Kreislauf-Stillstand, respiratorische Strg.; **KI** (Lidocain): bek. Überempf. gegen Lidocain bzw. gegen Lokalanästhetika vom Säureamid-Typ; bei AV-Block II. und III. Grades ohne verfügbaren Herzschrittmacher, innerhalb der ersten 3 Monate nach Myokardinfarkt oder bei eingeschränkter Herzleistung (linksventrikuläres Auswurfvolumen < 35%) außer bei Pat. mit lebensbedrohenden ventrikulären HRST

Lidocain Rp	HWZ 1.5-2(3.5)h, Qo 0.9, PPB 60%, PRC B, Lact +
Xylocain 2% *Amp. 100mg/5ml, 1000mg/50ml* **Xylocitin Cor 1%, 2%** *Amp. 100mg/10ml, 100mg/5ml, 200mg/10ml*	**Ventrikuläre HRST:** ini50-100mg bzw. 1-1,5mg/kg langsam über 2-3min. i.v.; ggf. Wdh. in Abständen v. 5-10min. dann Dauerinf. 1mg/min.; max. 4 mg/min. bzw. 200-300mg/h; alternat.: Erh.Dos. 30µg/kg/min. über 24-30h; **endotracheopulmonale Anwendung:** 2- 2.5-fache der i.v. initialen Bolusgabe; **DANI, DALI** sorgf. Dos., 50% bei ausgepr. NI, LI

2.4.3 Klasse-Ic-Antiarrhythmika

Wm/Wi (Flecainid): bindet an schnelle Natriumkanäle und verlangsamt die Depolarisationsgeschwindigkeit; die Überleitung in Vorhof, AV-Knoten, Ventrikel und Purkinje-Fasern ist ↓; **Wm/Wi** (Propafenon): Blockade von Natriumkanälen ⇒ neg. dromotrop, Verlängerung der Refraktärzeiten in Vorhof, AV-Knoten, akzessorischen Bahnen (WPW-Syndrom) und Kammern; **UW** (Flecainid): Schwindel, Depression, Angstzustände, Schlaflosigkeit, Kopfschmerzen, Parästhesien, Hypästhesien, Ataxien, Synkope, Hautrötung, Schwitzen ↑, Zittern, Sehstrg., Tinnitus, proarrhythm. Wirkungen, Atemnot, Übelkeit, Erbrechen, Durchfall, Verdauungsstrg., Verstopfung, Exanthem, Schwäche, Müdigkeit, Ödeme; **UW** (Propafenon): Schwindel, Benommenheit, Überleitungsstrg. (SA-Block, AV-Block, intraventr. Block), Angst, Schlafstrg., Kopfschmerzen, Geschmacksstrg., Sehstrg., Sinusbradykardie, Bradykardie, Tachykardie, Vorhofflattern, Dyspnoe, Bauchschmerzen, Erbrechen, Übelkeit, Durchfall, Verstopfung, Mundtrockenheit, Anomalien der Leberfkt., Brustschmerzen, Asthenie, Müdigkeit, Pyrexie; **KI** (Flecainid): bek. Überempf., strukt. Herzerkr. u./od. eingeschr. linksventr. Fkt. (EF < 35 %); nach MI (außer bei Pat. mit lebensbedrohenden ventrik. Herzrhythmusstrg.); kardiogener Schock, schwere Bradykardie, SA-Blockierungen, AV-Block II.-III.° sowie intraventrikulären Leitungsstrg., falls kein Herzschrittmacher implantiert ist; Sinusknotensyndrom oder Bradykardie-Tachykardie-Syndrom, falls kein Herzschrittmacher implantiert ist; permanentes Vorhofflimmern, hämodynamisch wirksame Herzklappenfehler, gleichz. Anw. von Antiarrhythmika der Klasse I;

KI (Propafenon): bek. Überempf., Brugada-Syndrom, manifeste Herzinsuff., kardiogener Schock (außer wenn durch Störung der Herzschlagfolge bedingt); schwere symptomatischer Bradykardie, innerhalb der ersten 3M nach MI oder bei eingeschränkter Herzleistung (EF <35%), außer bei Pat. mit lebensbedrohenden ventrik. Herzrhythmusstrg.; ausgeprägte Reizleitungsstrg. wie SA- bzw. AV-Block II-III°, Schenkelblock ohne Schrittmacherimplantation; bei Sinusknotensyndrom (ohne Schrittmacherimplantation), ausgeprägte Hypotonie, manifesten Störungen des Elektrolythaushalts, schwere obstruktive Atemwegserkrankung, Myasthenia gravis, gleichzeitiger Anwendung von Ritonavir

Flecainid Rp	HWZ 20h, Qo 0.7, PPB 40%, PRC C, Lact +
Flecadura *Tbl. 50, 100mg* **Flecainid HEXAL** *Tbl. 50, 100mg* **Tambocor** *Tbl. 50, 100mg; Amp. 50mg/5ml*	**(Supra-)ventrikuläre Tachykardie:** 2 x 50-150mg p.o.; 1mg/kg langsam i.v., evtl. nach 15-20min 0.5mg/kg; Dauerinfusion: 200-400mg/d; **DANI, DALI** CrCl < 50: ini max. 2 x 50mg p.o., Erh.Dos. max. 2 x 150mg oder 200-300mg i.v.
Propafenon Rp	HWZ 5-8h, Qo 1.0, PPB 85-95%, PRC C, Lact ?
Propafenon-ratioph. *Tbl. 150, 300mg* **Rytmonorm** *Tbl. 150, 300mg; Amp. 70mg/20ml* **Rytmonorm SR** *Kps. 225(ret.), 325(ret.), 425(ret.)mg*	**(Supra-)ventrikuläre Tachykardien:** 3 x 150 oder 2 x 300mg, max. 3 x 300mg p.o.; **Ki.:** 10-20mg/kg p.o. in 3-4ED; 0.5-1mg/kg i.v., ggf. 2mg/kg Kurzinf. 0.5-1mg/Min über 1-3h; Langzeitinf. max. 560mg/d; **Rezidiv-Pro. Vorhofflimmern:** ini 2 x 225mg p.o., ggf. nach 5d 2 x 325mg bzw. nach 10d 2 x 425mg; **DANI** sorgfältige Dosiseinstellung; **DALI** ggf. Dosisred.

2.4.4 Klasse-II-Antiarrhythmika

= Betablocker (→ 40)

2.4.5 Klasse-III-Antiarrhythmika

Wm/Wi: Blockade von K^+Kanälen ⇒ AP-Dauer ↑;
UW (Amiodaron): Korneaablagerung, Lungenfibrose, Photosensibilität, Leberschäden, Sehstrg., Erythema nodosum, Hypo-, Hyperthyreose; **UW** (Sotalol): AV-Block, HF ↓, Hypotonie, Herzinsuffizienz ↑, QT-Verlängerung, ventrikuläre Tachyarrhythmien, Torsade de pointes, Broncho-, periphere Vasokonstriktion, Insulinsekretion ↓, Glykogenolyse ↓, Hypoglykämiesymptome maskiert, Potenzstörng;
KI (Amiodaron): bek. Überempfindlichkeit, Sinusbradykardie (< 55/min), alle Formen einer Leitungsverzögerung (sinuaurikuläre und nodale Leitungsverzögerung, einschließlich Sick-Sinus, AV-Block II und III sowie bi- und trifaszikuläre Blöcke, sofern kein Herzschrittmacher eingesetzt ist); Schilddrüsenerkrankungen, vorbestehende QT-Verlängerung, Hypokaliämie, Jodallergie, gleichzeitige Ther. mit MAO-Hemmern, gleichzeitige Ther. mit Arzneimitteln, die Torsade de pointes auslösen können; Kreislaufkollaps, Hypotonie, schwere Ateminsuffizienz, Kardiomyopathie, Herzinsuffizienz, Kinder bis 3J., Grav./Lakt.;
KI (Sotalol): Herzinsuff. NYHA IV, akuter Herzinfarkt, AV-Block II°-III°, SA-Block, Sick Sinus, HF↓ < 50/min, vorbestehende QT-Verlängerung, COPD, schwere pAVK s. Betablocker → 40

Amiodaron Rp	HWZ 64d, Q0 1.0, PPB 95%, PRC D, Lact -
Amiodaron-ratioph. *Tbl. 100, 200mg; Amp. 150mg/3ml* **AmioHEXAL** *Tbl. 200mg* **Cordarex** *Tbl. 200mg; Amp. 150mg/3ml* **Cordarone** *Tbl. 200mg; Amp. 150mg/3ml*	**(Supra-)ventrikuläre HRST:** d1-10: 3-6 x 200mg, Erh.Dos. 1 x 200mg an 5d/W p.o.; 5mg/kg über 3min i.v.; Dauerinfusion: 10-20mg/kg in 250-500ml Glucose 5% für max. 7d; **DANI** nicht erforderlich
Sotalol (s. auch Betablocker → 42) Rp	HWZ 7-18h, Q0 0.015, keine PPB, PRC B, Lact ?

2.4.6 Klasse-IV-Antiarrhythmika

= Ca-Antagonisten mit antiarrhythmischer Wi (→ 43)

2.4.7 Mehrkanalblocker

Wm/Wi: (Dronedaron): Hemmung des Kalium-, Natrium- u. Kalziumstroms, Verlängerung von AP und Refraktärzeit, nicht kompetitiver Antagonist adrenerger Aktivität ⇒ Verlängerung der effektiven Refraktärzeit von Vorhof, AV-Knoten und Ventrikel ⇒ Verhinderung von Vorhofflimmern oder Wiederherstellung eines Sinusrhythmus, Herzfrequenz ↓; **Wm/Wi** (Vernakalant): Blockade elektrischer Ströme in allen Phasen des atrialen AP ⇒ antiarrhythmische Wi v.a. im Vorhof, atriale Refraktärzeit ↑, Überleitungsgeschwindigkeit ↓ ⇒ Konversion in Sinusrhythmus; **UW** (Dronedaron): Kreatinin ↑, QTc ↑, Bradykardie, Diarrhoe, Erbrechen, Übelkeit, Bauchschmerzen, Dyspepsie, Exanthem, Juckreiz, Müdigkeit, Asthenie; **UW** (Vernakalant): Dysgeusie, Parästhesie/Hypoästhesie, Schwindel, Kopfschmerz, Bradykardie, Vorhofflattern, Hypotonie, Niesen, Husten, nasale Beschwerden, Übelkeit, Erbrechen, Mundtrockenheit, Pruritus, Hyperhidrose, Schmerzen/Parästhesien an Infusionsstelle, Hitzegefühl; **KI** (Dronedaron): bek. Überempf., AV-Block II°/III° oder Sick-Sinus-Syndrom (außer bei gleichz. Schrittmacher), Bradykardie < 50/min; Herzinsuff. NYHA IV oder instabile NHYA III, hämodyn. instabile Pat., gleichz. Anw. starker CYP-3A4-Inhib. (z.B. Ketoconazol, Itraconazol, Voriconazol, Posaconazol, Telithromycin, Clarithromycin, Nefazodon, Ritonavir); gleichz. Anw. von Arzneimitteln, die Torsade de pointes verursachen können (z.B. Phenothiazine, Cisaprid, Bepridil, trizyklische Antidepressiva, Terfenadin, bestimmte orale Makrolid-Antibiotika, Klasse-I und-III-Antiarrhythmika); QTc-Verlängerung ≥ 500 ms, schwere Leberfktstrg., stark eingeschränkte Nierenfkt. (CrCl < 30ml/min); **KI** (Vernakalant): bek. Überempf., schwere Aortenklappenstenose, RR < 100mmHg (systolisch), NYHA III/IV, QT-Verlängerung, schwere Bradykardie, AV-Block II°/III°/Sinusknotenerkrankung (ohne Schrittmacher), i.v.-Anw. von Antiarrhythmika in letzten 4 Std., ACS innerhalb der letzten 30d

Dronedaron Rp	HWZ 25-30h, PRC X, Lact ?
Multaq *Tbl. 400mg*	**Nichtpermanentes Vorhofflimmern:** 2 x 400mg p.o.; **DANI** CrCl ≥ 30: 100%; < 30: KI; **DALI** KI bei schwerer LI
Vernakalanthydrochlorid Rp	HWZ 3-5,5h , PRC X, Lact ?
Brinavess *Inf.Lsg. 20mg/ml*	**Kürzlich aufgetretenes Vorhofflimmern:** (ohne herzchir. Eingriff weniger als 7d, mit herzchir. Eingriff weniger als 3d): ini 3mg/kg über 10min i.v. (max. 339mg), nach 15min ggf. Wdh. mit 2mg/kg über 10min. (max. 226mg); max. 5mg/kg/24h; **DANI, DALI** nicht erforderlich

2.4.8 Weitere Antiarrhythmika

Wm/Wi (Adenosin): über Purin-1-Rezeptoren vermittelte Verlangsamung der Überleitungszeit am AV-Knoten und Sinusknoten ⇒ Terminierung von Reentry-Tachykardien; Relaxierung von Gefäßmuskelzellen; **UW** (Adenosin): Flush, thorakale Schmerzen, HF↓, Asystolie (meist transient), Sinuspause, ventrikuläre und supraventrikuläre Extrasystolen, AV-Block, ventrikuläre Tachykardien, Vorhofflimmern, Dyspnoe, Kopfschmerzen, Schwindel, innere Unruhe, Verschwommensehen, metallischer Geschmack, Bronchospasmus, RR↓;
KI (Adenosin): bek. Überempfindlichkeit, AV-Block II°-III°, Sick-Sinus-Syndrom, Vorhofflimmern/-flattern, chronisch obstruktive Lungenerkrankungen, verlängertes QT-Intervall, schwere Hypotonie, dekomp. Herzinsuffizienz, gleichzeitige Anw. v. Dipyridamol

Adenosin Rp	HWZ < 10s, Q_0 1.0, PRC C, Lact ?
Adenoscan *Inj.Lsg. 30mg/10ml* **Adenosin Life Medical** *Inj.Lsg. 10mg/2ml, 50mg/10ml* **Adrekar** *Inj.Lsg. 6mg/2ml*	**Paroxysmale AV-junktionale Tachykardien:** 3-6-9-12mg jeweils als Bolus je nach Wi; **Ki.:** ini 100µg/kg i.v., je nach Wi steigern um 50µg/kg alle 2min bis 250µg/kg; **pharmakologische Provokation einer Myokardischämie:** 140µg/kg/min über 4-6min i.v.; **DANI** nicht erforderlich

2.5 Digitalisglykoside

Wm: Hemmung des aktiven Na^+-K^+-Transports an der Muskelzelle ⇒ intrazelluläres Na^+ ↑ ⇒ Na^+-Ca^{2+}-Austausch ↓ ⇒ intrazelluläres Ca^{2+} ↑; Vagusaktivität ↑, Sympathikusaktivität ↓;
Wi: positiv inotrop, Schlagvolumen ↑ ⇒ Wirkungsgrad des insuff. Herzens ↑, Gewebs- und Koronarperfusion ↑, neg. chrono-, dromotrop, Refraktärzeit am AV-Knoten ↑/am Myokard ↓ ⇒ Aktivierg. ektoper Schrittmacher, pos. bathmotrop; **UW:** AV-Block, Arrhythmie, Extrasystolie, Nausea, Erbrechen, Diarrhoe, Farbsehstrg., Verwirrtheit; **KI:** AV-Block II°-III°, WPW-S., ventrik. Tachykardie, Karotissinussyndr., HOCM, Hyperkalzämie, Hypokaliämie, thorak. Aortenaneurysma

Digitoxin Rp	HWZ 7-8d, Q_0 > 0.7, PPB 90-97%, PRC C, Lact + therap. Serumspiegel (ng/ml): 10-30
Digimed *Tbl. 0.07, 0.1mg* **Digimerck** *Tbl. 0.05, 0.07, 0.1mg; Amp. 0.1mg/1ml, 0.25mg/2.5ml* **Digitoxin Philo** *Amp. 0.25mg/1ml* **Digitoxin AWD** *Tbl. 0.07mg*	**Herzinsuff., tachyk. Vorhofflimmern:** d1-3: 3 x 0.07-0.1mg p.o., dann: 1 x 0.07-0.1mg; d1: 0.5mg i.v., d2, 3: 0.25mg i.v., dann 0.07-0.1mg/d p.o./i.v.; **Ki.:** bis zur Sättigung 0.03mg/kg/d, dann 0.003mg/kg/d p.o.; **DANI** CrCl < 10: Dosisreduktion

Digoxin Rp HWZ 30-50h, Q_0 0.3, PPB 20%, PRC C, Lact + therap. Serumsp. (ng/ml): 0.8-2.0	
Digacin *Tbl. 0.25mg* **Lanicor** *Tbl. 0.25mg; Amp. 0.25mg/1ml* **Lenoxin** *Tbl. 0.125, 0.25mg; Gtt. (1ml = 0.05mg)*	**Herzinsuffizienz, tachykardes Vorhofflimmern:** d1-3: 1 x 0.25-0.5mg p.o.; 2-3 x 0.25mg i.v., dann 1 x 0.25-0.375mg p.o.; 1 x 0.25mg i.v.; **Ki.:** s. FachInfo; **DANI** CrCl 50-100: 50%; 20-49: 33-50%; < 20: 33%; **DALI** nicht erforderlich

Beta-Acetyldigoxin Rp	HWZ (36)h, Qo 0.3, PPB 30%; therap. Serumsp. (ng/ml): 0.8-2.0
Beta-Acetyl Acis *Tbl. 0.2mg* **Novodigal** *Tbl. 0.1, 0.2mg*	**Herzinsuffizienz, tachykardes Vorhofflimmern:** d1-2: 3 x 0.2mg p.o., dann: 1 x 0.2-0.3mg; **Ki. 1-3J:** d1 40µg/kg in 3ED, dann 10µg/kg; **4-12J:** d1: 25-30µg/kg in 3ED, dann 5µg/kg; **DANI** CrCl 50-100: 50%; 20-49: 33-50%; < 20: 33%; **DALI** nicht erf.

Metildigoxin Rp	HWZ 48h, Qo 0.35, PPB 20-30%; therap. Serumspiegel (ng/ml): 0.8-2.0
Lanitop *Tbl. 0.05, 0.1, 0.15mg; Gtt. (15Gtt. = 0.2mg)*	**Herzinsuffizienz, tachykardes Vorhofflimmern:** d1-2: 1 x 0.3-0.4mg p.o., dann 1 x 0.1-0.3mg; **Ki.:** s. Packungsbeilage; **DANI** CrCl 50-100: 50%; 20-49: 33-50%; < 20: 33%

2.6 Sympathomimetika

Wm/Wi (Dobutamin): v.a. beta-1- u. alpha-1-, geringer auch beta-2- u. alpha-2-agonistisch, Kontraktilität ↑, Schlagvolumen ↑, linksventrikulärer Füllungsdruck ↓, systemischer Gefäßwiderstand ↓; **Wm/Wi** (Dopamin): dosisabhängig dopaminerg, alpha-/beta-agonistisch, renale Vasodil., HZV ↑, Vasokonstriktion, RR ↑; **Wm/Wi** (Ephedrin): sympathomimet. Amin, das direkt an Alpha- und Betarez. wirkt; indirekte Wi über ↑ Freisetzung von Noradrenalin, Wi als MAO-Hemmer; **Wm/Wi** (Epinephrin): beta- > alphaagonistisch, pos. ino-, chrono-, bathmotrop, syst. RR ↑, diast. RR ↓, Bronchodilatation; **Wm/Wi** (Etilefrin): alpha-/betaagonistisch, RR ↑ durch Vasokonstriktion, positiv ino- und chronotrop; **Wm/Wi** (Midodrin): alpha-1-agonistisch, syst. u. diast. RR ↑; **Wm/Wi** (Norepinephrin): alpha-/beta-1-agonistisch, Vasokonstriktion, syst. und diast. RR ↑; **Wm/Wi** (Theodreanlin + Cafedrin): beta-agonistisch, Kontraktilität ↑, Schlagvolumen ↑, peripherer Gefäßwiderstand ↑;
UW (Cafedrin + Theodrenalin): Herzklopfen, pektanginöse Beschwerden, ventrikuläre Herzrhythmusstörungen, Miktionsbeschwerden, Muskeltremor, Gewöhnung, Abhängigkeit; **UW** (Dobutamin): HRST, Palpitationen, AP, RR ↑ u. RR ↓, Kopfschmerzen, Übelkeit, Exanthem, Fieber, Bronchospasmus, Hemmung d. Thrombozytenfkt.; **UW** (Dopamin): HRST, AP, Dyspnoe, Übelkeit, Erbrechen, Angstgefühl, Kopfschmerzen, RR ↑ und RR ↓; **UW** (Ephedrin): Verwirrtheit, Angstzustände, Depressionen, Nervosität, Reizbarkeit, Unruhe, Schwäche, Schlaflosigkeit, Kopfschmerz, Schwitzen, Palpitationen, Hypertonie, Tachykardie, Dyspnoe, Übelkeit, Erbrechen; **UW** (Epinephrin): tachykarde HRST, Kammerflimmern, AP, hypertone Rkt., Vasokonstriktion, Hyperglykämie, metabol. Azidose, Übelkeit, Tremor, Angst, Halluzinationen; **UW** (Etilefrin): Palpitationen, HRST, RR ↑, AP, Unruhe, Angstzustände, Schwitzen, Tremor, Kopfschmerzen, Schwindel; **UW** (Midodrin): Liegendhypertonie, Reflexbradykardie, Palpitationen, Tachykardie, Parästhesien, Pruritus, Piloarrektion, Kältegefühl, Nausea, Dyspepsie, Harnverhalt; **UW** (Norepinephrin): Herzklopfen, AP, Myokardischämie, starker RR ↑, Lungenödem, Vasokonstriktion, ischämische Nekrosen, Oligurie, Anurie;
KI (Cafedrin + Theodrenalin): bek. Überempf., Hypertonie, Mitralstenose, Hyperthyreose, Engwinkelglaukom, Phäochromozytom, Prostataadenom mit Restharnbildung, Bronchialasthmatiker mit Sulfitüberempf.; **KI** (Dobutamin): mechan. Behinderung der ventrik. Füllung u./o. des Ausflusses, Hypovolämie; **KI** (Dopamin): Thyreotoxikose, Phäochromozytom, Glaukom, Blasenentleerungsstrg., hochfrequ. absol. Arrhythmie, Hypovolämie, Kammerflimmern, Grav.;

KI (Ephedrin): bek. Überempf., Beh. mit MAO-Hemmern, Koronarthrombose, Diabetes mellitus, ischämische Herzerkr., Hypotonie, Thyreotoxikose, Winkelblockglaukom, ältere Pat., Prostatahypertrophie; **KI** (Epinephrin): system. Anw.: bek. Überempf., Hypertonie, Hyperthyreose, Phäochromozytom, Engwinkelglaukom, Prostataadenom mit Restharnbildung, paroxysmale Tachykardie, hochfrequente absolute Arrhythmie, schwere Nierenfktsstrg., Koronar- und Herzmuskelerkr., sklerotische Gefäßveränd., Cor pulmonale, Sulfitüberempf., intraart. Anw.; lokale Anw.: bek. Überempf., Engwinkelglaukom, paroxysmale Tachykardie, hochfrequente abs. Arrhythmie; Anästhesien im Endstrombereich (insbes. Finger, Zehen, Penis, Nasenspitze); Sulfitüberempfindlichkeit; **KI** (Etilefrin, Midodrin): Thyreotoxikose, Phäochromozytom, Glaukom, Blasenentleerungsstrg., RR↑, KHK, tachykarde HRST, Herzklappenstenose, HOCM; **KI** (Norepinephrin): Hypertonie, Hyperthyreose, Phäochromozytom, Engwinkelglaukom, Prostataadenom mit Restharnbildung, paroxysmale Tachykardie, hochfrequente absol. Arrhythmie, schwere Nierenfunktionsstörungen, Koronar- und Herzmuskelerkrankungen, Arteriosklerose, Cor pulmonale, bek. Überempf., Sulfit-Überempf., intraarterielle Anw.

Adrenalin (Epinephrin) Rp	HWZ 1-3 min, Q_0 > 0.7, PRC C, Lact ?
Adrenalin Infectopharm *Amp. 1mg/1ml* **Emerade** *Pen 0.15/0.15ml, 0.3/0.3ml, 0.5mg/0.5ml* **Epipen** *Autoinjektor 0.15mg/0.3ml, 0.3mg/0.3ml* **Fastjekt** *Autoinjektor 0.15, 0.3mg/ED* **Jext** *Autoinjektor 0.15mg/0.3ml, 0.3mg/0.3ml* **Suprarenin** *Amp. 1mg/1ml; Inj.Lsg. 25mg/25ml*	**Kardiopulmonale Reanimation:** 1 : 10 verdünnen, 1mg i.v. alle 3-5min; **Ki.:** 0.01mg/kg i.v./i.o., ggf. Wdh. nach 3-5min; bei persist. Erfolglosigk. 0.1mg/kg i.v./i.o.; **Anaphylaxie:** 1 : 10 verdünnen, 0.1mg i.v.; Wdh. nach Wi; **Ki.:** 0.01mg/kg über 1-2min i.v.; ggf. Perfusor mit 0.05-0.5µg/kg/min i.v.; Autoinj. Pen: Selbstmedikation 0.3mg i.m.; Ki. 15-30kg: 0.15-0.3mg, > 30kg: 0.3mg i.m.; **Septischer Schock:** 0.014-0.28µg/kg/min als Dauerinf. i.v.; **lokale Blutstillung:** 1:10 verdünnen, davon 10 Gtt. auf Tupfer bzw. einige ml in Harnröhre instillieren; **Blasenblutung:** 1:10-50 verdünnen, davon 100-150ml zur Spülung

Dobutamin Rp	HWZ 2-3 min, Q_0 0.7, PRC B, Lact ?
Dobutamin Carino, Dobutamin Fresenius *Inf.Lsg. 250mg/50ml, 500mg/50ml* **DobutaminHEXAL** *Inf.Lsg. 250mg/50ml* **Dobutamin-ratioph.** *Inf.Lsg. 250mg/10ml*	**Akute Herzinsuffizienz:** 2.5-10µg/kg/min i.v.; Perf. (250mg) = 5mg/ml ⇒ 2-10ml/h; **Ki.:** 1-15µg/kg/min i.v.

Dopamin Rp	HWZ 5-10 min, Q0 0.95, PRC C, Lact ?
Dopamin Carino *Amp. 50mg/5ml, 250mg/50ml* **Dopamin Fresenius** *Amp. 50mg/5ml, 200mg/5ml; Inf.Lsg. 250mg/50ml*	**Kardiale und andere Schockzustände:** 2-20µg/kg/min i.v.; Perf. (250mg) = 5mg/ml ⇒ 2-18ml/h; max. 50µg/kg/min i.v.; **Ki.:** 5-10µg/kg/min i.v.

Ephedrin Rp	HWZ 3-6h
Ephedrin Carino *Inj.Lsg. 30mg/ml* **Ephedrin Meduna** *Inj.Lsg. 50mg/5ml*	**Verring. d. RR-Abfalls bei Spinalanästhesie:** bis zu 30mg in Teildosen von 3-7.5mg i.v.

Etilefrin OTC	HWZ 2.5h, Q0 0.7, PPB 23%, PRC C
Bioflutin *Gtt. (1ml = 5mg)* **Effortil** *Tbl. 5mg, Gtt. (1ml = 7.5mg)* **Thomasin** *Tbl. 10, 25(ret.)mg; Gtt. (1ml = 15mg)*	**Hypotone Kreislaufregulationsstörung:** 3 x 5-10mg p.o.; 1-2 x 25mg (ret.) p.o.; **Ki. 2-6J:** 3 x 2.5-5mg p.o.; **< 2J:** 3 x 2-5Gtt. (1-2.5mg)
Midodrin OTC	HWZ 0.5h, Q0 0.4, PRC C, Lact ?
Gutron *Tbl. 2.5mg; Gtt. (1ml = 10mg)*	**Orthostatische Hypotonie:** 2-3 x 2.5mg (= 7Gtt.) p.o.; ggf. ↑, max 30mg/d
Norepinephrin (Noradrenalin) Rp	HWZ 1-3min, Q0 > 0.8, PPB 50%, PRC C, Lact ?
Arterenol *Amp 1mg/1ml; Inj.Lsg. 25mg/25ml*	**Septischer Schock:** 0.014-0.28µg/kg/min i.v.; Perf. (5mg) = 0.1mg/ml ⇒ 0.6-12ml/h
Theodrenalin + Cafedrin OTC	HWZ 1h (Cafedrin)
Akrinor *Amp. 10+200mg/2ml*	**Anästhesie-bedingte, klin. relev. RR-Abfälle; klin. relev. Hypotonien i.d. Notfallmedizin:** 1 Amp. mit 8ml NaCL 0.9% verdünnen (1ml = 1 + 20mg); nach Wi. Einzelgaben von 1 + 20mg i.v./i.m., max 30 + 600mg/d

2.7 Parasympatholytika

Wm: kompetitiver Antagonismus an muscarinartigen Cholinozeptoren;
Wi: HF ↑, Spasmolyse, Tränen-, Speichel-, Schweiß-, Bronchialsekretion ↓, Mydriasis;
UW (Atropin) ohne Häufigkeitsangabe: Mundtrockenheit, Schweißsekretion ↓, Tachykardie, Sehstörungen infolge Mydriasis und Störung der Akkomodation, supraventrikuläre und ventrikuläre Arrhythmien, Verkürzung der AV-Überleitung, Muskelschwäche, muskuläre Koordinationsstörungen, Miktionsstörungen, Störungen der Darmperistaltik, Schluckstrg., gastroösophagealer Reflux, Sprachstörungen, Unruhe- und Erregungszuständen, Halluzinationen, Verwirrtheitszustände, Krämpfe, Delirien, komatöse Zustände, Glaukomanfall;
KI (Atropin): bek. Überempfindlichkeit gegen A. bzw. andere Anticholinergika, Engwinkelglaukom, Tachykardie bei Herzinsuffizienz und Thyreotoxikose, tachykarde Herzrhythmusstörungen, Koronarstenose, mechanische Verschlüsse des Magen-Darm-Trakts, paralytischer Ileus, Megakolon, obstruktive Harnwegserkrankungen, bestehende Prostatahypertrophie mit Restharnbildung, Myasthenia gravis, akutes Lungenödem, Schwangerschaftstoxikose

Atropin Rp	HWZ 2h, Q0 0.45, PPB 2-40%, PRC C, Lact ?
Atropinsulfat *Amp. 0.5mg/1ml; Inj.Lsg. 100mg/10ml* **Atropinum sulfuricum** *Amp. 0.25mg/1ml, 0.5mg/1ml, 1mg/1ml*	**Bradykarde HRST:** 0.5-1.5mg i.v./i.m. alle 4-6h; **Ki.:** 0.01mg/kg i.v. (minimal 0.1, max. 0.5mg); **Narkoseprämedikation:** 0.01mg/kg i.v.; **Alkylphosphatintoxikation:** 2-5mg alle 10-15min i.v. bis zum Rückgang der Bronchialsekretion, max. 50mg in Einzelfällen; Erh.Dos. 0.5-1mg alle 1-4h; **Ki.:** 0.5-2mg i.v., Erh.Dos. nach Klinik; **Neostigmin-/Pyridostigminintox.:** 1-2mg i.v.

2.8 Phosphodiesterasehemmer

Wm: Hemmung der Phosphodiesterase ⇒ intrazelluläre cAMP-Konzentration ↑ und Ca^{2+} ↑ ⇒ Kontraktion ↑; **Wi:** positiv chrono- und inotrop (Schlagvolumen und HZV ↑), Broncho-, Vasodilatation (Vor-/Nachlast ↓);
Wm (Levosimendan): ↑ Kalziumsensitivität der kontraktilen Proteine durch Bindung an kardiales Troponin C; Öffnung der ATP-sensit. Kaliumkanäle ⇒ Vasodilatation systemischer und koronarer art. Widerstandsgefäße und systemischer ven. Kapazitätsgefäße; **Wi** (Levosimendan): positiv ino- und chronotrop, Vasodilatation, Reduktion der Vor- und Nachlast, aktiviert "stunned" Myokard, Verbesserung der myokardialen Durchblutung, Abnahme des Endothelin-1-Spiegels;
UW (Enoximon): Hb-Wert bzw. Hämatokrit ↓ um mind. 5 %, ventrikuläre Tachykardie, andere Arrhythmien, Hypotonie, Schlaflosigkeit, Gedächtnisstörungen, Somnolenz, Angst, Unruhe, Kopfschmerzen, Übelkeit, Erbrechen, Muskelschmerzen, Thrombopenie, petechiale Blutungen, Purpura, andere Blutungskomplik., GOT ↑, Bilirubin ↑, bei schwerer Herzinsuff. bedrohliche ventrikuläre Arrhythmien; **UW** (Levosimendan): Hypokaliämie, Schlaflosigkeit, Kopfschmerzen, Schwindel, ventrikuläre Tachykardie, Vorhofflimmern, Tachykardie, ventrikuläre Extrasystolen, Herzversagen, Myokardischämie, Eytrasystolen, Hypotonie, Übelkeit, Obstipation, Diarrhoe, Erbrechen, erniedrigte Hämoglobinwerte; **UW** (Milrinon): ventrikuläre Ektopien, ventrikuläre Tachykardie, supraventrikuläre Arrhythmien, Hypotonie, Kopfschmerzen;
KI (Enoximon): bek. Überempfindlichkeit, extravasale Injektion, Gabe der Erhaltungsdosis als Infusion bei Kreatinin-Clearance < 40ml/min, Grav.;
KI (Levosimendan): bek. Überempfindlichkeit, schwere Hypotonie und Tachykardie, signif. mechanische Behinderung, die die ventrikuläre Füllung und/oder den Ausstrom beeinflussen, CrCl < 30ml/min, schwer beeinträchtigte Leberfkt., Torsades de Pointes in der Anamnese;
KI (Milrinon): bek. Überempfindlichkeit, schwere Hypovolämie

Enoximon Rp	HWZ 4.2-6.2 h, Q0 1.0 (0), PPB ca. 85%
Perfan *Inj.Lsg. 100mg/20ml*	**Akute Herzinsuffizienz:** ini 90µg/kg/min i.v., nach 10-30 min 2.5-10µg/kg/min; 0.5mg/kg (max. 12.5mg/min, max. 8 x/d); **DANI** CrCl 0-5: 33%, 6-15: 50%, 16-30: 67%, 31-40: 80%, > 40: 100%; **DALI** s. FachInfo
Levosimendan Rp	HWZ 1h, PPB ca. 97%
Simdax *Inf.Lsg. 12.5mg/5ml, 25mg/10ml*	**Akut dekompensierte schwere chronische Herzinsuffizienz:** ini 6-12µg/kg i.v. über 10min, dann 0.1µg/kg/min über 24h i.v., ggf. Dosisanpassung auf 0.05-0.2µg/kg/min; DANI CrCl <30: KI; DALI KI bei schwerer LI
Milrinon Rp	HWZ 2.3 h, Q0 0.2, PPB 70-91%
Milrinon Carino *Amp. 10mg/10ml* **Milrinon Hikma** *Amp. 10mg/10ml* **Milrinon Stragen** *Amp. 10mg/10ml*	**Schwere Herzinsuffizienz:** ini 50µg/kg i.v. langsam über 10min, anschließend Erh.Dos. 0.375-0.75µg/kg/min; max. 1.13mg/kg/d; **DANI** CrCl 0-5: 0.2µg/kg/min, 6-10: 0.23µg/kg/min, 11-20: 0.28µg/kg/min, 21-30: 0.33µg/kg/min, 31-40: 0.38µg/kg/min, 41-50: 0.43µg/kg/min

2.9 Gerinnung

2.9.1 Unfraktioniertes Heparin

Wm/Wi: Komplexbildung mit AT-III ⇒ Beschleunigung der inhibierenden Wi von AT-III um Faktor 1000 ⇒ v.a. Hemmung von Thrombin, Xa, XIa, XIIa und Kallikrein, Aktivierung der Lipoproteinlipase;
UW (Heparin): Heparininduzierte Thrombopenie Typ 1, Blutungen, Reaktionen an Injektionsstelle, Anstieg v. Transaminasen, gGT, Lipase, LDH;
KI (Heparin): Bek. Überempfindlichkeit, aktive Blutungen, Heparin-induzierte Thrombopenie Typ II (HIT-II), mit hämorrhagischer Diathese verbundene Erkrankungen und Organschäden wie Koagulopathien, Thrombozytopenie, schwere Erkrankungen von Leber und Pankreas, Krankheiten, bei denen der Verdacht von Gefäßschäden besteht, z. B. Blutungen im Magen-Darm-Trakt, nicht eingestellte und schwere arterielle Hypertonie mit einem diastolischen Blutdruck von mehr als 110 mmHg, intrakranielle Blutungen, Hirnarterienaneurysma, Retinopathien, Glaskörperblutungen, ophthalmologische Eingriffe oder Verletzung, aktive Tuberkulose, infektiöse Endokarditis, Abortus imminens

Heparin Rp — HWZ 90-120 min, Qo 0.8, PPB 90%, PRC C, Lact +

Heparin-Calcium-ratioph. *Amp. 5000IE/0.2ml, 12500IE/0.5ml;* **Heparin-Natrium-ratioph.** *Amp. 5000IE/0.2ml, 25000IE/5ml; Fertigspr. 5000IE/0.2ml, 7500IE/0.3mg*	**Thrombose-Pro.:** 3 x 5000IE od. 2 x 7500IE s.c.; **Ther. Thromboembolie:** 5000IE als Bolus i.v., dann 300-600IE/kg/d; Perf. (25000IE) = 500IE/ml: 1.7-3.3ml/h; Dosisanp. nach PTT (1.5-2.5 x Normwert); **Ki.:** ini 50IE/kg i.v., dann 20IE/kg/h; **DANI** nicht erforderlich

2.9.2 Niedermolekulare Heparine

Wm/Wi: Molekulargewicht ↓ ⇒ Thrombinhemmung ↓, während Faktor-Xa-Hemmung ↑; Wi auf Thrombozytenfkt. ↓, Thrombolyse ↑⇒ antithrombotische Wi ↑, Blutungsgefahr ↓; geringere Neutralisation durch Plättchenfaktor 4; bei s.c.-Anwendung deutlich höhere Bioverfügbarkeit; längere HWZ;
UW (Enoxaparin): Blutung, Thrombozytose, Thrombopenie, Transaminasen ↑, allergische Reaktion, Urtikaria, Pruritus, Erythem, Hämatom/Schmerzen an Injektionsstelle;
KI (Enoxaparin): bek. Überempfindlichkeit, < 6W zurückligende OP an ZNS, Auge, Ohr, < 30d zurückliegende, klinisch relevante Blutung, < 6M zurückliegender hämorrhagischer Schlaganfall oder andere intrakranielle Blutungen, akute oder anamnestisch bekannte intrakranielle Erkrankung (Neoplasma, arteriovenöse Malformation, Aneurysma), klinisch relevante Gerinnungsstörungen, Magen- oder Darmulzera, Abortus imminens, schwere Leber- oder Pankreaserkrankungen, unkontrollierbare schwere Hypertonie, Endokarditis, allergisch bedingte Thrombozytopenie (HIT-Typ II) auf Heparin, V. a. vaskuläre Retinopathie, Glaskörperblutungen oder andere intraokuläre Blutungen, gleichzeitige Lumbalpunktion, Epidural- oder Periduralanaesthesie

Certoparin Rp	HWZ 4.3h
Mono-Embolex *Fertigspr. 3000IE/0.3ml, 8000IE/0.8ml* **Mono-Embolex multi** *Inj.Lsg. 90000IE/15ml (3000 IE/0.5ml)* **Sandoparin Nm** *Fertigspr. 3000IE/0.3ml*	**Postop. Thromb.-Pro.:** ini 3000IE s.c. 1-2h vor OP-Beginn, dann 1 x tgl. 3000IE; **Thromb.-Pro. internistische Pat. und bei ischämischem Schlaganfall:** 1 x 3000IE s.c.; **Ther. tiefe Venenthromb.:** 2 x 8000IE s.c.; **Antikoagulation bei Dialyse:** ini 3000IE i.v., dann 600IE/h, individuelle Dosisanpassung; **DANI** vorsichtige Anw. bei schwerer NI (CrCl < 30); **DALI** KI bei schwerer LI

Dalteparin Rp	HWZ 2-5h, PRC B, Lact ?
Fragmin P *Fertigspr. 2500IE/0.2ml* **Fragmin P forte** *Fertigspr. 5000IE/0.2ml* **Fragmin** *Amp. 10000IE/1ml; Fertigspr. 10000IE/0.4ml, 12.500IE/0.5ml, 15000IE/0.6ml, 18000/0.72ml* **Fragmin D** *Amp. 10000IE/4ml* **Fragmin Multidose** *Inj.Lsg. 100000IE/4ml, 100000IE/10ml*	**Postop. Thrombose-Pro.:** ini 2500IE s.c. 2h vor OP-Beginn, dann 1 x 2500IE; bei hohem Risiko: 5000IE am Abend vor OP, dann 1 x 5000IE; **Thrombose-Pro. internistischer Pat.:** 1 x 5000IE; **Ther. tiefe Venenthrombose:** 1 x 200IE/kg s.c. oder 2 x 100IE/kg s.c., max. 18000IE/d; **Rezidiv-Pro. Thromboembolie bei onkologischen Pat.:** 1 x 150IE/kg s.c., Dosisred. bei Thrombopenie (s. FachInfo) **Antikoagulation bei Dialyse:** Bolus 85IE/kg i.v.; **kontinuierliche Antikoagulation:** ini 30-35IE/kg, dann 10-15IE/kg/h, bei hohem Blutungsrisiko ini 5-10IE/kg, dann 4-5IE/kg/h; **DANI, DALI** vorsichtige Anwendung

Enoxaparin Rp	HWZ 4.5h
Clexane *Fertigspr. 20mg/0.2ml, 40mg/0.4ml, 60mg/0.6ml, 80mg/0.8ml, 100mg/1ml* **Clexane multidose** *Inj.lsg. 1000mg/10ml* **Lovenox** *Fertigspr. 20mg/0.2ml, 40mg/0.4ml, 60mg/0.6ml, 80mg/0.8ml, 100mg/1ml*	**Postop. Thrombose-Pro.:** 1 x 20mg s.c., Beginn 2h präop.; hohes Risiko 1 x 40mg s.c., Beginn 12h präop.; **Thrombose-Pro. nicht-chirurgischer Pat.:** 1 x 40mg s.c.; **Ther. tiefe Venenthromb.:** 2 x 1mg/kg s.c.; **Antikoagul. bei Dialyse:** 0.01ml/kg (Lsg. multidose) i.v. bzw. individuelle Dosis; **NSTEMI, instabile AP:** 2 x 1mg/kg s.c.; **STEMI:** Pat. < 75J: Bolus 30mg i.v., 2 x 1mg/kg s.c.; Pat. > 75J: kein Bolus, 2 x 0.75mg/kg s.c.; **DANI** CrCl > 30: 100%; < 30: s. FachInfo; **DALI** KI bei schwerer LI

Nadroparin Rp	HWZ 3.3h
Fraxiparin *Fertigspr. 1900IE/0.2ml, 2850IE/0.3ml, 3800IE/0.4ml, 5700IE/0.6ml, 7600IE/0.8ml, 9500IE/1ml* **Fraxiparin Multi** *Amp. 47.500IE/5ml, 142.500IE/15ml (1ml = 9500IE)* **Fraxodi** *Fertigspr. 11400IE/0.6ml, 15200IE/0.8ml, 19000IE/1.0ml*	**Postop. Thromb.-Pro.:** 2850IE 2h vor OP, dann 1 x tgl. 2850IE s.c. für 7d; Hüft-OP: s. Packungsbeilage; **Antikoagul. bei Dialyse:** 2850-5700IE i.v.; **Ther. tiefe Venenthromb.:** Fraxiparin: < 50kg: 2 x 0.4ml; 50-59kg: 2 x 0.5ml; 60-69kg: 2 x 0.6ml; 70-79kg: 2 x 0.7ml; 80-89kg: 2 x 0.8ml; > 90kg: 2 x 0.9ml s.c.; Fraxodi: 1 x tgl. s.c. ml/kg s.o.; **DANI** KI bei schwerer NI (CrClCrCl < 30), vorsichtige Anw. bei CrCl ≥30-<60; **DALI** KI bei schwerer LI
Reviparin Rp	HWZ 3.3h
Clivarin 1750 *Fertigspr. 1750IE/0.25ml* **Clivarin 5726IE/ml** *Fertigspr. 3436IE/0.6ml* **Clivarodi** *Fertigspr. 17178IE/ml*	**Thrombose-Pro. perioperativ bzw. bei Immobilisation:** ini 1750IE s.c. 2h vor OP-Beginn, dann 1 x tgl. 1750IE s.c.; **Pro. bei hohem Thromboserisiko:** ini 3436IE/0.6ml s.c. 12 h vor OP-Beginn, dann 1 x tgl. 3436IE/0.6ml s.c.; **Therapie tiefe Venenthrombose:** 35-45kg: 2 x 2863IE s.c.; 46-60kg: 2 x 3436IE; >60kg: 2 x 5153IE oder 1 x tgl. 10307IE/0.6ml s.c. (Clivarodi) **DANI, DALI:** KI bei schwerer NI/LI
Tinzaparin Rp	HWZ 3-4h, PRC B, Lact ?
innohep *Fertigspr. 3500IE/0.3ml* **innohep multi** *20000IE/2ml, 50000IE/5ml* **innohep 20000** *Fertigspr. 8000IE/0.4ml, 10000IE/0.5ml, 12000IE/0.6ml, 14000IE/0.7ml, 16000IE/0.8ml, 18000IE/0.9ml; Amp. 40000IE/2ml*	**Postop. Thrombose-Pro.:** ini 3500IE s.c. 2h vor OP-Beginn, dann 1 x tgl. 3500IE s.c.; **Ther. tiefe Venenthrombose:** 1 x tgl. 175IE/kg s.c.; **Thromboembolie-Ther./Rezidiv-Pro. bei aktiver Tumorerkrankung:** 1 x tgl. 175IE/kg s.c. f. 3-6M; **DANI** CrCl < 30 vorsichtige Anw.; **DALI** keine Daten

2.9.3 Heparinoide, andere Faktor-Xa-Hemmer

Wm/Wi (Apixaban, Edoxaban, Rivaroxaban als NOAK): selektiver, direkter Inhibitor von Faktor Xa; **Wm/Wi** (Danaparoid; Fondaparinux): Faktor-Xa-Hemmung;
UW (Apixaban): Anämie, Blutungen, Übelkeit, Hämatome, Hämaturie, Kontusion;
UW (Danaparoid): Blutungskomplikationen, allergische Reaktionen, Thrombopenie;
UW (Edoxaban): Anämie, Epistaxis, GI-Blutungen, Mund/Pharynx-Blutungen, Hämaturie, vaginale Blutung, Blutung an Punktionsstelle, Übelkeit, Erhöhung von γ-GT, Bilirubin, anomaler Leberfunktionstest, kutane Weichteilgewebsblutung, Exanthem, Juckreiz;
UW (Fondaparinux): Blutungskomplik., Anämie, Thrombopenie, Ödeme, veränderte Leberfunktionstests; **UW** (Rivaroxaban): postop. Blutungen, Anämie, Schwindel, Kopfschmerzen, Augeneinblutungen, Hypotonie, Hämatome, Epistaxis, Hämoptyse, Zahnfleischbluten, GI-Blutungen, GI-Schmerzen, Dyspepsie, Verstopfung, Durchfall, Erbrechen, Übelkeit, Transaminasen ↑, Pruritus, Hautrötung, Ekchymose, kutane und subkutane Blutung, Extremitätenschmerzen, Blutung im Urogenitaltrakt, Nierenfunktion ↓, Fieber, Ödeme, Leistungsfähigkeit ↓;
KI (Apixaban): bek. Überempf., klinisch relevante aktive Blutung, Lebererkrankung mit Koagulopathie, Läsionen oder klinische Situationen mit hohem Blutungsrisiko;
KI (Danaparoid): hämorrhagische Diathese, kurz zuvor Schlaganfall/OP am Gehirn, bakterielle Endokarditis, diabetische Retinopathie, fortgeschrittene NI und LI, Überempfindlichkeit gegen Wirkstoff bzw. Sulfit, Grav./Lakt.;
KI (Edoxaban): bek. Überempf., klinisch relevante akute Blutung; Lebererkrankungen, die mit Koagulopathie und klinisch relevantem Blutungsrisiko einhergehen; Läsionen oder signif. Risiko für eine schwere Blutung (z.B. gastrointestinale Ulzerationen, maligne Neoplasien mit hohem Blutungsrisiko, kürzlich aufgetretene Hirn- oder Rückenmarksverletzungen, kürzlich durchgeführte chirurgische Eingriffe an Gehirn, Rückenmark oder Augen, kürzlich aufgetretene intrakranielle Blutungen, Ösophagusvarizen, arteriovenöse Fehlbildungen, vaskuläre Aneurysmen, größere intraspinale oder intrazerebrale vaskuläre Anomalien); nicht eingestellte schwere Hypertonie, gleichzeitige Anw. anderer Antikoagulanzien, Grav./Lakt.;
KI (Fondaparinux): bek. Überempf., aktive Blutung, bakterielle Endokarditis, CrCl <20 (1.5-2.5mg); <30 (5-10mg);
KI (Rivaroxaban): aktive Blutungen, Läsionen oder signif. Risiko einer schweren Blutung, bek. Überempf., Lebererkrankung mit Koagulopathie oder klin. relevantem Blutungsrisiko, gleichz. Anw. anderer Antikoagulanzien außer bei Umstellung der antikoag. Ther., Grav./Lakt.

Apixaban Rp — HWZ 12h, PPB 87%

Eliquis *Tbl. 2.5, 5mg*	**Pro. ven. Thromboembolien bei Hüft-/Kniegelenkersatz:** 2 x 2.5mg p.o., Beginn 12-24h post OP, für 32-38d (Hüfte) bzw. 10-14d (Knie); **Ther. tiefer Venenthrombosen und Lungenembolien:** 2 x 10mg, nach 7d 2 x 5mg; **Pro. rezidiv. TVT/LE:** 2 x 2.5mg; **Pro. Schlaganfall/system. Embolien bei VHF:** 2 x 5mg p.o.; Pat. mit mind. 2 Kriterien (≥ 80J, ≤ 60kg oder Krea ≥ 1.5mg/dl): 2 x 2.5 mg; **DANI:** CrCl > 30: 100%, 15-29: vors. Anw., < 15: Anw. nicht empfohlen; **DALI:** Child A/B: vors. Anw., Child C: Anw. nicht empfohlen

Danaparoid Rp	HWZ 7-14h, Q0 0.58, PRC B, Lact ?
Orgaran *Amp. 750E/0.6ml*	**Thrombose-Pro.:** 2 x 750E s.c.; **Ki.:** 2 x 10E/kg s.c.; **Thromboembolie bei HIT-2:** ini 2500E (< 55kg: 1250E; > 90kg: 3750E) i.v., dann 400E/h für 4h, dann 300E/h für 3h, Erh.Dos. 150-200E/h; **Ki.:** ini 30E/kg, dann 1.2-4E/kg/h i.v.; **DANI, DALI** KI bei schwerer NI/LI
Edoxaban Rp	HWZ 10-14h, PPB 55% , PRC C, Lact ?
Lixiana *Tbl. 15, 30, 60mg*	**Pro. Schlaganfall/system. Embolien bei VHF:** 1 x 60mg p.o.; **Ther. tiefe VT, LE, Pro. rezidiv. TVT, LE:** ini parent. Antikoagulans über 5d, dann 1 x 60mg p.o; Pat. ≤60kg od. gleichz. Anw. von Ciclosporin, Erythromycin, Ketoconazol, Dronedaron: 1 x 30 mg p.o.; **DANI** CrCl > 50: 100%; 15-50: 1 x 30mg; < 15: Anw. nicht empfohlen; **DALI** leichte bis mäßige LI: 100%; schwere LI: Anw. nicht empfohlen; Lebererkr. mit Koagulopathie: KI
Fondaparinux Rp	HWZ 17-21h, PRC B, Lact ?
Arixtra *Fertigspr. 1.5mg/0.3ml, 2.5mg/0.5ml, 5mg/0.4ml, 7.5mg/0.6ml, 10mg/0.8ml* **Fondaparinux-Natrium beta** *Fertigspr. 2.5mg/0.5ml, 5mg/0.4ml, 7.5mg/0.6ml, 10mg/0.8ml*	**Thrombose-Pro.:** ini 6h post-OP 2.5mg s.c., dann 1 x 2.5mg für 5-9d; **DANI** CrCl > 50: 100%; 20-50: 1.5mg/d; < 20: KI; **Ther. oberfl. VT unt. Extr.:** 1 x 2.5mg s.c. für 30-45d; **Ther. tiefe VT, LE:** < 50kg: 1 x 5mg s.c.; 50-100kg: 1 x 7.5mg; > 100kg: 1 x 10mg; **NSTEMI, instab. AP:** 1 x 2.5mg s.c. für max. 8d; **STEMI:** 1 x 2.5 mg, 1. Dosis i.v., dann s.c. max. 8d; **DANI** untersch. je nach Ind/Dos. s. FachInfo; KI s.o.; **DALI** schwere LI: vors. Anw.
Rivaroxaban Rp	HWZ 7-11h, PPB 94%
Xarelto *Tbl. 2.5, 10, 15, 20 mg*	**Pro. Thromboembolie bei elekt. Knie-/Hüftgelenkersatz:** 1 x 10mg p.o. 6-10h post-OP, dann 10mg/d für 35d (Hüfte) bzw. 14d (Knie); **Ther./Pro. rez. tiefer VT:** d1-21 2 x 15mg p.o., ab d22 1 x 20mg; **Ther./Pro. rez. LE bei hämodyn. stabilen Pat.:** d1-21 2 x 15mg p.o., ab d22 1 x 20mg; **Sek.-Pro. nach ACS mit ↑ kard. Biomarkern:** 2 x 2.5 mg in Komb. mit ASS oder mit ASS + Clopidogrel/Ticlopidin; **Pro. von Schlaganfällen/system. Embolien bei Vorhofflimmern:** 1 x 20mg p.o.; **DANI** CrCl > 50: 100%; 15-49: s. Fachinfo; < 15: Anw. nicht empf.; **DALI** KI bei Lebererkr. mit Koagulopathie und ↑ Blutungsrisiko

2.9.4 Direkte Thrombininhibitoren

Wm/Wi (Argatroban, Bivalirudin; Dabigatran als NOAK): direkter spezif. Thrombininhibitor; **UW** (Argatroban): Blutungskomplikationen, Anämie, Leukopenie, Thrombopenie, Thrombose, Thrombophlebitis, Purpura, Übelkeit, Erbrechen, Kopfschmerzen; **UW** (Bivalirudin): Blutungskomplik., allerg. Rkt., Fieber, Anämie, Thrombopenie, Kopfschmerz, HRST, Exanthem, Rückenschmerz; **UW** (Dabigatran): Anämie, Nasenbluten, GI-Blutung, Bauchschmerzen, Diarrhoe, Übelkeit, Dyspepsie, abnorme Leberfkt. bzw. Leberfunktionstests, urogenitale Blutung; **KI** (Argatroban): unkontrollierbare Blutungen, bek. Überempfindlichkeit, schwere Leberfktsstrg.; **KI** (Bivalirudin): aktive Blutungen, Gerinnungsstrg., unkontrollierte Hypertonie, subakute bakt. Endokarditis, NI mit CrCl < 30, Hämodial.; **KI** (Dabigatran): bek. Überempf., schwere NI (CrCl < 30), akute klin. relev. Blutung, Läsionen od. klin. Situationen mit signif. Risiko einer schweren Blutung; Beeinträchtigung der Leberfkt. oder Lebererkr. mit evtl. Auswirkungen auf das Überleben; gleichzeit. Anw. anderer Antikoagulanzien außer bei Umstellung der Antikoagulationsther.; gleichzeit. Anw. von Ketoconazol, Ciclosporin, Itraconazol, Tacrolimus und Dronedaron; Pat. mit künstlichen Herzklappen, die eine gerinnungshemmende Therapie benötigen

Argatroban Rp	HWZ 1h PPB 54% PRC B, Lact ?
Argatra *Inj.Lsg. 250mg/2.5ml*	**Antikoagulation bei HIT-2:** 2μg/kg/min i.v., Dosisanp. n. PTT (Ziel: 1.5-3 x Ausgangswert), max. 10μg/kg/min, Ther.-Dauer max. 14d; **DANI** nicht erforderlich; **DALI** Child B: ini 0.5μg/kg/min; Child C: KI

Bivalirudin Rp	HWZ 13-37 min
Angiox *Inj.Lsg. 250mg*	**Instabile AP, NSTEMI:** ini 0.1mg/kg i.v., dann 0.25mg/kg/h bis zu 72h; s. FachInfo für Dosierung bei nachfolgenden Interventionen; **perkutane Koronarintervention:** ini 0.75mg/kg i.v.-Bolus, dann 1.75mg/kg/h für Dauer des Eingriffs, ggf. weitere 4h; **DANI** CrCl 30–59: 1.4mg/kg/h, akt. Gerinnung (ACT) kontr.; < 30, HD: KI; **DALI** nicht erf.

Dabigatran Rp	HWZ 12–14 h PPB 35%
Pradaxa *Kps. 75, 110, 150mg*	**Pro. Thromboembolie bei elektivem Knie-/Hüftgelenkersatz:** 110mg p.o. 1-4h post-OP, dann 1 x 220mg für 10d (Knie) bzw. 28-35d (Hüfte); > 75J. oder Pat., die Verapamil, Amiodaron od. Chinidin einnehmen: 1 x 150mg; **Pro. von Schlaganfällen/system. Embolien bei Vorhofflimmern:** 2 x 150mg p.o., > 80J. oder Pat., die Verapamil, Amiodoran oder Chinidin einnehmen: 2 x 110mg; **Ther./Pro. rez. tiefer VT und LE:** 2 x 150mg; > 80J. oder Pat., die Verapamil, Amiodoran oder Chinidin einnehmen: 2 x 110mg; **DANI:** CrCl < 30: KI; 30-50: s. FI; > 50: 100%; **DALI:** GPT > 2 x ob. Grenzwert: Anw. nicht empf.

2.9.5 Sonstige antithrombotische Mittel

Wm/Wi (Defibrotid): schützt Endothelzellen vor Fludarabin-induzierter Apoptose, verstärkt die Funktion des Gewebeplasminogenaktivators (t-PA), vermindert die Aktivität des Plasminogenaktivator-Inhibitors (PAI-1);
UW (Defibrotid): Koagulopathie, Blutungen, Hypotonie, Erbrechen, Hämaturie;
KI (Defibrotid): bek. Überempfindlichkeit, gleichzeitige Anw. einer thrombolytischen Ther.

Defibrotid Rp	HWZ 1h
Defitelio *Inf.Lsg. 200mg/2.5ml*	**Schwere hepatische venookklusive Erkrankung bei Stammzell-Tx.:** 6.25mg/kg alle 6h i.v., Anw. f. mindestens 21d; **DANI, DALI** vorsichtige Anwendung

2.9.6 Antidota für Antikoagulantien

Wm/Wi (Idarucizumab): monoklonales Fab-AK-Fragment ⇒ bindet an Dabigatran und neutralisiert dessen antikoagulatorische Wi.;
Wm/Wi (Protamin): Bildung einer salzartigen Heparinverbindung ⇒ Inaktivierung von Heparin;
UW (Idarucizumab): keine; **UW** (Protamin): Wärmegefühl, Flush, Hypotonie;
KI (Idarucizumab): keine; **KI** (Protamin): bek. Überempfindlichkeit

Idarucizumab Rp	HWZ 10h
Praxbind *Inj.Lsg. 2.5g/50ml*	**Antagonisierung der Dabigatran-Wi:** 5g i.v., ggf. Wh innerhalb von 24h; **DANI, DALI** nichterforderlich
Protamin OTC	HWZ (24min) PRC C, Lact ?
Protamin Me *Amp. 5000IE/5ml, 25000IE/5ml* **Protaminsulfat Leo** *Amp. 7000IE/5ml*	**Antagonisierung der Heparin-Wi:** 1000IE inaktivieren 1000IE Heparin, langsam i.v.; **Antagonisierung von niedermolekularen Heparinen:** s. FachInfo

2.9.7 Thrombin-Rezeptor-Antagonisten

Wm/Wi (Vorapaxar): Kompetitiver Antagonismus am Protease-aktivierten-Rezeptor-1 (PAR-1) ⇒ Blockade Thrombin-vermittelter Plättchenaktivierung OHNE Beeinflussung der Fibrinogenaufspaltung ⇒ keine Wirkung auf Gerinnungskaskade oder Blutungszeit;
UW (Vorapaxar): häufig: Hämatom, Epistaxis, blaue Flecken, Hämaturie, Kontusion; gelegentlich: Anämie, Bindehautblutung, Doppelsehen, Blutung, Gastritis, GI-Blutung, Zahnfleischbluten, Meläna, Rektalblutung, Ekchymose, Hautblutung, Wundblutung;
KI (Vorapaxar): Schlaganfall/TIA/intrakranielle Blutung in Vorgeschichte, aktive patholog. Blutungen, Überempfindlichkeit gegen Ws, schwere Leberfunktionsstr.

Vorapaxar Rp	HWZ 187h, Qo 0.9
Zontivity *Tbl. 2mg*	**Reduktion atherothrombot. Ereignisse bei Z.n. Myokardinfarkt (MI):** 1 x 2mg/d ab 2 W nach MI zusätzl. zu ASS (+ ggf. Clopidogrel); **DANI** nicht erf.; **DALI** Child-Pugh 5–6 nicht erf., CP 7–9 Anwendung mit Vorsicht, CP 10–15 KI

2.9.8 Cumarinderivate

Wm/Wi: Hemmung der Vit.-K-vermittelten Carboxilierung Ca^{2+}-abhängiger Gerinnungsfakt. (II, VII, IX, X) in der Leber;
UW (Phenprocoumon): Hämaturie, Epistaxis, Zahnfleischbluten, Hämatome nach Verletzungen, Hepatitis, Ikterus;
KI (Phenprocoumon): bek. Überempf., Erkrankungen mit erhöhter Blutungsbereitschaft, frischer Apoplex, Endocarditis lenta, Perikarditis, Hirnarterienaneurysma, dissez. Aortenaneurysma, Magen-Darm-Ulzera, OPs am Auge, OPs od. Traumen am ZNS, Retinopathien ↑, Blutungsrisiko, fixierte u. behandlungsrefraktäre Hypertonie (> 200/105 mmHg), kavernöse Lungen-Tbc, nach Uro-OP mit Makrohämaturie, ausgedehnte offene Wunden, schwere Leberparenchymschäden, Grav. (Ausnahme: absolute Indikation zur Antikoagulation bei lebensbe-drohlicher Heparinunverträglichkeit)

Phenprocoumon Rp — HWZ 150h, Qo 1.0, PPB 99%

Falithrom *Tbl. 1.5, 3mg* **Marcumar** *Tbl. 3mg* **Phenprocoumon Acis** *Tbl. 3mg* **Phenpro-ratioph.** *Tbl. 3mg* **Phenprogamma** *Tbl. 3mg*	**Langzeitantikoagulation, Pro. arterieller und venöser Thrombosen und Embolien:** d1: 6-9mg p.o., d2: 6mg; Erh.Dos. je nach INR-Wert 1 x 1.5-4.5mg (abends); **DANI** nicht erforderlich; **DALI** schwere Leberparenchymschäden: KI

Warfarin Rp — HWZ 35-45h, Qo 1.0, PPB 99%, PRC X, Lact +

Coumadin *Tbl. 5mg*	**Langzeitantikoagulation, Pro. arterieller und venöser Thrombosen und Embolien:** ini 2.5-10mg, Erh.Dos. je nach INR-Wert 2.5-10mg (abends); **DANI** nicht erforderlich

2.9.9 Thromboembolische Risiken und Ziel-INR bei oraler Antikoagulation

Indikation	Risiko ohne OAK	RR durch OAK	Ziel-INR
Akute venöse Thromboembolie, 1. M	40%	80%	2.0-3.0
Akute venöse Thromboembolie 2. + 3. M	10%	80%	2.0-3.0
Rezidiv venöse Thromboembolie	15%	80%	2.0-3.0
Arterielle Embolie	15%	66%	2.0-3.0
Absolute Arrhythmie + Z.n. Embolie	12%	66%	2.0-3.0
Absolute Arrhythmie ohne Klappenbeteiligung	4.5%	66%	2.0-3.0
Aortenklappenersatz*	12%	80%	2.0-3.0
Mitralklappenersatz*	22%	85%	2.5-3.5
Doppelklappenersatz*	90%	95%	2.5-3.5

* Bei Bioklappen OAK nur in den ersten 3M postop., INR 2.0-3.0; OAK: orale Antikoagulation; RR: Risikoreduktion; INR: International Normalized Ratio; Bauersachs R.: Moderne Antikoagulation; Internist 2004, 45 Heft 6: 717-726, Springer Verlag

2.9.10 Fibrinolytika

Wm (Urokinase, rtPA): proteolytische Umwandlung von Plasminogen in Plasmin; **Wm** (Streptokinase): bildet Streptokinase-Plasminogen-Komplex ⇒ freies Plasminogen → Plasmin (Plasmin baut Fibrin ab); **Wi:** Auflösung noch nicht organisierter Thromben; **UW:** Blutungskomplik., Kopf-/Rückenschmerzen, anaphylaktische Reaktionen; **KI:** schwere Hypertonie, Aortenaneurysma, Endokarditis, Ulzera, Pankreatitis, fortgeschrittenes Malignom, pathologische Hämostase, OP/Punktion < 10d, i.m.-Injektion < 7d, Ösophagusvarizen, Grav.: 1. Trimenon

Alteplase (rt-PA) Rp	HWZ 26-46min, Q0 1.0, PPB 0%, PRC C, Lact ?
Actilyse *Inj.Lsg. 10mg/10ml, 20mg/20ml, 50mg/50ml* **Actilyse Cathflo** *Inj.Lsg. 2mg/2ml*	**Herzinfarkt, akut:** 15mg über 2min i.v. → 50mg über 0.5h, → 35mg über 1h; < 65kg: 15mg → 0.75mg/kg → 0.5mg/kg; **Lungenembolie:** 10mg i.v. über 2min → 90mg über 2h; < 65kg Gesamtdosis max. 1.5mg/kg; **zerebr. Ischämie:** 0.9mg/kg, max. 90mg über 1h, davon 10% als Initialbolus, kein Heparin! **DALI** KI bei schwerer Lebererkrankung; **Thrombolyse verschlossener ZVK, Port-Hämodialysekatheter:** ≥ 30kg: 2mg in den dysfunktionalen Venenkatheter instillieren, ggf. Wdh. nach 2h; < 30kg: s. FachInfo
Streptokinase Rp	HWZ 18-83min, Q0 1.0, PRC C, Lact ?
Streptase *Inf.Lsg. 0.25, 0.75, 1.5 Mio IE*	**Herzinfarkt, akut:** 1.5 Mio IE i.v. über 1h; **periph. ven./art. Gefäßverschluss:** 0.25 Mio IE i.v. über 30min, dann 1.5 Mio IE/h über 6h, evtl. Wdh. nach 1d oder 100000IE/h über max. 5d
Tenecteplase Rp	HWZ 17-20min, PRC C, Lact ?
Metalyse *Inj.Lsg. 10000U (50mg)/10ml*	**Herzinfarkt, akut:** < 60kg: 30mg; 60-69kg: 35mg; 70-79kg: 40mg; 80-89kg: 45mg; > 90kg: 50mg als Bolus i.v.; **DALI** KI bei schwerer Leberfunktionsstrg.
Urokinase Rp	HWZ 20min od. weniger, PRC B, Lact ?
Urokinase medac *Inf.Lsg. 10000IE, 50000IE, 100000IE, 250000IE, 500000IE*	**Art. Thrombose:** 0.25-0.6 Mio IE über 10-20 min i.v., dann 80000-150000IE/h über 4-5d; **Lungenembolie:** 2000-4400IE/kg über 10-20min i.v., dann 2000IE/kg/h; **venöse Thrombose:** 0.25-0.6 Mio IE über 10-20min i.v., 40000-100000IE/h über 7-14d; **DANI, DALI** KI bei schwerer NI, LI

2.9.11 Protein C

Protein C Rp

Ceprotin *Inj.Lsg. 500, 1000IE*	**Purpura fulm., cumarininduz. Hautnekrosen, schwerer angeborener Protein-C-Mangel:** ini 60-80IE/kg i.v., dann n. Protein-C-Spiegel; **DANI, DALI** engmaschige Kontrolle

2.9.12 Antifibrinolytika

Wm/Wi (Aminomethylbenzoesäure, Aprotinin): Hemmung der Plasminbildung/-wirkung ⇒ sofortige Fibrinolysehemmung; **Wm/Wi** (Tranexamsäure): Plasminogenaktivatorhemmung ⇒ verzögerte Fibrinolysehemmung; **UW:** Übelkeit, Erbrechen, Diarrhoe, orthostatische Regulationsstörung, allergische Reaktionen; **KI:** Lakt., Cave in Grav.

Aminomethylbenzoesäure Rp

Pamba *Tbl. 250mg*	**Lokale und generalis. hyperfibrinolytische Blutungen:** 2-3 x 250mg p.o., max. 1000mg/d; **DANI** KI bei schwerer NI

Tranexamsäure Rp HWZ 1.9-3.3 h, Q0 0.03

Cyklokapron *Tbl. 500mg; Inj.Lsg. 500mg/5ml* **Tranexamsäure HEXAL** *Inj.Lsg. 500mg/5ml*	**Pro./Ther. hyperfibrinolytische Blutung:** 6-8 x 500mg p.o.; 2-3 x 500-1000mg i.v./i.m.; **Ki.:** ini 10mg/kg i.v./i.m. in 15min, dann 1mg/kg/h; **DANI** Krea (mg/dl): 1.35-2.82: 2 x 10mg/kg i.v., 2 x 15mg/kg p.o.; 2.82-5.65: 1 x 10mg/kg i.v., 1 x 15mg/kg p.o.; > 5.65: 1 x 5mg/kg i.v., 1 x 7.5mg/kg p.o.

2.9.13 Thrombozytenaggregationshemmer

Wm (Abciximab, Eptifibatid, Tirofiban): Antagonist des Glykoprotein-IIb/IIIa-Rezeptors; **Wm** (ASS): Hemmung der Cyclooxygenase ⇒ ↓ Synthese v. Thromboxan A2 (Aggregationsaktivator von Thrombozyten) und von Prostacyclin (Aggregationsinhibitor im Endothel); **Wm** (Clopidogrel, Prasugrel, Ticagrelor, Ticlopidin): Blockade des ADP-Rezeptors an Thrombozyten; **Wm** (Dipyridamol): Hemmg. der Phosphodiesterase ⇒ aggregationshemm. cAMP in Thromboz. ↑; **UW** (Abciximab, Tirofiban): Blutung, Thrombopenie, Übelkeit, Fieber, Kopfschmerz; **UW** (ASS): Ulkus, allerg. Hautreakt., Schwindel, Tinnitus, Sehstrg., Nausea, Bronchospasmus, Alkalose, Azidose; **UW** (Cangrelor): Blutungen, Hämatom, Ekchymose, Hb-Abfall, Ausfluss aus Punktionsstelle; **UW** (Clopidogrel): Bauchschmerzen, Dyspepsie, Durchfall, Übelkeit, Exanthem, Juckreiz, Kopfschmerzen, Schwindel, Parästhesien, Blutungen, Thrombopenie; **UW** (Prasugrel): Anämie, Hämatom, Epistaxis, GI-Blutung, Exanthem, Ekchymose, Hämaturie, Hämatom/Blutung an Punktionsstelle; **UW** (Ticagrelor): Dyspnoe, Epistaxis, GI-Blutung, subkutane/dermale Blutungen; **UW** (Ticlopidin): Agranulozytose, Panzytopenie, allerg. Hautrkt.; **KI** (Abciximab, Tirofiban): zerebrovask. Komplik. in letzten 2J, OP/Trauma in letzten 2M, Thrombopenie, Vaskulitis, Aneurysma, AV-Fehlbildungen, hypertensive/diabet. Retinopathie; **KI** (ASS): Ulzera, hämorrhag. Diathese, Anw.Beschr. Grav./Lakt., Ki.; **KI** (Cangrelor): bek. Überempf., aktive Blutungen od. ↑ Risiko von Blutungen bei beeinträchtigter Hämostase u./od. irreversiblen Koagulationsstrg. oder kürzlich erfolgten großen chirurgischen Eingriffen, Traumata oder unkontrollierter schwer einstellbarer Hypertonie; Schlaganfall oder TIA i.d. Anamnese;

KI (Clopidogrel): schwere Leberfktsstrg., akute Blutung, Grav./Lakt.; **KI** (Prasugrel): bek. Überempf., Schlaganfall u./od. TIA in Anamnese, aktive pathol. Blutung, Leberfktsstrg. Child C; **KI** (Ticagrelor): bek. Überempf., aktive pathol. Blutung, intrazerebrale Blutung in Anamnese, mäßige/schwere Leberfktsstrg.; **KI** (Ticlopidin): BB-Veränderung, Grav./Lakt.	
Abciximab Rp	HWZ 10-30min, Q0 1.0, PRC C, Lact ?
ReoPro *Inf.Lsg. 10mg/5ml*	**Koronarintervention, instabile AP:** ini 0.25mg/kg i.v., dann 0.125µg/kg/min über 12h; **DANI, DALI** KI bei HD, schwerer NI, LI
Acetylsalicylsäure (ASS) OTC	HWZ 15min (3h), Q0 1.0 (0.8), PRC D, Lact ?
Acesal *Tbl. 250, 500mg* **Aspirin** *Tbl. 100, 300mg* **ASS Dexcel protect** *Tbl. 75, 100mg* **ASS-ratioph.** *Tbl. 100, 300mg* **Godamed** *Tbl. 50, 100, 300mg* **Herz ASS-ratioph.** *Tbl. 50, 100mg*	**Instabile AP, akuter Herzinfarkt:** 1 x 75-300mg p.o.; **Sekundär-Pro. KHK, AVK, zerebrale Ischämie, TIA:** 1 x 30-300mg p.o.; s. auch → 208
Cangrelor Rp	HWZ 3-6 min, PPB 98% PRC C, Lact ?
Kengrexal *Inf.Lsg. 50mg*	**Pro. thrombotisch-kardiovaskulärer Ereignisse bei PCI:** ini 30µg/kg als Bolus i.v., dann 4µg/kg/min f. die Dauer der Intervention, mindest. 2h, max 4h; Komb. mit ASS; **DANI, DALI** nicht erforderlich
Cilostazol Rp	HWZ 10h, PPB 98%
Cilostazol AL *Tbl. 50,100mg* **Cilostazol HEXAL** *Tbl. 100mg* **Pladizol** *Tbl. 100mg* **Pletal** *Tbl. 50, 100mg*	**AVK:** 2 x 100mg p.o.; **DANI:** CrCl > 25: 100%; < 25: KI; **DALI** KI bei mittelschwerer bis schwerer LI
Clopidogrel Rp	HWZ 8h, Q0 > 0.8, PRC B, Lact?
Clopidogrel HEXAL *Tbl. 75mg* **Clopidogrel-ratioph.** *Tbl. 75mg* **Grepid** *Tbl. 75mg* **Iscover** *Tbl. 75, 300mg* **Plavix** *Tbl. 75, 300mg*	**Sek.-Pro. KHK, AVK, zerebrale Ischämie, TIA:** 1 x 75mg p.o.; **NSTEMI** (inkl. Pat. nach PCI mit Stenting), **STEMI** (f. Thrombolyse infrage kommende Pat.): ini 300mg p.o., dann 1 x 75mg, Komb. mit ASS; **Pro. atherothrombotischer und thromboembolischer Ereignisse bei Vorhofflimmern:** 1 x 75mg. Komb. m. ASS; **DANI** vorsi. Anw.; **DALI** KI bei schwerer LI
Clopidogrel + ASS Rp	
Clopidogrel HEXAL plus ASS 100 *Tbl. 75+100mg* **DuoPlavin** *Tbl. 75+100mg*	**Akutes Koronarsyndrom ohne ST-Hebung** (inkl. Pat. PCI mit Stenting), **STEMI** (f. Thrombolyse infrage komm. Pat.): 1 x 75 + 100mg p.o.; **DANI, DALI** KI bei schwerer NI, LI

Dipyridamol + ASS Rp	
Aggrenox *Kps. 200+25(ret.)mg* **Asasantin Retard** *Kps. 200+25(ret.)mg* **ASS HEXAL plus Dipyridamol** *Kps. 200+25(ret.)mg* **Dipyridamol ASS beta** *Kps. 200+25(ret.)mg*	**Sekundär-Pro. nach TIA, zerebraler Ischämie:** 2 x 1Kps. p.o.
Eptifibatid Rp	HWZ 1.13-2.5h, Q0 0.6, PRC B, Lact ?
Integrilin *Inj.Lsg. 20mg/10ml; Inf.Lsg. 75mg/100ml*	**Instabile AP, Non-Q-wave-Infarkt:** ini 180µg/kg i.v., dann 2µg/kg/min bis 20-24h n. PCI, max. für 72h; **DANI** CrCl 30-50: 1µg/kg/min; < 30: KI
Prasugrel Rp	HWZ 7h, PPB 98%
Efient *Tbl. 5, 10mg*	**Pro. atherothrombotischer Ereignisse bei akutem Koronarsyndrom (instabile AP, NSTEMI, STEMI) mit prim./verzögerter PCI:** ini 60mg p.o., dann 1 x 10mg, Komb. mit ASS; < 60kg: 1 x 5mg; > 75J: Anw. nur nach sorgfältiger Nutzen-Risiko-Abwägung, 1 x 5mg; **DANI** nicht erforderlich; **DALI** Child C KI
Ticagrelor Rp	HWZ 7(8.5)h, PPB > 99%, PRC C, Lact ?
Brilique *Tbl. 60, 90mg*	**Akutes Koronarsyndrom:** (komb. mit ASS), ini 1 x 180mg, dann 2 x 90mg p.o. für 12M; **Z.n. (>1J) MI und hohem atherothrombot. Risiko:** 2 x 60-90mg (Komb. mit ASS); **DANI** nicht erf., HD: Anw. nicht empfohlen; **DALI** mäßige LI: vorsicht. Anw.; schwere LI: KI
Ticlopidin Rp	HWZ 30-50h, Q0 1.0, PPB 98%, PRC B, Lact ?
Tiklyd *Tbl. 250mg* **Ticlopidin HEXAL** *Tbl. 250mg* **Ticlopidin-ratioph.** *Tbl. 250mg*	**Sekundär-Pro. nach TIA, PRIND, zerebraler Ischämie:** 2 x 250mg p.o.
Tirofiban Rp	HWZ 1.5h, Q0 0.6, PRC B, Lact ?
Aggrastat *Inf.Lsg. 12.5mg/50ml, 12.5mg/250ml* **Tirofiban HEXAL** *Inf.Lsg. 12.5mg/50ml, 12.5mg/250ml* **Tirofiban Hikma** *Inf.Lsg. 12.5mg/50ml, 12.5mg/250ml*	**Instabile AP, Non-Q-wave-Infarkt:** ini 0.4µg/kg/min in 30min i.v., dann 0.1µg/kg/min, Ther.-Dauer mind. 48h, max. 108h bzw. mind. 12h und max. 24h nach PCI, Komb. mit unfraktioniertem Heparin und ASS; **bei vorgesehener PCI innerhalb der ersten 4h:** ini 25µg/kg als Bolus i.v. über 3min, dann 0.15µg/kg/min über 12-24h, max. 48h, Komb. m. Heparin und oralen Thrombozyten-aggregationshemmern; **DANI** CrCl < 30: 50%; **DALI** KI bei schwerer LI

2.9.14 Durchblutungsfördernde Mittel

Wm/Wi (Alprostadil, Iloprost): Prostaglandine ⇒ Vasodilatation, Hemmung der Thrombozytenaggregation;
Wm/Wi (Na-PPS): Hemmung der Thrombozytenaggregation; Hemmung des Faktors Xa, Wechselwirkung mit Faktor VIIIa, Hemmung der Aktivierung des Faktors V; Freisetzung von t-PA aus den Endothelien, Aktivierung des Faktors XII und Modifikation der Fibrinbildung ⇒ fördert Thrombusauflösung;
Wm/Wi (Pentoxifyllin): Vasodilatation, Erythrozytenverformbarkeit ↑, Blutviskosität ↓;
UW (Alprostadil): Temperatur ↑, Verwirrtheit, Krampfanfälle, RR ↓, Tachykardie, Kopfschmerz, Durchfall, Übelkeit, Erbrechen, Flush-Reaktion, Schmerz, Erytheme, Ödeme an infundierter Extremität, Rötungen der infundierten Vene;
UW (Na-PPS): Thrombozytopenie, Thromboembolie, zerebrale Ischämie, Myokardinfarkt, Übelkeit, Erbrechen, allergische Reaktionen, Aortenstenose;
UW (Pentoxifyllin): Hautreaktionen, Flush, Kopfschmerzen, Schwindel, GI-Störung, Tachykardie, RR ↓, Stenokardien;
KI (Alprostadil): schwere Herzinsuffizienz, HRST, KHK, Lungenödem, Lungeninfiltrationen, schwere COPD, Lebererkrankung, Magenulkus, Grav./Lakt.;
KI (Na-PPS): bekannte Überempfindlichkeit, allergische Thrombopenie Typ II in der Anamnese, aktuelle Blutung, Blutungsgefahr, ZNS-/ Augen-OP, Lumbalanästhesie, schwere Leber-, Nieren-, Pankreaserkrankung, Endokarditis lenta, drohender Abort, drohende Plazentalösung, Placenta praevia, Cave in Grav.;
KI (Pentoxifyllin): frischer Herzinfarkt, Massenblutungen, großflächige Retinablutungen, Grav., Cave in Lakt.

Alprostadil Rp	HWZ 5-10 (0.5) min, PRC X, Lact -
Alprostadil HEXAL Kardio *Inf.Lsg. 20µg* **Pridax** *Amp. 20µg/1ml* **Prostavasin** *Amp. 20µg*	**AVK Stadium III-IV:** 2 x 40µg in 250ml NaCl über 2h i.v.; 1 x 10-20µg in 50ml NaCl über 60-120min i.a.; **DANI** Krea (mg/dl) > 1.5: ini 2 x 20µg i.v., nach 2-3d evtl. 2 x 40µg i.v.; **DALI** KI bei Lebererkrankung
Iloprost Rp	HWZ 0.5 h, Q0 1.0, PPB 60%
Ilomedin *Amp. 20mg/1ml* **Iloprost Ibisqus** *Amp. 50µg/0.5ml*	**Thrombangitis obliterans:** 0.5-2ng/kg/min über 6h i.v.; **DANI** CrCl > 30: 100%; HD: sorgfältige Dosiseinstellung, Dosisintervall mindestens 3h; **DALI** Dosisreduktion
Naftidrofuryl Rp	HWZ 1 h
Dusodril *Kps. 100mg; Tbl. 100(ret.), 200mg* **Naftilong** *Kps. 100(ret.), 200(ret.)mg* **Nafti-ratioph.** *Kps. 100(ret.), 200(ret.)mg*	**AVK Stadium II:** 3 x 100-200mg p.o.; 3 x 100-200mg (ret.) p.o.; **DALI** KI bei Leberfunktionsstrg.

Natrium-Pentosanpolysulfat (Na-PPS) Rp	HWZ 24h, Qo 0.7, PRC B, Lact -
Fibrezym *Amp. 50mg/0.5ml* **Pentosanpolysulfat SP 54** *Tbl. 25mg; Inj.Lsg. 100mg*	**AVK Stadium IIb:** schwere akute Zustände: ini 100mg s.c. alle 12h; stufenweise reduzieren auf 1 x 100mg/d s.c.; Dauerinfusion d1–2 300mg/24h verdünnt i.v., d3–6 200mg/24h verdünnt i.v.; subakute/chron. Zustände: 3 x 100mg s.c./W; 3 x 75–100mg/d p.o.
Pentoxifyllin Rp	HWZ 1.6 h, Qo 1.0, PRC C, Lact ?
PentoHEXAL *Tbl. 400(ret.), 600(ret.)mg; Amp. 100mg/5ml, 300mg/15ml* **Rentylin** *Tbl. 400(ret.)mg* **Trental** *Tbl. 400(ret.), 600(ret.)mg; Amp. 100mg/5ml, 300mg/15ml*	**AVK Stadium IIb:** 2-3 x 400mg (ret.) p.o.; 2 x 600mg (ret.) p.o.; 1-2 x 100-600mg i.v., max. 100mg/h; **DANI** CrCl < 30: 50-70%; **DALI** Dosisreduktion

2.9.15 Gerinnungsfaktoren

Faktor I (Fibrinogen) Rp	HWZ 72-96h
Haemocomplettan P *Inf.Lsg. 1, 2g*	**Hypo-, Dys-, Afibrinogenämie:** 1-2g i.v., weiter nach Bedarf
Faktor VIIa (Eptacog alfa) Rp	HWZ 2.9h
NovoSeven *Inj.Lsg. 50, 100, 250, 400kIE*	**Angeborene Hämophilie, erworb. Hemmkörper gegen Faktor VIII u. IX:** ini 4.5kIE/kg über 2-5min i.v., dann 3-6kIE/kg pro Inj.
Faktor VIII (antihämophiles Globulin A) Rp	HWZ 8-24h
Beriate P, Haemate HS, Haemoctin, Immunate *Inj.Lsg. 250, 500, 1000IE* **Helixate, Kogenate** *Inj.Lsg. 250, 500, 1000, 2000IE* **Elocta, NovoEight** *Inj.Lsg. 250, 500, 1000, 1500, 2000, 3000 IE* **Nuwiq** *Inj.Lsg. 250, 500, 1000, 2000IE* **Obizur** *Inj.Lsg. 500 IE* **Recombinate** *Inj.Lsg. 250, 500, 1000IE*	**Hämophilie A:** 1IE/kg erhöht den Faktor-VIII-Spiegel um 2%; **erworbene Hämophilie mit Faktor VIII-Ak:** Obizur: ini 200 IE/kg i.v., weitere Gaben n. Faktor VIII-Aktivität
Faktor IX (Christmasfaktor, antihämophiles Globulin B) Rp	
Alphanine *Inj.Lsg. 500, 1000IE* **Benefix** *(rekombinant) Inj.Lsg. 250, 500, 1000, 2000, 3000IE* **Berinin P** *Inj.Lsg. 300, 600, 1200IE* **Immunine** *Inj.Lsg. 600, 1200IE* **Mononine, Octanine** *Inj.Lsg. 500, 1000IE* **Rixubis** *Inj.Lsg. 250, 500, 1000, 2000, 3000IE*	**Hämophilie B:** 1IE/kg erhöht den Faktor-IX-Spiegel um 0.5-1.5%

Faktor XIII (fibrinstabilisierender Faktor) Rp	HWZ 96-168h
Fibrogammin P *Inj.Lsg. 250, 1250IE*	**Angeborener und erworbener Faktor-XIII-Mangel:** 10-35 E/kg i.v.
Prothrombinkomplex (Faktor II, VII, IX, X) Rp	
Beriplex *Inj.Lsg. 250, 500, 1000IE* **Octaplex** *Inj.Lsg. 500IE*	**Angeborener und erworbener Mangel an Faktor II, VII, IX, X, Cumarinüberdosierung:** 1IE/kg hebt Quick-Wert um ca. 1%
Prothrombinkomplex (Faktor II, VII, VIII, IX, X) Rp	
FEIBA *Inj.Lsg. 500E, 1000IE*	**Hämophilie-A und B und erworbener Mangel an Faktor VIII, IX, XI; in Kombination mit Faktor VIII-Konzentrat für LZ-Therapie mit F VIII:** 50–100 E/kg KG (max. 100 E/kg, max. 200 E/kg/d)

2.9.16 Thrombininhibitoren

Antithrombin III Rp	HWZ 36-72h
Anbinex *Inj.Lsg. 500, 1000IE* **AT III Nf** *Inj.Lsg. 500, 1000IE* **Atenativ, Kybernin Hs** *Inj.Lsg. 500, 1000IE*	**Angeborener und erworbener AT-III-Mangel:** 1IE/kg erhöht den AT-III-Spiegel um ca. 1-1.5%

2.9.17 Enzyminhibitoren

Wm/Wi (Alpha-1-Proteinase-Inhibitor): Hemmung der Neutrophilen-Elastase ⇒ Hemmung der Proteolyse des Lungengewebes; **Wm/Wi** (C1-Esterase-Inhibitor): Hemmung des Komplementsystems; **Wm/Wi** (Conestat alfa): rekombin. Analagon des humanen C1-Esterase-Inhibitors; **Wm/Wi** (Icatibant): selektiver kompetitiver Antagonist des Bradykininrezeptors Typ 2; **UW** (Alpha-1-Proteinase-Inhibitor): Schwindel, Kopfschmerzen; **UW** (C1-Esterase-Inhibitor): Hautausschlag; **UW** (Conestat alfa): Kopfschmerzen, allergische Reaktion; **UW** (Icatibant): Erythem, Schwellung, Brennen, Jucken, Hautschmerzen, Wärmegefühl, Übelkeit, Bauchschmerzen, Schwächegefühl, Schwindel, Kopfschmerzen, verstopfte Nase, Exanthem, CK-Erhöhung, abnorme Leberfunktionswerte; **KI** (Alpha-1-Proteinase-Inhibitor): bek. Überempf., IgA-Mangel und bek. AK gegen IgA; **KI** (Conestat alfa): Allergie gegen Kaninchen, bekannte Überempfindlichkeit; **KI** (C1-Esterase-Inhibitor, Icatibant): bekannte Überempfindlichkeit

Alpha-1-Proteinase-Inhibitor Rp	HWZ 5d
Respreeza *Inf.Lsg. 1g*	**Schw. Alpha-1-Proteinase-Inhib.-Mangel:** 60mg/kg 1x/W i.v.; **DANI, DALI** keine Daten
C1-Esterase-Inhibitor Rp	HWZ 4.5d
Berinert *Inj.Lsg. 500E*	**Erbliches Angioödem:** 500-1000E i.v., ggf. Wdh. je nach Wi; **Ki.:** s. Erw.
Cinryze *Inj.Lsg. 500E*	**Erbliches Angioödem:** 1000E i.v, ggf. Wdh. nach 60 min od. früher; **Pro:** alle 3-4 d 1000E i.v. bzw. 24h vor Eingriff; **Ki.:** s. Erw.; **DANI/DALI** nicht erforderlich

Conestat alfa Rp	HWZ 2h, PRC C, Lact ?
Ruconest *Inj.Lsg. 2100IE (150IE/ml)*	**Attacke eines hereditären Angioödems:** Erw. < 84kg: 50IE/kg i.v. über 5min; > 84kg: 4200IE i.v.; max. 2 Dosen/24h; < 18J: KI; **DANI** nicht erforderlich; **DALI** keine Daten
Icatibant Rp	HWZ 1-2h PPB 44%
Firazyr *Fertigspr. 30mg/3ml*	**Attacke eines hereditären Angioödems:** 30mg s.c., max 3 x 30mg/24h; **DANI, DALI** nicht erforderlich

2.9.18 Fusionsproteine

Wm/Wi (Eltrombopag): Aktivierung der Thrombozytenproduktion über Interaktion mit der Transmembrandomäne des Thrombopoetin-Rez.;
Wm/Wi (Romiplostim): Fusionsprotein, aktiviert über den Thrombopoetin-Rezeptor die Thrombozytenproduktion;
UW (Eltrombopag): Schlaflosigkeit, Kopfschmerzen, Katarakt, Augentrockenheit, Übelkeit, Diarrhoe, Obstipation, Bauchschmerzen, Transaminasen- u. Bilirubinerhöhung, Exanthem, Juckreiz, Haarausfall, Arthralgie, Myalgie, Knochenschmerzen, Fatigue, peripheres Ödem;
UW (Romiplostim): Kopfschmerzen, Knochenmarkstrg., Thrombopenie, Schlaflosigkeit, Schwindel, Parästhesie, Migräne, Übelkeit, Dyspepsie, Bauchschmerzen, Diarrhoe, Obstipation, Pruritus, Ekchymose, Exanthem, Arthralgie, Myalgie, Knochenschmerzen, Müdigkeit, Ödeme, grippeähnliche Symptome, Schmerzen, Fieber, Asthenie, Reaktionen an der Injektionsstelle, Kontusion;
KI (Eltrombopag): bekannte Überempfindlichkeit;
KI (Romiplostim): Überempfindlichkeit gegen Romiplostim bzw E. coli-Proteine

Eltrombopag Rp	HWZ 21-32h; PPB 99%
Revolade *Tbl. 25, 50, 75mg*	**Immunthrombozytopenische Purpura mit Splenektomie; Thrombopenie b. chron. Hepatitis C; schwere aplastische Anämie:** ini 1 x 50mg p.o. (Ostasiaten 25mg), dann Dosisanpassung an Thrombozytenzahl (s. Fachinfo), max. 75mg/d; **DANI** vorsichtige Anw.; **DALI** mäßige bis schwere LI Anw. nicht empfohlen
Romiplostim Rp	HWZ 3.5d
Nplate *Inj.Lsg. 250, 500µg*	**Immunthrombozytopenische Purpura:** ini 1x/W 1µg/kg s.c., weitere Dosis je nach Thrombozytenzahl (s. FachInfo), max. 10µg/kg/W; **DANI, DALI** keine Daten

3 Pneumologie

3.1 Inhalative Beta-2-Sympathomimetika

3.1.1 SABA (short acting beta-agonist)

Wm/Wi (alle): Stimulation der Beta-2-Rezeptoren ⇒ Erschlaffung der Bronchialmuskulatur, Anregung der mukoziliären Clearance;
Wi (Fenoterol): pos. ino-/chronotrop, Relaxation der Uterusmuskulatur;
UW (Fenoterol): Tremor, Schwindel, Husten, Übelkeit, Schwitzen;
UW (Salbutamol): Tremor, Übelkeit, Kopfschmerzen, Schwindel, Palpitationen, Tachykardie, Arrhythmie, Urtikaria, Myalgien, Schlafstrg., $K^+ \downarrow$;
KI (alle): bekannte Überempfindlichkeit;
KI (Fenoterol): HOCM, tachykarde Arrhythmien;
KI (Terbutalin): Hyperthyreose, Thyreotoxikose, Tachykardie, idiopathische hypertrophe subvalvuläre Aortenstenose, Phäochromozytom

Fenoterol Rp	HWZ 3.2h, Q0 0.85
Berotec N *DA 100µg/Hub* **Dosberotec** *DA 100µg/Hub*	**Asthma bronchiale, COPD (akute Atemnot): Erw., Ki. ab 6J:** 100µg, evtl. Wdh. nach 5min; **Ki. 4-6J:** 100µg ED; **Dauerther.:** 3-4 x 100-200µg, max. 800µg/d; **4-6J:** 4 x 100µg

Salbutamol Rp	HWZ 2.7-5h, Q0 0.7, PPB 10%
Apsomol N *DA 0.1mg/Hub* **Bronchospray** *DA u. Autohaler 0.1mg/Hub* **Pentamol** *Fert.Inh.Lsg. 1.25mg/2.5ml* **SalbuHEXAL** *DA 0.1mg/Hub; Fert.Inh.Lsg. 1.25mg/2.5ml; Inh.Lsg. (1ml = 5mg)* **Salbulair N** *DA 0.1mg/Hub; Autohaler 0.1mg/Hub; Easi-Breathe 0.1mg/Hub* **Salbutamol-ratioph.** *DA 0.1mg/Hub; Fert. Inh.Lsg.1.25mg/2.5ml; Inh.Lsg. (1ml = 5mg)* **Sultanol** *DA 0.12mg/Hub; Fert.Inh.Lsg. 1.25mg/2.5ml; 2.5mg/2.5ml; Inh.Lsg. (1ml = 5mg)* **Ventilastin Novolizer** *DA 0.1mg/Hub*	**Asthma bronchiale, COPD (akute Atemnot):** 0.1-0.2mg; **Ki. < 12J:** 0.1mg; **Dauertherapie:** 3-4 x 0.1-0.2mg, max. 1.0mg/d; **Ki. < 12J:** 3-4 x 0.1mg, max. 0.4mg/d; **Akute Atemnot: Erw., Ki.4-18J:** 1.25mg über Vernebler inhalieren lassen, ggf. nach 5-10min wiederholen, max. 7.5mg/d

Terbutalin Rp	HWZ 3-4h, Q0 0.4, PPB 25%, PRC B, Lact +
Aerodur *Turbohaler 0.5mg/Hub* **Bricanyl** *Turbohaler 0.5mg/Hub*	**Asthma bronchiale, COPD (akute Atemnot): Erw., Ki. ab 5J:** 0.5mg, evtl. Wdh. nach 5min; **Dauertherapie:** 3 x 0.5mg, max. 6mg/d; **< 12J:** max. 4mg/d

3.1.2 LABA (long acting beta-agonist)

Wm/Wi (alle): Stimulation der Beta-2-Rezeptoren ⇒ Erschlaffung der Bronchialmuskulatur, Anregung der mukoziliären Clearance; **Wm/Wi** (Formoterol, Salmeterol): lang wirksame Beta-2-Sympathomimetika, nicht zur Therapie des akuten Asthma-Anfalls geeignet; **UW** (Formoterol): Kopfschmerzen, Tremor, Palpitationen; **UW** (Indacaterol): Nasopharyngitis, Infektion der oberen Atemwege, Sinusitis, Diabetes mellitus, Hyperglykämie, Kopfschmerzen, Schwindel, ischämische Herzerkrankung, Palpitationen, Husten, pharyngolaryngealer Schmerz, Rhinorrhoe, Atemwegsobstruktion, Muskelspasmus, periphere Ödeme;
UW (Olodaterol): keine häufigen bzw. sehr häufigen UW;
UW (Salmeterol): Tremor, Kopfschmerzen, Palpitationen, Muskelkrämpfe;
KI (alle): bekannte Überempfindlichkeit

Formoterol Rp	HWZ 2-3h, Q0 0.9
Atimos *DA 12µg/Hub* **Foradil P** *Inh.Kps. 12µg/Hub; DA 12µg/Hub* **Forair** *DA 12µg/Hub* **Formoterol-ratioph.** *Inh.Kps. 12µg* **Formatris** *Novolizer 6, 12µg/Hub* **Formotop** *Novolizer 6, 12µg/Hub* **Oxis** *Turbohaler 6, 12µg/Hub*	**Asthma bronchiale, COPD:** 1-2 x 6-12µg, max. 48µg/d; **Ki. > 6J:** 1-2 x 12µg/d, max. 24µg/d
Indacaterol Rp	HWZ 40-52h, PPB 95%
Onbrez Breezhaler *Inh.Kps. 150, 300µg*	**COPD:** 1 x 150-300µg, max. 300µg/d; **DANI** nicht erf.; **DALI** leichte bis mittelschwere LI: nicht erf.; schwere LI: keine Daten
Olodaterol Rp	HWZ 45h, PPB 60%
Striverdi Respimat *Inh.Lsg. 2.5µg/Hub*	**COPD:** 1 x 5µg; **DANI** nicht erforderlich; **DALI** leichte bis mittelschwere LI: nicht erforderlich; schwere LI: keine Daten
Salmeterol Rp	HWZ 5.5h, PRC C, Lact ?
Salmeterol HEXAL *DA 0.025mg/Hub* **Serevent** *DA 0.025mg; Diskus 0.05mg/Hub*	**Asthma bronchiale, COPD Dauertherapie:** 2 x 0.025-0.1mg, max. 0.2mg/d; **Ki. ab 4J:** 2 x 0.05mg

3.2 Systemische Beta-2-Sympathomimetika

Wm: Stimulation der Beta-2-Rezeptoren; **Wi:** Erschlaffung der Bronchialmuskulatur, Anregung der mukoziliären Clearance, antiallergisch;
UW (Bambuterol): Urtikaria, Exanthem, Palpitationen, Überempfindlichkeitsreakt., Verhaltensstrg., Schlafstrg., Tremor, Kopfschmerzen, Muskelkrämpfe; **UW** (Clenbuterol): Tremor, Kopfschmerzen, Unruhegefühl, Übelkeit, Palpitationen; **UW** (Orciprenalin): Nervosität, Kopfschmerzen, Schwindel, Tachykardie, Arrhythmie, Palpitationen, Husten, lokale Irritationen, Hautreaktionen, Muskelkrämpfe, Myalgie; **UW** (Reproterol): Kopfschmerzen, Unruhe, Tremor, Palpitationen, Muskelkrämpfe; **UW** (Terbutalin): Tremor, Palpitationen, Kopfschmerzen, Muskelkrämpfe, Tachykardie, Hypokaliämie, Urtikaria, Exantheme;

KI (Bambuterol): bek. Überempf., frischer MI, Tachykardie, subvalvuläre Aortenstenose; **KI** (Clenbuterol): bek. Überempf., schwere Hyperthyreose, tachykarde Arrhythmien, HOCM; **KI** (Orciprenalin): bek. Überempf., HOCM, Tachyarrhythmien, schwere Hyperthyreose, Phäochromozytom; **KI** (Reproterol): bek. Überempfindlichkeit, schwere Hyperthyreose, HOCM, Phäochromozytom; **KI** (Terbutalin): bekannte Überempfindlichkeit, Tachykardie, Hyperthyreose, Phäochromozytom, idiopathische subvalvuläre Aortenstenose

Bambuterol Rp	HWZ 13(22)h, Qo 0.45
Bambec *Tbl. 10mg*	**Asthma bronchiale, COPD:** ini 1 x 10mg p.o. z.N., nach 1-2W evtl. 1 x 20mg; **Ki. 2-6J:** 1 x 10mg p.o.; **6-12J:** s. Erw.; **DANI** CrCl < 60: 50%
Clenbuterol Rp	HWZ 34h, Qo 0.4
Spiropent *Tbl. 0.02mg;*	**Asthma bronchiale, COPD:** 2 x 0.01-0.02mg p.o.; **Ki. 0-8M:** 2 x 2.5µg; **8-24M:** 2 x 5µg; **2-4J:** 2 x 7.5µg; **4-6J:** 2 x 10µg; **6-12J:** 2 x 15µg
Reproterol Rp	HWZ 1.5h
Bronchospasmin *Amp. 0.09mg/1ml*	**Bronchospastischer Anfall, Status asthmaticus:** 0.09mg langsam i.v.; Dauerinfusion: 18-90µg/h i.v.; **Ki.:** 1.2µg/kg langsam i.v.; Dauerinfusion: 0.2µg/kg über 36-48h
Orciprenalin Rp	HWZ 2.6h, PRC C, Lact ?
Alupent *Inj.Lsg. 0.5mg/1ml; Inf.Lsg. 5mg/10ml*	**Akute Zustände bei Asthma bronchiale oder bronchopulmonalen Erkr. mit asthmatischer Komponente:** 0.5-1mg i.m./s.c.; 0.25mg unter Monitoring langsam i.v.; 5-10µg/min i.v.; **DANI, DALI** keine Daten
Salbutamol Rp	HWZ 2.7-5h, PPB 10%
Salbubronch Elixier *Gtt. (1ml enth. 1mg)* **Salbubronch Forte** *Gtt. (1ml enth. 5mg)*	**Asthma bronchiale, chron. Bronchitis, Emphysem: Ki.** 2-23M: ini 0.15mg/kg/d p.o. in 3ED, max. 0.6mg/kg/d; **Ki. 2-13J:** 2-4 x 1-2mg p.o., max. 8mg/d; **ab 14J.**, Erw.: 3-4 x 2-4mg p.o., max. 16mg/d; **DANI, DALI** keine Daten
Terbutalin Rp	HWZ 11-26h, PPB 25% PRC B, Lact +
Bricanyl *Tbl. 7.5(ret.)mg; Amp. 0.5mg/1ml* **Terbutalin AL** *Tbl. 2.5mg; Kps. 7.5(ret.)mg*	**Asthma bronchiale, COPD:** 2-3 x 2.5-5mg p.o.; 2 x 7.5mg (ret.) p.o., max. 15mg/d p.o.; bis 4 x 0.25mg s.c.; **Ki. < 3J:** 2-3 x 0.75mg p.o.; **3-6J:** 2-3 x 0.75-1.5mg p.o.; **7-14J:** 2-3 x 1.5-3mg p.o.

3.3 Inhalative Alpha- und Beta-Sympathomimetika

Wm: Stimulation von Alpha-/Beta-Rezeptoren;
Wi: Bronchodilatation, Abschwellung der Schleimhäute im Bereich der Luftwege;
UW (Epinephrin inhalativ): Herzklopfen, Rhythmusstörung, Blutzuckeranstieg;
KI (Epinephrin inhalativ): bekannte Überempfindlichkeit, paroxysmale Tachykardie, Engwinkelglaukom, hochfrequente absolute Arrhythmie

Epinephrin (Adrenalin) Rp	HWZ 1-3 min
InfectoKrupp Inhal *Inh.Lsg. (4mg/ml = 0.56mg/Hub)*	**Akute stenosierende Laryngotracheitis:** 7-14 Hübe über Vernebler applizieren

3.4 Inhalative Anticholinergika

3.4.1 SAMA (short acting muscarinergic-antagonist)

Wm/Wi: Hemmung der vagusinduzierten Reflexbronchokonstriktion, Freisetzung bronchospastisch wirksamer Mediatoren ↓;
UW (Ipratropium): Kopfschmerzen, Schwindel, Husten, Rachenreizung, trockener Mund, Übelkeit, Geschmacksstörung, gastrointestinale Mobilitätsstörungen;
KI: bek. Überempfindlichkeit, auch gegen Atropinderivate

Ipratropiumbromid Rp	HWZ 4h, PRC B, Lact ?
Atrovent *DA 20µg/Hub; Fert.Inh.Lsg. 0.25mg/2ml; 0.5mg/2ml* **Atrovent Ls** *Inh.Lsg. (1ml = 0.25mg)* **Iprabronch** *Inh.Lsg. 0.25mg/1ml; 0.5mg/2ml* **Ipratropium Teva** *Inh.Lsg. 0.25mg/1ml; 0.5mg/2ml* **Ipratropiumbromid HEXAL** *DA 20mg/Hub*	**Asthma bronchiale, COPD:** DA: 3-6 x 20-40µg, max. 240µg/d; **Ki.:** s. Erw.; Inh.Lsg.: 3-4 x 0.5mg; **Ki. 6-12J:** 3-4 x 0.25mg; < **6J:** 3-4 x 0.1-0.25mg

3.4.2 LAMA (long acting muscarinergic-antagonist)

Wm/Wi: Hemmung der vagusinduzierten Reflexbronchokonstriktion, Freisetzung bronchospastisch wirksamer Mediatoren ↓;
UW (Aclidinium): Sinusitis, Nasopharyngitis, Kopfschmerz, Husten, Diarrhoe;
UW (Glycopyrronium): trockener Mund, Insomnie, Kopfschmerzen, Gastroenteritis, Harnweginfekt; **UW** (Tiotropium): trockener Mund; **UW** (Umeclidinium): Nasopharyngitis, Infektion der oberen Atemwege, Infektion der Harnwege, Sinusitis, Kopfschmerzen, Tachykardie, Husten;
KI (alle): bek. Überempfindlichkeit, auch geg. Atropinderivate

Aclidiniumbromid Rp	HWZ 2-3h
Eklira Genuair *Inh.Pulver 322µg/Hub* **Bretaris Genuair** *Inh.Pulver 322µg/Hub*	**COPD:** 2 x 322µg/d; **DANI** nicht erforderlich; **DALI** nicht erforderlich
Glycopyrroniumbromid Rp	HWZ 33-57h
Seebri Breezhaler *Inh.Kps. 44µg* **Tovanor Breezhaler** *Inh.Kps. 44µg*	**COPD:** 1 x 44µg/d; **DANI** CrCl > 30: 100%; < 30: vorsichtige Anw.; **DALI** nicht erforderl.

Tiotropiumbromid Rp	HWZ 5-6d, PRC C, Lact ?
Spiriva *Inh.Kps. 18µg* **Spiriva Respimat** *DA 2.5µg/Hub*	**COPD:** Inh.Kps.: 1 x 18µg, max. 18µg/d; DA: 1 x 5µg, max. 5µg/d; **Asthma bronchiale** zusätzlich zu inhal. Glukokortikoid + LABA; DA: 1 x 5µg; **DANI** CrCl > 50: 100%; < 50: vorsichtige Anwendung; **DALI** nicht erforderlich
Umeclidiniumbromid Rp	HWZ 19h
Incruse Ellipta *55µg*	**COPD:** 1 x 55µg/d, max. 55µg/d **DANI** nicht erf.; **DALI** schwere LI: vors. Anw.

3.4.3 Kombinationen

Wm/Wi (Vilanterol): selektiver, langwirksamer beta-2-adrenerger Agonist ⇒ zyklisches AMP ↑ ⇒ Relaxation der glatten Bronchialmuskulatur, Hemmung der Freisetzung von Mediatoren d. allerg. Sofortreaktion; **UW** (Aclidinium + Formoterol): Nasopharyngitis, Sinusitis, Harnwegsinf., Zahnabszesse, Schlafstg., Angstzustände, Kopfschmerzen, Schwindel, Tremor, Husten, Diarrhoe, Übelkeit, Mundtrockenheit, Myalgie, Muskelkrämpfe, Ödeme, CK ↑; **UW** (Umeclidinium + Vilanterol): Harnwegsinf., Sinusitis, Nasopharyngitis, Pharyngitis, Inf. der oberen Atemwege, Kopfschmerzen, Husten, Schmerzen im Oropharynx, Obstipation, trockener Mund

Aclidiniumbromid + Formoterol Rp	
Brimica Genuair *Inh.Pulver 340+12µg/Hub* **Duaklir Genuair** *Inh.Pulver 340+12µg/Hub*	**COPD:** 2 x 340 + 12µg/d; **DANI, DALI:** nicht erforderl.
Glycopyrroniumbromid + Indacaterol Rp	
Ultibro Breezhaler *Inh.Kps. 43+85µg* **Ulunar Breezhaler** *Inh.Kps. 43+85µg*	**COPD:** 1 x 43 + 85µg/d; **DANI:** CrCl > 30: 100%; < 30: vorsichtige Anw.; **DALI:** schwere LI: vorsichtige Anw.
Ipratropiumbromid + Fenoterol Rp	
Berodual N *DA 0.02mg+0.05mg/Hub* **Berodual Ls** *Inh.Lsg., Pumpspender (1ml = 0.25+0.5mg; 1Hub = 0.1ml)* **Duovent** *DA 0.02mg+0.05mg/Hub*	**Asthma bronchiale, COPD:** DA: **Erw., Ki. ab 6J:** 3-4 x 0.02-0.04+0.05-0.1mg; **Akut-Ther. plötzlicher Bronchialkrämpfe:** Berodual Ls: **Erw., Ki. ab 12J:** 1-2.5, max. 4ml inhalieren; **Ki. 6-12J.:** 0.5-2ml inhalieren; **Pro. Anstrengungsasthma, allerg. Asthma:** Berodual LS: **Erw., Ki. ab 6J:** 0.1-0.2ml inhal.
Ipratropiumbromid + Salbutamol Rp	
Ipramol, SalbuHEXAL plus Ipratropiumbromid *Inh.Lsg. (2.5ml = 0.5+2.5mg)*	**COPD:** Erw., **Ki. ab 12J:** 3-4 x 0.5 +2.5mg inhalieren; **DANI, DALI** keine Daten
Umeclidiniumbromid + Vilanterol Rp	PRC C, Lact ?
Anoro Ellipta *Inh.Pulver 55+22µg*	**COPD**: 1 x 55+22µg p.i.; **DANI** nicht erford.; **DALI** vorsichtige Anwendung bei schwerer LI
Tiotropiumbromid + Olodaterol Rp	
Spiolto Respimat *DA 2.5+2.5µg/Hub*	**COPD:** 1 x 5+5µg p.i.; **DANI, DALI** nicht erf.

3.5 Inhalative Glukokortikoide

Wi: Entzündungsreakt. ↓, Empfindlichkeit v. Beta-Rezeptoren ↑, antiallergisch, antiödematös, antiexsudativ; **UW** (Beclometason): Laryngitis, Pharyngitis, Übelkeit, Dyspepsie, Husten; **UW** (Budesonid): oropharnygeale Candida-Inf., Reizungen im Rachenraum, Husten, Heiserkeit; **UW** (Ciclesonid): keine sehr häufigen bzw. häufigen UW; **UW** (Fluticason): Heiserkeit, Blutergüsse, Pneumonie bei COPD-Patienten, Candidose der Mund- u. Rachenschleimhaut; **UW** (Mometason): Candidose, Pharyngitis, Dysphonie, Kopfschmerzen; **KI** (alle): bekannte Überempfindlichkeit

Beclometason Rp	
BecloHEXAL *DA 0.1mg/Hub* **Beclomet** *Easyhaler 0.1, 0.2, 0.4mg/Hub* **Beclometason-ratioph.** *DA 0.05, 0.1, 0.2, 0.25mg/Hub* **Junik** *DA 0.05, 0.1mg/Hub; Autohaler 0.05, 0.1mg/Hub* **Sanasthmax** *DA 0.05, 0.25mg/Hub; Jetspacer 0.05, 0.25mg; Inh.Susp. 0.4mg/1ml* **Ventolair** *DA 0.05, 0.1, 0.25mg/Hub*	**Asthma bronchiale, COPD:** 2 x 0.2-0.5mg, max. 1.5-2mg/d; **Ki. 6-12J:** 2 x 0.25mg, max. 0.5mg/d; **Rauchgasinhalation:** unmittelbar nach Exposition 0.4mg, nach ambulanter Aufnahme erneut 0.4mg, nach weiteren 2h 0.4mg; bei persistierenden Symptomen alle 2h 0.4mg bis zum Abklingen; **Asthma bronchiale, COPD:** 2 x 0.2-0.4mg, max. 1.6mg/d; **Ki. < 12J:** 1-2 x 0.1-0.2mg, max. 0.8mg/d; Inh.Lsg.: 2 x 0.5-1mg über Vernebler

Budesonid Rp	HWZ 2-3 h, PRC C, Lact ?
Budes N, Budiair *DA 0.2mg/Hub* **Cyclocaps Budesonid** *Inh.Kps. 0.1, 0.2, 0.4, 0.8mg* **Larbex** *Inh.Lsg. 0.5mg/2ml* **Miflonide** *Inh.Kps. 0.2, 0.4mg* **Novopulmon** *Novolizer 0.2, 0.4mg/Hub* **Pulmicort** *Turbohaler 0.2, 0.4mg/Hub; Inh.Lsg. 0.5mg/2ml, 1mg/2ml*	**Asthma bronchiale, COPD:** 2 x 0.2-0.4mg, max. 1.6mg/d; **Ki. < 12J:** 1-2 x 0.1-0.2mg, max. 0.8mg/d; Inh.Lsg.: 2 x 0.5-1mg über Vernebler

Ciclesonid Rp	
Alvesco *DA 80, 160µg/Hub*	**Asthma bronchiale:** ini 1 x 160µg, ggf. reduzieren auf 1 x 80µg; **DANI** nicht erforderlich

Fluticason Rp	HWZ 7.8 h, PRC C, Lact ?
Fluticason Cipla *DA 0.125, 0.25mg/Hub* **Flutide** *DA 0.05, 0.125, 0.25mg/Hub; Diskus 0.05, 0.1, 0.25, 0.5mg;* **FlutiHEXAL** *DA 0.125, 0.25mg/Hub*	**Asthma bronchiale, COPD:** 2 x 0.25-0.5mg; **Ki. > 4J:** 2 x 0.05-0.1mg

Mometason Rp	HWZ 4.5h
Asmanex *Twisthaler 200, 400µg/Hub*	**Asthma bronchiale:** 1-2 x 200µg, 1 x 400µg, max. 2 x 400µg

3.5.1 Kombinationen

Wm/Wi: Stimulation der Beta-2-Rezeptoren ⇒ Erschlaffung der Bronchialmuskulatur ⇒ Bronchodilatation, Anregung der mukoziliären Clearance, Entzündungsreaktion ↓, Empfindlichkeit von Beta-Rezeptoren ↑; **Wm/Wi** (Vilanterol): selektiver, langwirksamer beta-2-adrenerger Agonist ⇒ zyklisches AMP ↑ ⇒ Relaxation der glatten Bronchialmuskulatur, Hemmung der Freisetzung von Mediatoren der allergischen Sofortreaktion;
UW (Formoterol + Beclometason): Pharyngitis, Kopfschmerzen, Dysphonie;
UW (Formoterol + Budesonid): Candidiasis Mund/Rachenraum, Kopfschmerzen, Tremor, Palpitationen, leichte Reizung des Rachens, Husten, Heiserkeit; **UW** (Salmeterol + Fluticason): Kopfschmerzen, Nasopharyngitis, Candidiasis Mund/Rachenraum, Pneumonie, Bronchitis, Hypokaliämie, Heiserkeit, Dysphonie, Sinusitis, Blutergüsse, traumatische Frakturen, Arthralgien, Myalgien; **UW** (Vilanterol + Fluticason): Pneumonie, Infektion der oberen Atemwege, Bronchitis, Influenza, Candidiasis im Mund- und Rachenraum, Kopfschmerzen, Nasopharyngitis, Schmerzen im Oropharynx, Sinusitis, Pharyngitis, Rhinitis, Husten, Dysphonie, Bauchschmerzen, Arthralgie, Rückenschmerzen, Frakturen, Fieber; **KI:** bek. Überempfindlichkeit

Formoterol + Beclometason Rp	
Inuvair *DA 6+100µg/Hub* **Formodual** *DA 6+100µg/Hub* **Foster** *DA 6+100, 6+200µg/Hub; Nexthaler 6+100, 6+200µg/Hub* **Kantos** *DA 6+100, 6+200µg/Hub; Nexthaler 6+100, 6+200µg/Hub*	**Asthma bronchiale:** Erhaltungstherapie: 2 x 6-12 + 100-400µg; Erhaltungs- und Bedarfstherapie: 2 x 6 + 100µg, ggf. 6 zusätzliche Gaben bis max. 48 + 800µg/d; **COPD:** 2 x 12 + 200µg; Pat. < 18J: nicht empf.; **DANI, DALI** keine Daten
Formoterol + Budesonid Rp	
DuoResp *Spiromax 4.5+160, 9+320µg/Hub* **Symbicort** *Turbohaler 4.5+80, 4.5+160, 9+320µg/Hub*	**Asthma bronchiale:** Erhaltungsther.: 2 x 4.5+80-160mg - 9+320µg; zusätzliche Bedarfsth. möglich mit 4.5+160µg, max. 12 Inh./d mit 4.5+160µg f. begrenzten Zeitraum; DuoResp: nur Erw. ab18J; Symbicort: **Ki. 6-12J:** 2 x 2 Inh.; Erhaltungs- u. Bedarfsther.: 2 x 1 Inh., max. 12 Inh./d; 4.5+160µg: Erhaltungsther.: 2 x 1-2 Inh., max. 8 Inh./d; **12-17J:** 2 x 1-2 Inh.; Erhaltungs- u. Bedarfsther.: 2 x 1-2 Inh., max. 12 Inh./d; 9+320µg: 2 x 1 Inh., max. 4 Inh./d; **COPD:** 4.5+160µg: 2 x 2 Inh.; 9+320µg: 2 x 1 Inh.
Formoterol + Fluticason Rp	
Flutiform *DA 5+50, 5+125, 10+250µg/Hub*	**Asthma bronchiale:** Erw.: 2 x 5-10 + 50-250µg; **Ki ab 12J.:** 2 x 5-10 + 50-125µg; **DANI, DALI** keine Daten

Salmeterol + Fluticason Rp	
Airflusal Forspiro *Inh.Pulver 50+500µg* **Atmadisc** *DA 25+50, 25+125, 25+250µg/Hub; Diskus 50+100, 50+250, 50+500µg* **Rolenium** *Inh.Pulver 50+250µg, 50+500µg* **Seretide** *DA 25+125, 25+250µg/Hub; Diskus 50+250, 50+500µg* **Serroflo** *DA 25+125, 25+250µg/Hub* **Viani** *DA 25+50, 25+125, 25+250µg/Hub; Diskus 50+100, 50+250, 50+500µg*	**Asthma bronchiale:** 2 x 50+100-500µg; **Ki. 4-12J:** 2 x 50+100µg; **COPD:** 2 x 50+500µg; **DANI** nicht erforderlich; **DALI** keine Daten

Vilanterol + Fluticason Rp	
Relvar Ellipta *Inhalationspulver 22+92, 22+184µg*	**Asthma bronchiale:** Erw., **Ki. ab 12J:** 1 x 22+92-184µg; **COPD:** Erw. ab 18J: 1 x 22+92µg; **DANI** nicht erford.; **DALI** vorsichtige Anw.; Child B, C: max. 22+92µg/d

3.6 Methylxanthine

Wm: Hemmung der intrazell. Phosphodiesterase ⇒ cAMP ↑; **Wi:** Bronchospasmolyse, zentr. Atemstimulation, positiv ino-, chronotrop, Vasodilatation (Ausnahme Hirngefäße), Diurese ↑;
UW (Aminophyllin, Theophyllin): Tachykardie, Arrhythmie, Palpitationen, RR ↓, Magen-Darm-Beschwerden, Übelkeit, Erbrechen, Diarrhoe, Hypokaliämie, Hyperkalziämie, Hyperglykämie, Hyperurikämie, Kopfschmerzen, Erregungszustände, Tremor, Unruhe, Schlaflosigkeit, Schwindel, Krampfanfälle, verstärkte Diurese, Krea ↑;
KI (Aminophyllin, Theophyllin): bek. Überempf., frischer MI, akute tachykarde Arrhythmien

Aminophyllin Rp	HWZ 6h, Qo 0.8, PRC C, Lact ?
Aminophyllin 125 *Tbl. 125mg*	**Asthma bronchiale, COPD:** 11-13mg/kg p.o. in 3-4 ED; **Ki. 6-8J:** 24mg/kg/d; **8-12J:** 20mg/kg/d; **12-16J:** 18mg/kg/d; Dosisanpassung an Serumspiegel

Theophyllin Rp	HWZ (5-10)h, Qo 0.8, ther. Serumspiegel: 8-20mg/l
Bronchoparat *Amp. 200mg/10ml* **Bronchoretard** *Kps. 100(ret.), 200(ret.), 350(ret.), 500(ret.)mg* **Contiphyllin** *Tbl. 300(ret.)mg* **Euphylong** *Kps. 125(ret.), 200(ret.), 250(ret.), 300(ret.), 375(ret.) mg, Amp. 200mg/10ml* **Solosin** *Tbl. 135(ret.), 270(ret.)mg; Gtt. (24Gtt. = 104mg); Amp. 624mg/15ml* **Theophyllin-ratioph.** *Kps. 125(ret.), 250(ret.), 375(ret.), 500(ret.)mg* **Uniphyllin** *300(ret.), 400(ret.), 600(ret.)mg*	**Asthma bronchiale, COPD:** 11-13mg/kg/d p.o. in 2ED; **Ki. 1-8J:** 24mg/kg/d p.o.; **8-12J:** 20mg/kg/d p.o.; **12-16J:** 18mg/kg/d p.o.; Dosisanpassung an Theophyllinserumspiegel; **akute Bronchokonstr.:** ohne Theophyllinvorbehandlung: 4-5mg/kg über 20min i.v.; mit Theophyllinvorbeh.: 2-2.5mg/kg in 20min i.v.; Erh.Dos. 9.5mg/kg/d i.v.; Raucher: 15mg/kg/d i.v.; > 60J: 5.5mg/kg/d i.v.; **Ki. 6M-9J:** 19mg/kg/d i.v.; **9-16J:** 15mg/kg/d i.v.; Dosisanp. an Theophyllinserumspiegel; **DANI** nicht erforderlich

3.7 Leukotrienrezeptorantagonisten

Wm: Blockade der Leukotrienrezeptoren; **Wi:** Bronchodilatation, bronchiale Hyperreagibilität ↓; **UW:** Infektion der oberen Atemwege, Fieber, Diarrhoe, Nausea, Erbrechen, Erhöhung von GOT/GPT, Ausschlag, Pyrexie; **KI:** bekannte Überempfindlichkeit

Montelukast Rp	HWZ 2.7-5h, PRC B, Lact -
Monkasta *Tbl. 10mg* **Montelair HEXAL, Montelubronch** *Tbl. 10mg; Kautbl. 4, 5mg; Gran. 4mg* **Montelukast AL** *Tbl. 10mg; Kautbl. 4, 5mg* **Singulair** *Tbl. 10mg; Kautbl. 4, 5mg; Gran. 4mg*	**Asthma bronchiale:** 1 x 10mg p.o. z.N.; **Ki. 6-14J:** 1 x 5mg p.o. z.N.; **6M-5J:** 1 x 4mg; **DANI** nicht erforderlich; **DALI** Child-Pugh < 9: 100%; > 9: keine Daten

3.8 Phosphodiesterase-4-Inhibitor

Wm/Wi: Phosphodiesterase-4-Inhibitor, nicht-steroidale antiinflammatorische Substanz ⇒ cAMP-Spiegel intrazellulär ↑ ⇒ systemische u. pulmonale Entzündung ↓;
UW: Gewicht ↓, Appetit ↓, Schlafstrg., Kopf-/Bauchschmerzen, Diarrhoe, Übelkeit;
KI: Überempfindlichkeit, Child-Pugh B/C

Roflumilast Rp	HWZ 17 (30)h, PPB 99%, PRC C, Lact -
Daxas *Tbl. 500µg*	**Begleittherapie bei schwerer COPD/häufiger Exazerbation:** 1 x 1 Tbl.; **DANI** nicht erforderl.; **DALI** Child A: vorsichtige Anw., Child B/C: KI

3.9 Sekreto- und Mukolytika

Wm/Wi (ACC): Spaltung von Disulfidbrücken der Schleimproteine ⇒ Sputumviskosität ↓;
Wm/Wi (Ambroxol, Bromhexin): Schleimproduktion ↑ ⇒ Sputumviskosität ↓;
Wm/Wi (Carbocistein): Hemmung der Becherzellhyperplasie und der Neuraminidaseaktivität ⇒ Hemmung des Bradykininsystems über Sialoglykoproteine ⇒ Sputumviskosität ↓;
Wm/Wi (Mannitol): verändert viskoelastische Eigenschaften des Schleims, steigert Hydration der periziliären Solschicht und hat mukoziliäre Aktivität ⇒ verstärkte Sputumclearance;
Wm (Tyloxapol): Oberflächenspannung u. Mucusviskosität ↓;
UW (ACC): keine sehr häufigen bzw. häufigen UW;
UW (Ambroxol): i.v.: Tachykardie, Palpitationen, Übelkeit, Erbrechen; p.o.: Übelkeit;
UW (Bromhexin): keine sehr häufigen bzw. häufigen UW;
UW (Carbocistein): Sodbrennen, Übelkeit, Erbrechen, Diarrhoe, Kopfschmerzen;
UW (Mannitol): Kopfschmerzen, Husten, Hämoptysen, Rachen-/Kehlkopfschmerzen, Thoraxbeschwerden, Giemen, Rachenreizung, (posttussives) Erbrechen, Asthma;
UW (Tyloxapol): Überempfindlichkeitsreaktion, Übelkeit, initialer Hustenreiz;
KI (ACC, Bromhexin): bekannte Überempfindlichkeit;
KI (Carbocistein): bek. Überempfindlichkeit, akute Magen-Darm-Ulzera;
KI (Mannitol): bek. Überempfindlichkeit, bronchiale Hyperreaktivität gegen inh. Mannitol;
KI (Tyloxapol): Lungenödem, Flüssigkeitsansammlung in der Lunge, Sekretstau durch Strg. des Abtransportes des Schleims aus der Lunge, Grav./Lakt.

Acetylcystein (ACC) OTC/Rp	HWZ 2h, Q0 0.7, PRC B, Lact ?
ACC HEXAL *Tbl. 100, 200, 600mg; Brausetbl. 100, 200, 600mg; Saft (5ml = 100mg); Amp. 300mg/3ml* **Fluimucil** *Brausetbl. 200, 600mg; Gran. 200mg; Saft (5ml = 100mg); Amp. 300mg/3ml, 5g/25ml* **NAC-ratioph.** *Trinktbl. 200, 600mg; Brausetbl. 200, 600mg; Gran. 200, 600mg; Amp. 300mg/3ml* **NAC Stada akut** *Brausetbl. 600mg*	**Erkältungsbedingte Bronchitis:** 600mg/d in 1-3ED; **Ki. 6-14J:** 3-4 x 100mg p.o.; **Akute/chronische bronchopulmonale Erkrankung:** 2-3 x 200-300mg p.o.; 1 x 600mg p.o.; 1-2 x 300mg i.v.; **Ki. < 2J:** 2-3 x 50mg p.o.; **2-5J:** 2-3 x 100mg p.o.; **6-14J:** 3-4 x 100mg p.o.; **Mukoviszidose: Ki. < 2J:** 3 x 50mg p.o.; **2-6J:** 4 x 100mg p.o.; **> 6J:** 3 x 200mg p.o.; **Paracetamolintoxikation:** → 445 DANI nicht erforderlich
Ambroxol OTC/Rp	**HWZ 9h, Q0 0.9, PPB 85%**
AmbroHEXAL *Tbl. 30mg; Brausetbl. 60mg; Gtt. (1ml= 7.5mg); Saft (5ml = 15, 30mg);* **Lindoxyl K** *Supp. 15mg* **Mucosolvan** *Tbl. 60mg; Brausetbl. 60mg; Lutschtbl. 15mg; Kps. 75(ret.)mg; Gtt. (20Gtt. = 15mg); Saft (5ml = 30mg); Inh.Lsg. (1ml = 7.5mg); Amp. 15mg/2ml; Inf.Lsg. 1g/50ml* **Paediamuc** *Saft (5ml = 15mg)*	**Akute/chronische bronchopulmonale Erkrankung:** ini 2-3 x 30mg p.o., nach 3d 2 x 30mg od. 3 x 15mg; 1 x 75mg (ret.) p.o.; 2-3 x 15-30mg i.v.; 1-2 x 2-3ml inhalieren; **Ki. < 2J:** 2 x 7.5mg p.o./i.v.; 1 x 15mg rect.; **2-5J:** 3 x 7.5mg p.o./i.v.; 2 x 15mg rect.; **6-12J:** 3 x 15mg p.o./i.v.; 2-3 x 15mg rect.; **Atelektasenpro. Intensivpatient:** 1 x 1g über 3-4h i.v.; **Atemnotsyndrom FG- u. NG:** 30mg/kg/d in 4ED i.v.
Bromhexin OTC	**HWZ 1h**
Bisolvon *Tbl. 8mg; Saft (5ml = 8mg)* **Bromhexin Berlin Chemie** *Tbl. 8mg, Gtt. (1ml = 12mg)* **Bromhexin KM** *Tbl. 12mg; Gtt. (1ml = 8, 12mg); Saft (10ml = 8mg)*	**Akute/chronische bronchopulmonale Erkrankung:** 3 x 8-16mg p.o.; **Ki. 3-6J:** 3 x 4mg p.o.; **6-14J:** 3 x 8mg p.o.
Carbocistein Rp	**HWZ 23 min**
Transbronchin *Kps. 375mg*	**Akute/chronische bronchopulmonale Erkr.:** Erw., **Ki. ab 13J.:** 3 x 750mg p.o.; **DANI, DALI** keine Angaben
Mannitol Rp	**HWZ 4-5h, PRC B, Lact ?**
Bronchitol *Inh.Kps. 40mg*	**Mukoviszidose:** 2 x 400mg p.i.; nach Initialdosis-Test (s. Fachinfo); **DANI, DALI** nicht erforderlich
Tyloxapol OTC	
Tacholiquin *Inh.Lsg. 1%*	**Entzündungen/akute/chron. Reizzustände d. Atemwege:** 3-5 x 5ml d. 1%-Lsg. inhalieren; bei Dauerinh. 0.1%- od. 1%-Lsg. verwenden

3.10 Antitussiva

Wm/Wi: (Codein): Bindung an supraspinale Opiatrezeptoren (μ) ⇒ zentral analgetisch und antitussiv (dosisabhängig); **Wm/Wi** (Dextromethorphan, Pentoxyverin): Derivat d. Levorphanols ⇒ antitussiv, nur schwaches Abhängigkeitspotenzial; **Wm/Wi** (Dihydrocodein): opioid-agonistische Wirkung ⇒ antitussiv, zentral analgetisch; **Wm/Wi** (Dropropizin): vagale Afferenzen in der Lunge ↓ ⇒ Unterbrechung des Hustenreflexes; **Wm/Wi** (Noscapin): Hemmung des Hustenzentrums im Gehirn ⇒ Häufigkeit, Intensität von Hustenstößen ↓;
UW (Codein): Kopfschmerzen, Schläfrigkeit, Übelkeit, Erbrechen, Obstipation;
UW (Dextromethorphan, Pentoxyverin): Müdigkeit, Schwindel, Übelkeit/Erbrechen, Magen-Darm-Beschwerden; **UW** (Dihydrocodein): Sedierung, Kopfschmerzen, Schwindel, Obstipation, Übelkeit, Erbrechen, Abdominalschmerz, Mundtrockenheit; **UW** (Dropropizin): keine sehr häufigen bzw. häufigen UW; **UW** (Noscapin): Kopfschmerzen, Benommenheit;
KI (Codein): bek. Überempfindlichkeit, Ateminsuffizienz, Atemdepression, Pneumonie, akuter Asthmaanfall, Koma, Ki. < 12J., nahende Geburt, drohende Frühgeburt, tiefe Bewusstlosigkeit; **KI** (Dextromethorphan, Pentoxyverin): bek. Überempfindlichkeit, Ateminsuffizienz, -depression, Pneumonie, Asthma bronchiale, COPD, Lakt.;
KI (Dihydrocodein): bek. Überempfindlichkeit, Ateminsuffizienz, Asthmaanfall, akute/chron. Pankreatitis; **KI** (Dropropizin): bek. Überempf., eingeschränkte Leber-/Nierenfkt., Ki. < 12J, schwere Herz-/Kreislaufbeschwerden, Grav./Lakt., Asthma bronchiale; **KI** (Noscapin): bek. Überempfindlichkeit, produktiver Husten; **KI** (Pentoxyverin): bek. Überempfindlichkeit gegen P. , Methyl(4-hydroxybenzoat), Propyl(4-hydroxybenzoat); Grav./Lakt., Ki. < 2J.

Codein Rp	HWZ 3-5h, PRC C, Lact +
Bronchicum Mono Codein *Gtt. (30Gtt= 24mg)* **Codeintropfen-CT** *Gtt. (20Gtt. = 20mg)* **Codicaps Mono** *Kps. 30mg* **Codicompren** *Tbl. 50(ret.)mg* **Tryasol Codein** *Gtt. (30Gtt. = 30mg); Lsg. (10ml = 25mg)*	**Reizhusten:** 2-4 x 30-50mg p.o.; 2 x 30-50mg (ret.), max. 200mg/d;
Dextromethorphan OTC	HWZ 1.2-2.2h
Dextro Bolder *Pastillen 7.7mg* **Hustenstiller-ratioph. Dmp** *Kps. 30mg* **Wick Husten** *Pastillen 7.3mg; Saft (15ml = 15mg)*	**Reizhusten:** Kps.: 30mg alle 6h p.o., max. 120mg/d; **Ki. 1-6J:** Saft: 3 x 5ml; **7-12J:** 3 x 7.5ml; **>13J:** 3 x 15ml
Dihydrocodein Rp	HWZ 3.3-5.8h
DHC *Tbl. 60(ret.), 90(ret.), 120(ret.)mg* **Paracodin** *Tbl. 6.7mg; Saft (1ml = 2.43mg); Gtt. (20Gtt. = 10mg)* **Tiamon** *Kps. 23.4(ret.)mg*	**Reizhusten:** 1-3 x 10-30mg p.o.; 1-2 x 40-80mg (ret.); **mäßig starke bis starke Schmerzen:** 2 x 60-120mg (ret.) p.o.
Dropropizin OTC	HWZ 2h
Larylin Hustenstiller *Pastillen 20mg; Saft (10ml = 30mg)*	**Reizhusten:** 1-3 x 20-60mg p.o., max. 180mg/d; **DANI, DALI** KI

Noscapin Rp	HWZ 4.5h
Capval *Tbl. 25mg; Gtt. (30Gtt. = 25mg); Saft (5ml = 25mg)*	**Reizhusten: Tbl.:** 1-3 x 50mg p.o.; **Ki. > 6M:** 2 x 12.5mg p.o.; **3-12J:** 3 x 25mg; **Saft:** 3 x 10ml; **Ki. > 6M:** 2 x 2.5ml; **3-12J:** 3 x 5ml; **Gtt.:** 6 x 30Gtt.; **Ki. > 6M:** 6 x 8Gtt.; **3-12J:** 6 x 15Gtt.
Pentoxyverin OTC	HWZ 2-6h
Sedotussin *Saft (5ml = 6.76mg); Gtt. (1ml = 19mg);* **Silomat Pentoxyverin** *Saft (10ml = 13.5mg); Gtt. (30Gtt. = 30mg)*	**Reizhusten:** 4-6 x 20-30mg, max. 120mg/d p.o.; 2 x 50mg p.o.; **Ki. 2-5J:** 0.5-1mg/kg/d p.o. in 3ED; **6-14J:** 1-2mg/kg/d p.o. in 3ED

3.11 Antihistaminika

Wm/Wi (alle): kompetitive Blockade von H1-Rezeptoren ⇒ antiallergisch;
UW (Azelastin): Müdigkeit, Schläfrigkeit, Mundtrockenheit;
UW (Cetirizin): Müdigkeit, Schläfrigkeit, Bauchschmerzen, Kopfschmerzen, Schwindel, Agitiertheit, Mundtrockenheit, Übelkeit, Pharyngitis, Rhinitis;
UW (Clemastin): Sedierung, Erregungszustände des ZNS, Somnolenz;
UW (Desloratadin): Diarrhoe, Fieber, Schlaflosigkeit, Kopfschmerzen, Müdigkeit;
UW (Dimetinden): Erschöpfung, Schläfrigkeit, Nervosität;
UW (Ebastin, Hydoxyzin): Somnolenz, Kopfschmerzen, Mundtrockenheit;
UW (Fexofenadin): Kopfschmerzen, Schläfrigkeit, Schwindel, Übelkeit;
UW (Levocetirizin): Somnolenz, Kopfschmerzen, Schwindel, Pharyngitis, Rhinitis, Bauchschmerzen, Mundtrockenheit, Übelkeit, Müdigkeit;
UW (Loratadin): Kopfschmerzen, Nervosität, Müdigkeit;
UW (Mizolastin): Diarrhoe, Übelkeit, Abdominalschmerzen, Mundtrockenheit;
UW (Rupatadin): Somnolenz, Kopfschmerzen, Schwindel, Müdigkeit, Schwäche, Mundtrockenheit;
KI (Cetirizin): bek. Überempf., schwere Niereninsuffizienz;
KI (Clemastin): bek. Überempf., Porphyrie, Leber-, Niereninsuffizienz;
KI (Dimetinden): bek. Überempf., Ki. < 3J.;
KI (Ebastin): bek. Überempf., schwere Leberinsuffizienz; **KI** (Hydroxyzin): bek. Überempf., Porphyrie, QT-Zeit-Verlängerung, Engwinkelglaukom, Prostataadenom mit Restharnbildung, Th. mit MAO-Hemmern, Intoxikation mit Alkohol/zentraldämpfenden Med., Ki. < 6 J., Grav./Lakt.;
KI (Levocetirizin): bek. Überempf., schwere Niereninsuffizienz;
KI (Mizolastin): bek. Überempf. gleichzeitige Th. mit Makroliden/Imidazol-Antimykotika/QT-Zeit-verlängernden Medikamenten, schwere Leberfkt.strg., manifeste Herzerkr./Arrythmien, QT-Zeit-Verlängerung, Strg. d. Elektrolythaushaltes, relevante Bradykardie;
KI (Terfenadin): bek. Überempf., schwere Leberfkt.strg., gleichz. Th. mit Azolabkömmlingen/ Makroliden/Mibefradildihydrochlorid, QT-Verlängerung, QT-verlängernde Umstände

Azelastin Rp	HWZ 20h, PRC C, Lact -
Allergodil *Tbl. 2mg*	**Allerg. Rhinitis: Erw., Ki. ab 6J:** 2 x 2mg p.o.

Cetirizin OTC	HWZ 7.4 h, Qo 0.3, PRC B, Lact ?
Cetiderm *Tbl. 10mg* **Cetirizin 1A** *Tbl. 10mg* **Cetirizin HEXAL** *Tbl. 10mg; Gtt. (20Gtt. = 10mg); Saft (10ml = 10mg)* **Reactine** *Tbl. 10mg* **Zyrtec** *Tbl. 10mg; Gtt. (20Gtt. = 10mg); Saft (10ml = 10mg)*	**Allergische Rhinokonjunktivitis, Urtikaria:** 1 x 10mg p.o.; **Ki. 6–12J:** 2 x 5mg p.o.; **DANI** CrCl >50: 100%; 30–49: 1 x 5mg; 10–29: 5mg alle 2d; < 10: KI; **DALI** nicht erforderlich
Clemastin OTC	HWZ 8h, Qo 1.0, PRC B, Lact -
Tavegil *Tbl. 1mg; Amp. 2mg/5ml*	**Chron. idiopathische Urtikaria, allergische Rhinitis:** 2 x 1mg, max. 6mg/d p.o.; **Ki. 6–12J:** 2 x 0.5mg p.o., max. 2 x 1mg; **Akute allergische Zustände, anaphylaktischer Schock:** 2–4mg i.v.; **Prophylaxe v. Kontrastmittel-Allergien:** 2mg i.v./i.m.; **Ki. ≥ 1J:** 0.03mg/kg langs. i.v.; **DANI** KI; **DALI** KI
Desloratadin Rp	HWZ 27h, PRC C, Lact -
Aerius *Tbl. 5mg; Schmelztbl. 2.5mg, 5mg; Gtt. (1ml = 0.5mg)* **Dasselta** *Tbl. 5mg* **Desloraderm** *Tbl. 5mg; Gtt. (1ml = 0.5mg)* **Desloratadine-ratioph.** *Tbl. 5mg*	**Allergische Rhinitis, chronische Urtikaria:** 1 x 5mg p.o.; **Ki. 1–5J:** 1 x 1.25mg; **6–11J:** 1 x 2.5mg; **> 12J:** s. Erw.
Dimetinden OTC	HWZ 5–7h, Qo 0.9, PRC B
Fenistil *Tbl. 1mg; Kps. 4(ret.)mg; Gtt. (20Gtt. = 1mg); Amp. 4mg/4ml*	**Allergische Haut-, Schleimhautprozesse:** 3 x 1–2mg p.o.; 1 x 4mg (ret.) p.o.; 1–2 x 4mg i.v.; **Ki. > 3J:** Tbl. 3 x 1mg p.o.; **Ki. 1–8J:** Gtt. 3 x 0.5–0.75mg p.o.; **> 9J:** Gtt. 3 x 1mg p.o.
Ebastin Rp	HWZ (15-19h)
Ebastel *Tbl. 10, 20mg* **Ebastin Aristo** *Schmelztbl. 10mg; Tbl. 10, 20mg* **Ebastin Lindopharm** *Tbl. 10, 20mg*	**Allergische Rhinitis, Urtikaria:** 1 x 10–20mg p.o.; **Ki. ab 12J:** s. Erw.; **DANI** bei Therapie < 6d nicht erforderlich; **DALI** bei Therapie < 8d nicht erforderlich
Fexofenadin Rp	HWZ 11–15h, PRC C, Lact -
Fexofenaderm *Tbl. 120, 180mg* **Fexofenadin Winthrop** *Tbl. 120, 180mg* **Telfast** *Tbl. 30, 120, 180mg*	**Allergische Rhinitis:** 1 x 120–180mg p.o.; **Ki. 6–11J:** 2 x 30mg; **Ki. ab 12J:** s. Erw.; **DANI, DALI** nicht erforderlich

Hydroxyzin Rp	HWZ 5-24h, PRC C, Lact -
AH 3 N *Tbl. 25mg* **Atarax** *Tbl. 25mg*	**Allergische Haut-, Schleimhautprozesse, Angst-, Spannungszustände:** 2-3 x 12.5-25mg p.o.; **Ki. 6-10J:** 25-50mg/d; **Schlafstrg.:** 37.5-75mg z.N.
Levocetirizin Rp	HWZ 6-10h, Q0 0.15
Levocetirizin HEXAL *Tbl. 5mg* **Levocetirizin Stada** *Tbl. 5mg* **Xusal** *Tbl. 5mg, Gtt. (20Gtt. = 1mg)* **Xyzall** *Tbl. 5mg; Gtt. (20Gtt. = 1mg)*	**Allergische Haut-, Schleimhautprozesse:** 1 x 5mg p.o.; **Ki. 2-6J:** 2 x 1.25mg; **6-12J:** 1 x 5mg; **DANI** CrCl 30-49: 5mg alle 2d; < 30: 5mg alle 3d; < 10, Dialyse: KI
Loratadin OTC	HWZ 12-15h, Q0 1.0 (0.5), PRC B, Lact ?
Loraderm *Tbl. 10mg* **Lorano** *Tbl. 10mg* **Loratadin Stada** *Tbl. 10mg*	**Allergische Haut-, Schleimhautprozesse:** 1 x 10mg p.o.; **Ki. 2-12J:** < 30kg: 1 x 5mg p.o.; > 30kg: 1 x 10mg; **DALI** Erw., **Ki. > 30kg:** ini 10mg alle 2d; **Ki. < 30kg:** ini 5mg alle 2d
Mizolastin Rp	HWZ 13h, Q0 1.0
Mizollen *Tbl. 10mg* **Zolim** *Tbl. 10mg*	**Allergische Haut-, Schleimhautprozesse:** 1 x 10mg p.o.; **Ki. ab 12J:** s. Erw.
Rupatadin Rp	HWZ 6-9h
Rupafin *Tbl. 10mg* **Urtimed** *Tbl. 10mg; Saft (10ml = 10mg)*	**Allergische Rhinitis, chron. idiopathische Urtikaria: Erw. u. Ki. > 12J:** 1 x 10mg p.o.; **Ki. < 12J:** nicht empfohlen; **DANI, DALI** nicht empfohlen
Terfenadin Rp	HWZ (20h), Q0 0.6, PRC C
Terfenadin AL *Tbl. 60mg*	**Allergische Haut-, Schleimhautprozesse: Erw. u. Ki. > 12J:** 1-2 x 60mg p.o.; 1 x 120mg; **DANI** CrCl < 40: 50%
S. auch Rhinologika, Antiallergika → 413	

3.12 Mastzellstabilisatoren und Kombinationen

Wm/Wi (Cromoglicinsäure): Stabilisierung der Mastzellmembran ⇒ Mediatorfreisetzung ↓; Permeabilität der Darmmukosa ↓ ⇒ Durchtritt von Allergenen, Mediatoren ↓;
Wm/Wi (Ketotifen): Stabilisierung der Mastzellmembran, H1-Rezeptor-Antagonist;
UW (Cromoglicinsäure): oral: Überempfindlichkeitsreaktionen; inhalativ: Überempfindlichkeitsreaktionen, Irritation Rachenraum, Husten, Heiserkeit, unangenehmer Geschmack, Übelkeit, Myalgien, Arthralgien, Dermatitis, Myositis, Gastroenteritis;
UW (Ketotifen): Müdigkeit, initial Verschlechterung d. Asthma bronchiale, Kopfschmerzen, Schwindel, Mundtrockenheit, Übelkeit;
KI (Cromoglicinsäure): oral: bekannte Überempfindlichkeit, Sgl. im 1. u. 2. M; inhalativ: bekannte Überempfindlichkeit;
KI (Cromoglicinsäure + Reproterol): bek. Überempf., eosinophile Pneumonie, Ki. < 2J.;
KI (Ketotifen): bekannte Überempfindlichkeit

Cromoglicinsäure OTC — HWZ 1.4h, Q0 0.6

Allergoval *Kps. 100mg* **Colimune** *Gran. 100, 200mg* **CromoHEXAL** *Inh.Lsg. (2ml = 20mg)* **Cromo-ratioph.** *Inh.Lsg. (2ml = 20mg)* **DNCG Stada** *Inh.Lsg. (2ml = 20mg)* **Intal** *DA 1mg/Hub; Inh.Lsg. (2ml = 20mg)* **Pentatop** *Kps. 100mg; Gran. 200mg*	**Asthma bronchiale: Erw., Ki. ab 5J:** DA: 4 x 2mg; Inh.Lsg.: 4 x 20mg über Vernebler; **Nahrungsmittelallergien:** 4 x 200mg p.o. vor den Mahlzeiten, max. 2g/d; **Ki. 2-14J:** 4 x 100mg p.o., max. 40mg/kg/d; **Sgl., Ki. bis 2J:** 20-40mg/kg/d in 4 ED

Cromoglicinsäure + Reproterol Rp

Aarane N *DA 1mg+0.5mg/Hub* **Allergospasmin N** *DA 1mg+0.5mg/Hub*	**Asthma bronchiale:** 4 x 2 Hub, max. 16 Hub/d

Ketotifen Rp — HWZ 21h, Q0 1.0

Ketof *Kps. 1mg; Saft (5ml = 1mg)* **Ketofex** *Kps. 1mg; Saft (5ml = 1mg)* **Ketotifen Stada** *Kps. 1mg* **Zaditen** *Saft (5ml = 1mg)*	**Allergische Haut-, Schleimhautprozesse; Asthma-Pro.: Erw., Ki. ab 3J:** d1-4: 1mg p.o. z.N., dann 2 x 1mg; **Ki. 6M-3J:** 2 x 0.5mg p.o.

3.13 Monoklonale Antikörper

Wm/Wi (Mepolizumab): humanisierter monoklonaler Antikörper, der an Interleukin-5 bindet ⇒ Hemmung von Produktion bzw. Überleben der Eosinophilen;
Wm/Wi (Omalizumab): rekombinanter monoklonaler Antikörper, der an IgE bindet ⇒ freies IgE ↓, Hemmung der allergischen Kaskade;
UW (Mepolizumab): Kopfschmerzen, Infektion d. unteren Atemwege, Pharyngitis, Harnwegsinfektion, Überempfindlichkeitsreaktionen, nasale Kongestion, Oberbauchschmerzen, Rückenschmerzen, Ekzem, Fieber, Reaktionen an der Injektionsstelle;
UW (Omalizumab): Kopfschmerzen, Reakt. an der Injektionsstelle, Fieber, Oberbauchschmerzen;
KI (Mepolizumab): bekannte Überempfindlichkeit;
KI (Omalizumab): bekannte Überempfindlichkeit

Mepolizumab Rp	HWZ 16-22d
Nucala *Inj.Lsg. 100mg*	**Schweres refrakt. eosinophiles Asthma:** 100mg alle 4W s.c.; **DANI, DALI** nicht erf.
Omalizumab Rp	HWZ 26d
Xolair *Fertigspr. 75, 150mg; Inj.Lsg. 75, 150mg*	**Schweres persistierendes allergisches Asthma bronchiale:** je nach Gewicht und IgE-Serumspiegel 75-600mg s.c., s. FachInfo; **Ki. > 6J:** s. Erw.

3.14 Immunsuppressiva

Wm/Wi (Pirfenidon): reduziert Akkumulation von Entzündungszellen, dämpft die Fibroblastenproliferation ⇒ antifibrotisch, antiinflammatorisch;
UW (Pirfenidon): Infektion der oberen Atemwege, Harnwegsinfektion, Gewicht ↓, Appetit ↓, Anorexie, Insomnie, Kopfschmerzen, Schwindel, Somnolenz, Dysgeusie, Hitzewallung, Dyspnoe, Husten, Auswurf, Dyspepsie, Übelkeit, Durchfall, Reflux, Erbrechen, abdominelle Beschwerden, Gastritis, Obstipation, Flatulenz, AST/ALT/GGT ↑, Photosensibilitätsreaktion, Hautausschlag, Juckreiz, Erythem, Myalgie, Arthralgie, Müdigkeit, Asthenie, nichtkardialer Thoraxschmerz, Sonnenbrand;
KI (Pirfenidon): Überempfindlichkeit, gleichzeitige Anwendung von Fluvoxamin, schwere Niereninsuffizienz, schwere Leberinsuffizienz

Pirfenidon Rp	HWZ 2.4h, PPB 50-58%, PRC C, Lact ?
Esbriet *Kps. 267mg*	**Idiopathische Lungenfibrose:** d1-7: 3 x 1 Kps. p.o., d8-14: 3 x 2 Kps., ab d15: 3 x 3 Kps.; **DANI** CrCl > 30: nicht erforderlich, < 30: KI; **DALI** Child A, B: nicht erford., Child C: KI

3.15 Proteinkinaseinhibitoren

Wm/Wi (Nintedanib): Tyrosinkinaseinhibitor ⇒ Hemmung des von Blutplättchen abgeleiteten Wachstumsfaktor-Rezeptors α und β, des Fibroblasten-Wachstumsfaktor-Rezeptors 1-3 und VEGFR 1-3 ⇒ Hemmung der Proliferation, Migration und Differenzierung von Lungenfibroblasten/Myofibroblasten ⇒ antifibrotisch, antiinflammatorisch;
UW (Nintedanib): Gewicht ↓, Appetit ↓, Diarrhoe, Übelkeit, Bauchschmerzen, Erbrechen, GPT/GOT/γGT ↑; **KI** (Nintedanib): bekannte Überempfindlichkeit, Erdnuss-, Sojaallergie

Nintedanib Rp	HWZ 10-15h, PPB 98%, PRC C, Lact ?
Ofev *Kps. 100, 150mg*	**Idiopathische Lungenfibrose:** 2 x 150mg p.o., bei schlechter Verträglichkeit ggf. 2 x 100mg p.o.; **DANI** CrCl > 30: nicht erforderlich, CrCl < 30: keine Daten; **DALI** Child A: nicht erforderlich; Child B, C: Anwendung nicht empfohlen

3.16 Mittel zur Therapie der pulmonalen Hypertonie

Wm/Wi (Ambrisentan): selektiver Antagonist am Endothelinrezeptor Typ ET_A ⇒ Hemmung der Vasokonstriktion und Proliferation glatter Muskelzellen; **Wm/Wi** (Bosentan, Macitentan): spezifischer und kompetitiver Antagonist am Endothelinrezeptor Typ ET_A und ET_B ⇒ Inh. von Endothelin-1-Wi ⇒ pulmonal arterieller Druck ↓; **Wm/Wi** (Iloprost): Prostaglandin ⇒ Vasodilatation; **Wm/Wi** (Riociguat): Stimulator der löslichen Guanylatcyclase, nach Bindung an NO wird die cGMP-Synthese gesteigert ⇒ Verminderung von Tonus, Proliferation, Fibrose und Entzündung in pulmonalarteriellen Gefäßen; **Wm/Wi** (Selexipag): Stimulation des IP-Rezeptors ⇒ Vasodilatation, Hemmung von Zellproliferation und Fibrose; **Wm/Wi** (Sildenafil, Tadalafil): Hemmung der Phosphodiesterase Typ 5 ⇒ cGMP-Abbau ↓ ⇒ pulmonal arterieller Druck ↓ (Phosphodiesterase-5-Inhibitor); **UW** (Ambrisentan): Kopfschmerzen, periphere Ödeme, Flüssigkeitsretention, Palpitationen, Anämie, Schleimhautschwellungen in oberen Atemwegen, Sinusitis, Rhinitis, abdominelle Schmerzen, Obstipation, Hautrötungen; **UW** (Bosentan): Kopfschmerzen, Nasopharyngitis, Hypotension, Flush, Ödeme, Anämie, Transaminasen ↑, Leberschaden; **UW** (Macitentan): Nasopharyngitis, Bronchitis, Influenza, Harnwegsinfekt, Anämie, Kopfschmerzen, Hypotonie; **UW** (Riociguat): Schwindel, Kopfschmerz, Diarrhoe, Übelkeit, Erbrechen, Dyspepsie, Ödeme, Gastroenteritis, Anämie, Palpitationen, Hypotonie, Hämoptoe, Epistaxis, vertsopfte Nase, Gastritis, Reflux, Bauchschmerzen, Dysphagie, Obstipation, Meteorismus; **UW** (Selexipag): Kopfschmerzen, Flush, Nasopharyngitis, Diarrhoe, Übelkeit, Erbrechen, Kieferschmerzen, Myalgie, Arthralgie, Extremitätenschmerz, Anämie, Hyperthyreose, reduzierter Appetit, Gewichtsverlust, Hypotonie, Bauchschmerzen, Exanthem, Urtikaria, Erythem, Schmerzen; **UW** (Sildenafil): Kopfschmerzen, Flush, Gliederschmerzen, Myalgie, Dyspepsie, Diarrhoe, Husten, Epistaxis, Schlaflosigkeit, Fieber, Grippe, Sehstörung; **UW** (Tadalafil): Kopfschmerzen, Verschwommensehen, Hautrötung, Hypotonie, Epipharyngitis, Epistaxis, Übelkeit, Erbrechen, Muskelschmerzen, vermehrte uterine Blutung; **UW** (Treprostinil): Kopfschmerzen, Vasodilatation, Diarrhoe, Übelkeit, Hautausschlag, Kieferschmerzen, Schmerzen an der Infusionsstelle, Reaktionen an der Infusionsstelle, Blutung oder Hämatom, Benommenheit, Hypotonie, Pruritus, Ödem, Blutungen; **KI** (Ambrisentan): bekannte Überempfindlichkeit, stark eingeschränkte Leberfunktion, keine Kontrazeption, Grav./Lakt.; **KI** (Bosentan): Grav.; **KI** (Macitentan): bek. Überempfindlichkeit, Grav./Lakt., Frauen im gebärfähigen Alter, die keine zuverlässigen Verhütungsmethoden anwenden; schwere Leberfunktionsstörung, vor Behandlungsbeginn bestehende Transaminasenerhöhung (>3 ONW); **KI** (Selexipag): bek. Überempfindlichkeit, schwere KHK oder instabile Angina pectoris, Myokardinfarkt innerhalb der letzten 6M, dekomp. Herzinsuffizienz, sofern nicht engmaschig überwacht, schwere Arrhythmien, zerebrovaskuläre Ereignisse innerhalb der letzten 3M, angeborene oder erworbene Klappendefekte mit klinisch relevanten myokardialen Funktionsstörungen, die nicht mit einer pulmonalen Hypertonie in Verbindung stehen; **KI** (Riociguat): bek. Überempfindlichkeit, gleichzeitige Anwendung von PDE-5-Hemmern (wie z.B. Avanafil, Sildenafil, Tadalafil, Vardenafil); schwere Leberfunktionsstörung (Child C); gleichzeitige Anwendung von Nitraten oder Stickstoffmonoxid-Donatoren (wie z.B. Amylnitrit) in jeglicher Form; RR syst. < 95 mmHg bei Behandlungsbeginn; Grav.; **KI** (Tadalafil): bek. Überempfindlichkeit, schw. Hypotonie, Herzinfarkt < 90d, gleichzeitige Anwendung von Nitraten, nichtarteriitische anteriore ischämische Optikusatrophie (NAION);

KI (Treprostinil): Bekannte Überempfindlichkeit, pulmonale arterielle Hypertonie in Verbindung mit einer Venenverschlusserkrankung; kongestive Herzinsuffizienz infolge einer schweren LV-Dysfunktion; schwere Leberinsuffizienz (Child C); aktives Magen-Darm-Geschwür, intrakranielle Blutung, Verletzung oder andere Blutungen; kongenitale oder erworbene Herzklappenfehler mit klinisch relevanter myokardialer Funktionsstörung, die nicht mit pulmonaler Hypertonie zusammenhängt; schwere koronare Herzkrankheit oder instabile Angina; Herzinfarkt innerhalb der letzten sechs Monate; dekompensierte Herzinsuffizienz, wenn diese nicht unter genauer ärztlicher Aufsicht steht; schwere Arrhythmien; zerebrovask. Ereignisse (z. B. transitorischer ischämischer Schlaganfall, Schlaganfall) innerhalb der letzen drei Monate	
Ambrisentan Rp	HWZ 14-17h, PPB 99%, PRC X Lact ?
Volibris *Tbl. 5, 10mg*	**Pulmonale Hypertonie** (WHO II-III): 1 x 5mg p.o.; **PAH + Bindegewebserkrankung:** ini 1 x 5mg, evtl. auf 10mg/d steigern; **Ki. < 18J:** Anwendung nicht empfohlen; **DANI** CrCl > 30: 100%; < 30: vorsichtige Anwendung; **DALI** Transaminasenerhöhung > 3 x ULN: KI
Bosentan Rp	HWZ 5h, PPB 98%, PRC X, Lact -
Tracleer *Tbl. 32, 62.5, 125mg*	**Pulmonale Hypertonie** (WHO III-IV): ini 2 x 62.5mg p.o., nach 4W 2 x 125mg; max. 2 x 250mg; **Ki. > 3J: 10-20kg:** ini 1 x 31.25mg, Erh.Dos. 2 x 31.25mg; **20-40kg:** ini 2 x 31.25mg, Erh.Dos. 2 x 62.5mg; **> 40kg:** ini 2 x 62.5mg, Erh.Dos. 2 x 125mg; **DANI** nicht erforderlich; **DALI** Child B-C: KI
Iloprost Rp	HWZ 0.5h, Q0 1.0, PPB 60%
Ventavis *Amp. 10µg/1ml, 20µg/2ml*	**Primäre pulmonale Hypertonie NYHA III:** 6-9 x 2.5-5bg inhalieren; **DANI** CrCl > 30: 100%; HD: sorgfältige Dosiseinstellung, Dosisintervall mind. 3h; **DALI** Dosisreduktion
Macitentan Rp	HWZ 16 (48)h, PPB 99%
Opsumit *Tbl. 10mg*	**Pulmonale Hypertonie NYHA II-III:** 1 x 10mg p.o.; **DANI** nicht erford.; HD: Anw. nicht empfohlen; **DALI** schwere LI: KI

Selexipag Rp	HWZ 0.8-2.5 (6.2-13.5)h, PPB 99%
Uptravi *Tbl. 200, 400, 600, 800, 1000, 1200, 1400, 1600mg*	**Pulmonale Hypertonie WHO II-III:** ini 2 x 200mg p.o., wöchentl. um 2 x 200mg steigern bis zur höchsten individuell verträglichen Dosis, max. 2 x 1600mg; **DANI** CrCl <30: vorsichtige Dosistitration; **DALI** Child A: 100%; B: ini 1 x 200mg, um 1 x 200mg steigern; C: Anw. nicht empf.
Riociguat Rp	HWZ 7-12h, PPB 95%
Adempas *Tbl. 0.5, 1, 1.5, 2, 2.5mg*	**Pulmonale Hypertonie, chronisch thromboembolische pulm. Hypertonie NYHA II-III:** ini 3 x 1mg p.o. f. 3W, dann alle 2W um 3 x 0.5mg steigern sofern syst. RR ≥ 95mmHg, bis max. 3 x 2.5mg; **DANI** CrCl 30-50: vorsichtige Dosistitration; < 30: Anw. nicht empfohlen; **DALI** Child B: vorsichtige Dosistitration; C: KI
Sildenafil Rp	HWZ 3-5h, PPB 96%, PRC B, Lact ?
Revatio *Tbl. 20mg; Trockensaft (1ml = 10mg); Inj.Lsg. 10mg/12.5ml*	**Pulmonale Hypertonie** (WHO III): 3 x 20mg p.o.; 3 x 10mg i.v.; **Ki. 1-17J:** < 20kg: 3 x 10mg p.o; > 20kg: 3 x 20mg; **DANI** CrCl < 30: bei schlechter Verträglichkeit 2 x 20mg; **DALI** Child-Pugh A, B: evtl. 2 x 20mg; C: KI
Tadalafil Rp	HWZ 16h, PPB 94%, PRC B, Lact ?
Adcirca *Tbl. 20mg*	**Pulmonale Hypertonie** (WHO II-III)**:** 1 x 40mg p.o.; **DANI** leichte bis mäßige NI: ini 20mg, ggf. steigern auf 40mg/d; schwere NI: Anwendung nicht empfohlen; **DALI** Child-Pugh A, B: evtl. ini 20mg; C: Anwendung nicht empfohlen
Treprostinil Rp	
Remodulin *Inf.Lsg. 20mg/20ml, 50mg/20ml, 100mg/20ml, 200mg/20ml*	**Idiopathische oder familiäre pulmonalarterielle Hypertonie (NYHA III):** ini 1.25ng/kg/min i.v.; in den ersten 4W um 1.25ng/kg/min/W steigern, dann 2.5ng/kg/min; s.a. FachInfo; **DANI, DALI** vorsichtige Anw.

4 Gastroenterologie

4.1 Ulkustherapeutika

4.1.1 H_2-Blocker

Wm: kompetetiver Antagonismus am H_2-Rezeptor der Belegzellen;
Wi: basale und Histamin-stimulierte Säuresekretion ↓;
UW (Cimetidin): keine sehr häufigen bzw. häufigen UW;
UW (Famotidin): Kopfschmerzen, Schwindel, Verstopfung, Durchfall;
UW (Ranitidin): Diarrhoe, Hepatitis, Obstipation, Exantheme;
KI (Cimetidin): bek. Überempfindl., Kinder u. Jugendliche im Wachstumsalter, Grav., Lakt.;
KI (Famotidin): bekannte Überempfindlichkeit, Kinder;
KI (Ranitidin): bek. Überempf., Ki. < 10J, akute Porphyrie, schwere Niereninsuffizienz

Cimetidin Rp	HWZ 2h, Q_0 0.3, PPB 20%, PRC B, Lact +
Cimetidin Acis *Tbl. 200, 400, 800mg* **Cim Lich** *Tbl. 800mg* **H_2-Blocker-ratioph.** *Amp. 200mg/2ml* **Tagamet** *Amp. 200mg/2ml*	**Gastroduodenale Ulzera:** 800–1000mg/d p.o. in 1–2ED; **Stressulkus-Pro.:** 1–2g/d i.v. in 3–5ED oder Dauerinfusion, max. 80mg/h; **Prämed. zur Vermeidung anaphylaktoider Reaktionen:** 5mg/kgKG i.v. **Refluxösophagitis:** 2 x 400–800mg p.o.; **Zollinger-Ellison-Syndrom:** 1–2g/d p.o. in 2–3ED; **Ki.:** 15–30mg/kg/d p.o., max. 1600mg/d in 4ED; **DANI** CrCl 0–15: 400mg/d; 15–30: 600mg/d; 30–50: 800mg/d

Famotidin Rp	HWZ 2.6–4h, Q_0 0.2, PPB 20% PRC B, Lact ?
Famotidin-CT *Tbl. 20, 40mg* **Famotidin-ratioph.** *Tbl. 20, 40mg* **Pepdul** *Tbl. 20, 40mg*	**Gastroduodenale Ulzera:** 1 x 40mg p.o. z.N., Rezidiv-Pro.: 1 x 20mg; **Zollinger-Ellison-Syndrom:** 4 x 20mg p.o., je nach Wi steigern bis 800mg/d; **DANI** CrCl < 30, HD:50%

Ranitidin Rp/OTC	HWZ 2.5h, Q_0 0.25, PPB 15%, PRC B, Lact +
Junizac *Tbl. 300mg* **Ranibeta** *Tbl.150, 300mg* **Ranitic** *Tbl. 75, 150, 300mg; Amp. 50mg/5ml* **Ranitidin-ratioph.** *Tbl. 75, 150, 300mg; Brausetbl. 150, 300mg; Amp. 50mg/5ml* **Zantic** *Tbl. 75*	**Gastroduodenale Ulzera, Refluxösophagitis:** 1 x 300mg oder 2 x 150mg p.o.; **Stressulkus-Pro.:** 3–4 x 50mg i.v.; **Zollinger-Ellison-Syndrom:** 3 x 150mg, je nach Wi steigern bis 900mg/d; **Ki. > 10J:** 2 x 2mg/kg p.o.; **Sodbrennen:** 1–2 x 75mg p.o., max. 300mg/d; **DANI** CrCl < 10: KI; < 30: 150mg/d p.o.; 3–4 x 25mg i.v.; > 30: 300mg/d; 3–4 x 50mg i.v.

4.1.2 Protonenpumpenblocker

Wm/Wi: Blockade der H^+/K^+-ATPase ⇒ stärkste Suppression der Säurebildung;
UW (Dexlansoprazol): Kopfschmerzen, Diarrhoe, Bauchschmerzen, Übelkeit, Flatulenz, Obstipation;
UW (Esomeprazol): Bauchschmerzen, Verstopfung, Diarrhoe, Blähungen, Übelkeit/Erbrechen, Kopfschmerzen;
UW (Lansoprazol): Kopfschmerzen, Schwindel, Übelkeit, Diarrhoe, Magenschmerzen, Obstipation, Erbrechen, Flatulenz, trockener Mund/Hals, Anstieg der Leberenzyme, Urticaria, Juckreiz, Hautausschlag, Müdigkeit;
UW (Omeprazol): Diarrhoe, Verstopfung, Flatulenz, Bauchschmerzen, Übelkeit, Erbrechen, Müdigkeit, Schläfrigkeit, Schlafstörungen, Schwindel, Kopfschmerzen;
UW (Pantoprazol): Diarrhoe, Kopfschmerzen;
UW (Rabeprazol): Infekte, Kopfschmerzen, Schwindel, Schlaflosigkeit, Pharyngitis, Rhinitis, Husten, Diarrhoe, Erbrechen, Übelkeit, Bauchschmerzen, Obstipation, Flatulenz, unspezifische Schmerzen, Rückenschmerzen, Asthenie, Influenza-ähnliche Symptome;
KI (Dexlansoprazol): bekannte Überempfindlichkeit, Kombination mit Atazanavir;
KI (Esomeprazol): bekannte Überempfindlichkeit, Kombination mit Atazanavir, Nelfinavir;
KI (Lansoparzol): bekannte Überempfindlichkeit, Kombination mit Atazanavir;
KI (Omeprazol): bekannte Überempfindlichkeit, Kombination mit Atazanavir;
KI (Pantoprazol): bek. Überempfindlichkeit gegen P., Soja, Erdnuss; Kombination mit Atazanavir;
KI (Rabeprazol): bekannte Überempfindlichkeit, Kombination mit Atazanavir, Grav./Lakt.

Dexlansoprazol Rp	HWZ 1-2h, PPB 98%
Dexilant *Kps 30, 60mg*	**Erosive Refluxösophagitis:** 1 x 60mg p.o. f. 4W, ggf. f. 8W, dann 1 x 30mg f. bis zu 6M; **nichterosive Refluxkrankheit:** 1 x 30mg f. bis zu 4W.; **DANI** nicht erforderl.; **DALI** schwere LI Anw. nicht empfohlen

Esomeprazol Rp/OTC*	HWZ 1.5h, Q_0 > 0.9, PPB 97%, PRC B, Lact ?
Esomep *Tbl. 20, 40mg* **Esomeprazol-CT** *Tbl. 20, 40mg* **Esomeprazol Normon** *Inf.Lsg. 40mg* **Esomeprazol-ratioph.** *Tbl. 20, 40mg* **Nexium Mups** *Tbl. 20, 40mg* **Nexium** *Tbl. 20, 40mg; Gran. 10mg; Inf.Lsg. 40mg* ** 20mg Tbl. teils als OTC in kleinen Packungsgrößen verfügbar*	**Refluxösophagitis:** Erw. u. Ki. ab 12J: ini 1 x 40mg p.o. für 4-8W, dann 1 x 20mg; 1 x 20-40mg i.v.; **Ki 1-11J:** 10-20kg: 1 x 10mg p.o.; ≥ 20kg: 1 x 10-20mg bis zu 8W; **H.P.-Eradikation:** 2 x 20mg p.o. + Antibiose; **Pro. gastroduodenale Ulzera bei NSAR-Therapie:** 1 x 20mg; **Zollinger-Ellison-Syndrom:** 2 x 40mg p.o., ggf. bis 2 x 80mg; **DANI** nicht erforderlich; **DALI** bei schwerer LI max. 20mg/d

Lansoprazol Rp	HWZ 0.9–1.5h, Q0 1.0 (0.7), PPB 97%, PRC B, Lact ?
Agopton *Kps. 15, 30mg* **Lansogamma** *Kps. 15, 30mg* **Lansoprazol HEXAL** *Kps. 15, 30mg* **Lansoprazol-ratioph.** *Kps. 15, 30mg*	**Gastroduodenale Ulzera, Refluxösophagitis:** 1 x 30mg p.o.; Rezidiv-Pro.: 1 x 15mg; **H.P.-Eradikation:** 2 x 30mg + Antibiotika; **Pro. gastroduodenale Ulzera bei NSAR-Therapie:** 1 x 15mg; **Zollinger-Ellison-Syndrom:** ini 1 x 60mg, je nach Wi bis 180mg/d; **DANI** max. 30mg/d; **DALI** leichte bis mäßige LI: 30 bzw. 15mg/d; schwere LI: Anwendung nicht empfohlen

Omeprazol Rp/OTC*	HWZ 0.5–1.5h, Q0 1.0, PPB > 90%, PRC C, Lact ?
Antra *Tbl. 20mg; Inj.Lsg. 40mg* **Antra Mups** *Tbl. 10, 20mg* **Omedoc** *Kps. 20mg* **Omep** *Kps. 10, 20, 40mg* **Omeprazol-ratioph. NT** *Kps. 10, 20, 40mg; Inf.Lsg. 40mg* **Omeprazol Dura** *Kps. 10, 20, 40mg* **Ome Tad** *Kps. 20, 40mg* ** 20mg Tbl. teils als OTC in kleinen Packungsgrößen verfügbar*	**Gastroduodenale Ulzera:** 1 x 20–40mg p.o.; 1 x 10–20mg i.v.; **Refluxösophagitis:** 1 x 20–40mg p.o.; **Ki. > 2J:** < 20kg: 1 x 10mg; > 20kg: 1 x 20mg; **H.P.-Eradikation:** 2 x 20mg; **Pro. gastroduodenale Ulzera bei NSAR-Therapie:** 1 x 20mg; **Zollinger-Ellison-Syndrom:** ini 1 x 60mg p.o., je nach Wi steigern bis 2 x 40–60mg, max. 200mg/d i.v.; **DANI** nicht erforderlich; **DALI** max. 20mg/d

Pantoprazol Rp/OTC*	HWZ 1h, Q0 0.7, PPB 98%, PRC B, Lact ?
Gastrozol *Tbl. 20, 40mg* **Pantoprazol HEXAL** *Tbl. 20, 40mg; Inj.Lsg. 40mg* **Pantoprazol NYC** *Tbl. 20, 40 mg* **Pantoprazol Stada** *Tbl. 20, 40mg* **Pantorc** *Tbl. 20, 40mg* **Pantozol** *Tbl. 20, 40mg; Inj.Lsg. 40mg* **Pantozol control** *Tbl. 20mg* **Rifun** *Tbl. 20, 40mg* ** 20mg Tbl. teils als OTC in kleinen Packungsgrößen verfügbar*	**Gastroduodenale Ulzera, Refluxösophagitis:** 1 x 40mg p.o.; 1 x 40mg i.v.; **Langzeittherapie u. Rezidiv-Pro. Refluxösophagitis, Pro. gastroduodenaler Ulzera bei NSAR-Therapie:** 1 x 20mg; **Zollinger-Ellison-Syndrom:** 1 x 80mg p.o./i.v., ggf. zeitweilig 2 x 80mg; **H.P.-Eradikation:** 2 x 40mg p.o. + Antibiose; **DANI** nicht erforderlich; **DALI** schwere LI max. 40mg alle 2d

Rabeprazol Rp	HWZ 1–2h, Q0 0.8, PPB 97%, PRC B, Lact ?
Pariet *Tbl. 10, 20mg* **Rabeprazol Actavis** *Tbl. 10, 20mg* **Rabeprazol-ratioph.** *Tbl. 10, 20mg*	**Gastroduodenale Ulzera, Refluxösophagitis:** 1 x 20mg p.o.; Rezidiv-Pro. 1 x 10mg; **H.P.-Eradikation:** 2 x 20mg p.o. + Antibiose; **Zollinger-Ellison-Syndrom:** 1 x 60mg, ggf. bis 2 x 60mg; **DANI, DALI** nicht erforderlich

4.1.3 Kombinationen zur Helicobacter-pylori-Therapie

Wm/Wi (Bismut): genauer Wm nicht bekannt, scheint mit direkter Toxizität für die Membranfunktion, Hemmung der Protein- und Zellwandsynthese, Hemmung der Urease-Enzymaktivität, Verhinderung von Zytoadhärenz, der ATP-Synthese und einer unspez. kompetitiven Beeinträchtigung des Eisentransportes zusammenzuhängen;
UW (Pylera): metallischer Geschmack, Übelkeit, Diarrhoe, Schwarzfärbung des Stuhls, Vaginalinfektion, Anorexie, verminderter Appetit, Kopfschmerzen, Schwindel, Somnolenz, Erbrechen, Bauchschmerzen, Dyspepsie, Obstipation, Mundtrockenheit, Flatulenz, Transaminasenerhöhung, Exanthem, Chromurie, Schwächezustände;
KI (Pylera): bek. Überempfindl., Ki. bis 12J., Nieren- oder Leberfunktionsstrg., Grav./Lakt.

Pantoprazol + Amoxicillin + Clarithromycin Rp

Pantopac, ZacPac *Packung enth. 14 Tbl. Pantozol 40mg, 14 Tbl. Amoxicillin 1g, 14 Tbl. Clarithromycin 500mg*	**H.P.-Eradikation:** 2 x 1Tbl. p.o. für 7d; **DANI** CrCl < 30: KI; **DALI** KI bei mittelschwerer bis schwerer LI

Omeprazol + Amoxicillin + Clarithromycin Rp

Omep plus *Packung enth. 14 Tbl. Omeprazol 20mg, 14 Tbl. Amoxicillin 1g, 14 Tbl. Clarithromycin 500mg*	**H.P.-Eradikation:** Erw. u. Ki. ab 12J: 2 x 1Tbl. p.o. für 7d; **DANI, DALI** Anw. nicht empfohlen

Bismut-III-Oxid-Citrat + Metronidazol + Tetracyclin Rp

Pylera *Kps. 140+125+125mg*	**H.P.-Eradikation, PRO rezidivierender peptischer H.P.-induzierter Ulzera:** 4 x 3 Kps. n. d. Essen p.o. + 2 x 20mg Omeprazol für 10d; **DANI, DALI** KI

4.1.4 Antazida

Wm/Wi: Neutralisierung der Magensäure;
UW (Hydrotalcit): weiche Stühle, Diarrhoe, bei Niereninsuff.: Hypermagnesiämie, Aluminiumeinlagerung v.a. in Knochen und Nerven-gewebe, Phosphatverarmung;
KI (Hydrotalcit): Niereninsuffizienz (CrCl < 30) nur unter Kontrolle des Magnesium- u. Aluminiumspiegels, Hypophosphatämie, Kinder < 12J

Almasilat OTC

Megalac Almasilat *Btl. 1g* **Simagel** *Tbl. 430mg*	**Säurebedingte Magenbeschwerden:** bis zu 6 x 430–860mg p.o.; **DANI** CrCl < 30: Kontrolle von Al- und Mg-Spiegel erforderlich

Hydrotalcit OTC

Ancid *Kautbl. 500, 1000mg* **Hydrotalcit-ratioph.** *Kautbl. 500mg* **Talcid** *Kautbl. 500mg; Btl. 1000mg; Saft 1g/Messl.* **Talidat** *Kautbl. 500mg*	**Säurebedingte Magenbeschwerden:** 3–4 x 500–1000mg p.o., max. 6g/d; **DANI** CrCl < 30: Kontrolle von Al- und Mg-Spiegel erforderlich

Magaldrat OTC	PRC B, Lact ?
Magaldrat-ratioph. *Tbl. 800mg; Btl. 800mg* **Marax** *Tbl. 800mg* **Riopan** *Tbl. 800mg; Btl. 1600mg* **Simagel Extra** *Lutschtbl. 800mg*	**Säurebedingte Magenbeschwerden:** 3–4 x 400–1600mg p.o.; max. 6400mg/d; **DANI** CrCl < 30: Kontrolle von Al- und Mg-Spiegel erforderlich
Al-Na-Carbonat-Dihydroxid OTC	
Kompensan *Tbl. 300mg; Btl. 300mg*	**Säurebedingte Magenbeschwerden:** 3–4 x 300–600mg p.o.; **DANI** CrCl < 30: KI
Al-Mg-Silicat OTC	
Gelusil Lac *Tbl. 500mg; Pulver (1g enth. 0.156g)*	**Säurebedingte Magenbeschwerden:** 3–4 x 1–2g p.o.; **DANI** CrCl < 30: Kontrolle von Al- und Mg-Spiegel erforderlich
Mg-hydroxid + Al-oxid OTC	PRC B, Lact ?
Maalox *Tbl. 400+200mg; Btl. 900+600mg; Susp. (4 Messl. = 600+900mg)* **Maaloxan** *Tbl. 400+200mg; Btl. 400+230mg; Susp. (10ml = 400+230mg)*	**Säurebedingte Magenbeschwerden:** 3–4 x 400–800 + 200–900mg p.o.; **DANI** CrCl < 30: Kontrolle von Al- und Mg-Spiegel erforderlich
Mg-hydroxid + Al-hydrooxid + Oxetacain Rp	PRC B, Lact ?
Tepilta *Susp. (5ml enth. 98 + 291 + 10mg)*	**Schmerzhafte akute und chron. Gastritis, Magen- und Duodenalulzera, Ösophagitis, Sodbrennen in Grav. (n. 1. Trim.), strahlenther. bed. Schmerzzustände im oberen GIT:** 4 x 5–10ml p.o.; **DANI** CrCl < 30: Kontrolle von Al- und Mg-Spiegel erforderlich

4.1.5 Anticholinergika, Schleimhautprotektiva

Wm/Wi (Misoprostol): prostaglandinvermittelte Hemmung der Säuresekretion, Aktivierung der Bikarbonat- und Schleimsekretion; **Wm/Wi** (Pirenzepin): Parasympathikolyse durch kompetitive Blockade der Muscarinrezeptoren ⇒ Säure- und Pepsinogensekretion ↓;
UW (Misoprostol): Diarrhoe, Schwindel, Kopfschmerzen, Metrorrhagien, Übelkeit, Erbrechen;
UW (Pirenzepin): Kopfschmerzen, Akkommodationsstörung, Mundtrockenheit, Diarrhoe, Obstipation, Exanthem; **UW** (Sucralfat): Obstipation, Aluminiumspiegel ↑ bei Niereninsuffizienz;
KI (Misoprostol): entzündliche Darmerkrankungen, Grav./Lakt.;
KI (Pirenzepin): bekannte Überempfindlichkeit, in Grav./Lakt. zu vermeiden;
KI (Sucralfat): bekannte Überempfindlichkeit; relative KI bei schwerer Einschränkung der Nierenfunktion, Ki. < 14 J, Grav./Lakt.

Misoprostol Rp	HWZ 0.5 h, Q0 1.0, PPB 85%, PRC X, Lact -
Cytotec *Tbl. 200µg*	**Ulkus-Pro. bei NSAR-Ther.:** 2–4 x 200µg p.o.; **Gastroduodenale Ulzera:** 4 x 200µg/d

Pirenzepin Rp	HWZ 10–14h, Qo 0.6, PPB 12%
Gastrozepin *Tbl. 50mg*	**Ulcus ventrikuli/duodeni:** 2 x 50mg p.o.; max. 3 x 50mg; **DANI** nicht erforderlich
Sucralfat Rp	PRC B, Lact +
Sucrabest *Tbl. 1g; Gran. 1g*	**Gastroduodenale Ulzera, Refluxösophagitis:** 4 x 1g p.o.; Rezidiv-Pro.: 2 x 1g; **DANI** KI bei dialysepflichtiger NI

4.2 Motilitätssteigernde Mittel

Wm/Wi (Domperidon, MCP): Antagonismus an zentr. u. periph. Dopaminrezeptoren ⇒ Acetylcholinfreisetzung ↑; **Wm/Wi** (Methylnaltrexon): selektiver Opioid-Antagonist am μ-Rezeptor; **Wm/Wi** (Naloxegol): peripher wirkender μ-Opioidrezeptor-Antagonist im GI-Trakt, wobei es die obstipierenden Wirkungen der Opioide reduziert; **Wm/Wi** (Prucaloprid): selektiver Serotonin-(5HT4)-Agonist ⇒ enterokinet. Aktivität ↑; **UW** (Domperidon): Mundtrockenheit; **UW** (MCP): Durchfall, Müdigkeit, akute Dyskinesien, Dystonien, Parkinsonismus, Kopfschmerzen, Schwindel, Angst, Ruhelosigkeit, Exanthem, HRST, Prolaktin ↑; **UW** (Methylnaltrexon): abdom. Schmerzen, Übelkeit, Diarrhoe, Flatulenz, Schwindel, allg. Injektionsbeschwerden; **UW** (Naloxegol): Bauchschmerzen, Diarrhoe, Nasopharyngitis, Kopfschmerzen, Flatulenz, Übelkeit, Erbrechen, Hyperhidrose; **UW** (Prucaloprid): Kopfschmerzen, Schwindel, Übelkeit, Bauchschmerzen, Diarrhoe, Erbrechen, Dyspepsie, Rektalblutung, Flatulenz, anormale Darmgeräusche, Pollakisurie, Müdigkeit; **KI** (Domperidon): bek. Überempfindlichkeit, Prolaktinom, mäßige od. schwere Leberfunktionsstörungen, best. Verlängerung des kard. Reizleitungsintervalls, insbes. der QTc-Zeit, sign. Elyt.störungen, kongestive Herzinsuffizienz; gleichzeitige Anw. von Disopyramid, Chinidin, Amiodaron, Dofetilid, Dronedaron, Ibutilid, Sotalol, Haloperidol, Pimozid, Sertindol, Citalopram, Escitalopram, Erythromycin, Clarithromycin, Telithromycin Levofloxacin, Moxifloxacin, Spiramycin, Pentamidin, Halofantrin, Lumefantrin, Cisaprid, Dolasetron, Prucaloprid, Mequitazin, Mizolastin, Toremifen, Vandetanib, Vincamin, Bepridil, Diphemanil, Methadon, Protease-hemmer, systemische Azol-Antimykotika; **KI** (MCP): bek. Überempfindlichkeit, Phäochromozytom, prolaktinabhängige Tumoren, mechan. Darmverschluss, Darmdurchbruch, Epilepsie, M. Parkinson, extrapyramidalmotor. Störung, Vorgeschichte neurolept. od. durch Metoclopramid verursachter Spätdyskinesie, Komb. mit Levodopa oder dopaminergen Agonisten, bekannte Vorgeschichte von Methämoglobinämie mit Metoclopramid oder eines NADH-Cytochrom-b5-Reduktase-Mangels, Ki. <1J; **KI** (Methylnaltrexon): bek. Überempfindlichkeit, Darmverschluss, akutes chirurg. Abdomen; **KI** (Naloxegol): bek. Überempfindlichkeit, bek. oder vermuteter gastrointestinaler Verschluss, Krebserkrankung mit erhöhtem Risiko f. GI-Perforation (Malignome des GI-Traktes bzw. d. Peritoneums, rezidiv. oder fortgeschr. Ovarial-Ca, Ther. mit VGEF-Inhibitoren), gleichzeitige Anw. von starken CYP3A4-Inhibitoren (z. B. Clarithromycin, Ketoconazol, Itraconazol, Telithromycin, Ritonavir, Indinavir, Saquinavir; Grapefruitsaft in großen Mengen); **KI** (Prucaloprid): bek. Überempfindlichkeit, Dialysepflicht, Darmperforation od. Verstopfung infolge einer strukturellen od. funkt. Erkrankung der Darmwand, obstruktiver Ileus, schwere chron. entzündl. Darmerkrankungen, tox. Megakolon

Domperidon Rp	HWZ 7h, Q0 1.0, PPB 80–90%
Domperidon HEXAL *Tbl. 10mg* **Domperidon Teva** *Tbl. 10mg* **Motilium** *Tbl. 10mg; Gtt. (1ml = 10mg)*	**Übelkeit, Erbrechen:** **Erw., Ki. ab 12J u. >35kg:** 1–3 x 10mg p.o.; max. 30mg/d f. max.1W; **DANI** schwere NI: 1–2 x 10mg; **DALI** mäßige-schwere LI: KI
Metoclopramid Rp	HWZ 2.5–5h, Q0 0.7, PPB 40%, PRC B, Lact ?
Cerucal *Kps. 30(ret.)mg* **Gastronerton** *Tbl. 10 mg* **Gastrosil** *Tbl. 10mg; Kps. 30(ret.)mg* **MCP HEXAL** *Tbl. 10mg; Amp. 10mg/2ml* **MCP-ratioph.** *Tbl. 10mg; Kps. 30(ret.)mg; Lsg. (10ml = 10mg); Supp. 10mg; Amp. 10mg/2ml* **MCP Stada** *Tbl. 10mg; Lsg. (10ml = 10mg);* **Paspertin** *Tbl. 10mg; Amp. 10mg/2ml, 50mg/10ml*	**Prävention von verzögerter chemo-/strahlentherapieinduzierter/postoperativer Übelkeit und Erbrechen, symptomatische Behandlung von Übelkeit und Erbrechen:** 1–3 x 10mg p.o.; max. 2 x 15mg (ret.) p.o.; 3 x 10mg rekt.; 1–3 x 10mg i.v.; Behandlungsdauer max. 5 Tage; **Ki./Jug. 1–18J:** 0.1–0.15mg/kg/ED, max. 0.5mg/kg/d; **Übelkeit, Erbrechen bei Chemotherapie:** 30min vor Chemother. 2mg/kg über 15min i.v., Wdh. nach 2, 4, 6 und 9h, max. 10mg/kg/d; 2h vor Chemotherapie 1mg/kg/h i.v., während Chemotherapie 0.5mg/kg/h über 24h i.v.; **DANI** CrCl < 15: 25%, CrCl 15–60: 50%; **DALI** schwere LI mit Aszites: 50%
Methylnaltrexon Rp	HWZ 8h , PPB 13%, PRC B, Lact ?
Relistor *Inj.Lsg. 12mg/0.6ml*	**Opioid-induzierte Obstipation**: Erw. 38–61kg: 1 x 8mg (0.4ml) alle 2d s.c.; 62–114kg: 1 x 12mg (0.6ml) alle 2d s.c., < 38kg, > 114kg: 0.15mg/kg alle 2d s.c.; **DANI** CrCl < 30: 62–114kg: 1 x 8mg s.c., < 62kg: 1 x 0.075mg/kg s.c.; terminale NI: Anw. nicht empfohlen; **DALI** Child C: Anwendung nicht empfohlen
Naloxegol Rp	HWZ 6-11h, PPB 0-20%
Moventig *Tbl. 12.5, 25mg*	**Opiod-induzierte Obstipation:** 1 x 25mg p.o.; **DANI** mittelschwere bis schwere NI: ini 1 x 12.5mg, bei guter Verträglichkeit 1 x 25mg; **DALI** schwere LI: Anw. nicht empfohlen
Prucaloprid Rp	HWZ 24h, PPB 30%
Resolor *Tbl. 1, 2mg*	**Chron. Obstipation:** 1 x 2mg p.o.; > 65J: ini 1 x 1mg, ggf. steigern auf 2mg/d; **DANI** CrCl < 30: 1mg/d; **DALI** Child C: 1mg/d

4.3 Spasmolytika

Wm/Wi: Antagonismus am Muscarinrezeptor (Parasympatholyse);
Wm/Wi (Mebeverin): zusätzlich papaverinartige Wi (direkte Wi auf glatte Muskulatur);
UW (Butylscopolamin): keine sehr häufigen bzw. häufigen UW;
UW (Mebeverin): keine sehr häufigen bzw. häufigen UW;
KI (Butylscopolamin): bekannte Überempfindlichkeit, mechanische Stenosen des Magen-Darm-Trakts, Megakolon, Harnverhaltung bei subvesikaler Obstruktion, Engwinkelglaukom, Tachykardie, Tachyarrhythmie, Myasthenia gravis;
KI (Mebeverin): bekannte Überempfindlichkeit, paralytischer Ileus

Atropin Rp	HWZ 2-3h, Q0 0.45, PPB 2-40%, PRC C, Lact?
Cholspas Atropin *Tbl. 0.5mg* **Dysurgal** *Tbl. 0.5mg*	**Magen-Darm-/Harnwegsspasmen:** 1-3 x 0.5-1mg p.o.; **Ki. 2-5J:** 1-3 x 0.25mg; **6-14J:** 1-3 x 0.5mg
Butylscopolamin OTC/Rp	HWZ 5h, Q0 0.55, PPB 3-11%, PRC C
BS-ratioph. *Amp. 20mg/1ml* **Buscopan** *Tbl. 10mg; Supp. 10mg; Amp. 20mg/1ml* **Butylscopolamin Rotexmed** *Amp. 20mg/1ml*	**Magen-Darm-Spasmen:** 3-5 x 10-20mg p.o./rekt.; 20-40mg i.v./i.m./s.c., max. 100mg/d; **Ki. ab 6J, Jugendl.:** 0.3-0.6mg/kg i.v./i.m./s.c., max. 1.5mg/kg/d
Mebeverin Rp	HWZ 2h, PPB 76%
Duspatal *Tbl. 135mg; Kps. 200(ret.)mg* **Duspatalin** *Tbl. 135mg* **Mebeverin dura** *Tbl. 135mg*	**Reizdarmsyndrom:** 2 x 200mg (ret.) p.o.; 3 x 135mg, evtl. Dosisreduktion nach einigen W

4.4 Laxantien

Wm/Wi (Bisacodyl, Natriumpicosulfat): nach Resorption und Metabolisierung in der Leber biliäre Exkretion, im Darm als freies Diphenol wirksam ⇒ antiresorptiv, hydragog;
Wm/Wi (Lactulose): osmotische Wirkung, Vergärung durch Bakterien zu Säuren ⇒ Anregung der Peristaltik; **Wm/Wi** (Macrogol) = Polyethylenglycol: nicht resobierbar, keine Metabolisierung, Wasserbindung ⇒ Auslösung von Diarrhoe;
Wm/Wi (Plantago ovata): Stuhlvolumen ↑ ⇒ Darmpassage ↑ (Gleit- und Füllmittel);
Wm/Wi (Senna): Spaltung der enthaltenen Anthraglykoside durch Colibakterien zu Anthronen bzw. Anthranolen ⇒ antiresorptive und hydragoge Wi;
UW (Laxantien): Elektrolytverlust (v.a. K^+), Melanosis coli, Albuminurie, Hämaturie;
UW (Plantago ovata): Blähungen, Völlegefühl, allergische Reaktionen;
KI (Laxantien): Ileus, Grav./Lakt.

Bisacodyl OTC	PRC B, Lact ?
Dulcolax *Tbl. 5mg; Supp. 10mg* **Hemolax** *Tbl. 5mg* **Laxans-ratioph.** *Tbl. 5mg; Supp. 10mg* **Pyrilax** *Tbl. 5mg; Supp. 10mg* **Tirgon** *Tbl. 5mg*	**Obstipation:** 5-10mg p.o.; 10mg rekt.; **Ki. > 2J:** 5mg p.o./rekt.

Lactulose OTC	PRC B, Lact ?
Bifiteral *Saft (10ml = 6.67g); Btl. 10g* **Lactuflor** *Saft (10ml = 6.5g)* **Lactulose-ratioph.** *Saft (10ml = 6.67g)*	**Obstipation:** 1–2 x 5–10g p.o.; **Ki.:** 1–2 x 3–6g p.o.; **hepatische Enzephalopathie:** ini 3–4 x 5–10g p.o., langsam steigern bis 3–4 x 20–30g bis 2–3 weiche Stühle/d entleert werden
Macrogol OTC	
Bellymed Abführpulver *(1 Messl. = 14g)* **Dulcolax M Balance** *Btl. 10g; Lsg. (1ml = 500mg)* **Laxofalk** *Btl. 10g*	**Obstipation:** 1–2 x 10–14g p.o.
Macrogol + NaCl + $NaHCO_3$ + KCl Rp/OTC	
Isomol *Btl. 13,1g+351mg+179mg+47mg* **Macrogol Stada** *Btl. 13.1g+350mg+179mg +46mg* **Movicol** *Btl. 13,1g+351mg+179mg+47mg* **Movicol Junior** *Btl. 6.56g+175mg+89mg+23mg*	**Obstipation**: 1–3 x 1Btl. p.o.; **Koprostase**: 8Btl./d p.o.; **Ki. 5–11J:** Movicol Junior: 4–12Btl./d
Natriumpicosulfat OTC	
Agiolax Pico *Tbl. 5mg* **Guttalax** *Gtt. (1ml = 7.5mg)* **Laxoberal** *Tbl. 5mg; Perlen 2.5mg; Gtt. (14Gtt. = 7.5mg)*	**Obstipation:** 1 x 5–10mg p.o.; **Ki. > 4J:** 1 x 2.5–5mg p.o.
Paraffin OTC	
Obstinol M *Emulsion (1ml = 332mg)*	**Obstipation:** 10–45ml/d; **Ki. 2–6J:** 10–20ml/d; **6–12J:** 10–30ml
Plantago ovata (Flohsamen) OTC	
Agiocur *Gran. (5g enth. 3.25g)* **Mucofalk** *Gran. (5g enth. 3.25g)* **Flosine Balance** *Gran. (5g enth. 3g)* **Metamucil** *Pulver (10g enth. 5.3g)*	**Obstipation:** Granulat: 1–3 x 5–10g; Pulver: 1–3 x 7.5g (1TL)
Plantago ovata (Flohsamen) + Sennoside OTC	
Agiolax *Gran. (5g enth. 2.6g+15mg)*	**Obstipation:** 1–2 x 1TL Granulat

4.5 Darmlavage-Lösungen

Wm/Wi (Macrogol): Polyethylenglycol, nicht resorbierbar, keine Metabolisierung, Wasserbindung ⇒ Diarrhoe; **Wm/Wi** (Na_2SO_4 = Natriumsulfat): verhindert Resorption von Na-Ionen ⇒ osmotische Diarrhoe; **UW:** Übelkeit, Völlegefühl, Erbrechen, Magenkrämpfe, Reizung des Darmausgangs; **KI:** Ileus, V.a. Ileus, GI-Obstruktion oder Perforation, hochfloride Kolitis, tox. Megacolon, Entleerungsstrg. des Magens, Bewusstseinsstrg. mit Aspirationsneigung

Citronensäure + Magnesiumoxid + Natriumpicosulfat OTC	
Citrafleet *Btl. 12g+3.5g+10mg* **Picoprep** *Btl. 12g+3.5g+10mg*	**Koloskopie-Vorbereitung:** 1Btl. in 150ml Wasser lösen; am Vortag um 8 Uhr und 6–8h später jeweils 1 Btl. trinken; Picoprep: **Ki. 1–2J:** 2 x 1/4 Btl.; **2–4J:** 2 x 1/2 Btl.; **4–9J:** 1Btl. morgens, 1/2Btl. nachmittags; > **9J:** s. Erw.
Kaliumsulfat + Magnesiumsulfat + Natriumsulfat OTC	
Eziclen *2 x Konzentrat 3.13+3.28+17.51g/176ml*	**Koloskopie-Vorbereitung:** Konzentrat mit Wasser auf 0.5L auffüllen; am Vortag um 18 und 20 Uhr 0.5L Lösung + jeweils 1L klare Flüssigkeit trinken; auch 2-Tages-Schema möglich, s. FachInfo
Macrogol + Na_2SO_4 + $NaHCO_3$ + NaCl + KCl OTC	
Delcoprep *Lsg. (1l = 59+12.88+1.68+1.46+0.75g)* **Klean Prep** *Btl. 59+5.68+1.68+1.46+0.74g*	**Koloskopie-Vorbereitung:** 1Btl. in 1l Wasser lösen; 3–4l über 4–6h trinken
Macrogol + Na_2SO_4 + NaCl + KCl + Ascorbinsäure + Natriumascorbat OTC	
Moviprep *Lsg. (1l = 100+7.5+2.69+1.01+4.7+5.9g)*	**Koloskopie-Vorbereitung:** Btl. A und B in 1l Wasser lösen; 2l über 2–4h trinken, zusätzlich 1l klare Flüssigkeit trinken
Macrogol + $NaHCO_3$ + NaCl + KCl OTC	
Endofalk Classic *Btl. 52.5+0.71+1.4+0.18g* **Isomol** *Btl. 13+0.18+0.35+0.05g*	**Koloskopie-Vorbereitung:** 2Btl. in 1l Wasser lösen; 3–4l über 4–6h trinken

4.6 Karminativa

Wm/Wi: Oberflächenspannung ↓ ⇒ entschäumend, antimeteoristisch; **UW/KI:** keine

Simeticon OTC	
Elugan *Kautbl. 40mg; Gtt. (1ml = 40mg)* **Espumisan** *Kautbl. 40mg; Kps. 40mg; Emulsion (1ml = 40mg)* **Imogas** *Kps. 120, 240mg* **Lefax** *Kautbl. 41, 100mg; Kps. 250mg; Granulat 250mg; Gtt. (1ml = 40mg); Susp. (5ml = 40mg)* **sab simplex** *Kautbl. 80mg; Gtt. (25Gtt. = 69mg)* **Simethicon-ratioph.** *Kautbl. 80mg*	**Meteorismus:** 3–4 x 40–240mg p.o.; **Sgl.:** 15Gtt. zu jeder Flaschennahrung; **Kleinki.:** 3–4 x 15 Gtt. p.o.; **Schulki.:** 4–6 x 20–30 Gtt; **Spülmittelintoxikation:** 5–20ml Suspension p.o.; **Ki.:** 2.5–10ml Suspension; **DANI** nicht erforderlich

4.7 Antidiarrhoika

Wm/Wi (Loperamid): Stimulation peripherer Opiatrezeptoren ⇒ Hemmung der Peristaltik;
Wm/Wi (Carbo medicinalis): Adsorption von Bakterientoxinen;
Wm/Wi (Racecadotril): Hemmung der Enkephalinase ⇒ Enkephalinabbau ↓ ⇒ antisekretorisch;
UW (Loperamid): Kopfschmerzen, Müdigkeit, Schwindel, Mundtrockenheit, Nausea;
UW (Racecadotril): Kopfschmerzen, Übelkeit, Erbrechen, Fieber, K^+ ↓, Ileus, Bronchospasmus;
KI (Loperamid): Ileus, Ki. < 2J, Grav./Lakt.;
KI (Racecadotril): Sgl. < 3M, eingeschränkte Nieren-/Leberfunktion, Fruktoseintoleranz, Glukose-Galaktose-Malabsorption, Saccharase-Isomaltase-Mangel

Carbo medicinalis OTC	
Kohle Hevert *Tbl. 250mg* **Kohle Pulvis** *Pulver 10g* **Ultracarbon** *Granulat 50g*	**Diarrhoe:** 3–4 x 500–1000mg p.o.; **Ki.:** 3–4 x 250–500mg p.o.; **Vergiftungen:** 50g in 400ml H_2O suspendieren ⇒ p.o. oder über Magensonde verabreichen
Loperamid Rp/OTC	HWZ 7–15h, Qo 1.0, PRC B, Lact +
Imodium *Lingualtbl. 2mg; Kps. 2mg; Lsg. (1ml = 0.2mg)* **Lopedium** *Tbl. 2mg; Brausetbl. 2mg; Kps. 2mg; Gtt. (30Gtt. = 2mg)* **Loperamid-ratioph.** *Tbl. 2mg; Lsg. (1ml = 0.2mg)* **Loperhoe** *Tbl. 2mg; Kps. 2mg*	**Akute Diarrhoe:** ini 4mg p.o., nach jedem Durchfall 2mg, max. 16mg/d; **Ki. 2–8J:** 0.04mg/kg/d p.o.; **> 8J:** ini 2mg p.o.; max. 8mg/d; **chronische Diarrhoe:** 4mg/d p.o.; **DANI** nicht erforderlich; **DALI** vorsichtige Anw.
Racecadotril Rp	HWZ 3h, PPB 90%
Tiorfan *Kps. 100mg; Granulat 10, 30mg* **Vaprino** *Kps. 100mg*	**Akute Diarrhoe:** 3 x 100mg p.o. für max. 7d; **Ki. > 3M:** 3 x 1.5mg/kg p.o. (5–7d)
Saccharomyces boulardii OTC	
Eubiol *Kps. 375mg* **Hamadin N** *Kps. 250mg* **Perenterol** *Kps. 50, 250mg; Btl. 250mg* **Perocur forte** *Kps. 250mg* **Yomogi** *Kps. 250mg*	**Akute Diarrhoe, Reisediarrhoe-Pro.:** 3 x 100–200mg p.o.; 1–2 x 250mg p.o.; 1 x 375mg p.o.; **Ki. > 2J:** s. Erw.; **Chronische Akne:** 2 x 375mg p.o.
Smektit OTC	
Colina *Btl. 3g*	**Diarrhoe, funktionelle Magen-Darm-Störung:** 3 x 3–6g p.o.; **Ki. < 2J:** 1–2 x 3g; **Ki. > 2J:** 2–3 x 3–6g

4.8 Lebertherapeutika

Wm/Wi: (Ornithinaspartat): Ammoniakentgiftung ↑ über günstige Beeinflussung der Harnstoff- und Glutaminsynthese; **UW:** (Ornithinaspartat): keine sehr häufigen bzw. häufigen UW; **KI:** (Ornithinaspartat): bekannte Überempfindlichkeit, schwere Nierenfunktionsstörung

Ornithinaspartat OTC	HWZ 0.3-0.4h
Hepa Merz *Granulat 3000, 6000mg; Inf.Lsg. 5g/10ml*	**Latente und manifeste hepatische Enzepahlopathie:** 3 x 3000-6000mg p.o.; 20g/d i.v., max.5g/h; bei beginnender **Bewusstseinsstörung bzw. Koma:** 40g/d; **DANI:** Krea>3mg/dl KI; **DALI** nicht erforderl.

4.9 Gallensäuren

Wm/Wi: Hemmung der biliären Cholesterinsekretion und der intestinalen Cholesterinresorption, Hemmung der HMG-CoA-Reduktase ⇒ Cholesterinsynthese ↓, Auflösung von Cholesterinsteinen; relativer Austausch lipophiler, detergentienartig wirkender, toxischer Gallensäuren gegen die hydrophile, zytoprotektive, untoxische Ursodesoxycholsäure ⇒ Verbesserung der sekretor. Leistung der Leberzelle, Einfluss auf immunregulat. Prozesse; **UW:** Durchfall, schwere rechtsseitige Oberbauchschmerzen, Verkalkung von Gallensteinen, Dekompensation einer Leberzirrhose, Urtikaria;
KI: Entzündungen der Gallenblase/-wege, Choledochus- oder Zystikusverschluss, gestörte Kontraktionsfähigkeit der Gallenblase, kalzifizierte Gallensteine, bek. Überempf., Grav./Lakt.

Ursodeoxycholsäure Rp	HWZ 3.5-5.8d
UDC *Tbl. 250, 400mg* **Urso** *Tbl. 250, 400mg* **Ursochol** *Tbl. 150, 300mg* **Ursofalk** *Tbl. 500mg; Kps. 250mg; Susp. (5ml = 250mg)*	**Auflösung von Cholesteringallensteinen (bis 15mm):** 10mg/kg p.o.; **Gallenrefluxgastritis:** 1 x 250mg p.o.; **primär biliäre Zirrhose:** 10-15mg/kg p.o.; **Hepatobiliäre Erkr. bei zystischer Fibrose; Ki. 6-18J:** 20mg/kg/d p.o. in 2-3 ED, ggf. 30mg/kg/d

4.10 Verdauungsenzyme

Pankreatin OTC	PRC C, Lact ?
Cotazym *Kps. 20000, 30000, 40000E** **Kreon** *Kps. 10000, 25000, 40000E*; Btl. 20800E** **Kreon f. Kinder** *Granulat (1 Messl. = 5000E*)* **Ozym** *Kps. 10000, 20000, 40000E** **Pangrol** *Kps. 10000, 25000, 40000E*; Tbl. 20000E** **Pankreatin Mikro-ratioph.** *Kps. 20000E** **Panzytrat** *Kps. 10000, 25000, 40000E*; Pellets (1 Messl. = 20000E*)*	**Bei exokriner Pankreasinsuffizienz:** mind. 25000-40000E zu den Hauptmahlzeiten, mind. 10000-25000E zu den Nebenmahlzeiten; Faustregel: pro Gramm Nahrungsfett ca. 2000E Lipase; **Störung der Pankreasfunktion bei Mukovizidose:** **Sgl.:** 5000E zu jeder Mahlzeit, nach Bedarf steigern, max. 20.000E/kg

Pankreatin + Dimeticon (Simeticon) OTC	
Enzym Lefax *Kautbl. 2100E*+41.2mg; Kps. 10500E*+40mg*	**Verdauungsstörung, Meteorismus bei exokriner Pankreasinsuffizienz:** 3 x 1–2Kautbl. p.o.; 2–4Kps. zu jeder Mahlzeit
Meteozym *Tbl. 15000E* + 100mg*	**Verdauungsstörung, Meteorismus bei exokriner Pankreasinsuffizienz:** 1–2Tbl. zu jeder Mahlzeit p.o.
** Gehalt an Triacylglycerollipase*	

4.11 Aminosalicylate

Wm/Wi (Mesalazin): Beeinflussung der Prostaglandinbiosynthese, Hemmung der Leukotrien-Bildung ⇒ lokal antiphlogistisch;
Wi (Sulfasalazin): antiinflammatorisch, immunsuppressiv, bakteriostatisch;
UW (Mesalazin): Flatulenz, Kopfschmerzen, Nausea;
UW (Sulfasalazin): Folsäuremangelanämie, Leukopenie, Kopfschmerzen, Schwindel, Geschmacksstrg., Husten, Nausea, Bauchschmerzen, Appetitlosigkeit, Dyspepsie, Magenbeschwerden, Proteinurie, Arthralgie, Exantheme, Pruritus, Müdigkeit, Fieber, Schlaflosigkeit, Konzentrationsstörung, Leberenzyme ↑, reversible Oligospermie;
KI (Mesalazin): bek. Überempf., schwere Leber-/Nierenfunktionsstörung, bestehendes Ulcus ventriculi/duodeni, hämorrhagische Diathese, Cave in Grav./Lakt. (absolute KI in letzten 2W!);
KI (Sulfasalazin): bek. Überempfindlichkeit, Erkrankung der blutbildenden Organe, akute intermittierende Porphyrie, schwere NI/LI, Glucose-6-Phosphat-Dehydrogenase-Mangel, Leuko-/Thrombozytopenie, Ileus, Erythema exsudativum multiforme (auch in der Anamnese)

Mesalazin (= 5-ASA) Rp	HWZ 0.5–2.4(6–9)h, Q0 0.75, PPB 43%
Asacol *Tbl. 400, 800mg* **Claversal** *Tbl. 500mg; Pellets 1.5g; Supp. 250, 500mg; Klysma 4g; Rektalschaum (5g enth. 1g)* **Mesalazin Kohlpharma** *Tbl. 500mg; Supp. 500mg; Rektalschaum (5g enth. 1g)* **Mesavancol** *Tbl. 1.2g* **Mezavant** *Tbl. (ret.) 1.2g* **Pentasa** *Tbl. 500(ret.), 1000(ret)mg; Granulat 1(ret.), 2(ret.)g, Supp. 1g; Klysma 1g* **Salofalk** *Tbl. 250, 500mg; Gran. 500(ret.), 1000(ret.), 1500(ret.), 3000(ret.)mg; Supp. 250, 500, 1000mg; Klysma 2, 4g; Rektalschaum (5g enth. 1g)*	**Chron. entzündliche Darmerkrankungen:** akuter Schub: 3 x 400–1000mg p.o.; 1–2 x 2g p.o.; 1 x 1.5–4.8g(ret.) p.o.; 3 x 250–500mg rekt.; 1 x 1g rekt.; Klysma: 1 x 1–4g rekt. z.N.; Rektalschaum: 1 x 2g rekt.; Rezidivpro. 1500mg/d p.o.; 0.75–1g rekt.; **Ki.:** akuter Schub 30–50mg/kg/d p.o., max. 75mg/kg/d; >6J.: 1–1,5g/d rekt.; Rezidivpro. 15–30mg/kg/d p.o.; > 6J. 0.75–1g rekt.; **DANI/DALI** KI bei schwerer Nieren- bzw. Leberinsuffizienz

Olsalazin Rp	HWZ 0.9h, PRC C, Lact ?
Dipentum *Kps. 250mg; Tbl. 500mg*	**Colitis ulcerosa:** Akuttherapie: 3 x 500–1000mg p.o.; Rezidiv-Pro.: 2 x 500mg; **DANI/DALI** KI bei schwerer NI/LI

Sulfasalazin Rp	HWZ 7.6h, PPB > 95%, PRC B, Lact ?
Azulfidine *Tbl. 500mg* **Colo-Pleon** *Tbl. 500mg* **Salazopyrine** *Tbl. 500mg* **Sulfasalazin HEXAL** *Tbl. 500mg* **Sulfasalazin Heyl** *Tbl. 500mg*	**Chron. entzündliche Darmerkrankungen, Strahlen-, kollagene Kolitis:** Akut: 3–4 x 1g p.o.; Rezidiv-Pro.: 2 x 1–1.5g p.o.; 2 x 500–1000mg rekt.; **Ki.:** ini 40–60mg/kg, Erh.Dos. 30–40mg/kgKG p.o. in 3–4ED; **DANI/DALI** KI bei schwerer NI/LI

4.12 Glukokortikoide

Wm/Wi (Budesonid): Induktion spezifischer Proteine ⇒ Hemmung der Phospholipase A2 ⇒ verhindert Bildung entzündungsauslösender Mediatoren ⇒ antientzündlich, antiallergisch, antiexsudativ, antiödematös;
UW (Budesonid): cushingoid, Dyspepsie, Mukelkrämpfe, Palpitationen, Nervosität, Schlaflosigkeit, Verschwommensehen, Exantheme, Urtikaria, Menstruationsstrg., K^+ ↓;
UW (rektal): Brennen im Enddarm, Schmerzen;
KI (Budesonid): bekannte Überempfindlichkeit, lokale Infektionen des Darms, Leberzirrhose, portale Hypertension

Betamethason Rp	Q0 0.95
Betnesol *Lsg. (100ml = 5mg)*	**Colitis ulcerosa:** 1 x 5mg rekt. für 2–4 W
Budesonid Rp	HWZ 2–3h, Q0 1.0, PPB 90%, PRC C, Lact ?
Budenofalk *Kps. 3mg; Granulat 9mg; Rektalschaum 2mg/Hub* **Cortiment MMX** *Tbl. 9(ret.)mg* **Entocort Kapseln** *Kps. 3(ret.)mg* **Entocort rektal** *Klysma 2.3mg*	**M. Crohn, kollagene Colitis:** 1 x 9mg oder 3 x 3mg p.o.; **Autoimmunhepatitis:** 3 x 3mg p.o., nach Erreichen einer Remission 2 x 3mg; **Colitis ulcerosa:** Cortiment zur Remissionsinduktion, wenn Mesalazin nicht ausreicht: 1 x 9mg p.o. f. max. 8W; Entokort rektal: 1 x 2.3mg rekt. f. 4-8W
Hydrocortison Rp	HWZ 1–2h, Q0 1.0, PRC C, Lact –
Colifoam *Schaum (1g enth. 90mg)*	**Proktosigmoiditis bei M. Crohn, Colitis ulcerosa:** 1–2 x 90mg rekt., nach 2W 1 x 90mg

4.13 Antikörper bei CED

Adalimumab → 222

Infliximab → 224

Golimumab → 224

Vedolizumab → 224

4.14 Antiemetika, Antivertiginosa

4.14.1 H_1-Antihistaminika

Wm/Wi: kompetitive Hemmung zentraler Histaminrezeptoren ⇒ antiemetisch; **UW:** Somnolenz, Benommenheit, Schwindel, Muskelschwäche, Mundtrockenheit, Tachykardie, Sehstrg., Miktionsstörungen, Glaukom, Magen-Darm-Beschwerden, Stimmungsschwankungen; **KI:** bekannte Überempfindlichkeit, akuter Asthma-Anfall, Engwinkelglaukom, Phäochromozytom, Porphyrie, Prostatahyperplasie mit Restharn, Epilepsie, Eklampsie

Dimenhydrinat Rp/OTC	HWZ 5–10 h, Q0 > 0.7, PPB 99%, PRC B, Lact +
Dimenhydrinat AL *Tbl. 50mg* **Reisegold, Reisetabletten-ratioph.,** **Rodavan S, Rubiemen** *Tbl. 50mg;* **Superpep** *Tbl. 50mg; Kautbl. 20mg;* **Vertigo-Vomex** *Kps. 120(ret.)mg; Supp. 80mg* **Vomacur** *Tbl. 50mg; Supp. 40, 70mg* **Vomex A** *Tbl. 50, 200(ret.)mg; Kps. 150(ret.)mg; Supp. 40, 70, 150mg; Saft (10ml = 33mg); Amp. (i.v.) 62mg/10ml, (i.m.) 100mg/2ml*	**Reisekrankheit:** Pro.: 3 x 20–50mg p.o.; 2 x 200mg (ret.) p.o.; Ther.: 50–100mg p.o. alle 4h, max. 300mg/d; **Ki. 6–12J:** 5mg/kg p.o. in 4ED, max. 150mg/d; **Übelkeit, Erbrechen, zentrales vestibuläres Reizsyndrom:** 3–4 x 50–100mg p.o.; 2 x 120–200mg (ret.) p.o.; 3–4 x 80–150mg rekt.; 100–200mg i.m.; 62–124mg i.v.; **Ki.:** 1–2mg/kg i.v./i.m.; 6–15kg: 1–2 x 40mg rekt.; 15–25kg: 2–3 x 40mg rekt.; > 25kg: 2–4 x 40mg rekt.; 6–14J: 3 x 50mg p.o.

4.14.2 Partielle Histaminagonisten

UW: Magen-Darm-Unverträglichkeit, Übelkeit, Augenbrennen, Herzklopfen, Brustbeklemmungen, Kopfdruck, Hitzegefühl, Benommenheit, Nervosität, flüchtiger Hautausschlag; **KI:** Asthma bronchiale, Phäochromozytom, Grav.

Betahistin Rp	PPB 1–5%
Acuver *Pumplsg. 8mg/Hub* **Aequamen** *Tbl. 6, 12mg* **Betahistin-ratioph.** *Tbl. 6, 12mg* **Betavert** *Tbl. 6, 12mg* **Vasomotal** *Tbl. 16, 24mg; Gtt. (1ml = 8mg)*	**Schwindelanfälle, M. Menière:** 3 x 6–16mg p.o.; 1–2 x 24mg

4.14.3 Prokinetika

Wm/Wi: Antagonismus an zentralen + peripheren Dopaminrezeptoren ⇒ stark antiemetisch und gastroprokinetisch; **UW/KI:** s. motilitätssteigernde Mittel → 111

Alizaprid Rp	HWZ 3 h, PPB 75%
Vergentan *Tbl. 50mg; Amp. 50mg/2ml*	**Übelkeit, Erbrechen bei Chemotherapie, Bestrahlung:** 30min vor + nach Chemotherapie jeweils 150mg p.o., dann 3 x 50mg; jeweils 100mg vor + 4h nach Chemotherapie i.v./i.m.; **DANI** CrCl < 10: 25%; < 50: 50%

Domperidon → 112

Metoclopramid → 112

4.14.4 Serotoninantagonisten

Wm/Wi (Granisetron, Ondansetron, Palonosetron): selektive Blockade zentraler 5-HT3-Rezeptoren ⇒ antiemetisch; **Wm/Wi** (Netupitant): selektiver Antagonist an hum. Substanz P/Neurokinin 1-Rezeptoren ⇒ antiemetisch, insbes. bei verzögert einsetzender Nausea; **UW** (Ondansetron): Kopfschmerzen, Wärmegefühl, Flush, Obstipation, lokale Irritation an Applikationsstelle; **UW** (Palonosetron + Netupitant): Kopfschmerzen, Obstipation, Ermüdung; **KI** (Ondansetron): bek. Überempfindlichkeit, gleichzeitige Anw. v. Apomorphin; **KI** (Palonosetron + Netupitant): bek. Überempfindlichkeit, Grav.

Granisetron Rp	HWZ 10–11 h, Qo 0.85, PPB 65%, PRC B, Lact ?
Axigran *Amp. 1mg/1ml; Tbl. 2mg* **Granisetron HEXAL** *Tbl. 1, 2mg; Amp. 1mg/1ml, 3mg/3ml* **Granisetron-ratioph.** *Tbl. 1, 2mg; Amp. 1mg/1ml, 3mg/3ml* **Granisetron Stada** *Tbl. 2mg* **Kevatril** *Tbl. 2mg; Amp. 1mg/1ml, 3mg/3ml* **Kytril** *Tbl. 2mg; Amp. 1mg/1ml, 3mg/3ml* **Sancuso** *TTS 3.1mg/24h*	**Übelkeit, Erbrechen bei Chemotherapie:** 1h vor Chemother. 2mg p.o.; vor Chemother. 1–3mg i.v., max. 3 x 3mg/d i.v.; **TTS:** 24–48h vor bis 24h nach Chemother. applizieren, max. 7d; **Ki.** > **1J:** 20µg/kg p.o. 1h vor Chemother., bis 2 x 20µg/kg p.o. für 5d; **> 2J:** 40µg/kg i.v. vor Chemother., ggf. zus. 2 x 20µg/kg i.v.; **DANI/DALI** nicht erforderlich
Ondansetron Rp	HWZ 3 h, Qo > 0.8, PPB 70–76%, PRC B, Lact ?
Axisetron *Tbl. 8mg; Lingualtbl. 4, 8mg; Amp. 4, 8mg* **Cellondan** *Tbl. 4, 8mg; Lingualtbl. 4, 8mg; Amp. 4, 8mg* **Ondansetron HEXAL** *Tbl. 4, 8mg; Lingualtbl. 4, 8mg; Amp. 4, 8mg* **Ondansetron-ratioph.** *Tbl. 4, 8mg; Lingualtbl. 4, 8mg; Amp. 4, 8mg* **Zofran** *Tbl. 4, 8mg; Lingualtbl. 4, 8mg; Saft (5ml = 4mg); Amp. 4mg/2ml, 8mg/4ml*	**Übelkeit, Erbrechen bei Chemotherapie:** 1–2h vor Chemotherapie 8mg p.o., dann 2 x 8mg bis max. 5d; bei hochemetogener Chemotherapie ggf. bis 24mg p.o. + 12mg Dexamethason p.o.; 8mg vor Chemotherapie i.v., ggf. zusätzlich 2 x 8mg i.v.; bei hochemetogener Chemotherapie ggf. 16mg in 50–100ml NaCl 0.9% über 15min i.v + 20mg Dexamethason i.v.; **Ki. 6M–17J:** ≤10kg: bis 3 x 0.15mg/kg i.v. an d1, dann 2 x 2mg i.v. d2–6; >10kg: bis 3 x 0.15mg/kg i.v. an d1, dann 2 x 4mg i.v./p.o. d2–6; postop. **Übelkeit, Erbrechen:** 16mg p.o. 1h präop. oder 4mg i.v. bei Narkosebeginn; **Ki. 1M–17J:** 0.1mg/kgKG, max. 4mg i.v.; **DANI** nicht erf.; **DALI** max. 8mg/d p.o.
Palonosetron Rp	HWZ 40 h, PPB 62%
Aloxi *Kps. 500µg; Inj.Lsg. 250µg/5ml*	**Übelkeit, Erbrechen bei Chemotherapie:** einmalig 1h vor Chemotherapie 500µg p.o. oder 30min vor Chemotherapie 250µg i.v.; **DANI/DALI** nicht erforderlich

Palonosetron + Netupitant Rp	
Akynzeo *Kps. 500µg + 300mg*	**Pro. akut u. verzögert auftretender Übelkeit, Erbrechen bei mäßig u. stark emetogener Chemotherapie:** einmalig 1h vor Chemotherapie 500µg+300mg p.o.; **DANI** HD: Anw. nicht empfohlen; **DALI** Child-Pugh ≥ 9: vorsichtige Anw.

Tropisetron Rp	HWZ 8h, Qo 0.9, PPB 71%
Navoban *Kps. 5mg; Amp. 5mg/5ml*	**Übelkeit, Erbrechen bei Chemotherapie:** vor Chemother. 5mg i.v., dann 1 x 5mg p.o.; **Ki.:** 0.2mg/kg i.v.; **DANI/DALI** nicht erforderlich

4.14.5 Anticholinergika

Wm/Wi: Antagonist am Muscarinrezeptor ⇒ Parasympathikolyse, zentrale antiemetische Wi durch Hemmung der cholinergen Reizübertragung; **UW:** Mundtrockenheit, Mydriasis, Verschwommensehen, Glaukom; **KI:** Ki. bis 10J, Engwinkelglaukom

Scopolamin Rp	HWZ 1(4,5)h, Qo 0.9
Scopoderm TTS *TTS 1mg/72h*	**Reisekrankheit:** 1 Pflaster 5–6h oder am Abend vor Reiseantritt auf unbehaarte Haut hinter dem Ohr aufkleben; Wi-Dauer: bis 72h

4.14.6 Neuroleptika

Wm/Wi: Neuroleptikum, wirkt hemmend auf dopaminerge Rezeptoren in der Area postrema, keine antihistaminerge, keine anticholinerge Wirkung ⇒ antiemetisch;
UW: Benommenheit, Hypotonie, Halluzinationen, Epilepsie, Parkinson-Syndrom, Koma, QT-Verlängerung, Bronchospasmus, Laryngospasmus;
KI: Überempf. gegen Droperidol bzw. Butyrophenone, bekanntes oder vermutetes verlängertes QT-Intervall, Hypokaliämie oder Hypomagnesiämie, Bradykardie (< 55/min), Begleitmedikation, die zu Bradykardie führen kann, Phäochromozytom, komatöse Zustände, M. Parkinson, schwere Depression

Droperidol Rp	HWZ 2h; PPB 85-90%
Droperidol Rotexmedica *Inj.Lsg. 2.5mg/1ml* **Ponveridol** *Inj.Lsg. 1.25mg/1ml* **Xomolix** *Inj.Lsg. 2.5mg/1ml*	**Postoperative Übelkeit/Erbrechen:** Pro. u. Ther.: 0.625–1.25mg i.v.; **Ki. > 2J:** 20–50µg/kg, max. 1.25mg; **DANI, DALI** max. 0.625mg; **morphininduzierte Übelkeit/Erbrechen:** Pro.: 15–50µg/mg Morphin, max. 5 mg/d

4.14.7 Neurokinin-1-Antagonisten

Wm/Wi: selektiver Antagonismus am Human-Substanz-P-Neurokinin-Rez. ⇒ antiemetisch; **UW:** Kopfschmerzen, Schluckauf, Appetitlosigkeit, Obstipation, Diarrhoe, Müdigkeit, Transaminasen ↑; **KI:** bek. Überempf., Komb. mit Pimozid, Terfenadin, Astemizol, Cisaprid

Aprepitant Rp	HWZ 9-13h, PPB 97%
Emend *Kps. 80, 125mg*	**Übelkeit, Erbrechen bei Chemotherapie:** 1h vor Chemotherapie 125mg p.o., d2+3 jeweils 1 x 80mg p.o.; Kombination mit Dexamethason und 5-HT3-Antagonisten; **DANI** nicht erforderlich

Fosaprepitant Rp	HWZ 9-13h; PPB 97%
Ivemend *Inj.Lsg. 150mg*	**Übelkeit, Erbrechen bei Chemotherapie:** 150mg über 15min i.v. 30min vor Chemotherapie an d1; Kombination mit Dexamethason und 5-HT3-Antagonist; **DANI** nicht erford.; **DALI** vorsichtige Anw.

4.14.8 Kombination

Dimenhydrinat + Cinnarizin Rp	PPB (Cinnarizin) 80%
Arlevert *Tbl. 40+20mg*	**Schwindel verschiedener Genese:** 3 x 1Tbl. p.o., max. 5Tbl./d

4.15 Regulatorische Peptide

Wm/Wi (Lanreotid): Octapeptidanalogon des natürlichen Somatostatins, Hemmung der Wachstumshormonsekretion durch Bindung an Somatostatinrezeptoren, v.a. SSTR 2 und 5; **Wm/Wi** (Octreotid, Somatostatin): Hemmung der Freisetzung von Wachstumshormon, Gastrin, Insulin und Glucagon, Vasokonstriktion im Splanchnikusbereich; **Wm/Wi** (Teduglutid): GLP-2-Analogon, Hemmung der Magensäuresekretion und der Darmaktivität, Zunahme von Darmzottenhöhe und Darmkryptentiefe; **UW** (Lanreotid): Diarrhoe, Bauchschmerzen, Nausea, Erbrechen, Dyspepsie, Flatulenz, Cholelithiasis, Kopfschmerzen, Müdigkeit, Sinusbradykardie, Hypo- und Hyperglykämie; **UW** (Octreotid): Übelkeit, Erbrechen, Diarrhoe, Bauchschmerzen, Hepatitis; **UW** (Somatostatin): ini Blutzucker ↓, Brechreiz, Hitzegefühl; **UW** (Teduglutid): Atemwegsinfektionen, Kopfschmerzen, Bauchschmerzen, Blähungen, Übelkeit, Erbrechen, gastrointestinale Stomakomplikationen, periph. Ödem, Reaktionen a.d. Injektionsstelle, Grippe, verminderter Appetit, Angstzustände Schlafstörungen, Parästhesie, kongestive Herzinsuffizienz, Hitzegefühl, Dyspnoe, Husten, Pankreatitis, Darmverschluss, Cholestase, Cholezystitis, allergische Dermatitis, Gelenkschmerzen, Nierenkolik, Empfindl. im Nierenlager, Brustschmerzen, nächtl. Schwitzen, CRP-Erhöhung; **KI** (Lanreotid): bekannte Überempfindlichkeit, Anwendung in Grav./Lakt. nicht empfohlen; **KI** (Octreotid): Cave in Grav./Lakt.; **KI** (Somatostatin): peri- u. postnatal, Grav./Lakt.; **KI** (Teduglutid): bek. Überempfindlichkeit gegen T. bzw. Tetracyclin, aktives oder vermutetes Malignom, Vorgeschichte eines Malignoms im GI-Trakt i.d. vergangenen 5J

Lanreotid Rp	HWZ 23–33d (s.c.)
Somatuline Autogel *Fertigspr. 60, 90, 120mg*	**Akromegalie, karzinoide Tumoren:** ini 60mg s.c., Wdh. alle 4W; nach 3M Dosisanp. je nach Wi bzw. GH- und IGF-1-Spiegel; **gastropankreatische neuroendokrine Tumore:** 120mg s.c., Wdh. alle 4W; **DANI, DALI** nicht erforderlich
Octreotid Rp	HWZ 1.5h, Q0 0.8, PPB 65%, PRC B, Lact ?
Sandostatin *Inj.Lsg. 0.05mg/1ml, 0.1mg/1ml, 0.5mg/1ml, 1mg/5ml; Pen 1500µg/3ml* **Sandostatin LAR Monatsdepot** *Inj.Lsg. 10(ret.)mg/2ml, 20(ret.)mg/2ml, 30(ret.)mg/2ml* **Octreotid HEXAL** *Inj.Lsg 0.05mg/1ml, 0.1mg/1ml, 0.5mg/1ml*	**Hormonaktive Tumoren des GI-Trakts:** ini 1–2 x 0.05mg s.c., dann steigern bis 3 x 0.1–0.2mg, max. 3 x 0.5mg; 10–30mg (ret.) alle 4W i.m.; **Akromegalie:** ini 2–3 x 0.05–0.1mg s.c., Erh.Dos. 0.3mg/d, max. 1.5mg/d; **Pro. postoperative pankreatische Komplikationen:** 3 x 0.1mg s.c. für 7d; **DANI, DALI** nicht erforderlich
Somatostatin Rp	HWZ 1.1–3min
Somatostatin HEXAL *Inj.Lsg. 3mg* **Somatostatin Inresa** *Inj.Lsg. 3mg*	**Schwere gastrointestinale Blutung, stark sezernierende postop. Pankreasfisteln:** ini 3.5µg/kg in 1min. i.v., dann 3.5µg/kg/h i.v.
Teduglutid Rp	HWZ 2h
Revestive *Inj.Lsg. 5mg/0.5ml*	**Kurzdarmsyndrom:** 1 x 0.05mg/kg s.c.; **DANI** CrCl <50: 50%; **DALI** Child A, B: 100%; C: keine Daten

4.16 Hämorrhoidalmittel

Wm/Wi (Cinchocain, Lidocain): Lokalanästhetika ⇒ schmerzstillend; **Wm/Wi** (Bismut): Adstringentium ⇒ blutstillend, austrocknend, antiphlogistisch; **Wm/Wi** (Glukokortikoide): antiphlogistisch, antiinflammatorisch; **UW** (Glukokortikoide): Hautatrophie, Sekundärinfektionen; **KI** (Glukokortikoide): vorhandene lokale Infektionen

Cinchocain Rp	
Dolo Posterine N *Salbe 25, 50, 100g (1g enth. 5mg); Supp. 6mg; Kombipackung (Supp. + Salbe)* **Dolo Posterine Haemotamp** *Supp. mit Mulleinlage 6mg*	**Hämorrhoiden, Pruritus, Fissuren:** 2 x tgl. auftragen bzw. 2 x 1 Supp. rekt.
Hydrocortison Rp	
Postericort *Salbe (1g enth. 2.96mg); Supp. 2.96mg*	**Analekzem:** 2 x tgl. auftragen bzw. 2 x 1 Supp. rekt.; Ther.-Dauer max. 10d

Lidocain OTC	
Posterisan Akut *Salbe (1g enth. 50mg); Supp. 60mg*	**Hämorrhoiden, Fissuren, Proktitis:** 2–3 x tgl. auftragen bzw. 2 x 1 Supp. rekt.; max. 4g Salbe/Einzelanwendung
Fluocinonid + Lidocain Rp	
Jelliproct *Salbe (1g enth. 0.25+50mg); Supp. 0.25+60mg; Kombipackung (Supp. + Salbe)*	**Hämorrhoiden, Analekzem:** 2 x tgl. auftragen bzw. 2 x 1 Supp. rekt.; Ther-Dauer max. 14d
Fluocortolon + Lidocain Rp	
Doloproct *Creme (1g enth. 1+20mg); Supp. 1+40mg*	**Hämorrhoiden, Proktitis:** ini bis 3 x tgl. auftragen bzw. 2–3 x 1 Supp. rekt., dann 1–2 x/d; Ther.-Dauer max. 14d
Prednisolon + Bismut + Zinkoxid Rp	
Bismolan H Corti *Salbe (1g enth. 1+22+33mg); Supp. 2+44+66mg*	**Hämorrhoiden I-II° mit Brennen, Juckreiz:** Salbe ein oder mehrmals tgl. auftragen; 1-3 Supp. tgl.; Ther-Dauer max. 14d

4.17 Glyceroltrinitrat zur topischen Anwendung

Wm/Wi (Glyceroltrinitrat): Gefäßerweiterung ⇒ Durchblutung ↑ ⇒ bessere Abheilung;
UW (Glyceroltrinitrat): Kopfschmerzen, Schwindelgefühl, Übelkeit, anales Brennen/Jucken;
KI (Glyceroltrinitrat): bek. Überempf.; gleichzeitige Anwendung von anderen Nitraten, Sildenafil, Vardenafil, Tadalafil, orthostatischer Hypotonus, unbeh. Hypovolämie, erhöhter Schädelinnendruck, zerebrale Durchblutungsstrg., Migräne, Aorten- oder Mitralstenose, HOCM, konstriktive Perikarditis, Perikardtamponade, ausgeprägte Anämie, Engwinkelglaukom

Glyceroltrinitrat Rp	
Rectogesic *Salbe (1g enth. 4mg)*	**Chronische Analfissuren:** 2 x tgl. 2.5cm langen Salbenstrang auftragen

5 Nephrologie

5.1 Phosphatbinder

Wm (Sevelamer): Ca- und Al-freies Polymer;
Wi (alle): Hemmung der enteralen Phosphatresorption;
UW (Algeldrat, Aluminiumchlorid-OH-Komplex): Obstipation, Ileus, Aluminiumeinlagerung in Nerven/Knochen;
UW (Lanthancarbonat): Bauchschmerzen, Obstipation, Diarrhoe, Dyspepsie, Blähungen, Übelkeit, Erbrechen, Hypokalzämie;
UW (Calciumacetat): Hyperkalziämie, Aufstoßen, Blähungen, Übelkeit, Erbrechen, Obstipation, Diarrhoe;
UW (Sevelamer): Schmerz, Übelkeit, Erbrechen, Diarrhoe, Obstipation, Dyspnoe;
UW (Sucroferric-Oxyhydroxid): Diarrhoe, Stuhlverfärbung, Obstipation, Übelkeit, Erbrechen, Dyspepsie, Bauchschmerzen, Flautulenz, Zahnverfärbung;
KI (Algeldrat, Aluminiumchlorid-OH-Komplex): manifeste Al-Intoxikation;
KI (Calciumacetat): bek. Überempfindlichkeit, Hyperkalziämie;
KI (Lanthancarbonat): Hypophosphatämie, bekannte Überempfindlichkeit;
KI (Sevelamer): Hypophosphatämie, Ileus, Cave in Grav./Lakt.;
KI (Sucroferric-Oxyhydroxid): bek. Überempfindlichkeit, Hämochromatose

Algeldrat OTC	
Antiphosphat *Tbl. 600mg*	**Hyperphosphatämie bei Niereninsuffizienz:** 3–4 x 0.6-3g p.o. 10–20min vor den Mahlzeiten
Aluminiumchloridhydroxid-Komplex OTC	
Phosphonorm *Kps. 300mg*	**Hyperphosphatämie bei Niereninsuffizienz:** 3–6 x 300mg p.o.
Calciumacetat OTC	
Calciumacetat *Tbl. 475, 900mg* **Calciumacetat-Nefro** *Tbl. 500, 700, 950mg* **Calciumacetat Prorenal** *Tbl. 500mg*	**Hyperphosphatämie bei Niereninsuffizienz:** 2500-7000mg/d p.o. in mehreren Einzelgaben zu den Mahlzeiten
Calciumdiacetat + Mg^{2+} OTC	
OsvaRen *Tbl. 435 + 60mg* **RenaMag** *Tbl. 435 + 55mg*	**Hyperphosphatämie bei Niereninsuffizienz:** 3-10 Tbl./d p.o. in mehreren Einzelgaben zu den Mahlzeiten; max. 12 Tbl./d
Lanthancarbonat Rp	PRC C, Lact ?
Fosrenol *Kautbl. 500, 750, 1000mg, Btl. 750, 1000mg*	**Hyperphosphatämie bei Niereninsuffizienz:** nach Serumphosphat (mmol/l): 1.8-2.4: 750mg/d p.o., > 2.4–2.9: 1500mg/d, > 2.9: 2250mg/d

Sevelamer Rp	PRC C, Lact ?
Renagel *Tbl. 800mg* **Renvela** *Tbl. 800mg; Btl. 2.4g* **Sevelamer HEXAL** *Tbl. 800mg*	**Hyperphosphatämie bei Niereninsuffizienz:** nach Serumphosphat (mmol/l): 1.76-2.42: 3 x 800mg p.o., > 2.42: 3 x 1600mg
Sucroferric Oxyhydroxide Rp	
Velphoro *Tbl. 500mg*	**Hyperphosphatämie bei Niereninsuffizienz:** ini 3 x 1 Tbl. p.o. zu den Mahlzeiten, je n. Phosphatspiegel steigern, max. 6 Tbl./d

5.2 Kationenaustauscher → 425

5.3 Eisen → 160

5.4 Erythropoetin → 161

5.5 Vitamin D → 164

5.6 Vitamin-D-Analoga → 164

5.7 Azidosetherapeutika → 313

6 Endokrinologie

6.1 Antidiabetika

6.1.1 Sulfonylharnstoffe

Wm: Blockade ATP-abhängiger K^+-Kanäle; **Wi:** Insulinfreisetzung aus Pankreas-Beta-Zellen ↑; **UW** (Glibenclamid): Hypoglykämie, Gewichtszunahme; **UW** (Gliclazid): ohne Häufigkeitsangabe: Hypoglykämie, GI-Störungen, Anstieg der Leberenzyme, Rash, Pruritus, Urtikaria, Erythem, makulopapulöses Exanthem, bullöse Reaktionen, Blutbildveränderungen; **UW** (Glimepirid): keine sehr häufigen oder häufigen UW; **UW** (Gliquidon): Hypoglykämie, Gewichtszunahme; **KI** (Glibenclamid): bekannte Überempfindlichkeit gegen Glibenclamid oder andere Sulfo-nylharnstoffe/Sulfonamide, Typ-1-D.m., diabetisches Koma, Ketoazidose, schwere Nieren- und Leberfunktionsstörung; gleichzeitige Anw. von Bosentan; Grav./Lakt.; **KI** (Gliclazid): bekannte Überempfindlichkeit gegen Gliclazid oder andere Sulnonylharnstoffe/Sulfonamide, Typ-1-D.m., diabetisches Koma, Ketoazidose, schwere Nieren- und Leberfunktionsstörung; gleichzeitige Anwendung von Miconazol, Stillzeit; **KI** (Glimepirid): bek. Überempf. gegen Glimepirid oder andere Sulfonylharnstoffe/Sulfonamide, insulinpflichtiger D.m., diabetisches Koma und Präkoma, Ketoazidose, schwere Nieren- und Leberfunktionsstörung; **KI** (Gliquidon): bekannte Überempf. gegen Gliquidon oder andere Sulnonylharnstoffe/Sulfonamide, komplettes Sekundärversagen einer Sulfonylharnstofftherapie bei D.m. Typ 2; Typ-1-D.m., diabetisches Koma, Ketoazidose, schwere Nieren- und Leberfunktionsstörung

Glibenclamid Rp	HWZ 2-5h, Q0 1.0, PPB 99%
Euglucon N *Tbl. 3.5mg* **Glib-ratioph.** *Tbl. 1.75, 3.5mg* **Gliben-CT** *Tbl. 3.5mg* **GlibenHEXAL** *Tbl. 3.5mg* **Maninil** *Tbl. 1, 1.75, 3.5, 5mg*	**D.m. Typ 2:** ini 1.75-3.5mg/d p.o., Steigerung bis max. 10.5mg/d; **DANI** CrCl < 30: KI; **DALI** KI bei schwerer Leberinsuffizienz
Gliclazid Rp	HWZ 12h, Q0 0.8, PPB 95%
Diamicron Uno *Tbl. 60mg*	**D.m. Typ 2:** ini 1 x 30mg p.o., ggf. steigern auf 1 x 60-120mg; **DANI** CrCl < 30: KI; **DALI** KI bei schwerer LI
Glimepirid Rp	HWZ 5-8h, Q0 1.0, PPB 99%, PRC C, Lact -
Amaryl *Tbl. 1, 2, 3, 4, 6mg* **Glimepirid-CT** *Tbl. 1, 2, 3, 4, 6mg* **Glimepirid HEXAL** *Tbl. 1, 2, 3, 4, 6mg* **Glimepirid Stada** *Tbl. 1, 2, 3, 4mg*	**D.m. Typ 2:** ini 1 x 1mg p.o. morgens, ggf. schrittweise steigern bis max. 6mg/d; **DANI** CrCl < 30: KI; **DALI** KI bei schwerer Leberinsuffizienz
Gliquidon Rp	HWZ 1.5h
Glurenorm *Tbl. 30mg*	**D.m. Typ 2:** ini 1 x 15, ggf. schrittweise steigern bis max. 120mg/d p.o.; **DANI** CrCl < 30: KI; **DALI** KI

6.1.2 Glinide

Wm: Blockade von ATP-abhängigen K^+-Kanälen;
Wi: Insulinfreisetzung aus Pankreas-Beta-Zellen↑;
UW (Nateglinid): Hypoglykämie, Nausea, Dyspepsie, abdominelle Schmerzen;
UW (Repaglinid): Hypoglykämie, grippeähnliche Symptome, Rücken-/Kopfschmerzen, Rhinitis, Bronchitis, abdominelle Schmerzen, Diarrhoe, Arthralgien;
KI (Nateglinid): bekannte Überempfindlichkeit, Typ-1-D.m., Ketoazidose, Grav./Lakt., schwere Lebererkrankung; **KI** (Repaglinid): bekannte Überempfindlichkeit, Typ-1-D.m., Ketoazidose, Grav./Lakt., schwere Lebererkrankung, gleichzeitige Einnahme von Gemfibrozil

Nateglinid Rp	HWZ 1,5h, Q0 > 0.8, PPB 98%
Starlix *Tbl. 60, 120mg*	**D.m. Typ 2, Komb. m. Metformin:** 3 x 60-120mg vor den Hauptmahlzeiten p.o., max. 3 x 180mg; **DANI** nicht erforderlich; **DALI** KI bei schwerer Leberinsuffizienz

Repaglinid Rp	HWZ < 1h, PPB 98%, PRC C, Lact ?
Enyglid *Tbl. 0.5, 1, 2mg* **Novonorm** *Tbl. 0.5, 1, 2mg* **Prandin** *Tbl. 0.5, 1, 2mg* **Repaglinid HEXAL** *Tbl. 0.5, 1, 2, 4mg* **Repaglinid Stada** *Tbl. 0.5, 1, 2mg*	**D.m. Typ 2:** ini 0.5mg vor den Hauptmahlzeiten p.o., je nach BZ-Verlauf steigern bis 4mg, max. 16mg/d; **DANI** sorgfältige Dosiseinstellung; **DALI** KI bei schwerer Leberinsuffizienz

6.1.3 Biguanide

Wm (Metformin): Glukoseaufnahme in die Zelle↑, nichtoxidativer Glukosemetabolismus↑;
UW (Metformin): Nausea, Erbrechen, Diarrhoe, Bauchschmerzen, Appetitverlust, Geschmacksveränderung, Laktatazidose (sehr selten); **KI** (Metformin): bek. Überempf., diabetische Ketoazidose, diabetisches Präkoma; Niereninsuffizienz (CrCl < 45); akute Zustände, die zu einer Beeinträchtigung der Nierenfunktion führen können, z.B.: Dehydration, schwere Infektionen, Schock; Erkrankungen, die zu einer Gewebshypoxie führen können, wie dekompensierte Herzinsuffizienz, respiratorische Insuffizienz, frischer Myokardinfarkt, Schock; Leberinsuffizienz, akute Alkoholintoxikation, Alkoholismus

Metformin Rp	HWZ 1.5-6.2h, Q0 < 0.1, PPB 0%, PRC B, Lact ?
Diabesin *Tbl. 500, 850, 1000mg* **Glucobon** *Tbl. 850, 1000mg* **Glucophage** *Tbl. 500, 850, 1000mg* **Juformin** *Tbl. 500, 850, 1000mg* **Metfoliquid Geriasan** *Lsg. (5ml = 500mg)* **Metformin-ratioph.** *Tbl. 500, 850, 1000mg* **Metformin Dura** *Tbl. 500, 850, 1000mg* **Metsop** *Tbl. 500, 850, 1000mg* **Siofor** *Tbl. 500, 850, 1000mg*	**D.m. Typ 2:** 2-3 x 500-850mg p.o., max. 3 x 1g; **Ki. ab 10J.:** ini 1 x 500-850mg p.o., max. 2g/d in 2-3ED; **DANI** CrCl 45-59: ini 1 x 500-850mg, max. 1g/d; < 45: KI; **DALI** KI

6.1.4 Alpha-Glukosidase-Inhibitoren

Wm/Wi: Glukosidasehemmung ⇒ intestinale Glukosefreisetzung ↓;
UW: Meteorismus, Bauchschmerzen, Diarrhoe; **KI:** bek. Überempfindlichkeit, chron. entzündl. Darmerkrankungen mit deutlichen Verdauungs- und Resorptionsstörungen, Colon-Ulzerationen, bei teilweisem Darmverschluss oder bei Pat. mit prädisponiertem Darmverschluss; Zustände, die sich durch eine vermehrte Gasbildung im Darm verschlechtern können (z. B. Roemheldscher Symptomenkomplex, größere Hernien, Verengungen und Geschwüre des Darms); schwere Niereninsuff. (CrCl<25); schwere Leberfunktionsstörungen

Acarbose Rp	HWZ 2h, PRC B, Lact ?
Acarbose-CT *Tbl. 100mg* **Acarbose Stada** *Tbl. 50, 100mg* **Glucobay** *Tbl. 50, 100mg*	**Zusatztherapie bei D.m.:** ini 3 x 50mg p.o vor den Hauptmahlzeiten, ggf. steigern bis 3 x 100mg p.o., max. 3 x 200mg/d; **DANI** CrCl < 25: KI

Miglitol Rp	HWZ 2h, PPB < 4%, PRC B, Lact -
Diastabol *Tbl. 50, 100mg*	**Zusatztherapie bei D.m.:** ini 3 x 50mg p.o., nach 4 W ggf. 3 x 100mg; **DANI** CrCl > 25: 100%; < 25: KI; **DALI** nicht erforderlich

6.1.5 GLP1-Agonisten

Wm/Wi (Albiglutid, Exenatid, Liraglutid): Inkretin-Mimetikum mit verschiedenen antihyperglykämischen Wirkungen des Glucagon-like-Peptide (GLP-1);
UW (Albiglutid): Hypoglykämie, Diarrhoe, Übelkeit, Reaktionen an Inj.Stelle, Pneumonie, Erbrechen, Obstipation, Dyspepsie, gastroösophageale Refluxerkrankung, Vorhofflimmern, Vorhofflattern; **UW** (Dulaglutid): Hypoglykämie, Übelkeit, Diarrhoe, Erbrechen, Bauchschmerzen, Appetit ↓, Obstipation, Meteorismus, Dyspepsie, abdominale Distension, gastroösophageale Refluxerkrankung, Aufstoßen, Fatigue, Sinustachykardie, AV-Block I°;
UW (Exenatid): Übelkeit, Erbrechen, Diarrhoe, Hypoglykämie, Appetit ↓, Kopfschmerzen, Schwindel, Bauchschmerzen, Reflux, vermehrtes Schwitzen, innere Unruhe;
UW (Liraglutid): Übelkeit, Erbrechen, Diarrhoe, Obstipation, Bauchschmerzen, Dyspepsie, Kopfschmerzen, Nasopharyngitis, Hypoglykämie, Schwindel, Schlaflosigkeit, Geschmacksstörung, Cholelithiasis, Refluxkrankheit, Asthenie, Erschöpfung;
KI (Albiglutid, Exenatid, Liraglutid): bek. Überempfindlichkeit

Albiglutid Rp	HWZ 5d PRC C Lact ?
Eperzan *Pen 30, 50mg/Dosis*	**D.m. Typ 2 als Monother. oder in Komb. mit anderen Antidiabetika inkl. Basalinsulin:** 1x/W 30mg s.c., ggf. steigern auf 1x/W 50mg; **DANI** CrCl ≥ 30: nicht erfordl.; CrCl < 30: Anw. nicht empfohlen; **DALI** nicht erforderlich

Dulaglutid	HWZ 4.6d PRC C Lact ? ✋
Trulicity *Pen 0.75, 1.5mg*	**D.m. Typ 2 als Monother. oder in Komb. mit anderen Antidiabetika inkl. Insulin:** Monoth. 1 x/W 0.75mg s.c.; Komb. Ther. 1x/W 1.75mg; **DANI** CrCl ≥ 30: nicht erforderl.; CrCl < 30: Anwendung nicht empfohlen; **DALI** nicht erforderlich
Exenatid Rp	HWZ 2.4h PRC C Lact ?
Bydureon *Inj.Lsg. 2mg, Pen 2mg* **Byetta** *Pen 5µg/Dosis, 10µg/Dosis*	**D.m. Typ 2 in Komb. mit Metformin, Sulfonylharnstoff, Thiazolidindion oder Metformin und Sulfonylharnstoff oder Metformin und Thiazolidindion:** 2 x 5µg s.c. für 1M, dann ggf. 2 x 10µg, jeweils < 1h vor Mahlzeit; 1 x 2mg/W. s.c.; **DANI** CrCl > 50: nicht erforderl.; CrCl < 30: Anw. nicht empf.; **DALI** nicht erforderlich
Liraglutid Rp-L/Rp	HWZ 13h, PPB 98%
Saxenda *Pen 18mg/3ml* **Victoza** *Pen 18mg/3ml*	**D.m. Typ 2 in Komb. mit Basalinsulin oder Metformin u./o. Sulfonylharnstoff oder Thiazolidindion:** ini 1 x 0.6mg s.c., nach 1W 1.2mg, ggf. nach 2W 1.8mg; **Gewichtsregulierung bei BMI ≥30 oder BMI 27-29 + mindestens 1 Erkr. (Prädiabetes, D.m., Hypertonie, Dyslipidämie, obstr. Schlafapnoe):** Saxenda: W1: 1 x tgl. 0.6mg s.c., wchtl. um 0.6mg steigern, ab W5: 1 x tgl. 3mg; **DANI** CrCl ≥ 30: nicht erforderl.; < 30: Anw. nicht empf.; **DALI** schwere LI: Anw. nicht empf.

6.1.6 DPP-4-Inhibitoren

Wm/Wi (Saxagliptin, Sitagliptin): Dipeptidylpeptidase-4-Inhibitor ⇒ Spiegel aktiver Inkretin-Hormone (GLP-1, GIP) ↑ ⇒ glukoseabhängige Insulinfreisetzung aus Pankreas-Beta-Zellen ↑, Glukagonfreisetzung aus Pankreas-Alpha-Zellen ↓;
UW (Saxagliptin): Infektion der oberen Atemwege/Harnwege, Gastroenteritis, Sinusitis, Nasopharyngitis, Hypoglykämie, Kopfschmerzen, Erbrechen, periphere Ödeme;
UW (Sitagliptin): Kopfschmerzen, Obstipation, Schwindel, Hypoglykämie;
KI (Saxagliptin): bekannte Überempfindlichkeit gegen S. bzw. andere DDP-4-Inhibitoren;
KI (Sitagliptin): bekannte Überempfindlichkeit, Grav./Lakt.;

Saxagliptin Rp	HWZ 2.5-3.1h, PRC B, Lact?
Onglyza *Tbl. 2.5 5mg*	**D.m. Typ 2** als Monother. oder in Komb. mit Metformin, Sulfonylharnstoff, Thiazolidindion oder Insulin (mit/ohne Metformin): 1 x 5mg p.o.; **DANI** CrCl > 50: 100%, 30-50: 1 x 2.5mg, < 30: vorsicht. Anw.; HD: Anw. nicht empf.; **DALI** leichte bis mäßige LI: vorsicht. Anw.; schwere LI: Anwendung nicht empfohlen

Sitagliptin Rp	HWZ 12.4h, PPB 38% PRC B Lact ?
Januvia *Tbl. 25, 50, 100mg* **Xelevia** *Tbl. 25, 50, 100mg*	**D.m. Typ 2** als Monotherapie (bei Gegenanzeigen/Unverträgl. von Metformin) oder in Komb. mit Metformin, Pioglitazone (mit/ohne Metformin), Sulfonylharnstoffen (mit/ohne Metformin) oder Insulin (mit/ohne Metformin): 1 x 100mg p.o.; **DANI** CrCl ≥ 50: 100mg, 30-49: 50mg, < 30: 25mg; **DALI** leichte bis mäßige LI: 100%; schwere LI: keine Daten

6.1.7 DPP-4-Inhibitoren Kombinationen

Saxagliptin + Metformin Rp	
Komboglyze *Tbl. 2.5 + 850mg, 2.5 + 1000mg*	**D.m. Typ 2:** 2 x 2.5+850-1000mg p.o., Komb. mit Insulin oder Sulfonylharnstoff möglich; **DANI** CrCl <60: KI; **DALI** KI

Sitagliptin + Metformin Rp	
Janumet *Tbl. 50+850mg, 50+1000mg* **Velmetia** *Tbl. 50+850mg, 50+1000mg*	**D.m. Typ 2:** 2 x 50+850-1000mg p.o., Komb. mit Sulfonylharnstoff, Thiazolidindion oder Insulin möglich; **DANI** CrCl < 60: KI; **DALI** KI

6.1.8 Glitazone und Kombinationen

Wm/Wi (Glitazone) = Thiazolidindione = Insulinsensitizer: spezifische Bindung an Peroxisome Proliferator Activated(PPA)-Rezeptor in Insulinzielgeweben ⇒ verbesserte Insulinwirkung ⇒ zelluläre Glukoseaufnahme ↑, hepatische Glukoneogenese ↓;
UW: Kombination mit Metformin: Anämie, Hypo-/Hyperglykämie, Kopf-/Bauchschmerzen, Durchfall, Übelkeit, Müdigkeit, Ödeme, Kombination mit Sulfonylharnstoff, Anämie, Thrombopenie, Hypo-/Hyperglykämie, Gewicht ↑, Ödeme; **KI** (Pioglitazon): bek. Überempf., Herzinsuff. (auch i.d. Anamnese), eingeschränkte Leberfkt., diabetische Ketoazidose

Pioglitazon Rp	HWZ 3-7h, Q0 > 0.8, PPB 99%, PRC C, Lact ?
Actos *Tbl. 15, 30, 45mg* **Pioglitazon Aurobindo** *Tbl. 15, 30, 45mg*	**D.m. Typ 2:** 1 x 15-30mg p.o., max. 45mg/d; Monotherapie oder Komb. mit Metformin und/oder Sulfonylharnstoff oder Insulin; **DANI** CrCl > 4: 100%; HD: KI; **DALI** KI

Pioglitazon + Metformin Rp	
Competact *Tbl. 15+850mg*	**D.m. Typ 2:** 2 x 15+850mg p.o.; **DANI** CrCl < 60: KI; **DALI** KI

6.1.9 SGLT-2-Inhibitoren

Wm/Wi (Dapagliflozin, Empaglifozin): selektiver reversibler Inhibitor des renalen Natrium-Glucose-Cotransporters 2 ⇒ renale Glucose-Reabsorption ⇒ ↓ Glucose-Ausscheidung mit Harn ⇒ ↑ Nüchtern- und postprandialer Plasma-Glucosespiegel ↓; **UW** (Dapagliflozin): Infektion des Genitalbereichs, Harnweginfekte, Hypoglykämie, Rückenschmerzen, Dysurie, Polyurie, Dyslipidämie, Hämatokrit ↑; **UW** (Empagliflozin): Hypoglykämie (bei Komb.-Ther.), vaginale Moniliasis, Vulvovaginitis, Balanitis, genitale Infektionen, Harnwegsinfekt, Pruritus, verstärkte Harnausscheidung; **KI** (Dapagliflozin, Empagliflozin): bekannte Überempfindlichkeit

Dapagliflozin Rp	HWZ 13 h, PPB 91%
Edistride *Tbl. 5, 10mg* **Forxiga** *Tbl. 5, 10mg*	**D.m. Typ 2:** 1 x 10mg p.o. Monotherapie oder Kombination mit anderen Antidiabetika; **DANI** CrCl > 60: 100%, < 60: Anw. nicht empf.; **DALI** Child-Pugh A, B: 100%; C: ini 1 x 5mg/d
Empagliflozin Rp	HWZ 12 h, PPB 86%
Jardiance *Tbl. 10, 25mg*	**D.m. Typ 2:** 1 x 10mg p.o. Monotherapie oder Kombination mit anderen Antidiabetika; ggf. steigern auf 1 x 25mg p.o.; **DANI** CrCl > 60: 100%, 45-60: 1 x 10mg; < 45: Anwendung nicht empfohlen; **DALI** Child-Pugh A, B: 100%; C: Anwendung nicht empfohlen

6.1.10 SGLT-2-Inhibitor Kombination

UW (Empagliflozin+Metformin): Hypoglykämie (bei Komb. mit Insulin/Sulfonylharnstoff), Übelkeit, Erbrechen, Diarrhö, Bauchschmerzen, Appetitmangel, vaginale Candidiasis, Vulvovaginitis, Balanitis, und andere genitale Infektionen, Harnwegsinfektionen, Geschmacksstörung, Pruritus, verstärkte Harnausscheidung; **UW** (Dapaglifozin+Metformin): Vulvovaginitis, Balanitis, Infektion des Genitalbereichs, Harnweginfektion, Hypoglykämie, Geschmacksstörungen, gastrointestinale Symptome, Rückenschmerzen, Dysurie, Polyurie, Dyslipidämie, Hämatokrit ↑; **KI** (Empagliflozin+Metformin, Dapaglifozin+Metformin): bek. Überempf., diabetische Ketoazidose, diabetisches Präkoma, moderate/schwere Nierenfunktionsstörung, akute Erkrankung, die potenziell die Nierenfunktion beeinflussen kann (Dehydratation, schw. Infektion, Schock), akute/chron. Erkrankung, die zur Gewebehypoxie führen kann (Herz-/Lungeninsuffizienz, Myokardinfarkt, Schock), Leberfunktionsstörung, akute Alkoholvergiftung, Alkoholismus

Empagliflozin + Metformin Rp	PRC C, Lact ?
Synjardy *Tbl. 5+850, 5+1000, 12.5+850, 12.5+1000mg*	**D.m. Typ 2:** 2 x 5-12.5 + 850-1000mg p.o.; **DANI** CrCl > 60: 100%; <60: KI; **DALI** KI
Dapaglifozin + Metformin Rp	PRC C, Lact ?
Ebymect *Tbl. 5+850, 5+1000mg* **Xigduo** *Tbl. 5+850, 5+1000mg*	**D.m. Typ 2:** 2 x 5 + 850-1000mg p.o. **DANI** CrCl > 60: 100%; < 60: KI; **DALI** KI

6.1.11 Insuline – Übersicht

Wm/Wi (Insuline): Glukoseaufnahme in Muskel- und Fettzellen ↑, anaboler Stoffwechsel ↑ (Glykogen-, Lipid-, Proteinsynthese ↑), katabol. Stoffwechsel ↓ (Glykogeno-, Lipo-, Proteolyse ↓)

Insuline/Insulin-Analoga (IA)	Wirkstoff (Handelsname)	Wirk-beginn	Wirk-max.	Wirk-dauer
Sehr kurz wirksame IA	**Insulin glulisin** (Apidra®); **Insulin lispro** (Humalog®, Liprolog®); **Insulin aspart** (NovoRapid®)	0.25h	0.5-3h	2-5h
Kurz wirksame Insuline (humane Insuline)	**Normalinsulin = Altinsulin** (Berlinsulin H Normal®, Huminsulin Normal®, Insuman Rapid®, Actrapid HM®, Humulin Normal®)	0.25–0.5h	1-4h	6-9h
Mittellang wirksame Insuline (Verzögerungsinsuline)	**NPH-Insulin** (**Berlinsulin H Basal®, Huminsulin Basal®, Insuman Basal®, Protaphane HM®, Humulin Basal®, Insulatard®**)	0.75–1.5h	3-12h	11-20h
Lang wirksame IA	**Insulin detemir** (Levemir®)	3-4h	10-14h	16-20h
Sehr lang wirksame IA	**Insulin glargin** (Abasaglar®, Lantus®, Toujeo®)	3-4h	10-16h	20-30h

6.1.12 Sehr kurz wirksame Insulin-Analoga

Wm/Wi (Insulinaspart, Insulinglulisin, Insulin lispro): schnellere Resorption durch Veränderung der Aminosäuresequenz ⇒ Verkürzung des Spritz-Ess-Abstands

Insulin aspart Rp	HWZ 81min, PRC ?, Lact ?
NovoRapid	**D.m. Typ 1/2:** nach Bedarf
Insulin glulisin Rp	HWZ 42min, PRC C, Lact ?
Apidra	**D.m. Typ 1/2:** nach Bedarf
Insulin lispro Rp	HWZ 26-52min, PRC B, Lact ?
Humalog, Liprolog	**D.m. Typ 1/2:** nach Bedarf

6.1.13 Kurz wirksame Insuline (Normalinsulin)

Wm/Wi (s. Insuline - Übersicht)

Insulin normal (Altinsulin) human Rp	HWZ wenige min (i.v.), 2-5h (s.c.), PPB gering, PRC B
Actrapid, Berlinsulin H Normal, Huminsulin Normal, Humulin Normal, Insuman Infusat, Insuman Rapid	**D.m. Typ 1/2:** nach Bedarf

6.1.14 Mittellang wirksame Insuline (Verzögerungsinsuline)

Wm/Wi: Zusatz v. Protamin als Depotstoff ⇒ Wi-Dauer ↑; NPH = *N*eutrales *P*rotamin *H*agedorn

Verzögerungsinsulin (NPH-Insulin), human Rp

Berlinsulin H Basal, Huminsulin Basal, Humulin Basal, Protaphane, Insuman Basal, Insulatard	**D.m. Typ 1/2:** nach Bedarf

6.1.15 Insulin-Kombinationen

Insulin normal (Altinsulin) + Verzögerungsinsulin Rp

Actraphane 30, 50 *30/70, 50/50%* **Berlinsulin H 30/70** *30/70%* **Huminsulin Profil III** *30/70%* **Insuman Comb 15, 25, 50** *15/85, 25/75, 50/50%* **Mixtard 30, 50** *30/70%, 50/50%*	**D.m. Typ 1/2:** nach Bedarf

Insulin lispro + Verzögerungsinsulin (NPL-Insulin) Rp

Humalog Mix 25, 50 *25/75, 50/50%* **Liprolog Mix 25, 50** *25/75, 50/50%*	**D.m. Typ 1/2:** nach Bedarf

Insulinaspart + Verzögerungsinsulin (NPA-Insulin) Rp

Novomix 30 *30/70%*	**D.m. Typ 1/2:** nach Bedarf

6.1.16 Lang und sehr lang wirksame Insulin-Analoga

Wm/Wi (Insulindetemir): gentechnisch verändertes Insulinmolekül, starke Selbstassoziation an der Injektionsstelle, Bindung an Albumin ⇒langsamere Abgabe in peripheres Zielgewebe; **Wm/Wi** (Insulin glargin): gentechnisch verändertes Insulinmolekül, im physiologischen pH-Bereich schwer löslich ⇒langsame Resorption ⇒Wirkdauer ↑

Insulin detemir Rp — HWZ 5-7h, PRC C, Lact ?

Levemir	**D.m. Typ 1/2:** nach Bedarf

Insulin glargin Rp — PRC C, Lact ?

Abasaglar, Lantus, Toujeo	**D.m. Typ 1/2:** nach Bedarf

6.2 Antihypoglykämika

Wm/Wi (Diazoxid): reversible Hemmung der Insulinausschüttung an Pankreas-Beta-Zellen; **Wm/Wi** (Glucagon): cAMP-vermittelte Glykogenolyse in der Leber ⇒ Glukoneogenese ↑ ⇒ Blutglukose ↑;
UW (Diazoxid): Übelkeit, Erbrechen, Ödeme, Kaliumverlust, Tachykardie, Hypotonie, Hautausschlag, Hypertrichose, BB-Veränderungen, IgG ↓; **UW** (Glucagon): Übelkeit, Erbrechen, Bauchschmerzen, Hypotonie, Tachykardie, sekundäre Hypoglykämie;
KI (Diazoxid): bekannte Überempfindlicheit, Herzinfarkt, Herzinsuffizienz, idiopathische postprandiale Hypoglykämie, Lakt.; **KI** (Glucagon): bekannte Überempfindlichkeit, Phäochromozytom; **KI** (Glucose 40%): Hyperglykämie, Hypokaliämie, Azidose

Diazoxid Rp	HWZ 24-36h, Q0 0.8, PPB 90%, PRC C, Lact ?
Proglicem *Kps. 25, 100mg*	**Hypoglykämie verschiedener Genese:** ini 5mg/kg p.o. in 2-3ED, ggf. steigern; **Ki.:** u.U. 15-20mg/kg; **DANI** Dosisreduktion
Glucagon Rp	HWZ 8-18min, PRC B, Lact ?
GlucaGen *Inj.Lsg. 1mg/1ml*	**Hypoglykämie: Erw., Ki. > 25kg** oder **> 6-8J:** 1mg s.c./i.m./i.v.; **Ki. < 25kg** oder **< 6-8J:** 0.5mg; **Relaxation Magen-Darm-Trakt:** 0.2-0.5mg i.v.; 1-2mg i.m.
Glucose 40% Rp/OTC	
Glucose 40 Miniplasco *Amp. 4g/10ml* **Glucosteril 40%** *Amp. 4g/10ml*	**Hypoglykämie:** 20-100ml i.v.

6.3 Lipidsenker

Therapieziele abhängig von Begleiterkrankung[1]

Diabetes mellitus	D.m. plus makro- u./od. mikrovaskuläre Komplikationen oder weitere RF wie arterielle Hypertonie oder Albuminurie
• Hypercholesterinämie LDL-Zielwert < 100 mg/dl • Kombinierte Hyperlipidämie LDL-Zielwert < 100 mg/dl TG-Zielwert < 150 mg/dl	• Hypercholesterinämie LDL-Zielwert < 70 mg/dl • Kombinierte Hyperlipidämie LDL-Zielwert < 70 mg/dl TG-Zielwert < 150 mg/dl

[1] Vereinfachte schematische Darstellung nach aktuellen DDG/DEGIM-und DGK-Empfehlungen 2012; ESC/EAS Guidelines for the management of dyslipidaemias, European Society of Cardiology. European Heart Journal (2011) 32, 1769–1818.

6.3.1 Fibrate

Wm: Lipoproteinlipase-Aktivität ↑ ⇒ Triglyzeride ↓, LDL ↓, HDL ↑;
UW (Bezafibrat): Krea/CPK/AP ↑, Appetitlosigkeit; **UW** (Fenofibrat): Bauchschmerzen, Übelkeit, Diarrhoe, Erbrechen, Flatulenz, Transaminasen ↑; **UW** (Gemfibrozil): Dyspepsie, Diarrhoe, Übelkeit, Bauchschmerzen, Erbrechen, Meteorismus, Obstipation, Ekzem, Exanthem, Müdigkeit; **KI** (Bezafibrat): bek. Überempf., Gallenblasen-/Lebererkrankungen (Ausnahme: Fettleber), bek. photoallergische/-toxische Reaktion auf Fibrate, schwere Niereninsuff. (Krea > 6mg/dl bzw. CrCl < 15), Dialyse, Grav./Lakt., Ki.; **KI** (Fenofibrat): bek. Überempf., Leberinsuffizienz, primär biliäre Zirrhose, unerklärbar persistierende Leberfunktionsabnormität, Gallenblasenerkrankungen, schwere chronische Nierenerkrankung, chron. oder akute Pankreatitis mit Ausnahme einer akuten Pankreatitis aufgrund schwerer Hypertriglyceridämie, bek. photoallergische oder phototoxische Reaktionen unter Behandlung mit Fibraten oder Ketoprofen; **KI** (Gemfibrozil): bek. Überempf., eingeschränkte Leberfunktion, schwere Niereninsuff., bek. Gallenblasen- oder Gallenwegserkrankung mit Cholelithiasis, auch in der Anamnese, gleichzeitige Anw. von Repaglinid oder Simvastatin; photoallergische oder phototoxischen Reaktionen unter Behandlung mit Fibraten in der Anamnese

Bezafibrat Rp	HWZ 2.5h, Q0 0.15, PPB 95%
Befibrat *Tbl. 200, 400(ret.)mg* **Bezafibrat dura** *Tbl. 400(ret.)mg* **Bezafibrat-ratioph.** *Tbl. 200, 400(ret.)mg* **Cedur** *Tbl. 200, 400(ret.)mg*	**Schwere Hypertriglyzeridämie, gemischte Hyperlipidämie** (bei Statin-KI/-Unverträgl.): 3 x 200mg p.o.; 1 x 400mg (ret.); **DANI** CrCl: > 60: 100%; 40-60: 2 x 200mg; 15-40: 200mg alle 1-2d; < 15: KI; HD: KI; **DALI** KI
Fenofibrat Rp	HWZ 21h, Q0 0.2, PPB 99%, PRC C, Lact -
Cil *Kps. 160, 200mg* **Durafenat** *Kps. 100, 250(ret.)mg* **Fenofibrat-ratioph.** *Kps. 100, 250(ret.)mg* **Lipidil** *Kps. 200mg* **Lipidil 145 ONE** *Tbl. 145mg (Nanopartikel)* **Lipidil Ter** *Tbl. 160mg*	**Schwere Hypertriglyceridämie, gemischte Hyperlipidämie** (bei Statin-KI/-Unverträgl.), **gemischte Hyperlipidämie** (bei hohem kardiovask. Risiko zusätzl. zu Statin, wenn Triglyzerid-und HDL-Cholest. nicht ausreich. kontrolliert werden können): 3 x 100mg p.o.; 1 x 160-200mg; 1 x 145mg; 1 x 250mg (ret.); **DANI** Krea (mg/dl) > 2: 1 x 100mg/d; HD: 100mg alle 2d; Krea (mg/dl) > 6: KI; **DALI** KI
Gemfibrozil Rp	HWZ 1.5h, Q0 1.0, PPB > 97%, PRC C, Lact -
Gevilon *Tbl. 600, 900mg*	**Schwere Hypertriglyceridämie; gemischte Hyperlipidämie od. prim. Hypercholesterinämie** (bei Statin-KI/-Unverträglichkeit), **Pro. kardiovask. Morbidität** (Männer mit nicht-HDL-Hypercholest. u. Statin-KI/-Unverträglk.): 1 x 900mg p.o.; 2 x 600mg; **DANI** CrCl 50-80: ini 900mg/d; KI bei schw. NI; **DALI** KI

6.3.2 Statine (CSE-Hemmer)

Wm: kompetitive Hemmung der HMG-CoA-Reduktase (= Cholesterol-Synthese-Enzym = CSE); **Wi:** intrazelluläre Cholesterinsynthese ↓, LDL ↓, HDL ↑; **UW** (Atorvastatin): Nasopharyngitis, allerg. Reakt., Hyperglykämie, Kopfschmerzen, Epistaxis, pharyngolaryngeale Schmerzen, Obstipation, Diarrhoe, Dyspesie, Übelkeit, Meteorismus, Myalgie, Arthralgie, Extremitätenschmerzen, Muskelspasmen, Gelenkschwellungen, Rückenschmerzen, veränderte Leberfunktionstests, CK ↑; **UW** (Rosuvastatin): Diabetes mellitus, Kopfschmerzen, Schwindel, Verstopfung Übelkeit, Bauchschmerzen, Myalgie, Asthenie; **UW** (Simvastatin): Transaminasen ↑, Myopathie, Myalgie, CK ↑, Rhabdomyolyse, Exanthem, Anämie, periphere Neuropathie, Kopfschmerzen, Hypersensitivitätssyndrom; **KI** (Atorvastatin): bek. Überempf., aktive Lebererkr., Transaminasenerhöhung > 3 x oberer Normwert, Grav./Lakt., Frauen im gebärfähigen Alter, die keine geeigneten Empfängnisverhütungsmethoden anwenden; **KI** (Rosuvastatin): bek. Überempf., aktive Lebererkr., unklare Transaminasenerhöhung, schwere Niereninsuff., Myopathie, gleichzeitige Anw. von Ciclosporin, Grav./Lakt.; 40mg-Dosis bei Pat. mit prädisponierenden Faktoren für eine Myopathie/Rhabdomyolyse wie mittelschwere Niereninsuffizienz, Hypothyreose, erbliche Muskelerkrankungen in der pers. oder fam. Anamnese, Alkoholmissbrauch, asiatische Abstammung, gleichzeitige Anw. von Fibraten, muskelschädigende Wi. durch frühere Einnahme eines Fibrats oder eines anderen Statins; **KI** (Simvastatin): bekannte Überempfindlichkeit, aktive Lebererkrankung, unklare Transaminasenerhöhung, Grav./Lakt., gleichzeitige Anwendung von potenten CYP3A4-Inhibitoren (z.B. Itraconazol, Ketoconazol, Proteaseinhibitoren, Erythromycin, Clarithromycin, Telithromycin, Nefazodon)

Atorvastatin Rp	HWZ 14h, Q0 > 0.7, PPB 98%, PRC X, Lact -
Atoris *Tbl. 10, 20, 30, 40, 60, 80mg* **Atorvastatin-CT** *Tbl. 10, 20, 30, 40mg* **Atorvastatin HEXAL** *Tbl. 10, 20, 30, 40, 60, 80mg* **Lipitor** *Tbl. 20mg* **Sortis** *Tbl. 10, 20, 40, 80mg*	**Hypercholesterin-, komb. Hyperlipidämie, Primärprävention kardiovaskulärer Erkrankungen:** ini 1 x 10mg p.o., je nach Wi steigern auf 1 x 20-40mg, max. 80mg/d; **DANI** nicht erforderlich; **DALI** regelmäßige Transaminasenkontrolle, KI bei aktiver Lebererkrankung
Fluvastatin Rp	HWZ 1-3h, Q0 1.0, PPB 98%, PRC X, Lact -
Fluvastatin Actavis *Kps. 20, 40mg; Tbl. 80(ret.)mg* **Fluvastatin HEXAL** *Kps. 20, 40mg; Tbl. 80(ret.)mg* **Locol** *Tbl. 80(ret.)mg*	**Hypercholesterin-, kombinierte Hyperlipidämie, KHK nach Herzkatheter:** 1 x 20-40mg p.o., max. 2 x 40mg oder 1 x 80mg (ret.); **Ki. < 18J:** KI; **DANI** nicht erford.; **DALI** KI bei aktiver Lebererkrankung/unklarer Transaminasenerhöhung
Lovastatin Rp	HWZ 1.4h, Q0 1.0, PPB 95%, PRC X, Lact -
Lovabeta *Tbl. 10, 20, 40mg* **LovaHEXAL** *Tbl. 10, 20, 40mg* **Lovastatin-ratioph.** *Tbl. 20, 40mg*	**Hypercholesterin-, komb. Hyperlipidämie:** 1 x 20-40mg p.o., max. 80mg/d; **DANI** CrCl: > 30: 100%; < 30: 20mg/d; **DALI** KI
Pravastatin Rp	HWZ 1.5-2h, Q0 0.55, PPB 45%, PRC X, Lact -
Lipifacil *Tbl. 10, 20, 40mg* **Prava Basics** *Tbl. 10, 20, 40mg* **Pravalich** *Tbl. 10, 20, 40mg* **Pravasin protect** *Tbl. 10, 20, 40mg* **Pravastatin-CT** *Tbl. 10, 20, 40mg* **Pravastatin HEXAL** *Tbl. 10, 20, 30, 40mg*	**Hypercholesterin-, kombin. Hyperlipidämie:** 1 x 10-40mg p.o.; **Primär-/Sekundärpräv. kardiovask. Erkrankungen:** 1 x 40mg/d; **Post-Transplantations-Hyperlipidämie:** ini 1 x 20mg, ggf. steigern auf 1 x 40mg; **Ki. 8-13J:** max. 1 x 20mg; **DANI, DALI** ini 1 x 10mg/d, Anpassung unter med. Kontrolle; KI bei aktiver Lebererkrankung/unklarer Transaminasenerhöhung
Rosuvastatin Rp	HWZ 19h, PPB 90%, PRC X , Lact -
Crestor *Tbl. 5, 10, 20mg*	**Hypercholesterin-, kombinierte Hyperlipidämie, homozygote, familiäre Hypercholesterinämie:** ini 1 x 5-10mg/d, max. 40mg/d; > 70J: ini 1 x 5mg; **Ki. 6-9J:** 1 x 5-10mg; **10-17J:** 1 x 5-20mg; **Pro. kardiovaskulärer Ereignisse:** 1 x 20mg; **DANI** CrCl > 60: 100%, 30-60: ini 1 x 5mg, max. 20mg/d, < 30: KI; **DALI** Child-Pugh < 7: 100%, 8-9: Bestimmung Nierenfunktion, > 9: keine Daten, KI bei aktiver Lebererkrankung

Simvastatin Rp	HWZ 1.9h, Q0 1.0, PPB 95%, PRC X, Lact -
Simva Aristo *Tbl. 10, 20, 30, 40, 60, 80mg* **Simvabeta** *Tbl. 5, 10, 20, 30, 40, 80mg* **SimvaHEXAL** *Tbl. 5, 10, 20, 30, 40, 60, 80mg* **Simvastatin Actavis** *Tbl. 10, 20, 40, 80mg* **Simvastatin-ratioph.** *Tbl. 5, 10, 20, 30, 40, 60, 80mg* **Zocor** *Tbl. 10, 20, 40mg*	**Hypercholesterin-, komb. Hyperlipidämie, KHK:** ini 1 x 10-20mg, je nach Wi alle 4W steigern bis max. 80mg/d; **homozygote, famil. Hypercholesterinämie:** 1 x 40mg/d oder 80mg/d in 3ED (20-20-40mg); **DANI** CrCl > 30: 100% < 30: 10mg/d; **DALI** KI bei aktiver Lebererkrankung/unklarer Transaminasenerhöhung

6.3.3 Statin-Kombinationen

UW (Fenofibrat + Pravastatin): Abdominelles Spannungsgefühl, Bauchschmerzen, Oberbauchschmerzen, Obstipation, Diarrhoe, Mundtrockenheit, Dyspepsie, Aufstoßen, Flatulenz, Übelkeit, abdominelle Beschwerden, Erbrechen, Transaminasen ↑;
UW (ASS + Atorvastatin + Ramipril): Sodbrennen, Übelkeit, Erbrechen, Magenschmerzen, Diarrhoe, Obstipation, Dyspepsie, geringfügige Blutverluste aus GI-Trakt, paroxysmaler Bronchospasmus, schwerwiegende Dyspnoe, Rhinitis, Nasophyryngitis, allergische Reaktionen, Hyperglykämie, Kopfschmerzen, Schwindel, pharyngolaryngeale Schmerzen, Epistaxis, Myalgie, Arthralgie, Schmerzen in den Extremitäten, Muskelkrämpfe, Gelenkschwellungen, Rückenschmerzen, Leberenzymerhöhungen, CK ↑, Reizhusten, Bronchitis, Sinusitis, Exanthem, Muskelkrämpfe, Myalgie, Hyperkaliämie, Hypotonie, orthostat. RR-Abfall, Synkope, Thoraxschmerz, Erschöpfung;
UW (Atorvastatin + Perindopril + Amlodipin): Nasopharyngitis, allerg. Reakt., Hyperglykämie, Schläfrigkeit, Schwindel, Kopfschmerzen, Geschmacksstörungen, Parästhesie, Sehstörungen, Tinnitus, Palpitationen, Hypotonie, Flush, pharyngolaryngeale Schmerzen, Nasenbluten, Husten, Dyspnoe, Übelkeit, Erbrechen, Bauchschmerzen, Diarrhoe, Obstipation, Blähungen, Exanthem, Pruritus, Gelenkschwellungen, Knöchelschwellungen, Extremitätenschmerzen, Arthralgie, Myalgie, Muskelkrämpfe, Rückenschmerzen, Asthenie, Ödeme, CK ↑, veränderte Leberfunktionstests;
KI (Fenofibrat + Pravastatin): Überempfindlichkeit gegen Pravastatin oder Fenofibrat; schwere Leberfunktionsstörung inkl. biliärer Zirrhose oder aktive Lebererkrankung einschließl. nicht abgeklärter, persistierend erhöhter Werte bei Leberenzymen (> 3 x ULN); Ki. (< 18J), mittelschwere bis schwere NI, bek. Lichtallergie oder phototox. Reaktion während Ther. mit Fibraten oder Ketoprofen, Gallenblasenerkr., chron. oder akute Pankreatitis mit Ausnahme einer akuten Pankreatitis infolge schw. Hypertriglyzeridämie, Myopathie u./od. Rhabdomyolyse unter Statinen und/oder Fibraten in der Anamnese oder gesicherte Erhöhung der Creatinphosphokinase (CK) > 5 x ULN unter einer früheren Behandlung mit Statinen, Grav./Lakt.;

KI (ASS + Atorvastatin + Ramipril): Überempfindlichkeit gegen Wirkstoffe, Soja, Erdnuss, andere Salicylate, NSAR, andere ACE-Hemmer, bei anamnest. bek. Asthmaanfällen oder anderen allergischen Reaktionen auf Salicylsäure oder andere NSAR, akute Magen-Darm-Ulzera, Hämophilie und andere Blutungsstörungen, stark eingeschränkte Nieren- und Leberfunktion, Hämodialyse-Patienten, schwere Herzinsuffizienz, gleichzeitige Behandlung mit Methotrexat (in einer Dosierung von 15mg oder mehr pro Woche), Patienten mit Nasenpolypen im Zusammenhang mit Asthma, das durch ASS ausgelöst oder verschlimmert wird; aktive Lebererkrankung oder unerklärte anhaltende Transaminasenerhöhung (> 3 x ULN), Grav./Lakt.; Frauen im gebärfähigen Alter, die keine geeigneten Empfängnisverhütungsmethoden anwenden; gleichzeitige Behandlung mit Tipranavir, Ritonavir, Ciclosporin; Angioödem in der Vorgeschichte (hereditär, idiopathisch oder früheres Angioödem bei Einnahme von ACE-Hemmern oder AT-II-Rezeptorantagonisten); extrakorporale Behandlungen, bei denen es zu einem Kontakt zwischen Blut und negativ geladenen Oberflächen kommt; signifikante beidseitige Nierenarterienstenose oder Nierenarterienstenose bei nur einer funktionsfähigen Niere, hypotensive oder hämodynamisch instabile Zustände, Ki. < 18J., gleichzeitige Anwendung von Aliskiren bei Patienten mit Diabetes mellitus oder eingeschränkter Nierenfunktion mit CrCl < 60;
KI (Atorvastatin + Perindopril + Amlodipin): bek. Überempf. gegen die Wirkstoffe; aktive Lebererkr. oder unklare dauerhafte ↑ der Serumtransaminasen (> 3 x ULN); Grav./Lakt.; Frauen im gebärfähigen Alter, die keine geeigneten Empfängnisverhütungsmethoden anwenden; schwere Hypotonie, Schock, Obstruktion des linksventrikulären Ausflusstrakts, hämodynamisch instabile Herzinsuff. nach einem akuten Myokardinfarkt, Angioödem (Quincke-Ödem) in Anamnese im Zusammenhang mit vorausgegangener ACE-Hemmer-Ther., hereditäres oder idiopathisches Angioödem; gleichzeit. Anw. mit Aliskiren-haltigen Arzneimitteln bei Patienten mit D.m. oder Nierenfunktionstrg. (CrCl < 60)

Fenofibrat + Pravastatin Rp	
Pravafenix *Tbl. 160+40mg*	**Komb. Hyperlipidämie und hohes KHK-Risiko:** 1 x 160 + 40 mg p.o.; **DANI** CrCl < 60: KI; **DALI** mittelschwere LI: Anw. nicht empfohlen; schwere LI: KI
ASS + Atorvastatin + Ramipril Rp	
Sincronium *Tbl. 100+20+2.5mg, 100+20+5mg, 100+20+10mg*	**Sekundär-Pro. kardiovask. Ereignisse:** 1 x 100+20+2.5-10mg p.o.; **DANI** CrCl 30-60: max. 5mg Ramipril; < 30, HD: KI; **DALI** vors. Anw. unter Transaminasen-Ktr., max. 2.5mg Ramipril; schwere LI: KI
Atorvastatin + Perindopril + Amlodipin Rp	
Triveram *Tbl. 10+5+5, 20+5+5, 20+10+5, 20+10+10, 40+10+10mg*	**Hypertonie und/oder stabile KHK + prim. Hypercholesterinämie od. gemischte Hyperlipidämie:** 1 x 10-40 + 5-10 + 5-10mg p.o.; **DANI** CrCl ≥ 60: 100%; < 60: Anw. nicht empf.; **DALI** KI bei aktiver Lebererkrankung

6.3.4 Gallensäurenkomplexbildner

Wm/Wi: Bindung von Gallensäuren im Darm ⇒ Unterbrechung des enterohepat. Kreislaufs der Gallensäuren ⇒ Gallensäureprod. aus Cholesterin ↑ ⇒ Cholesterin i.S. ↓; LDL-Rezeptoraktivität ↑ ⇒ LDL-Aufnahme der Leber ↑ ⇒ Cholesterin i.S. ↓; **UW** (Cholestyramin): Obstipation, Völlegefühl, Nausea, Diarrhoe, Resorptionsstörung (Medikamente, lipophile Vit.); **UW** (Colesevelam): Dyspepsie, Obstipation, Myalgie; **KI** (Cholestyramin): Gallengangverschluss; **KI** (Colesevelam): bek. Überempf., Darmverschluss, Gallengangsobstruktion

Colestyramin Rp	
Colestyramin HEXAL, Colestyramin-ratioph., Quantalan, Questran *Btl. 4g* **Lipocol** *Kautbl. 2g* **Vasosan** *Btl. 4g; Gran. (2 Messl. enth. 4g)*	**Hypercholesterinämie:** 3 x 4-8g p.o.; **Pruritus/Ikterus bei partiellem Gallengangverschluss:** 1-2 x 4g p.o.; **chologene Diarrhoe:** 3 x 4g p.o.; **Ki.:** kg x Erw.-Dosis/70kg

Colesevelam Rp	
Cholestagel *Tbl. 625mg*	**Hypercholesterinämie:** 4–6 Tbl./d; max. 3 x 2 Tbl.

6.3.5 Cholesterinresorptionshemmstoffe, Omega-3-Fettsäuren

Wm/Wi (Ezetimib): selektive Hemmung der intestinalen Cholesterinresorption; **UW** (Ezetimib): Kopfschmerzen, Bauchschmerzen, Diarrhoe, bei Komb. mit CSE-Hemmer auch Transaminasen ↑, Myalgie; **KI** (Ezetimib): Grav./Lakt.

Ezetimib Rp	HWZ 22h, PPB 99%
Ezetrol *Tbl. 10mg*	**Primäre Hypercholesterinämie, homozygote familiäre Hypercholesterinämie, homozygote Sitosterinämie:** 1 x 10mg p.o. allein oder in Kombination mit CSE-Hemmer; **Ki. < 10J:** KI; **DANI** nicht erforderlich; **DALI** Child-Pugh 5-6: nicht erforderl.; > 7: KI

Ezetimib + Atorvastatin Rp	
Atozet *Tbl. 10+10mg, 10+20mg, 10+40mg, 10+80mg* **Tioblis** *Tbl. 10+10mg, 10+20mg, 10+40mg, 10+80mg*	**Primäre Hypercholesterinämie:** 1 x 10+10 bis 10+80mg p.o.; **homozygote fam. Hypercholesterinämie:** 1 x 10+40 bis 10+80mg; **DANI** nicht erforderl.; **DALI** KI bei aktiver Lebererkr./unklarer Transaminasenerhöhung

Ezetimib + Simvastatin Rp	
Goltor *Tbl. 10+10mg, 10+20mg, 10+40mg, 10+80mg* **Inegy** *Tbl. 10+10mg, 10+20mg, 10+40mg, 10+80mg* **Vytorin** *Tbl. 10+40mg*	**Primäre Hypercholesterinämie:** 1 x 10+10 bis 10+80mg p.o.; **homozygote fam. Hypercholesterinämie:** 1 x 10+40 bis 10+80mg; **DANI** CrCl < 30: sorgfältige Dosisanpassung; **DALI** Child-Pugh 5-6: nicht erforderlich; > 7: KI ; KI bei aktiver Lebererkr./ unklarer Transaminasenerhöhung

Omega-3-Säurenethylester Rp	
Omacor *Kps. 1g* **Zodin** *Kps. 1g*	**Pro. nach Herzinfarkt:** 1g/d; **Hypertriglyzeridämie:** 2g/d p.o., ggf. steigern bis 4g/d; **DANI, DALI** keine Daten

6.3.6 Sonstige Mittel, den Lipidstoffwechsel beeinflussend

Wm/Wi (Alipogentiparvovec): enthält humane LPL-Genvariante LPL^{S447X} in einem Adeno-assoziierten Virus vom Serotyp 1 (AAV1)-Vektor ⇒ wird von Muskelzellen aufgenommen ⇒ Expression des LPL^{S447X} - Gens und Produktion des transgenen LPL^{S447X} Proteins ⇒ Schlüssel-Enzym für die Metabolisierung von Lipoproteinen;
Wm/Wi (Alirocumab, Evolocumab): Proproteinkonvertase Subtilisin/Kexin Typ 9 (PCSK9) bindet an und zerstört LDL-Rezeptoren an der Leberzelle ⇒ LDL-Cholesterin-Aufnahme und Abbau in Leberzelle ↓ ⇒ LDL-Cholesterin im Blut ↑; PCSK9-Inhibitoren binden PCSK9 ⇒ LDL-Cholesterin Aufnahme und Abbau in Leberzelle ↑ ⇒ LDL-Cholesterin im Blut ↓;
UW (Alipogentiparvovec): Appetit ↓, Hypoglykämie, Kopfschmerz, Brennen, Benommenheit, Schwindelgefühl, Ameisenlaufen, Präsynkope, Lipaemia retinalis, Hypertonie, Belastungsdyspnoe, Lungenembolie, Bauchschmerzen, Übelkeit, Verstopfung, Xanthom, abnormes Haarwachstum, palmarplantares Erythrodysästhesiesyndrom, Ausschlag, Schmerzen in einer Extremität, Arthritis, Gliederschmerzen, Muskelspasmen, Muskelzerrung, muskuloskelettale Steifigkeit, Myalgie, Nackenschmerzen, Gefühl der Schwere, Ermüdung, Hyperthermie, Schüttelfrost, Schmerzen/Ödem/Juckreiz/Beschwerden an der Injektionsstelle, peripheres Ödem, Fieber, Prellung;
UW (Alirocumab): lokale Reaktionen an der Injektionsstelle, klinische Zeichen und Symptome im Bereich der oberen Atemwege, Pruritus;
UW (Evolocumab): Influenza, Nasopharyngitis, Inf. d. oberen Atemwege, Hautausschlag, Urtikaria, Übelkeit, Rückenschmerzen, Arthralgie, Reaktionen an Injektionsstelle;
KI (Alipogentiparvovec): bek. Überempfindlichkeit, Immundefizienz, erhöhte Blutungsneigung, Muskelerkrankungen, gleichzeitige Anwendung mit Thrombozytenaggregationshemmern oder sonstigen gerinnungshemmenden Arzneimitteln, Einnahme oraler Kontrazeptiva;
KI (Alirocumab): bek. Überempfindlichkeit; **KI** (Evolocumab): bek. Überempfindlichkeit

Alipogentiparvovec Rp	Lact -
Glybera *Inj.Lsg. 3 x 10^{12} gc/ml*	**Familiäre Lipoproteinlipasedefizienz:** max. 1 x 10^{12} gc/kgKG, einmalige Anw. mittels mehrerer i.m.-Injektionen, max. 0.5ml pro Injektionsstelle; **DANI, DALI** nicht erforderlich

Alirocumab Rp	HWZ 17-20d
Praluent *Pen 75, 150mg*	**Primäre Hypercholesterinämie, gemischte Dyslipidämie:** ini 75mg s.c. alle 2W; ggf. 150mg alle 2W je nach Ansprechen/Ther.-Ziel; **DANI** leichte-mittelschwere NI: 100%; schwere NI: vorsichtige Anw.; **DALI** leichte-mittelschwere LI: 100%; schwere LI: vorsichtige Anw.

Evolocumab Rp	HWZ 11–17d,
Repatha *Pen 140mg/1ml*	**Primäre Hypercholesterinämie, gemischte Dyslipidämie:** 140mg alle 2W oder 420mg 1 x /M s.c.; **homozygote familiäre Hypercholesterinämie:** ini 420mg 1x/M s.c., n. 12W ggf. 420mg s.c. alle 2W; **DANI** CrCl < 30: vorsichtige Anw.; **DALI** geringe LI: 100%; mäßige LI: engmaschige Überwachung; schwere LI.: vorsichtige Anw.

6.4 Schilddrüse, Nebenschilddrüse

6.4.1 Schilddrüsenhormone

Wm/Wi: Stimulierung von Wachstum, körperlicher/geistiger Entwicklung, Proteinsynthese ↑, oxidativer Abbau von Fetten/Kohlenhydraten ↑ (Grundumsatz ↑);
UW: Herzrhythmusstörungen (z. B. Vorhofflimmern und Extrasystolen), Tachykardie, Herzklopfen, pektanginöse Zustände, Kopfschmerzen, Muskelschwäche und Krämpfe, Flush, Fieber, Erbrechen, Menstruationsstörungen, Pseudotumor cerebri, Tremor, innere Unruhe, Schlaflosigkeit, Hyperhidrosis, Gewichtsabnahme, Diarrhoe;
KI: bek. Überempfindlichkeit, unbehandelte Nebennierenrindeninsuffizienz, unbehandelte Hypophyseninsuffizienz, unbehandelte Hyperthyreose; Ther.-Beginn bei akutem Myokardinfarkt, akuter Myokarditis und akuter Pankarditis; Komb. Ther. mit T4 und Thyreostatika bei Hyperthyreose während der Schwangerschaft

Levothyroxin (T4) Rp	HWZ 7d (22h), Q0 1.0 (1.0), PPB 99%, PRC A, Lact ?
Berlthyrox *Tbl. 50, 75, 100, 125, 150µg* **Eferox** *Tbl. 25, 50, 75, 100, 125, 150, 175, 200µg* **Euthyrox** *Tbl. 25, 50, 75, 88, 100, 112, 125, 137, 150, 175, 200µg* **L-Thyrox HEXAL** *Tbl. 25, 50, 75, 88, 100, 112, 125, 150, 175, 200µg* **L-Thyroxin inject Henning** *Inj.Lsg. 500µg/5ml* **L-Thyroxin-Na ratioph.** *Tbl. 25, 50, 75, 100, 125, 150, 175, 200µg* **Thevier** *Tbl. 50, 100µg*	**Hormonsubstitution bei Hypothyreose:** ini 1 x 25-50µg p.o., alle 2-4W um 25-50µg steigern bis 100-200µg/d; **Ki.:** ini 12.5-50µg/m² KOF, dann 100–150µg/m² KOF; **euthyreote Struma, Pro. Rezidivstruma:** 75-200µg/d; **hypothyreotes Koma:** ini 0.3-0.5mg i.v.; ab d2: 100µg/d; **Suppressionstherapie bei SD-Malignom:** 150-300µg/d

Liothyronin (T3) Rp	HWZ 22h, Q0 1.0, PPB 99%, PRC A, Lact ?
Thybon *Tbl. 20, 100µg* **Thyrotardin-inject** *Inf.Lsg. 100µg*	**Hormonsubstitution bei Hypothyreose:** ini 20µg/d p.o., Erh.Dos. 50-75µg/d in 3 ED; **hypothyreotes Koma:** 0.1mg i.v.; **SD-Suppressionstest**: 60-100µg/d für 6-10d

T4 + T3 Rp	PRC A, Lact ?
Novothyral *Tbl. 75+15, 100+20µg* **Prothyrid** *Tbl. 100+10µg*	**Hormonsubstitution bei Hypothyreose, euthyreote Struma, Pro. Rezidivstruma:** ini 50µg T4/d, nach 2W evtl. 75µg T4/d, Erh.Dos. 50-100µg T4/d; **SD-Malignom postop.:** 100-200µg T4/d

T4 + Kaliumiodid Rp	PRC A
Eferox-Jod *Tbl. 50+150, 75+150, 88+150, 100+100, 100+150, 112+150, 125+150, 150+150µg* **Jodthyrox** *Tbl. 100+131µg* **L-Thyrox Jod HEXAL** *Tbl. 50+150, 75+150, 88+150, 100+100, 100+150, 112+150, 125+150, 150+150µg* **Thyronajod** *Tbl. 50+196, 75+196, 100+196, 125+196, 150+196µg*	**Euthyreote Struma, Pro. Rezidivstruma:** 1 x 50-150µg T4 p.o.

6.4.2 Thyreostatika

Wm/Wi (Carbimazol, Propylthiouracil, Thiamazol): Hemmung thyreoidaler Peroxidase ($J^- \rightarrow J$) und Hormonsynthese, Inkretion bereits fertiger Hormone wird nicht gehemmt, Propylthiouracil: zusätzlich partielle Hemmung der Konversion von T4 zu T3;
Wm/Wi (Natriumperchlorat): kompetitive Hemmung thyreoidaler Iodidaufnahme;
UW: (Carbimazol, Thiamazol): Agranulozytose, Leukos ↓, allerg. Hautreaktion, Strumaentwicklung, GI-Beschwerden, Hepatitis, transiente Cholestase; **UW:** (Natriumperchlorat): flüchtiges Exanthem, Übelkeit, Brechreiz, Mundtrockenheit, pharyngitische Reizungen, Lymphadenopathie, Leukopenie, Purpura, fieberhafte Arthralgie;
KI (Carbimazol, Thiamazol): bek. Überempf., Granulozytopenie, frühere Knochenmarkschädigung durch Thyreostatika, Cholestase, bei zusätzlicher Therapie mit SD-Hormonen in der Grav.;
KI (Natriumperchlorat): retrosternale Struma, bek. Überempf.; zuvor unter Perchlorat-Gabe aufgetretene BB-Veränd., v.a. Agranulozytose; während Plummerung zur OP-Vorbereitung

Carbimazol Rp	HWZ 0.5(4) h, Q0 1.0 (0.9), PPB 0%, PRC C
Carbimazol Aristo *Tbl. 5, 10mg* **Carbimazol Henning** *Tbl. 5, 10mg* **Carbimazol HEXAL** *Tbl. 5, 10mg*	**Hyperthyreose:** ini 40-60mg p.o., Erh.Dos. 1 x 5-20mg; **Ki.:** ini 0.5-0.7 mg/kg/d, Erh.Dos. 0.3-0.5 mg/kg/d; **DALI** möglichst niedrige Dosis

Propylthiouracil Rp	HWZ 0.9-4.3 h, Q0 0.9, PPB 80%, PRC D, Lact ?
Propycil *Tbl. 50mg*	**Hyperthyreose:** ini 3 x 75-100mg/d p.o., in schweren Fällen: 300-600mg/d in 4-6ED, Erh.Dos. 25-150mg/d; **Ki. 6-10J:** ini 50-150mg/d, Erh.Dos. 25-50mg/d; **neonatal:** ini 5-10mg/d in 3ED, Erh.Dos. 3-4mg/kg/d; **DANI** milde bis mäßige NI: 75%, schwere NI: 50%; **DALI** ggf. Dosisreduktion

Thiamazol Rp	HWZ 3h, Q0 0.9, PPB 0%, PRC C
Favistan *Tbl. 20mg* **Methizol** *Tbl. 5, 20mg* **Thiamazol Henning** *Tbl. 5, 20mg; Amp. 40mg/1ml* **Thiamazol HEXAL** *Tbl. 5, 10, 20mg* **Thyrozol** *Tbl. 5, 10, 20mg*	**Hyperthyreose:** ini 20-40mg/d p.o. in 2-4ED, Erh.Dos. 1 x 5-20mg; **Ki.:** ini 0.3-0.5mg/kg/d, Erh.Dos. 0.2-0.3mg/kg/d; **thyreotoxische Krise:** ini 80mg i.v., dann Dauerinfusion 120-240mg/d; **DALI** möglichst niedrige Dosis
Natriumperchlorat Rp	
Irenat *Gtt. (15Gtt. = 300mg)*	**Hyperthyreose:** ini 4-5 x 10Gtt., nach 1-2W 4 x 5Gtt.; **Ki.6-14J:** 3-6 x 1Gtt. oder 4-6 x 2Gtt.; **Schilddrüsenblockade vor szintigraphischer Untersuchung:** 10-20Gtt.; **Perchlorat-Discharge-Test:** 30-50 Gtt. nach Radiojodtracerdosis; **Ki.:** 300-600mg/m² KOF

6.4.3 Parathormon

Wm/Wi (Teriparatid): rekombinantes Parathormon ⇒ Knochenbildung ↑ durch Osteoblastenstimulation, intest. Kalziumresorption ↑, tubuläre Kalziumreabsorption ↑, renale Phosphatausscheidung ↑; **UW** (Teriparatid): Gliederschmerzen, Kopfschmerzen, Schwindel, Nausea, Emesis, Depression, Anämie, Hypercholesterinämie, Müdigkeit, Thoraxschmerzen, Schwitzen; **KI** (Teriparatid): bek. Überempf., Ca^{++} ↑, schwere NI, M. Paget, Hyperparathyreoidismus, ungeklärte aP ↑, Z.n. Strahlentherapie des Skeletts

Teriparatid Rp	HWZ 1h, PRC C, Lact -
Forsteo *Injector 750µg/3ml (20µg/Dosis), 600µg/2.4ml (20µgDosis)*	**Manifeste Osteoporose:** 1 x 20µg s.c. für max. 18M; **DANI** KI bei schw. NI; **DALI** keine Daten

6.4.4 Kalzimimetikum

Wm/Wi: erhöht Empfindlichkeit des kalziumsensitiven Rez. der Nebenschilddrüse auf extrazelluläres Kalzium ⇒ Parathormonspiegel ↓ ⇒ Serumkalziumspiegel ↓;
UW: Übelkeit, Erbrechen, Anorexie, Schwindel, Parästhesien, Rash, Myalgien, Asthenie, Hypokalzämie, Testosteronspiegel ↓, allergische Reaktionen, Krampfanfälle, Hypotonie, Verschlechterung einer Herzinsuffizienz, Dyspepsie, Diarrhoe; **KI:** bek. Überempf., Galaktoseintoleranz, Laktase-Mangel, Glukose-Galaktose-Malabsorption, Ki. und Jugendl.

Cinacalcet Rp	HWZ 30-40h, Q0 0.2, PPB 97%, PRC B, Lact ?
Mimpara *Tbl. 30, 60, 90mg*	**Sekundärer HPT bei dialysepflichtiger, terminaler NI:** ini 1 x 30mg p.o., Dosistitration alle 2-4W nach PTH-Spiegel, max. 180mg/d; regelmäßige Ca- u. PTH-Kontr.; **Hyperkalzämie bei Nebenschilddrüsen-Ca, prim. HPT:** ini 2 x 30mg p.o., alle 2-4W ED um 30mg steigern bis 2 x 90mg, max. 3-4 x 90mg; regelmäßige Ca-Kontrollen; **DALI** sorgfältige Dosiseinstellung

6.5 Gichtmittel

6.5.1 Urikosurika

Wm/Wi (Benzbromaron, Probenecid): Hemmung der tubulären Harnsäurerückresorption; **UW** (Benzbromaron): Nausea, Brechreiz, Völlegefühl, Diarrhoe, Gichtanfall, Uratsteine; **UW** (Probenecid): Anorexie, Nausea, Brechreiz, Völlegefühl, Hautreakt., Zahnfleischentzündungen, Haarausfall, Hautjucken, Kopfschmerzen, Benommenheit, Gichtanfall, Uratsteine; **KI** (Benzbromaron): bek. Überempf., Nierensteindiathese, NI, akuter Gichtanfall, Lebererkrankungen, Grav.; **KI** (Probenecid): bek. Überempfindlichkeit, akuter Gichtanfall, Ki. < 2J, Nierensteindiathese, Niereninsuffizienz, Grav./Lakt.

Benzbromaron Rp	HWZ 3(17-20)h, Q0 1.0 (1.0), PPB 99%
Benzbromaron Al *Tbl. 100mg* **Narcaricin mite** *Tbl. 50mg*	**Hyperurikämie:** ini 1 x 20-25mg p.o., Erh.Dos. 1 x 100mg; **DANI, DALI** KI
Probenecid Rp	HWZ 3-17h, Q0 0.9, PPB 90%, PRC B, Lact ?
Probenecid *Tbl. 500mg*	**Hyperurikämie:** W1: 2 x 250mg p.o., dann 2 x 500mg; **Ki. > 2J:** ini 25mg/kg, dann 40mg/kg; **DANI** KI

6.5.2 Xanthin-Oxidase-Inhibitoren

Wm/Wi: Hemmung der Xanthinoxidase ⇒ Harnsäureproduktion ↓ (Urikostatikum); **UW** (Allopurinol): Nausea, Erbrechen, Hautreakt., Diarrhoe, Leukopenie, reakt. Gichtanfall; **UW** (Febuxostat): Leberfktsstörung, Durchfall, Übelkeit, Hautausschlag, Kopfschmerzen; **KI** (Allopurinol): bek. Überempf., Cave in Grav./Lakt.; **KI** (Febuxostat): bek. Überempf.

Allopurinol Rp	HWZ 1.5(19)h, Q0 0.8 (0.1), PPB < 1%, PRC C, Lact ?
Allo-CT *Tbl. 100, 300mg* **Allopurinol-ratioph.** *Tbl. 100, 300mg* **Cellidrin** *Tbl. 100, 300mg* **Epidropal** *Tbl. 300mg* **Jenapurinol** *Tbl. 100mg* **Zyloric** *Tbl. 100, 300mg*	**Hyperurikämie, Uratnephropathie, Pro. von Ca-Oxalatsteinen, Lesch-Nyhan-Syndrom:** 1 x 100-300mg p.o., max. 800mg/d; **Ki. < 15J:** 10mg/kg/d in 3ED; max. 400mg/d; **DANI** CrCl 10-20: 100-200mg/d; < 10: 100mg/d; HD: 2-3 x/W 300-400mg; **DALI** s. DANI
Febuxostat Rp	HWZ 5-8h, PPB 99%, PRC C, Lact ?
Adenuric *Tbl. 80, 120mg*	**Chronische Hyperurikämie mit Uratablagerungen:** 1 x 80mg p.o.; ggf. 1 x 120mg, wenn Harnsäurespiegel nach 2-4W > 6mg/dl; **DANI** leichte bis mittelschw. NI: 100%; schw. NI: keine Daten; **DALI** leichte LI: 80mg/d; mittelschwere bis schwere LI: keine Daten

6.5.3 Allopurinol-Kombinationen

Allopurinol + Benzbromaron Rp	
Allopurinol-ratioph. comp. *Tbl. 100+20mg*	**Hyperurikämie:** 1 x 100+20mg p.o., evtl. vorübergehend 300+60mg/d; **DANI** KI; **DALI** KI

6.5.4 Weitere Gichtmittel

Wm/Wi (Colchicin): verhindert Phagozytose abgelagerter Uratkristalle durch Leukozyten, die Entzündungsmediatoren freisetzen = Mitosehemmstoff; **Wm/Wi** (Rasburicase): Katalyse der enzymat. Oxidation von Harnsäure in Allantoin, das leichter über die Niere ausgeschieden wird; **UW** (Colchicin): Durchfälle, Nausea, Erbrechen, Leukopenie, Alopezie; **UW** (Rasburicase): Fieber, Erbrechen, Übelkeit, Diarrhoe, Kopfschmerzen, allerg. Reaktionen; **KI** (Colchicin): Grav./Lakt.; **KI** (Rasburicase): G-6-PDH-Mangel, Grav./Lakt.

Colchicin Rp	HWZ 4.4h, Q0 1.0, PRC D, Lact +
Colchicum-Dispert *Tbl. 0.5mg* **Colchysat** *Gtt. (25Gtt. = 0.5mg)*	**Akuter Gichtanfall:** ini 1mg p.o., dann alle 1-2h 0.5-1.5mg bis Besserung, max. 8mg/d bzw. 12mg/Anfall; **DANI, DALI** KI
Rasburicase Rp	HWZ 19h, keine PPB
Fasturtec *Inj.Lsg. 1.5mg/1ml, 7.5mg/5ml*	**Akute Hyperurikämie, Tumorlyse bei Therapie hämatologischer Malignome:** 1 x 0.2mg/kg über 30min i.v. über 5-7d; **DANI, DALI** nicht erforderlich

6.6 Kalziumstoffwechselregulatoren

6.6.1 Bisphosphonate

Wm/Wi: Osteoklastentätigkeit ↓ ⇒ ossäre Kalziumfreisetzung ↓, Knochenabbau ↓; **UW** (Alendronsäure): Kopfschmerzen, Bauchschmerzen, Dyspepsie, Obstipation, Diarrhoe, Flatulenz, Ösophagusulzera, Dysphagie, aufgetrieb. Abdomen, saures Aufstoßen, muskuloskelettaler Schmerz; **UW** (Zolendronsäure): Anämie, Kopfschmerzen, Konjunktivitis, Übelkeit, Erbrechen, Appetit ↓, Knochenschmerzen, Myalgie, Arthralgie, generalisierte Schmerzen, Nierenfktsstrg., Fieber, grippeähnliche Symptome, Hypophosphatämie, Hypokalzämie, Serum-Krea/-Harnstoff ↑; **KI** (Alendronsäure): bek. Überempf.; Ösophagusanomalien und and. Faktoren, die die Ösophagusentleerung verzögern wie Striktur oder Achalasie; Unfähigkeit, für mindestens 30 Min zu stehen oder aufrecht zu sitzen; Hypokalzämie; **KI** (Zoledronsäure): bek. Überempfindlichkeit, Lakt.

Alendronsäure Rp	HWZ bis zu 10a (im Knochen), Q0 0, PPB 78%, PRC C, Lact ?
Alendron Beta *Tbl. 70mg* **Alendron HEXAL** *Tbl. 10, 70mg* **Alendronsäure Basics** *Tbl. 10, 70mg* **Alendronsäure-ratioph.** *Tbl. 70mg* **Fosamax** *Tbl. 10, 70mg* **Tevanate** *Tbl. 10, 70mg*	**Postmenopausale Osteoporose, Osteoporose bei Männern, Ther./Pro. der glukokortikoid-induzierten Osteoporose:** 1 x 10mg p.o.; **postmenopausale Osteoporose:** 1 x 70mg/W; **DANI** CrCl 35-60: 100%; < 35: Anw. nicht empfohlen; **DALI** nicht erforderlich
Alendronsäure + Colecalciferol Rp	
Alendronsäure/Colecalciferol AbZ *Tbl. 70mg+5600IE* **Alendronsäure-ratioph. + Colecalciferol** *Tbl. 70mg+2800IE, 70mg+5600IE* **Fosavance** *Tbl. 70mg+2800IE, 70mg+5600IE*	**Postmenopausale Osteoporose bei Risiko für Vit.-D-Mangel:** 1 x/W 70mg + 2800IE p.o.; bei fehlender zusätzlicher Vitamin-D-Supplementierung 1 x/W 70mg+5600IE; **DANI** CrCl 35-60: 100%; < 35: Anw. nicht empf.

Alendronsäure + Colecalciferol + Kalzium Rp	
Alendron HEXAL plus Calcium D *Kombipck. mit Tbl. Alendrons. 70mg u. Brausetbl. Calcium 1000mg + Colecalciferol 880 IE* **Alendrokit Dura** *Kombipck. mit Tbl. Alendrons. 70mg u. Tbl. Calcium 600mg + Colecalciferol 400 IE*	**Postmenopausale Osteoporose bei Risiko f. Vit. D- u. Calcium-Mangel:** 1 x/W 70mg Alendrons. p.o. + 1 x tgl. 600-1000mg Calcium + 400-880IE Colecalciferol p.o.; **DANI** CrCl 35-60: 100%; < 35: Anw. nicht empfohlen
Alendronsäure + Alfacalcidol Rp	
Alendron-ratioph. plus *Kombipck. mit Alendrons. Tbl. 70mg u. Alfacalcidol Kps.1µg* **Tevabone** *Kombipck. mit Alendrons. Tbl. 70mg u. Alfacalcidol Kps.1µg*	**Postmenopausale Osteoporose:** 1 x/W 70mg Alendronsäure + 1 x tgl. 1µg Alfacalcidol p.o.; **DANI** CrCl 35-60: 100%; < 35: Anw. nicht empfohlen
Clodronsäure Rp	HWZ 2h, geringe PPB
Bonefos *Amp. 300mg/5ml, 1.5g/25ml* **Clodron HEXAL** *Tbl. 400, 800mg* **Ostac** *Tbl. 520mg*	**Tumorinduz. Hyperkalzämie, Osteolyse:** ini 2400-3200mg/d p.o., langs. auf 1600mg/d red.; 1500mg i.v. einmalig oder 300mg/d i.v. für 10d; **DANI** CrCl 50-80: 75% i.v. bzw. 1600mg/d p.o.; 12-50: 50-75% i.v. bzw. 1200mg/d p.o.; < 12: 50% i.v. bzw. 800mg/d p.o.
Etidronsäure Rp	HWZ 1-6h, PRC C, Lact -
Etidronat Jenapharm *Tbl. 200mg*	**Postmenopausale Osteoporose, Pro. der glukokortikoid-induzierten Osteoporose:** 400mg p.o. für 14d, dann 500mg Kalzium für 76d; **M. Paget:** 5mg/kg für max. 6M, Steigerung auf max. 20mg/kg/d; Wdh. evtl. nach 3M; **DANI** KI bei schwerer NI
Ibandronsäure Rp	HWZ 10-16h, PRC C, Lact ?
Ascendra *Fertigspr. 3mg/3ml* **Bondronat** *Tbl. 50mg; Amp. 2mg/2ml, 6mg/6ml* **Bonviva** *Tbl. 150mg; Fertigspr. 3mg/3ml* **Ibandronsäure HEXAL** *Tbl. 150mg; Inf.Lsg. 2mg/2ml, 3mg/3ml, 4mg/4ml, 6mg/6ml* **Ibandronsäure-ratioph.** *Tbl. 50, 150mg; Fertigspr. 3mg/3ml* **Ibandronsäure Stada** *Tbl. 150mg; Inf.Lsg. 2mg/2ml, 3mg/6ml, 6mg/6ml* **Ribobandron** *Inf.Lsg. 2mg/2ml, 6mg/6ml*	**Tumorinduzierte Hyperkalzämie:** 2-4mg, max. 6mg i.v. als ED; **Pro. skelettbezogener Komplikationen bei Knochenmetastasen:** 1 x 50mg p.o.; 6mg i.v. alle 3-4W; **postmenopausale Osteoporose:** 150mg p.o. 1 x/M; 3mg i.v. alle 3M; **DANI** CrCl > 30: 100%; < 30: 2mg i.v. alle 3-4W bzw. 50mg p.o. 1 x/W; **DALI** nicht erforderlich

Pamidronsäure Rp	HWZ 1.6-27h, Q0 0.5, PPB 54%, PRC C, Lact ?
Aredia *Inj.Lsg. 15mg/5ml, 30mg/10ml, 60mg/10ml, 90mg/10ml* **Axidronat** *Inj.Lsg. 15mg/5ml, 30mg/10ml, 60mg/10ml, 90mg/10ml* **Pamidron HEXAL** *Inj.Lsg. 15mg/1ml, 30mg/2ml, 60mg/4ml, 90mg/6ml* **Pamifos** *Inj.Lsg. 15mg/5ml, 30mg/10ml, 60mg/20ml, 90mg/30ml* **Ribodronat** *Inj.Lsg. 60mg/20ml, 90mg/30ml*	**Tumorinduzierte Hyperkalzämie, osteolytische Metastasen, Multiples Myelom:** 90mg i.v. alle 4W; **M. Paget:** 1 x 30mg/W über 6W i.v.; **DANI** CrCl > 30: 100%, max. 90mg/4h; < 30: KI; **DALI** leichte bis mittlere LI: 100%, schwere LI: keine Daten

Risedronsäure Rp	HWZ 1.5(24)h, PPB 24%, PRC C, Lact ?
Acara *Tbl. 35mg* **Actonel** *Tbl. 5, 30, 35, 75mg* **Risedronat Heumann** *Tbl. 35mg* **Risedron HEXAL** *Tbl. 35, 75mg* **Risedronsäure-CT** *Tbl. 75mg*	**Osteoporose:** 1 x 5mg p.o.; 1 x/W 35mg; **postmenopausale Osteoporose mit erhöhtem Frakturrisiko:** 75mg p.o. d1+2, Wh d29; **M. Paget:** 1 x 30mg p.o. für 2M, evtl. Wdh. nach 2M; **DANI** CrCl < 30: KI

Zoledronsäure Rp	HWZ 167h, Q0 0.1, PPB 56%, PRC D, Lact ?
Aclasta *Inf.Lsg. 5mg/100ml* **Ribometa** *Inf.Lsg. 4mg/5ml* **Steozol** *Inf.Lsg. 4mg/5ml* **Zerlinda** *Inf.Lsg. 4mg/100ml* **Zoledron HEXAL** *Inf.Lsg. 4mg/5ml, 4mg/100ml* **Zoledronsäure Actavis** *Inf.Lsg. 4mg/5ml* **Zoledronzentiva** *Inf.Lsg. 4mg/5ml, 4mg/100ml* **Zometa** *Inf.Lsg. 4mg/5ml, 4mg/100ml*	**Tumorinduzierte Hyperkalzämie, Pro. skelettbezogener Komplikationen bei Knochenmetastasen:** Zometa: 4mg in 100ml NaCl 0.9% über 15min i.v., alle 3-4W; **DANI** CrCl 50-60: 3.5mg; 40-49: 3.3mg; 30-39: 3mg; < 30: Anw. nicht empfohlen; **M. Paget:** Aclasta: einmalig 5mg i.v.; **erhöhtes Frakturrisiko bei postmenopaus./ cortisoninduz. Osteoporose, Osteoporose bei Männern:** Aclasta: 1 x/J 5mg i.v.; **DANI** CrCl > 35: 100%; < 35: KI; **DALI** nicht erf.

6.6.2 Calcitonin

Wm/Wi: ossärer Kalzium- und Phosphateinbau ↑, renale Kalzium- und Phosphatausscheidung ↑;
UW: Flush, Übelkeit, Erbrechen, Malignombildg.; **KI:** bek. Überempf., Hypokalzämie, Pat. < 18J

Calcitonin (vom Lachs) Rp	HWZ 5h, PPB 30-40%, Q0 0.95, PRC C, Lact ?
CalciHEXAL *Amp. 50IE/1ml, 100IE/1ml* **Calcitonin Rotexmedica** *Amp. 50IE/1ml, 100IE/1ml*	**Pro. von akutem Knochenverlust nach plötzlicher Immobilisation:** 100IE s.c./i.m. in 1-2ED für 2-4W; **Hyperkalzämie durch Malignome:** ini 100IE i.m./s.c. alle 6-8h, Steigerung bis max. 400IE alle 6-8h; in schweren Fällen 5-10IE/kg über 6h i.v.; **M. Paget:** ini 1 x 100IE s.c./i.m., Erh.Dos. 100IE alle 2d; **DANI, DALI** nicht erforderlich

6.6.3 RANKL-Inhibitoren

Wm/Wi: humaner monoklon. AK, inhibiert RANKL, hemmt Bildung, Funktion und Überleben der Osteoklasten u. Vorläuferzellen ⇒ Knochenresorption im kortikalen u. trabekulären Knochen ↓;
UW: Hypokalzämie (v.a. bei renaler Funktionsstörung), Hypophosphatämie, Dyspnoe, Diarrhoe, Hyperhidrose, Kieferosteonekrose, Zahnextraktion, Katarakt, Harnwegsinfektion, Infekte der oberen Atemwege, Ischiassyndrom, Obstipation, Exanthem, Gliederschmerzen;
KI: Hypokalzämie, bekannte Überempfindlichkeit, Anwendung in Grav./Lakt. nicht empf.

Denosumab Rp — HWZ 26d, PRC C Lact-

Prolia *Fertigspr. 60mg/1ml*	**Postmenop. Osteoporose, O. bei Männern u. bei Z.n. Androgenentzug bei Prostata-Ca:** 60mg s.c. alle 6M; **DANI** nicht erf.; **DALI** k. Dat.
Xgeva *Inj.Lsg. 120mg*	**Pro. skelettbez. Komplik. bei Knochenmetast. solider Tumore:** 120mg alle 4W. s.c., Komb. mit mind. 500mg Kalzium und 400IE Vit. D, außer bei Hyperkalzämie; **Riesenzelltumore des Knochens:** 120mg s.c. d1, 8, 15, Wdh. d29 **DANI** nicht erforderlich; **DALI** keine Daten

6.6.4 Knochenmorphogene Proteine

Wm/Wi: osteoinduktives Protein, bindet an Oberflächenrezeptoren von Mesenchymzellen ⇒ Bildung von trabekulärem Knochen;
UW: Amylase ↑, Kopfschmerzen, Tachykardie, Hypomagnesiämie;
KI: bekannte Überempfindlichkeit gegen Dibotermin alfa bzw. Rinderkollagen Typ I, noch nicht ausgewachsener Knochenbau, akute Infektion an der Frakturstelle, Kompartment-syndrom, pathologische Frakturen, M. Paget, Malignome, Grav.

Dibotermin alfa Rp

InductOs *Implantationskit 12mg/8ml*	**Zur anterioren Lendenwirbelfusion, Tibiafraktur:** Lsg. auf Matrix auftragen und Frakturoberfläche damit bedecken

6.6.5 Strontium

Wm/Wi: Knochenaufbau ↑ und Replikation der Präosteoblasten ↑, Hemmung der Osteoklastendifferenzierung und deren Resorptionsaktivität ;
UW: Übelkeit, Diarrhoe, Kopfschmerzen, Dermatitis, Ekzem, Bewusstseinsstörung, Gedächtnisschwund, Krampfanfälle, CK ↑;
KI: bek. Überempf.; akute VTE oder VTE in Vorgeschichte, inkl. TVT und LE; Immobilisierung, ischämische Herzkrankheit, pAVK, zerebrovaskuläre Erkrankung, unkontrollierte Hypertonie

Strontiumranelat Rp — HWZ 60h

Protelos *Btl. 2g*	**Schwere Osteoporose bei postmenopausalen Frauen mit hohem Frakturrisiko bzw. bei Männern mit erhöhtem Frakturrisiko:** 1 x 2g p.o.; **DANI** CrCl 30-70: 100%; < 30: Anw. nicht empfohlen; **DALI** nicht erforderl.

6.7 Eisenchelatbildner

Wm/Wi (Deferoxamin): Komplexbildung mit 3-wertigen Eisenionen und Aluminiumionen ⇒ Ausscheidung des chelatgebundenen Eisens über Urin bzw. Stuh;
UW: Kopfschmerzen, Übelkeit, Urtikaria, Arthralgie, Myalgie, Fieber; Schmerzen, Rötung, Schwellung a.d. Injektionsstelle;
KI: bek. Überempfindlichkeit

Deferoxamin Rp	HWZ 3-6h, PRC C, Lact ?
Desferal *Inj.Lsg. 0.5, 2g*	Chron. Eisenüberladung: 20-60mg/kg/d als s.c.-Infusion über 8-12h, 5-7 x/W; **DANI** vorsichtige Anw.; **DALI** keine Daten

6.8 Abmagerungsmittel

6.8.1 Zentral wirksame Mittel

Wm/Wi (Amfepramon): indirektes Sympathomimetikum durch präsynaptische Freisetzung adrenerger Amine ⇒ Appetithemmung durch Erregung der Neuronen im lateralen Hypothalamus;
UW (Amfepramon): Psychosen, Depression, Nervosität, Schwindel, Tachykardie, Herzklopfen, präkardiale Schmerzen, Mundtrockenheit, Abhängigkeit, pulmonale Hypertonie;
KI (Amfepranon): tachykarde Arrhythmien, Phäochromozytom, Hyperthyreose, schwere AP, Engwinkelglaukom, pulmonale Hypertonie, schwere arterielle Hypertonie, Psychosen, Anorexia nervosa, Grav./Lakt.

Amfepramon Rp-L!	HWZ 4-6h, PRC B, Lact ? ✋
Regenon *Kps. 25, 60(ret.)mg* **Tenuate** *Tbl. 75(ret.)mg*	**Adipositas** (BMI > $30kg/m^2$): bis 3 x 25mg p.o.; 1 x 60-75mg (ret.); Therapiedauer max. 12W

6.8.2 Lipasehemmer

Wm: hemmt gastrische und der pankreatische Lipase; **Wi:** Triglyzeride können nicht mehr in freie Fettsäuren und Monoglyzeride hydrolysiert und somit nicht resorbiert werden;
UW: Bauchschmerzen, Fettstuhl, Flatulenz mit Stuhlabgang, Stuhldrang, Kopfschmerzen, Abgeschlagenheit, Resorption fettlöslicher Vitamine ↓;
KI: chronisches Malabsorptionssyndrom, Cholestase, Grav./Lakt.

Orlistat Rp-L!/OTC	HWZ 1-2h, PPB 99%, PRC B, Lact ?
Orlistat HEXAL *Kps. 60, 120mg* **Orlistat-ratioph.** *Kps. 60, 120mg* **Xenical** *Kps. 120mg*	**Adipositas:** BMI > $30kg/m^2$ oder > $28kg/m^2$ + Risikofaktoren: 3 x 120mg; BMI > $28kg/m^2$: 3 x 60mg; jeweils zur oder bis 1h nach Hauptmahlzeit; **DANI, DALI** nicht erforderlich

6.9 Orphan Drugs

Orphan Drugs: Medikamente zur Therapie seltener Erkrankungen;
Wm (Agalsidase, Galsulfase, Imiglucerase, Laronidase, Sebelipase alfa, Velaglucerase alfa): Enzymsubstitution der entsprechenden Mangelerkrankung;
Wm/Wi (Amifampridin): Blockade spannungsabhängiger Kaliumkanäle ⇒ Verlängerung der Depolarisation ⇒ Erhöhung der intrazellulären Kalziumkonzentration ⇒ Steigerung der Exozytose acetylcholinhaltiger Vesikel; **Wm/Wi** (Asfotase alfa): humanes rekombinantes Fusionsprotein ⇒ Förderung der Sklettmineralisierung; **Wm/Wi** (Ataluren): verhindert die durch ein Stopcodon bedingten vorzeitige Beendigung des Translationsprozess am Ribosom ⇒ Proteine können in voller Länge erzeugt werden; **Wm/Wi** (Betain): Methylgruppendonator ⇒ Remethylierung von Homocystein zu Methionin **Wm/Wi** (Canakinumab): bindet an Interleukin-1-beta ⇒ Bildung von Entzündungsmediatoren; **Wm/Wi** (Carglumsäure): Aktivierung der Carbamoylphosphatsynthetase (erstes Enzym des Harnstoffzyklus) ⇒ Normalisierung des Ammoniakspiegels; **Wm/Wi** (Cholsäure): Substitution der vorherrschenden primären Gallensäure;
Wm/Wi (Eliglustat): Inhibitor der Glukocerebrosid-Synthase ⇒ Hemmung der pathologischen Glucocerebrosid-Anreicherung; **Wm/Wi** (Elosulfase alfa): liefert exogenes Enzym N-Acetylgalactosamin-6-Sulfatase ⇒ wird in Lysosomen aufgenommen ⇒ steigert Katabolismus der Glukosaminglykane; **Wm/Wi** (Hemin): Ausgleich des bei Porphyrien auftretenden Häminmangels, Verhinderung einer erhöhten Delta-Amino-Laevulinsäure-Synthase-Aktivität, Reduktion der Porphyriensynthese bzw. Bildung toxischer Zwischenprodukte;
Wm/Wi (Ivacaftor): selek. Potentiator des CFTR-Proteins, ↑ CFTR-Kanal-Gating-Aktivität und Chloridtransport; **Wm/Wi** (Migalastat): bindet mutierte, fehlgefaltete alpha-Gal-A-Formen => fördert den Abtransport in Lysosomen; **Wm** (Miglustat): Hemmung der Glucosylceramidsynthase; **Wm/Wi** (Natriumphenylbutyrat): Prodrug, Verstoffwechslung zu Phenylacetat u. Phenylacetatglutamin ⇒ alternativer Träger zur Stickstoffausscheidung; **Wm/Wi** (Tafamidis): Stabilisator von Transthyretin ⇒ Verlangsamung des Krankheitsverlaufs; **Wm/Wi** (Sapropterin): synthetische Form des 6R-Tetrahydrobiopterins ⇒ Aktivität der Phenylalaninhydroxylase ↑;
UW, KI (alle): s. Packungsbeilage; **UW** (Asfotase alfa): Zellulitis an der Injektionsstelle, verstärkte Hämatomneigung, Kopfschmerzen, Hitzewallung, orale Hypästhesie, Übelkeit, Erythem, Lipohypertrophie, Cutis laxa, Hautverfärbung mit Hypopigmentierung, gespannte Haut, Extremitätenschmerzen, Myalgie, Fieber, Reizbarkeit, Schüttelfrost, Kontusion, Narbe; **UW** (Ataluren): Kopfschmerzen, Übelkeit, Erbrechen, Appetit ↓, Schwindel, Hypertonie, Epistaxis, Husten, Oberbauchschmerzen, Flatulenz, Diarrhoe, Magenbeschw., Bauchschmerzen, Obstipation, Regurgitation, Erythem, Schmerzen in Extremitäten, Einnässen, Nierenzyste, Pollakisurie, anomale Urinfarbe, Pyrexie, Müdigkeit, Gewicht ↓; **UW** (Cholsäure): ohne Häufigkeitsangabe: Diarrhoe, Pruritus, Gallensteine, Transaminasen ↑; **UW** (Eliglustat): Kopfschmerzen, Übelkeit, Diarrhoe, Bauchschmerzen, Blähungen, Arthralgie, Ermüdung; **UW** (Elosulfase alfa): Überempf., Kopfschmerzen, Schwindel, Dyspnoe, Diarrhoe, Erbrechen, Schmerzen im Mund-Rachenbereich, Oberbauchschmerzen, Übelkeit, Myalgie, Schüttelfrost, Pyrexie; **UW** (Ivacaftor): Nasopharyngitis, Infektion der oberen Atemwege, Rhinitis, Kopfschmerzen, Schwindel, Ohrbeschwerden, Tinnitus, Trommelfellhyperämie, verstopfte Nase/NNH, oropharyng. Schmerzen, Rachenrötung, Bauchschmerzen, Diarrhoe, Hautausschlag, Bakterien im Sputum; **UW** (Migalastat): Kopfschmerzen, Depression, Parästhesie, Hypästhesie, Benommenheit, Schwindel, Herzklopfen, Dyspnoe, Epistaxis, Diarrhoe, Übelkeit, Bauchschmerzen, Obstipation, Mundtrockenheit, Stuhldrang, Dyspepsie, Exanthem, Juckreiz, Muskelspasmen, Myalgie, Schiefhals, Proteinurie, Müdigkeit, Gewicht ↑, CK ↑;

UW (Natriumphenylbutyrat): Anämie, Thrombozytopenie, Leukopenie, Leukozytose, Thrombozytose, metabolische Azidose, Alkalose, Appetit ↓, Depression, Reizbarkeit, Synkope, Kopfschmerzen, Ödem, abdominelle Schmerzen, Erbrechen, Übelkeit, Verstopfung, Dysgeusie, Hautausschlag, abnormaler Hautgeruch, renaltubuläre Azidose, Amenorrhoe, unregelmäßige Menstruation, Hypokaliämie, Hypalbuminämie, Hypoproteinämie, Hypophosphatämie, aP/GOT/GPT/Bilirubin/Harnsäure/Chlorid/Phosphat/Natrium ↑; Gewicht ↑;
UW (Sebelipase alfa): Augenlidödem, Agitiertheit, Reizbarkeit, Hypotonus, Herzerkr., Tachykardie, Gefäßerkrankungen, Hypertonie, Blässe, Atemnot, Giemen, Husten, Rhinitis, Nasenverstopfung, Niesen, Diarrhoe, gastroösophageale Refluxkrankheit, Brechreiz, Erbrechen, Urtikaria, Ausschlag, Ekzem, Pruritus, makulopapulöser Ausschlag, Schüttelfrost, Hyperthermie, Pyrexie, Ödem, Körpertemperatur ↑, Sauerstoffsättigung ↓, RR ↑, Herzfrequenz ↑, Atemfrequenz ↑, Harnweginfektion, anaphylaktische Reaktion, Hypercholesterinämie, Hypertriglyzeridämie, Angst, Schlaflosigkeit, Schwindelgefühl, Hyperämie, Kehlkopfödem, Abdominalschmerz, aufgetriebener Bauch, Übelkeit, Menorrhagie, thorakale Beschwerden, Ödem, Ermüdung, Induration an der Infusionsstelle, Pyrexie;
UW (Tafamidis): Harnwegsinfekte, Scheideninfektionen, Diarrhoe, Oberbauchschmerzen;
KI (Asfotase alfa): bek. Überempfindlichkeit; **KI** (Ataluren): bek. Überempfindlichkeit, gleichzeitige i.v.-Anw. von Aminoglykosiden; **KI** (Cholsäure): bek. Überempfindlichkeit, gleichzeitige Anw. von Phenobarbital; **KI** (Eliglustat): bek. Überempf.; **KI** (Elosulfase alfa): bek. Überempf.; **KI** (Ivacaftor): bek. Überempf.; **KI** (Migalastat): bek. Überempfindlichkeit; **KI** (Natriumphenylbutyrat): bek. Überempfindlichkeit, Grav., Lakt.; **KI** (Sebelipase alfa): lebensbedrohliche Überempfindlichkeit; **KI** (Tafamidis): bek. Überempfindlichkeit

Agalsidase alfa Rp	Keine PPB zu erwarten
Replagal *Inf.Lsg. 3.5mg/3.5ml*	**M. Fabry (Alpha-Galactosidase-A-Mangel):** alle 2W 0.2mg/kg über 40min i.v.; **DANI** nicht erforderlich; **DALI** keine Daten
Agalsidase beta Rp	HWZ 45-102min, PRC B, Lact ?
Fabrazyme *Inf.Lsg. 35mg*	**M. Fabry (Alpha-Galactosidase-A-Mangel):** alle 2W 1mg/kg über 2h i.v.; **DANI** nicht erf.
Alglucosidase alfa Rp	HWZ 2-3h, PRC B, Lact ?
Myozyme *Inf.Lsg. 50mg*	**M. Pompe (Alpha-Glucosidase-Mangel):** alle 2W 20mg/kg i.v.; **DANI, DALI** keine Daten
Amifampridin Rp	HWZ 2h
Firdapse *Tbl. 10mg*	**Lambert-Eaton-Myasthenisches-Syndrom:** ini 15mg/d p.o., alle 4-5d um 5mg steigern bis max. 60mg in 3-4ED, max. 20mg/ED; **DANI, DALI** leichte NI/LI ini 10mg; mäßige bis schwere NI/LI ini 5mg
Asfotase alfa Rp	
Strensiq *Inj.Lsg. 12, 18, 28, 40, 80mg*	**Hypophosphatasie im Kindes- u. Jugendalter:** 3x/W 2mg/kg s.c. oder 6 x/W 1mg/kg; **DANI, DALI** keine Daten

Ataluren Rp	HWZ 2-6h, PPB 99%
Translarna *Granulat 125, 250, 1000mg*	**Duchenne-Muskeldystrophie mit Nonsense-Mutation im Dystrophin-Gen:** Erw., Ki. ab 5J: 3 x tgl. Einnahme mit 10-10-20mg/kg p.o.; **DANI, DALI** vorsichtige Anw.
Betain Rp	HWZ 14h
Cystadane *Pulver (1g enth. 1g)*	**Homocystinurie:** Erw., Ki >10J: 2 x 3g p.o.; Ki <10J: 100mg/kg/d in 2 ED; **DANI, DALI** nicht erforderlich
Canakinumab Rp	HWZ 26d
Ilaris *Inj.Lsg. 150mg*	**Cryopyrin-assoziierte periodische Syndrome ab 4J: ≥ 15-40kg:** 2mg/kg alle 8W s.c.; **> 40kg:** 150mg alle 8W s.c.; **DANI** nicht erforderlich; **DALI** keine Daten
Carglumsäure Rp	HWZ 28h
Carbaglu *Tbl. 200mg*	**Hyperammonämie bei N-Acetylglutamatsynthasemangel:** ini 100-250mg/kg in 2-4 ED p.o., Erh.Dos. 10-100mg/kg; **DANI, DALI** keine Daten
Cholsäure Rp	
Orphacol *Kps. 50, 250mg*	**Angeb. Störung der prim. Gallensäuresynthese: Erw., Ki. ab 1M:** 5-15mg/kg p.o., Mindestdosis 50mg, Erw. max. 500mg, Dosiseinst. n. Gallensäurespiegel in Blut/Urin; **DANI** keine Daten, **DALI** vorsichtige Anw.
Eliglustat Rp	HWZ 4-9h PPB 76-83%
Cerdelga *Kps. 84mg*	**M. Gaucher Typ 1:** 2 x 84mg p.o. (intermediäre und schnelle CYP2D6-Metabolisierer); 1 x 84mg (langsame CYP2D6-Metabolis.); **DANI, DALI** keine Daten
Elosulfase alfa Rp	HWZ 7-36min, PRC B, Lact ?
Vimizim *Inf.Lsg. 5mg/5ml*	**Mucopolysaccharidose Typ IVa:** 1 x 2mg/kg KG/W über 4h i.v.; **DANI, DALI** keine Daten
Galsulfase Rp	PRC B, Lact ?
Naglazyme *Inj.Lsg. 5mg/5ml*	**Mukopolysaccharidose VI:** 1 x/W 1mg/kg über 4h i.v.

Hemin Rp	HWZ 11h
Normosang *Amp. 250mg/10ml*	**Akute Schübe der akuten intermittierenden Porphyrie, Porphyria variegata, hereditäre Koproporphyrie:** 1 x 3mg/kg i.v. für 4-7d; **DANI, DALI** KI
Idursulfase Rp	HWZ 45min
Elaprase *Inj.Lsg. 6mg/3ml*	**Hunter-Syndrom (Mukopolysaccharidose II):** 1 x/W 0.5mg/kg über 3h i.v.; **DANI, DALI** keine Daten
Imiglucerase Rp	
Cerezyme *Inf.Lsg. 400U*	**M. Gaucher Typ I/III:** alle 2W 60U/kg über 3h i.v.; **DANI** nicht erforderlich
Ivacaftor Rp	HWZ 12h, PPB 99%, PRC B, Lact ?
Kalydeco *Tbl. 150mg*	**Mukoviszidose mit G551D-Mutation:** 2 x 150mg/d p.o.; **DANI** CrCl > 30: 100%, < 30: vorsichtige Anwendung; **DALI** Child-Pugh A: 100%; B: 1 x 150mg/d; C: keine Daten, ini 1 x 150mg alle 24h
Laronidase Rp	HWZ 1.5-3.6h PRC B, Lact ?
Aldurazyme *Inf.Lsg. 500U/5ml*	**Mukopolysaccharidose I:** 1 x/W 100U/kg i.v.
Migalastat Rp	HWZ 3-5h, keine PPB
Galafold *Kps. 123mg*	**M. Fabry:** Erw., **Ki. ab 16J:** 1 x 123mg alle 2d p.o.; **DANI** CrCl <30: Anw. nicht empfohlen; **DALI** nicht erforderl.
Miglustat Rp	HWZ 6-7h, keine PPB
Zavesca *Kps. 100mg*	**M. Gaucher Typ I:** 3 x 100mg p.o.; **DANI** CrCl 50-70: 2 x 100mg; 30-50: 1 x 100mg; < 30: KI; **DALI** keine Daten
Natriumphenylbutyrat Rp	HWZ 1.3-2.4h
Pheburane *Granulat 483mg/g* **Ammonaps** Granulat *940mg/g; Tbl. 500mg*	**Zusatztherapie bei Stoffwechselstörungen des Harnstoffzyklus:** <20kg: 450-600mg/kg/d p.o. in mehreren ED zu den Mahlzeiten; >20kg: 9.9-13 g/m2/d, max. 20g/d; **DANI, DALI** vorsichtige Anwendung
Nitisinon Rp	
Orfadin *Kps. 2, 5, 10mg*	**Tyrosinämie Typ I:** ini 1mg/kg/d p.o. in 2 ED, ggf. 1.5-2mg/kg/d

Sapropterin Rp	
Kuvan *Tbl. 100mg*	**Hyperphenylalaninämie bei Phenylketonurie:** ini 1 x 10mg/kg/d p.o. morgens, ggf. 5-20mg/kg/d; **bei Tetrahydrobiopterin (BH4)-Mangel:** ini 1 x 2-5mg/kg/d p.o., ggf. bis 20mg/kg/d steigern, evtl. in 2-3 ED; **DANI, DALI** keine Daten
Sebelipase alfa Rp	HWZ 0.1h
Kanuma *Inf.Lsg 20mg/10ml*	**Lysosomale saure Lipase-Mangel: Ki.< 6M** ini 1 x/W 1mg/kg i.v., ggf. 1 x/W 3mg/kg; **Ki >6M, Erw.** 1mg/kg alle 2W i.v.; **DANI, DALI** nicht erforderlich
Tafamidis Rp	HWZ 59h, PPB 99,9%
Vyndaqel *Kps. 20mg*	**Transthyretin-Amyloidose mit symptomatischer PNP (Stadium I):** 1 x 20mg/d p.o.; **DANI** nicht erf.; **DALI** schwere LI: vors. Anw.
Velaglucerase alfa Rp	PRC B, Lact ?
Vpriv *Inf.Lsg. 400IE (100IE/1ml)*	**M. Gaucher Typ I:** 60 IE/kg i.v. alle 2 W.; **DANI, DALI** nicht erforderlich

6.10 Steroidgenesehemmer

Wm/Wi (Ketoconazol): Hemmung der 17-alpha-Hydroxylase und der 11-Hydroxylierung Hemmung der Cortison- u. Aldosteronsynthese, Hemmung kortikotroper Tumorzellen bei Cushing-Syndrom;
UW (Ketoconazol): Nebennierenrindeninsuff., Übelkeit, Erbrechen, Bauchschmerzen, Diarrhoe, erhöhte Leberenzyme, Pruritus, Exanthem;
KI (Ketoconazol): bek. Überempf. gegen K. bzw. Imidazol enthaltende Antimykotika; Grav./Lakt., akute oder chron. Lebererkr. und/oder Leberenzymerhöhung (> 2 x ULN), gleichzeitige Anw. Simvastatin, Atorvastatin, Lovastatin, Eplerenon, Methadon, Disopyramid, Chinidin, Dronedaron, Pimozid, Sertindol, Saquinavir, Saquinavir/Ritonavir, Ranolazin, Mizolastin, Halofantrin, Dabigatran, Triazolam, orales Midazolam und Alprazolam, Ergotalkaloide, Lurasidon, Quetiapin, Felodipin, Nisoldipin, Colchicin, Irinotecan, Everolimus, Sirolimus, Vardenafil bei Männern über 75J; bei Patienten mit eingeschränkter Nierenfunktion: Telithromycin, Clarithromycin, Fesoterodin, Solifenacin

Ketoconazol Rp	HWZ 2h, PPB 99%
Ketoconazole HRA *Tbl. 200mg*	**Endogenes Cushing-Syndrom:** Erw., **Ki ab12J:** ini 400-600mg/d in 2-3ED, rasche Steigerung auf 800-1200mg/d mögl.; Dosisanpassung an Plasmacortisolspiegel; Erh. Dos. 400-1200mg/d; s. FachInfo; **DANI:** nicht erforderlich; **DALI:** KI

6.11 Hypothalamushormone

6.11.1 Somatostatin-Analagon

Wm/Wi (Pasireotid): Bindung an Somatostatin-Rezeptoren (Subtypen hsst 1-5) mit starker Affinität zu hsst5 der kortikotropen Zellen von ACTH-produzierenden Adenomen ⇒ Hemmung der ACTH-Sekretion; **UW** (Pasireotid): Anämie, Nebenniereninsuffizienz, Hyperglykämie, Diabetes mellitus, Appetit ↓, Kopfschmerzen, Sinusbradykardie, QT-Verlängerung, Hypotonie, Durchfall, Bauchschmerzen, Übelkeit, Erbrechen, Cholelithiasis, Haarausfall, Pruritus, Myalgie, Arthralgie, Reaktion an Injektionsstelle, Erschöpfung, glykosyliertes Hb/γGT/ALAT/BZ/Lipase/Amylase, Prothrombinzeit ↑;
KI (Pasireotid): Überempfindlichkeit gegen Wirkstoff oder Bestandteile, Child-Pugh C

Pasireotid Rp	HWZ 12h , PPB 88% PRC C , Lact -
Signifor *Inj.Lsg. 0.3, 0.6, 0.9mg/ml; 20, 40, 60mg*	**M. Cushing:** 2 x 0.6mg/d s.c., ggf. steigern auf 2 x 0.9mg/d s.c.; **DANI** nicht erf.; **DALI** Child-Pugh A: 100%; B: 2 x 0.3mg/d, max. 2 x 0.6mg/d; C: KI **Akromegalie:** 40mg i.v. alle 4W; ggf. nach 3M steigern auf max. 60mg; ggf. Dosisred. um 20mg bei UW bzw. Überreaktion; **DANI** nicht erf.; **DALI** Child-Pugh A: 100%; B: ini 20mg alle 4W, max. 40mg alle 4W; C: KI

6.12 Hypophysenhinterlappenhormone

6.12.1 Agonisten

Wm/Wi (Argipressin): = Vasopressin, renale H2O-Rückresorption ↑; vasokonstriktiv;
Wm/Wi (Desmopressin): renale H_2O-Rückresorption ↑; vasokonstriktiv;
Wm/Wi (Oxytocin): Kontraktion der Uterusmuskulatur, Förderung der Milchejektion durch Kontraktion der glatten Muskulatur der Milchdrüse;
Wm/Wi (Terlipressin): Durchblutung im Portalgefäßgebiet ↓ + Kontraktion der glatten Ösophagusmuskulatur ⇒ Kontraktion der Ösophagusvarizen ⇒ portale Hypertension ↓;
UW (Argipressin): ohne Häufigkeitsangabe: Herzstillstand, Anaphylaxie, Bronchokonstriktion, Hautnekrose, digitale Ischämie, Arrhythmien, Myokardinfarkt, Übelkeit, Erbrechen, intestinale Ischämie; **UW** (Terlipressin): Bronchospasmus, RR-Schwankungen, Kopfschmerzen, Diarrhoe;
KI (Argipressin): bek. Überempf.; **KI** (Terlipressin): schwere Hypertonie, Arteriosklerose, AP, Epilepsie, Grav.; Anw.Beschr. bei Asthma bronchiale, Herzinsuffizienz

Argipressin Rp	HWZ 10-20min
Empressin *Inj.Lsg. 40 IE/2ml*	**Katecholaminrefraktäre Hypotonie bei septischen Schockzuständen:** ini 0.01IE/min i.v., ggf. alle 15-20min steigern bis 0.03IE/min; Perfusor 40IE/50ml (0.8IE/ml) 0.75-2.25 ml/h; **DANI, DALI** keine Daten

Desmopressin Rp	HWZ 75min i.v./90-150min p.o., Q0 1.0, PRC B, Lact ?
Desmogalen *Spray (10μg/Hub)* **Desmopressin** *Tbl. 0.1, 0.2mg* **Desmotabs** *Tbl. 0.1, 0.2mg* **Minirin** *Schmelztbl. 60, 120, 240μg; Tbl. 0.1, 0.2mg; Spray (10μg/Hub); Rhinyle (0.1ml = 10μg); Amp. 4μg/1ml* **Nocturin** *Tbl. 0.1mg* **Nocutil** *Tbl. 0.1, 0.2mg; Spray (10μg/Hub)* **Octostim** *Spray (150μg/Hub)*	**Zentr. Diabetes insipidus:** 2-3 x 10-40μg p.o.; 1 x 10-20μg nasal; 1-2 x 0.5-2μg i.v./i.m./s.c.; **Ki.:** 2-3 x 10-40μg p.o.; 1 x 10μg nasal; 1-2 x 0.2-0.5μg i.v./i.m./s.c.; **diagnostisch:** 1 x 40μg nasal; 4μg i.m./s.c.; **Ki. < 1J:** 1 x 10μg nasal; 0.4μg i.m./s.c.; **> 1J:** 1 x 20μg nasal; 1-2μg i.m./s.c.; **Enuresis noct.:** ini 20μg p.o./nasal z.N., evtl. 40μg; **Steigerung der F-VIII-Gerinnungsaktivität, Thrombozytendysfkt:** 0.3-0.4μg/kg über 30min i.v. präop.; 300μg nasal 1-2h präop.
Oxytocin → 31, → 440	HWZ 15min, PRC X, Lact -, Nasenspray +
Terlipressin Rp	HWZ 24min
Glycylpressin *Inj.Lsg. 0.1mg/ml* **Haemopressin** *Inj.Lsg. 1mg/5ml* **Variquel** *Inj.Lsg. 0.2mg/ml*	**Ösophagusvarizenblutung:** ini 1-2mg i.v., Erh.Dos. 1mg alle 4-6h für 2-3d; max. 6 x 20μg/kg/d

6.12.2 Vasopressinantagonisten

Wm/Wi: selektiver Vasopressin-V2-Rezeptorantagonist ⇒ Harnausscheidung ↑ ⇒ Aquaresis ↑, Osmolarität des Urins ↓, Serumnatriumkonzentration ↑; **UW:** Polydipsie, Hyperkali-ämie, Dehydration, Hyperglykämie, Appetit ↓, orthostatische Hypotonie, Obstipation, Mundtrockenheit, Ecchymosis, Pruritus, Polyurie, Pollakisurie, Durst, Asthenie, Pyrexie, Blukreatininwerte ↑; **KI:** bek Überempf., Anurie, Volumendepletion, hypovolämische Hyponatriämie, Hypernatriämie, Patient ohne Durstgefühl, Grav., Lakt.

Tolvaptan Rp	HWZ 12h, PPB 98%, Q0 1.0, PRC C, Lact ?
Jinarc *Tbl. 15, 30mg* **Samsca** *Tbl. 15, 30mg*	**Hyponatriämie bei SIADH:** ini 1 x 15mg/d p.o., max. 60mg/d; **Verlangsamung der Progr. von Zystenentwicklung und NI bei autos.-dom. polyzystischer Nierenerkr.:** Jinarc: ini 60mg/d, nach 1W 90mg/d, n. 2W 120mg/d; **DANI** CrCl > 10: nicht erf.; < 10: keine Daten; Anurie: KI; **DALI** Ch. A-B: nicht erf.; C: vors. Anw.

6.13 Wachstumshormonrezeptorantagonisten

Wm/Wi: selektive Bindung an Wachstumshormonrezeptoren ⇒ Hemmung der Wachstumshormonwirkung ⇒ IGF-1 ↓, IGF-Bindungsproteine ↓; **UW:** Diarrhoe, Übelkeit, Erbrechen, grippeähnliche Symptome, Müdigkeit, Arthralgie, Myalgie, Kopfschmerzen, Schwindel, Somnolenz, Tremor, Schwitzen, Pruritus, Exanthem; **KI:** bekannte Überempfindlichkeit

Pegvisomant Rp	6d, PRC B, Lact ?
Somavert *Inj.Lsg. 10mg/1ml, 15mg/1ml, 20mg/1ml*	**Akromegalie**: ini 80mg s.c., dann 10-20mg/d s.c., Dosisanpassung alle 4-6W in 5-mg-Schritten je nach IGF-1-Serumspiegel, max. 30mg/d; **DANI, DALI** keine Daten

6.14 Endokrinologische Diagnostik

Corticorelin (CRH) Rp	
Cortirel *Inj.Lsg. 0.1mg/1ml* **CRH Ferring** *Inj.Lsg. 0.1mg/1ml*	**Test der kortikotropen Partialfunktion des HVL:** 0.1mg i.v., bei übergewichtigen Pat. 2µg/kg; ACTH- und Cortisolbestimmung zuvor und nach 15, 30, 60, 90min
Gonadorelin (LHRH) Rp	PPB < 15%
LhRh Ferring *Amp. 0.1mg/1ml* **Relefact LHRH** *Amp. 0.1mg/1ml*	**Diagnostik hypothalamischer, hypophysärer und gonadaler Funktionsstörung:** 0.1mg i.v.; **Ki.:** 60µg/m² KOF, mindestens 25µg i.v.; LH-/FSH-Bestimmung zuvor und nach 30min
Metyrapon Rp	HWZ 2h
Metopiron *Kps. 250mg*	**ACTH-Insuffizienz-Kurztest:** 30mg/kg, max. 3g um 0 Uhr p.o., nach 7.5-8h Bestimmung von 11-Desoxycortisol und/oder ACTH; **Mehrfachddosistest:** s. FachInfo; Ther. **Cushing-Syndrom:** ini 250-1000mg p.o., Erh.Dos. 500-6000mg/d in 3-4 ED
Protirelin (TRH) Rp	
Antepan *Spray 1mg/Hub, Amp. 0.2mg/1ml* **TRH Ferring** *Amp. 0.2mg/1ml*	**Diagnostik von Hypophysen- und Schilddrüsenfunktionsstörung:** 2mg nasal; 0.2-0.4mg i.v.; **Ki.:** 1mg nasal; 1µg/kg oder 50-100µg i.v.; erneute Diagnostik nach 30-45min (Spray) bzw. nach 30min (Amp.)
Somatorelin (GHRH) Rp	
GHRH Ferring *Inj.Lsg. 0.05mg/1ml*	**Test der somatotropen Partialfunktion des HVL:** 0.05mg i.v.; **Ki.:** 1µg/kg i.v.; Wachstumshormonbestimmung zuvor und nach 30, 60, 90, 120min
Tetracosactid (ACTH) Rp	
Synacthen *Amp. 0.25mg/1ml (= 25IE)*	**Test der Nebennierenrindenfunktion:** 0.25mg i.v./i.m.; Cortisolbestimmung zuvor und nach 30min

7 Hämatologie, Onkologie

7.1 Antianämika

7.1.1 Eisen

UW (Eisen-II-Ion): Übelkeit, Erbrechen, Diarrhoe, Obstipation, epigastrische Beschwerden, Dunkelfärbung d. Stuhls; **UW** (Eisen-III-Ion): Geschmacksstrg.; **KI** (Eisen-II-Ion): bek. Überempf., Hämochromatose, chron. Hämolysen mit Zeichen der Eisenüberladung, Bleianämie, Thalassämie, sideroachrestische Anämie; **KI** (Eisen-III-Ion): bek. Überempf., Anämien, die nicht durch Eisenmangel verursacht sind, Hämochromatose, Hämosiderose, Thalassämie, sideroachrestische Anämie, gleichzeitige Anw. oraler Eisenpräparate

Eisen-II-Ion OTC	
Eisentabletten-ratioph. *Tbl. 50, 100mg* **Eryfer** *Kps. 100mg* **ferro sanol** *Tbl. 40mg; Gtt. (20Gtt. = 30mg)* **ferro sanol duodenal** *Kps. 50, 100mg* **Ferrum Hausmann** *Kps. (ret.) 100mg* **Lösferron** *Brausetbl. 80.5mg* **Tardyferon** *Tbl. (ret.) 80mg* **Vitaferro** *Brausetbl. 80.5mg*	**Eisenmangelanämie:** 1-2 x 50-100mg p.o. für mind. 8 W; nach Normalisierung des Hb-Werts Weiterbehandlung für 6-8W
Eisen-III-Ion Rp	
Ferrlecit *Amp. 40mg/3.2ml, 62.5mg/5ml* **Venofer** *Amp. 100mg/5ml*	**Ausgeprägte Eisenmangelzustände:** 1 x 40-62.5mg langsam i.v.; Venofer: 2-3x/W 100-200mg i.v.; **Ki.:** 2-3x/W 0.15ml/kg i.v.
Eisen-III-Hydroxid-Dextran-Komplex Rp	
CosmoFer *Amp. 625mg (= 100mg Fe^{3+})/2ml*	**Ausgeprägte Eisenmangelzustände:** 2-3x/W 100-200mg Fe^{3+} i.v., max. 20mg Fe^{3+}/kg/Infusion
Eisen-III-Hydroxid-Oxidcitrat-Isomaltooligosaccharidalkohol-Hydrat-Komplexe Rp	
MonoFer *Amp. 100mg Fe^{3+}/1ml, 500mg Fe^{3+}/5ml, 1000mg Fe^{3+}/10ml*	**Eisenmangelanämie:** bis 3x/W 100-200mg Fe^{3+} i.v.; Ges. Dosis max. 20mg Fe^{3+}/kg/Inf. in 500ml NaCl über 60min i.v.; s.a. FachInfo
Eisen-III-Hydroxid-Polymaltose-Komplex Rp	
Ferinject *Amp. 370mg (=100mg Fe^{3+})/2ml, 1850mg (= 500mg Fe^{3+})/10ml* **Ferrum Hausmann** *Gtt. 186mg (= 50mg Fe^{3+})/1ml; Saft 186mg (= 50mg Fe^{3+})/5ml*	**Ausgeprägte Eisenmangelzustände:** max. 2-3x/W 200mg Fe^{3+} i.v.-Inj. oder max. 15mg Fe^{3+}/kg bzw. max. 1x/W 1g Fe^{3+} als Infusion; Gesamtdosis indiv. berechnen, s. FI; **Erw.:** 1 x 100-200mg Fe^{3+}/d p.o.; **Ki.:** 1 x 50-100mg Fe^{3+}/d p.o.; **< 2J:** 1 x 25-50mg Fe^{3+}/d p.o.; **FG:** 2.5-5mg Fe^{3+}/kg/d p.o.; **DANI, DALI** KI b. schwerer NI, LI

7.1.2 Erythropoetin

Wm/Wi (Erythropoetin): spez. Interaktion mit dem Erythropoetinrezeptor auf erythroiden Vorläuferzellen im Knochenmark ⇒ Erythropoese ↑; **Wm/Wi** (Darbepoetin): s. Erythropoetin, längere HWZ durch veränderte Molekülstruktur;
UW (Darbepoetin): Kopfschmerz, Hypertonie, Shuntthrombose, Schmerz an der Einstichstelle;
UW (Erythropoetin): Hypertonie, Hautreaktion, Schwindel, Kopfschmerz, grippeähnliche Symptome, epileptische Anfälle; **UW** (Epoetin theta): Kopfschmerzen, Hypertonie, hypertensive Krise, Hautreaktionen, Arthralgie, grippeähnliche Erkrankung, Shuntthrombose;
UW (Epoetin zeta): Kopfschmerzen, Benommenheit, Thrombosen, Lungenembolie, Exanthem, Gelenkschmerzen, Blutdruckanstieg, Schwächegefühl, grippeähnliche Symptome, Müdigkeit, Blutgerinnsel in künstlichen Nieren;
KI (alle): bek. Überempf. gegen Inhaltsstoffe; **KI** (Darbepoetin): schwer kontrollierbare Hypertonie, Lakt., keine Daten bezüglich Grav.; **KI** (Erythropoetin): schwer kontrollierbare Hypertonie, Ki. < 2J; **KI** (Epoetin theta): bek. Überempf., unkontrollierte Hypertonie;
KI (Epoetin zeta): bek. Überempf., unkontrollierte Hypertonie, bek. Erythroblastopenie nach Epoetin-Therapie, Pat. ohne adäquat durchführbare Thromboseprophylaxe; bei Ind. autologe Blutspende: MI, Schlaganfall innerhalb 1M vor Ther., instabile AP, Risiko für Thromboembolien ↑; bei Ind. vor großen orthopädischen OPs: schwere Koronar-, periphere Gefäß-, Karotiden- oder Hirngefäßkrankheit, inkl. Pat. mit kürzlichem MI oder zerebrovaskulärem Ereignis

Darbepoetin alfa Rp	HWZ 49h (s.c.); 21h (i.v.), Qo > 0.7
Aranesp *Fertigspr. 10, 15, 20, 30, 40, 50, 60, 80, 100, 130, 150, 300, 500µg*	**Anämie bei chron. Niereninsuffizienz, Anämie nach Chemotherapie:** ini 0.45µg/kg 1x/W i.v./s.c.; Dosisanpassung nach Hb (s. Packungsbeilage)
Epoetin alfa Rp	HWZ 16h
Abseamed/Binocrit/Epoetin Alfa HEXAL *Fertigspr. 1000IE/0.5ml, 2000IE/1ml, 3000IE/0.3ml, 4000IE/0.4ml, 5000IE/0.5ml, 6000IE/0.6ml, 8000IE/0.8ml, 10000IE/1ml* **Eprex** *Inj.Lsg. 40000IE/1ml; Fertigspr. 1000IE/0.5ml, 2000IE/0.5ml, 3000IE/0.3ml, 4000IE/0.4ml, 5000IE/0.5ml, 6000IE/0.6ml, 8000IE/0.8ml, 10000IE/1ml, 40000IE/1ml* **Erypo** *Fertigspr. 1000IE/0.5ml, 2000IE/0.5ml, 3000IE/0.3ml, 4000IE/0.4ml, 5000IE/0.5ml, 6000IE/0.6ml, 8000IE/0.8ml, 10000IE/1ml, 20000IE/0.5ml, 30000IE/0.75ml, 40000 IE/1ml*	**Anämie bei chronischer Niereninsuffizienz:** ini 50IE/kg 3x/W s.c./i.v., Dosisanpassung +/- 25IE/kg je nach Hb (Ziel: 10-12g/dl); **Tumoranämie bei Chemotherapie:** 150IE/kg 3x/W s.c., alternativ: 450IE/kg 1x/W s.c., bei Hb ↑ < 1g/dl: 300IE/kg; **autologe Blutspende:** 600IE/kg 2x/W s.c. für 3W prä-OP
Epoetin beta Rp	HWZ 4-12h, Qo 0.9
NeoRecormon *Inj.Lsg. 10000IE/1ml, 20000IE/1ml, 50000IE/10ml, 100000IE/5ml; Fertigspr. 500IE/0.3ml, 1000IE/0.3ml, 2000IE/0.3ml, 3000IE/0.3ml, 4000IE/0.3ml, 5000IE/0.3ml, 6000IE/0.3ml, 10000IE/0.6ml, 20000IE/0.6ml, 30000IE/0.6ml*	**Anämie bei chron. Niereninsuffizienz:** ini 20IE/kg 3x/W s.c., evtl. Dosis ↑ um 20IE/kg; Erh.Dos. 50% der Initialdosis; **Anämie bei Chemotherapie:** 150IE/kg 3x/W s.c., max. 900IE/kg/W; **Pro. der Frühgeborenenanämie:** 250IE/kg 3x/W s.c. für 6W

Epoetin theta Rp	HWZ 22-41h, Qo 0.9
Biopoin *Fertigspr. 1000IE/0,5ml, 2000IE/0,5ml, 3000IE/0,5ml, 4000IE/0,5ml, 5000IE/0,5ml, 10.000IE/1ml* **Eporatio** *Fertigspr. 1000IE/0,5ml, 2000IE/0,5ml, 3000IE/0,5ml, 4000IE/0,5ml, 5000IE/0,5ml, 10.000IE/1ml, 20.000IE/1ml, 30.000IE/1ml*	**Anämie bei chron. Niereninsuffizienz:** ini 20IE/kg 3x/W s.c.; evtl. nach 4W 40IE/kg, falls Hb-Anstieg < 1g/dl; ini 40IE/kg 3x/W i.v., evtl. nach 4W 80IE/kg; max 700 IE/kg/W; Erh.Dos. je nach Hb; **Anämie bei Chemother.:** ini 20.000IE 1x/W s.c., evtl. nach 4W 40.000IE falls Hb-Anstieg < 1g/dl; Ther. bis 4W nach Chemotherapie; s.a. FachInfo
Epoetin zeta Rp	HWZ 4-12h, Qo 0.9
Retacrit *Fertigspr. 1000IE/0.3ml, 2000IE/0.6ml, 3000IE/0.9ml, 4000IE/0.4ml, 5000IE/0.5ml, 6000IE/0.6ml, 8000IE/0.8ml, 10.000IE/1.0ml, 20.000IE/0.5ml, 30.000IE/0.75ml, 40.000IE/1.0ml* **Silapo** *Fertigspr. 1000IE/0.3ml, 2000IE/0.6ml, 3000IE/0.9ml, 4000IE/0.4ml, 5000IE/0.5ml, 6000IE/0.6ml, 8000IE/0.8ml, 10.000IE/1.0ml, 20.000IE/0.5ml, 30.000IE/0.75ml, 40.000IE/1.0ml*	**Anämie bei chron. Niereninsuffizienz:** ini 50IE/kg 2-3 x/W s.c./i.v., evtl. nach 4W steigern um 25IE/kg je nach Hb-Verlauf; Erh.Dos. 17-300IE/kg/W; **Ki./HD:** ini 3 x 50 IE/kg i.v., evtl. nach 4W steigern um 25IE/kg je nach Hb-Verlauf, Erh.Dos. 30-150IE/kg; **Anämie bei Chemotherapie:** ini 150IE/kg 3 x/W oder 450IE 1 x/W s.c., ggf. nach 4W 300IE/g 3x/W. falls Hb-Anstieg < 1g/dl; **autologe Blutspende:** 600IE/kg 2 x/W s.c. für 3W; **vor großem orthopäd. Eingriff:** 600IE/kg 1x/W s.c. 3W vor OP und am OP-Tag; s.a. FachInfo
PEG-Epoetin beta Rp	HWZ 140h
Mircera *Fertigspr. 30, 50, 75, 100, 120, 150, 200, 250, 360µg*	**Anämie bei chron. Niereninsuffizienz:** ini 0.6µg/kg alle 2W s.c./i.v.; Dosisanp. nach Hb, z.B. 25% steigern, wenn Hb < 1g/dl in 1M ansteigt; bei EPO-Vorbehandlung: s. FachInfo

7.2 Eisenchelatbildner

Wm/Wi (Deferasirox, Deferipron, Deferoxamin): Komplexbildung mit 3-wertigen Eisenionen und Aluminiumionen ⇒ Ausscheidung des chelatgebundenen Eisens über Urin bzw. Stuhl;
UW (Deferasirox): Diarrhoe, Obstipation, Erbrechen, Übelkeit, Bauchschmerzen, Blähungen, Dyspepsie, Transaminasenerhöhung, Exanthem, Juckreiz, Kreatininerhöhung, Proteinurie;
UW (Deferipron): Übelkeit, Erbrechen, Bauchschmerzen, Chromaturie, Neutropenie, Agranulozytose, Appetitzunahme, Kopfschmerz, Diarrhoe, Arthralgie, Mattigkeit, erhöhte Leberwerte;
UW (Deferoxamin): Kopfschmerzen, Übelkeit, Urtikaria, Arthralgie, Myalgie, Fieber; Schmerzen, Rötung, Schwellung a.d. Injektionsstelle;
KI (Deferasirox): bek. Überempf., Komb. mit anderen Eisenchelattherapien, CrCl <60ml/min;
KI (Deferipron): bek. Überempfindlichkeit, anamnest. belegte rezidivierende; Neutropenie-Schübe bzw. Agranulozytose, Grav./Lakt., gleichzeitige Anw. von Arzneimitteln, die zu Neutropenie oder Agranulozytose führen können;
KI (Deferoxamin): bek. Überempfindlichkeit

Deferasirox Rp	HWZ 8-16h, PPB 90%, PRC C, Lact ?
Exjade *Tbl. 125, 250, 500mg*	**Eisenüberladung durch Transfusionen bei Thalassaemia, Eisenüberladung bei anderen Anämien:** Erw., **Ki. ab 2J:** ini 10-30mg/kg p.o., Dosisanpassung an Ferritinspiegel, max 40mg/d; s.a. FachInfo; **DANI** CrCl <60: KI; **DALI** Child B: Dosisreduktion; C: Anw. nicht empfohlen

Deferipron Rp	HWZ 2-3h, PRC D, Lact ?
Ferriprox *Tbl. 500, 1000mg; Lsg. (1ml enth. 100mg)*	**Eisenüberladung bei Thalassaemia major:** Erw., **Ki. ab 10J:** 3 x 25mg/kg p.o.; **DANI, DALI** vorsichtige Anw.

Deferoxamin Rp	HWZ 3-6h, PRC C, Lact ?
Desferal *Inj.Lsg. 0.5, 2g*	**Chron. Eisenüberladung:** 20-60mg/kg/d als s.c.-Infusion über 8-12h, 5-7 x/W; **DANI** vorsichtige Anw.; **DALI** keine Daten

7.3 Vitamine

7.3.1 Vitamin B

B_1 (Thiamin) OTC	PRC A, Lact +
B1 Asmedic *Tbl. 100mg* **Novirell B_1** *Amp. 50mg/1ml* **Vitamin B1 Hevert** *Amp. 200mg/2ml* **Vitamin-B_1-ratioph.** *Tbl. 200; Amp.100mg/2ml*	**Thiaminmangelzustände:** 1-3 x 100mg p.o.; 1 x 100mg i.v.; i.m.

B_2 (Riboflavin) OTC	PRC A, Lact +
B_2-Asmedic *Tbl. 10mg* **Vitamin B_2 Jenapharm** *Tbl. 10mg*	**Riboflavinmangelzustände:** 1-2 x 100mg p.o.; **Ki.:** 1-2 x 5mg p.o.

B_6 (Pyridoxin) OTC	HWZ 15-20d, PRC A, Lact +
B6 Asmedic *Tbl. 40mg* **B_6-Vicotrat** *Tbl. 300mg* **Vitamin B6 Hevert** *Tbl. 100mg; Amp. 25mg/2ml* **Vitamin-B_6-ratioph.** *Tbl. 40*	**Pro. Vit.-B_6-Mangel-Neuropathie:** 1 x 25-50mg p.o.; **Therapie von Vit.-B_6-Mangelzuständen:** 50-300mg/d p.o.; ini 100-250mg/d i.v./i.m.

B_{12} (Cyanocobalamin) OTC	HWZ 6d PRC A, Lact +
B_{12}-Ankermann *Tbl. 1000µg; Gtt. (1ml = 50µg); Amp. 100µg/1ml, 1000µg/1ml* **Lophakomp B_{12}** *Amp. 3mg/2ml* **Novirell B_{12}** *Amp. 1mg/1ml* **Vitamin B_{12}-ratioph.** *Tbl. 10µg; Amp. 100µg/1ml*	**Perniziöse Anämie, funikuläre Myelose:** ini 100µg tgl. oder 1000-2000µg/W i.m. für 14d, dann 1 x 100µg/M. i.m.; 1 x 300-1000µg p.o.

B_1 + B_6 OTC	
Medivitan N Neuro *Tbl. 100+100mg* **Neuro-ratio 100/100 N** *Tbl. 100+100mg* **Neurotrat S forte** *Tbl. 100+100mg*	**Neurol. Systemerkrankung durch B1- und B6-Mangel:** 1 x 1Tbl. p.o., bei manifestem nachgewiesenem Mangel max. 3 x 1 Tbl. p.o.
B_6 + B_{12} + Folsäure (+ Lidocain) OTC	
Medivitan IM mit Lidocain *Amp. 5+1+1.1mg*	**B_6-, B_{12}-, Folsäure-Mangelzustände:** 2 x 1 Amp./W i.m. über 4 W

7.3.2 Vitamin C

UW: z.T. osmot. Diarrhoe; **KI:** Anw. Beschr. bei Oxalaturolithiasis, Thalassämie, Hämochromatose

Ascorbinsäure OTC	HWZ 3h, Q0 0.3, PRC C, Lact ?
Ascorvit *Tbl. 200, 500mg* **Cetebe** *Kps. 500(ret.)mg* **Pascorbin** *Inj.Lsg. 7.5g/50ml; Amp. 750mg/5ml* **Vitamin C Loges** *Amp. 500mg/5ml*	**Vitamin-C-Mangel:** 200-1000mg/d p.o.; 100-500mg i.v.; **Ki.:** 5-7mg/kg/d i.v.; **Methämoglobinämie:** 500-1000mg i.v.

7.3.3 Vitamin D und Analoga

UW: Hyperkalzämie, Nausea, Erbrechen, Kalzifizierung verschiedener Organe, Nierensteine; **KI:** Hyperkalzämie, Cave in Grav./Lakt.

Alfacalcidol Rp	HWZ (35) h
Alfacalcidol HEXAL *Kps. 0.25, 0.5, 1µg* **Bondiol** *Kps. 0.25, 0.5, 1µg* **Doss** *Kps. 0.25, 0.5, 1µg* **EinsAlpha** *Kps. 0.25, 0.5, 1µg; Gtt. (20Gtt. = 2µg); Amp. 1µg/0.5ml, 2µg/1ml* **One-Alpha** *Kps. 0.25, 0.5, 1µg; Gtt. (20Gtt. = 2µg); Amp. 1µg/0.5ml, 2µg/1ml*	**Renale Osteodystrophie, postmenopausale Osteoporose, Osteomalazie:** 1 x 1µg p.o.; **Ki. < 20kg:** 0.05µg/kg/d; 1µg/Dialyse i.v., max. 12µg/W i.v. Doss: **zur Sturzprophylaxe bei Älteren:** 1 x 1µg p.o.
Calcitriol Rp	HWZ 5-8h, PRC C, Lact ?
Calcitriol Kyramed *Tbl. 0.25, 0.5µg* **Decostriol** *Tbl. 0.25, 0.5µg; Amp. 1µg/1ml, 2µg/1ml* **Osteotriol** *Kps. 0.25, 0.5µg* **Renatriol** *Tbl. 0.25, 0.5µg* **Rocaltrol** *Tbl. 0.25, 0.5µg*	**Renale Osteodystrophie:** 0.25µg alle 2d p.o.; ini 0.5µg i.v. 3 x/W nach Dialyse, Erh.Dos. 0.5-3µg 3 x/W nach Dialyse; **Hypoparathyreoidismus, hypophosphatämische Rachitis:** 0.25µg/d; Dosissteigerung nach Serum-Ca
Colecalciferol OTC/Rp	HWZ 12 h
D 3 Vicotrat *Amp. 100.000IE/1ml* **Dekristol** *Tbl. 400, 500, 1000IE; Kps. 20000IE* **Heliodrei** *Lsg. 25.000,100.000/1ml* **Vigantol** *Gtt. (30Gtt. = 20000IE)* **Vigantoletten** *Tbl. 500, 1000IE* **Vitamin D_3-Hevert** *Tbl. 1000IE*	**Osteoporose:** 1000-3000IE/d p.o.; **Malabsorption:** 3000-5000IE/d p.o.; 50000-100000IE i.m. alle 3 M; **Vitamin-D-Mangelzustände:** ini 1x/W 100.000 IE p.o.; Erh.Dos. im Verlauf niedriger; **Rachitis, Osteomalazie:** 1000-5000IE/d für 1J; **Rachitis-Pro. Sgl.:** 500IE/d

Colecalciferol + Calciumcarbonat OTC	
Biolectra Calcimed *Brausetbl. 400IE+1.5g* **Calci Aps D_3** *Brausetbl. 880IE+2.5g* **Calcicare D_3** *Kautbl. 400IE+1.5g; Brausetbl. 880IE+2.5g* **Calcimagon D_3** *Kautbl. 400IE+1.25g* **IDEOS** *Kautbl. 400IE+1.25g* **Ossofortin D** *Brausetbl. 800IE+3g* **Ossofortin forte** *Brausetbl. 400IE+1.5g; Kautbl. 400IE+1.5g* **Osspulvit D_3** *Brausetbl. 880IE+2.5g* **Sandocal-D** *Gran. 440/880IE+1.25/2.5g*	**Osteoporose, Vitamin-D-, Kalziummangel bei älteren Patienten:** 800-880IE/d Colecalciferol p.o. in 1-2 ED; **DANI** KI bei schwerer NI; **DALI** nicht erforderlich
Colecalciferol + Fluorid OTC	
D-Fluoretten *Tbl. 500IE+0.25mg* **Fluor-Vigantoletten** *Tbl. 500IE+0.25mg, 1000IE+0.25mg* **Zymafluor D** *Tbl. 500IE+0.25mg, 1000IE+0.25mg*	**Rachitis- und Karies-Pro.:** **FG:** 1 x 1000IE p.o.; **Sgl., Ki. bis 2J:** 1 x 500IE p.o.
Dihydrotachysterol Rp	HWZ 16-18h PRC C, Lact ?
A.T. 10 *Kps. 0.5mg; Gtt. (26Gtt. = 1mg)* **Atiten** *Gtt. (26Gtt. = 1mg)*	**Hypoparathyreoidismus:** 0.5-1.5mg/d p.o., je nach Serum-Ca-Spiegel
Paricalcitol Rp	HWZ 15h PPB 99%
Paricalcitol HEXAL *Amp. 4µg/2ml, 5µg/1ml, 10µg/2ml* **Pasonican** *Kps. 1, 2µg* **Zemplar** *Kps. 1, 2µg; Amp. 5µg/1ml, 10µg/2ml*	**Pro. Hyperparathyreoidismus bei chron. Niereninsuffizienz:** nach PTH-Serumspiegel [pg/ml]: Dosis in µg = PTH/80, alle 2d i.v. während Dialyse; Dosisanpassung nach PTH s. FachInfo; **DALI** nicht erforderlich

7.3.4 Vitamin K

UW: bei i.v.-Anwendung anaphylaktische Reaktionen mit Atemstillstand

K1 (Phytomenadion) OTC	HWZ 1.5-3h, Qo 0.95
Ka Vit *Gtt. (20Gtt. = 20mg)* **Konakion** *Amp. 2mg/0.2ml, 10mg/1ml*	**Blutung bei Cumarinüberdosierung:** 5-10mg p.o.; 1-10mg langsam i.v.; **Pro. M. haemorrhagicus: NG:** 2mg p.o. oder 2mg i.m./s.c. bei U1, U2, U3

7.3.5 Carotinoide

Wm/Wi (Betacaroten): Antioxidans, Fänger von Singulett-Sauerstoff und freien Radikalen; protektive Wi bei phototoxischen Prozessen;
UW (Betacaroten): keine häufigen oder sehr häufigen UW;
KI (Betacaroten): bek. Überempfindlichkeit, Leberschäden, starke Raucher (≥ 20 Zigaretten)

Betacaroten OTC	
Carotaben *Kps. 25mg*	**Erythropoetische Protoporphyrie, polymorphe Lichtdermatosen:** ini 150-200mg p.o.; Dosisanp. nach Schweregrad bzw. Stärke der Sonneneinstrahlung; **Ki., Vorschulki.:** 50-75mg; **Schulki.:** 50-125mg; **Pigmentstörungen:** ini 75-125mg, nach 3-5W 25-50mg; **DANI** vorsichtige Anwendung

7.3.6 Folsäure

UW (Folsäure): selten ZNS-Strg., GI-Strg.;
KI (Folsäure): megaloblastäre Anämie infolge Vitamin-B_{12}-Mangels

Folsäure OTC	HWZ 1.5-2h PRC A, Lact +
Folarell *Tbl. 5mg; Amp. 5mg/1ml* **Folsan** *Tbl. 0.4, 5mg* **Folsäure Hevert** *Tbl. 5mg; Amp. 5mg/2ml, 20mg/2ml* **Rubiefol** *Tbl. 5mg*	**Folsäuremangel-Pro.:** 0.4-0.8mg/d; 1-5mg i.v./i.m.; **Therapie:** ini 1-20mg i.v./i.m., dann 5-20mg 1-3x/W i.v./i.m.; ini 5-15mg/d p.o., dann 1-3x/W; **Ki.:** 2.5-7.5mg p.o.
Folsäure + Fe^{2+} OTC	
Ferro-Folsan *Tbl. 0.85+31.25mg* **Plastulen Duo** *Kps. 0.5+102mg* **Tardyferon-FOL** *Tbl. 0.35+80mg*	**Eisen- und Folsäuremangelzustände:** 1-3 x 1Tbl. p.o.

7.4 Wachstumsfaktoren

Wm/Wi (Filgrastim, Lenograstim): humaner Granulozytenkolonie-stimulierender Faktor (G-CSF) reguliert Entstehung und Freisetzung funktionsfähiger neutrophiler Granulozyten aus dem Knochenmark; **Wm/Wi** (Lipegfilgrastim): kovalentes Konjugat von Filgrastim mit verlängerter Verweildauer; **Wm/Wi** (Palifermin): Protein, stimuliert über spezifische Rez. der Epithelzellen Proliferation, Differenzierung und Hochregulierung zytoprotektiver Mechanismen; **Wm/Wi** (Plerixafor): selektiver, reaktiver Antagonist des CXCR4-Chemokin-Rezeptors ⇒ Leukozytose u. Spiegel zirkulierender, hämatopoetischer Progenitorzellen ↑; Mobilisierung von $CD34^+$-Zellen (funktional und transplantionsfähig);
UW (Filgrastim): Knochenschmerzen, Miktionsbeschwerden, LDH/AP/gGT/Harnsäure ↑, Übelkeit, Erbrechen, Kopfschmerzen; **UW** (Lipefilgrastim): Thrombozytopenie, Hypokaliämie, Kopfschmerzen, Hautreaktionen, Schmerzen des Muskel- und Skelettsystems/ im Brustraum; **UW** (Palifermin): Geschmacksirritationen, Anschwellen von Mund/Zunge, Exanthem, Pruritus, Erythem, Arthralgien, Ödeme, Schmerzen, Fieber, Lipase/Amylase ↑; **UW** (Plerixafor): Schlaflosigkeit, Benommenheit, Kopfschmerzen, Durchfall, Übelkeit, Erbrechen, Bauchschmerzen, Obstipation, Flatulenz, Mundtrockenheit, orale Hypästhesie, Hyperhidrose, Erytheme, Arthralgie, Reaktion am Injektionsort, Müdigkeit, Unwohlsein;
KI (Filgrastim): Überempf. gegen Filgrastim, Kostmann-Syndrom (kongenitale Neutropenie); **KI** (Lipegfilgrastim): bek. Überempf.; **KI** (Palifermin): Überempf. gegen Palifermin bzw. gegen aus E. coli hergestellten Proteinen; **KI** (Plerixafor): bekannte Überempfindlichkeit

Filgrastim (G-CSF) Rp	HWZ 2-7h, PRC C, Lact ?
Accofil *Fertigspr. 300, 480µg* **Filgrastim HEXAL** *Fertigspr. 300, 480µg* **Grastofil** *Fertigspr. 300, 480µg* **Neupogen 30, 48** *Inj.Lsg. 300, 480µg; Fertigspr. 300, 480µg* **Nivestim** *Inj.Lsg. 120, 300, 480µg* **Ratiograstim** *Fertigspr. 300, 480µg* **Zarzio** *Fertigspr. 300, 480µg*	**Neutropenie nach Chemotherapie:** 5µg/kg/d s.c.; **Mobilisierung peripherer Blutstammzellen:** 10µg/kg/d als s.c.-Dauerinfusion über 24h für 5-7d; **schwere kongenitale Neutropenie:** 12µg/kg/d, max. 24µ/kg/d; **Neutropenie bei HIV:** 1µg/kg/d, max. 4µg/kg/d; **Spender von allogener Stammzellspende:** 10µg/kg/d für 4-5d
Lenograstim (G-CSF) Rp	HWZ 3-4h
Granocyte 13 *Inj.Lsg. 105µg (13.4 Mio IE)* **Granocyte 34** *Inj.Lsg. 263µg (33.6 Mio IE)*	**Neutropenie nach Chemotherapie, Mobilisierung peripherer Blutstammzellen:** 150µg/m² KOF/d s.c.
Lipegfilgrastim (G-CSF) Rp	HWZ 32-62h, PRC C, Lact -
Lonquex *Fertigspr. 6mg/0.6ml (13.4 Mio IE)*	**Neutropenie nach Chemotherapie:** 1 x 6mg s.c. je Zyklus, 24h nach CTX
Palifermin Rp	HWZ 4.5h
Kepivance *Inj.Lsg. 6.25mg*	**Pro. Mukositis bei myeloablativer Chemotherapie:** 60µg/kg/d i.v. 3d vor und bis 3d nach Chemotherapie; **DANI** nicht erforderlich
Pegfilgrastim (G-CSF) Rp	
Neulasta *Fertigspr. 6mg/0.6ml*	**Neutropenie nach Chemotherapie:** 6mg s.c. einmalig pro Chemo-Zyklus
Plerixafor Rp	HWZ 3-5h, PPB 58%, PRC D, Lact ?
Mozobil *Inj.Lsg 24mg/1.2ml*	**Mobilisierung peripherer Blutstammzellen zur autologen Tx bei Lymphom/Multiplem Myelom:** 0.24mg/kg/d s.c. 6-11h vor Apherese nach 4-tägiger G-CSF-Vorbehandlung, Anw. für 2-7d; **DANI** CrCl > 50: 100%, 20-50: 0.16mg/kg/d, < 20: keine Daten

7.5 Wichtiger Benutzerhinweis für Chemotherapeutika

Die Angaben zu Indikation und Dosierung sind den aktuellen Fachinformationen der entsprechenden Handelspräparate entnommen. Hierbei ist zu beachten, dass Chemotherapeutika bei einigen angegebenen Indikationen heute kaum mehr eingesetzt werden. Andererseits erfolgt der Einsatz zahlreicher Substanzen bei hier nicht aufgeführten Indikationen nach aktuellen Therapiestandards.
Bei den Dosierungsangaben unterscheiden sich die hier abgebildeten Angaben aus den FachInfos teils erheblich von der in Klinik und Praxis etablierten Vorgehensweise. Auch kann nicht immer auf die in der Onkologie häufig durchgeführten Kombinationstherapien mit mehreren Substanzen eingegangen werden. Hier sei auf aktuelle Therapieleitlinien von Fachgesellschaften und Tumorzentren verwiesen.
Am Anfang dieses Kapitels sind die unerwünschten Wirkungen (UW) angegeben, die bei nahezu allen Zytostatika auftreten können. Weitere substanzspezifische UW sind in den Tabellen der jeweiligen Wirkstoffgruppe aufgeführt.

7.6 Allgemeine unerwünschte Wirkungen von Zytostatika

Sofortreaktionen
Übelkeit, Erbrechen, Fieber, allergische Reaktionen, RR ↓, HRST, Venenentzündungen
Verzögert einsetzende, reversible Nebenwirkungen
Knochenmarkdepression (Leuko- und Thrombopenie, weniger häufig Anämie), Mukositis, Stomatitis, aregenerative Enteropathie mit Appetitlosigkeit und Diarrhoe, Haarausfall, Hautveränderungen (Pigmentierungen, Hyperkeratosen), Hautausschläge, Lungen-, Nieren-, Leberfunktionsstörung, Gerinnungsstörung, Amenorrhoe, Azoospermie, Wachstumshemmung bei Kindern
Bleibende chronische Toxizität
Kardiotoxizität, Nieren- und Leberschädigung, Neurotoxizität (Lähmungen, Sensibilitätsstrg., Polyneuropathie), Mutagenität, Teratogenität, Karzinogenität (Zweittumor)
Indirekte Wirkungen, Paravasat
Immunsuppressive Wirkung als Folge der Leukopenie, Infektanfälligkeit, Hyperurikämie, akute Nephropathie und akutes Nierenversagen; Zytostatika-Paravasat: initial Ödem, Rötung, Schmerzen, Überwärmung, im weiteren Verlauf Gewebsnekrose, Superinfektion möglich

7.7 Alkylierende Mittel

7.7.1 Stickstofflost-Analoga

Wm/Wi (alkylierende Mittel): Quervernetzung von DNA-Einzel und -Doppelsträngen durch Alkylierung, Strg. von Matrixfunktion und Synthese der DNA;
UW (alle) s. allgemeine UW von Zytostatika → 168;
UW (Bendamustin): Infektion, Leukopenie, Thrombopenie, Übelkeit, Erbrechen, Mukositis, Erschöpfung, Fieber, Hb-Abfall, Krea/Harnstoff-Anstieg, Tumorlysesyndrom, Schlaflosigkeit, Palpitationen, Angina pectoris, Arrhythmie, Hypotonie, Hypertonie, Lungenfunktionsstörung, Diarrhoe, Obstipation, Stomatitis, Hautveränderungen, Alopezie, Schmerzen, Schüttelfrost, Dehydrierung, Appetitlosigkeit, Transaminasen/AP/Bili-Anstieg, Hypokaliämie;
UW (Cyclophosphamid): transiente Transaminasen ↑, Cholestase, hämorrhagische Zystitis, Blasenfibrose, bei Hochdosistherapie akute Myo-/Perikarditis, Herzinsuffizienz, hämorrhagische Myokardnekrosen, akute Enzephalopathie, Lungenfibrose, Pneumonitis;
UW (Chloroambucil): Lungenfibrose v.a. bei kumulativer Dosis > 2000mg, transiente Transaminasen ↑, Lebertoxizität, periphere/zentrale Neurotoxizität, Zystitis;
UW (Melphalan): pulmonale Fibrose;
UW (Ifosfamid): transiente Transaminasen ↑, Cholestase, hämorrhagische Zystitis, akute Enzephalopathie und zerebelläre Neurotoxizität, Verwirrtheit, Psychose, Ataxie, Krampfanfälle, Somnolenz, Koma;
UW (Trofosfamid): transiente Transaminasen ↑, hämorrhagische Zystitis bei hochdosierter oder Langzeittherapie

Bendamustin Rp	HWZ 30min, PPB 95%
Bendamustin HEXAL *Inf.Lsg. 25, 100mg* **Bendamustin Ribosepharm** *Inf.Lsg. 25, 100mg* **Levact** *Inf.Lsg. 25, 100mg*	**Non-Hodgkin-Lymphome:** 120mg/m² d1-2, Wdh. d22; **Multiples Myelom:** 120-150mg/m² d1-2, Wdh. d29 + Prednison; **CLL:** 70-100mg/m² d1-2, Wdh. d29; **DANI** CrCl ≥10: 100%; **DALI** Serumbili 1.2-3mg/dl: 70%; > 3mg/dl: keine Daten; s.a. FachInfo

Cyclophosphamid Rp	HWZ (4-8h), Qo 0.5, PPB 15%
Cyclophosphamid Baxter *Inf. Lsg, 1000, 2000mg* **Endoxan** *Tbl. 50mg; Inf.Lsg. 200, 500, 1000mg*	**ALL, AML, maligne Lymphome, Hoden-, Mamma-, Ovarial-Ca, Ewing-Sarkom, Neuroblastom, kleinzelliges Bronchial-Ca, Rhabdomyosarkom, Autoimmunerkrankung, immunsuppressive Therapie nach Organ-Tx:** Dauertherapie 120-240mg/m² i.v. tgl. oder 1 x 50-200mg p.o.; Intervalltherapie 400-600mg/m² i.v. in Abständen von 2-5d; 800-1600mg/m² i.v. alle 21-28d; **DANI** CrCl < 10: 50%; **DALI** Serumbili 3.1-5mg/dl: 75%

Chlorambucil Rp	HWZ 1-1.5(2.4)h, Q0 1.0, PPB 98%
Leukeran *Tbl. 2mg*	**CLL, niedrig maligne Non-Hodgkin-Lymphome:** 1 x 0.4mg/kg p.o. d1, Wdh. d15, ggf. um 0.1mg/Zyklus steigern; bei Komb. mit Prednison 5mg/m² d1-3, Wdh. d15, ggf. um 1.3mg/m² steigern; **M. Waldenström:** 0.1mg/kg tgl. oder 0.3mg/kg für 7d, Wdh. alle 6W; **DANI** nicht erforderlich; **DALI** Dosisreduktion empfohlen
Melphalan Rp	HWZ (1.5-2h), Q0 0.9, PPB 90%
Alkeran *Tbl. 2mg; Inf.Lsg. 50mg*	**Multiples Myelom:** 0.25mg/kg p.o. d1-4, Wdh. nach 4-6W, Kombination mit Prednison; 15mg/m² i.v. d1, Wdh. nach 4W; Hochdosistherapie: 100-200mg/m²; **fortgeschrittenes Ovarial-Ca:** 0.2mg/kg p.o. d1-5, Wdh. nach 4-8W; **DANI** CrCl 30-50: 50%
Ifosfamid Rp	HWZ 6-8(4-7)h, Q0 0.5, PPB gering
Holoxan *Inf.Lsg. 0.5, 1, 2, 3g* **IFO-cell** *Inf.Lsg. 1, 2, 5g*	**Hoden-, Zervix-, Mamma-, nichtkleinzelliges Bronchial-Ca, kleinzelliges Bronchial-Ca, Weichteil-, Ewing-Sarkome, Non-Hodgkin-Lymphome, M. Hodgkin:** 1200-2400mg/m² i.v. d1-5 oder 5-8g/m² über 24h d1; **DANI** KI bei schwerer Niereninsuffizienz
Trofosfamid Rp	HWZ 1-1.5(4-8)h
Ixoten *Tbl. 50mg*	**Non-Hodgkin-Lymphome:** 3 x 50mg p.o.; **DANI** k.A.

7.7.2 Alkylsulfonate

Wm/Wi (alkylierende Mittel): Quervernetzung von DNA-Einzel- und -Doppelsträngen durch Alkylierung, Strg. von Matrixfunktion und Synthese der DNA;
UW (alle): s. allgemeine UW von Zytostatika → 168;
UW (Busulfan): Lungenfibrose, insbesondere bei kumulativer Dosis > 300mg, bei Hochdosistherapie Lebervenenverschlusssyndrom, Katarakt, Gynäkomastie, retroperitoneale Fibrose, Endokardfibrose, hämorrhagische Zystitis;
UW (Treosulfan): Lungenfibrose, allergische Alveolitis, Pneumonie, Cholestase, Sklerodermie, Psoriasis, Parästhesien, hämorrhagische Zystitis

Busulfan Rp	HWZ 2.5h, Q0 1.0, PPB 32%
Busilvex *Inf.Lsg. 60mg/10ml* **Myleran** *Tbl. 2mg*	**Konditionierung vor konventioneller Stammzell-Tx:** 0.8mg/kg i.v. alle 6h über 4d; **CML:** Remissionseinleitung 0.06mg/kg p.o., Erhaltungstherapie 0.5-2mg/d; **Polycythaemia vera:** 4-6mg/d; **DANI** nicht erforderlich

Treosulfan Rp	HWZ 1.5-1.8h
Ovastat *Kps. 250mg; Inf.Lsg. 1, 5g*	**Ovarial-Ca:** 4 x 100-150mg/m^2 p.o. für 28d, Wdh. d56; 5-8g/m^2 i.v. d1, Wdh. d21-28; **DANI** k.A.

7.7.3 Nitrosoharnstoffe

Wm/Wi (alkylierende Mittel): Quervernetzung von DNA-Einzel- und -Doppelsträngen durch Alkylierung, Strg. von Matrixfunktion und DNA-Synthese;
UW: s. allgemeine UW von Zytostatika → 168; **UW** (Lomustin): pulmonale Infiltrate, Lungenfibrose, transiente Transaminasen ↑, periphere und zentrale Neurotoxizität

Lomustin Rp	HWZ (72h), PPB 60%
Cecenu *Kps. 40mg*	**M. Hodgkin, Hirntumoren, Hirnmetastasen, malignes Melanom, kleinzell. Bronchial-Ca:** 70-100mg/m^2 p.o. d1, Wdh. nach 6W; **DANI** Dosisreduktion, KI bei stark eingeschränkter Nierenfunktion

7.7.4 Platinhaltige Verbindungen

Wm/Wi (alkylierende Mittel): Quervernetzung von DNA-Einzel- und -Doppelsträngen durch Alkylierung, Störung von Matrixfunktion und Synthese der DNA;
UW: s. allg. UW von Zytostatika → 168; **UW** (Carboplatin): transiente Transaminasen ↑, Nephrotoxizität, periphere Neurotoxizität, Hörstörung, Optikusneuritis;
UW (Cisplatin): Herzinsuff., Enteritis, transiente Transaminasen ↑, Elektrolytveränderungen (Ca^{2+} ↓, Mg^{2+} ↓, K^+ ↓, Na^+ ↓), kumulative Nephrotoxizität mit Tubulusschädigung, Otoxizität, periphere Neurotoxizität, Geschmacksstörung, fokale Enzephalopathie, Sehstörung, Optikusneuritis, Schwindel; **UW** (Oxaliplatin): meist transiente periphere Neuropathie mit Dysästhesien, Parästhesien der Extremitäten (ausgelöst/verstärkt durch Kälteexposition), akute laryngeale/pharyngeale Dysästhesie mit Erstickungsgefühl

Carboplatin Rp	HWZ 2(24)h, Q0 0.25, PPB < 25%
Axicarb *Inf.Lsg. 10mg/ml* **Carboplatin-GRY** *Inf.Lsg. 10mg/ml* **CARBO-cell** *Inf.Lsg. 10mg/ml* **Carboplatin HEXAL** *Inf.Lsg. 50, 150, 450, 600, 1000mg* **Ribocarbo-L** *Inf.Lsg. 50, 150, 450, 600mg*	**Ovarial-, Zervix-Ca, kleinzelliges Bronchial-Ca, Plattenepithel-Ca des Kopf-/Halsbereichs:** 300-400mg/m^2 i.v., Wdh. nach 4W; alternativ Dosierung nach AUC; **DANI** CrCl 40-60: 250mg/m^2; 20-40: 200mg/m^2; < 20: KI

Cisplatin Rp	HWZ 58-90h, Qo 0.6, PPB > 90%
Cisplatin-Lsg.-Ribosepharm *Inj.Lsg. 10, 25, 50mg* **Cisplatin medac** *Inf.Lsg. 10, 25, 50, 100mg* **Cisplatin HEXAL PI** *Inf.Lsg. 10, 50mg* **Cisplatin Neocorp** *Inf.Lsg. 10, 50, 100mg*	**Hoden-, Prostata-, Ovarial-Ca, kleinzelliges und nichtkleinzelliges Bronchial-Ca, Oesophagus-, Zervix-, Blasen-, Endometrium-Ca, Kopf-Hals-Ca, Osteosarkom:** 50-120mg/m² i.v. d1 oder 15-20mg/m² d1-5, Wdh. nach 3-4W; **DANI** KI bei Niereninsuffizienz

Oxaliplatin Rp	HWZ biphasisch 0.4h und 38h
Croloxat *Inf. Lsg. 50mg/10ml, 100mg/20ml* **Eloxatin** *Inf.Lsg. 50, 100, 200mg* **Medoxa** *Inf.Lsg. 50mg/10ml, 100mg/20ml, 150mg/30ml* **Oxaliplatin HEXAL** *Inf.Lsg. 50, 100, 150ml* **Riboxatin** *Inf. Lsg. 50mg/10ml, 100mg/20ml*	**Kolorektales Karzinom, adjuvant und metastasiert:** 85mg/m² i.v. d1, Wdh. d15, Kombination mit 5-FU; **DANI** CrCl < 30: KI

7.7.5 Weitere alkylierende Mittel

Wm/Wi (alkylierende Mittel): Quervernetzung von DNA-Einzel- und -Doppelsträngen durch Alkylierung, Strg. von Matrixfunktion und Synthese der DNA;
Wm/Wi (Procarbazin): hemmt die Inkorporation von kleinen DNA-Präkursoren sowie die RNA- und Protein-Synthese, direkte Schädigung der DNA durch Alkylierungsreaktion, schwacher Inhibitor der MAO im ZNS;
UW: s. allgemeine UW v. Zytostatika → 168;
UW (Dacarbazin): transiente Transaminasen ↑, Lebervenenverschlusssyndrom, Lebernekrose, Photosensitivität, ZNS-Strörung (Kopfschmerzen, Sehstörung, Verwirrtheit, Lethargie, Krämpfe), Parästhesien, Thrombophlebitis, ausgeprägte Nausea;
UW (Procarbazin): KM-Suppression, Anämie, Neutropenie, Leukopenie, Thrombozytopenie mit Blutungstendenz, Panzytopenie, allergische Reaktionen mit makulopapillarem Exanthem, Hypereosinophilie, Fieber, Hautrötung, Urtikaria, Neuropathien, Parästhesien der Extremitäten, Schläfrigkeit, Verwirrtheit, interstitielle Pneumonie, Nausea, Erbrechen, Anorexie, Obstipation, Diarrhoen, Stomatitis, Leberfktsstrg., Azoospermie, Beendigung der Ovarialfunktion, Alopezie, inkurrente Infektionen, Herpes zoster; **UW** (Temozolomid): Obstipation, Kopfschmerzen, Schwindel, Geschmacksanomalien, Parästhesien;
KI (Procarbazin): bek. Überempf., Myelosuppression mit Granulozyto- und Thrombozytopenie (nicht durch maligne Grunderkrankung bedingt), Lakt., schwere Nieren- und Leberschäden

Dacarbazin Rp	HWZ 0.5-3.5h, Qo 0.3, PPB 5%
Dacarbazin Lipomed *Inf.Lsg. 100, 200mg* **Detimedac** *Inf.Lsg. 100, 200, 500, 1000mg*	**Malignes Melanom:** 200-250mg/m² i.v. d1-5 oder 850mg/m² d1, Wdh. nach 3W; **Weichteilsarkom:** 250mg/m² d1-5, Wdh. nach 3W; **M. Hodgkin:** 375mg/m² d1, Wdh. d15; **DANI** leichte bis mittlere NI: 100%, schwere NI: KI; **DALI** leichte bis mittlere LI: 100%, schwere LI: KI

Procarbazin Rp	PRC D, Lact -
Natulan *Kps. 50mg*	**M. Hodgkin:** 100mg/m² KÖ für 7-14 d p.o. in Kombination mit anderen Zytostatika

Temozolomid Rp	HWZ 1.8h, PPB 10-20%
Temodal *Kps. 5, 20, 100, 140, 180, 250mg* **Temozo Cell** *Kps. 5, 20, 100, 140, 180, 250mg* **Temozolomid HEXAL** *Kps. 5, 20, 100, 140, 180, 250mg*	**Rezidivierende oder progrediente maligne Gliome:** 200mg/m² d1-5, Wdh. nach 4W; vorbehandelte Patienten beim 1. Zyklus 150mg/m²; **DANI** nicht erforderlich

7.8 Antimetabolite

7.8.1 Folsäure-Analoga

Wm/Wi (Antimetabolite): Einbau als falsches Substrat in die DNA oder RNA, Hemmung der DNA- oder RNA-Polymerase;
UW: s. allgemeine UW von Zytostatika → 168;
UW (Methotrexat): GI-Blutungen, Transaminasen ↑, Tubulusschädigung, reversible akute Enzephalopathie nach i.v.-/intrathekaler Applikation, Leukenzephalopathie, Konjunktivitis;
UW (Pemetrexed): Transaminasen ↑, Fieber, motorische und sensible Neuropathie, Diarrhoe, Fatigue, Hautrötung, Appetitverlust, Stomatitis, Angina pectoris, kardiovaskuläre Ereignisse

Methotrexat → 217 Rp	HWZ 12-24h, Q0 0.06, PPB 50%
Methotrexat-GRY *Inf.Lsg. 5, 50, 500, 1000, 5000mg* **Methotrexat medac** *Inj.Lsg. 5, 15, 50mg; Inf.Lsg. 250, 500, 1000, 5000mg* **MTX HEXAL** *Tbl. 2.5, 5, 7.5, 10, 15mg; Inj.Lsg. 5, 7.5, 10, 15, 25, 50, 500, 1000mg; Fertigspritze 2.5mg/0.33ml, 7.5mg/1ml, 10mg/1ml, 10mg/1.33ml, 15mg/2ml, 20mg/2.67ml, 25mg/3.33ml* **Neotrexat** *Inj.Lsg. 1g/10ml, 5g/50ml*	**Chorionepitheliom, Mamma-Ca, Kopf-Hals-Ca, Non-Hodgkin-Lymphom, ALL, kleinzelliges Bronchial-Ca, Osteosarkom, Meningeosis leucaemica + carcinomatosa, maligne Lymphome im Kindesalter, ZNS-Tumoren:** ED i.v. je nach Therapie-Schema, niedrigdosierte Therapie: < 100mg/m²; mittelhochdosierte Therapie: 100-1000mg/m²; hochdosierte Therapie: > 1000mg/m²; intrathekal: 8-12mg/m², max. 15mg absolut, ini alle 2-3d, später alle 4W; **DANI** CrCl > 80: 100%; 80: 75%; 60: 63%; < 60: KI

Pemetrexed Rp	HWZ 3.5h, PPB 81%
Alimta *Inf.Lsg. 100, 500mg*	**Malignes Pleuramesotheliom:** 500mg/m² i.v. d1, Kombination mit Cisplatin 75mg/m² d1, Wdh. d22; **NSCLC:** 500mg/m² d1, Wdh. d22; **DANI** CrCl ≥ 45: 100%; < 45: Anwendung nicht empfohlen

7.8.2 Purin-Analoga

Wm/Wi (Antimetabolite): Einbau als falsches Substrat in die DNA oder RNA, Hemmung der DNA- oder RNA-Polymerase; **Wm/Wi** (Cladribin): DNA-Synthese und -Reparatur wird blockiert; **Wm/Wi** (Nelarabin): wird zu ara-G metabolisiert;
UW: s. allgemeine UW von Zytostatika → 168; **UW** (Cladribin): transiente Transaminasen ↑, toxische Epidermiolyse, periphere od. zentrale Neurotoxizität, Immunsuppression mit T-Zell-Defizienz (CD^{4+} ↓↓, CD^{8+} ↓), Kopfschmerzen; **UW** (Clofarabin): febrile Neutropenie, Ängstlichkeit, Kopfschmerzen, Nausea, Erbrechen, Diarrhoe, Dermatitis, Pruritus, Schleimhautentzündung, Pyrexie, Erschöpfung; **UW** (Fludarabin): akute Kardiotoxizität mit Arrhythmien, Hypotonie, transiente Transaminasen ↑, periphere Neuropathie mit Parästhesien, ZNS-Strg., Immunsuppression mit T-Zell-Defizienz, (CD^{4+} ↓↓, CD^{8+} ↓), Tumorlysesyndrom, Hämolyse; **UW** (Mercaptopurin): transiente Transaminasen ↑, Cholestase, Lebervenenverschlusssyndrom; **UW** (Nelarabin): Infektionen, Tumor-Lyse-Syndrom, Hypoglykämie, Hypokalzämie, Hypomagnesiämie, Hypokaliämie, Verwirrtheit, Somnolenz, Kopfschmerzen, periphere neurologische Strörung, Schwindel; **UW** (Tioguanin): transiente Transaminasen ↑, Cholestasen, Lebervenenverschlusssyndrom, Darmperforation

Cladribin Rp	HWZ 3-22h (kontinuierl. Infusion an 7d), 11h (s.c.-Bolus an 5d), PPB 20%
Leustatin *Inf.Lsg. 10mg/10ml* **LITAK** *Inj.Lsg. 10mg/5ml*	**Haarzell-Leukämie:** 0.14mg/kg s.c. d1-5 oder 0.09mg/kg i.v. über 24h d1-7; **DANI, DALI** vorsichtige Anwendung
Clofarabin Rp	HWZ 5.2h
Evoltra *Inf.Lsg. 20mg/20ml*	**ALL: Ki > 21kg:** 52mg/m² über 2h i.v. d1-5; **DANI, DALI** KI bei schwerer NI, LI
Fludarabin Rp	HWZ 10-30h, PPB nicht ausgeprägt
Bendarabin *Inf.Lsg. 50mg* **Fludara** *Inf.Lsg. 50mg* **Fludarabinphosphat-GRY** *Inj.Lsg. 50mg*	**CLL vom B-Zell-Typ:** 25mg/m² i.v. d1-5, Wdh. d29; **DANI** CrCl 30-70: 50%; < 30: KI; **DALI** vorsichtige Anwendung
Mercaptopurin Rp	HWZ 1.5h, Q0 0.8, PPB 20%
Mercaptopurin Medice *Tbl. 10mg* **Puri-Nethol** *Tbl. 50mg* **Xaluprine** *Susp. (1ml = 20mg)*	**ALL:** 2.5mg/kg/d p.o., Therapiedauer je nach Schema; **DANI, DALI** Dosisreduktion erwägen
Nelarabin Rp	HWZ 0.5(3)h, PPB 25%
Atriance *Inf.Lsg. 250mg/50ml*	**T-ALL, T-LBL:** 1.5g/m² i.v. d 1, 3, 5, Wdh. d22; **Ki., Jugendl. < 21J:** 650mg/m² i.v. d1-5, Wdh. d22; **DANI, DALI** keine Daten
Tioguanin Rp	HWZ (0.5-6h)
Thioguanin Aspen *Tbl. 40mg* **Thioguanin Wellcome** *Tbl. 40mg*	**AML:** Induktion: 100mg/m² alle 12h p.o.; **ALL:** 60mg/m² p.o.; Therapiedauer je nach Schema; **DANI, DALI** Dosisreduktion erwägen

7.8.3 Pyrimidin-Analoga

Wm/Wi (Antimetabolite): Einbau als falsches Substrat in die DNA oder RNA, Hemmung der DNA- oder RNA-Polymerase; **Wm/Wi** (Gimeracil): Dihydropyrimidindehydrogenase-(DPD)-Hemmer ⇒ verhindert Abbau von 5-FU ⇒ 5-FU-Plasmakonzentration ↑;
Wm/Wi (Oteracil): Orotatphosphoribosyltransferase-(OPRT)-Hemmer ⇒ setzt Aktivität von 5-FU in der normalen Magen-Darm-Mukosa herab;
UW: s. allgemeine UW von Zytostatika → 168;
UW (Azacitidin): Pneumonie, Nasopharyngitis, Anorexie, Schwindel, Kopf-, Bauch-, Brustschmerzen, Diarrhoe, Obstipation, Petechien, Exanthem, Pruritus, Ekchymosen, Arthralgien, Erythem an der Injektionsstelle, Hypokaliämie, Myalgie;
UW (Capecitabin): Ödeme der unteren Extremitäten, Hand-Fuß-Syndrom, Kopfschmerzen, Parästhesien, Geschmacksstörung, Schwindel, Schlaflosigkeit, Lethargie, Dehydrierung;
UW (Cytarabin): bei hochdosierter Therapie akute Pulmotoxizität, Lungenödem, ARDS, Pankreatitis, Ulzera, Darmnekrose, Ösophagitis, transiente Transaminasen ↑, Cholestase, Konjunktivitis, Keratitis, periphere und zentrale Neurotoxizität, zerebrale und zerebelläre Störung, bei intrathekaler Gabe akute Arachnoiditis, Leukenzephalopathie, Myalgien, Arthralgien, Knochenschmerzen; **UW** (Fluorouracil): akute Kardiotoxizität mit Arrhythmien, Ischämie, Herzinfarkt, Konjunktivitis, hoher Tränenfluss, ZNS-Strg. (Somnolenz, Verwirrtheit), reversible zerebelläre Strg. (Ataxie, Müdigkeit, Sprachstrg.), Palmar- und Plantarveränderungen; **UW** (Gemcitabin): Fieber, Schüttelfrost, Kopf-, Rückenschmerzen, transiente Trans-aminasen ↑, mäßiggradige Proteinurie/Hämaturie, Lungenödem, periphere Ödeme;
UW (Teysuno): Neutro-/Leuko-/Lymphopenie, Anämie, Thrombopenie, febrile Neutropenie, Anorexie, Dehydratation, Hypokaliämie, Hyponatriämie, Hypokalzämie, Hypomagnesiämie, Hypalbuminämie, Hyperkaliämie, Schlaflosigkeit, periphere Neuropathie, Schwindel, Kopfschmerzen, Dysgeusie, Sehstörungen, Erkrankungen der Tränenwege, Konjunktivitis, Augenerkrankung, Hörschäden, Taubheit, Hypotonie, Hypertonie, tiefe Venenthrombose, Dyspnoe, Epistaxis, Singultus, Husten, Diarrhoe, Erbrechen, Obstipation, Übelkeit, gastrointestinale Blutung/Entzündung, Stomatitis, Flatulenz, abdominelle Beschwerden, Dysphagie, Dyspepsie, trockener Mund, Erhöhung von Bilirubin/GPT/GOT, Erythrodysästhesie-Syndrom der Handflächen und Fußsohlen, Ausschlag, Pruritus, Hyperpigmentation der Haut, trockene Haut, Alopezie, Schmerzen des Bewegungsapparates, Nierenversagen, Erhöhung von Kreatinin/Harnstoff, verminderte CrCl, Müdigkeit, Asthenie, Gewichtsverlust, Pyrexie, Schleimhautentzündung, peripheres Ödem, Schüttelfrost; **UW** (Trifluridin): Neutropenie, Leukopenie, Anämie, Thrombopenie, vermind. Appetit, Diarrhoe, Übelkeit, Erbrechen, Ermüdung, Infektion d. unteren/oberen Atemwege, febrile Neutropenie, Lymphopenie, Monozytose, Hypoalbuminämie, Schlaflosigkeit, Geschmacksstrg., periph. Neuropathie, Schwindelgefühl, Kopfschmerzen, Flush, Dyspnoe, Husten, Abdominalschmerz, Obstipation, Stomatitis, Erkrank. d. Mundraumes, Hyperbilirubinämie, Palmarplantares Erythrodysästhesie-Syndrom, Hautausschlag, Alopezie, Pruritus, trockene Haut, Proteinurie, Fieber, Ödem, Schleimhautentzünd., Unwohlsein, Leberenzymerhöhung, alkalische Phosphatase erhöht, Gewichtsabnahme; **KI** (Teysuno): Überempfindlichkeit, schwere UW gegen Fluoropyrimidin-Ther. in der Vorgeschichte, bekannter Mangel an DPD, Grav./Lakt., schwere Knochenmarkdepression, terminale/dialysepflichtige Niereninsuffizienz, gleichzeitige Gabe von anderen Fluoropyrimidinen, Behandlung mit DPD-Hemmern innerhalb von 4 W;
KI (Trifluridin): bek. Überempfindlichkeit

Azacitidin Rp	HWZ 41min
Vidaza *Inj.Lsg. 100mg*	**Myelodysplastische Syndrome, CMML, AML:** 75mg/m² s.c. d1-7, Wdh. d29; **DANI** s. FachInfo; **DALI** sorgf. Überwachung
Capecitabin Rp	HWZ 0.25h, Q0 1.0, PPB 54%
Capecitabin Accord *Tbl. 150, 300, 500mg* **Capecitabin HEXAL** *Tbl. 150, 500mg* **Capecitabin Medac** *Tbl. 150, 500mg* **Ecansya** *Tbl. 150, 300, 500mg* **Xeloda** *Tbl. 150, 500mg*	**Kolorektales Ca:** 2 x 1250mg/m²/d p.o. d1-14, Wdh. d22; **Mamma-Ca:** 2 x 1250mg/m²/d p.o. d1-14, Wdh. d22, Kombination mit Docetaxel; **Kombinationsther. bei Kolorektal- und Magen-Ca:** 2 x 800-1000mg/m² d1-14, Wdh. d22; bei fortlaufender Gabe 2 x 625mg/m²; **DANI** CrCl 30-50: 75%; < 30: KI
Cytarabin Rp	HWZ (1-3h), Q0 0.9, PPB 15%
DepoCyte *Inj.Susp. 50mg* **ARA-cell** *Inj.Lsg. 40mg/2ml, 100mg/5ml; Inf.Lsg. 1g/20ml, 4g/80ml, 5g/50ml, 10g/100ml* **Alexan** *Inj.Lsg. 100mg/5ml; Inf.Lsg. 1000mg/20ml*	**Akute Leukämien:** Induktion 100-200mg/m² i.v. für 5-10d; Remissionserhaltung: 70-200mg/m² i.v./s.c. d1-5, Wdh. d29; **Non-Hodgkin-Lymphom:** 300mg/m² i.v. je nach Schema z.B. d8; **Meningeosis lymphomatosa:** DepoCyte: 50mg intrathekal W1+3, dann W5, 7, 9, 13, 17, 21, 25, 29; **DANI** CrCl < 10: 50-75%
Fluorouracil (5-FU) Rp	HWZ 8-40min, Q0 1.0, PPB 0%
Fluorouracil-GRY *Inf.Lsg. 1000mg/20ml, 5000mg/100ml* **5-FU HEXAL** *Lsg. 5000mg* **5-FU medac** *Inf.Lsg. 500, 1000, 5000, 10000mg* **Benda 5 Fu** *Inf.Lsg. 1g/20ml, 5g/200ml* **Eurofluor** *Inf.Lsg. 500mg/10ml, 1g/20ml, 5g/100ml* **Ribofluor** *Inf.Lsg. 250mg/5ml, 500mg/10ml, 1000mg/20ml, 5000mg/100ml* **Efudix** *Salbe (1g enth. 50mg)*	**Kolorektales Karzinom:** 370-600mg/m² als i.v.-Bolus; 200-750mg/m² als Dauerinfusion; **Pankreas-Ca:** 400-500mg/m² als i.v.-Bolus; 1000mg/m² als Dauerinfusion; **Mamma-Ca, Magen-Ca:** 500-600mg/m²; **DANI** CrCl < 10: 50-75%; **solare und solide Keratosen, M. Bowen, Basaliome:** Effudix: 1-2 x tgl. auftragen

Gemcitabin Rp	HWZ 42-94min (0.7-12h), Qo > 0.9
Gemci Cell *Inf.Lsg. 200, 1000, 1500, 2000mg* **Gemcitabin HEXAL** *Inf.Lsg. 200,1000, 2000mg* **Gemedac** *Inf.Lsg. 200, 1000, 1500mg* **Gemzar** *Inf.Lsg. 200, 1000mg*	**Blasen-Ca:** 1g/m² i.v. d1, 8, 15, Wdh. d29, Kombination mit Cisplatin 70mg/m² d2; **nichtkleinzelliges Bronchial-Ca:** 1250mg/m² d1, 8, Wdh. d22 oder 1000mg/m² d1, 8, 15, Wdh. d29; **Mamma-Ca:** 1250mg/m² d1, 8, Wdh. d22, Kombination mit Paclitaxel 175mg/m² d1; **Ovarial-Ca:** 1g/m² d1, 8, Wdh. d22, Komb. mit Carboplatin d1 (Ziel-AUC 4.0mg/ml × min); **Pankreas-Ca:** 1g/m² 1 x/W für 7W, dann d1, 8, 15, Wdh. d29; **DANI** vorsichtige Anwendung
Tegafur + Gimeracil + Oteracil Rp	Lact -
Teysuno *Kps. 15+4.35+11.8mg, 20+5.8+15.8mg*	**Fortgeschrittenes Magen-Ca in Komb. mit Cisplatin:** 2 x 25mg Tegafur/m²/d p.o. d1-21, Wh. d29; **DANI** CrCl > 50: 100%, 30-50: 2 x 20mg Tegafur/m²/d, < 30: Anw. nicht empf.; **DALI** nicht erforderlich
Trifluridin + Tipiracil Rp	
Lonsurf *Tbl. 15+6.14, 20+8.19mg*	**Metastasierendes kolorektales Ca:** 2 x 35mg/m² p.o. d1-5 und d8-12, Wdh. d29; **DANI** CrCl 30-89: 100%, <30: keine Daten; **DALI** leichte LI: 100%; mäßige bis schwere LI: keine Daten

7.9 Alkaloide und andere natürliche Mittel

7.9.1 Vinca-Alkaloide und -Analoga

Wm/Wi (Vinca-Alkaloide und -Analoga): Bindung an mikrotubuläre Proteine mit Depolarisation, Verhinderung der mitotischen Spindel, Strg. der Protein-, DNA- und RNA-Synthese;
UW: s. allgem. UW von Zytostatika → 168;
UW (Vinca-Alkaloide und -Analoga): kardiovaskuläre Strg., RR ↑, RR ↓, akute interstitielle Pneumonitis/Bronchospasmus v.a. bei Gabe mit Mitomycin C, Obstipation, Ileus, Polyurie (ADH-Sekretion ↓), Dysurie, Harnverhalten (Blasenatonie), dosisabhängige periphere Neurotoxizität, autonome Neurotoxizität, Hirnnervenausfälle und ZNS-Strg.: Hypästhesie, Parästhesien, motorische Strg., Areflexie, Paralyse, Ataxie, paralytischer Ileus, Optikusatrophie, Erblindung, Krampfanfälle, Muskelkrämpfe/Schmerzen in Unterkiefer/Hals/Rücken/Extremitäten nach Injektion, Pankreatitis, schwere Gewebsnekrose bei Paravasat;
UW (Vinflunin): Panzytopenie, Infektionen, Anorexie, Dehydratation, Überempf., Insomnie, periph. sensorische Neuropathie, Synkope, Kopf-, Ohrenschmerzen, Neuralgie, Tachykardie, Hypo-, Hypertension, Venenthrombose, gastrointestinale Strg., Husten, Dyspnoe, Alopezie, Myalgie, Hautreaktionen, muskuloskeletale Schmerzen, Asthenie, Reaktion an der Applikationsstelle, Schüttelfrost

Vinblastin Rp	HWZ 25h, Q0 0.95, PPB 44-75%
Vinblastinsulfat Teva *Inf.Lsg. 10mg*	**Hoden-Ca, Mamma-Ca, M. Hodgkin, Non-Hodgkin-Lymphom, Histiocytosis X:** ini 3.7mg/m²/W, dann steigern um 1.8-1.9mg/m²/W bis 6mg/m² i.v. 1 x/W; **Ki.:** ini 2.5mg/m² 1 x/W, steigern auf max. 7.5mg/m²/W; **DANI** nicht erforderlich; **DALI** Bilirubin i.S. (μmol/l) < 25: 100%; 20-50: 50%; > 50: KI
Vincristin Rp	HWZ 85h, Q0 0.95, PPB 44%
Cellcristin *Inj.Lsg. 1mg/1ml, 2mg/2ml* **Vincristinsulfat HEXAL** *Inj.Lsg. 1mg, 2mg* **Vincristin Liquid L** *Inj.Lsg. 1mg/1ml* **Vincristinsulfat Teva** *Inj.Lsg. 1mg/1ml, 2mg/2ml, 5mg/5ml*	**ALL, M. Hodgkin, Non-Hodgkin-Lymphom, Mamma-Ca, kleinzelliges Bronchial-Ca, Sarkome, Wilms-Tumor, Neuroblastom, M. Werlhof:** 1.4mg/m² i.v. 1 x/W, max. 2mg/W; **Ki.:** < 10kg: 0.05mg/kg 1 x/W; > 10kg: 2mg/m² 1 x/W; **DANI** k.A.; **DALI** Bili > 3mg/dl: 50%
Vindesin Rp	HWZ 25h
Eldisine *Inj.Lsg. 5mg*	**Akute Leukämien, Blastenschub der CML, maligne Lymphome, malignes Melanom, NSCLC und SCLC, Mamma-, Ösophagus-, Kopf-Hals-, Hoden-Ca:** 3mg/m² i.v.; **Ki.:** 4mg/m²; **DANI** k.A.; **DALI** Bili > 3mg/dl: 50%
Vinflunin Rp	HWZ 40h, PPB 67%
Javlor *Inf.Lsg. 25mg/ml*	**Fortgeschrittenes/metastasiertes Urothel-Übergangszell-Ca:** 320mg/m² über 20min. i.v. d1, Wdh. d22; **DANI** CrCl > 60: 100%; 40-60: 280mg/m²; 20-39: 250mg/m² alle 3W; **DALI** s. FachInfo
Vinorelbin Rp	HWZ 38-40h, Q0 > 0.7, PPB 14%
Bendarelbin *Inf.Lsg. 10mg/1ml, 50mg/5ml* **Navelbine** *Inf.Lsg. 10mg/1ml, 50mg/5ml; Kps. 20, 30, 80mg* **Navirel** *Inf.Lsg. 10mg/1ml, 50mg/5ml* **Vinorelbin Actavis** *Inf.Lsg. 10mg/1ml, 50mg/5ml* **Vinorelbin NC** *Inf.Lsg. 10mg/1ml*	**Fortgeschrittenes nichtkleinzelliges Bronchial-Ca, anthrazyklinresistentes Mamma-Ca:** 25-30mg/m² i.v. d1, Wdh. d29; 60mg/m² p.o. 1 x/W, nach 3 Gaben 80mg/m²; **DANI** nicht erforderlich; **DALI** massive Lebermetasen/schwere LI: 66%

7.9.2 Podophyllotoxin-Derivate

Wm/Wi (Podophyllotoxin-Derivate): Interaktion mit Topoisomerase II, DNA-Einzel- und -Doppelstrangbrüche; **UW:** s. allgemeine UW von Zytostatika → 168;
UW (Etoposid): Hypotonie bei i.v.-Gabe, Ischämie, Dysphagie, Obstipation, transiente Transaminasen ↑, allerg. Reaktionen bis zur Anaphylaxie, periphere Neuropathie/ZNS-Störung;
UW (Tenisposid): transiente Transaminasen ↑, Lebervenenverschlusssyndrom, allergische Reaktionen bis zur Anaphylaxie, periphere Neuropathie/ZNS-Störung

Etoposid Rp	HWZ 6-8h, Qo 0.65, PPB 98%
Eto Cell *Inf.Lsg. 100, 500mg* **Eto-Gry** *Inf.Lsg. 20mg/ml* **Etomedac** *Inf.Lsg. 100mg/5ml, 500mg/25ml* **Etopophos** *Inf.Lsg. 100, 1000mg* **Etoposid HEXAL** *Inf.Lsg. 50, 100, 200, 400, 1000mg* **Lastet** *Kps. 25, 50, 100mg* **Riboposid** *Inf.Lsg. 100mg/5ml, 200mg/10ml, 400mg/20ml* **Vepesid** *Kps. 50, 100mg*	**Kleinzelliges Bronchial-Ca, nichtkleinzelliges Bronchial-Ca, M. Hodgkin, Non-Hodgkin-Lymphom, AML, Hoden-, Chorion-, Ovarial-Ca:** 50-100mg/m² i.v. d1-5 oder 120-150mg/m² d1, 3, 5; 100-200mg/m² p.o. d1-5, Wdh. nach 3-4W; **DANI, DALI** KI bei schwerer Nieren-/Leberinsuffizienz

7.9.3 Taxane

Wm/Wi (Taxane): pathol. Bildung und Stabilisierung von Mikrotubuli ⇒ Störung der Mitose; **UW**: s. allgemeine UW von Zytostatika → 168; **UW** (Cabazitaxel): Hyperglykämie, Hypokaliämie, Dehydratation, Angst, Verwirrtheitszustände, Geschmacksstörungen, Schwindel, Kopfschmerzen, Lethargie, Ischialgie, Konjunktivitis, Tränenfluss ↑, Tinnitus, TVT, Dyspnoe, Husten, Schmerzen im Oropharynx, Abdominalschmerz, Hämorrhoiden, Reflux, Mundtrockenheit, Rückenschmerzen, Arthralgie, Myalgie, Hämaturie, Dysurie; **UW** (Docetaxel): Ischämiesymptomatik, Obstipation, transient Transaminasen ↑, Dermatoxizität, Dysästhesien, Epidermiolyse, periphere Neurotoxizität mit Parästhesien und motor. Störungen, paralytischer Ileus, ZNS-Störung, Hypersensitivitätsreaktion, Flüssigkeitsretention (Kapillarpermeabilität ↑) mit Gewichtszunahme u. Ödemen, Hypotonie, Pleuraerguss, Aszites; **UW** (Paclitaxel): Erregungsleitungsstrg. (Herz), Ischämie, Obstipation, transiente Transaminasenerhöhung, periphere Neurotoxizität mit Parästhesien, paralytischer Ileus, ZNS-Strg., Hypersensitivitätsreaktion

Cabazitaxel Rp	HWZ 95h, Q0 > 0.95, PPB 89-92%
Jevtana *Inf.Lsg. 60mg*	**Hormonrefraktäres, metast. Prostata-Ca (nach Vorbehandlung mit Docetaxel):** 25mg/m² über 1h i.v. d1, Wdh. d22; **DANI** CrCl > 50: 100%, <50: vorsichtige Anwendung; **DALI** KI bei schw. LI

Docetaxel Rp	HWZ 11h, Qo > 0.9, PPB 95%
Bendadocel *Inf.Lsg. 20, 80, 140mg* **Docetaxel NC** *Inf.Lsg. 20, 80, 160mg* **Ribodocel** *Inf.Lsg. 20, 80, 160mg* **Taxceus** *Inf.Lsg. 20, 80, 140mg* **Taxotere** *Inf.Lsg. 20, 80, 160mg*	**Mamma-Ca:** 75-100mg/m² i.v. d1, Wdh. d22; **nichtkleinzelliges Bronchial-Ca, Prostata-, Magen-Ca, Plattenepithel-Ca des Kopf-/Halsbereichs:** 75mg/m² i.v. d1, Wdh. d22; **DANI** k.A.; **DALI** KI bei schwerer LI

Paclitaxel Rp	HWZ 6.4-12.7h, Q0 > 0.8, PPB 89-98%
Abraxane *Inf.Lsg. 5mg/ml* **Celltaxel** *Inf.Lsg. 30, 100, 150, 300mg* **Neotaxan** *Inf.Lsg. 30, 100, 150, 300, 600mg* **Paclitaxel HEXAL** *Inf.Lsg. 30, 100, 150, 300mg* **Ribotax** *Inf.Lsg. 30, 100, 300mg* **Taxomedac** *Inf.Lsg. 30, 100, 300mg*	**Ovarial-Ca:** 175mg/m² über 3h i.v. d1; 135mg/m² über 24h i.v. d1, Wdh. d22; **Mamma-Ca, fortgeschritt. nichtkleinzell. Bronchial-Ca:** 175mg/m² über 3h i.v. d1, Wdh. d22; **Kaposi-Sarkom bei AIDS:** 100mg/m² über 3h i.v. d1, Wdh. d15; **DANI** k.A.; **DALI** auf verstärkte Myelosuppression achten; KI bei schwerer LI

7.10 Zytotoxische Antibiotika

7.10.1 Anthracycline

Wm/Wi (Anthracycline): Interkalation in die Doppelhelix der DNA, Hemmung der Topoisomerase I und II; **Wm/Wi** (Pixantron): schwacher Inhibitor der Topoisomerase II, alkyliert direkt DNA ⇒ bildet stabile DNA-Addukte und Doppelstrangbrüche;
UW: s. allg. UW von Zytostatika → 168; **UW** (Daunorubicin): akute Kardiotoxizität (EKG-Veränd., Arrhythmien, Ischämie, Infarkt) u. chron. Kardiotoxizität (dilatative Kardiomyopathie, LVEF ↓), Tubulusschädigung, Rezidiv früherer Strahlendermatitis; **UW** (Doxorubicin): akute Kardiotoxizität (EKG-Veränd., Arrhythmien, Ischämie, Infarkt) u. chron. Kardiotoxizität (dilatative Kardiomyopathie, LVEF ↓), Rezidiv früherer Strahlendermatitis; **UW** (Doxorubicin liposomal): im Vergleich zu Doxorubicin geringere chron. Kardiotoxizität; **UW** (Epirubicin): Kardiotoxizität geringer als bei Dauno-/Doxorubicin: akute Kardiotoxizität (EKG-Veränd., Arrhythmien, Ischämie, Infarkt) u. chron. Kardiotoxizität (dilatative Kardiomyopathie mit LVEF ↓), Rezidiv früherer Strahlendermatitis; **UW** (Idarubicin): Kardiotoxizität ist geringer als bei anderen Anthrazyklinen: akute Kardiotoxizität (EKG-Veränd., Arrhythmien, Ischämie, Infarkt) u. chron. Kardiotoxizität (dilatative Kardiomyopathie); **UW** (Mitoxantron): chron. Kardiotoxizität: Kardiomyopathie, Herzinsuff. (im Vergl. zu Doxorubicin weniger ausgeprägt), GI-Blutungen, Transaminasen ↑ (transient), Cholestase, Pruritus, bläuliche Verfärbung von Skleren/Fingernägeln/Injektionsstelle u. Urin; **UW** (Pixantron): neutropenische Infektion, Inf. der Atemwege, Neutro-, Leuko-, Lymphopenie, Anämie, Thrombozytopenie, febrile Neutropenie, Bluterkrankung, Anorexie, Hypophosphatämie, Geschmacksstrg., Kopfschmerzen, Somnolenz, Parästhesie, Konjunktivitis, linksventr. Dysfunktion, Herzerkrankung, kongestive Herzinsuff., Tachykardie, Schenkelblock, Blässe, Venenverfärbung, Hypotonie, Dyspnoe, Husten, Übelkeit, Erbrechen, Stomatitis, Diarrhoe, Obstipation, Abdominalschmerz, Dyspepsie, Mundtrockenheit, Hautverfärbung, Haarausfall, Erythem, Pruritus, Nagelstörungen, Knochenschmerzen, Chromaturie, Proteinurie, Hämaturie, Asthenie, Müdigkeit, Entzündung der Schleimhaut, Fieber, Schmerzen in der Brust, Ödeme, GOT/GPT/aP/Kreatinin ↑;
KI (Pixantron): Überempfindlichkeit, Immunisierung mit Lebendvirusimpfstoff, starke Knochenmarkdepression, schwere Leberfunktionsstörung

Daunorubicin Rp	HWZ 11-27h, Q0 0.9
Daunoblastin *Inf.Lsg. 20mg*	**AML, ALL:** 24-60mg/m²/d i.v.; Kumulativdosis max. 550mg/m²; **Ki. > 2J** max. 300mg/m²; **DANI** Krea (mg/dl) > 3: 50%; **DALI** Bili 1.2-3: 50%; 3.1-5: 25%

Daunorubicin liposomal Rp	
Daunoxome *Inf. Lsg. 50mg/25ml*	**AIDS-assoziiertes Kaposi-Sarkom:** 40mg/m^2 d1, Wdh. d15; **DANI, DALI** Anw. nicht empfohlen; **AML, ALL:** 20-120mg/m^2 alle 7-14d i.v.; Kumulativdosis max. 550mg/m^2
Doxorubicin Rp	HWZ 30-50h, Qo 0.95, PPB 75%
Adrimedac *Inf.Lsg. 10, 20, 50, 200mg* **DOXO-cell** *Inj.Lsg. 10, 50, 150mg, 50mg+BIS* **Doxorubicin HEXAL** *Inj.Lsg. 10, 50, 100, 200mg* **Doxorubicin NC** *Inf.Lsg. 10, 50, 100mg* **Ribodoxo** *Inf.Lsg. 10, 50mg* **UROKIT Doxo-cell** *Instillationsset 50 mg*	**Kleinzelliges Bronchial-Ca, Mamma-Ca, Ovarial-Ca, Harnblasen-Ca, Osteosarkom, Weichteilsarkom, Ewing-Sarkom, Hodgkin-Lymphom, NHL, ALL, AML, multiples Myelom, Endometrium-Ca, Wilms-Tumor, Schilddrüsen-Ca, Neuro-blastom, Magen-Ca, AIDS-assoziiertes Kaposi-Sarkom:** Monotherapie: 50-80mg/m^2 i.v. d1, Wdh. d22; Polychemotherapie: 30-60mg/m^2 d1; Wdh. d22/29; Kumulativdosis max. 450-550mg/m^2; **Rezidiv-Pro. Harnblasen-Ca nach TUR:** 50mg 1x/W intravesikale Instillation f. 1-2h; **DANI** CrCl < 10: 75%; **DALI** Bili 1.2-3: 50%; 3.1-5: 25%; > 5: KI
Doxorubicin liposomal Rp	
Myocet *Inf.Lsg. 50mg*	**Metastasiertes Mamma-Ca:** 60-75mg/m^2 i.v. d1 in Kombination mit Cyclophosphamid, Wdh. d22; **DANI** nicht erforderlich
Doxorubicin liposomal, polyethylenglykolisiert Rp	HWZ 74h
Caelyx *Inf.Lsg. 20mg/10ml, 50mg/25ml*	**Mamma-Ca, Ovarial-Ca:** 50mg/m^2 i.v. d1, Wdh. d29; **AIDS-assoziiertes Kaposi-Sarkom:** 20mg/m^2 i.v. d1, Wdh. nach 2-3W; **Multiples Myelom:** 30mg/m^2 i.v. d4 in Komb. mit Bortezomib; **DANI** nicht erforderlich
Epirubicin Rp	HWZ 30-40h, Qo 1.0
Axirubicin *Inj.Lsg. 50, 200mg* **Bendaepi** *Inj.Lsg. 50, 100, 200mg* **EPI-cell** *Inj.Lsg. 10, 20, 50, 200mg* **Epirubicin HEXAL** *Inj.Lsg. 10, 50, 100, 200mg* **Eracin** *Inj.Lsg. 10, 20, 50, 200mg* **Farmorubicin** *Inf.Lsg., 20, 50, 200mg* **Riboepi** *Inf.Lsg. 10, 50, 100, 200mg*	**Mamma-Ca, Ovarial-Ca, kleinzelliges Bronchial-Ca, Magen-Ca, Weichteilsarkom:** konventionelle Dosierung: 75-90mg/m^2 i.v. d1, Wdh. d22; intensivierte Dosierung: bis 135mg/m^2 d1, Wdh. d22/29; Kumulativdosis max. 1g/m^2; **Harnblasen-Ca, Rezidiv-Pro.:** 50mg intravesical 1 x/W, Wdh. s. FachInfo; **DANI** CrCl < 10: 75%; **DALI** Bili 2.1-3: 75%, > 3: 50%

Idarubicin Rp	HWZ 11-35(41-69)h
Zavedos *Inj.Lsg. 5mg/5ml, 10mg/10ml, 20mg/20ml* **Zavedos Oral** *Kps. 5, 10, 25mg*	**AML, ALL:** 15-30mg/m² p.o. d1-3; 12mg/m² i.v. d1-3 od. 8mg/m² d1-5; Kumulativdosis max. 120mg/m² i.v.; **DANI** Krea (mg/dl) > 2.5: KI; **DALI** Bili > 2: KI
Mitoxantron Rp	HWZ 5-18d, Q0 0.95, PPB 90%
Mitoxantron HEXAL *Inj.Lsg. 10mg, 20mg* **Novantron** *Inf.Lsg. 10mg/5ml, 20mg/10ml* **Onkotrone** *Inf.Lsg. 10mg /5ml, 20mg/10ml, 25mg/12.5ml, 30mg/15ml* **Ralenova** *Inf.Lsg. 10mg/5ml; 20mg/10ml*	**Mamma-Ca, NHL:** 12-14mg/m² i.v. d1, Wdh. d22; intrapleural: 20-30mg; **AML:** 10-12mg/m² d1-5; **Prostata-Ca:** 12mg/m² d1, Wdh. d22; **Multiple Sklerose:** Ralenova: 12mg/m² i.v. alle 3M; **DANI** k.A.
Pixantron Rp	HWZ 14.5-44.8h , PPB 50%, PRC C, Lact -
Pixuvri *Inj.Lsg. 29mg*	**Mehrfach rezid. oder therapierefraktäres Non-Hodgkin-B-Zell-Lymphom:** 50mg/m² i.v. d1, 8 und 15, Wh. d29, bis zu 6 Zyklen; **DANI** keine Daten/vorsichtige Anwendung; **DALI** leichte-mittelschwere LI: vorsichtige Anwendung; KI bei schwerer LI

7.10.2 Weitere zytotoxische Antibiotika

Wm/Wi (Bleomycin): Einzel- und Doppelstrangbrüche der DNA infolge einer Redoxreaktion; **Wm/Wi** (Mitomycin): Alkylierung der DNA ⇒ Hemmung der DNA-Synthese, DNA-Brüche; **UW:** s. allgemeine UW von Zytostatika → 168; **UW** (Bleomycin): interstitielle Pneumonitis und Lungenfibrose, Nagelveränderungen, Pruritus, Striae, Ödeme, idiosynkratische Reaktionen bis zur Anaphylaxie; **UW** (Mitomycin): Herzinsuffizienz, Ischämie, Pulmotoxizität (Pneumonitis, Fibrose), transiente Transaminasen↑, hämolytisch-urämisches Syndrom, Photosensitivität, Neurotoxizität: Sehstörungen, Parästhesien

Bleomycin Rp	HWZ 3h, Q0 0.45
BLEO-cell *Inj.Lsg. 15mg* **Bleomedac** *Inj.Lsg. 15, 30mg* **Bleomycin HEXAL** *Inj.Lsg. 15mg*	**Hoden-Ca:** 30mg i.v. d1, 8, 15; **M. Hodgkin:** 10mg/m² i.v.; **NHL:** 5mg/m² i.v.; **maligne Pleuraergüsse:** 60mg intrapleural; **DANI** k.A.
Mitomycin Rp	HWZ 30-70min
Ametycine *Inj.Lsg. 20mg* **Mitem** *Inj.Lsg. 10, 20mg* **Mito-extra** *Inj.Lsg. 40mg (zur Blaseninstillation)* **Mito-medac** *Inj.Lsg. 20mg (zur Blaseninstillation)* **Mitomycin medac** *Inj.Lsg. 2, 10, 15mg* **Mitomycin HEXAL** *Inj.Lsg. 10, 20mg*	**Blasentumoren:** 20-40mg intravesical 1 x/W; **Magen-, Bronchial-, Pankreas-, Kolon-, Rektum-, Mamma-, Leberzell-, Zervix-, Ösophagus-Ca, CML, Osteosarkom, Karzinome im Kopf-Hals-Bereich:** 10-20mg/m² i.v. d1, Wdh. nach 6-8W oder 8-12mg/m², Wdh. nach 3-4W; **DANI** k.A.

7.11 Topoismerase-I-Hemmer

Wm/Wi (Topoisomerase-I-Hemmer): Hemmung der Topoisomerase I;
UW: s. allgemeine UW von Zytostatika → 168;
UW (Irinotecan): cholinerges Frühsyndrom (u.a. Diarrhoe, Bauchkrämpfe, Konjunktivitis, HF ↓, Miosis, Flush), verzögert einsetzende Diarrhoe, Fieber, Dyspnoe, Bauchschmerzen, Transaminasen ↑; **UW** (Topotecan): schwere Zytopenie, Hautausschläge, Dyspnoe

Irinotecan Rp	HWZ 14.2h, Qo 0.8, PPB 65%
Campto *Inf.Lsg. 40mg/2ml, 100mg/5ml, 300mg/15ml* **Irinotecan HEXAL** *Inf.Lsg. 40mg/2ml, 100mg/5ml, 150mg/7.5ml, 300mg/15ml, 500mg/25ml* **Riboirino** *Inf.Lsg. 40mg/2ml, 100mg/5ml, 300mg/15ml, 500mg/25ml*	**Kolorektales Karzinom:** Monotherapie: 350mg/m² i.v. d1, Wdh. d22; Kombinationstherapie mit 5-FU: 180mg/m² d1, Wdh. d15; **DANI** Anwendung nicht empfohlen
Topotecan Rp	HWZ 2-3h, Qo 0.6, PPB 35%
Hycamtin *Kps. 0.25, 1mg; Inf.Lsg. 1mg, 4mg* **Potactsol** *Inf. Lsg. 1, 4mg* **Topotecan Medac** *Inf.Lsg. 1, 2, 4mg*	**Ovarial-Ca, kleinzelliges Bronchial-Ca** (second line)**:** 1.5mg/m² i.v. d1-5, Wdh. d22; **DANI** CrCl 20-40: 50%; < 20: Anw. nicht empf.

7.12 Proteinkinase-Inhibitoren

Wm/Wi (Afatinib): selektiver irreversibler Blocker der ErbB-Familie (u.a. EGFR, HER2); **Wm/Wi** (Axitinib): selektiver Tyrosinkinase-Inhibitor der vaskulären, endothelialen Wachstumsfaktor-Rez. (VEGFR-1 bis 3) ⇒ Verzögerung des Tumorwachstums, Tumorregression, Hemmung von Metastasen; **Wm/Wi** (Bosutinib): hemmt die pathologisch veränderte BCR-ABL-Kinase und die Aktivität von Kinasen der Src-Familie, minimale Hemmung von PDGF-Rezeptoren und c-Kit; **Wm/Wi** (Cabozantinib): Hemmung mehrerer Tyrosinkinasen, die an Tumorwachstum, Angiogenese und pathologischem Knochenumbau beteiligt sind; **Wm/Wi** (Crizotinib): selekt. Inhibitor der ALK-Rezeptor-Tyrosinkinase (RTK) + Inhibitor der Hepatozyten-Wachtstumsfaktor-Rezeptor-RTK; **Wm/Wi** (Cobimetinib): Inhibitor der Kinasen MEK1 und 2 ⇒ antiproliferativ; **Wm/Wi** (Dabrafenib): Inhibitor der RAF-Kinasen; **Wm/Wi** (Dasatinib): Hemmung der BCR-ABL-Kinase und anderer onkogener Kinasen; **Wm/Wi** (Erlotinib): Hemmung der Tyrosinkinase und dadurch Hemmung der Aktivierung des Wachstumsfaktors HER1/EGFR; **Wm/Wi** (Geftinib): Hemmung der Tyrosinkinase des epidermalen Wachstumusfaktors (EGF); **Wm/Wi** (Ibrutinib): Bruton-Tyrosinkinase-Inhibitor ⇒ wichtiges Signalmolekül im Signalweg des B-Zell-Antigen-Rezeptors und des Zytokin-Rezeptors ⇒ effektive Hemmung der Proliferation und des Überlebens maligner B-Zellen; **Wm/Wi** (Imatinib): Protein-Tyrosinkinase-Inhibitor, starke Hemmung der Tyrosinkinase-Aktivität von BCR-ABL, Inhibition der Proliferation und Induktion von Apoptose; **Wm/Wi** (Lapatinib): Inhibition der intrazellulären Tyrosinkinase-Domänen, des EGFR- und ErbB2-Rez.; **Wm/Wi** (Lenvatinib): Hemmung von Kinasen, u.a. VEGFR (Vascular Endothelial Growth Factor Receptor) ⇒ antitumoral, antiangiogenet.; **Wm/Wi** (Nilotinib): Hemmung der BCR-ABL-Kinase; **Wm/Wi** (Nintedanib): Angiokinaseinhibitor ⇒ blockiert vaskulär endotheliale, von Blutplättchen abgeleitete Wachstumsfaktorrezeptoren und die Kinaseaktivität von Fibroblasten-Wachstumsfaktorrezeptoren;

Wm/Wi (Osimertinib): irreversible Hemmung des EGF-Rezeptors; **Wm/Wi** (Pazopanib): Multi-Tyrosinkinase-Inhibitor ⇒ antiproliferativ, antiangiogen; **Wm/Wi** (Ponatinib): starker pan-BCR-ABL-Inhibitor ⇒ Hemmung von Tyrosinkinaseaktivitäten; **Wm/Wi** (Ruxolitinib): selektive Hemmung der JAK1- und JAK2-Kinasen ⇒ Hemmung des Signalwegs und der Zellproliferation von Zytokin-abh. Zellmodellen hämatologischer Malignome; **Wm/Wi** (Sorafenib): Multi-Kinase-Inhibitor ⇒ antiproliferativ, antiangiogen; **Wm/Wi** (Trametinib): Inhibitor der Kinasen MEK1 und 2 ⇒ antiproliferativ; **Wm/Wi** (Vandetanib): Inhibitor von VEGFR-2, EGFR, der RET-Tyrosinkinase und der vaskulären endothelialen Rezeptor-3-Tyrosinkinase ⇒ antiangiogen, antiproliferativ; **Wm/Wi** (Vemurafenib): Inhibitor der BRAF-Serin-Threokinin-Kinase; **UW** (Afatinib): Paronychie, Zystitis, Appetit ↓, Dehydratation Hypokaliämie, Geschmacksstörung, Konjunktivitis, trockenes Auge, Epistaxis, Rhinorrhoe, Diarrhoe, Stomatitis, Dyspepsie, Cheilitis, GPT/GOT ↑, Ausschlag, akneiforme Dermatitis, Pruritus, palmar-plantares Erythrodysästhesie-Syndrom, Muskelspasmen, eingeschränkte Nierenfunktion/Nierenversagen, Fieber, Gewicht ↓; **UW** (Axitinib): Anämie, Thrombozytopenie, Hypothyreose, Appetit ↓, Dehydrierung, Kopfschmerzen, Dysgeusie, Schwindel, Tinnitus, Hypertonie, Hämorrhagie, arterielle/venöse thrombot./embol. Ereignisse, Dysphonie, Dyspnoe, Husten, oropharyngealer Schmerz, Diarrhoe, Erbrechen, Nausea, Stomatitis, Obstipation, (Ober-) Bauchschmerzen, Dyspepsie, Blähungen, Hämorrhoiden, Hand-Fuß-Syndrom, Ausschlag, trockene Haut, Pruritus, Erytheme, Alopezie, Myalgie, Arthralgie, Schmerz in Extremitäten, Proteinurie, Nierenversagen, Müdigkeit, Asthenie, Mukositis, Gewicht ↓, TSH/GOT/GPT/aP/Amylase/Lipase ↑; **UW** (Bosutinib): Atemwegsinfekt., Pneumonie, Grippe, Bronchitis, Nasopharyngitis, Thrombozytopenie, (febrile) Neutropenie, Anämie, Leukopenie, Arzneimittelüberempf., Appetit ↓, Dehydratation, Hyperkaliämie, Hypophosphatämie, Kopfschmerzen, Schwindel, Geschmacksstörung, Perikarderguss, QT-Verlängerung, Husten, Dyspnoe, Pleuraerguss, Diarrhoe, Erbrechen, Übelkeit, Oberbauchschmerz, Gastritis, GOT/GPT/Bilirubin/γGT/Lipase/Amylase/Kreatinin/Kreatinphosphokinase ↑, Hepatotoxizität, anormale Leberfunktion, Hautausschlag, Urtikaria, Akne, Pruritus, Arthralgie, Myalgie, Rückenschmerzen, Nierenversagen, Fieber, Ödem, Fatigue, Thoraxschmerz, Asthenie; **UW** (Cabozantinib): Appetit ↓, Hypokalzämie, Hypophosphatämie, Hyperbilirubinämie, Hypokaliämie, Hypomagnesämie, Dysgeusie, Kopfschmerzen, Schwindel, Hypertonie, Dysphonie, orophar. Schmerzen, Diarrhoe, Übelkeit, Stomatitis, Obstipation, Erbrechen, abdominale Schmerzen, Dyspepsie, Dysphagie, Glossodynie, palmoplantares Erythrodysästhesie-Syndrom, farbliche Veränderung der Haare; Exanthem, Erythem, trockene Haut, Alopezie, Arthralgie, Muskelkrämpfe, Erschöpfung, Schleimhautentzündung, Asthenie, Gewichts ↓, Leberenzyme/LDH/TSH ↑, Lymphopenie, Thrombopenie, Neutropenie, Abszess, Pneumonie, Follikulitis, Pilzinfektion, Hypothyreose, Dehydratation, Angst, Depression, Verwirrtheit, periph. Neuropathie, Parästhesien, Ageusie, Tremor, Verschwommensehen, Ohrschmerz, Tinnitus, Vorhofflimmern, Hypotonie, Thrombose, periph. Durchblutungsstrg., tracheale Fistelbildung, Lungenembolie, Blutung d. Atemwege, Aspirationspneumonie, GI-Perforation, GI-Blutung, Pankreatitis, Hämorrhoiden, Analfissur, Cholelithiasis, Hyperkeratose, Akne, Blasen, unnatürliches Haarwachstum, Hautabschälung, Hypopigmentierung, muskuloskelettaler Brustschmerz, Kieferosteonekrose, Proteinurie, Dysurie, Hämaturie, gestörte Wundheilung, Schüttelfrost, Gesichtsödem, Kreatinin/CPK ↑; **UW** (Cobimetinib): Anämie, seröse Retinopathie, Hypertonie, Blutungen, Übelkeit, Erbrechen, Diarrhoe, Lichtempfindlichkeit, Exanthem (makulopapulös, akneiform), Hyperkeratose, Pyrexie, CPK/GOT/GPT/γGT/AP/Bili ↑; Basalzell-Ca, kutanes Plattenepithel-Ca, Keratoakanthom, Dehydration, Hypophosphatämie, Hyponatriämie, Hyperglykämie, verschwommenes Sehen, Sehschwäche, Pneumonitis, Schüttelfrost, verminderte Auswurffraktion;

UW (Crizotinib): Neutro-, Leuko-, Lymphopenie, Anämie, Appetit ↓, Hypophosphatämie, Neuropathie, Schwindel, Dysgeusie, Sehstörungen, Bradykardie, Pneumonitis, Übelkeit, Erbrechen, Diarrhoe, Obstipation, ösophageale Störungen, Dyspepsie, Ausschlag, Müdigkeit, Ödeme, GPT/GOT/aP ↑, QT-Zeit-Verlängerung; **UW** (Dabrafenib): Papillom, Plattenepithelkarzinom der Haut, seborrhoische Keratose, Akrochordon, Basalzellkarzinom, verminderter Appetit, Hypophosphatämie, Hyperglykämie, Kopfschmerzen, Husten, Übelkeit, Erbrechen, Durchfall, Obstipation, Hyperkeratose, Haarausfall, Hautausschlag, palmar-plantares Erythrodysästhesie-syndrom, trockene Haut, Pruritus, aktinische Keratose, Hautläsion, Erythem, Arthralgie, Myalgie, Schmerzen in Extremitäten, Pyrexie, Fatigue, Schüttelfrost, Asthenie, grippeartige Erkrankung, Verringerung der LVEF; **UW** (Dasatinib): Flüssigkeitsretention, Diarrhoe, Hautausschlag, Kopfschmerzen, Blutungen, Erschöpfung, Übelkeit, Dyspnoe, febrile Neutropenie; **UW** (Erlotinib): Exanthem, Pruritus, Diarrhoe, Übelkeit, Erbrechen, Husten, Konjunktivitis, Stomatitis, Bauchschmerzen, Ermüdung, Anorexie; **UW** (Geftinib): Anorexie, Konjunktivitis, Blepharitis, trockene Augen, Hämorrhagie, Epistaxis, Hämaturie, interstitielle Lungenerkrankung, Diarrhoe, Übelkeit, Erbrechen, Stomatitis, Dehydratation, Transaminasen- und Bilirubin ↑, Hautreaktionen, Alopezie, Nagelstörung, Krea ↑, Proteinurie, Asthenie, Pyrexie; **UW** (Ibrutinib): Pneumonie, Inf. der oberen Atemwege, Sinusitis, Sepsis, Harnweginfektion, Infektion der Haut, Neutropenie, Thrombozytopenie, Anämie, Leukozytose, Lymphozytose, Dehydratation, Hyperurikämie, Schwindel, Kopfschmerz, Verschwommensehen, Vorhofflimmern, Blutung, Bluterguss, Petechien, subdurales Hämatom, Epistaxis, Diarrhoe, Erbrechen, Stomatitis, Übelkeit, Obstipation, trockener Mund, Hautausschlag, Arthralgie, muskuloskelettale Schmerzen, Fieber, periphere Ödeme; **UW** (Imatinib): Hepatotoxizität mit reversibler Enzymerhöhung, Flüssigkeitsretention, Ödeme, Muskelkrämpfe, Arthralgie;
UW (Lapatinib): linksventrikuläre Ejektionsfraktion ↓, Diarrhoe, Erbrechen, Hautausschlag, Nagelveränderungen, Anorexie, Müdigkeit, Hyperbilirubinämie, Hepatotoxizität, Dyspepsie, trockene Haut, Kopfschmerzen, Stomatitis, Obstipation, palmar-plantare Erythrodysästhesie Schmerzen in Extremitäten/Rücken, Schlaflosigkeit; **UW** (Lenvatinib): (sehr) häufig: Harnwegsinfektion, Thrombozytopenie, Lymphopenie, Hypothyreose, Thyreoidea-stimulierendes Hormon im Blut ↑, Hypokalzämie, Hypokaliämie, Gewichtsverlust, Appetit ↓, Dehydrierung, Hypomagnesiämie, Hypercholesterinämie, Insomnie, Schwindel, Kopfschmerz, Dysgeusie, Schlaganfall, MI, Herzinsuff., verlängerte QT-Zeit im EKG, red. Ejektionsfraktion, Blutung, Hypertonie, Hypotonie, Dysphonie, Lungenembolie, Diarrhoe, gastrointest. u. abd. Schmerzen, Erbrechen, Übelkeit, orale Entzündung, Schmerzen im Mundbereich, Verstopfung, Dyspepsie, Mundtrockenheit, Analfistel, Flatulenz, Aspartataminotransferase ↑, Hypalbuminämie, Alaninaminotransferase ↑, alkalische Phosphatase im Blut ↑, Leberfunktionsstörung, Gamma- Glutamyltransferase ↑, Bilirubin im Blut ↑, Palmar-plantares Erythrodysästhesie-Syndrom, Hautausschlag, Alopezie, Hyperkeratose, Rückenschmerzen, Arthralgie, Myalgie, Schmerzen der Extremitäten, Muskel- und Knochenschmerzen, Proteinurie, Fälle von NI, Nierenfunktionsstörungen, Kreatinin im Blut erhöht, Harnstoff im Blut erhöht, Ermüdung, Asthenie, peripheres Ödem, Unwohlsein; **UW** (Nilotinib): Exanthem, Pruritus, Diarrhoe, Übelkeit, Obstipation, Ödeme, Knochenschmerzen, Arthralgien, Muskelspasmen;
UW (Nintedanib): Neutropenie, Abszesse, Sepsis, Appetit ↓, Elektrolytverschiebung, Dehydratation, periphere Neuropathie, Blutung, venöse Thromboembolie, Hypertonie, Diarrhoe, Erbrechen, Übelkeit, Abdominalschmerz, GOT/GPT/Bilirubin ↑, Mukositis; **UW** (Osimertinib): interstitielle Lungenerkrankung, Diarrhoe, Stomatitis, Exanthem, trockene Haut, Paronychie, Pruritus, Thrombo-, Leuko-, Neutropenie;

UW (Pazopamib): Hypothyreose, Appetit ↓, Thrombo-, Leuko-, Neutropenie, Geschmacksstrg., Kopfschmerzen, Lethargie, Parästhesie, Schwindel, Hypertonie, Hitzewallungen, Nasenbluten, Dysphonie, Diarrhoe, Übelkeit, Erbrechen, Bauchschmerzen, Dyspepsie, Flatulenz, Stomatitis, Leberfunktionsstrg., Hyperbilirubinämie, Haarausfall, Verfärbung der Haare, Hautausschlag, palmar-plantares Erythrodysästhesiesyndrom, Hypopigmetierung der Haut, Erythem, Pruritus, trockene Haut, Hyperhidrose, Myalgie, Muskelkrämpfe, Proteinurie, Fatigue, Asthenie, Mukositis, Ödeme, Brustschmerzen, GPT/GOT/Krea/Lipase/γGT ↑, Gewicht ↓, Zahnfleischinfektion, Tumorschmerzen, Hyperalbuminämie, Dehydratation, Schlaflosigkeit, periphere sensorische Neuropathie, verschwommenes Sehen, kardiale Dysfunktion, Bradykardie, venöses thromboembolisches Ereignis, Dyspnoe, Pneumothorax, Singultus, orale/anale Blutungen; **UW** (Ponatinib): Pneumonie, Sepsis, Infekt. der oberen Atemwege, Follikulitis, Anämie, Thrombopenie, Neutropenie, Panzytopenie, Appetit ↓, Dehydratation, Flüssigkeitsretention, Hypokalzämie, -kaliämie, -phosphatämie Hyperglykämie/-urikämie/-triglyzeridämie, Gewicht ↓, Schlaflosigkeit, Kopfschmerzen, periphere Neuropathie, Müdigkeit, Benommenheit, Migräne, Hyper-/Hypo-/Parästhesie, Verschwommensehen, trockene Augen, Herzinsuff., MI, KHK, Vorhofflimmern, Perikarderguss, Angina pectoris, LVEF ↓, Hypertonie, TVT, Hitzewallungen, Flush, Dyspnoe, Husten, Pleuraerguss, Epistaxis, Dysphonie, Bauchschmerzen, Diarrhoe, Erbrechen, Obstipation, Übelkeit, Lipase/Amylase/GOT/GPT/Bilirubin/aP/γGT ↑, Pankreatitis, GERD, Stomatitis, Dyspepsie, Meteorismus, Mundtrockenheit, Hautausschlag, Hauttrockenheit, Erythem, Alopezie, Pruritus, Hyperhidrosis, Petechien, Ekchymose, periorbitales/peripheres/Gesichts-Ödem, Knochenschmerzen, Arthralgie, Myalgie, Gliederschmerzen, Rückenschmerzen, erektile Dysfunktion, Asthenie, Pyrexie, Schüttelfrost, grippaler Infekt, nicht-kardialer Thoraxschmerz, tastbare Knoten; **UW** (Ruxolitinib): Harnweginfektionen, Herpes zoster, Anämie, Thrombozytopenie, Neutropenie, Blutungen, Gewicht ↑, Hypercholesterinämie, Schwindel, Kopfschmerzen, Flatulenz, Obstipation, GOT/GPT ↑, Hypertonie; **UW** (Sorafenib): Lymphopenie, Hypophosphatämie, Blutungen, Hypertonie, Durchfall, Übelkeit, Erbrechen, Exanthem, Hand-Fuß-Syndrom, Müdigkeit, Pruritus, Schmerzen, Leukopenie, Anämie, Thrombopenie, Depression; **UW** (Sunitinib): Anämie, Kopfschmerzen, Geschmacksstrg., Verfärbung der Haut, Übelkeit, Erbrechen, Diarrhoe, Bauchschmerzen, palmoplantare Erythrodysästhesie; **UW** (Trametinib): Anämie, Überempf., Dehydratation, verschwommenes Sehen, periorbitales Ödem, Sehstörung, linksventrikuläre Dysfunktion, Auswurffraktion ↓, Hypertonie, Hämorrhagie, Lymphödem, Husten, Atemnot, Pneumonitis, Diarrhoe, Übelkeit, Erbrechen, Obstipation, Mundtrockenheit, Exanthem, Stomatitis, akneiforme Dermatitis, trockene Haut, Juckreiz, Haarausfall, Erythem, palmoplantares Erythrodysästhesie-Syndrom, Hautfissuren, Fatigue, periph. Ödem, Pyrexie, Gesichtsödem, Schleimhautentzündung, Asthenie, Follikulitis, Nagelbettentzündung, Zellulitis, pustulärer Huatausschlag, Transaminasen/gGT/AP/CK ↑, Harnweginfekt, Nasopharyngitis, kutanes Plattenepithel-Ca, Papillom, seborrhoische Keratose, Akrochordon, Anämie, Leukopenie, Thrombopenie, Kopfschmerz, Schwindel, Arthralgie, Myalgie; **UW** (Vandetanib): Nasopharyngitis, Bronchitis, Infektion der oberen Atemwege, Harnweginfektionen, Pneumonie, Sepsis, Influenza, Zystitis, Sinusitis, Laryngitis, Follikulitis, Furunkel, Pilzinfektion, Pyelonephritis, Hypothyreose, Appetit ↓, Hypo-/Hyperkalziämie, Hypokaliämie, Hyperglykämie, Dehydratation, Hyponatriämie, Insomnia, Depression, Angst, Kopfschmerzen, Parästhesie, Dysästhesie, Schwindel, Tremor, Lethargie, Bewusstseinsverlust, Gleichgewichtsstörungen, Dysgeusie, verschwommenes Sehen, Strukturveränderungen der Hornhaut, Sehstörung, Dyspepsie, Colitis, Mundtrockenheit, Stomatitis, Halos, Photopsie, Glaukome;

UW (Vandetanib, Fortsetzung): Konjunktivitis, Augentrockenheit, Keratopathie, QT-Zeit-Verlängerung, Hypertonie, hypertensive Krisen, ischämische zerebrovaskuläre Störungen, Epistaxis, Hämoptyse, Pneumonitis, Abdominalschmerz, Diarrhoe, Übelkeit, Erbrechen, Dyspepsie, Colitis, Mundtrockenheit, Stomatitis, Dysphagie, Obstipation, Gastritis, gastrointestinale Hämorrhagie, Cholelithiasis, Ausschlag und andere Hautreaktionen, palmar-plantares Erythrodysästhesie-Syndrom, Alopezie, Proteinurie, Nephrolithiasis, Dysurie, Hämaturie, Nierenversagen, Pollakisurie, Harndrang, Asthenie, Erschöpfung, Schmerzen, Ödeme, Pyrexie, GOT/GPT/Kreatinin ↑, Gewichtsverlust; **UW** (Vemurafenib): Follikulitis, Plattenepithelkarzinom der Haut, seborrhoische Keratose, Hautpapillom, Basalzellkarzinom, neue primäre Melanome, Kopfschmerzen, Dysgeusie, Lähmung des N. facialis, Schwindelgefühl, Uveitis, Husten, Diarrhoe, Erbrechen, Übelkeit, Obstipation, Lichtempfindlichkeitsreaktionen, aktinische Keratose, Ausschlag, Pruritus, Hyperkeratose, Erythem, Alopezie, trockene Haut, Sonnenbrand, palmar-plantares Erythrodysästhesie-Syndrom, Pannikulitis, Keratosis pilaris, Arthralgie, Myalgie, Schmerzen in den Extremitäten, Schmerzen des Bewegungsapparats, Rückenschmerzen, Arthritis, Abge-schlagenheit, Pyrexie, periphere Ödeme, Asthenie, γGT/GPT/aP/Bilirubin ↑, Gewicht ↓, QT-Verlängerung;
KI (Afatinib): bek. Überempf.; **KI** (Axitinib): bek. Überempf.; **KI** (Bosutinib): bek. Überempf., Leberinsuffizienz; **KI** (Cabozantinib): bek. Überempf.; **KI** (Cobimetinib): bek. Überempf.; **KI** (Crizotinib): bek. Überempf., schwere Leberfkt. Strg.; **KI** (Dabrafenib): bek. Überempf.; **KI** (Ibrutinib): bek. Überempf., gleichzeitige Anw. mit Johanniskraut-Präparaten; **KI** (Levatinib): bek. Überempf.; **KI** (Nintedanib): bek. Überempf., Soja-, Erdnussallergie; **KI** (Osimertinib): bek. Überempf., gleichzeitige Anw. von Johanniskraut-Präparaten; **KI** (Pazopanib): bek. Überempf.; **KI** (Ponatinib): bek. Überempf.; **KI** (Ruxolitinib): bek. Überempf., Grav./Lakt.; **KI** (Trametinib): bek. Überempf.; **KI** (Vandetanib): bek. Überempf., kongenitales Long-QT-Syndrom, QT-Intervall > 480ms, gleichzeitige Anwendung von arsenhaltiger Arzneimittel, Cisaprid, Erythromycin (i.v.), Toremifen, Mizolastin, Moxifloxacin, Antiarrhythmika der Klasse IA und III; **KI** (Vemurafenib): bek. Überempfindlichkeit;

Afatinib Rp	HWZ 37h, PPB 95%, PRC B, Lact -
Giotrif *Tbl. 20, 30, 40, 50mg*	**Lokal fortgeschrittenes u./od. metastasiertes NSCLC mit aktivierenden EGFR-Mutationen:** 1 x 40mg/d p.o., ggf. steigern auf 1 x 50mg/d; **DANI** CrCl > 30: 100%, < 30: Anw. nicht empf.; **DALI** Child-Pugh A, B: 100%; C: Anw. nicht empf.
Axitinib Rp	HWZ 2.5-6h, PPB 99%, PRC C, Lact -
Inlyta *Tbl. 1, 5mg*	**Fortgeschrittenes Nierenzell-Ca:** 2 x 5mg/d p.o., ggf. steigern auf max. 2 x 10mg/d; **DANI** CrCl > 15: 100%, < 15: keine Daten; **DALI** vorsichtige Dosiseinstellung
Bosutinib Rp	HWZ 34h, PPB 95%, PRC C, Lact -
Bosulif *Tbl. 100, 500mg*	**Ph-positive CML in chron./akzelerierter Phase und Blastenkrise mit mind. einer Vorbeh.:** 1 x 500mg/d p.o., ggf. steigern auf max. 1 x 600mg/d; **DANI, DALI** keine Daten

Cabozantinib Rp	HWZ 120h, PPB 99%
Cometriq *Kps. 20, 80mg*	**Fortgeschrittenes medulläres Schilddrüsen-Ca.:** 1 x 140mg p.o.; ggf. Dosisanpassung bei Toxizität s. FachInfo.; **DANI** leichte-mittelschwere NI: vorsichtige Anw.; schwere NI: Anw. nicht empfohlen; **DALI** leichte-mittelschwere LI: 1 x 60mg; schwere LI: Anw. nicht empfohlen
Ceritinib Rp	HWZ 31-41h, PPB 97%, PRC D, Lact ?
Zykadia *Kps. 150mg*	**ALK-pos. NSCLC, Crizotinib-vorbehandelt:** 1 x 750mg p.o.; **DANI** leichte-mäßige NI: 100%; schwere NI: vorsichtige Anw.; **DALI** mäßig-starke LI: Anw. nicht empfohlen
Cobimetinib Rp	HWZ 44h, PPB 95%, Lact -
Cotellic *Tbl. 20mg*	**Nicht-resezierbares oder metastasiertes Melanom (BRAF-V600-Mutation-positiv):** 1 x 60mg p.o. d1-21, Wdh. d29; Komb. m. Vemurafenib; **DANI** schw. NI: vorsicht. Anw.; **DALI:** mäßige bis schwere LI: vorsicht. Anw.
Crizotinib Rp	HWZ 42h, PPB 91%, PRC C, Lact -
Xalkori *Kps. 200, 250mg*	**Vorbehandeltes ALK-positives NSCLC:** 2 x 250mg/d p.o.; **DANI** CrCl > 30: 100%, < 30: keine Daten; **DANI** leichte-mäßige Funktionsstrg.: vors. Anw., KI bei schwerer Funktionsstrg.
Dabrafenib Rp	HWZ 10h, PPB 99%, PRC C, Lact ?
Tafinlar *Kps. 50, 75mg*	**Nicht-resezierbares oder metastasiertes Melanom (BRAF-V600-Mutation-positiv):** 2 x 150mg/d p.o.; Monoth. oder Komb. mit Trametinib; **DANI** leichte bis mäßige Funktionsstrg.: 100%, schwere Funktionsstrg.: vors. Anw.; **DALI** mäßige bis schwere Funktionsstörung: vorsichtige Anwendung
Dasatinib Rp	HWZ 5-6h, Q0 0.99, PPB 96%
Sprycel *Tbl. 20, 50, 70, 80, 100, 140mg*	**Chron. Phase neu diagnost. Ph+CML, chron./akzelerierte Phase der CML oder Blastenkrise mit Resistenz/Intoleranz gegen vorherige Behandlung (einschl. Imatinibmesilat), Ph+ALL oder lymphat. Blastenkrise der CML:** chron. Phase: 1 x 100mg/d p.o; akzelerierte Phase, myeloische oder lymphatische Blastenkrise: 1 x 140mg/d p.o; **DANI** nicht erf.; **DALI** vors. Dosiseinstellung

Erlotinib Rp	HWZ 36h, Q0 0.97
Tarceva *Tbl. 25, 100, 150mg*	**Nichkleinzelliges Bronchial-Ca:** 1 x 150mg p.o.; **Pankreas-Ca:** 1 x 100mg p.o., Kom. mit Gemcitabin; **DANI, DALI:** Anw. bei schwerer Nieren-/Leberinsuffizienz nicht empf.
Gefitinib Rp	HWZ 41h, Q0 0.9, PPB 90%
Iressa *Tbl. 250 mg*	**Nichtkleinzell. Bronchial-Ca:** 1 x 250mg p.o.; **DANI** CrCl > 20: 100%; < 20: vorsichtige Anwendung; **DALI**: Child B, C: engmaschige Überwachung hinsichtlich UW
Ibrutinib Rp	HWZ 4-13h, PPB 97% PRC D, Lact ?
Imbruvica *Kps. 140 mg*	**Rezidiv. oder refrakt. Mantelzell-Lymphom:** 1 x 560mg/d p.o.; **CLL:** 1 x 420mg/d p.o.; **DANI** CrCl > 30: nicht erf.; < 30: vors. Anw.; **DALI:** Child A: 1 x 280mg/d p.o.; B: 1 x 140mg/d p.o.; C: Anw. nicht empfohlen
Imatinib Rp	HWZ 18h, Q0 0.95, PPB 95%
Glivec *Tbl. 100, 400mg*	**Ph+CML:** chronische Phase: 1 x 400mg p.o.; akzelerierte Phase, Blastenkrise: 600mg p.o.; **Ki. > 2J:** 340mg/m², max. 570mg/m² bzw. 800mg/d; **Ph+ALL:** 1 x 600mg; **MDS:** 1 x 400mg; **hypereosinophiles Syndr., chron. eosinophile Leukämie:** 1 x 100mg, ggf. bis 400mg/d steig.; **CD117+GIST:** 1 x 400mg; **Dermatofibrosarcoma protuberans:** 1 x 800mg; **DANI** vors. Anw. bei schwerer NI; **DALI** 400mg/d
Lapatinib Rp	HWZ 24h PPB 99%
Tyverb *Tbl. 250mg*	**Fortgeschrittenes/metastas. Mamma-Ca mit Her2-Überexpression:** 1 x 1250mg/d p.o. in Komb. mit Capecitabin; **DANI** CrCl > 30: 100%; < 30: keine Daten; **DALI** Child A, B: keine Daten, Child C: KI
Lenvatinib Rp	HWZ 17h, Q0 0.9, PPB 98%
Lenvima *Kps. 4, 10mg*	**Progr., lokal fortgeschritt. od. metastasiertes differenziertes (papilläres/follikuläres/Hürthle-Zell-)Schilddrüsenkarzinom** (DTC), das nicht auf Radiojodtherapie (RAI) angesprochen hat: 24mg p.o.; **DANI** nicht erford.; DALI nicht erford.
Nilotinib Rp	HWZ 17h, Q0 0.9, PPB 98%
Tasigna *Kps. 150, 200mg*	**Ph+CML:** 2 x 400mg p.o., ggf. Dosisanpass. nach Blutbild, s. FachInfo; **DANI** nicht erf.

Nintedanib Rp	HWZ 10-15h, PPB 98%
Vargatef *Kps. 100, 150mg*	**Lokal fortgeschrittenes, metastasiertes oder lokal rezidiviertes NSCLC:** 2 x 200mg p.o. d2-21 in Komb. mit Docetaxel; **DANI** CrCl > 30: 100%, < 30: keine Daten; **DALI** Child A: 100%, Child B, C: Anw. nicht empf.
Osimertinib Rp	HWZ 48h
Tagrisso *Kps. 40, 80mg*	**Lokal fortgeschrittenes oder metastasiertes NSCLC mit T790M-Mutation:** 1 x 80mg p.o.; **DANI** schwere NI, HD: vorsichtige Anw.; **DALI** mittlere bis schw. LI: Anw. nicht empf.
Pazopanib Rp	HWZ 31h, PPB 99%, PRC C, Lact ?
Votrient *Tbl. 200, 400mg*	**Fortgeschrittenes Nierenzell-Ca, Weichteilsarkom (WTS, STS):** 1 x 800mg/d p.o.; **DANI** CrCl > 30: 100%, <30: keine Daten; **DALI** Child A: keine Daten, B: max. 20mg/d, C: KI
Ponatinib Rp	HWZ 22h, PPB >99%, PRC C, Lact -
Iclusig *Tbl. 15, 45mg*	**CML in chron. oder akzelerierter Phase oder Blastenkrise und Ph+ALL:** 1 x 45mg/d p.o.; **DANI** CrCl > 50: 100%, < 50: vorsichtige Anwendung; **DALI** vors. Anwendung
Ruxolitinib Rp	HWZ 3h, PPB 97%
Jakavi *Tbl. 5, 10, 15, 20mg*	**Myelofibrose (MF):** ini 2 x 15-20mg p.o., max. 2 x 25mg/d; **Polycythaemia vera (PV):** ini 2 x 10mg p.o., max. 2 x 25mg/d; **DANI** CrCl > 30: 100%, < 30: MF: 50%, PV: ini 2 x 5mg/d; HD: MF: 1 x 15-20mg oder 2 x 10mg am Dialysetag; PV: 1 x 10mg oder 2 x 5mg am Dialysetag; **DALI** 50%
Sorafenib Rp	HWZ 25-48h, Q0 >0.9
Nexavar *Tbl. 200mg*	**Leberzell-Ca, fortgeschritt. Nierenzell-Ca, Schilddrüsen-Ca:** 2 x 400mg p.o.; **DANI** CrCl > 30: 100%, < 30: keine Daten; **DALI** Child A, B: 100%, C: keine Daten
Sunitinib Rp	HWZ 40-60(80-110)h, Q0 >0.7, PPB 95%
Sutent *Kps. 12.5, 25, 50mg*	**GIST, fortgeschr. Nierenzell-Ca:** 1 x 50mg p.o., ggf. Dosisanp. in 12.5mg-Schritten; mind. 25mg/d, max. 75mg/d; Therapiedauer 4W, dann 2W Pause; **pankreat. neuroendokrine Tumore:** 1 x 37.5mg ohne Therapie-Pause; **DANI** nicht erf.; **DALI** Child A, B: 100%; C: keine Daten, Anw. nicht empfohlen

Vandetanib Rp	HWZ 19d, PPB 93%, PRC C, Lact -
Caprelsa *Tbl. 100, 300mg*	**Medull. SD-Ca. mit nicht resektabler, lokal fortgeschritt. od. metastas. Erkr.:** 1 x 300mg p.o.; **DANI** CrCl 30-50: ggf. ini 200mg/d, < 30: Anw. nicht empf.; **DALI** keine Daten
Trametinib Rp	HWZ 5d, PPB 97%, PRC D, Lact ?
Mekinist *Tbl. 0.5, 2mg*	**BRAF-V600-Mutation-positives, nicht resezierbares oder metastasiertes Melanom:** 1 x 2mg p.o. Monoth. oder Komb. mit Dabrafenib; **DANI** leichte-mäßige NI: 100%; schwere NI: keine Daten; **DALI** leichte LI: 100%; mäßige-schwere LI: vorsichtige Anw.
Vemurafenib Rp	HWZ 51.6h, PPB > 99%, PRC B, Lact ?
Zelboraf *Tbl. 240mg*	**BRAF-V600-Mutation-pos., nicht resezierbares od. metastas. Melanom:** 2 x 960mg p.o.; **DANI, DALI** engmaschige Überwachung bei schw. Nierenfunktionsstrg. bzw. mittlerer bis schw. Leberfunktionsstrg.

7.13 mTOR-Inhibitoren

Wm/Wi (Everolimus, Temsirolimus): Hemmung des mTOR (mammalian target of rapamycin) = Enzymkomplex, der u.a. das Zellwachstum reguliert ⇒ antitumorale und antiangiogene Wi; **UW** (Everolimus): Stomatitis, Hautausschlag, Hauttrockenheit, Nagelveränd., Hand-Fuß-Syndr., Erythem, Exfoliation, akneförmige Dermatitis, Hautläsionen, Alopezie, Erschöpfung, Asthenie, Diarrhoe, Übelkeit, Appetitlosigkeit, Mukositis, Infektionen, Erbrechen, Husten, Pruritus, Epistaxis, Pneumonitis, Dyspnoe, Anämie, Cholesterin/Triglyzeride/GOT/GPT/Krea/Blutzucker ↑, Thrombopenie, Leukopenie, Neutropenie, Lymphopenie, D.m., Hypophosphatämie, Hypokaliämie, Hypokalzämie, Dehydratation, Hyperlipidämie, Schlaflosigkeit, Dysgeusie, Kopfschmerzen, Konjunktivitis, Ödeme der Augenlider, Hypertonie, Blutungen, Lungenembolie, Bluthusten, Mundtrockenheit, Abdominalschmerzen, Schmerzen im Mund, Dysphagie, Dyspepsie, Arthralgie, Nierenversagen, Proteinurie, peripheres Ödem, Pyrexie, Brustschmerzen, Gewichtsverlust; **UW** (Temsirolimus): Kreatinin ↑, Thrombopenie, Anämie, Dysgeusie, Atemnot, Nasenbluten, Husten, Bauchschmerzen, Erbrechen, Stomatitis, Diarrhoe, Übelkeit, Exanthem, Hautjucken, Akne, Nagelveränderungen, Rückenschmerzen, Arthralgie, Hypokaliämie, bakterielle und virale Infektionen, Pharyngitis, Rhinitis, Mukositis, Schmerzen, Schmerzen im Brustkorb, Ödeme, Pyrexie, Asthenie; **KI** (Everolimus): bekannte Überempfindlichkeit

Everolimus Rp	HWZ 30h, PPB 74%, PRC D, Lact ?
Afinitor *Tbl. 2.5, 5, 10mg*	**Nierenzell-Ca, Hormonrezeptor-positives Mamma-Ca, neuroendokrine Tumore pankreatischen Ursprungs:** 1 x 10mg p.o., ggf. 5mg bei intolerablen UW; **DANI** nicht erforderlich; **DALI** Child A: 1 x 7.5mg/d; Child B: 5mg/d; Child C: nach Nutzen-Risiko-Abwägung, max. 1 x 2.5mg/d

Temsirolimus Rp	HWZ 17(55)h, PRC D, Lact ?
Torisel *Inf.Lsg. 30mg*	**Nierenzell-Ca:** 1 x/W 25mg über 30-60min i.v., zuvor Antihistaminikum; **DANI** vorsichtige Anw. bei schwerer NI; **DALI** Anw. bei schwerer LI nicht empfohlen

7.14 Antikörper

Wm/Wi (Antikörper): Bindung an spezifisches Antigen, durch Komplementfixierung entsteht antikörperabhängige, zellvermittelte Zytotoxizität; **Wm/Wi** (Bevacizumab): bindet an Gefäßwachstumsfaktor VEGF, Hemmung der Tumorvaskularisierung; **Wm/Wi** (Blinatumomab): bindet an CD19 und CD3 ⇒ Bildung einer zytolytischen Synapse zwischen T-Zelle und Tumorzelle mit Freisetzung proteolytischer Enzyme; **Wm/Wi** (Brentuximab Vedotin): AK-Wirkstoff-Konjugat ⇒ setzt Zytostatikum frei ⇒ bindet an CD30-tragende Tumorzellen ⇒ Unterbrechung des Zellzyklus und programmierter Zelltod; **Wm/Wi** (Cetuximab): Blockierung von EGFR, dadurch Reduktion der Invasion von Tumorzellen ins Normalgewebe und Reduktion von Metastasenbildung; **Wm/Wi** (Daratumumab): humaner monoklonaler IgG-AK, der an CD38-Protein bindet, welches in hoher Konz. auf Tumorzellen des mult. Myeloms exprimiert wird ⇒ Apoptose; **Wm/Wi** (Eculizumab): rekombinanter humanisierter IgG-AK, der an das Komplementprotein C5 bindet, Hemmung der komplementvermittelten intravaskulären Hämolyse; **Wm/Wi** (Elotuzumab): Monoklonaler IgG1-Antikörper, der an SLAMF bindet, welches stark auf Myelomzellen exprimiert wird ⇒ erleichtert die Interaktion mit natürlichen Killerzellen; **Wm/Wi** (Necitumumab): humaner, monoklonaler IgG1-Antikörper, der an EGFR bindet ⇒ Hemmung der Angiogenese, Induktion von Apoptose bzw. Zelltod; **Wm/Wi** (Nivolumab, Pembrolizumab): PD-1-Inhibitor (Programmed-Cell-Death-Protein-1-Inhibitor) blockiert Bindung von PD-L1 u. PD-L2 an PD-1-Rezeptoren auf T-Zellen ⇒ T-Zell-Proliferation ↑, Zytokinbildung ↑, Immunantwort gegen Krebszellen ↑; **Wm/Wi** (Obinutuzumab): monoklon., humanisierter AK ⇒ bindet an CD-20-Transmembranantigen auf der Oberfläche nicht-maligner und maligner prä-B- und reifer B-Lymphozyten ⇒ direkter Zelltod, antikörperabhängige zel. Zytotoxizität und Phagozytose; **Wm/Wi** (Ofatumumab): humaner monoklonaler Antikörper ⇒ bindet an CD-20-Epitope, Lyse von Tumorzellen, Zelltodinduktion durch antikörperabhängige, zellvermittelte Zytotoxizität; **Wm/Wi** (Panitumomab): humaner monoklonaler IgG2-Antikörper gegen EGF-Rezeptor, dadurch Hemmung des Zellwachstums, Induktion der Apoptose und Verminderung der Produktion von Interleukin 8 und vaskulärem, endothelialem Wachstumsfaktor; **Wm/Wi** (Pertuzumab): humanisierter monoklonaler Antikörper ⇒ bindet an HER2 und hemmt Heterodimerisierung von HER2 mit anderen Rezeptoren der HER-Rezeptorfamilie ⇒ zellulärer Wachstumsstopp bzw. Apoptose; **Wm/Wi** (Ramucirumab): humaner Antikörper ⇒ bindet sepzifisch an VEGF Rezeptor-2 ⇒ verhindert die Liganden-stimulierte Aktivierung des VEGF Rezeptor-2 und der nachfolgenden Signalkaskaden ⇒ Proliferation und Migration der humanen Endothelzellen wird neutralisiert; **Wm/Wi** (Rituximab): bindet spezifisch an das Transmembran-Antigen CD20, das auf > 95% aller Zellen von Non-Hodgkin-Lymphomen des B-Zell-Typs exprimiert wird; **Wm/Wi** (Trastuzumab): monoklonaler AK gg. menschl. epidermalen Wachstumsfaktor 2 (HER2); **Wm/Wi** (Trastuzumab Emtansin): gegen HER2 gerichtetes Antikörper-Wirkstoff-Konjugat; Emtansin verleiht Zytostatikum Selektivität für Tumorzellen mit Überexpression von HER2; **UW:** s. allgemeine UW von Zytostatika → 168;

UW (Bevacizumab): Sepsis, Abszess, Infektion, (febrile) Neutropenie, Leuko-, Thrombozytopenie, Anämie, Ovarialinsuffizienz, Dehydrierung, Anorexie, periphere sensorische Neuropathie, Schlaganfall, Synkope, Somnolenz, Kopfschmerzen, Dysgeusie, Dysarthrie, Augenerkrankung, erhöhter Tränenfluss, kongestive Herzinsuffizienz, supraventrikuläre Tachykardie, Hypertonie, arterielle/venöse Thromboembolie, Asthenie, Fatigue, Lethargie, Schleimhautentzündung, Pyrexie, Diarrhoe, Übelkeit, Erbrechen, Obstipation, Schmerzen, Magen-Darm-Perforation, Ileus, Bauchschmerzen, Erkrankung des GI-Trakts, Blutungen, Lungenembolie, Dyspnoe, Hypoxie, Epistaxis, Rhinitis, Stomatitis, palmoplantares Erythrodysäthesiesyndrom, exfoliative Dermatitis, trockene Haut, Hautverfärbung, Muskelschwäche, Myalgie, Arthralgie, Proteinurie, Harnwegsinfektion; **UW** (Blinatumomab): Infektionen, (febrile) Neutropenie, Anämie, Thrombopenie, Leukopenie, Zytokinfreisetzungssyndrom, Hypokaliämie, Hypomagnesiämie, Hyperglykämie, verminderter Appetit, Schlaflosigkeit, Kopfschmerzen, Tremor, Schwindel, Hypotonie, Husten, Übelkeit, Verstopfung, Diarrhoe, Bauchschmerzen, Erbrechen, Exanthem, Rückenschmerzen, Gliederschmerzen, Arthralgie, Knochenschmerzen, Fieber, periph. Ödeme, Schüttelfrost, Fatigue, Brustschmerzen, Transaminasen- u. γGT-Erhöhung, Infusionsreaktionen, Sepsis, Pneumonie, Leukozytose, Lymphopenie, Überempfindlichkeit, Hypophosphatämie, Hypalbuminämie, Tumorlysesyndrom, Verwirrtheit, Desorientiertheit, Enzepahlopathie, Aphasie, Parästhesie, Krämpfe, kognitive Störungen, Gedächtnisstörungen, Tachykardie, Ödem, erniedrigte Immunglobuline, Bilirubinerhöhung;
UW (Brentuximab Vedotin): Infektion, Infektion der oberen Atemwege, Herpes zoster, Pneumonie, Neutropenie, Anämie, Thrombozytopenie, Hyperglykämie, periphere sensorische/motorische Neuropathie, Schwindel, demyelinisierende Polyneuropathie, Husten, Dyspnoe, Diarrhoe, Übelkeit, Erbrechen, Obstipation, Haarausfall, Juckreiz, Hautausschlag, Myalgie, Arthralgie, Rückenschmerzen, Fatigue, Fieber, infusionsbedingte Reaktionen, Schüttelfrost; **UW** (Catumaxomab): Lymphopenie, Leukozytose, Anämie, Neutrophilie, Thrombozythämie, Tachykardie, Vertigo, Bauchschmerzen, Übelkeit, Erbrechen, Diarrhoe, Ileus, Obstipation, Flatulenz, Reflux, Stomatitis, Fieber, Schüttelfrost, Schmerzen, Asthenie, Ödeme, Durst, Hyperbilirubinämie, Hepatitis, Infektionen, Anorexie, Elektrolytstrg., Arthralgie, Rückenschmerzen, Myalgie, Angst, Oligurie, Proteinurie, Hämaturie, Dyspnoe, Hautausschlag, Hypo-/Hypertonie, Hitzewallungen; **UW** (Cetuximab): Atemnot, Paronychie, Konjunktivitis, akneartiges Exanthem; **UW** (Daratumumab): Pneumonie, Nasopharyngitis, Infektion der oberen Atemwege, Anämie, Thrombopenie, Leukopenie, Lymphopenie, Appetitminderung, Kopfschmerzen, Hypertonie, Husten, verstopfte Nase, Dyspnoe, Übelkeit, Diarrhoe, Obstipation, Erbrechen, Rückenschmerzen, Arthralgie, Gliederschmerzen, muskuloskelettale Brustschmerzen, Fatigue, Pyrexie, Schüttelfrost, infusionsbedingte Reaktion; **UW** (Eculizumab): Schwindel, Dysgeusie, Parästhesie, Vertigo, progressive Hypertonie, Husten, verstopfte Nase, Pharynx-/Larynxschmerzen, Bauchschmerzen, Obstipation, Diarrhoe, Dyspepsie, Übelkeit, Erbrechen, Alopezie, trockene Haut, Pruritus, Exanthem, Arthralgie, Rückenschmerzen, Myalgie, Nackenschmerzen, Extremitätenschmerzen, Dysurie, Spontanerektion, Thoraxbeschwerden, Schüttelfrost, Fatigue, Asthenie, infusionsbed. Reaktion, Ödeme, Fieber, pos. Coombs-Test; **UW** (Elotuzumab): Herpes zoster, Nasopharyngitis, Pneumonie, Infekt d. oberen Atemwege, Lymphopenie, Hypersensitivität, Stimmungsschwankungen, Kopfschmerzen, Hypästhesie, Husten, tiefe Venenthrombose, oropharyngeale Schmerzen, Diarrhoe, Nachtschweiß, Brustschmerzen, Fatigue, Fieber, Gewichtsverlust, infusionsbedingte Reaktionen;

UW (Necitumumab): Harnwegsinekt, Kopfschmerzen, Dysgeusie, Konjunktivitis, venöse/arterielle thromboembolische Ereignisse; Phlebitis, Hämoptysen, Epistaxis, oropharyngeale Schmerzen, Erbrechen, Stomatitis, Dysphagie, Mundulzerationen, Hautreaktionen, Überempfindlichkeitsreaktionen, Muskelkrämpfe, Dysurie, Pyrexie, Hypomagnesiämie, Hypokalzämie, Hypophosphatämie, Hypokaliämie, Gewichtsabnahme;
UW (Nivolumab): häufig: Infekt. der oberen Atemwege, infusionsbed. Reaktion, Hypothyreose, Hyperthyreose, Hyperglykämie, Hyponatriämie, Appetit ↓, periphere Neuropathie, Kopfschmerzen, Schwindelgefühl, Hypertonie, Pneumonitis, Dyspnoe, Husten, Diarrhö, Übelkeit, Kolitis, Stomatitis, Erbrechen, Bauchschmerzen, Obstipation, Hautausschlag, Juckreiz, Vitiligo, trockene Haut, Erythem, Alopezie, Muskel- und Skelettschmerzen, Arthralgie, Müdigkeit, Pyrexie, Ödeme (einschließl. peripheres Ödem), AST/ALT/Gesamtbilirubin/alkal. Phosphatase/Kreatinin ↑, Lymphozytopenie, Thrombozytopenie, Anämie, Lipase/Amylase ↑, Neutropenie; **UW** (Obinutuzumab): Harnweginfektion, Nasopharyngitis, Lippenherpes, Rhinitis, Pharyngitis, Plattenepithelkarzinom der Haut, Neutropenie, Thrombozytopenie, Anämie, Leukopenie, Tumorlysesyndrom, Hyperurikämie, Vorhofflimmern, Hypertonie, Husten, Diarrhoe, Obstipation, Alopezie, Arthralgie, Rückenschmerzen, muskuloskelettale Thoraxschmerzen, Fieber, Gewichtszunahme, infusionsbedingte Reaktionen; **UW** (Ofatumumab): Infektionen, Sepsis, Neutropenie, Anämie, Thombopenie, allerg. Reaktion, Tachykardie, Hypo-/Hypertonie, Bronchospasmus, Husten, Hypoxie, Dyspnoe, Brustbeschwerden, Exanthem, Fatigue, Hyperhidrose, Dünndarmobstruktion, Diarrhoe, Übelkeit, Pruritus, Rückenschmerzen, Fieber, Schüttelfrost; **UW** (Panitumomab): Exanthem, akneiforme Dermatitis, Exfoliation, Paronychie, Pruritus, Fissuren, Diarrhoe, Fatigue, Infusionsreaktionen, Elektrolytverschiebungen, Nausea, Emesis, Dyspnoe, Husten, Kopfschmerzen, Konjunktivitis, Wimpernwachstum, Stomatitis, Onycholyse, Hypertrichose, Alopezie, trockene Haut/Nase/Mund, Lungenembolie; **UW** (Pembrolizumab): häufig: Anämie, Thrombozytopenie, Hypophysitis, HyperHypothyreose, verminderter Appetit, Dehydrierung, Kopfschmerzen, Dysgeusie, periphere Neuropathie, Schwindel, Parästhesie, trockene Haut, Vertigo, Hitzewallungen, Pneumonitis, Dyspnoe, Husten, Diarrhö, Übelkeit, Komitees, Erbrechen, Abdominalschmerzen, Obstipation, Mundtrockenheit, aufgeblähtes Abdomen, Hautausschlag, Pruritus, Schwere Hautreaktionen, Vitiligo, Hauttrockenheit, Erythem, Ekzem, Hyperhidrose, Hypopigmentierung der Haut, Alopezie, Athralgie, Myalgie, Muskelschwäche, muskuloskelettale Schmerzen, Schmerzen in den Extremitäten, Rückenschmerzen, Arthritis, Muskelkrämpfe, muskuloskelettale Steifheit, Müdigkeit, Erschöpfung, Asthenie, Fieber, Schleimhautentzündungen, periphere Ödeme, grippeähnliche Erkrankung, Schüttelfrost, Aspartataminotransferase (AST) ↑, Alaninaminotransferase (ALT) ↑, Gewicht ↓, alkalischer Phosphatase im Blut ↑, infusionsbed. Reaktionen; **UW** (Pertuzumab): Infektion der oberen Atemwege, Nasopharyngitis, (febrile) Neutropenie, Leukopenie, Anämie, Überempfindlichkeit, anaphylakt. Reaktion, infusionsbedingte Reaktion/Zytokin-Freisetzungs-Syndrom, Appetit ↓, Schlaflosigkeit, periphere (sensorische) Neuropathie, Kopfschmerzen, Schwindel, Dysgeusie, Tränensekretion ↑, linksventrikuläre Dysfunktion, Dyspnoe, Husten, Pleuraerguss, Diarrhoe, Erbre-chen, Stomatitis, Übelkeit, Obstipation, Dyspepsie, Alopezie, Exanthem, Nagelveränderungen, Pruritus, trockene Haut, Myalgie, Arthralgie, Mukositis, Ödem, Schmerzen, Pyrexie, Fatigue, Asthenie, Schüttelfrost; **UW** (Ramucirumab): Neutro-/Leukopenie, Thrombozytopenie, Hypoalbuminämie, Hypertonie, Epistaxis, gastrointestinale Blutungsereignisse, Stomatitis, Diarrhoe, Proteinurie, Fatigue/Asthenie, periph. Ödeme, Hypokaliämie, Hyponatriämie, Kopfschmerzen, abd. Schmerzen;

UW (Rituximab): Hypertonie, Angina pectoris od. Herzinsuff. bei bek. Herzerkrankung, Husten, Sinusitis, Bronchitis (obliterans), Dyspepsie, Transaminasen ↑, Kopfschmerz, Tumorschmerz, Parästhesien, Schwindel, Angstgefühl, allerg. Reaktionen (u.a. Dyspnoe, Bronchospasmus, Angioödem), Nachtschweiß, periphere Ödeme, Arthralgien, Myalgien, Knochenschmerz, Konjunktivitis, Hyperkalzämie, LDH ↑, Lymphadenopathie, Geschmacksveränderungen; **UW** (Trastuzumab): Vasodilatation, Tachykardie, Herzinsuffizienz, Kardiomyopathie, Ischämie, Perikarderguss, Herzstillstand, Kopfschmerzen, Schwindel, Parästhesien, Neuropathie, Tremor, Depression, allerg. Reaktionen (u.a. Dyspnoe, Bronchospasmus, Urtikaria, Angioödem, Anaphylaxie), Arthralgie, Myalgie, Mastitis, transienter Tumorschmerz, Ödeme, AK-Bildung; **UW** (Trastuzumab Emtansin): Harnweginfektion, Neutro-, Leukozytopenie, Arzneimittelüberempfindlichkeit, Hypokaliämie, Insomnie, periph. Neuropathie, Kopfschmerzen, Schwindel, Dysgeusie, Gedächtnisstrg., trockenes Auge, Konjunktivitis, verschwommenes Sehen, verstärkte Tränensekretion, LV-Dysfkt., Blutung, Hypertonie, Epistaxis, Husten, Dyspnoe, Stomatitis, Diarrhoe, Erbrechen, Übelkeit, Obstipation, Mundtrockenheit, Abdominalschmerz, Dyspepsie, Zahnfleischbluten, Ausschlag, Pruritus, Alopezie, Nagelstörungen, Hand-Fuß-Syndrom, Urtikaria, Myalgie, Arthralgie, Fatigue, Fieber, Asthenie, Schüttelfrost, peripheres Ödem, erhöhte Transaminasen/aP, infusionsbed. Reaktionen; **KI** (Bevacizumab): Überempf. gegen Wirkstoff, CHO-Zellprodukte o. a. rekomb. humane/humanisierte AK, Grav.; **KI** (Blinatomomab): bek. Überempfindlichkeit, Lact.; **KI** (Brentuximab Vedotin): bek. Überempfindlichkeit, kombin. Anw. mit Bleomycin; **KI** (Daratumumab): bek. Überempf.; **KI** (Elotuzumab): bek. Überempf.; **KI** (Necitumumab): bek. schw. oder lebensbedrohliche Überempf.; **KI** (Nivolumab): siehe FI; **KI** (Obinutuzumab): bek. Überempf.; **KI** (Pembrolizumab): siehe Fachlnfo; **KI** (Pertuzumab): bek. Überempf.; **KI** (Ramucirumab): bek. Überempf.; **KI** (Rituximab): bek. Überempf., aktive/schwere Infektionen, stark geschwächte Immunabwehr; **KI** (Trastuzumab Emtansin): bek. Überempf.

Bevacizumab Rp	HWZ 20d, Lact ?
Avastin *Inf.Lsg. 100mg/4ml, 400mg/16ml*	**Kolorektales Karzinom:** 5-10mg/kg i.v. d1, Wdh. d15 oder 7.5-15mg/kg d1, Wdh. d22; Kombination mit 5-FU/Folinsäure/Irinotecan; **Mamma-Ca:** 10mg/kg i.v. d1, Wdh. d15 oder 15mg/kg d1, Wdh. d22; **nichtkleinzelliges Bronchial-Ca:** 7.5 bzw. 15mg/kg d1, Wdh. d22, Komb. mit platinhaltiger Chemoth.; **Nierenzell-Ca:** 10mg/kg d1, Wdh. d15, Komb. mit Interferon; **epitheliales Ovarial-Ca, Eileiter-Ca, prim. Peritoneal-Ca:** Primärbeh.: 15mg/kg i.v. d1, Wdh. d22, in Komb. mit Carboplatin und Paclitaxel; Rezidiv: 15mg/kg d1, Wdh. d22, in Komb. mit Carboplatin und Gemcitabin; **DANI, DALI** keine Daten

Blinatumomab Rp	HWZ 2h, PRC C, Lact ?
Blincyto *Inf.Lsg. 38.5µg*	**Philadelphia-Chrom.-neg., rezidiv. oder refr. B-Vorläufer ALL:** 9µg/d Dauerinf. i.v. d1-7, 28µg/d d8-28, dann 2W Pause, danach 28µg/d d1-28; **DANI** leichte-mäßige NI: 100%; schw. NI: keine Daten; **DALI** keine Daten

Brentuximab Vedotin Rp	HWZ 4-6d, PPB 68-82% PRC C, Lact ?
Adcetris *Inf.Lsg. 50mg/10ml*	**Rezidiviertes/refraktäres CD30+Hodgkin-Lymphom, rezidiv. refraktäres großzelliges anaplastisches Lymphom:** 1.8mg/kg i.v. über 30min alle 21d, 8-16 Zyklen; **DANI, DALI** k.A.
Catumaxomab Rp	HWZ 0.7-17
Removab *Inf.Lsg. 10µg/0.1ml, 50µg/0.5ml*	**Maligner Aszites bei EpCAM-pos. Ca:** 10µg intraperitoneal an d1, 20µg d3, 50µg d7, 150µg d10; **DANI, DALI** k.A.
Cetuximab Rp	HWZ 70-100h
Erbitux *Inf.Lsg. 100mg/20ml, 500mg/100ml*	**Kolorektales Karzinom, fortgeschrittenes Plattenepithel-Ca im Kopf-/Halsbereich:** ini 400mg/m² i.v. d1, dann 1 x/W 250mg/m²; **DANI, DALI** k.A.
Daratumumab Rp	HWZ 18d
Darzalex *Inf.Lsg. 100mg/5ml*	**Rezidiviertes und refraktäres multiples Myelom:** 16mg/kg i.v. W1-8: 1x/W; W9-24: alle 2W; W25 bis Progress: alle 4W; Begleit-Medikation beachten, s. FachInfo; **DANI** nicht erforderl.; **DALI** leichte LI: 100%; mäßige bis schwere LI: keine Daten
Eculizumab Rp	HWZ 11d
Soliris *Inf.Lsg. 300mg/30ml*	**Par. nächt. Hämoglobinurie:** ini 600mg i.v. 1x/W f. 4W, dann 900mg alle 14d; **atyp. häm.-uräm. Synd.:** ini 900mg i.v. 1 x/W für 4W, dann 1200mg alle 14d; **DANI** nicht erforderlich; **DALI** keine Daten
Elotuzumab Rp	
Empliciti *Inf.Lsg. 300, 400mg*	**Multiples Myelom mit mindestens einer Vorbehandlung:** 10mg/kg i.v. d1, 8, 15, 22 Wdh. d29, nach 2 Zyklen: d1, 15, Wdh. d29; Kombination mit Lenalidomid; **DANI** nicht erford.; **DALI** leichte LI: 100%; mäßige bis schwere Li: keine Daten
Necitumumab Rp	HWZ 14d
Portrazza *Inf.Lsg. 800mg/50ml*	**Fortgeschrittenes EGFR-exprimierendes NSCLC:** 800mg i.v. d1, 8, Wdh. d22, Komb. m. Gemcitabin, Cisplatin; **DANI** (leicht-moderat) nicht erforderlich; schwer: keine Daten; **DANI** (moderat-schwer) keine Daten

Nivolumab Rp	HWZ 11d
Opdivo *Inf.Lsg. 40mg/4ml, 100mg/10ml*	**Fortgeschrittenes (nicht-resezierbares oder metastasierendes) Melanom:** 3mg/kg alle 2Wo über 60min i.v.; **DANI** (leicht, moderat) nicht erforderlich, (schwer) keine Daten; **DALI** (leicht, mäßig) nicht erforderlich, (schwer) keine Daten; Grav.: keine Daten
Obinutuzumab Rp	HWZ 30d, PRC C, Lact ?
Gazyvaro *Inf.Lsg. 1000mg/40ml*	**CLL Komb. mit Chlorambucil: Zyklus 1:** 100mg i.v. d1, 900mg d2, 1000mg d8 und 15, Wh. d29, **Zyklus 2-6:** 1000mg an d1; **DANI** CrCl > 30: nicht erforderlich, < 30: keine Daten; **DALI** keine Daten
Ofatumumab Rp	HWZ 1.3d (1.), 11.5d (4.), 15.8d (8.Inf.), PRC C, Lact ?
Arzerra *Inf.Lsg. 100mg/5ml, 1000mg/50ml*	**CLL** (refraktär auf Fludarabin u. Alemtuzumab): ini 300mg i.v. (12ml/h, steigern bis max. 200ml/h), dann 2000mg (25ml/h, steigern bis max. 400ml/h) 1 x/W für 8 W, dann 2000mg 1 x alle 4W; **DANI** CrCl > 30: 100%, < 30: keine Daten; **DALI** keine Daten
Panitumumab Rp	HWZ 7.5d
Vectibix *Inf.Lsg. 100mg/5ml, 400mg/20ml*	**Metastasiertes EGFR-exprimierendes kolorektales Karzinom:** 6mg/kg alle 14d über 60min. i.v., Verdünnung mit NaCl auf < 10mg/ml; **DANI, DALI** k.A.
Pembrolizumab Rp	**HWZ 26d**
Keytruda *Inf.Lsg. 50mg/2ml*	**Fortgeschrittenes (nicht-resezierbares oder metastasierendes) Melanom:** 2mg/kg alle 3W über 30min i.v.; **DANI** (leicht, moderat) nicht erforderlich, (schwer) keine Daten; **DALI** (leicht) n. erforderlich, (moderat, schwer) keine Daten; Grav.: keine Daten
Pertuzumab Rp	HWZ 18d, PRC C, Lact ?
Perjeta *Inf.Lsg. 420mg/14ml (30mg/ml)*	**HER2-positives metastasiertes oder lokal rezidivierendes, inoperables Mamma-Ca:** ini 840mg über 60 min. i.v., Erhaltungsdosis 420mg alle 3 Wochen über 30-60 min. i.v.; **DANI** CrCl > 30: 100%, < 30: k.A.; **DALI** k.A.

Ramucirumab Rp	HWZ 15d, PRC C, Lact ?
Cyramza *Inf.Lsg. 100mg/10ml, 500mg/50ml*	**Fortgeschrittenes Adeno-Ca des Magens oder gastroösophagealen Übergangs mit Tumorprogress nach Platin- und Fluoropyrimidin-haltiger Chemotherapie:** Monotherapie: 8mg/kg über 60min i.v. alle 2W; Kombination mit Paclitaxel: 8mg/kg KG i.v. d1, 15, Wdh. d29; **DANI/DALI** keine Daten
Siltuximab Rp	HWZ 12-18d
Sylvant *Inf.Lsg. 100, 400mg*	**Multizentrische Castlemann-Krankheit, HIV- u. HHV-8 neg.:** 11mg/kg über 1h i.v. d1, Wdh. d22 bis zum Therapieversagen; **DANI, DALI** keine Daten
Rituximab Rp	HWZ 76-206h
MabThera *Inf.Lsg. 100, 500mg* **MabThera SC** *Inj.Lsg. 1400mg/11.7ml*	**Follikuläres Lymphom:** Monotherapie: 375mg/m² i.v. d1, Wdh. d8, 15, 22; Komb. mit CVP-Schema: 375mg/m² d1; Induktionsther.: 1 x 1400mg s.c. pro Zyklus; Erhaltungstherapie: 1 x 1400mg s.c. alle 2M bzw. alle 3M beim rezidivierenden/refraktärem foll. Lymphom; **CD20+ großzellig diffuses B-Zell-Lymphom:** 375mg/m² i.v. d1 bzw. 1 x 1400mg s.c. pro Zyklus, Komb. mit CHOP-Schema; **CLL:** 375mg/m² d1 + Chemotherapie, ab 2. Zyklus 500mg/m², insgesamt 6 Zyklen; **rheumatoide Arthritis:** 1g i.v. d1, Wdh. d15; **DANI, DALI** k.A.
Trastuzumab Rp	HWZ 28.5d
Herceptin *Inf.Lsg. 150mg* **Herceptin s.c.** *Inj.Lsg. 600mg/5ml*	**Mamma-Ca mit HER2-Überexpression:** metastasiert: ini 4mg/kg i.v. d1, dann 2mg/kg 1 x/W; Frühstadium: ini 8mg/kg i.v., dann 6mg/kg alle 3W; 600mg s.c. alle 3W; **metastasiertes Magen-Ca mit HER2-Überexpression:** ini 8mg/kg i.v. d1, dann 6mg/kg alle 3W; 600mg s.c. alle 3W, Komb. mit Capecitabin oder 5-FU u. Cisplatin; **DANI** k.A.
Trastuzumab Emtansin Rp	HWZ 4d
Kadcyla *Inf.Lsg. 100, 160mg*	**Inoperables o. metastasiertes Mamma-Ca (HER2-positiv):** 3.6mg/kg i.v. d1, Wdh. d22; **DANI** leicht bis mäßig eingeschränkte Fkt.: nicht erf.; schwere Funktionseinschränkung: engmaschige Überwachung; **DALI** keine Daten

7.15 Weitere antineoplastische Mittel

Wm/Wi (Aflibercept): agiert als löslicher Rezeptor und bindet an VEGF-A, -B und PIGF ⇒ blockiert rezeptorvermittelte Signalübertragung ⇒ hemmt Wachstum von neuen Gefäßen;
Wm/Wi (Aldesleukin): vergleichbar mit nativem humanen IL-2 ⇒ vielfältige immunologische Effekte ⇒ inhibiert Wachstum und Ausbreitung von Tumoren;
Wm/Wi (Alitretinoin): Vitamin A verwandtes Hormon, steuert Prozess der Zelldifferenzierung und -proliferation;
Wm/Wi (Amsacrin): Interkalation in die DNA, dadurch Hemmung der DNA-Synthese, DNA-Brüche, Chromosomenaberrationen und falsche Chromosomenteilungen;
Wm/Wi (Anagrelid): Hemmung der zyklischen AMP-Phosphodiesterase III, Verzögerung der Megakaryozytenreifung;
Wm/Wi (Asparaginase): Senkung des Asparaginspiegels ⇒ Stillstand der Proteinsynthese;
Wm/Wi (Bexaroten): selektive Bindung und Aktivierung der drei RXR;
Wm/Wi (Bortezomib, Carfilzomib): Proteasom-Inhibitor;
Wm/Wi (Eribulin): hemmt die Wachstumsphase der Mikrotubuli und kapselt Tubulin in nicht produktive Aggregate ab ⇒ Mitoseblockade und apoptotischer Zelltod;
Wm/Wi (Estramustin): antimitotische und antimikrotubuläre Effekte durch Interaktion mit mikrotubuliassoziierten und Tau-Proteinen; estragene Komponente ⇒ LH ↓, FSH ↓ ⇒ Androgenproduktion ↓;
Wm/Wi (Folinsäure): Blockade der Thymidilatsynthase, Hemmung der DNA-Synthese;
Wm/Wi (Histaminhydrochlorid): Hemmung der NAPDH-Oxidase ⇒ Schutz der von IL-2 aktivierten NK- und T-Zellen vor sauerstofffreier Radikal-induzierter Inhibition u. Apoptose
Wm/Wi (Hydroxycarbamid): Blockade des Ribonukleotidreduktase-Systems ⇒ Hemmung der DNA-Synthese;
Wm/Wi (Idelalisib): Hemmung der Phosphatidylinositol-3-Kinase p110δ ⇒ induziert Apoptose und hemmt die Proliferation in Zelllinien aus malignen B-Lymphozyten und Primärtumorzellen;
Wm/Wi (Lenalidomid): Proliferationshemmung bestehender hämatopoetischer Tumorzellen, Hemmung der Angiogenese, Produktionshemmung von TNF-alpha und IL-6;
Wm/Wi (Mifamurtid): Analogon von Muramyldipeptid (Bestandteil der Zellwand von Mycobacterium sp.) ⇒ bindet an NOD2, ein starker Monozyten-/Makrophagen-aktivator;
Wm/Wi (Miltefosin): Hemmung membranständiger Enzymsysteme;
Wm/Wi (Mitotan): bindet kovalent an die Makromoleküle der Mitochondrien ⇒ Zerstörung der Mitochondrien, Zelltod und Nekrose, wirkt selektiv zytotoxisch auf die Zonae fasciculata und retikularis, hemmt die Produktion von Kortikosteroiden und beeinflusst den extraadrenalen Metabolismus von endogenen und exogenen Steroiden;
Wm/Wi (Olaparib): Inhibitor der humanen Poly(ADP-ribose)-Polymerase-Enzyme (PARP), die zur effizienten Reparatur von DNA-Einzelstrangbrüchen benötigt werden ⇒ genomische Instabilität ⇒ Absterben der Tumorzelle;
Wm/Wi (Panobinostat): Hemmung der Histon-Deacetylase ⇒ Akkumulation acetylierter Histo ⇒ Stillstand des Zellzyklus und/oder Apoptose transformierter Zellen;
Wm/Wi (Pentostatin): Hemmung der Adenosin-Deaminase, direkte Hemmung der RNA-Synthese und erhöhte Schädigung der DNA;

Wm/Wi (Pomalidomid): direkt gegen das Myelom gerichtete, tumorizide Wirkung, immunmodulierende Wirkungen, hemmt das Tumorzellwachstum beim multiplen Myelom, hemmt die Proliferation und induziert die Apoptose hämatopoetischer Tumorzellen, hemmt die Proliferation von Lenalidomid-resistenten Zelllinien, hemmt die Angiogenese, verstärkt die durch T-Zellen und Killerzellen vermittelte Immunität, hemmt die Bildung von proinflammatorischen Zytokinen;
Wm/Wi (Thalidomid): Suppression der TNF-alpha-Produktion, Hemmung bestimmter Adhäsionsmoleküle und der antiangiogenetischen Aktivität ⇒ immunmodulatorisch, antiinflammatorisch, antineoplastisch;
UW (Aflibercept): (neutropenische) Infektion, Sepsis, HWI, Nasopharyngitis, Leuko-, Neutro-, Thrombopenie, Überempf., Appetit ↓, Gewicht ↓, Dehydratation, Kopfschmerzen, Hypertonie, Blutung, arterielle/venöse Thromboembolie, Dyspnoe, Epistaxis, Dysphonie, Schmerzen im Oropharynx, Rhinorrhoe, Diarrhoe, Stomatitis aphtosa, Abdominalschmerz, Rektalblutung, Fistel, Hämorrhoiden, Zahnschmerzen, Proktalgie, GOT/GPT ↑, palmoplantares Erythrodysästhesiesyndrom, Hauthyperpigmentierung, Proteinurie, Kreatinin ↑, Schwächezustände;
UW (Aldesleukin): Infektion des Respirationstrakts, Sepsis, Anämie, Thrombozytopenie, Leukopenie, Koagulopathie (u.a. DIC), Eosinophilie, Hypothyreose, Hyperthyreose, Anorexie, Azidose, Hyperglykämie, Hypo-/Hyperkalziämi ⇒, Hyperkaliämie, Dehydratation, Angstgefühl, Verwirrtheit, Depression, Schlaflosigkeit, Reizbarkeit, Agitiertheit, Halluzinationen, Schwindel, Kopfschmerzen, Parästhesie, Somnolenz, Neuropathie, Synkopen, Sprachstörungen, Verlust des Geschmacksinns, Lethargie, Konjunktivitis, Tachykardie, Arrhythmie, Brustschmerzen, Zyanose, vorübergehende EKG-Veränderungen, Myokardischämie, Palpitationen, kardiovask. Erkrankungen (u.a. Herzversagen), Hypotonie, Hypertonie, Phlebitis, Dyspnoe, Husten, Lungenödem, Pleuraergüsse, Hypoxie, Hämoptyse, Epistaxis, nasale Kongestion, Rhinitis, Übelkeit, Erbrechen, Diarrhoe, Stomatitis, Dysphagie, Dyspepsie, Obstipation, gastrointest. Blutungen, Hämatemesis, Aszites, Cheilitis, Gastritis, GOT/GPT/aP/LDH/Bilirubin/Harnstoff/Kreatinin ↑, Hepatomegalie, Hepatosplenomegalie, Erythem, Ausschlag, exfoliative Dermatitis, Pruritus, Schwitzen, Alopezie, Urtikaria, Myalgie, Arthralgie, Oligurie, Hämaturie, Nierenversagen, Anurie, Reaktion/Schmerzen/Entzündung/Knötchen an der Injektionsstelle, Fieber, Schüttelfrost, Unwohlsein, Asthenie, Müdigkeit, Schmerzen, Ödeme, Gewicht ↑/↓, Hypothermie; **UW** (Alitretinoin, lokal): Erythem, Ödem, Pruritus, Krustenbildung, Nässen, exfoliative Dermatitis, Schmerzen; **UW** (Amsacrin): Herzinsuffizienz, Herzstillstand, transient Transaminasen ↑, Gelbfärbung, periphere und zentrale Neurotoxizität mit Kopfschmerzen, Verwirrtheit, Krampfanfällen; **UW** (Anagrelid): Anämie, Flüssigkeitsretention, Kopfschmerzen, Schwindel, Palpitationen, Tachykardie, Müdigkeit, Exanthem, Übelkeit, Erbrechen, Diarrhoe, Bauchschmerzen; **UW** (Asparaginase): Transaminasen ↑, Hepatitis, Pankreatitis, Hyperglykämie, Strg. der Gerinnungsfaktorsynthese, thromboembolische Ereignisse, Blutungen, akutes Nierenversagen, reversible Enzephalopathie: Antriebslosigkeit, Somnolenz, Verwirrtheit, hirn-organisches Psychosyndrom (chronisch), allergische Reaktionen bis zum anaphylaktischen Schock; **UW** (Bexaroten): Hyperlipämie, Hyperthyroidismus, Hypercholesterinämie, Kopfschmerzen, Schmerzen; **UW** (Bortezomib): Dehydratation, periphere Neuropathie, Kopfschmerzen, orthostatische Hypotonie, Dyspnoe, Myalgie, Anorexie, Obstipation;
UW (Carfilzomib): s. FachInfo;

UW (Eribulin): HWI, orale Candidiasis, Infektion der oberen Atemwege, Nasopharyngitis, Rhinitis, Neutropenie, Leukopenie, Anämie, Thrombozytopenie, Lymphopenie, Appetit ↓, Hypokaliämie, Hypomagnesiämie, Dehydratation, Hyperglykämie, Hypophosphatämie, Insomnie, Depression, periphere Neuropathie, Kopfschmerzen, Dysgeusie, Schwindel, Hypoästhesie, Lethargie, Neurotoxizität, Tränenfluss ↑, Konjunktivitis, Vertigo, Tachykardie, Hitzewallungen, Dyspnoe, Husten, oropharyngeale Schmerzen, Epistaxis, Rhinorrhoe, Übelkeit, Obstipation, Diarrhoe, Erbrechen, Bauchschmerzen, Stomatitis, Mundtrockenheit, Dyspepsie, gastroösophageale Refluxkrankheit, Mundschleimhautgeschwüre, aufgetriebenes Abdomen, GOT/GPT ↑, Alopezie, Hautausschlag, Pruritus, Nagelerkrankungen, nächtl. Schweißausbrüche, palmarplantare Erythrodysästhesie, trockene Haut, Erythem, Hyperhidrose, Arthralgie, Myalgie, Schmerzen in Extremitäten, Muskelspasmen, muskuloskelettale Schmerzen, Muskelschwäche, Knochenschmerzen, Rückenschmerzen, Müdigkeit, Asthenie, Pyrexie, peripheres Ödem, Schüttelfrost, grippeähnl. Zustand, Gewicht ↓;
UW (Estramustin): Ischämie, Herzinsuff., Ödeme, transient Transaminasen ↑, Gynäkomastie, Missempfindungen im Perineum bzw. Prostatabereich;
UW (Folinsäure): hochdosiert GI-Strg.;
UW (Histamindihydrochlorid + IL-2): Eosinophilie, Thrombozytopenie, Anorexie, Schlaflosigkeit, Kopfschmerzen, Benommenheit, Geschmacksstörungen, Tachykardie, Palpitationen, Flush, Hypotonie, Husten, Dyspnoe, verstopfte Nase, Übelkeit, Dyspepsie, Durchfall, Erbrechen, Oberbauchbeschwerden, trockener Mund, Hautausschlag, Erytheme, vermehrtes Schwitzen, Nachtschweiß, Pruritus, Arthralgie, Myalgie, Gliederschmerzen, Rückenschmerzen, influenzaartige Erkrankung, Schüttelfrost, Entzündung/Schmerzen/Urtikaria/Pruritus/Exanthem/blaue Flecke/Granulome an der Injektionsstelle, Schwächegefühl, Schmerzen in der Brust;
UW (Hydroxycarbamid): akute Pulmotoxizität mit diffuser pulmonaler Infiltration/Lungenödem, Obstipation, transiente Transaminasenerhöhung, Proteinurie, Hyperurikämie, periphere/zentrale Neurotoxizität;
UW (Idelalisib): Infektionen, Neutropenie, Pneumonitis, Diarrhoe, Kolitis, Transaminasen/Triglyceride ↑, Exanthem, Pyrexie;
UW (Lenalidomid): Neutropenie, Müdigkeit, Asthenie, Obstipation, Muskelkrämpfe, Thrombopenie, Anämie, Diarrhoe, Exanthem, venöse Thromboembolie;
UW (Mifamurtid): Infektionen und parasitäre Erkrankungen, Tumorschmerzen, Anämie, Leukopenie, Thrombopenie, Anorexie, Dehydratation, Verwirrtheit, Depression, Angstzustände, Verschwommensehen, Hörstörungen, Tachykardie, Hypo-/Hypertonie, Dyspnoe, Pleuraerguss, Husten, Diarrhoe, Emesis, Hyperhidrosis, Exanthem, Arthralgien, Myalgien, Dysurie, Dysmenorrhoe, Fieber, Schüttelfrost, Schmerzen, Ödeme;
UW (Mitotan): subjektive und objektive Symptome einer Hypervitaminose A, Retinoic-Acid-Syndrome, Lethargie, Ataxie, Schwäche, Schwindel, Anorexie, Hypertonie, Hämaturie, hämorrhagische Zystitis, Albuminurie, Leberveränderungen, bei hoher Dosierung M. Addison;
UW (Olaparib): Appetit ↓, Kopfschmerzen, Schwindel, Dysgeusie, Übelkeit, Erbrechen, Diarrhoe, Dyspepsie, Oberbauchschmerzen, Stomatitis, Erschöpfung, Anämie, Neutropenie, Lymphopenie, Thrombozytopenie, Anstieg des Kreatinin-Wertes/MCV;
UW (Olaparib): Appetit ↓, Kopfschmerzen, Schwindel, Dysgeusie, Übelkeit, Erbrechen, Diarrhoe, Dyspepsie, Oberbauchschmerzen, Stomatitis, Erschöpfung, Anämie, Neutropenie, Lymphopenie, Thrombozytopenie, Kreatinin-Wert/MCV ↑;

UW (Panobinostat): Infektion d. oberen u. unteren Atemwege, Pneumonie, septischer Schock, Harnwegsinfektion, Virusinfektion, orale Herpesinfektion, Clostridium-difficile-Kolitis, Otitis media, Zellulitis, Sepsis, Gastroenteritis, Candidiasis, Panzytopenie, Thrombopenie, Anämie, Leukopenie, Neutropenie, Lymphopenie, Hypothyreose, verminderter Appetit, Hypophosphatämie, Hyponatriämie, Hypokaliämie, Hyperglykämie, Dehydration, Hypalbuminämie, Flüssigkeitsretention, Hyperurikämie, Hypokalzämie, Hypomagnesiämie, Schlaflosigkeit, Schwindel, Kopfschmerz, intrakranielle Blutung, Synkope, Tremor, Geschmacksstörung, Bindehautblutung, Bradykardie, Vorhofflimmern, Sinustachykardie, Tachykardie, Palpitation, QT-Verlängerung, Hypotonie, Hypertonie, Hämatom, orthostatische Hypotonie, Husten, Dyspnoe, respiratorische Insuffizienz, Lungenrasseln, Giemen, Epistaxis, Diarrhoe, Übelkeit, Erbrechen, Abdominalschmerz, Dyspepsie, GI-Blutung, Hämatochezie, Gastritis, Cheilitis, aufgeblähter Bauch, Mundtrockenheit, Flatulenz, anomale Leberfunktion, Anstieg von Bilirubin, Transaminasen, aP, Kreatinin, Harnstoff; verminderte GFR, Hautläsionen, Ausschlag, Erythem, Gelenkschwellung, Nierenversagen, Hämaturie, Harninkontinenz, Fatigue, peripheres Ödem, Fieber, Asthenie, Schüttelfrost, Unwohlsein, Gewichtsverlust;
UW (Pentostatin): EKG-Veränderungen, Herzinsuffizienz, transiente Transaminasenerhöhung, Photosensibilität, Pruritus, Keratokonjunktivitis, periorbitales Ödem;
UW (Pomalidomid): (Broncho-)Pneumonie, neutropenische Sepsis, Bronchitis, Atemweginfektion, Nasopharyngitis, (febrile) Neutropenie, Thrombozytopenie, Anämie, Leukopenie, Appetit ↓, Hyperkaliämie, Hyponatriämie, Verwirrtheit, Bewusstseinstrübung, periphere sensorische Neuropathie, Schwindel, Tremor, Vertigo, tiefe Venenthrombose, Dyspnoe, Husten, Lungenembolie, Diarrhoe, Nausea, Obstipation, Erbrechen, Hautausschlag, Pruritus, Knochenschmerzen, Muskelkrämpfe, Nierenversagen, Harnverhalt, Unterleibsschmerzen, Fatigue, Pyrexie, periphere Ödeme, Erhöhung der GPT; Bilirubin-, aP-, gGT-, Transaminasen ↑;
UW (Thalidomid): Neutro-, Leuko-, Thrombozytopenie, Anämie, periphere Neuropathie, Tremor, Schwindel, Somnolenz, Obstipation, periphere Ödeme, Herzinsuffizienz, Bradykardie, Koordinationsstrg., thromboembolische Ereignisse, Bronchopneumopathie, Erbrechen, toxische Hautausschläge, Fieber, Verwirrtheit, Teratogenität;
UW (Trabectedin): CK-Erhöhung, Obstipation, Anorexie, Asthenie, Abgeschlagenheit;
UW (Tretinoin): Cheilitis, Konjunktivitis, Kopfschmerzen, intrakranieller Druck ↑, Pseudotumor-cerebri-Syndrom, Schwindelgefühl, Verwirrtheit, Depression, Parästhesien, Seh-/Hörstrg., Pankreatitis, Kreatinin/Transaminasen/Triglyceriden/Cholesterol/VLDL/LDL ↑, Hyperkalzämie, Dyspnoe, Ateminsuffizienz, Knochen-, Brust-, Muskelschmerzen;
UW (Vismodegib): Anstieg der Leberenzyme, Appetit ↓, Dehydratation, Hyponatriämie, Dys-/Hypo-/Ageusie, Übelkeit, Diarrhoe, Obstipation, Erbrechen, Dyspepsie, Oberbauchschmerzen, Alopezie, Pruritus, Ausschlag, Madarosis, unnormales Haarwachstum, Muskelspasmen, Myalgie, Arthralgie, Glieder-/Rücken-/Brustmuskel-/Leistenschmerzen, Amenorrhoe, Gewichtsverlust, Müdigkeit, Asthenie;
KI (Aflibercept): bek. Überempf., Anw. am Auge/intravitreale Anw.; Autoimmunkrankheit;
KI (Aldesleukin): bek. Überempfindlichkeit, ECOG ≥ 2, ECOG ≥ 1 plus metastatischer Befall in > 1 Organ plus Intervall < 24 M zwischen Erstdiagnose und Indikationsstellung zur Aldesleukin-Therapie, bek. schwere Herzkrankheit, akute schwere Infektion mit Ind. zur Antibiose, PaO_2 < 60mmHg in Ruhe, bestehende schwere organische Erkr., ZNS-Metastasierung, Anfallsleiden, Leukozyten < 4.000/mm³, Thrombozyten < 100.000/mm³, Hkt <30%, Serumbilirubin-/Kreatininwerte außerhalb der Norm, Pat. mit allogener Organtransplantation, potenzielle Notwendigkeit zur Kortikosteroidgabe, bestehende Autoimmunkrankheit;

KI (Carfilzomib): bek. Überempfindlichkeit, Lakt.;
KI (Eribulin): bek. Überempfindlichkeit, Lakt.;
KI (Histamindihydrochlorid): bek. Überempfindlichkeit;
KI (Idelalisib): bek. Überempfindlichkeit;
KI (Olaparib): bek. Überempfindlichkeit, Lakt. (während und 1 Monat nach letzter Dosis);
KI (Pomalidomid): bek. Überempf., Grav., gebärfähige Frauen (ohne Grav.-Verhütungsprogramm), männliche Patienten ohne Einhalt der erforderlichen Verhütungsmaßnahmen;
KI (Thalidomid): bek. Überempf., Grav., gebärfähiges Alter;
KI (Vismodegib): bek. Überempfindlichkeit, Grav./Lakt., gebährfähiges Alter, gleichzeitige Anwendung von Johanniskraut

Aflibercept Rp	HWZ 6d, PRC D, Lact ?
Zaltrap *Inf.Lsg. 100mg/4ml, 200mg/8ml*	**Metastasiertes Kolorektales Ca in Komb. mit FOLFIRI:** 4mg/kg i.v. über 1h, gefolgt von FOLFIRI, Wdh. nach 14d
Aldesleukin Rp	PRC C, Lact ?
Proleukin S *Inj./Inf.Lsg 1.1mg/ml (18 x 10^6 IE/ml)*	**Metastasiertes Nierenzellkarzinom:** 18 x 10^6 IE/m^2 KÖ i.v. d1-5, nach 2-6d weitere 5 Tage Therapie, Wdh. nach weiteren 3 Wochen Pause; Erhaltung: bis zu 4 Zyklen (18 x 10^6 IE/m2 d1-5) alle 4 Wochen; 18 x 10^6 IE s.c. d1-5, Pause an d6+7, dann 18 x 10^6 IE s.c. an d1+2 und 9 x 10^6IE s.c. an d3-5 der folgenden 3 Wochen, Wdh. des Zyklus an d8; **DANI, DALI** keine Daten
Alitretinoin Rp	
Panretin *Gel 0.1% (1g enth. 1mg)*	**Kaposi-Sarkom bei AIDS:** ini 2 x tgl. auf die Hautläsionen auftragen, nach 14d ggf. ↑ auf 3-4 x tgl. je nach Wi und Verträglichkeit
Amsacrin Rp	HWZ 6.3h, PPB 95%
Amsidyl *Inf.Lsg. 75mg*	**AML, ALL:** Induktion, Monotherapie: 90mg/m^2 i.v. d1-5; Erhaltungstherapie: 50mg/m^2 d1-3, Wdh. nach 3-4W; **DANI, DALI** 60-75mg/m^2 i.v. d1-5; Kontrolle der Nieren-/Leberwerte bei NI/LI
Anagrelid Rp	HWZ 1.3h
Xagrid *Kps. 0.5mg*	**Essentielle Thrombozythämie:** ini 2 x 0.5mg p.o., nach 1W je nach Thrombo-Zahl (Ziel: 150-400/nl) steigern um max. 0.5mg/W; Erh.Dos. 1-3mg/d; **DANI** CrCl < 30: KI; **DALI** Child-Pugh C: KI

Asparaginase Rp	HWZ 14-22h
Asparaginase Medac *Inf.Lsg. 5000, 10.000 IE* **Oncaspar** *Inf.Lsg. 3750IE*	**Non-Hodgkin-Lymphom:** 200E/kg oder 6000E/m^2 i.v. tgl.; 45000E/m^2 und mehr 2 x/W; 100-400E/kg/d oder 3000-12000E/m^2 /d i.m.; **Oncaspar: ALL:** 2500IE/m^2 alle 14d; **Ki. mit KOF < 0.6m²:** 82.5 IE/kg; **DANI** k.A.
Bexaroten Rp	HWZ 1-3h, PPB 99%
Targretin *Kps. 75mg*	**Kutanes T-Zell-Lymphom:** 300mg/m^2/d p.o.; **DANI** sorgfältige Überwachung; **DALI** KI
Bortezomib Rp	HWZ 5-15h PPB 83%
Velcade *Inf.Lsg. 3.5mg*	**Multiples Myelom:** 1.3mg/m^2 i.v. d1, 4, 8, 11, Wdh. d22; **DANI, DALI** sorgfältige Überwachung, evtl. Dosisreduktion
Carfilzomib Rp	HWZ 1h PPB 97%
Kyprolis *Inf.Lsg. 60mg*	**Multiples Myelom:** 20mg/m^2, max 44mg i.v. d1, 2, 8, 9, 15, 16, Wdh. d29; bei guter Verträglichkeit im 1. Zyklus ab d8 27mg/m^2, max. 60mg; Komb. m. Lenalidomid u. Dexamethason; **DANI** nicht erforderlich; **DALI** sorgfältige Überwachung
Eribulin Rp	HWZ 40h, PPB 49-65% , PRC C, Lact -
Halaven *Inj.Lsg. 0.44mg/ml*	**Lokal fortgeschr. oder metast. Mamma-Ca:** 1.23mg/m^2 über 2-5min i.v. d1, 8, Wdh. d22; **DANI** CrCl < 40: ggfs. Dosisreduktion; **DALI** Child A: 0.97mg/m^2 d1, 8, Wdh. d22; Child B: 0.62mg/m^2; Child C: keine Daten;
Estramustin Rp	HWZ 20-24h, Q0 1.0, PPB 99%
Cellmustin *Kps. 140, 280mg* **Estracyt** *Kps. 140mg* **Estramustin HEXAL** *Kps. 140, 280mg*	**Prostata-Ca:** 300-450mg i.v. für 5-10d; ini 3 x 280mg p.o., nach 4W 2 x 280mg; **DANI** k.A.
Folinsäure Rp	HWZ 0.5-2(2.25-6)h
Calciumfolinat HEXAL *Kps. 15mg; Amp. 30mg; Inf.Lsg. 100, 200, 300, 400, 500, 800, 1000mg;* **Foli Cell** *Inf.Lsg. 200, 500, 1000mg* **Leukovorin** *Tbl. 15mg; Amp. 10, 30, 50mg* **Oncofolic** *Inf.Lsg. 100, 200, 300, 400, 500, 900mg* **Vorina** *Inf.Lsg. 100, 350, 500, 1000mg*	**Kolorektales Karzinom:** 20-500mg/m^2 i.v. + 5-FU; **Pro. von Intoxikationserscheinungen bei Methotrexat-Therapie:** nach MTX-Serumspiegel, s. FachInfo; **DANI** k.A.

Histamindihydrochlorid Rp	HWZ 0.75-1.5h
Ceplene *Inj.Lsg. 0.5mg/0.5ml*	**AML in erster Remission mit gleichzeitiger IL-2-Th.:** 0.5mg über 5-15min i.v., jeweils 1-3 Minuten nach jeder IL-2-Injektion; **DANI, DALI** vorsichtige Anwendung
Hydroxycarbamid Rp	HWZ 2-4.5h, Q0 0.5
Hydrea *Kps. 500mg* **Hydroxycarbamid 1A** *Kps. 500mg* **Litalir** *Kps. 500mg* **Syrea** *Kps. 500mg* **Siklos** *Tbl. 1000mg*	**CML:** ini 40mg/kg p.o., wenn Leukozyten < 20/nl 20mg/kg, Leukozytenziel: 5-10/nl; **essentielle Thrombozythämie:** ini 15mg/kg p.o., Dosisanpassung nach Thrombozyten (Ziel < 600/nl); **Polycythaemia vera:** ini 15-20mg/kg p.o., Dosisanpassung je nach Hkt, Leukozyten; **DANI** k.A.
Idelalisib Rp	HWZ 8.2h, PPB 93-94%, Lact ?
Zydelig *Tbl. 100, 150mg* **Zydlig** *Tbl. 100, 150mg*	**CLL in Komb. mit Rituximab** (als Zweitlinientherapie oder bei Vorliegen einer 17p-Deletion oder TP53-Mutation); **Follikuläres Lymphom** (Drittlinientherapie): 2 x 150mg p.o.; **DANI** nicht erforderlich; **DALI** schwere LI: vorsichtige Anw.
Lenalidomid Rp	HWZ 3h, PPB 22-29%, PRC X, Lact -
Revlimid *Kps. 2.5, 5, 7.5, 10, 15, 20, 25mg*	**Multiples Myelom:** ini 1 x 25mg p.o. d1-2, Wdh. d29, Komb. mit Dexamethason, ggf. Dosisanpassung nach Blutbild, s. FachInfo; **myelodysplastische Syndrome:** ini 1 x 10mg p.o. d1-21, Wdh. d29; Dosisanpassung nach Blutbild, s. FachInfo; **DANI** CrCl 30-50: 1 x 10mg; < 30: 15mg alle 2d; HD: 15mg 3 x/W
Mifamurtid Rp	HWZ 18h
Mepact *Inf.Lsg. (4mg/50ml)*	**High-grade Osteosarkom:** 2-30J als postop. Kombinationstherapie: W1-12: 2mg/m² i.v. 2 x/W, W13-24: 2mg/m² 1 x/W, jeweils als Inf. über 60min; **DANI, DALI** keine Daten

Miltefosin Rp	HWZ 150-200h
Impavido *Kps. 10, 50mg*	**Hautmetastasen bei Mamma-Ca:** 1 x tgl. auftragen (1-2Gtt./10cm²), nach 1W 2 x tgl.; **viszerale Leishmaniasis:** 1.5-2.5mg/kg/d p.o. in 2-3ED für 28d; **kutane Leishmaniasis:** 30-45kg: 2 x 50mg; > 45kg: 3 x 50mg für 28d; **DANI, DALI** KI bei schwerer NI, LI
Mitotan Rp	HWZ 0.14h
Lysodren *Tbl. 500mg*	**Nebennierenrinden-Ca:** ini 2-3g/d p.o., nach 8W 1-2g/d; **< 18J:** ini 1.5-3.5g/m²/d; **DANI, DALI** Anwendung bei schwerer NI, LI nicht empfohlen
Olaparib Rp	HWZ 11.9h, PPB 82%, PRC D, Lact?
Lynparza *Kps. 50mg*	**Platin-sensitives Rezidiv eines epithelialen Ovarial-Ca, Eileiter-Ca, primären Peritoneal-Ca:** 2 x 400mg/d p.o.; **DANI** CrCl m 50: 100%; <50: Anw. nicht empfohlen; **DALI** Anw. nicht empfohlen
Panobinostat Rp	HWZ 37h, PPB 90%
Farydak *Kps. 10, 15, 20mg*	**Multiples Myelom, rezidiviert und/oder refraktär:** 1 x 20mg p.o. d 1, 3, 5, 8, 10, 12 eines 21-tägigen Zyklus, Komb. mit Bortezomib, Dexamethason; **DANI** leichte-schwere NI: 100%; HD: keine Daten; **DALI** leichte LI: ini 15mg, bei guter Verträglichkeit 20mg; mittelschwere LI: ini 10mg, bei guter Verträglichkeit 15mg; schwere LI: Anw. nicht empfohlen
Pentostatin Rp	HWZ 5.7h, PPB 4%
Nipent *Inf.Lsg. 10mg*	**Haarzell-Leukämie:** 4mg/m² i.v. d1, Wdh. d15; **DANI** CrCl < 60: KI; **DALI** vorsichtige Anw.
Pomalidomid Rp	HWZ 7.5h, PPB 12-44%, PRC X, Lact ?
Imnovid *Kps. 3, 4mg*	**Rezidiviertes oder refraktäres Multiples Myelom:** 1 x 4mg p.o. d1-21, Wh. d29 in Kombination mit Dexamethason; **DANI, DALI** vorsichtige Dosiseinstellung

Thalidomid Rp	HWZ 5.5-7.3h, PPB 55-65%, PRC X, Lact -
Thalidomide Celgene *Kps. 50mg*	**Multiples Myelom bei Pat. > 65J oder bei KI für hochdosierte Chemotherapie:** 1 x 200mg abends, max. 12 x 6W; in Kombination mit Melphalan und Prednison; **DANI, DALI** vorsichtige Dosiseinstellung
Trabectedin Rp	HWZ 180h, PPB 96%
Yondelis *Inf.Lsg. 0.25, 1mg*	**Fortgeschrittene Weichteilsarkome:** 1.5mg/m² i.v. (ZVK) d1, Wdh. d22; **DANI** CrCl < 30: KI; **DALI** KI bei erhöhtem Bilirubin
Tretinoin Rp	HWZ 0.7h
Vesanoid *Kps. 10mg*	**Akute Promyelozytenleukämie:** 45mg/m² p.o. in 2ED bis Vollremission erreicht, max. 90d; **DANI, DALI** 25mg/m²
Vismodegib Rp	HWZ 12d, PPB > 99%, PRC X, Lact -
Erivedge *Kps. 150mg*	**Symptomatisches metastasiertes oder lokal fortgeschrittenes Basalzellkarzinom:** 1 x 150mg/d p.o.; **DANI, DALI** keine Daten

7.16 Entgiftungsmittel bei Zytostatikatherapie

Wm/Wi (Mesna): Stabilisierung urotoxischer Hydroxymetaboliten, Bildung atoxischer Additionsverbindungen mit Acrolein;
UW (Mesna): Überempfindlichkeitsreaktionen, Übelkeit, Erbrechen, Juckreiz, Exantheme, Enantheme, Fieber;
KI (Mesna): bek. Überempfindlichkeit, Ki. < 3J

Mesna Rp	
Mesna Cell *Inj.Lsg. 400, 1000, 5000mg* **Uromitexan** *Tbl. 400, 600mg; Inj.Lsg. 400, 1000, 5000mg*	**Verhütung der Harnwegstoxizität von Oxazaphoshorinen (Ifosfamid, Cyclophosphamid, Trofosfamid):** ini 20% der Oxazaphosphorindosis i.v., nach 2 und 6h 40% p.o.

8 Rheumatologie

8.1 Non-steroidale Antirheumatika (NSAR)

8.1.1 Salicylsäurederivate (Salizylate)

Wm: Hemmung der Cyclooxygenase ⇒ Prostaglandinsynthese ↓;
Wi: analgetisch, antiphlogistisch, antipyretisch, (ASS): thrombozytenaggregationshemmend;
UW (NSAR-Säuren): allergische Hautreaktion, Schwindel, Nausea, Tinnitus, Magen-Darm-Ulzera, Bronchospasmus, Blutbildungsstörung, Nierenfunktionsstörung, Abszesse bei i.m.-Anwendung; **UW** (ASS): zusätzlich Panzytopenie, Störung des Säure-Basen-Haushalts, Blutungszeit ↑; **KI** (NSAR-Säuren): Magen-Darm-Ulzera, Blutbildungsstörung, Grav./Lakt. (nicht alle Wirkstoffe); **KI** (ASS): Grav. (nach 36. Grav. W, vorher strenge Ind.Stell.); Anw.Beschr. bei Ki. und Jugendlichen mit fieberhaften Erkrankungen (Cave: Reye-Syndrom)

Acetylsalicylsäure (ASS) OTC/Rp	HWZ (2-4)h, Qo 1.0, PPB 70-90%, PRC D, Lact ?
Acesal *Tbl. 250, 500mg* **Aspirin** *Tbl. 100, 300, 500mg; Kautbl. 500mg; Brausetbl. 500mg; Gran. 500mg* **Aspirin i.v.** *Inj.Lsg. 500mg/5ml* **ASS HEXAL** *Tbl. 100, 500mg* **ASS-ratioph.** *Tbl. 100, 300, 500mg* **Delgesic** *Pulver 100, 500, 1000mg* **Godamed** *Tbl. 50, 100, 300mg*	**Leichte, mäßig starke Schmerzen, Fieber:** 2-3 x 0.5-1g p.o., max. 3g/d; 1-2 x 0.5-1g i.v., max. 5g/d; **Thrombozytenaggregationshemmung** → 80: **Ki. 6-14J:** 1-3 x 250-500mg p.o.; max. 13mg/kg/ED; 10-25mg/kg/d i.v.; **DANI, DALI** Dosisreduktion

8.1.2 Propionsäurederivate

Wm/Wi (Ibuprofen): Hemmung der Cyclooxygenase ⇒ Prostaglandinsynthese ↓⇒ analgetisch, antiphlogistisch, antipyretisch, gering thrombozytenaggregationshemmend;
Wm/Wi (Naproxen): Hemmung der Cyclooxygenase ⇒ Prostaglandinsynthese ↓⇒ analgetisch, antiphlogistisch, antipyretisch;
UW (Ibuprofen): Sodbrennen, Bauchschmerzen, Obstipation, Übelkeit, Erbrechen, GI-Blutungen/Ulzera, Diarrhoe, Stomatitis, Verschlechterung von Colitis ulcerosa bzw. M. Crohn, Kopfschmerzen, Schwindel, Schlaflosigkeit, Erregung, Reizbarkeit, Müdigkeit; **UW** (Naproxen): Kopfschmerzen, Schwindel, Schlaflosigkeit, Erregung, Reizbarkeit, Müdigkeit, Sehstrg., Hörststrg., Tinnitus, Übelkeit, Erbrechen, Sodbrennen, Magenschmerzen, Völlegefühl, Obstipation, Diarrhoe; geringfügige Blutverluste im Magen-Darm-Trakt, die in Ausnahmefällen eine Anämie verursachen können; GI-Ulzera, GI-Blutung, periph. Ödeme, Exanthem, Pruritus, Purpura, Ekchymosen;
KI (Ibuprofen): bek. Überempf., bek. bronchospastische Reaktion, Asthma, Rhinitis oder Urtikaria nach ASS-/NSAR-Einnahme in der Anamnese, ungeklärte Blutbildungsstrg., akute oder in der Anamnese wiederholt aufgetretene peptische Ulzera oder Blutungen, zerebrovaskuläre oder andere aktive Blutungen, schwere Leber- oder Nierenfktsstrg., schwere Herzinsuffizienz, Grav. (3. Trimenon);**KI** (Naproxen): bek. Überempf., bek. Reaktionen von Bronchospasmus, Asthma, Rhinitis, Urtikaria nach Einnahme von ASS oder anderen NSAR; ungeklärte Blutbildungsstrg., bestehende oder Z.n. peptischen Ulzera oder Hämorraghien (mind. 2 unterschiedliche Episoden nachgewiesener Ulzeration od. Blutung), NSAR-induzierte GI-Blutungen oder Perforation i.d. Vorgeschichte, zerebrovaskuläre oder andere aktive Blutungen, schwere Leber- oder Nierenfktsstrg.; schwere Herzinsuffizienz, Grav. (3. Trimenon), Ki. < 5J.

Dexibuprofen Rp	HWZ 1.8-3.5h, Q_0 1.0, PPB 99%
Deltaran *Tbl. 200, 300, 400mg* **Dolomagon** *Tbl. 400mg*	**Schmerzen bei degen. Gelenkerkrankung, Dysmenorrhoe:** 2-3 x 200-300mg p.o., max. 1200mg/d; **DANI** CrCl < 30: KI; **DALI** KI bei schwerer Leberfktsstrg.

Dexketoprofen Rp	HWZ 0.35-1.65h, PPB 99%
Sympal *Tbl. 25mg; Granulat 25mg; Inj.Lsg. 50mg/2ml*	**Leichte, mäßig starke Schmerzen:** 4-6 x 12.5mg p.o.; 3 x 25mg p.o., max. 75mg/d; **DANI** CrCl 50-80: max. 50mg/d; < 50: KI; **DALI** Child A-B: max. 50mg/d, C: KI

Ibuprofen OTC/Rp	HWZ 1.8-3.5h, Q_0 1.0, PPB 99%, PRC D, Lact +
Aktren *Tbl. 200, 400mg; Kps. 400mg* **Anco** *Tbl. 600mg* **Dolgit** *Tbl. 200, 400, 600, 800mg; Gel (1g enth. 50mg)* **Dolormin** *Tbl. 200, 400mg; Saft (5ml = 100, 200mg); Gran. 200mg; Supp. 542mg; Gel (1g enth. 50mg)* **IbuHEXAL** *Tbl. 200, 400, 600, 800, 800(ret.)mg; Supp. 600mg; Gel (1g enth. 50mg); Saft (5ml = 100, 200mg)* **Ibu-ratioph.** *Tbl. 200, 400, 600, 800, 800(ret.)mg; Saft (5ml = 100, 200mg)* **ib-u-ron** *Supp. 75, 150mg* **Imbun IBU-Lysinat** *Tbl. 500, 1000mg; Supp. 500mg* **Nurofen** *Schmelztbl. 200mg; Supp. 60, 125mg; Saft (1ml = 100, 200mg)*	**Leichte, mäßig starke Schmerzen, Dysmenorrhoe, Fieber, rheumatische Erkrankungen:** 2-3 x 200-600mg p.o.; 1-2 x 800mg (ret.) p.o.; 2-3 x 500mg rect.; max. 2400mg/d; 1 x 400mg i.m.; **Ki. ≥ 6M:** 7-10mg/kg p.o./rect. Einzeldosis, max. 30mg/kg/d; **Schwellung, Entzündung gelenknaher Weichteile, Prellungen, Verstauchungen, Zerrungen:** Gel mit 4-10 cm langem Strang 3 x tgl. auftragen, max. 15g Gel (=750mg)/d; **DANI, DALI** leichte-mäßige NI, LI: 100%; schwere NI, LI: KI

Ketoprofen Rp	HWZ 1.5-2.5h, Q_0 0.9, PPB 99%, PRC B, Lact ?
Alrheumun *Kps. 50, 100mg* **Gabrilen N** *Kps. 50, 100, 200(ret.)mg; Amp. 100mg/2ml* **Phardol Ketoprofen** *Gel (1g enth. 25mg)*	**Arthritiden, rheumatische Erkrankungen, schmerzhafte Schwellung, Dysmenorrhoe:** 1-2 x 50-150mg p.o.; 1 x 200mg (ret.) p.o.; 1 x100mg i.m.; **Zerrungen, Prellungen:** 3-4 x 2-4g Gel lokal, max. 16g Gel/d; **DANI** sorgfältige Dosiseinstellung

Naproxen OTC/Rp	HWZ 12-15h, Q_0 0.9, PPB 100%
Aleve *Tbl. 200mg* **Naproxen AL** *Tbl. 250, 500mg* **Naproxen HEXAL** *Tbl. 250, 500mg* **Naproxen Stada** *Tbl. 250, 500, 750mg*	**Arthritiden, rheumat. Erkr., schmerzhafte Schwellung, Dysmenorrhoe:** 500-1250mg/d p.o./rect. in 2-3ED; **Ki.** 10-15mg/kg/d; **leichte bis mäßig starke Schmerzen, Fieber:** ini 200-500mg p.o., max. 750mg/d; **DANI** CrCl < 30: KI **DALI** KI bei schwerer LI

Tiaprofensäure Rp	HWZ 1.5-3h, Q0 0.55, PPB 98-99%
Surgam *Tbl. 300mg*	**Arthritiden, rheumatische Erkrankung, schmerzhafte Schwellung:** 2 x 300mg p.o., max. 600mg/d; **DANI, DALI** KI bei schwerer NI, LI

8.1.3 Essigsäurederivate

Wm/Wi (Diclofenac, Indometacin): Hemmung der Cyclooxygenase ⇒ Prostaglandinsynthese ↓ ⇒ analgetisch, antiphlogistisch, antipyretisch, gering thrombozytenaggregationshemmend;
UW (Diclofenac): Erbrechen, Diarrhoe, Nausea, GI-Blutung, Überempfindlichkeit, anaphylaktische Reaktionen, Gesichtsödem, Zungenschwellung, Kehlkopfschwellung mit Einengung der Luftwege, Luftnot, Asthmaanfall, Herzjagen, RR ↓, Schock, Reizbarkeit, Schlaflosigkeit, Kopfschmerzen, Erregung, Müdigkeit, Schwindel, Benommenheit, Dyspepsie, Bauchschmerzen, Blähungen, Anorexie, GI-Ulzera, Transaminasen ↑, Exanthem, Juckreiz, Verschlechterung chronisch entzündlicher Darmerkrankungen;
UW (Indometacin): Exanthem, Juckreiz, Depression, Kopfschmerzen, Benommenheit, Schwindel, Schläfrigkeit, leichte Ermüdbarkeit, Erschöpfung, Tinnitus, Übelkeit, Erbrechen Diarrhoe, geringfügige Magen-Darm-Blutverluste (evtl. mit Anämie), Dyspepsie, Flatulenz, Bauchkrämpfe, Bauchschmerzen, Inappetenz, GI-Ulcera, Transaminasenerhöhung;
KI (Diclofenac): bek. Überempfindlichkeit, bek. Reaktionen von Bronchospasmus, Asthma, Rhinitis oder Urtikaria nach der Einnahme von ASS oder anderen NSAR in der Vergangenheit, ungeklärte Blutbildungsstrg., bestehende oder in der Vergangenheit wiederholt aufgetretene peptische Ulzera od. Hämorrhagien, GI-Blutungen od. Perforationen in der Anamnese im Zusammenhang mit einer vorherigen Therapie mit NSAR; zerebrovaskuläre oder andere aktive Blutungen, schwere Leber-/Nierenfunktionsstörung, Herzinsuffizienz (NYHA II-IV), ischämische Herzkrankheit, pAVK, zerebrovask. Erkrankung, Grav. (3. Trim.), Ki. <15J;
KI (Indometacin): bek. Überempfindlichkeit, bek. Reaktionen von Bronchospasmus, Asthma, Rhinitis od. Urtikaria nach Einnahme von ASS oder anderen NSAR i. d. Vorgeschichte; bestehende oder Z.n. peptischen Ulzera oder Hämorraghien (mindestens 2 unterschiedliche Episoden nachgewiesener Ulzeration oder Blutung); NSAR-induzierte GI-Blutungen oder Perforation i.d. Vorgeschichte; ungeklärte Blutbildungs- und Blutgerinnungsstörungen, zerebrovaskuläre oder andere aktive Blutungen, schw. Herzinsuffizienz, Grav. (3. Trimenon)

Aceclofenac Rp	HWZ 4-4.3h, PPB 99%
Beofenac *Tbl. 100mg*	**Aktivierte Arthrose, chron. Polyarthritis, M. Bechterew:** 1-2 x 100mg p.o.; **DANI** KI bei schwerer Nierenfunktionsstrg.; **DALI** ini 100mg/d, KI bei schwerer Leberfunktionsstörung

Acemetacin Rp	HWZ 4.5(6)h, Q0 0.6 (0.85), hohe PPB
Acemetacin Stada *Kps. 30, 60mg* **Azeat** *Kps. 30, 60mg* **Rantudil** *Kps. 60, 90(ret.)mg*	**Arthrose, chronische Polyarthritis, M. Bechterew:** 1-3 x 30-60mg p.o.; 1-2 x 90mg (ret.) p.o.

Diclofenac OTC/Rp	HWZ 1-2 (1-3)h, Qo 1.0, PPB 99%, PRC B, Lact ?
Diclac Dolo *Tbl. 12.5, 25mg* **Diclac** *Tbl. 25, 50, 75(ret.), 100(ret.), 150(ret.)mg; Supp. 50, 100mg; Amp. 75mg/3ml* **Diclofenac-ratioph.** *Tbl. 25, 50mg; Supp. 50, 100mg; Pflaster 130mg; Amp. 75mg/2ml; Gel (1g enth. 10mg); Gtt. (20Gtt. = 50mg)* **Effekton** *Tbl. 50mg; Amp. 75mg/3ml* **Voltaren** *Tbl. 12.5, 25, 50, 100(ret.)mg; Kps. 75mg; Supp. 25, 50, 100mg; Pflaster 130mg; Gel (1g enth. 9.3mg)*	**Arthritiden, rheumat. Erkr., schmerzhafte Schwellungen:** 1-3 x 25-50mg p.o./rect.; 2 x 75mg p.o.; 1 x 100mg rect.; 2 x 1 Pflaster; 1 x 100mg (ret.) p.o.; 1 x 75mg (ret.) i.m.; max. 150mg/d (ret.) p.o./rect./i.m.; **Ki. >16J.:** 1-3 x 25mg p.o.; **DANI, DALI** leichte bis mäßige NI, LI: 100%; schwere NI, LI: KI; **äußerliche Therapie von Schmerzen, Entzündungen, Schwellungen bei rheumatischen und degenerativen Erkr., Sportverletzungen:** 3-4 x tgl. auftragen

Indometacin Rp	HWZ 4-11 h, Qo 0.85, PPB > 90%, PRC D
Indo-CT *Kps. 25, 50, 75(ret.)mg; Supp. 50, 100mg* **Indometacin AL** *Tbl. 50mg* **Indomet-ratioph.** *Kps. 25, 50, 75(ret.)mg; Supp. 50, 100mg; Gel (1g enth. 10mg)* **Indo-paed** *Susp. (1ml = 5mg)*	**Arthritiden, rheumat. Erkr., schmerzhafte Schwellungen:** 2-3 x 25-50mg p.o.; 1-2 x 75mg (ret.) p.o.; 1-3 x 50mg oder 1 x 100mg rect.; max. 200mg/d kurzfristig; Gel: 2-4 x lokal; **Ki. 6-14J:** 1-3mg/kg/d p.o. in 2-3ED; **DANI** sorgfältige Dosiseinstellung

8.1.4 Oxicame

Wm/Wi (Meloxicam): Hemmung der Cyclooxygenase ⇒ Prostaglandinsynthese ↓ ⇒ analgetisch, antiphlogistisch, antipyretisch; **Wm/Wi** (Piroxicam): Hemmung der Cyclooxygenase ⇒ Prostaglandinsynthese ↓ ⇒ analgetisch, antiphlogistisch, thrombozytenaggregationshemmend;
UW (Meloxicam): Dyspepsie, Übelkeit, Erbrechen, Bauchschmerzen, Diarrhoe, Obstipation, Blähungen, Kopfschmerzen;
UW (Piroxicam): Kopfschmerzen, Schwindel, Übelkeit, Tinnitus, Sodbrennen, Bauchschmerzen, Übelkeit, Erbrechen, Blähungen, Diarrhoe, Obstipation, GI-Ulzera/-Blutung, GI-Perforation, ulzerative Stomatitis, Verstärkung Colitis/M. Crohn, Harnstoff ↑, Transaminasen ↑, aP ↑; Exanthem;
KI (Meloxicam): bekannte Überempfindlichkeit gegen Meloxicam/andere NSAR, Ki. und Jugendliche < 16J, NSAR-induzierte GI-Blutungen oder Perforation in der Anamnese, peptische Ulzera/Hämorrhagien (mind. 2 unterschiedliche Episoden), schwere Leberinsuffizienz, schweres nichtdialysiertes Nierenversagen, GI-Blutung, zerebrovaskuläre Blutung/andere erhöhte Blutungsneigung in der Anamnese, Grav. (letztes Trim.);
KI (Piroxicam): bek. Überempf. gegen Piroxicam/andere NSAR, GI-Ulzera/-Blutungen oder -Perforationen aktuell oder anamnestisch, andere gastrointestinale Erkrankungen, die für Blutungen prädisponieren, z.B. Colitis ulcerosa, M. Crohn, gastrointestinale Malignome, Divertikulitis, entzündliche GI-Erkrankungen, Komb. mit anderen NSAR incl. COX-2-selektiven NSAR und ASS in analgetisch wirksamen Dosen, Komb. mit Antikoagulanzien, schwere (allergische) Arzneimittelreaktionen in der Anamnese, v.a. Hautreaktionen (z.B. Erythema multiforme, Stevens-Johnson-Syndrom, toxische epidermale Nekrolyse), ungeklärte Blutbildungs-/Blutgerinnungsstörung, zerebrovaskuläre/andere aktive Blutungen, schwere Leber-/Nierenfktsstrg., mäßige/schwere Herzinsuffizienz, Grav. (letztes Trim.);

Meloxicam Rp	HWZ 15-20h, Q0 1.0, PPB 99%, PRC N, Lact ?
Meloxicam AL *Tbl. 7.5, 15mg* **Meloxicam-ratioph.** *Tbl. 7.5, 15mg* **Mobec** *Tbl. 7.5, 15 mg*	**Arthrose, chronische Polyarthritis, M. Bechterew:** 1 x 7.5-15mg p.o., max. 15mg/d; **DANI** CrCl > 25: 100%; Dialyse max. 7.5mg/d

Piroxicam OTC/Rp	HWZ 50h, Q0 0.9, PPB 98%, PRC C, Lact +
Pirocutan *Creme, Gel (1g enth. 5mg)* **Piroxicam AL** *Tbl. 10, 20mg* **Piroxicam HEXAL** *Tbl. 10, 20mg; Amp. 20mg/1ml* **Piroxicam-ratioph.** *Amp. 20mg/1ml*	**Arthritiden, rheumatische Erkrankungen, schmerzhafte Schwellungen:** 10-20mg p.o./i.m., max. 20mg/d; **Entzündungen von Sehnen/Sehnenscheiden, schmerzhafte Schultersteife, Prellung, Zerrung, Verstauchung:** Creme, Gel: 3-4 x lokal; **DANI, DALI** leichte/mittlere Fktsstrg.: 100%, schwere Fktsstrg.: KI

8.1.5 Coxibe

Wm: selektive Hemmung der Cyclooxygenase-2 ⇒ Prostaglandinsynthese ↓;
Wi: analgetisch, antiphlogistisch;
UW (Celecoxib): Sinusitis, Infektionen der oberen Atemwege, Harnwegsinfektionen, Verschlechterung einer Allergie, Schlaflosigkeit, Schwindel, Muskeltonus ↑, Herzinfarkt, Hypertonie, Pharyngitis, Rhinitis, Husten, Dyspnoe, Bauchschmerzen, Diarrhoe, Dyspepsie, Flatulenz, Erbrechen, Dysphagie, Exanthem, Pruritus, grippeähnliche Symptome, periphere Ödeme, Flüssigkeitsretention; **UW** (Etoricoxib): alveoläre Osteitis, Ödeme, Schwindel, Kopfschmerzen, Palpitationen, Hypertonie, Bauchschmerzen, Dyspepsie, Meteorismus, Sodbrennen, Übelkeit, Diarrhoe, Transaminasen ↑, Ekchymose, Asthenie, Müdigkeit, grippeartige Erkrankung;
KI (Celecoxib): bek. Überempfindlichkeit gegen C. bzw. Sulfonamide; aktive peptische Ulzera oder GI-Blutungen, allergische Reaktionen auf ASS, NSAR, COX-2-Hemmer i. d. Vorgeschichte, Grav., Lakt., gebärfähige Frauen (Ausnahme: sichere Methode zur Schwangerschaftsverhütung); schwere Leberfunktionsstörung (Serumalbumin <25 g/l oder Child-Pugh >10), Niereninsuffizienz CrCl < 30; entzündliche Darmerkrankungen, Herzinsuffizienz (NYHA II–IV), klinisch gesicherte KHK, pAVK, zerebrovaskuläre Erkrankungen;
KI (Etoricoxib): bek. Überempf., aktives peptisches Ulkus, aktive GI-Blutung; allergische Reaktion auf ASS, NSAR, COX-2-Hemmer in der Anamnese, Grav., Lakt.; schw. Leberfunktionsstörungen (Serum- Albumin < 25 g/l oder Child-Pugh-Score > 10), Niereninsuffizienz mit CrCl < 30 ml/min., Ki. < 16J.; entzündliche Darmerkrankungen, Herzinsuff. (NYHA II-IV), Hypertonie mit RR > 140/90 mmHg; gesicherte KHK, AVK, zerebrovaskuäre Erkrankungen

Celecoxib Rp	HWZ 8-12h, Q0 > 0.7, PPB 97%, PRC C, Lact ?
Celebrex *Tbl. 100, 200mg* **Celecox HEXAL** *Tbl. 100, 200mg* **Celecoxib Actavis** *Tbl. 100, 200mg* **Celecoxib Pfizer** *Tbl. 100, 200mg* **Celecoxib Stada** *Tbl. 100, 200mg*	**Aktivierte Arthrose, chronische Polyarthritis, M. Bechterew:** 1-2 x 100-200mg p.o., max. 400mg/d **DANI** vorsichtige Dosiseinstellung, CrCl < 30: KI; **DALI** 50%, Child >10: KI

Etoricoxib Rp	HWZ 22h, PPB 92%
Arcoxia *Tbl. 30, 60, 90, 120mg*	**Arthrose:** 1 x 30-60mg p.o.; **rheumatoide Arthritis:** 1 x 90mg; **akute Gichtarthritis:** 1 x 120mg; **M. Bechterew:** 1 x 90mg; **postop. Schmerzen n. Zahn-OP:** 1 x 90mg f. 3d; **DANI** CrCl > 30: 100%; < 30: KI; **DALI** Child-Pugh 5-6: max. 60mg/d; 7-9: max. 30mg/d; > 10: KI

Parecoxib Rp	HWZ (8h) Q_0 0.95 (> 0.7), PRC C, Lact ?
Dynastat *Inj.Lsg. 40mg/2ml*	**Postop. Schmerzen, Kurzzeittherapie:** 40mg i.v./i.m., nach 6-12h evtl. 20-40mg für 2d, max. 80mg/d, < 50kg: max. 40mg/d; **DANI** nicht erforderlich; **DALI** Child-Pugh 7-9: 50%, max. 40mg/d; > 10: KI

8.2 Pyrazolonderivate

Wm/Wi: Hemmung der Cyclooxygenase ⇒ Prostaglandine ↓; analgetisch, antipyretisch;
Wi (Phenylbutazon): zusätzlich antiphlogistisch;
UW (Metamizol): allerg. Reaktionen, Bronchospasmus, RR ↓, Stevens-Johnson-/Lyell-Syndrom, Leukopenie, Agranulozytose, Nierenfunktion ↓, akute interstitielle Nephritis;
KI (Metamizol): bek. Allergie gegen Metamizol oder Pyrazolone/Pyrazolidine, bek. Analgetika-Asthma-Syndrom, bek. Analgetika-Intoleranz (Urtikaria-Angioödem-Typ), akute intermittierende hepatische Porphyrie, G-6-PDH-Mangel, Knochenmarksinsuff., Sgl. < 3M oder < 5 kg; letztes Grav.-Trimenon, keine i.v.-Gabe bei Hypotonie und instabilem Kreislauf oder bei Sgl. (3–11M)

Metamizol Rp	HWZ 2.5(4)h, Q_0 > 0.8 (0.6), PRC D
Analgin *Tbl. 500mg; Amp. 1g/2ml* **Berlosin** *Tbl. 500mg; Supp. 1000mg; Amp. 1g/2ml* **Metamizol HEXAL** *Tbl. 500mg; Gtt. (20Gtt. = 500mg); Supp. 300, 1000mg; Amp. 2.5g/5ml* **Novalgin** *Tbl. 500mg; Brausetbl. 500mg; Gtt. (20Gtt. = 500mg); Supp. 300, 1000mg; Amp. 1g/2ml, 2.5g/5ml* **Novaminsulfon-ratioph.** *Tbl. 500mg; Gtt. (20Gtt. = 500mg); Amp. 1g/2ml, 2.5g/2ml*	**Starke Schmerzen, Koliken, Fieber:** 1-4 x 8-16mg/kg p.o./rect./i.v.; **Sgl. > 3M bzw. > 5kg:** 1-4 x 8-16mg/kg p.o./i.m.; **Ki.:** s. Erw.; **DANI, DALI** mehrfache höhere Dosen vermeiden

Phenazon OTC	HWZ 11-12h, Q_0 0.95, geringe PPB
Eu-Med *Tbl. 500mg* **Migräne-Kranit** *Tbl. 500mg; Supp. 500mg*	**Leichte, mäßig starke Schmerzen, Fieber:** 1-4 x 0.5-1g p.o./rect., max. 4g/d; **Ki. 7-15J:** 3-4 x 250mg p.o., max. 1250mg/d; **DANI** max. 500mg/ED, max. 2g/d

Phenylbutazon Rp	HWZ 70(48) h, Q0 1.0 (1.0), PPB 99%
Ambene *Tbl. 200mg*	**M. Bechterew, chron. Polyarthritis:** d1-2: 2-3 x 200mg p.o., dann: 1-2 x 200mg; Dauer max. 7d; **akuter Gichtanfall:** ini 400mg p.o., dann 2 x 200mg p.o.; **DANI, DALI** KI
Propyphenazon OTC	HWZ 1.5 h, Q0 0.9
Demex *Tbl. 500mg*	**Leichte bis mäßig starke Schmerzen, Fieber:** 1-4 x 0.5-1g p.o., max. 4g/d; **Ki. 7-15J:** 1-4 x 250mg p.o.; max. 1200mg/d

8.3 Analgetika-Kombinationen

ASS + Codein Rp	
Dolviran N *Tbl. 500+30mg*	**Mäßig starke/starke Schmerzen:** 1-3 x 500-1000+30-60mg p.o.; **DANI, DALI** Dosisreduktion
ASS + Paracetamol + Coffein OTC	
Dolopyrin AL, Neuralgin, Neuranidal N, Temagin Pac, Thomapyrin Classic Schmerz, Thomapyrin Intensiv, Titralgan *Tbl. 250+200+50mg*	**Leichte, mäßig starke Schmerzen:** 1-3 x 250-500+200-400+50-100mg p.o.; **DANI** KI bei schwerer Nierenfunktionsstrg.
ASS + Paracetamol + Codein/Coffein Rp	
Dolomo TN *Kombipackung Tbl.-T: 250+250+50mg Coffein; Tbl.-N: 250+250+50mg Codein*	**Mäßig starke Schmerzen:** tagsüber: 1-3 x 1-2Tbl.-T p.o.; nachts: 1 x 1-2Tbl.-N p.o.; **DANI** CrCl < 10: Dosisintervall mindestens 8h; **DALI** Dosisreduktion, Child-Pugh > 9: KI
Diclofenac + Codein Rp	
Voltaren plus *Tbl. 50+50mg*	**Starke/sehr starke Schmerzen:** 1-3 x 50+50mg p.o.; **DANI** sorgfältige Dosiseinstell.
Paracetamol + Codein Rp	PRC C, Lact ?
Gelonida Schmerztbl. *Tbl. 500+30mg* **Paracetamol comp Stada** *Tbl. 500+30mg* **Talvosilen** *Tbl. 500+20, 500+30mg; Kps. 500+20, 500+30mg; Supp. 250+5, 500+10, 500+30, 1000+20, 1000+60mg; Saft (5ml = 200+5mg)* **Titretta** *Tbl. 500+30mg; Supp. 1g+60mg*	**Mäßig starke und starke Schmerzen:** 1-4 x 500-1000+20-60mg p.o./rect.; **Ki. 1-6J:** 1-3 x 250+5mg rect.; **6-12J:** 1-3 x 500+10mg rect.; **DANI** Dosisreduktion; **DALI** Dosisreduktion, Child-Pugh > 9: KI
Paracetamol + Coffein + Codein Rp	
Azur compositum *Tbl. 350+50+30mg; Supp. 600+50+40mg*	**Starke Schmerzen:** 1-4 x 350-700+50-100 +30-60mg p.o.; 1-4 x 600+50+40mg rect.; **DANI** Dosisred.; **DALI** Dosisred., Child-P. > 9: KI

Paracetamol + Metoclopramid Rp	
Migraeflux Mcp *Tbl. 500+5mg* **Migränerton** *Kps. 500+5mg* **Migralave + Mcp** *Tbl. 500+5mg*	**Migräneanfall:** ini 1000+10mg p.o., ggf. alle 4h 500+5mg, max. 3000+30mg/d; **DANI** Dosisred.; **DALI** LI mit Aszites: 50%
Paracetamol + N-Butylscopolamin OTC	
Buscopan plus *Tbl. 500+10mg; Supp. 800+10mg*	**Krampfartige Magen-Darm-Schmerzen, Dysmenorrhoe:** 3 x 500-1000+10-20mg p.o.; 3-4 x 800+10mg rect.; **DALI** KI bei schwerer LI
Paracetamol + Tramadol Rp	
Zaldiar *Tbl. 325+37.5mg*	**Mäßig starke und starke Schmerzen:** Erw. u. Ki. > 12J: ini 2Tbl., dann nach Bedarf bis max. 4 x 2Tbl.; **DANI** CrCl 10-30: Dosisintervall 12h; < 10: Anw. nicht empfohlen; **DALI** schwere LI Anw. nicht empfohlen
S. auch ZNS - Migränemittel → 331	

8.4 Analgetika + Schleimhautprotektiva

Diclofenac + Misoprostol Rp	
Arthotec forte *Tbl. 75+0.2mg*	**Aktivierte Arthrose:** 2 x 75+0.2mg p.o.; **DANI, DALI** sorgfältige Dosiseinstellung

8.5 Rheuma-Basistherapeutika DMARD (disease modifying antirheumatic drugs)

Wm (Chloroquin): Stabilisierung der Lysosomenmembran, Beeinflussung des Bindegewebsstoffwechsels; **Wm** (Cyclophosphamid): Alkylans ⇒ Strangbrüche und Vernetzungen der DNS; **Wm** (Gold: Auranofin): Hemmung der Leukozytenauswanderung in die Synovia; **Wm** (Leflunomid): Hemmung der Dihydroorotatdehydrogenase ⇒ Hemmung der Pyrimidinsynthese ⇒ Lymphozytenproliferation ↓; **Wm** (Methotrexat): immunsuppressiv, Zytokinsynthese ↓; **Wm** (Penicillamin): Spaltung von Rheumafaktoren, mesenchymsuppressiv; **Wm** (Sulfasalazin): Beeinflussung der Prostaglandinsynthese;
Wi: Beeinflussung des rheumatischen Grundprozesses;
UW (Chloroquin): Hornhauttrübung, Retinopathia pigmentosa, Exantheme;
UW (Cyclophosphamid): Myelosuppression, Übelkeit, Erbrechen, hämorrhagische Zystitis, Haarausfall, Leberfktsstrg., Mukositis, venoocclusive disease; **UW** (Gold): Haarausfall, Dermatitis, Stomatitis, Panzytopenie, Nierenschäden; **UW** (Penicillamin): Nierenschäden, BB-Veränderungen, Geschmackstrg., Muskellähmungen; **UW** (Leflunomid): Leukopenie, allerg. Reaktionen, CK ↑, Parästhesie, Kopfschmerzen, Schwindel, RR ↑, Durchfall, Übelkeit, Erbrechen, Erkr. der Mundschleimhaut, Bauchschmerzen, Anstieg der Leberenzyme, Haarausfall, Ekzem, Exanthem, Pruritus, trockene Haut, Sehnenscheidenentzündung, Appetitlosigkeit, Gewichtsverlust, Asthenie;

UW (Methotrexat): Leukopenie, Anämie, Thrombopenie, Kopfschmerzen, Müdigkeit, Benommenheit, Pneumonie, interstitielle Alveolitis/Pneumonitis (oft verbunden mit Eosinophilie), Stomatitis, Dyspepsie, Übelkeit, Appetitlosigkeit, Ulzerationen der Mundschleimhaut, Diarrhoe, Transaminasenanstieg, Exanthem, Erythem, Pruritus;
KI (Chloroquin): Retinopathie, G-6-PDH-Mangel, Grav./Lakt.;
KI (Cyclophosphamid): floride Infektionen, schwere Knochenmarksuppression, Harnabflussstrg.;
KI (Gold und Penicillamin): Niereninsuffizienz, Blutbildungsstrg., Leberschäden, Grav./Lakt.;
KI (Leflunomid): bek. Überempfindlichkeit, schwere Immundefekte, eingeschränkte Knochenmarkfunktion, schwere Infektion, eingeschränkte Leberfunktion, mittlere bis schwere Niereninsuffizienz, schwere Hypoproteinämie, Grav./Lakt., Kinder und Jugendliche < 18J;
KI (Methotrexat): bek. Überempf., stark eingeschränkte Leberfkt., Alkoholabusus, stark eingeschränkte Nierenfkt., vorbestehende Blutbildveränderungen wie Knochenmarkhypoplasie, Leukopenie, Thrombozytopenie oder signifikante Anämie, schwere akute oder chronische Infektionen wie Tuberkulose, HIV oder andere Immundefizienzsyndrome, Ulzera der Mundhöhle und Ulzera des GI-Traktes, Grav./Lakt., gleichzeitige Impfung mit Lebendimpfstoffen

Auranofin Rp	HWZ 15-31d, Qo 0.9, PPB 60%, PRC C, Lact ?
Ridaura *Tbl. 3mg*	**Chronische Polyarthritis:** 1 x 6mg oder 2 x 3mg p.o.; nach 4-6M evtl. 3 x 3mg; **DANI** nicht erforderlich
Chloroquin Rp	HWZ 30-60d, Qo 0.3, PPB 50-60%, PRC C, Lact +
Resochin *Tbl. 50, 155mg; Amp. 155mg/5ml*	**Chron. Polyarthritis, Lupus erythematodes:** Erw. + Ki. 2.5mg/kg/d; max. Kumulativdos. 100g
Cyclophosphamid → 169 Rp	HWZ 7(9)h, Qo 0.5, PPB 13%
Endoxan *Tbl. 50mg; Inf.Lsg. 200, 500, 1000mg*	**Autoimmunerkrankung:** Dauertherapie: 3-6mg/kg/d i.v.; 50-200mg/d p.o.; Intervalltherapie: 10-15mg/kg i.v. alle 2-5d; 20-40mg/kg i.v. alle 21-28d; **DANI** CrCl < 10: 50%; **DALI** 75%
Hydroxychloroquinsulfat Rp	HWZ 30-60d, PRC C, Lact ?
Plaquenil *Tbl. 200mg* **Quensyl** *Tbl. 200mg*	**Chron. Polyarthritis, juvenile diopath. Arthritis, Lupus erythematodes:** ini 2-3 x 200mg p.o., Erh.Dos. 1-2 x 200mg; **Ki.:** 5-6.5mg/kg/d; **DANI, DALI** Dosis anpassen
Leflunomid Rp	HWZ 4-28d, PPB 99%, PRC X, Lact -
Arava *Tbl. 10, 20, 100mg* **Leflunomid HEXAL** *Tbl. 10, 20mg* **Leflunomid medac** *Tbl. 10, 15, 20mg* **Leflunomid Stada** *Tbl. 10, 20, 100mg* **Leflunomid Winthrop** *Tbl. 10, 20, 100mg*	**Chron. Polyarthritis, Psoriasisarthritis:** d1-3: 1 x 100mg p.o., dann: 1 x 10-20mg p.o.; **DANI** KI bei mittlerer bis schwerer NI; **DALI** KI bei eingeschränkter Fkt.

Methotrexat → 173 Rp	HWZ 5.1-9.3h, Q0 0.06, PPB 60%, PRC X, Lact -
Lantarel *Tbl. 2.5, 7.5, 10mg; Fertigspr. 7.5mg/1ml, 10mg/1.34ml, 15mg/2ml, 20mg/2.67ml, 25mg/1ml* **Metex** *Tbl.2.5, 7.5, 10mg; Inj.Lsg., Fertigspr. 7.5mg/0.15ml, 10mg/0.20ml, 12.5mg/0.25ml, 15mg/0.30ml, 17.5mg/0.35ml, 20mg/0.40ml, 22.5mg/0.45 ml; 25mg/0.50ml, 27.5mg/0.55ml, 30mg/0.60ml* **MTX HEXAL** *Tbl. 2.5, 5, 7.5 10, 15mg; Inj.Lsg. 5mg/2ml, 7.5mg/1ml, 10mg/4ml, 15mg/2ml, 25mg/1ml, 50mg/2ml, 500mg/20ml, 1g/40ml* **MTX Sandoz** *Tbl. 7.5mg; Inj.Lsg. 7.5mg/1ml, 10mg/1.33ml, 15mg/2ml, 20mg/2.67ml, 25mg/3.33ml*	**Chronische Polyarthritis, Psoriasis-Arthritis:** ini 1 x/W 7.5mg p.o./i.v., bei guter Verträglichkeit evtl. 1 x/W 10-15mg, max. 20mg/W p.o./i.v.; **Juvenile idiopathische Arthritis: Ki. <16J:** 10-15mg/m²/W s.c./i.m.; bei therapierefraktären Fällen bis 20mg/m²/W; **M. Crohn:** ini 25mg/W s.c./iv./i.m., Wi-Eintritt nach 8-12 W, Erh.Dos. 15mg/W s.c./iv./i.m.; **DANI** CrCl > 50: 100%; 20-50: 50%, <20: KI; **DALI** Anw. nur mit großer Vorsicht; Bili > 5 mg/dl: KI

Penicillamin Rp	HWZ 1-7.5h, Q0 0.85, PPB 90%, PRC D, Lact -
Metalcaptase *Tbl. 150, 300mg*	**Chronische Polyarthritis:** W1-2 150mg/d p.o., dann alle 2W um 150mg steigern, max. 1200mg, nach Wi-Eintritt reduzieren auf Erh.Dos. 300-600mg/d; **Ki.:** ini 3-5mg/kg, max. 15-20mg/kg, nach Wi-Eintritt auf Erh.Dos. 5-10mg/kg/d reduzieren; **M. Wilson:** 1 x 10-20mg/kg p.o.; **DANI, DALI** KI

Sulfasalazin Rp	HWZ 7.6h, PPB > 95%, PRC B, Lact ?
Azulfidine RA *Tbl. 500mg* **Pleon RA** *Tbl. 500mg* **Salazopyrine RA** *Tbl. 500mg* **Sulfasalazin HEXAL** *Tbl. 500mg*	**Chronische Polyarthritis:** W1: 1 x 500mg/d p.o.; W2: 2 x 500mg/d; W3: 1500mg/d; W4: 2 x 1g/d; **DANI, DALI** KI bei schwerer NI, LI

8.6 Glukokortikoide

Wi: Gluconeogenese ↑, Proteinkatabolismus ↑, Lipolyse, Hemmung mesenchymaler Reaktionen (Entzündung, Exsudation, Proliferation), immunsuppressiv, antiallergisch (Lympho-/Eosinopenie, lymphatisches Gewebe ↓, B-/T-Zellaktivität ↓);
UW diabetogen: Glukose ↑, Glukosurie, Steroiddiabetes;
katabol: negative Stickstoffbilanz, Wachstum ↓, Osteoporose;
Fettstoffwechsel: Stammfettsucht, Vollmondgesicht, Fettsäurespiegel ↑;
BB: Thrombos ↑, Erys ↑, Neutrophile ↑, Eosinophile ↓, Basophile ↓, Lymphos ↓;
ulzerogen: Produktion von Magensäure ↑, Magenschleim ↓;
Augen: Hornhautulkus, Glaukom, Katarakt;
Haut: Atrophie, Striae rubrae, Akne;
Kapillarbrüchigkeit ↑: Petechien, Ekchymosen, Purpura;
mineralokortikoide Wi: H_2O-, Na-Retention, K^+ ↓, RR ↑, Alkalose;
Immunschwäche: Infektgefährdung, Tbc-Aktivierung;
endokrines Psychosyndrom: Euphorie, Depression, Verwirrung, Halluzination;
Muskeln: Schwäche, Atrophie;
NNR-Atrophie: Kortison-Entzugssyndrom (Schwäche, Schwindel, Schock);
KI (bei chronischer Anwendung): GI-Ulzera, schwere Osteoporose, akute virale/bakterielle Infektionen, Systemmykosen, Glaukom, psychiatrische Anamnese;
Glu: relative glukokortikoide Potenz; **Min:** relative mineralokortikoide Potenz

Die Dosierung richtet sich nach der Schwere der jeweiligen Erkrankung.

Betamethason Rp	HWZ 6h, Q0 0.95, PPB 58-70%, PRC C, Lact -	Glu	Min
Celestamine N *Tbl. 0.5mg; Gtt. (1ml = 0.5mg)* **Celestan Depot** *Amp. 5.7mg* **Celestan solubile** *Amp. 4mg/1ml* **Celestone** *Tbl. 0.5mg; Gtt. (1ml = 0.5mg); Amp. 4mg/1ml*	**Entzündliche/degenerative Gelenkerkr.:** 1.4-11.4mg (je nach Gelenkgröße) intraartikulär; **entzündl./degen. Bindegewebserkr.:** 1.4-5.7mg intraläsional; **Hauterkr.** (s. FachInfo): max. 1.1mg/cm², max. 5.7mg/Behandlung intradermal; **akuter Asthmaanfall:** 11.4mg i.m.; 8-20mg p.o.; **Induktion der Lungenreife bei drohender Frühgeburt:** 2 x 5.7mg im Abstand von 24h, ggf. Wdh. nach 7d; **Panarteriitis nodosa, aktive Phasen rheumatischer Systemerkr., SLE, aktive rheumatoide Arthritis:** 6-15mg/d p.o.; **juvenile idiopath. Arthritis (Still-Syndrom), rheum. Fieber mit Karditis:** 12-15mg/d p.o.; **interstit. Aspirationspneumonie:** ini 2-4mg/d, dann 0.25-1mg/d p.o.	25	0
Cloprednol Rp	HWZ 2h, Q0 1.0, PPB 67-84%	8	0
Syntestan *Tbl. 2.5, 5mg*	**Asthma bronchiale, chronische Polyarthritis:** 1 x 1.25-12.5mg/d p.o., langsame Dosisreduktion anstreben		

		Glu	Min
Deflazacort Rp	HWZ 1.5h, Q0 0.8	**Glu**	**Min**
Calcort *Tbl. 6mg*	**Rheumatoide Arthritis:** 1 x 6-18mg p.o., Reduktion bis zur niedrigsten noch wirksamen Dosis	**3**	**3**
Dexamethason Rp	HWZ 2-5h, Q0 0.9, PPB gering, PRC C, Lact -	**30**	**0**
Dexa-Allvoran *Amp. 4mg/1ml* **Dexaflam Inject** *Amp. 4mg/1ml* **DexaHEXAL** *Amp. 4mg/1ml, 8mg/2ml* **Dexamethason-ratioph.** *Tbl. 4, 8mg* **Fortecortin** *Tbl. 0.5, 2, 4, 8mg; Amp. 4mg/1ml, 8mg/2ml, 40mg/5ml, 100mg/10ml* **Lipotalon** *Amp. 4mg/1ml*	**Hirnödem:** ini 8-80mg i.v., dann 16-48mg/d p.o. in 3-6 ED; **Hirnödem bei bakterieller Meningitis:** 0.15mg/kg alle 6h für 4d p.o./i.v.; **Ki:** 0.4mg/kg alle 12h für 2d; **schwerer, akuter Asthmaanfall:** 8-20mg p.o./i.v., bei Bedarf 8mg alle 4h; **Ki:** 0.15-0.4mg/kg p.o.; **akute Hauterkr.:** 8-40mg p.o./i.v.; **aktive Phasen rheumat. Systemerkr./ rheumatoider Arthritis:** 6-16mg/d p.o./i.v.; **schwere Infektionserkrankung:** 4-20mg/d p.o./i.v.; **Palliativther. maligner Tumore:** 8-16mg/d p.o./i.v.; **kongenitales AGS:** 1 x 0.25-0.75mg/d p.o.; **Pro./Therapie postoperatives/Chemotherapie-induziertes Erbrechen:** 8-20mg vor Chemo/OP p.o./i.v., dann s. FachInfo; **posttraumatischer/anaphylaktischer Schock:** 40-100mg i.v.; **lokale Infiltrations-/Injektionstherapie:** 2-8mg lokal		
Fludrocortison Rp	HWZ 3.5-4.8h, PRC C, Lact ?	**10**	**125**
Astonin H *Tbl. 0.1mg*	**Substitution bei M. Addison/Salzverlust-syndrom:** 0.05-0.2mg/d p.o.; **hypoadrenerge orthostatische Hypotension:** ini 0.1-0.2mg/d p.o., ggf. steigern, Therapie für max. 2M		
Hydrocortison (=Cortisol) Rp	HWZ 1-2h, Q0 1.0, PPB 75-95%, PRC C, Lact -	**1**	**2**
Hydrocortison Acis *Tbl. 10mg* **Hydrocortison Hoechst** *Tbl. 10mg* **Hydrocortison** *Amp. 100mg/2ml, 250mg/2ml, 500mg/4ml, 1g/8ml*	**Substitution bei primärer/sekundärer NNR-Insuff.:** 10-20mg/d, max. 30mg/d; **Ki:** 10-15mg/m^2 in 2-3 ED p.o.; **Hemmtherapie bei AGS:** 15-20mg/m^2 in 3 ED p.o.; **Schwere akute Schockzustände, akute NNR-Insuff.:** 10-50mg/h i.v., Wdh. nach Bedarf		

		Glu	Min
Methylprednisolon Rp	HWZ 2-3h, Q0 0.9, PPB 77%, PRC C, Lact ?	**Glu**	**Min**
Methylprednisolon Acis *Tbl. 4, 8, 16, 32mg* **Metypred** *Tbl. 4, 8, 16, 40mg; Amp. 125mg/2ml, 250mg/4ml, 1g/16ml* **M PredniHEXAL** *Tbl. 4, 8, 16mg* **Urbason** *Tbl. 4, 8, 16, 40mg; Amp. 16mg/1ml, 32mg/1ml, 250mg/5ml, 1g/10ml*	Zahlreiche Ind (s. FachInfo); **Anfangsdosen:** 12-160mg/d p.o.; **Erhaltungsdosen:** 4-12mg/d p.o.; **Ki: Anfangsdosen:** 0.8-1.5mg/kg/d, max. 80mg/d; **Erhaltungsdosen:** 2-4mg/d; **Akut lebensbedrohliche Zustände** (s.FachInfo): 250-1000mg i.v.; **Ki:** 4-20mg/kg i.v.	5	0
Prednisolon Rp	HWZ 2.6-3h, Q0 0.75, PPB 95%, PRC C, Lact -	4	1
Decortin H *Tbl. 1, 5, 10, 20, 50mg* **Infectocortikrupp** *Supp. 100mg* **Klismacort** *Rektalkps. 100mg* **PredniHEXAL** *Tbl. 5, 10, 20, 50mg* **Prednisolon Jenaph.** *Tbl. 1, 5, 10, 20, 50mg* **Prednisolon-ratioph.** *Tbl. 5, 50mg* **Prednisolut** *Amp. 10mg/2ml, 25mg/5ml, 50mg/2ml, 100mg/5ml, 250mg/5ml, 500mg/5ml, 1g/10ml* **Solu-Decortin H** *Amp. 10mg/1ml, 25mg/1ml, 50mg/1ml, 100mg/1ml, 250mg/5ml, 500mg/5ml, 1g/10ml*	Zahlreiche Ind (s. FachInfo); **hohe Dosis:** 80-100(250)mg/d; **mittl. Dosis:** 40-80mg/d; **niedrige Dosis:** 10-40mg/d; **sehr niedrige Dosis:** 1.5-7.5 (10) mg/d; **Ki: hohe Dosis:** 2-3mg/kg/d; **mittlere Dosis:** 1-2mg/kg/d; **Erhaltungsdosis:** 0.25mg/kg/d; **Anaphyl. Schock:** 1g i.v; **toxisches Lungenödem:** 1g i.v., Ki. 10-15mg/kgKG, evtl. nach 6, 12 u. 24h wiederholen; **Status asthmaticus:** 100-500mg i.v., Ki. 2mg/kgKG; Weiterbehandl. alle 6h mit gleicher oder niedrigerer Dosis, dann Dosisred.; **Pseudokrupp:** 100mg rekt., bei Bedarf nach 1h erneut 100mg; 3-5mg/kgKG i.v., evtl. nach 2-3h wdh.; **Addison-Krise:** 25-50mg i.v., dann orale Weiterbehandlung + Mineralokortikoid		
Prednison Rp	HWZ 1.7-3h, Q0 1.0, PPB 75%, PRC C, Lact +	3.5	1
Cutason *Tbl. 5, 20, 50mg* **Decortin** *Tbl. 1, 5, 20, 50mg* **Prednison HEXAL** *Tbl. 5, 20, 50mg* **Rectodelt** *Supp. 100mg*	Zahlreiche Ind (s.FachInfo); **hohe Dosis:** 80-100 (250) mg/d; **mittlere Dosis:** 40-80mg/d; **niedrige Dosis:** 10-40mg/d; **sehr niedrige Dosis:** 1.5-7.5 (10) mg/d; **Ki: hohe Dosis:** 2-3mg/kg/d; **mittlere Dosis:** 1-2mg/kg/d; **Erhaltungsdosis:** 0.25mg/kg/d; **(Pseudo-)Krupp, spastische Bronchitis bei Ki.:** 1 x 100mg rect., max. 200mg/d		
Triamcinolon Rp	HWZ 2-3h, Q0 1.0, PPB 80%, PRC C, Lact ?	5	0
TriamHEXAL *Inj.Susp.10/40(KS)mg/1ml* **Volon** *Tbl. 4, 8, 16mg* **Volon A** *Amp. 10(KS)mg/1ml, 40(KS)mg/1ml; Inj.Lsg. 50mg/5ml, 200mg/5ml; Fertigspr. 40(KS)mg/1ml*	**Anw. in Rheumatologie, Dermatologie, Nephrologie, Pulmologie:** 1-100mg/d p.o.; **intraartikuläre, intrafokale, intramuskuläre, subläsionale Anwendung:** 10-80mg		

8.7 Selektive Immunsuppressiva

Wm/Wi (Abatacept): Inhibierung der Aktivierung von T-Lymphozyten; **Wm/Wi** (Adalimumab): spezifische Bindung an Tumornekrosefaktor-Alpha (TNF-Alpha); **Wm/Wi** (Anakinra): kompetitiver Antagonist an Interleukin-1 Typ-I-Rez. ⇒ Neutralisierung der proinflammatorischen Interleukin-1-Aktivität; **Wm/Wi** (Apremilast): Phosphodiesterase-4-Inhibitor ⇒ Modulation eines Netzwerks pro- und antiinflammatorischer Mediatoren ⇒ Downregulation der Entzündungsreaktion; **Wm/Wi** (Belimumab): humaner monoklonaler IgG1Kappa-AK ⇒ Bindung an B-Lymphozyten-Stimulator-Protein ⇒ hemmt Überleben von B-Zellen und reduziert deren Ausdifferenzierung; **Wm/Wi** (Certolizumab): Fab-Fragment eines humanisierten AK ⇒ neutralisierende Wi auf TNF-Alpha ⇒ Hemmung der Entzündungsaktivität; **Wm/Wi** (Etanercept): rekombin., dimeres Protein: bindet TNF und hemmt kompetitiv; **Wm/Wi** (Golimumab): humaner, monoklonaler AK ⇒ Komplexbildung mit TNF-Alpha ⇒ Hemmung der Entzündungsaktivität; **Wm/Wi** (Infliximab): chimärer, monoklon., human-muriner AK von TNF-Alpha ⇒ hemmt Entzündungsaktivität bei M. Crohn und rheumatoider Arthritis; **Wm/Wi** (Tocilizumab): bindet an IL-6-Rez. ⇒ hemmt proinflammtorische IL-6-Wi; **Wm/Wi** (Vedolizumab): humanisierter monoklonaler Antikörper, der an das alpha4-beta7-Integrin von T-Helfer-Lymphozyten bindet ⇒ Hemmung der Migration in den GI-Trakt; **UW** (Abatacept): Kopfschmerzen, Übelkeit, Leberwerte ↑, Benommenheit, Husten, Bauchschmerzen, Übelkeit, Exanthem, Atemwegsinfekte, Hypertonie, Flush, Fatigue; **UW** (Adalimumab): BB-Veränd., Kopfschmerzen, Atemwegs- und Harnwegsinf., Übelkeit, Diarrhoe, Hautausschlag, Herpes simplex, Grippesyndrom; **UW** (Anakinra): Kopfschmerzen, Reaktion an Einstichstelle, Infekte, Neutrophile ↓; **UW** (Apremilast): Bronchitis, Infekt. der oberen Atemwege, Nasopharyngitis, Appetit ↓, Schlaflosigkeit, Migräne, (Spannungs-)Kopfschmerz, Husten, Diarrhoe, Übelkeit, Erbrechen, Dyspepsie, häufiger Stuhlgang, Oberbauchschmerzen, gastroösoph. Refluxkrankheit, Rückenschmerzen, Fatigue; **UW** (Belimumab): Bronchitis, virale Gastroenteritis, (Naso-)Pharyngitis, Zystitis, Leukopenie, Überempfindlichkeitsreaktion, Depression, Schlaflosigkeit, Migräne, Diarrhoe, Übelkeit, Schmerzen an den Extremitäten, Infusionsreaktionen, Fieber; **UW** (Certolizumab): Infektionen der Harnwege/ oberen Atemwege, Kopfschmerzen, Schwindel, Erbrechen, Hautausschlag, Pruritus, Erschöpfung, Reaktion an der Einstichstelle; **UW** (Etanercept): Kopfschmerzen, Reaktion an der Einstichstelle, Infektionen, Rhinitis; **UW** (Golimumab): Infekt. d. oberen Atemwege, virale Inf., oberfl. Pilzinfektionen, Anämie, allerg. Reaktionen, Depression, Schlaflosigkeit, Schwindel, Parästhesien, Kopfschmerzen, Hypertonie, GI-Strg., Alopezie, Dermatitis, Juckreiz, Hautausschlag, Transaminasen ↑, verzögerte Wundheilung, Fieber, Asthenie, Reaktion an der Einstichstelle; **UW** (Infliximab): virale Infektionen, Bronchitis, Pneumonie, Sinusitis, Kopfschmerzen, Schwindel, Benommenheit, RR ↑, Nausea, Diarrhoe, Hautausschlag, Harnwegsinfekt., Brustschmerz, Ermüdung; **UW** (Tocilizumab): Infektionen des oberen Respirationstrakts, Leukopenie, Hypertonie, Kopfschmerzen, Konjunktivitis, Hypercholesterinämie, Schwindel, Transaminasen ↑, Exanthem, Pruritus, Mundulzera, Gastritis, Pneumonie, Herpes zoster/simplex; **UW** (Vedolizumab): Nasopharyngitis, Bronchitis, Gastroenteritis, Infektionen der oberen Atemwege, Grippe, Sinusitis, Pharyngitis, Kopfschmerzen, Parästhesie, Hypertonie, oropharyngeale Schmerzen, verstopfte Nase, Husten, anale Abszesse, Analfissur, Übelkeit, Verdauungsstrg., Verstopfung, Meteorismus, Hämorrhoiden, Exanthem, Juckreiz, Erythem, Ekzem, Nachtschweiß, Akne, Arthralgie, Muskelkrämpfe, Rückenschmerzen, Muskelschwäche, Müdigkeit, Fieber;

KI (Abatacept): bek. Überempf., schwere/opportunistische Infekte; **KI** (Adalimumab): aktive Tbc, schwere/opportunistische Infekte, Herzinsuffizienz NYHA III-IV; **KI** (Anakinra): bekannte Überempfindlichkeit, schwere Nierenfunktionsstörung; **KI** (Apremilast): bek. Überempf., Grav.; **KI** (Belimumab): bek. Überempf.; **KI** (Certolizumab, Golimumab): bek. Überempf., aktive Tbc, schwere/opportunistische Infekte, Herzinsuff., NYHA III-IV; **KI** (Etanercept): bekannte Überempf., akute Infektionen; **KI** (Infliximab): Sepsis, manifeste Infektionen, Abszesse, Tbc, Grav./Lakt., Ki. < 17J, wiederholte Verabreichung nach arzneimittelfreiem Intervall von 15W bis 2J; **KI** (Tocilizumab): bekannte Überempfindlichkeit, aktive schwere Infektionen; **KI** (Vedolizumab): bekannte Überempfindlichkeit, aktive schwere Infektionen wie Tuberkulose, Sepsis, CMV-Infektion, Listeriose, opportunistische Infektionen wie z.B. PML	
Siehe auch Immunsuppressiva → 282	
Abatacept Rp	HWZ 13d, PRC C, Lact ?
Orencia *Inj.Lsg. 125; Inf.Lsg. 250mg*	**Chron. Polyarthritis:** Komb. mit MTX, W 0, 2, 4, dann alle 4W: < 60kg: 500mg i.v.; 60-100kg: 750mg i.v; > 100kg: 1g i.v.; 1 x 125mg s.c. wöchentlich, ggf. mit Aufsättigungsdosis i.v. an d0; **Juvenile idiopath. Arthritis: Ki. 6-17J:** 10mg/kg i.v., max. 1g W 0, 2, 4, dann alle 4W; **DANI, DALI** keine Daten
Adalimumab Rp	HWZ 10-20d, PRC B, Lact ?
Humira *Fertigspr./Pen/Inj.Lsg. 40mg/0.8ml*	**Chron. Polyarthritis:** 40mg alle 2W s.c. bei Komb. mit MTX; bei Monother. bis 40mg 1x/W; **Ankylosierende Spondylitis, axiale Spondylarthritis, Psoriasis-Arthritis:** 40mg s.c. alle 2W; **Hidradenitis suppurativa**: W0 160mg, W2 80mg, ab W4 40mg 1x/W; **juvenile idiopathische Arthritis: Ki. 2-12J:** $24mg/m^2$ s.c. alle 2W; **13-17J:** 40mg s.c. alle 2W; **Enthesitis-assoziierte Arthritis:** $24mg/m^2$ s.c. alle 2 W, max. ED 40mg; **M. Crohn:** W0: 80 (ggf. 160)mg; W2: 40 (ggf. 80)mg; dann 40mg s.c. alle 2W (ggf. 1 x/W); **Ki. < 40kg:** W0: 40 (ggf. 80)mg; W2: 20 (ggf. 40)mg, dann 20mg s.c. alle 2W (ggf. 1 x/W); **> 40kg:** W0 80 (ggf. 160)mg; W2: 40 (ggf. 80)mg, dann 40mg s.c. alle 2W (ggf. 1 x/W); **Colitis ulcerosa:** W0: 160mg s.c.; W2: 80mg, dann 40mg alle 2W; **Psoriasis:** ini 80mg s.c., dann 40mg alle 2W; **Plaque-Psoriasis:** Ki. 0.8mg/kg, max. 40mg W0 und 1, dann 0.8mg/kg alle 2W; **DANI, DALI** keine Daten

Anakinra Rp	HWZ 4-6h, PRC B, Lact ?
Kineret *Fertigspr. 100mg/0.67ml*	**Chronische Polyarthritis:** 1 x 100mg s.c.; Kombination mit Methotrexat → 217; **Cryopyrin-assoziierte periodische Syndrome: Ki. ab 8M, 10kg:** ini 1-2mg/kg tgl. s.c., bei schwerem Verlauf ggf. steigern auf 3-4mg/kg, max. 8mg/kg; **DANI** CrCl < 30: KI; **DALI** nicht erforderlich
Apremilast Rp	HWZ 9h, PPB 68%, PRC C, Lact ?
Otezla *Tbl. 10, 20, 30mg*	**Aktive Psoriasis-Arthritis, chronische Plaque-Psoriasis:** d1: 1 x 10mg p.o.; d2: 2 x 10mg; d3: 10mg morgens, 20mg abends; d4: 2 x 20mg; d5: 20mg morgens, 30mg abends; ab d6: 2 x 30mg p.o.; **DANI** CrCl ≥ 30: 100%; < 30: 1 x 30mg; **DALI** nicht erforderlich
Belimumab Rp	HWZ 19.4d, PRC C, Lact ?
Benlysta *Inf.Lsg. 120, 400mg*	**Zusatztherapie bei aktivem systemischen Lupus erythematodes:** 10mg/kg i.v. an d0, 14, 28, dann alle 4W; **DANI/DALI** n. erforderl.
Certolizumab Pegol Rp	HWZ 14d, PRC B, Lact ?
Cimzia *Fertigspr. 200mg/ml*	**Alle Ind:** ini 400mg s.c. in W 0, 2 und 4; Erh.Dos.: **Chron. Polyarthritis, Psoriasis-Arthritis:** Komb. m. MTX, 200mg s.c. alle 2W oder 400mg alle 4W; **axiale Spondylarthritis**: 200mg alle 2W oder 400mg alle 4W; **DANI, DALI** keine Daten
Etanercept Rp	HWZ 90-300h, PRC B, Lact ?
Enbrel *Fertigspr. 25, 50mg; Inj.Lsg. 10mg/1ml, 25mg/1ml, 50mg/1ml*	**Chron. Polyarthritis:** 2 x 25mg/W oder 1 x 50mg/W s.c.; **Juv. idiopath. Arthritis: Ki. > 2J:** 2 x 0.4mg/kg/W s.c.; max. 25mg oder 1 x 0.8mg/kg/W, max. 50mg s.c.; **Psoriasis-Arthritis, M. Bechterew:** 2 x 25mg/W od. 1 x 50mg/W s.c.; **Plaque-Psoriasis:** 2 x 25mg/W od. 1 x 50mg/W, ggf. 2 x 50mg/W bis zu 12W, dann 2 x 25mg/W, max. für 24W; **Ki. > 6J.:** 1 x 0.8mg/kg/W s.c., max. 50mg bis zu 24W; **Ki. ab 6J:** 1 x 0.8mg/kg, max. 50mg für max. 24W; **DANI, DALI** nicht erforderlich

Golimumab Rp	HWZ 9-15d, PRC B, Lact ?
Simponi *Fertigspr. 50mg/0.5ml; Inj.Lsg. 50mg/0.5ml*	**Chron. Polyarthritis, Psoriasis-Arthritis, M. Bechterew:** 1 x 50mg/M s.c.; > 100kg: bei fehl. Ansprechen evtl. auf 1 x 100mg/M steigern; **Colitis ulcerosa:** <80kg: ini 200mg s.c., nach 2W 100mg, dann 50mg alle 4W; ≥ 80kg: ini 200mg s.c., n. 2W 100mg, dann 100mg alle 4W; **DANI, DALI** keine Daten
Infliximab Rp	HWZ 9.5d, PRC C, Lact ?
Inflectra *Inf. Lsg. 100mg* **Remicade** *Inf.Lsg. 100mg* **Remsima** *Inf.Lsg. 100mg*	**Chron. Polyarthritis:** 3mg/kg über 2h i.v., Wdh. nach 2 u. 6W, dann alle 8W; ggf. ↑ bis max 7.5mg/kg alle 8W oder 3mg/kg alle 4W; Kombination mit MTX → 217; **M. Crohn, Colitis ulcerosa: Erw., Ki 6-17J:** 5mg/kg über 2h i.v., Wdh. nach 2 und 6W, dann alle 8W; **M. Bechterew, Psoriasis, Psoriasis-Arthritis:** 5mg/kg über 2h i.v., Wdh. in W2 und 6, bei gutem Ansprechen Wdh. alle 6-8W (s. FachInfo); **DANI, DALI** keine Daten
Rituximab Rp	HWZ 76-206h
MabThera *Inf.Lsg. 100, 500mg; Inj.Lsg. 1400mg/11.7ml (120mg/ml)*	**Chron. Polyarthritis:** 1g i.v. d1, Wdh. d15; **Non-Hodgkin-Lymphom, CLL** → 198; **Granulomatose mit Polyangiitis/ mikroskopische Polyangiitis:** 1 x 375mg/m²/W i.v. für 4W; **DANI, DALI** keine Angaben
Tocilizumab Rp	HWZ 8-14d
RoActemra *Inf.Lsg. 80mg/4ml, 200mg/10ml, 400mg/20ml; Inj.Lsg. 162mg/0.9ml*	**Chron. Polyarthritis:** alle 4W 8mg/kg über 1h i.v., max. 800mg/Inf.; 1 x 162mg s.c. alle 7d; Monoth. und/oder Komb. mit MTX → 217; **system. juvenile idiopath. Arthritis:** ≥ 30kg: 8mg/kg alle 2W i.v.; < 30kg: 12mg/kg alle 2W i.v.; **polyartikuläre juvenile idiopath. Arthritis:** ≥ 30kg: 8mg/kg alle 4W i.v.; < 30kg: 10mg/kg alle 4W i.v.; **DANI** nicht erforderlich; **DALI** keine Daten
Vedolizumab Rp	HWZ 25d
Entyvio *Inf.Lsg. 300mg/5ml*	**Colitis ulcerosa, M. Crohn:** 300mg über 30min i.v. W0, 2 und 6, dann alle 8W; **DANI** keine Daten; **DALI** keine Daten

9 Infektiologie

9.1 Keimempfindlichkeit: Keime – Antibiotika

- 1 = Therapie 1. Wahl
- A = Alternativtherapie
- ++ = Gut wirksam
- + = Mäßig wirksam
- – = Nicht anzuraten
- Grampositiv (1. Spalte)

	Penicillin G	Penicillin V	Flucloxacillin	Ampicillin	Ampic. + Sulbactam	Piperac.+Tazob.	Cefadroxil	Cefuroxim-Axetil	Cefotaxim	Imipenem	Doxycyclin	Clarithromycin	Gentamicin	Moxifloxacin	Levofloxacin	Ciprofloxacin	Cotrimoxazol	Metronidazol	Vancomycin	Linezolid
Streptokokken A, B, C, G	1	1	+	++	++	++	A	1	++	++	+	A	–	A	A	+	+	–	++	A
Streptococcus viridans	1	++	+	++	++	++	A	1	++	++	+	A	–	A	A	+	+	–	++	A
Pneumokokken[1]	1	++	++	++	++	++	A	1	A	++	++	A	–	1	1	+	+	–	A	A
Enterococcus faecalis	–	–	–	1	++	++	–	–	–	+	+	–	–	++	++	+	+	–	1	1
VRE[2]	–	–	–	+	+	+	–	–	–	–	++	–	–	–	–	–	+	–	–	1
Staph. aureus (MSSA[3])	+	+	1	+	+	++	A	A	++	–	++	A	A	A	A	+	++	–	A	A
Staph. aureus (MRSA[4])	–	–	–	–	–	–	–	–	–	+	–	–	–	+	–	–	A	–	1	1
Corynebact. diphtheriae	1	++	+	++	++	++	+	–	–	+	+	1	+	++	++	–	+	–	++	A
Meningokokken[5]	1	+	+	++	++	++	+	A	A	++	–	–	++	1	A	A	–	–	–	–
Haemophilus influenzae	–	–	–	1	++	++	++	A	A	A	+	++	++	1	1	A	A	–	–	–
Escherichia coli	–	–	–	++	++	A	++	1	1	A	++	–	++	++	A	A	++	–	–	–
Klebsiella spp.	–	–	–	–	+	+	++	A	1	1	++	–	++	++	A	A	A	–	–	–
Proteus mirabilis	–	–	–	1	A	A	++	1	1	1	–	–	++	++	A	A	++	–	–	–
Proteus vulgaris	–	–	–	–	++	++	–	–	1	1	–	–	++	++	1	1	A	–	–	–
Enterobacter spp.	–	–	–	–	–	++	+	+	A	1	++	–	++	+	A	A	+	–	–	–
Serratia spp.	–	–	–	–	+	++	–	–	A	1	++	–	++	+	A	1	+	–	–	–
Salmonella enterica	–	–	–	+	++	++	+	A	A	A	+	–	++	++	A	1	++	–	–	–
Pseudomonas aeruginosa	–	–	–	–	–	A	–	+	+	1	+	–	A	–	A	A	–	–	–	–
Stenotrophomonas	–	–	–	–	–	++	–	–	+	–	++	–	+	+	A	A	1	–	–	–
Borrelia (systemisch)	A	A	+	+	+	+	+	+	A	+	A	+	+	+	+	+	+	–	–	–
Treponema	1	++	+	++	++	++	–	+	A	–	++	+	–	–	–	–	–	–	–	–
Legionella pneumophila	–	–	–	–	–	–	–	–	+	+	++	1	–	1	1	1	++	–	–	–
Actinomyces spp.	A	A	+	A	A	A	–	–	+	++	A	++	–	++	++	++	+	A	++	++
Clostridien (ohne Cl. difficile)	1	++	+	++	++	++	–	–	+	1	++	++	–	++	++	–	–	1	A	A
Bacteroides fragilis	–	–	–	+	++	++	–	–	+	1	++	–	–	A	A	+	–	1	–	–
Chlamydien	–	–	–	–	–	–	–	–	–	–	1	A	–	A	A	A	–	–	–	–
Mykoplasmen	–	–	–	–	–	–	–	–	–	–	A	1	–	A	A	+	–	–	–	–
Rickettsien	–	–	–	–	–	–	–	–	–	–	1	+	–	A	A	A	–	–	–	–

Quelle: Antibiotika pc Set 2016; Hof, Börm Bruckmeier Verlag; 1 = Streptococcus pneumoniae; 2 = Vancomycinresist. Enterokokken; 3 = Methicillinsensitiver Staph. aureus; 4 = Methicillinresistenter Staph. aureus; 5 = Neisseria meningitidis

9.2 Penicilline

9.2.1 Beta-Lactamase-sensitive Penicilline

Empf.: Pneumo-, Strepto-, Meningo-, Staphylokokken (nur noch wenige Stämme), Aktinomyceten, Leptospiren, C. diphtheriae, Treponemen, Borrelien, Pasteurella multocida, Fusobakterien, Peptokokken, Clostridien;
resist.: Enterobakterien, Pseudomonas, B. fragilis, E. faecium, Nocardia, Mykoplasmen, Chlamydien, Beta-Lactamase-Bildner;
UW (Penicillin G, Benzylpenicillin-Benzathin): dosisabhängige Neutropenie, allergische Hautreaktionen, angioneurotisches Ödem, Larynxödem, allergische Vaskulitis, Erythema nodosum, allergische Purpura, arterielle Gefäßverschlüsse, eosinophile pulmonale Infiltrate, Arzneimittelfieber, Bronchospasmen, Serumkrankheit, anaphylaktische Reaktionen, Benommenheit, Halluzinationen, Hyperreflexie, Myoklonien (Übergang in fokale, später generalisierte Krampfanfälle und komatöse Zustände möglich);
UW (Phenoxymethylpenicillin): Übelkeit, Erbrechen, Appetitlosigkeit, Magendrücken, Bauchschmerzen, Flatulenz, weiche Stühle, Diarrhoe, Exanthem, Urtikaria, Juckreiz, Schleimhautentzündungen (besonders Glossitis, Stomatitis);
KI: bekannte Überempfindlichkeit gegen Penicilline und Betalactam-Antibiotika

Penicillin G (Benzylpenicillin) Rp — HWZ 20-50 min, Q0 0.4, PPB 45-65%, PRC B, Lact +

Gewebe-gängigkeit	ZNS	entzünd.	Lunge	ELF	Galle	Leber	Prostata	Niere	Knochen
	+	++	++	++	++	++	++	++	+

Infectocillin Parent *Inf. Lsg. 1, 5, 10 Mio IE*	**Normal empfindliche Keime:** 1-5 Mio IE/d i.v./i.m. in 4-6ED; **Meningitis, Endokarditis:** 20-60 Mio IE/d i.v.; **NG:** 0.05-0.1 Mio IE/kg/d i.v. in 2ED; **Ki. 1-12M:** 0.05-1 Mio IE/kg/d i.v. in 3-4ED; **1-12J:** 0.05-0.5 Mio IE/kg/d i.v. in 4-6ED; **DANI** CrCl 46-120: 5 Mio IE in 3ED; 19-45: 4 Mio IE in 3ED; 9-18: 5 Mio IE in 2ED; 3-8: 3 Mio IE in 2ED; < 2: 2 Mio IE in 2ED

Benzylpenicillin-Benzathin Rp — HWZ Tage bis Wochen

Gewebe-gängigkeit	ZNS	entzünd.	Lunge	ELF	Galle	Leber	Prostata	Niere	Knochen
	+	++	++	k.A.	++	++	++	++	+

Pendysin *Inj.Lsg. 1.2 Mio IE* **Tardocillin** *Inj.Lsg. 1.2 Mio IE*	**Rezidiv-Pro. rheumatisches Fieber:** 1-2 x/M 1.2 Mio IE i.m.; **Lues I/II:** 2.4 Mio IE i.m. (verteilt auf 2 Injektionsstellen); **Ki. > 1M:** 50000 IE/kg/W, max. 2.4 Mio. IE, für 3 W

Penicillin V (Phenoxymethylpenicillin) Rp			HWZ 35 min Q0 0.6 PPB 71-89% PRC B Lact+					
Gewebe-gängigkeit	ZNS	entzünd.	Lunge	ELF	Galle	Leber	Prostata	Niere	Knochen
	-	-	++	++	++	++	++	++	k.A.

Arcasin *Tbl. 1.5 Mio IE*
Infectocillin *Tbl. 1 Mio IE;*
Trockensaft (5ml = 0.25, 0.3, 0.4, 0.5 Mio IE)
Isocillin *Tbl. 1.2 Mio IE;*
Trockensaft (5ml = 0.3 Mio IE)
Ispenoral *Tbl. 1, 1.5 Mio. IE*
PenHEXAL *Tbl. 1, 1.5 Mio IE;*
Trockensaft (4ml = 0.32 Mio IE)
Penicillin V-CT *Tbl. 1, 1.5 Mio IE*
Penicillin V-ratioph. *Tbl. 1, 1.5 Mio IE;*
Trockensaft (5ml = 0.4 Mio IE)

HNO-, Atemweg-, Haut-, Mund-Kiefer-Zahn-Infektionen, Endokarditispro., Rezidiv-Pro. rheumatisches Fieber, Scharlach, Erysipel, Lymphadenitis: 3 x 0.6-1.5 Mio IE p.o.; **Ki. < 1M:** 45000-60000IE/kg/d; **2.-3.M:** 40000-64000IE/kg/d; **4.M-1J:** 400000-600000IE/d p.o. in 3-4ED; **1-2J:** 600000-900000IE/d; **2-4J:** 900000-1.4 Mio IE/d; **4-8J:** 1.2-1.8 Mio IE/d; **8-12J:** 1.2-2.4 Mio IE/d; **DANI** CrCl > 15: 100%; < 15: 2 x 0.6-1.5 Mio IE

9.2.2 Beta-Lactamase-resistente Penicilline (Isoxazolylpenicilline)

Empf. und resist.: gute Aktivität gegen Beta-Lactamase-bildende Staphylokokken; bei den übrigen grampositiven Bakterien jedoch schwächere Aktivität als Penicillin G;
UW (Flucloxacillin): Übelkeit, Erbrechen, Diarrhoe, Thrombophlebitis (bei i.v.-Gabe);
KI (Flucloxacillin): bekannte Überempfindlichkeit gegen Penicilline und Betalactam-Antibiotika, Ikterus/Leberenzymanstieg unter Flucloxacillin-Therapie in der Vorgeschichte; intraarterielle, intrathekale oder subkonjunktivale Anwendung

Flucloxacillin Rp				HWZ 0.7-1 h, Q0 0.3, PPB 92-96%					
Gewebe-gängigkeit	ZNS	entzünd.	Lunge	ELF	Galle	Leber	Prostata	Niere	Knochen
	-	-	k.A.	++	k.A.	k.A.	k.A.	k.A.	++

Fluclox *Inf.Lsg. 1, 2g*
Flucloxacillin Altamedics *Kps. 500mg*
Staphylex *Kps. 250, 500mg;*
Inf.Lsg. 0.25, 0.5, 1, 2g

Staphylokokken-Infektion: 3 x 1g p.o.; 3 x 1-2g i.v./i.m., max. 12g/d p.o./i.v., max. i.m.-ED: 2g; **Ki.** < **6J:** 40-50mg/kg/d p.o./i.v. in 3ED; **6-10J:** 3 x 250-500mg p.o./i.v.; **10-14J:** 3-4 x 500mg p.o./i.v.; **DANI** CrCl 18: 1.5g in 4ED; 8: 1.5g in 3ED; 2: 1g in 3ED; 0.5: 2g 1x/d; **DALI** nicht erforderlich

Methicillin Wegen Toxizität nicht mehr im Handel

Verwendung nur noch zur Resistenzprüfung bei Staphylokokken; **MRSA** = Methicillin-resistant Staphylococcus-aureus; **MSSA** = Methicillin-sensitive Staphylococcus-aureus

9.2.3 Penicilline mit erweitertem Spektrum

Empf. (Amoxicillin, Ampicillin): im Vergleich zu Penicillin G zusätzlich Enterokokken, H. influenzae, E. coli, Listerien, Proteus mirabilis, Salmonellen, Shigellen;
resist. (Amoxicillin, Ampicillin): Bacteroides fragilis, Pseudomonas, E. faecium, Nocardia, Mykoplasmen, Chlamydien, Beta-Lactamase-Bildner, Klebsiellen, Yersinien;
Empf. (Pivmecillinam): Enterobacter spp., E. coli, Klebsiellaspp., Proteus mirabilis
resist. (Pivmecillinam): Ent. faecalis, E. faecium, Pseudomonas spp.
UW (Amoxicillin): dosisabhängig Magenschmerzen, Übelkeit, Erbrechen, Meteorismus, weiche Stühle, Diarrhoe, Exanthem, Juckreiz, Enanthem;
UW (Ampicillin): Magenschmerzen, Übelkeit, Erbrechen, Meteorismus, weiche Stühle, Diarrhoe, Pruritus, Rash, Exanthem (masernartig);
UW (Pivmecillinam): Diarrhoe, Übelkeit, vulvovaginale Pilzinfektion
KI (Amoxicillin): bek. Überempfindlichkeit gegen Penicilline und Betalactam-Antibiotika;
KI (Ampicillin): bek. Überempfindlichkeit gegen Ampicillin bzw. Penicilline;
KI (Pivmecillinam): bek. Überempfindlichkeit gegen P., Penicilline und Cephalosporine, alle Bedingungen, die den Durchgang durch die Speiseröhre beeinträchtigen; genetische Stoffwechselstörungen, die zu einem schweren Carnitinmangel führen, z. B. Carnitin-Transporter-Defekte, Methylmalonazidurie und Propionazidämie

Amoxicillin Rp — HWZ 1-2h, Qo 0.12, PPB 17-20%, PRC B, Lact +

Gewebe-gängigkeit	ZNS	entzünd.	Lunge	ELF	Galle	Leber	Prostata	Niere	Knochen
	-	+	-	++	++	++	k.A.	k.A.	k.A.

Amoxicillin-ratioph. *Tbl. 500, 750, 1000mg Trockensaft (1 Messl. = 250, 500mg)* **AmoxiHEXAL** *Tbl. 500, 750, 1000mg; Saft (1 Messl. = 250, 500mg)* **Amoxi-Saar** *Tbl. 500, 100mg* **Infectomox** *Tbl. 1g; Trockensaft (1 Messl. = 250, 500, 750mg)*	**HNO-, Atemweg-, Harnweg-, MD-Trakt-, Haut-, Weichteilinfektionen, Listeriose:** 3 x 750-1000mg p.o.; **Ki. < 6J:** 50mg/kg/d in 3-4ED; **6-12J:** 900-2000mg/d in 3-4ED; **Endokarditis-Pro.:** 3g p.o. 3h vor Eingriff; **Ki.:** 50mg/kg; **H.P.-Eradikation:** 2 x 1g p.o. + 2 x 500mg Clarithromycin + 2 x 20mg Omeprazol; **DANI** CrCl: 20-30: 66%; < 20: 33%

Ampicillin Rp — HWZ 0.9h, Qo 0.06, PPB 20%, PRC B, Lact +

Gewebe-gängigkeit	ZNS	entzünd.	Lunge	ELF	Galle	Leber	Prostata	Niere	Knochen
	-	+	k.A.	++	++	k.A.	k.A.	k.A.	k.A.

Ampicillin-ratioph. *Tbl. 1g; Inf.Lsg. 0.5, 1, 2, 5g*	**HNO-, Atemweg-, Harnweg-, MD-Trakt-, Haut-, Weichteilinf., Listeriose, Osteomyelitis, Typhus, Meningitis, Endokarditis:** 2-6g/d p.o. in 3-4ED; 1.5-6g/d i.v. in 2-4ED, max. 15g/d; **Ki. < 6J:** 100(-150-200)mg/kg/d p.o./i.v. in 3-4ED; > **6J:** s. Erw.; **Meningitis < 6J:** 200-400mg/kg/d i.v.; **DANI** CrCl: 20-30: 66%; < 20: 33%

Pivmecillinam Rp HWZ 1h

Gewebe-gängigkeit	ZNS	entzünd.	Lunge	ELF	Galle	Leber	Prostata	Niere	Knochen
	k.A.	k.A.	k.A.	k.A.	+	k.A	k.A.	++	k.A.

X-Systo *Tbl. 400mg*	**Akute, unkomplizierte Zystitis:** 3 x 400mg p.o. für 3d; **DANI, DALI:** nicht erforderl.

9.2.4 Penicilline mit Pseudomonaswirkung (Acylaminopenicilline)

Empf. und resist.: weitgehend identisch mit Breitbandpenicillinen; Piperacillin: zusätzlich gute Aktivität bei Pseudomonas aeruginosa;
UW (Piperacillin): allergische Hautreaktionen, Juckreiz, Exanthem, Kopfschmerzen, Purpura, zentralnervöse Erregungszustände, Muskelzuckungen (Myoklonien), tonisch/klonische Krämpfe, Tremor, Schwindel, Schleimhautentzüdungen, Schleimhautblutungen, Anstieg von Serumkreatinin und Harnstoff; **KI** (Piperacillin): bek. Überempfindlichkeit gegen Penicilline und Betalactam-Antibiotika

Piperacillin Rp HWZ 1h, Qo 0.3, PPB 16-21%, PRC B, Lact +

Gewebe-gängigkeit	ZNS	entzünd.	Lunge	ELF	Galle	Leber	Prostata	Niere	Knochen
	0	+	++	++	++	k.A	k.A.	k.A.	+

Piperacillin Eberth *Inf.Lsg. 1, 2, 4g* **Piperacillin Fresenius** *Inf.Lsg. 1, 2, 4g* **Piperacillin Ibisqus** *Inf.Lsg. 1, 2, 3, 4g* **Piperacillin Hikma** *Inf.Lsg. 2, 4g*	**Sepsis, Endokarditis, Meningitis, Peritonitis, Pneumonie, abdominelle, gynäkologische, Knochen-, Weichteilinfektionen:** 6-12g/d i.v. in 2-4ED max. 24g/d; **Ki. < 2kg:** 150mg/kg/d i.v. in 3ED; **> 2kg:** 300mg/kg/d in 3-4ED; **1M-12J:** 100-200mg/kg/d in 2-4ED; **DANI** CrCl 40-80: max. 4 x 4g; 20-40: 3 x 4g; < 20: 2 x 4g; HD: 3 x 2g

9.3 Beta-Lactamase-Inhibitoren

Empf.: Erweiterung des Spektrums von Penicillinen um Beta-Lactamase-bildende Stämme von Staphylokokken, Moraxella catarrhalis, E. coli, Haemophilus influenzae, Klebsiellen, Proteus, Gonokokken, Bacteroides fragilis; nur zusammen mit Beta-Lactam-Antibiotika wirksam!

Clavulansäure Nur in Kombination → 230 HWZ 60-75min

Sulbactam Rp HWZ 1-2h, Qo 0.13, PPB 38%

Gewebe-gängigkeit	ZNS	entzünd.	Lunge	ELF	Galle	Leber	Prostata	Niere	Knochen
	k.A.	k.A.	k.A.	k.A.	k.A.	k.A.	k.A.	k.A.	k.A.

Sulbactam Eberth *Inf.Lsg. 1g*	**Kombination mit Beta-Lactam-Antibiotika:** 3-4 x 0.5-1g i.v.; **Sgl., Ki.:** 50mg/kg/d in 3-4ED, max. 80mg/kg/d; **DANI** CrCl 15-30: max. 2g/d; < 15: max. 1g/d; HD: 1g alle 48h

Tazobactam Nur in Kombination → 231

9.3.1 Penicilline + Beta-Lactamase-Inhibitoren

Empf. (Amoxicillin + Clavulansäure): Enterococcus faecalis, Gardnerella vaginalis, Staph. aureus (Methicillin-empfindlich), Staph. agalactiae, Strept. pneumoniae, Strept. pyogenes und andere betahämolysierende Streptokokken, Strept.-viridans-Gruppe, Capnocytophaga spp., Eikenella corrodens, Haemophilus influenzae, Moraxella catarrhalis, Pasteurella multocica, Bacteroides fragilis, Fusobacterium nucleatum, Prevotella spp.;
resist. (Amoxicillin + Clavulansäure): Acinetobacter sp., Citrobacter freundii, Enterobacter sp., Legionella pneumophila, Morganella morganii, Providencia spp., Pseudomonas sp., Serratia sp., Stenotrophomonas maltophilia, Chlamydophila pneumoniae, Chlamydophila psittaci, Coxiella burnetti, Mycoplasma pneumoniae;
UW (Amoxicillin + Clavulansäure): Diarrhoe, mukocutane Candidose, Übelkeit, Erbrechen;
KI (Amoxicillin + Clavulansäure): bekannte Überempfindlichkeit gegen Amoxicillin + Clavulansäure, gegen Penicilline, schwere allergische Sofortreaktion gegen ein anderes Betalaktam-Antibiotikum in der Vorgeschichte, Gelbsucht/Leberfunktionsstrg. in der Vorgeschichte, die durch Amoxicillin/Clavulansäure hervorgerufen wurde; Trockensaft: Überempfindlichkeit gegen Schwefeldioxid

Amoxicillin + Clavulansäure Rp — PRC B, Lact +

Gewebegängigkeit	ZNS	entzünd.	Lunge	ELF	Galle	Leber	Prostata	Niere	Knochen
	-	+	k.A.	++	++	k.A.	k.A.	k.A.	++

Amoclav plus *Tbl. 500+125, 875+125mg; Trockensaft (5ml = 125+31.25, 250+62.5, 400+57mg)* **Amoxidura plus** *Tbl. 500+125, 875+125mg; Trockensaft (10ml = 250+62.5)* **Augmentan** *Tbl. 500+125, 875+125mg; Trockensaft (10ml = 500+125, 800+114mg)* **Augmentin** *Inf.Lsg. 1000+200mg* **Infectosupramox** *Trockensaft (5ml = 400+57mg)*	**Atemweg-, Harnweg-, Haut-, Weichteil-, abdominelle Infektionen, amb. erworbene Pneumonie, Knochen- u. Gelenkinfektionen:** 3 x 500+125mg p.o.; 2 x 875+125mg p.o.; 3 x 1000-2000+200mg i.v.; **Ki. < 2J:** max. 40+10mg/kg/d p.o. in 3ED; **2-12J:** max. 60+15mg/kg/d p.o. in 3ED; **DANI** CrCl 10-30: 2 x 500+125mg p.o.; ini 1000+200mg, dann 2 x 500+100mg i.v.; < 10: 1 x 500+125mg p.o.; ini 1000+200mg, dann 1 x 500+100mg; **DALI** vorsichtige Anw.

Ampicillin + Sulbactam Rp — PRC B, Lact +

Gewebegängigkeit	ZNS	entzünd.	Lunge	ELF	Galle	Leber	Prostata	Niere	Knochen
	k.A.	+	k.A.	++	++	k.A.	k.A.	k.A.	++

Ampicillin/Sul Kabi *Inf.Lsg. 1+0.5g, 2+1g* **Ampicillin + Sulbactam Aurobindo** *Inf.Lsg. 1+0.5g, 2+1g* **Ampicillin + Sulbactam-ratioph.** *Inf.Lsg. 1+0.5g, 2+1g*	**Atemweg-, Harnweg-, Haut-, Weichteil-, abdominelle Infektionen, Gonorrhoe:** 3-4 x 1.5-3g i.v.; **Ki. < 1W:** 75mg/kg/d i.v. in 2ED; **> 1W:** 150mg/kg/d in 3-4ED; **DANI** > 30: 100%; 15-30: Dosierungsintervall 12h; 5-14: 24h; < 5: 48h

Piperacillin + Tazobactam Rp								PRC B, Lact +
Gewebe-gängigkeit	ZNS	entzünd.	Lunge	ELF	Galle	Leber	Prostata	Niere	Knochen
	-	+	++	++	++	k.A.	k.A.	k.A.	++

Piperacillin/Tazobactam Aurobindo *Inf.Lsg. 2 + 0.25g; 4 + 0.5g*
Piperacillin/Tazobactam HEXAL *Inf.Lsg. 4 + 0.5g*
Piperacillin/Tazobactam Kabi *Inf.Lsg. 2 + 0.25g; 4+0.5g*
Tazocin *Inf.Lsg. 4 + 0.5g*

Schwere (inkl. nosokomiale) Pneumonien: 4 x 4+0.5g i.v.; **kompliz. Harnweg-, Haut-, Weichteilinfektionen inkl. diabet. Fuß:** 3 x 4+0.5g i.v.; **Ki. 2-12J:** 3 x 100+12.5mg/kg i.v.; **abdominelle Inf.:** 3 x 100+12.5mg/kg i.v.; **DANI** CrCl 40: 100%; 20-40: max 3 x 4+0.5g; <20: max. 2 x 4+0.5g; nach HD Zusatzdosis mit 2+0.25g; **DALI** nicht erforderl.

Sultamicillin (Ampicillin + Sulbactam) Rp									
Gewebe-gängigkeit	ZNS	entzünd.	Lunge	ELF	Galle	Leber	Prostata	Niere	Knochen
	-	+	k.A.	++	++	k.A.	k.A.	k.A.	++

Sultamicillin-ratioph. *Tbl. 375mg*
Unacid PD *Tbl. 375mg; Trockensaft (1 Messl. = 375mg)*
Unasyn PD oral *Tbl. 375mg*

Atemweg-, Harnweg-, Haut-, Weichteilinfektionen: 2 x 375-750mg p.o.; **Ki.:** 50mg/kg/d p.o. in 2ED; **DANI** CrCl 5-14: 1 x 375-750mg; < 5: 375-750mg alle 2d

9.4 Cephalosporine

9.4.1 Parenterale Cephalosporine Gruppe 1 (Cefazolin-Gruppe)

Empf.: Staphylo-, Strepto-, Meningo-, Pneumokokken, Escherichia coli, Klebsiella, Proteus mirabilis, Haemophilus influenzae; **resist.:** Enterokokken, Pseudomonas, Acinetobacter, Listerien, Chlamydien, Mykoplasmen, gramnegative Beta-Lactamase-Bildner; **UW** (Cefazolin): Diarrhoe, Übelkeit, Erbrechen, Appetitmangel, Meteorismus, Bauchschmerzen, Exanthem, Urtikaria, Pruritus; **KI** (Cefazolin): bek. Überempfindlichkeit gegen Cephalosporine, Frühgeborene/Säuglinge im 1. Lebensmonat

Cefazolin Rp					HWZ 2h, Q0 0.06, PPB 65-92%, PRC B, Lact +				
Gewebe-gängigkeit	ZNS	entzünd.	Lunge	ELF	Galle	Leber	Prostata	Niere	Knochen
	-	-	++	++	++	++	k.A.	++	++

Cefazolin HEXAL *Inf.Lsg. 2g*
Cefazolin Hikma *Inf.Lsg. 1, 2g*
Cefazolin Saar *Inf.Lsg. 2g*
Cephazolin Fresenius *Inf.Lsg. 1, 2g*

Atem-, Harn-, Gallenweg-, Haut-, Weichteil-, Knocheninfektionen, Sepsis, Endokarditis: grampositive Erreger: 1.5-2g/d; gramnegative Erreger: 3-4g/d i.v. in 2-3ED, max. 12g/d; **Ki. > 2M:** 25-50mg/kg in 3-4ED, max. 100mg/kg/d; **Ki. < 2M:** KI; **DANI** CrCl > 35: 100%; 10-34: 50% alle 12h; < 10: 50% alle 18-24h

9.4.2 Parenterale Cephalosporine Gruppe 2 (Cefuroxim-Gruppe)

Empf.: vgl. Cefazolin-Gruppe → 231; deutlich besser bei E. coli, Klebsiella, Proteus mirabilis, Haemophilus influenzae, Beta-Lactamase-Bildnern;
resist.: Enterokokken, Pseudomonas, Acinetobacter, Listerien, Chlamydien, Mykoplasmen;
UW: Serumkreatinin- u. Harnstoffkonzentration ↑, v.a. bei Pat. mit bereits bestehender Nierenfktstrg.; leichte, vorübergehende Erhöhung von Bilirubin, GOT, GPT, aP; Exanthem, Juckreiz, Urtikaria, Schwellungen, Thrombophlebitis; **KI:** bekannte Überempfindlichkeit gegen Cephalosporine, intraarterielle Anwendung

Cefuroxim Rp — HWZ 80min, Q_0 0.1, PPB 30%, PRC B, Lact +

Gewebe-gängigkeit	ZNS	entzünd.	Lunge	ELF	Galle	Leber	Prostata	Niere	Knochen
	-	+	++	++	++	++	+	k.A.	++

Cefuroxim Fresenius *Inf.Lsg. 0.25, 0.75, 1.5g* **Cefuroxim-ratioph.** *Inf.Lsg. 0.25, 0.75, 1.5g* **Zinacef** *Inf.Lsg. 0.75, 1.5g*	**Atemweg-, Harnweg-, Haut-, HNO-, Knochen-, abdominelle Infektionen, Sepsis:** unkompliziert: 1.5-2.25g/d i.v.; schwer: 3-4.5g/d i.v. in 2-3ED, max. 6g/d; **Ki. 1M-12J:** 30-100mg/kg/d in 3ED; **DANI** CrCl > 20: 100%; 10-20: 2 x 750mg; < 10: 1 x 750mg; nach HD Zusatzdosis von 750mg; **DALI** nicht erforderl.

Orales Cefuroxim s. Oralcephalosporine Gruppe 2 → 236

9.4.3 Parenterale Cephalosporine Gruppe 3a (Cefotaxim-Gruppe)

Empf.: Staphylokokken, Haemophilus influenzae, Proteus mirabilis, Streptokokken, Escherichia coli, Klebsiella pneumoniae, Gonokokken, Meningokokken, Salmonellen, Shigellen, Anaerobier, Morganella, Serratia; gegenüber der Cefuroximgruppe bessere Aktivität im gramnegativen Bereich;
resist.: Enterokokken, Listerien, Pseudomonas, Clostridien, Legionellen, Mykoplasmen, Chlamydien, Treponema, MRSA, Bacteroides fragilis;
UW (Ceftriaxon): Dermatitis, Exanthem, Urtikaria, Pruritus, Ödeme, Transaminasen u. aP ↑, Arzneimittelfieber, Schüttelfrost, Herxheimer-artige Reaktionen, Thrombophlebitis;
KI (Ceftriaxon): bekannte Überempfindlichkeit gegen Cephalosporine, schwere Überempfindlichkeitsreaktionen auf Penicilline oder anderes Betalactam-Arzneimittel in der Vorgeschichte, Frühgeborene bis zu einem korrigierten Alter von 41W (Grav. W + Lebenswoche), Hyperbilirubinämie, Ikterus, Hypoalbuminämie oder Azidose bei reifen Neugeborenen (bis zu einem Alter von 28d) bzw. die eine intravenöse Kalziumbehandlung oder Kalzium-haltige Infusionen erhalten haben oder erhalten werden (wegen des Risikos von Ceftriaxon-Kalzium-Präzipitationen)

Cefotaxim Rp — HWZ 1h, Q_0 0.35, PPB 25-40%, PRC B, Lact +

Gewebe-gängigkeit	ZNS	entzünd.	Lunge	ELF	Galle	Leber	Prostata	Niere	Knochen
	+	++	++	++	++	++	k.A.	k.A.	++

Cefotaxim Actavis *Inf.Lsg. 0.5, 1g*
Cefotaxim Eberth *Inf.Lsg. 0.5, 1, 2g*
Cefotaxim Fresenius *Inf.Lsg. 0.5, 1, 2g*
Cefotaxim HEXAL *Inf.Lsg. 1g*
Claforan *Inf.Lsg. 0.5, 1, 2g*

Atemweg-, Harnweg-, Haut-, Weichteil-, Knochen-, abdominelle Infektionen, Sepsis, Endokarditis, Meningitis: 2 x 1-2g i.v.; schwere Infektion: 3-4 x 2-3g;
Gonorrhoe: 1 x 0.5g i.v.;
Borreliose: 6g/d i.v. in 2-3ED f. 14-21d;
Ki. bis 12J: 50-100mg/kg/d i.v. in 2ED;
FG: max. 50mg/kg/d;
DANI CrCl < 10: 50%; < 5: 1g in 2ED; nach HD Zusatzdosis erforderl.

Ceftriaxon Rp — HWZ 8h, Q_0 0.5, PPB 85-95%, PRC B, Lact +

Gewebe-gängigkeit	ZNS	entzünd.	Lunge	ELF	Galle	Leber	Prostata	Niere	Knochen
	++	++	+	+	++	++	k.A.	k.A.	++

Cefotrix *Inf.Lsg. 1, 2g*
Ceftriaxon HEXAL *Inf.Lsg. 0.5, 1, 2g*
Ceftriaxon Kabi *Inf.Lsg. 0.5, 1, 2g*
Ceftriaxon-ratioph. *Inf.Lsg. 1, 2g*
Rocephin *Inf.Lsg. 1, 2g*

Atemweg-, Harnweg-, Haut-, Weichteil-, Knochen-, abdominelle Infektionen, Meningitis, Borreliose II-III: 1 x 1-2g i.v.; schwere Infektion: 1 x 4g;
Gonorrhoe: 1 x 250mg i.m.;
Ki. < 2W: 1 x 20-50mg/kg;
2W-12J: 1 x 20-80mg/kg;
Meningitis: 1 x 100mg/kg i.v., max. 4g/d;
DANI CrCl: < 10: max. 2g/d; **DALI** nicht erforderl. bei normaler Nierenfunktion

9.4.4 Parenterale Cephalosporine Gruppe 3b (Ceftazidim-Gruppe)

Empf. und resist.: weitgehend identisch mit Cefotaxim-Gruppe → 232, jedoch erheblich stärkere Pseudomonas-Aktivität; **UW** (Ceftazidim): Diarrhoe, Thrombophlebitis, vorübergehende Erhöhung v. GOT, GPT, LDH, GGT, AP; makulopapulöse oder urtikarielle Ausschläge, pos. Coombs-Test; **KI** (Ceftazidim): bekannte Überempfindlichkeit gegen Cephalosporine

Cefepim Rp — HWZ 2h, Q_0 0.07, PPB < 19%, PRC B, Lact ?

Gewebe-gängigkeit	ZNS	entzünd.	Lunge	ELF	Galle	Leber	Prostata	Niere	Knochen
	-	+	++	++	++	k.A.	k.A.	k.A.	++

Cefepim Rotexmedica *Inf.Lsg. 1, 2g*
Maxipime *Inf.Lsg. 1, 2g*

Sepsis, schwere Pneumonie, Harnweg-, Gallenweginfektionen: 2-3 x 2g i.v.;
Ki. 1-2M: 2-3 x 30mg/kg/d;
2M bis 40kg: 2-3 x 50mg/kg/d;
DANI CrCl > 50: 100%; 30-50: 1-2 x 2g; 11-30: 1 x 1-2g; < 10: 1 x 0.5-1g; HD 1g an d1, dann 0.5g/d, bei febriler Neutropenie 1g/d;
DALI nicht erforderl.

Ceftazidim Rp				HWZ 1.7h, Q0 0.05, PPB 10%, PRC B, Lact +					
Gewebe-gängigkeit	ZNS	entzünd.	Lunge	ELF	Galle	Leber	Prostata	Niere	Knochen
	-	++	+	++	++	k.A.	k.A.	k.A.	++

Ceftazidim Eberth *Inf.Lsg. 0.5, 1, 2g* **Ceftazidim HEXAL** *Inf.Lsg. 0.5, 1, 2g* **Ceftazidim Kabi** *Inf.Lsg. 0.5, 1, 2g*	**Atemweg-, Harnweg-, Haut-, Weichteil-, Knochen-, abdominelle Infektionen, Sepsis, Meningitis:** 2-3 x 1-2g i.v.; **Ki. 0-8W:** 2 x 12.5-30mg/kg i.v.; **2M-1J:** 2 x 25-50mg/kg; **1-14J:** 2 x 15-50mg/kg od. 3 x 10-33mg/kg; max. 3 x 50mg/kg bzw. 6g/d; **DANI** CrCl 31-50: 2 x 1g; 16-30: 1 x 1g; 6-15: 1 x 0.5g; < 5: 0.5g alle 48h

9.4.5 Parenterale Cephalosporine Gruppe 5 (Ceftarolin-Gruppe)

Empf. (Ceftarolin): Staph. aureus (inkl. MRSA), Streptococcus pyogenes/agalactiae/anginosus-Gruppe/dysgalactiae/pneumoniae, E. coli, Klebsiella pneumoniae/oxytoca, Morganella morganii, Haemophilus influenzae/parainfluenzae;
Empf. (Ceftobiprol): Staph. aureus (inkl. MRSA), Streptococcus pneumoniae (inkl. MDRSP), E. coli, Klebsiella pneumoniae, Acinetobacter spp., Citrobacter spp., Enterobacter spp., Haemophilus influenzae, Klebsiella oxytoc, Moraxella catarrhalis, Morganella morganii, Proteus mirabilis, Providencia spp., Pseudomonas spp., Serratia spp.;
resist. (Ceftobiprol): Chlamydia pneumoniae, Burkholderia cepacia complex, Mycoplasma pneumoniae, Mykobakterien, Nocardia spp., Stenotrophomonas maltophilia;
Wm/Wi (Ceftarolin): bakterizid und Hemmung der Bakterienzellwand-Synthese;
Wm/Wi Ceftobiprol): bakterizid durch Bindung an wichtige penicillinbindende Proteine;
UW (Ceftarolin): Ausschlag, Pruritus, Kopfschmerzen, Schwindel, Phlebitis, Diarrhoe, Übelkeit, Erbrechen, Abdominalschmerzen, erhöhte Transaminasen, Pyrexie, Reaktion an Injektionsstelle, positiver direkter Coombs-Test;
UW (Ceftobiprol): Pilzinfektionen, Überempfindlichkeit, Hyponatriämie, Geschmackstörung, Kopfschmerzen, Schwindel, Schläfrigkeit, Übelkeit, Erbrechen, Diarrhoe, Bauchschmerzen, Dyspepsie, Anstieg der Leberenzyme, Hautausschlag, Pruritus, Reaktionen am Infusionsort;
KI (Ceftarolin): bekannte Überempf., schwere Überempf. gegen Betalactam-Antibiotika;
KI (Ceftobiprol): bek. Überempfindlichkeit gegen C. oder Antibiotika der Cephalosporin-Gruppe oder gegen Betalaktam-Antibiotika (z.B. Penicilline, Carbapeneme)

Ceftarolinfosamil Rp				HWZ 2.5h, PPB 20%, PRC B, Lact ?					
Gewebe-gängigkeit	ZNS	entzünd.	Lunge	ELF	Galle	Leber	Prostata	Niere	Knochen
	k.A.	k.A.	k.A.	++	k.A.	k.A.	k.A.	k.A.	++

Zinforo *Inf.Lsg. 600mg*	**Komplizierte Haut-/Weichteilinfektionen, ambulant erworbene Pneumonie:** 2 x 600mg über 60min i.v.; **DANI** CrCl > 50: 100%, 31-50: 2 x 400mg, < 30: keine Daten; **DALI** nicht erforderlich

Ceftobiprol Rp									HWZ 3h, PPB 16%, PRC B, Lact ?
Gewebe-gängigkeit	ZNS	entzünd.	Lunge	ELF	Galle	Leber	Prostata	Niere	Knochen
	-	+	++	++	k.A.	k.A.	k.A.	++	++
Zevtera *Inf.Lsg. 500mg*					**Nosokomiale Pneumonie** (nicht beatmungs-assoziiert), **ambulant erworbene Pneumonie:** 3 x 500mg über 2h i.v.; **DANI** CrCl > 50: 100%; 30–50: 2 x 500mg; < 30: 2 x 250mg i.v.; HD: 1 x 250mg/d i.v.; **DALI** nicht erforderlich				

9.4.6 Parenterale Cephalosporine + Beta-Lactamase-Inhibitoren

Empf. (Ceftolozan/Tazob.): Ent. cloacae, E. coli, Klebsiella oxytoca, Klebsiella pneumoniae, Proteus mirabilis, P. aeruginosa, Streptococcus anginosus, Streptococcus constellatus, Streptococcus salivarius;
resist.: S. aureus, Ent. faecalis, Ent. faecium;
UW (Ceftolozan/Tazob.): Thrombozytose, Hypokaliämie, Schlaflosigkeit, Angst, Kopfschmerzen, Schwindel, Hypotonie, Übelkeit, Erbrechen, Bauchschmerzen, Diarrhoe, Obstipation, Exanthem, Transaminasenerhöhung;
KI (Ceftolozan/Tazob.): bek. Überempf gegen Cephalosporine, schwerwiegende Überempfindlichkeitsreaktionen auf Penicilline oder anderes Betalactam-Arzneimittel in der Vorgeschichte

Ceftolozan + Tazobactam Rp									PRC B, Lact ?
Gewebe-gängigkeit	ZNS	entzünd.	Lunge	ELF	Galle	Leber	Prostata	Niere	Knochen
	k.A.	k.A.	k.A.	k.A.	k.A.	k.A.	k.A.	++	k.A.
Zerbaxa *Inf.Lsg. 1+0.5g*					**Komplizierte intraabdominelle Infektionen, akute Pyelonephritis, komplizierte Harnweginfektionen:** 3 x 1 + 0.5g über 1h i.v.; **DANI** CrCl 30-50: 3 x 500 + 250mg; 15-29: 3 x 250 + 125mg; HD: ini 500 + 250mg, dann 3 x 100 + 50mg; **DALI** nicht erforderl.				

9.4.7 Oralcephalosporine Gruppe 1

Empf.: ähnliches Spektrum wie Cefazolin-Gruppe → 231; gute Aktivität gegen grampositive, geringe gegen gramnegative Keime;
resist.: Pseudomonas, Enterokokken, Proteus vulgaris, Morganella, Citrobacter, Serratia, Enterobacter, Acinetobacter, Bacteroides fragilis, Listerien, Mykoplasmen, Chlamydien;
UW (Cefaclor): Übelkeit, Erbrechen, Appetitlosigkeit, Bauchschmerzen, weiche Stühle, Diarrhoe, Juckreiz, urtikarielles Exanthem, makulopapulöse u. morbilliforme Exantheme;
KI (Cefaclor): bek. Überempf gegen Cephalosporine, schwerwiegende Überempfindlichkeitsreaktionen auf Penicilline oder anderes Betalactam-Arzneimittel in der Vorgeschichte

Cefaclor Rp				HWZ 30-60 min, Qo 0.25, PPB 25%, PRC B, Lact +					
Gewebe-gängigkeit	ZNS	entzünd.	Lunge	ELF	Galle	Leber	Prostata	Niere	Knochen
	k.A.	k.A.	+	++	++	k.A.	+	k.A.	+

CEC *Tbl. 250, 500mg; Brausetbl. 250, 500, 1000mg; Trockensaft (5ml = 125, 250mg)* **Cefaclor-ratioph.** *Kps. 500mg; Saft/Trockensaft (5ml = 125, 250mg)* **Infectocef** *Trockens. (5ml = 125, 250, 500mg)* **Panoral** *Kps. 500mg; Trockensaft (5ml = 125, 250mg)*	**Atemweg-, HNO-, Harnweg-, Haut-, Weichteilinfektionen:** 3 x 500mg p.o., max. 4g/d; unkomplizierte Infektion: 3 x 250mg; **Gonorrhoe:** 1 x 3g + 1g Probenecid p.o.; **Ki. < 6J:** 3 x 10mg/kg p.o., max. 1g/d; **6-10J:** 3 x 250mg p.o.; > **10J:** s. Erw.; **DANI** nicht erforderlich

Cefadroxil Rp				HWZ 1.2-1.7 h, Qo 0.1, PPB 20%, PRC B, Lact +					
Gewebe-gängigkeit	ZNS	entzünd.	Lunge	ELF	Galle	Leber	Prostata	Niere	Knochen
	k.A.	k.A.	++	++	++	++	++	++	++

Cefadroxil 1A *Tbl. 1000mg; Trockensaft (5ml = 250, 500mg)* **Cefadroxil HEXAL** *Tbl. 1000mg; Trockensaft (5ml = 250, 500mg)* **Grüncef** *Tbl. 1g; Trockensaft (5ml = 500mg)*	**Atemweg-, HNO-, Harnweg-, Haut-, Weichteil-, Knochen-, gynäkologische Infektionen:** 2 x 1g p.o., max. 4g/d; **Ki. bis 40kg:** 25-100mg/kg/d p.o. in 2-4ED; **Streptokokken-Tonsillophyaryngitis:** Erw., Ki. > 40kg: 1 x 1g p.o. für 10d; Ki. bis 40kg: 1 x 30mg/kg; **DANI** CrCl 25-50: ini 1g, dann 2 x 500mg; 10-24: ini 1g, dann 1 x 500mg; < 10: ini 1g, dann 500mg alle 36h; nach HD Zusatzdosis 500-100mg erforderl.; **DALI** nicht erforderl.

Cefalexin Rp				HWZ 1 h, Qo 0.04, PPB 6-15%, PRC B, Lact +					
Gewebe-gängigkeit	ZNS	entzünd.	Lunge	ELF	Galle	Leber	Prostata	Niere	Knochen
	-	-	+	++	+	+	k.A.	+	+

Cephalex-CT *Tbl. 500, 1000mg* **Cephalexin-ratioph.** *Tbl. 500, 1000mg*	**Atemweg-, HNO-, Harnweg-, Haut-, Weichteil-, Knocheninfektionen:** 3-4 x 0.5-1g p.o.; unkomplizierte Infektion: 2 x 500mg; **Ki. bis 12J:** 25-100mg/kg/d in 2-4ED; **DANI** CrCl 15-30: Dosisintervall 8-12h; 5-14: 24h; < 5: 48h; CrCl 20-50: max. 3g/d; 5-19: max. 1.5g/d; < 5: max. 0.5g/d

9.4.8 Oralcephalosporine Gruppe 2

Empf. u. resist.: weitgehend identisch mit Cefuroxim-Gruppe → 232;
UW: Candidose, Anstieg der Leberenzyme, Eosinophilie, Kopfschmerzen, Schwindel, Diarrhoe, Übelkeit, Bauchschmerzen;
KI: bekannte Überempfindlichkeit gegen Cephalosporine, schwerwiegende Überempfindlichkeitsreaktionen auf Penicilline oder anderes Betalactam-Arzneimittel in der Vorgeschichte

Cefuroxim-Axetil Rp					HWZ 1.1-1.3h, Qo 0.1, PPB 20-50%, PRC B, Lact +				
Gewebe-gängigkeit	ZNS	entzünd.	Lunge	ELF	Galle	Leber	Prostata	Niere	Knochen
	-	+	++	++	++	++	k.A.	k.A.	++

Cefurax *Tbl. 250, 500mg; Trockensaft (5ml = 125mg)* **CefuHEXAL** *Tbl. 250, 500mg; Trockensaft (5ml = 125mg)* **Cefuroxim-ratioph.** *Tbl. 250, 500mg; Trockensaft (5ml = 125mg)* **Elobact** *Tbl. 125, 250, 500mg; Trockensaft (5ml = 125mg)* **Zinnat** *Tbl. 500mg*	**Atemweg-, HNO-, Haut-, Weichteil-infektionen:** 2 x 250-500mg p.o.; **Harnweginfektion:** 2 x 125-250mg; **Erythema migrans:** 2 x 500mg p.o. für 20d; **Ki. 3M-5J:** 2 x 10mg/kg p.o.; **> 5J:** 2 x 125-250mg; **DANI** CrCl ≥ 30: 100%; 10-29: Standard-ED 1 x tgl; < 10: Standard-ED alle 2d; nach HD zusätzl. Standard-ED erforderl.

9.4.9 Oralcephalosporine Gruppe 3

Empf. u. resist.: höhere Aktivität und breiteres Spektrum als Gruppe 2 gegen gramnegative Keime; etwas geringere Aktivität gegen grampositive Keime;
UW (Cefpodoxim): Magendrücken, Übelkeit, Erbrechen, Appetitlosigkeit, Blähungen, Diarrhoe, Erythem, Exanthem, Urtikaria, Purpura;
KI (Cefpodoxim): bekannte Überempf. gegen Cephalosporine, schwerwiegende Überempfindlichkeitsrkt. auf Penicilline oder anderes Betalactam-Arzneimittel in der Vorgeschichte

Cefixim Rp					HWZ 3-4h, Qo 0.5, PPB 65%, PRC B, Lact ?				
Gewebe-gängigkeit	ZNS	entzünd.	Lunge	ELF	Galle	Leber	Prostata	Niere	Knochen
	k.A.	k.A.	++	++	++	k.A.	k.A.	k.A.	k.A.

Cefixdura *Tbl. 200, 400mg* **Cefixim AL** *Tbl. 400mg; Trockensaft (5ml = 100mg)* **Cefixim-ratioph.** *Tbl. 200, 400mg; Trockensaft (5ml = 100mg)*	**Atemweg-, HNO-, Harnweg-, Gallenweg-infektionen:** 2 x 200mg p.o.; 1 x 400mg p.o.; **Ki. bis 12J:** 8mg/kg/d p.o.; **DANI** CrCl < 20: 50%

Cefpodoxim-Proxetil Rp					HWZ 2.4h, Qo 0.2, PPB 40%				
Gewebe-gängigkeit	ZNS	entzünd.	Lunge	ELF	Galle	Leber	Prostata	Niere	Knochen
	k.A.	k.A.	++	++	k.A.	k.A.	++	++	k.A.

Cefpo Basics *Tbl. 100, 200mg* **Cefpodoxim-ratioph.** *Tbl. 100, 200mg; Trockensaft (5ml = 40mg)* **Orelox** *Tbl. 100, 200mg; Trockensaft (5ml = 40mg)* **Podomexef** *Tbl. 100, 200mg; Trockensaft (5ml = 40mg)*	**Atemweg-, HNO-, Harnweg-, Haut-, Weichteilinfektionen:** 2 x 200mg p.o.; **Gonorrhoe:** 1 x 200mg p.o.; **Ki. 4W-12J:** 5-12mg/kg/d in 2ED; **DANI** CrCl > 40: 100%; 10-40: Dosisintervall 24h; < 10: 48h; HD: 40-200mg nach Dialyse; **DALI** nicht erforderl.

Ceftibuten Rp				HWZ 1.53-2.5h, Q0 0.14, PPB 63%, PRC B, Lact ?					
Gewebe-gängigkeit	ZNS	entzünd.	Lunge	ELF	Galle	Leber	Prostata	Niere	Knochen
	k.A.	k.A.	++	++	k.A.	k.A.	k.A.	k.A.	k.A.

Keimax *Kps. 400mg; Trockensaft (5ml = 180mg)*	**Atemweg-, HNO-, Harnweginfektionen:** 1 x 400mg p.o.; **Ki. 3M-12J:** 1 x 9mg/kg p.o.; **DANI** CrCl > 50: 100%; 30-49: ini 400mg, dann 1 x 200mg; 5-29: ini 200mg, dann 1 x 100mg; HD: 400mg nach jeder Dialyse

9.5 Monobactame

Empf.: gramnegative aerobe Bakterien;
resist.: grampositive und anaerobe Bakterien;
UW: Husten, verstopfte Nase, pfeifendes Atemgeräusch, pharyngolaryngeale Schmerzen, Dyspnoe, Bronchospasmus, Brustbeschwerden, Rhinorrhoe, Hämoptysen, Exanthem, Arthralgie, Fieber, verminderte Werte bei Lungenfunktionstests;
KI: bekannte Überempfindlichkeit

Aztreonam Rp				HWZ 1.6h, Q0 0.2, PPB 56%, PRC B, Lact +					
Gewebe-gängigkeit	ZNS	entzünd.	Lunge	ELF	Galle	Leber	Prostata	Niere	Knochen
	-	-	++	-	-	-	-	-	-

Cayston *Inh.Lsg. 75mg*	**Chronische Pseudomonas-aeruginosa-Lungeninfektion bei Mukoviszidose:** 3 x 75mg über 28d inhalieren; **Ki. ab 6J:** s. Erwachsene; **DANI, DALI** nicht erforderlich

9.6 Cycline

9.6.1 Tetracycline

Empf.: zahlreiche grampositive u. gramnegative Bakterien, u.a. Chlamydien, Mykoplasmen, Rickettsien, Yersinien, Borrelien, Leptospiren, Treponemen, Aktinomyceten;
resist.: Pseudomonas aeruginosa, Providencia, Serratia, Proteus, Morganella;
UW: allergische Hautreaktionen, phototoxische Reaktionen, reversible Knochenwachstumsverzögerung (Ki. < 8J), irreversible Zahnverfärbung und Zahnschmelzschädigung (Ki. < 8J), intrakranieller Druck↑, BB-Veränderungen, Superinfektion durch Bakterien bzw. Sprosspilze;
KI: bekannte Überempfindlichkeit, schwere Leberfktsstrg., Niereninsuff., Ki. < 8J, Grav./Lakt.

Doxycyclin Rp — HWZ 12-24h, Q0 0.7, PPB 80-90%, PRC D, Lact ?

Gewebegängigkeit	ZNS	entzünd.	Lunge	ELF	Galle	Leber	Prostata	Niere	Knochen
	-	-	++	+	++	++	++	++	++

Doxycyclin-ratioph. *Kps. 100mg; Amp. 100mg/5ml* **DoxyHEXAL** *Tbl. 100, 200mg; Amp. 100mg/5ml*	**HNO-, Atemweg-, Harnweginfektionen, diverse Infektionen mit o.g. Erregern:** d1: 1 x 200mg p.o./i.v.; dann 1 x 100mg p.o./i.v.; **Ki. > 8J:** d1: 1 x 4mg/kg, dann 1 x 2mg/kg; **Borreliose:** 1 x 200mg für 14-21d; **Lues bei Penicillinallergie:** 1 x 300mg für 15d; **Akne vulgaris, Rosazea:** ini 100mg/d für 7-21d, dann 50mg/d; **DANI** nicht erforderlich; **DALI** KI bei schwerer Leberfunktionsstörung

Minocyclin Rp — HWZ 11-22h, Q0 0.85, PPB 70-75%, PRC D, Lact +

Gewebegängigkeit	ZNS	entzünd.	Lunge	ELF	Galle	Leber	Prostata	Niere	Knochen
	-	+	++	+	++	++	++	++	++

Aknosan *Tbl. 50mg* **Minocyclin-ratioph.** *Kps. 50, 100mg* **Skid** *Tbl. 50, 100mg* **Udima** *Kps. 50, 100mg*	**HNO-, Atemweg-, Harnweginfektionen, diverse Infektionen mit o.g. Erregern:** ini 200mg, dann 2 x 100mg p.o.; **Akne vulgaris:** 100mg/d in 2ED; **Ki. > 8J:** ini 4mg/kg, dann 2 x 2mg/kg; **DANI** nicht erforderlich; **DALI** KI bei schwerer Leberfktsstrg.

Tetracyclin Rp — HWZ 8-10h, Q0 0.12, PPB 36-64%, PRC D, Lact +

Gewebegängigkeit	ZNS	entzünd.	Lunge	ELF	Galle	Leber	Prostata	Niere	Knochen
	-	-	+	+	++	++	++	++	++

Tefilin *Kps. 250mg* **Tetracyclin Wolff** *Kps. 250, 500mg*	**HNO-, Atemweg-, Urogenitaltrakt-, gastrointestinale Infektionen, diverse Infektionen mit o.g. Erregern:** 4 x 250-500mg p.o., max. 2g/d; **Ki. > 8J:** 25-35mg/kg/d p.o. in 2-4ED; **DANI, DALI** KI

9.6.2 Glycylcycline

Empf.: gegen zahlreiche grampositive und gramnegative Bakterien inkl. Anaerobier und speziell gegen problematische Keime wie MRSA, VRE (E. faecalis und E. faecium), ESBL, Chinolon-resistente Escherichia coli, multiresistente Enterobacter und Acinetobacter;
resist.: Pseudomonas aeruginosa;
UW: Übelkeit, Erbrechen, Diarrhoe, Abszess, Infektionen, verlängerte aPTT u. Prothrombinzeit, Schwindel, Phlebitis, Bauchschmerzen, Dyspepsie, Anorexie, Transaminasen ↑, Bilirubinämie, Pruritus, Exanthem, Kopfschmerzen, Amylase und Harnstoff ↑;
KI: bekannte Überempfindlichkeit gegen Tigecyclin bzw. gegen Tetracycline, Grav.;

Tigecyclin Rp — HWZ 42h, Q0 0.78, PPB 71-89%, PRC D, Lact ?

Gewebe-gängigkeit	ZNS	entzünd.	Lunge	ELF	Galle	Leber	Prostata	Niere	Knochen
	++	++	k.A.	+	++	++	k.A.	++	k.A.

Tygacil *Inf.Lsg. 50mg*	**Komplizierte Haut-, Weichteil- (außer diabetische Fußinfektion) und abdominelle Infektionen:** ini 100mg i.v., dann 2 x 50mg i.v. für 5-14d; **DALI** Child-Pugh C: ini 100mg, dann 2 x 25mg; **DANI** nicht erforderlich

9.7 Makrolide, Ketolide

Empf.: Strepto-, Pneumokokken, Chlamydien, Legionellen, Mycoplasma pneumoniae, Listerien, Aktinomyceten, Campylobacter, Helicobacter, Mycobacterium avium intracellulare (MAC);
resist.: Brucellen, Enterobakterien, Nocardia, Mycoplasma hominis, Bacteroides fragilis, Fusobakterien, Pseudomonas;
UW (Azithromycin): Diarrhoe, Übelkeit, Blähungen, Erbrechen, Dyspepsie, Arthralgie, Pruritus, Exanthem, Taubheit, Sehstrg., Benommenheit, Kopfschmerzen, Parästhesien, Strg. des Geruchs- u. Geschmackssinnes, Lymphopenie, Eosinophilie, erniedrigtes Bicarbonat;
UW (Clarithromycin): Übelkeit, Erbrechen, epigastrisches Druckgefühl, Bauchschmerzen, Diarrhoe, Beeinträchtigung des Geruchssinnes, Dyspepsie, Stomatitis, Glossitis, Zahn- und Zungenverfärbungen, orale Candidose, Kopfschmerzen, erhöhte Blut-Harnstickstoffwerte;
KI (Azithromycin): bekannte Überempfindlichkeit gegen Makrolide bzw. Ketolide;
KI (Clarithromycin): bekannte Überempfindlichkeit gegen Makrolide; gleichzeitige Anwendung von Cisaprid, Pimozid, Terfenadin, Astemizol, Dihydroergotamin, Ergotamin

Azithromycin Rp					HWZ 40h, Q0 0.8, PPB 12-52%, PRC B, Lact ?				
Gewebe-gängigkeit	ZNS	entzünd.	Lunge	ELF	Galle	Leber	Prostata	Niere	Knochen
	-	-	++	+	++	++	++	k.A.	k.A.
Azi Teva *Tbl. 250, 500mg; Trockensaft (5ml = 200mg)* **Azithrobeta** *Tbl. 250, 500mg* **Azithromycin HEXAL** *Tbl. 250, 500mg; Trockensaft (5ml = 200mg)* **Ultreon** *Tbl. 600mg* **Zithromax** *Tbl. 250, 500mg; Trockensaft (5ml = 200mg)*					**HNO-, Atemweg-, Haut-, Weichteil-infektionen, atyp. Pneumonie:** 1 x 500mg für 3d p.o. oder 500mg an d1, dann 250mg d2-4; **Ki.:** 1 x 10mg/kg für 3d oder 10mg/kg an d1, dann 5mg/kg d2-4; **Gonorrhoe, Genitalinfektion m. Chlamydia trachomatis:** 1 x 1g p.o.; **MAC-Pro. bei HIV-Infektionen:** 1 x/W 1200mg p.o.; **DANI** CrCl > 40: 100%				

Clarithromycin Rp					HWZ 3-7h, Q0 0.6, PPB 72%, PRC C, Lact ?				
Gewebe-gängigkeit	ZNS	entzünd.	Lunge	ELF	Galle	Leber	Prostata	Niere	Knochen
	-	-	++	+	++	++	++	k.A.	k.A.
Clarilind *Tbl. 250, 500mg* **Clarithromycin 1A** *Tbl. 250, 500mg; Trockensaft (5ml = 125, 250mg)* **Clarithromycin-ratioph.** *Tbl. 250, 500mg; Trockensaft (5ml = 125, 250mg)* **Klacid** *Tbl. 250, 500(ret.)mg; Trockensaft (5ml = 125, 250mg); Inf.Lsg. 500mg*					**HNO-, Atemweg-, Haut-, Weichteil-infektionen, atypische Pneumonie:** 2 x 250-500mg p.o.; 2 x 500mg i.v.; **Ki. 6M-12J:** 15mg/kg/d p.o. in 2ED; **H.P.-Eradikation:** 2 x 500mg p.o. + 2 x 1g Amoxycillin + 2 x 20mg Omeprazol; **DANI** CrCl < 30: p.o.: 50%; i.v. d1: 100%, ab d2: 50%				

Erythromycin Rp					HWZ 2-3h, Q0 > 0.8, PPB 60-70%, PRC B, Lact +				
Gewebe-gängigkeit	ZNS	entzünd.	Lunge	ELF	Galle	Leber	Prostata	Niere	Knochen
	-	-	++	k.A.	++	++	++	++	k.A.
EryHEXAL *Trockensaft (5ml = 200, 400mg)* **Erythrocin** *Tbl. 500mg; Inf.Lsg. 500, 1000mg* **Erythromycin-ratioph.** *Tbl. 500mg; Gran. 1000mg* **Infectomycin** *Trockensaft (5ml = 100, 200, 400, 600mg)* **Paediathrocin** *Trockensaft (5ml = 200mg)*					**HNO-, Haut-, Atemweginfektionen, atypische Pneumonie:** 3-4 x 500mg p.o., 4 x 0.5-1g i.v., max. 4g/d; **Ki. < 8J:** 30-50mg/kg/d p.o. in 3-4ED; **8-14J:** 1-2g/d p.o. in 3-4ED; **Gonorrhoe:** 3 x 1g p.o. für 7d; **Lues Primärstadium:** 3 x 1g p.o. für 15d; **Urethritis durch Chlamydia trachomatis, Ureaplasma urealyticum:** 3 x 1g p.o. für 7d; **DANI** Krea (mg/dl) > 2: max. 2g/d				

Roxithromycin Rp					HWZ 12h, Q0 0.7, PPB 95%				
Gewebe-gängigkeit	ZNS	entzünd.	Lunge	ELF	Galle	Leber	Prostata	Niere	Knochen
	-	-	++	k.A.	+	k.A.	++	k.A.	k.A.
Roxi Aristo *Tbl. 150, 300mg* **RoxiHEXAL** *Tbl. 50, 150, 300mg* **Roxithromycin Heumann** *Tbl. 150, 300mg* **Rulid** *Tbl.150, 300mg*					**HNO-, Atemweg-, Haut-, Urogenitaltrakt-infektionen:** 2 x 150mg, 1 x 300mg p.o.; **Ki. bis 40kg:** 5-7.5mg/kg/d p.o. in 2ED; **> 40kg:** s. Erw.; **DANI** nicht erforderlich; **DALI** 50%				

Telithromycin Rp					HWZ 10h, PPB 60-70%				
Gewebe-gängigkeit	ZNS	entzünd.	Lunge	ELF	Galle	Leber	Prostata	Niere	Knochen
	-	-	++	+	++	++	k.A.	k.A.	k.A.
Ketek *Tbl. 400mg*					**Amb. erworbene Pneumonie, Sinusitis, Exazerbation einer chron. Bronchitis:** 1 x 800mg p.o.; **Tonsilitis, Pharyngitis durch Strept. pyogenes: Ki. 12-18J:** 1 x 800mg **DANI** CrCl < 30: 50%; **DALI** nicht erforderlich				

9.8 Lincosamide

Empf.: Pneumo-, Staphylo-, Streptokokken, Corynebacterium diphtheriae, Anaerobier, Bacteroides fragilis, Clostridium perfringens; **resist.:** Enterobakterien, Pseudom. aeruginosa, Entero-, Gono-, Meningokokken, Haemophilus influenzae, Mykoplasmen, Listerien;
UW: Übelkeit, Erbrechen, Diarrhoe, pseudomembranöse Kolitis, allergische Hautreaktionen, Erythema exsudativum, Thrombophlebitis (i.v.-Anwendung);
KI: Grav./Lakt.; Anw.Beschr. bei Myasthenia gravis

Clindamycin Rp					HWZ 1.5-5h, Q0 > 0.8, PPB 90%, PRC B, Lact ?				
Gewebe-gängigkeit	ZNS	entzünd.	Lunge	ELF	Galle	Leber	Prostata	Niere	Knochen
	-	-	+	+	++	++	-	k.A.	++
ClindaHEXAL *Kps. 150, 300mg; Tbl. 450, 600mg; Amp. 600mg* **Clindamycin-ratioph.** *Kps. 150, 300mg; Tbl. 600mg; Amp. 300mg/2ml, 600mg/4ml, 900mg/6ml* **Clindasol** *Tbl. 150, 300, 600mg; Amp. 300mg/2ml, 600mg/4ml, 900mg/6ml;* **Clindastad** *Kps. 300mg* **Sobelin** *Kps. 75, 150, 300mg; Gran. (5ml = 75mg); Amp. 300/2ml, 600mg/4ml; Vaginalcreme (5g enth. 100mg)*					**HNO-, Zahn-, Kiefer-, Atemweg-, abdominelle, Haut-, Knochen-, Weichteil-infektionen:** 4 x 150-450mg p.o.; 2-4 x 200-600mg i.v./i.m., max. 4.8g/d i.v.; **Ki. 4W-14J:** 8-25mg/kg/d p.o. in 3-4ED; 20-40mg/kg/d i.v./i.m. in 3-4ED; **bakterielle Vaginose:** 1 x 5g Creme vaginal für 3-7d; **DANI** leichte bis mäßige NI: 100%; schwere NI: Plasmaspiegel-Kontrolle, ggf. Dosisanpassg.; **DALI** schwere LI: Plasmaspiegel-Kontrolle. ggf. Dosisanpassung				

9.9 Aminoglykoside

Empf.: Enterobakterien, Pseudomonas, Staphylokokken, Serratia, Yersinien, Pasteurellen, Brucellen; **resist.:** Streptokokken, Pneumokokken, Enterokokken, Anaerobier;
UW: Schädigung des N. vestibulocochlearis, neuromuskuläre Blockade, Parästhesien, Nierenschäden, Blutbildveränderungen, allergische Reaktionen;
KI: Vorschädigung des N. vestibulocochlearis, terminale Niereninsuffizienz, Grav./Lakt.

Amikacin Rp HWZ 2.3 h, Qo 0.02, PPB 10%, ther. Serumspiegel (mg/l): min. < 10, max. 25

Gewebe-gängigkeit	ZNS	entzünd.	Lunge	ELF	Galle	Leber	Prostata	Niere	Knochen
	-	+	++	++	++	k.A.	-	++	+

Amikacin B. Braun *Inf.Lsg. 250mg/100ml, 500mg/100ml*
Amikacin Fresenius *Inf.Lsg. 250/50ml, 500mg/100ml*

Atemweg-, abdominelle, Urogenitalinfektionen, Sepsis, Endokarditis, Meningitis, Verbrennungen: 10-15mg/kg i.v./i.m.; max. 1.5g/d, max. Gesamtdosis: 15g; **Ki.** < **6J:** ini 10mg/kg, dann 2 x 7.5mg/kg i.v./i.m.; > **6J:** s. Erw.; **DANI** CrCl < 70: ini 7.5mg/kg, dann Krea (mg/dl) x 9 = Dosisintervall (h); Kontrolle Serumspiegel!

Gentamicin Rp HWZ 2h, Qo 0.02, PPB < 10%, ther. Serumspiegel (mg/l): min. < 2, max. 10-12

Gewebe-gängigkeit	ZNS	entzünd.	Lunge	ELF	Galle	Leber	Prostata	Niere	Knochen
	-	-	++	++	+	+	-	++	-

GentamicinHEXAL *Amp. 40mg/1ml, 80mg/2ml, 160mg/2ml*
Gentamicin-ratioph. *Amp. 40mg/1ml, 80mg/2ml, 160mg/2ml*
Refobacin *Amp. 10mg/2ml, 40mg/1ml, 80mg/2ml, 120mg/2ml*

Abdominelle, Urogenital-, Knocheninfektionen, nosokomiale Pneumonie, Sepsis, Endokarditis, gramnegative Meningitis: ini 1.5-2mg/kg, Erhaltungsdosis 1 x 3-6mg/kg i.v./i.m. (als Kurzinfusion über 60min); **Ki. bis 3W:** 4-7mg/kg/d i.v./i.m. in 1-2 ED; > **4W:** 3 x 1.5-2.5mg/kg; **DANI** s. FachInfo

Tobramycin Rp HWZ 2h, Qo 0.02, keine PPB, ther. Serumspiegel (mg/l): min. < 2, max. 12

Gewebe-gängigkeit	ZNS	entzünd.	Lunge	ELF	Galle	Leber	Prostata	Niere	Knochen
	-	-	+	++	+	+	-	++	-

Bramitob *Inh.Amp. 300mg/4ml*
Gernebcin *Inj.Lsg. 40mg/1ml, 80mg/2ml, 160mg/2ml*
Tobi *Inh.Amp. 300mg/5ml*
Tobi Podhaler *Inh.Kps. 28mg*
Tobramycin B. Braun *Inj. Lsg. 80, 240, 360mg*
Tobrazid *Inj.Lsg. 40mg/1ml, 80mg/2ml*

Atemweg-, Harnweg-, abdom., Knochen-, Haut-, Weichteilinf., Sepsis, Endokarditis, gramnegative Meningitis: ini 1.5-2mg/kg/d über 30-60min i.v., dann 3 x 1-2mg/kg i.v./ i.m.; **NG:** 2 x 2.5mg/kg i.v./i.m.; **Sgl.:** 3 x 1.5-2.5mg/kg i.v./i.m.; **Ki.:** 3 x 2-2.5mg/kg i.v./i.m.; **chron. Lungeninfektion mit Pseudomonas aeruginosa bei Mukoviszidose: Ki. > 6J:** 2 x 300mg (Amp.) bzw. 2 x 112mg (Kps.) inhalieren für 28d, dann 28d Pause; **DANI** s. FI

9.10 Chinolone (Gyrasehemmer)

9.10.1 Fluorierte Chinolone Gruppe I

Empf.: Enterobakterien, Salmonellen, Shigellen, Gonokokken;
resist.: Anaerobier, Chlamydien, Mykoplasmen, E. faecium, Ureaplasmen;
UW: Leukopenie, Neutropenie, Eosinophilie, Erhöhung von GOT, GPT, aP; Kopfschmerzen, Benommenheit, Schwindel, Magenbeschwerden, Bauchschmerzen, Übelkeit, Exanthem;
KI: bekannte Überempfindlichkeit gegen Chinolone; Tendinitis oder Sehnenruptur durch Chinolone in der Vorgeschichte

Norfloxacin Rp — HWZ 2-4h, Qo 0.7, PPB < 15%, PRC C, Lact ?

Gewebe-gängigkeit	ZNS	entzünd.	Lunge	ELF	Galle	Leber	Prostata	Niere	Knochen
	-	-	k.A.	++	++	++	++	++	k.A.

Barazan *Tbl. 400mg* **NorfloHEXAL** *Tbl. 400mg* **Norflosal** *Tbl. 400mg* **Norfloxacin Stada** *Tbl. 400mg* **Norfluxx** *Tbl. 400mg*	**Harnweginf., Prostatitis, bakt. Enteritis:** 2 x 400mg p.o.; **Gonorrhoe:** 1 x 800mg p.o.; **Pro. gramnegative Infektion bei Neutropenie:** 2-3 x 400mg; **DANI** CrCl < 30: 1 x 400mg

9.10.2 Fluorierte Chinolone Gruppe II

Empf.: hohe Aktivität gegen Enterobakterien, Haemophilus influenzae, Legionella, unterschiedliche Aktivität gegen Pseudomonas aeruginosa, schwache Aktivität gegen Staphylo-, Pneumo-, Enterokokken, Mykoplasmen, Chlamydien;
UW (Ciprofloxacin): Übelkeit, Diarrhoe;
KI (Ciprofloxacin): bekannte Überempfindlichkeit gegen Chinolone; gleichzeitige Anwendung von Tizanidin

Ciprofloxacin Rp — HWZ 3-6h, Qo 0.5, PPB 20-30%, PRC C, Lact -

Gewebe-gängigkeit	ZNS	entzünd.	Lunge	ELF	Galle	Leber	Prostata	Niere	Knochen
	+	+	++	++	++	++	++	++	++

Ciprobay *Tbl. 250, 500, 750mg; Trockensaft (5ml = 250, 500mg); Inf.Lsg. 200mg/100ml, 400mg/200ml* **Ciprobeta** *Tbl. 250, 500mg* **Cipro HEXAL** *Tbl. 100, 250, 500, 750mg; Inf.Lsg. 200mg/100ml, 400mg/200ml* **Ciprofloxacin-ratioph.** *Tbl. 100, 250, 500, 750mg* **Keciflox** *Tbl. 250, 500mg*	**HNO-, Atemweg-, Urogenital-, abdom., Haut-, Weichteil-, Knocheninfektionen, Sepsis, Neutropenie:** 2 x 250-750mg p.o.; 2 x 200-400mg i.v.; **unkomplizierte Harnweginfektion:** 2 x 100mg p.o./i.v.; **DANI** CrCl > 60: 100%; 30-60: 2 x 200-400mg i.v., 2 x 250-500mg p.o.; < 30, HD: 1 x 200-400mg i.v., 1 x 250-500mg p.o., nach HD geben; **DALI** nicht erforderl.

Ofloxacin Rp — HWZ 5-7.5h, Q_0 0.1, PPB 25%, PRC C, Lact -

	ZNS	entzünd.	Lunge	ELF	Galle	Leber	Prostata	Niere	Knochen
Gewebegängigkeit	k.A.	k.A.	++	++	k.A.	k.A.	++	++	k.A.

OfloHEXAL *Tbl. 100, 200, 400mg*
Oflox Basics *Tbl. 100, 200, 400mg*
Ofloxacin-ratioph. *Tbl. 100, 200, 400mg*
Ofloxacin Stada *Tbl. 200, 400mg*
Tarivid *Tbl. 200mg; Inf.Lsg. 200mg/100ml*

HNO-, Atemweg-, Urogenital-, abdominelle, Weichteil-, Haut-, Knocheninfektionen, Enteritis, Neutropenie: 2 x 200mg p.o./i.v.;
unkomplizierte Harnweginfektion: 2 x 100mg p.o./i.v. für 3d;
Gonorrhoe: 1 x 400mg p.o. als Einmalgabe;
DANI CrCl 20-50: 100-200mg/d; < 20, HD: 100mg/d; **DALI** max. 400mg/d

9.10.3 Fluorierte Chinolone Gruppe III

Empf.: zusätzlich Aktivität gegen Staphylokokken, Pneumokokken, Streptokokken, Chlamydien, Mykoplasmen; **UW:** Schlaflosigkeit, Diarrhoe, Erbrechen, Übelkeit, Kopfschmerzen, Benommenheit, Phlebitis (bei i.v.-Gabe); **KI:** bekannte Überempfindlichkeit gegen Chinolone, Epilepsie, anamnestisch bekannte Sehnenbeschwerden nach früherer Anwendung von Fluorchinolonen, Ki. u. Jugendl. in der Wachstumsphase, Grav./Lakt.

Levofloxacin Rp — HWZ 7h, Q_0 0.23, PPB 30-40%, PRC C, Lact -

	ZNS	entzünd.	Lunge	ELF	Galle	Leber	Prostata	Niere	Knochen
Gewebegängigkeit	+	k.A.	++	++	++	++	++	++	++

Levam *Tbl. 250, 500mg*
Levitis *Tbl. 250, 500mg*
Levoflox-CT *Tbl. 500mg*
Levofloxacin Actavis *Tbl. 250, 500mg; Inf.Lsg. 250mg/50ml, 500mg/100ml*
Levofloxacin HEXAL *Tbl. 250, 500mg*
Levofloxacin Kabi *Inf.Lsg. 250mg/50ml, 500mg/100ml*
Tavanic *Tbl. 250, 500mg; Inf.Lsg. 250mg/50ml, 500mg/100ml*

Exazerbierte chronische Bronchitis, Sinusitis, komplizierte Harnweginfektionen, Prostatitis, Lungenmilzbrand: 1 x 500mg p.o./i.v.;
ambulant erworbene Pneumonie, komplizierte Haut- und Weichteilinfektionen: 1-2 x 500mg p.o./i.v.;
unkomplizierte Zystitis: 1 x 250mg p.o. für 3d;
DANI CrCl 20-50: max. 2 x 250mg; 10-19: max. 2 x 125mg; < 10, HD: max. 1 x 125mg;
DALI nicht erforderlich

9.10.4 Fluorierte Chinolone Gruppe IV

Empf.: zusätzlich verbesserte Aktivität gegen Anaerobier;
UW: Superinfektionen durch resistente Bakterien oder Pilze; Übelkeit, Benommenheit, QT-Verlängerung bei Hypokaliämie, Übelkeit, Erbrechen, Bauchschmerzen, Diarrhoe;
KI: bekannte Überempfindlichkeit gegen Chinolone; anamnestisch bekannte Sehnenbeschwerden nach früherer Anwendung von Fluorchinolonen, Pat. < 18J; angeborene oder dokumentierte erworbene QT-Verlängerungen, unkorrigierte Hypokaliämie, klinisch relevante Bradykardie, klinisch relevante Herzinsuffizienz mit reduzierter LV-Auswurffraktion, symptomatische Herzrhythmusstrg. in der Vorgeschichte; gleichzeitige Anwendung von Arzneimitteln, die das QT-Intervall verlängern; eingeschränkte Leberfunktion (Child C, bzw. Transaminasen > 5 x oberer Normwert) Grav./Lakt.

Moxifloxacin Rp — HWZ 12h, Qo 0.8, PPB 41%, PRC C

Gewebegängigkeit	ZNS	entzünd.	Lunge	ELF	Galle	Leber	Prostata	Niere	Knochen
	+	k.A.	++	+	++	++	++	++	++

Actira *Tbl. 400mg*
Avalox *Tbl. 400mg; Inf.Lsg. 400mg/250ml*
Avelox *Tbl. 400mg*
Moxifloxacin Actavis *Tbl. 400mg*
Moxifloxacin HEXAL *Tbl. 400mg*
Moxifloxacin Kabi *Inf.Lsg. 400mg*

Exazerbierte chronische Bronchitis, ambulant erworbene Pneumonie, Sinusitis, komplizierte Haut- und Weichteilinfektionen, Infektionen der weiblichen Beckenorgane: 1 x 400mg p.o./i.v.;
DANI nicht erforderlich;
DALI Child-Pugh C: KI

9.11 Folsäureantagonisten

9.11.1 Sulfonamide

Empf.: Toxoplasmen in Kombination mit Pyrimethamin;
UW: Übelkeit, Erbrechen, allergische Reaktionen, Erythema exsudativum multiforme, Photosensibilisierung, Nierenschädigung, Blutbildveränderungen;
KI: Sulfonamidüberempfindlichkeit, Erythema exsudativum in der Anamnese, schwere Leber- und Nierenfktsstrg., Grav. (1. + 3. Trim.), strenge Ind.Stell. in der Lakt.

Sulfadiazin Rp — HWZ 7-16h, Qo 0.45, PPB 55%, PRC C, Lact -

Gewebegängigkeit	ZNS	entzünd.	Lunge	ELF	Galle	Leber	Prostata	Niere	Knochen
	++	k.A.	k.A.	++	k.A.	k.A.	k.A.	k.A.	k.A.

Sulfadiazin-Heyl *Tbl. 500mg*

Toxoplasmose: 2-4g/d p.o. in 3-6ED;
Ki. > 2M: 65-150mg/kg/d in 3-6ED;
max. 1.5g/d; Komb. mit Pyrimethamin → 255;
DANI CrCl < 25: KI;
DALI KI bei schwerer Funktionsstrg.

9.11.2 Trimethoprim und Sulfonamid-Kombinationen

Empf. (Cotrimoxazol): fast alle aeroben Bakterien; Pneumocystis jirovecii (carinii);
resist. (Cotrimoxazol): Pseudomonas aeruginosa, Treponema, Clostridien, Leptospiren, Rickettsien, Chlamydia psittaci, Mykoplasmen;
UW (Cotrimoxazol): allergische Reaktionen (z.B. Exantheme), Pruritus, Purpura, Photodermatose, Erythema nodosum, Glossitis, Gingivitis, Stomatitis, abnormer Geschmack, epigastrische Schmerzen, Appetitlosigkeit, Übelkeit, Erbrechen, Diarrhoe;
KI (Cotrimoxazol): bekannte Überempfindlichkeit, Erythema exsudativum multiforme (auch in der Anamnese), Thrombozytopenie, Granulozytopenie, megaloblastische Anämie, angeborener Glukose-6-Phosphat-Dehydrogenase-Mangel der Erythrozyten, Hämoglobinanomalien wie Hb Köln u. Hb Zürich, Nierenschäden oder hochgradige Niereninsuffizienz (CrCl < 15 ml/min), schwere Leberschäden oder Leberfktsstrg., akute Hepatitis, akute Porphyrie, Frühgeborene, Neugeborene mit Hyperbilirubinämie, Osteomyelitis

Trimethoprim Rp — HWZ 5-17h, Qo 0.5, PRC C, Lact +

Gewebegängigkeit	ZNS	entzünd.	Lunge	ELF	Galle	Leber	Prostata	Niere	Knochen
	+	k.A.	k.A.	++	k.A.	k.A.	k.A.	k.A.	k.A.

Infectotrimet *Tbl. 50, 100, 150, 200mg; Saft (5ml = 50, 100mg)*	**Unkomplizierte Harnweginfektion:** 2 x 150-200mg p.o.; **Ki. < 12J:** 2 x 3mg/kg; **Pro. rezidivierende Harnweginfektion:** 1 x 100mg; **Ki. < 12J:** 1 x 2mg/kg **DANI** CrCl: 15-25: 2 x 200mg für 3d, dann 1 x 100mg; 10-15: 2 x 100mg; < 10: KI

Trimethoprim + Sulfamethoxazol Rp **(Cotrimoxazol)** — Qo (T/S) 0.5/0.8, PPB 65%/40%, PRC C, Lact ?

Gewebegängigkeit	ZNS	entzünd.	Lunge	ELF	Galle	Leber	Prostata	Niere	Knochen
	++	++	++	++	++	++	++	++	++

CotrimHEXAL *Tbl. 160+800mg* **Cotrim-ratioph.** *Tbl. 80+400, 160+800mg; Saft (5ml = 40+200, 80+400mg); Amp. 80+400mg/5ml* **Cotrim 960 1A Pharma** *Tbl. 160+800mg* **Eusaprim** *Tbl. 160+800mg; Saft (5ml = 40+200, 80+400mg)* **Kepinol** *Tbl. 20+100mg, 80+400, 160+800mg*	**Atemweg-, HNO-, Harnweg-, Genitaltraktinfektionen, bakterielle Enteritis, Salmonellose, Shigellose, Nocardiose:** 2 x 160+800mg p.o./i.v.; **Ki. 6W-5M:** 2 x 20+100mg; **6M-5J:** 2 x 40+200mg; **6-12J:** 2 x 80+400mg; **Pneumocystis-jirovecii-Pneumonie:** **Ther.:** 20+100mg/kg/d p.o./i.v. in 4ED für 21d; **Pro.:** 160+800mg p.o. 3x/W; **DANI** CrCl > 30: 100%; 15-30: 50%; < 15: KI; **DALI** KI bei schwerer Funktionsstörung

9.12 Nitroimidazole

Empf.: obligat anaerobe Bakterien (u.a. Bacteroides, Clostridium), Campylobacter, Helicobacter, Gardnerella vaginalis; Protozoen: Trichomonas vaginalis, Giardia lamblia, Entamoeba histolytica;
resist.: alle aeroben u. fakultativ anaeroben Bakterien, Aktinomyceten, Propionibakterien;
UW: metallischer Geschmack, bitteres Aufstoßen, Zungenbelag, Glossitis, Stomatitis, Magendrücken, Übelkeit, Erbrechen, Appetitlosigkeit, Diarrhoe, Dunkelfärbung des Urins, allergische Hautreaktionen, Photodermatose, Erythema nodosum;
KI: bek. Überempfindlichkeit gegen M. bzw. andere 5-Nitroimidazole

Metronidazol Rp HWZ 7 (10) h, Q_0 0.85 (0.3), PPB < 20%, PRC B, Lact ?

Gewebegängigkeit	ZNS	entzünd.	Lunge	ELF	Galle	Leber	Prostata	Niere	Knochen
	++	++	k.A.	++	++	++	k.A.	k.A.	k.A.

Arilin *Tbl. 250, 500mg; Vaginalsupp. 100, 1000mg* **Clont** *Tbl. 250, 400mg* **Metronidazol Fresenius** *Inf.Lsg. 500mg* **Metronidazol-ratioph.** *Tbl. 400mg* **Metronidazol Rotexmedica** *Inf.Lsg. 500mg* **Vagimid** *Tbl. 250, 500mg; Vaginaltbl. 100mg*	**Abdominelle, Genital-, Atemweg-, Knochen-, Zahn-Mund-Kieferinfektionen, Sepsis, Endokarditis, Hirnabszess, Amöbiasis, Lambliasis:** 0.8-1g/d p.o., max. 2g/d in 2-3ED; 2-3 x 500mg i.v., Therapiedauer max. 10d; **Ki.:** 20-30mg/kg/d p.o./i.v.; **Trichomoniasis:** 1 x 100mg vaginal für 6d, 1 x 1g für 1-2d; Mitbehandlung des Partners: 1 x 2g p.o.; **DANI** CrCl < 10: max. 1g/d

9.13 Nitrofurane

Empf.: Enterococcus faecalis, Staph. saprophyticus, E. coli;
resist.: Proteus mirabilis, Proteus vulgaris, Pseudomonas aeruginosa;
UW: Schwindel, Ataxie, Nystagmus, Arzneimittelfieber, Pruritus, Urtikaria, angioneurotisches Ödem, Kopfschmerzen, allergisches Lungenödem, interstitielle Pneumonie, Pleurirtis, Atemnot, Husten, Thoraxschmerz, Appetitlosigkeit, Übelkeit, Erbrechen;
KI: bekannte Überempfindlichkeit, Niereninsuffizienz jeden Grades, Oligurie, Anurie, pathologische Leberenzymwerte, Glukose-6-Phosphat-Dehydrogenase-Mangel, Polyneuropathien, Grav. im letzten Trimenon, FG u. Sgl. < 3M

Nitrofurantoin Rp HWZ 20min-1h, Q_0 0.7, PPB 50-60%, PRC B, Lact

Gewebegängigkeit	ZNS	entzünd.	Lunge	ELF	Galle	Leber	Prostata	Niere	Knochen
	-	-	-	++	-	-	-	-	-

Furadantin *Kps. 50, 100(ret.)mg* **Nifurantin** *Tbl. 50, 100mg* **Nifuretten** *Tbl. 20mg* **Nitrofurantoin-ratioph.** *Kps. 100(ret.)mg* **Uro-Tablinen** *Tbl. 50mg*	**Harnweginfektion**: 3-4 x 100mg p.o.; 2-3 x 100mg ret.; **Ki.:** 5mg/kg/d; **Langzeittherapie:** 2-3 x 50mg; 1-2 x 100mg ret.; **Ki.:** 2-3mg/kg/d; **DANI** KI

9.14 Carbapeneme

Empf.: fast alle grampositiven u. gramnegativen Bakterien;
resist. (Ertapenem, Imipenem, Meropenem): MRSA, Burkholderia cepacia, Xanthomonas maltophilia, E. faecium;
UW (Ertapenem, Imipenem, Meropenem): Erbrechen, Diarrhoe, Transaminasen↑, allergische Reaktion, BB-Veränderungen, ZNS-Strg.;
KI (Ertapenem, Imipenem, Meropenem): Grav./Lakt., Ki. < 3M

Ertapenem Rp — HWZ 4h, Q0 0.6, PPB 92-95%, PRC B, Lact ?

Gewebegängigkeit	ZNS	entzünd.	Lunge	ELF	Galle	Leber	Prostata	Niere	Knochen
	k.A.	k.A.	++	++	k.A.	k.A.	k.A.	++	k.A.

Invanz *Inf.Lsg. 1g*	**Abdominelle, akute gynäk. Infektionen, ambulant erworbene Pneumonie, Haut- u. Weichteilinfektionen bei diabet. Fuß; Pro. abdomineller Infektionen bei elektiven kolorektalen Eingriffen:** 1 x 1g i.v.; **Ki. 3M-12J:** 2 x 15mg/kg/d i.v.; **DANI** CrCl > 30: 100%; < 30, HD: KI; **DALI** nicht erforderlich

Imipenem + Cilastatin Rp — HWZ 0.9/1h, Q0 0.3/0.1, PPB 20/35%, PRC C, Lact ?

Gewebegängigkeit	ZNS	entzünd.	Lunge	ELF	Galle	Leber	Prostata	Niere	Knochen
	-	+	++	++	++	++	k.A.	k.A.	++

Imipenem/Cilastatin Actavis *Inf.Lsg. 500+500mg/100ml* **Imipenem/Cilastatin Basics** *Inf.Lsg. 500+500mg/100ml* **Zienam** *Inf.Lsg. 500+500mg/100ml*	**Atemweg-, Harnweg-, abdominelle, Genital-, Haut-, Knochen-, Weichteilinfektionen, Sepsis, neutropenisches Fieber:** 3-4 x 500+500-1000+1000mg i.v., max. 50+50mg/kg/d bzw. max. 4+4g/d; **Ki. < 3M:** 50+50mg/kg/d in 2-3ED; **> 3M:** 60+60mg/kg/d i.v. in 4ED, max. 2+2g/d; **DANI** CrCl 41-70: max. 3 x 750+750mg; 21-40: max. 4 x 500+500mg; 6-20: max. 2 x 500+500mg; **DALI** nicht erforderl.

Meropenem Rp — HWZ 1h, Q0 0.12, PPB 2%, PRC B, Lact ?

Gewebegängigkeit	ZNS	entzünd.	Lunge	ELF	Galle	Leber	Prostata	Niere	Knochen
	+	+	++	++	++	++	k.A.	k.A.	++

Meronem *Inf.Lsg. 500, 1000mg* **Meropenem HEXAL** *Inf.Lsg. 500, 1000mg* **Meropenem Kabi** *Inf.Lsg. 500, 1000mg*	**Atemweg-, Harnweg-, abdominelle, intra- und postpartale Infektionen Haut-, Weichteilinf., Sepsis, neutropen. Fieber:** 3 x 0.5-1g i.v.; **Ki. > 3M:** 3 x 10-20mg/kg i.v.; **Meningitis:** 3 x 2g i.v.; **Ki.:** 3 x 40mg/kg i.v.; **DANI** CrCl > 50: 100%; 26-50: 2 x 0.5-1g; 10-25: 2 x 250-500mg; < 10: 1 x 250-500mg **DALI** nicht erforderl.

9.15 Glykopeptide

Empf.: an-/aerobe grampositive Bakterien, MRSA; Telavancin: MRSA, MSSA
resist.: alle gramnegativen Bakterien, Mykoplasmen, Chlamydien, Enterobakterien;
UW (Teicoplanin): Exanthem, Erythem, Juckreiz, Schmerzen, Fieber;
UW (Telavancin): Pilzinfektion, Schlaflosigkeit, Geschmackstörung, Kopfschmerzen, Schwindel, Übelkeit, Obstipation, Diarrhoe, Erbrechen, Transaminasenerhöhung, Juckreiz, Exanthem, akutes Nierenversagen, Kreatininerhöhung, schaumiger Urin, Müdigkeit, Schüttelfrost; **UW** (Vancomycin i.v.): Venenentzündung, Rötung von Körper/Gesicht, Blutdruck ↓, Dyspnoe, Stridor, Exanthem, Schleimhautentzündung, Juckreiz, Nesselfieber, Nierenschädigung;
UW (Vancomycin oral): keine;
KI (Teicoplanin): bek. Überempfindlichkeit;
KI (Telavancin): bek. Überempfindlichkeit, schwere Niereninsuff., akutes Nierenversagen, Grav.; **KI** (Vancomycin i.v./oral): bek. Überempfindlichkeit

Teicoplanin Rp — HWZ 70-100h, Qo 0.3, PPB 90%

Gewebegängigkeit	ZNS	entzünd.	Lunge	ELF	Galle	Leber	Prostata	Niere	Knochen
	-	+	++	++	++	++	k.A.	k.A.	++

Targocid *Amp. 100/1.8ml, 200mg/3.2ml, 400mg/3.2ml*	**Kompliz. Haut- u. Weichteilinf., Knochen- u. Gelenkinf., nosokomiale Pneumonien, ambulant erw. Pneumonien, komplizierte Harnweginf., infektiöse Endokarditis, Peritonitis, assoziiert mit kontin. amb. Peritonealdialyse (CAPD):** d1: 1 x 400mg, max. 800mg, dann 1 x 200-400mg i.v./i.m.; **Ki. < 2M:** d1: 16mg/kg i.v./i.m., dann 1 x 8mg/kg; **2M-12J:** d1: 10mg/kg alle 12h, dann 1 x 6-10mg/kg i.v./i.m.; **Cl. difficile Enterocolitis:** 2 x 100-200mg p.o. f. 7-14d; **DANI** CrCl 40-60: ab d4 50%; < 40: CrCl/100 x normale Dosis; HD: ini 800mg, dann 1 x 400mg/W

Telavancin Rp — HWZ 8h, PPB 90%

Gewebegängigkeit	ZNS	entzünd.	Lunge	ELF	Galle	Leber	Prostata	Niere	Knochen
	k.A.	k.A.	k.A.	k.A.	k.A.	k.A.	k.A.	k.A.	k.A.

Vibativ *Inf.Lsg. 250, 750mg*	**Nosokomiale incl. beatmungsassoziierte Pneumonie mit gesicherter oder vermuteter MRSA-Genese:** 1 x 10mg/kg i.v. für 7-10d; **DANI** CrCl >50: 100%; 30-50: 7.5mg/kg; <30, HD: KI; **DALI** Child A, B: 100%; C: keine Daten, vorsichtige Anw.

Vancomycin Rp HWZ 4-6(15)h, Qo 0.05, PPB 55%, ther. Serumsp. (mg/l) min. 5-10, max. 30-40									
Gewebe-gängigkeit	ZNS	entzünd.	Lunge	ELF	Galle	Leber	Prostata	Niere	Knochen
	-	+	+	++	+	+	k.A.	k.A.	+

Vanco Cell *Inf.Lsg. 0.5, 1g*
Vancomycin Enterocaps *Kps. 250mg*
Vancomycin Hikma *Inf.Lsg. 0.5, 1g*
Vancomycin-ratioph. *Inf.Lsg. 0.5, 1g*

Knochen-, Weichteilinf., Pneumonie, Sepsis, Endokarditis: 4 x 500mg oder 2 x 1g i.v.; **NG/Sgl.:** ini 15mg/kg/d, Erhaltungsdosis: 2-3 x 10mg/kg/d; **Ki.** < **12J:** 4 x 10mg/kg i.v.; Spiegelkontrollen bei längerer Anwendung, v.a. bei NI, gleichzeitiger Anwendung oto-/nephrotoxischer Substanzen; **DANI** CrCl: 100: 100%; 70: 70%; 30: 30%; 10: 10%; HD: ini 1g, dann 1g alle 7-10d; **DALI** nicht erforderl.; **C.-difficile- oder Staph.-Enterokolitis:** 0.5-2g/d p.o. in 3-4ED; **Ki.:** 40mg/kg/d;

9.16 Lipopeptide

Empf.: Staph. aureus, alle anderen grampositiven Keime inkl. multiresistente Keime; **resist.:** alle gramnegativen Keime;
UW: Pilzinfektionen, Kopfschmerzen, Übelkeit, Erbrechen, Durchfall, Exanthem, Reaktion an Infusionsstelle, Leberenzyme↑ (GOT, GPT, AP), CK↑, Geschmacksstrg., supraventrikuläre Tachykardie, Extrasystolie, Flush, RR↑/RR↓, Obstipation, Bauchschmerzen, Dyspepsie, Glossitis, Ikterus, Pruritis, Urtikaria, Myositis, Muskelschwäche, Muskelschmerzen, Arthralgie, Vaginitis, Pyrexie, Schwäche, Erschöpfung, Schmerzen, Elektrolytstrg., Kreatinin↑, Myoglobin↑, LDH↑;
KI: bekannte Überempfindlichkeit, Grav./Lakt.

Daptomycin Rp				HWZ 8-9h, Q0 0.5, PPB 90% PRC B, Lact ?					
Gewebe-gängigkeit	ZNS	entzünd.	Lunge	ELF	Galle	Leber	Prostata	Niere	Knochen
	k.A.	k.A.	k.A.	++	k.A.	k.A.	k.A.	k.A.	++

Cubicin *Inf.Lsg. 350, 500mg*

Komplizierte Haut-/Weichteilinfektionen: 1 x 4mg/kg i.v. für 10-14d; **Staph.-aureus-Bakteriämie, rechtsseitige Endokarditis mit Staph. aureus:** 1 x 6mg/kg i.v.; **DANI** CrCl > 30: 100%; < 30, HD: 4mg/kg alle 48h; **DALI** Child-Pugh A, B: 100%; C: keine Daten

9.17 Oxazolidinone

Empf. (Linezolid): alle grampositiven Keime; **resist.** (Linezolid): alle gramnegativen Keime; **empf.** (Tedizolid): St. aureus, S. pyogenes, S. agalactiae, S. anginosus-Gruppe; **resist.** (Tedizolid): St. lugdunensis; gramneg. Keime
UW (Linezolid): Kopfschmerzen, Juckreiz, Übelkeit, Erbrechen, Diarrhoe, Candidiasis, Mykosen, metallischer Geschmack, Blutbildveränderungen, Transaminasen ↑, aP ↑, LDH ↑, Harnstoff ↑, Lipase ↑, Amylase ↑, CK ↑, Glukose ↑, Gesamteiweiß ↓, Albumin ↓, Na ↓, Ca ↓, Kalium ↑ ↓, Bicarbonat ↑ ↓;
UW (Tedizolid): Kopfschmerzen, Schwindel, Übelkeit, Erbrechen, Diarrhoe, Pruritus, Ermüdung;
KI (Linezolid): bekannte Überempfindlichkeit, unkontrollierbare Hypertonie, Phäochromozytom, Karzinoid, Thyreotoxikose, bipolare Depression, schizoaffektive Psychose, akute Verwirrtheitszustände, gleichzeitige Anwendung von Serotonin-Wiederaufnahmehemmer, trizyklische Antidepressiva, Serotonin-5HT1-Rezeptor-Agonisten (Triptane), direkt oder indirekt wirkende Sympathomimetika inkl. adrenerger Bronchodilatatoren, Pseudoephedrin, Phenylpropanolamin, Adrenalin, Noradrenalin, Dopamin, Dobutamin;
KI (Tedizolid): bek. Überempfindlichkeit

Linezolid Rp — HWZ 5h, Q0 0.65, PPB 31%, PRC C, Lact ?

Gewebegängigkeit	ZNS	entzünd.	Lunge	ELF	Galle	Leber	Prostata	Niere	Knochen
	++	++	++	+	k.A.	k.A.	k.A.	k.A.	++

Linezolid 1A *Tbl. 600mg* **Linezolid HEXAL** *Tbl. 600mg; Inf.Lsg. 600mg/300ml* **Zyvoxid** *Tbl. 600mg; Gran. (5ml = 100mg); Inf.Lsg. 600mg/300ml*	**Nosokomiale, ambulant erworbene Pneumonie, schwere Haut-, Weichteilinfektionen:** 2 x 600mg p.o./i.v. für 10-14d, max. 28d, nach 14d Blutbildkontrolle; **DANI, DALI** nicht erforderlich

Tedizolid Rp — HWZ 12h, Q0 0.9 PPB 70-90%, PRC C, Lact ?

Gewebegängigkeit	ZNS	entzünd.	Lunge	ELF	Galle	Leber	Prostata	Niere	Knochen
	+	k.A.	++	++	k.A.	++	k.A.	++	+

Sivextro *Tbl. 200mg; Inf.Lsg. 200mg*	**Haut- und Weichteilinfektionen:** 1 x 200mg p.o./i.v. für 6d; **DANI, DALI** nicht erforderlich

9.18 Intestinale Antibiotika

Empf. (Colistin): gramnegative Bakterien (außer Proteus spp.) inkl. Pseudomonas; **empf.** (Fidaxomicin): Clostridium difficile; **empf.** (Rifaximin): E. coli (ETEC, EAEC), Salmonella spp., Shigella spp., Non-V Vibrio cholerae, Plesiomonas spp., Aeromonas spp., Campylobacter spp.; **Wm/Wi** (Fidaxomicin): lokal wirksames Antibiotikum aus der Klasse der Makrozykline, bakterizid und Hemmung der RNA-Polymerase; **UW** (Colistin): Übelkeit, Erbrechen, Magenschmerzen, Diarrhoe; **UW** (Fidaxomicin): Erbrechen, Übelkeit, Obstipation; **UW** (Paromomycin): Diarrhoe, Appetitlosigkeit, Übelkeit, Erbrechen, Bauchschmerzen; **UW** (Rifaximin): Benommenheit, Kopfschmerz, Blähungen, Bauchschmerzen, Stuhldrang, Übelkeit, Erbrechen, Tenesmus ani, Erschöpfung, Pyrexie;
KI (Colistin): bekannte Überempfindlichkeit, geschädigte Darmmukosa, FG- und NG;
KI (Fidaxomicin): bek. Überempfindlichkeit; **KI** (Paromomycin): bek. Überempfindlichkeit, Myasthenia gravis, Obstipation, Ileus, Vorschädigung des Vestibular- oder Cochleaorgans, Grav.;
KI (Rifaximin): Überempfindlichkeit gegen Rifaximin bzw. andere Rifamycinderivate

Colistin Rp

Gewebegängigkeit	ZNS	entzünd.	Lunge	ELF	Galle	Leber	Prostata	Niere	Knochen
	-	-	-	-	-	-	-	-	-

Diaroent Mono *Tbl. 95mg; Trockensaft (1ml = 5.95mg)*	**Selektive Darmdekontamination:** 3-4 x 95mg p.o.; **Ki 6-11J:** 3-4 x 47.5mg; **>12J:** 3-4 x 47.5-95mg

Fidaxomicin Rp — HWZ 8-10h, PRC B, Lact ?

Gewebegängigkeit	ZNS	entzünd.	Lunge	ELF	Galle	Leber	Prostata	Niere	Knochen
	-	-	-	-	-	-	-	-	-

Dificlir *Tbl. 200mg*	**Clostridium-difficile-Infektion:** 2 x 200mg p.o. für 10d; **DANI, DALI** nicht erforderl.

Paromomycin Rp

Gewebegängigkeit	ZNS	entzünd.	Lunge	ELF	Galle	Leber	Prostata	Niere	Knochen
	-	-	-	-	-	-	-	-	-

Humatin *Kps. 250mg; Pulver (1Fl. = 1g)*	**Präcoma/Coma hepat.:** 35-75mg/kg/d p.o.; **Pro. portosystem. Enzephalopathie:** 1-2g/d; **Darmdekontam. präop.:** 4g/d p.o. für 2d; **nichtinvas. Amöbenenteritis:** 15-100mg/kg/d p.o. für 5d; **DANI** vorsichtig dosieren

Rifaximin Rp

Gewebegängigkeit	ZNS	entzünd.	Lunge	ELF	Galle	Leber	Prostata	Niere	Knochen
	-	-	-	-	-	-	-	-	-

Tixteller *Tbl. 550mg* **Xifaxan** *Tbl. 200, 550mg*	**Reisediarrhoe:** 3 x 200mg p.o. für 3d, max. 2 x 400mg/d; **Hepatische Enzephalopathie:** 2 x 550mg p.o.

9.19 Inhalative Antibiotika

Wm/Wi (Colistimethatnatrium): zyklischer antibakterieller Polypeptid-Wirkstoff ⇒ Schädigung der Zellmembran von gramnegativen Bakterien;
UW (Colistimethatnatrium): Gleichgewichtsstrg., Kopfschmerzen, Tinnitus, Dyspnoe, Husten, Dysphonie, Rachenreizung, Hämoptysen, Bronchospasmus, Asthma, Keuchen, thorakale Beschwerden, Infektion der unteren Atemwege, produktiver Husten, Lungenknistern, Dysgeusie, Übelkeit, Erbrechen, Arthralgie, Pyrexie, Asthenie, Müdigkeit, FEV ↓;
KI (Colistimethatnatrium): bekannte Überempfindlichkeit

Colistimethatnatrium Rp — PRC C, Lact ?

Gewebegängigkeit	ZNS	entzünd.	Lunge	ELF	Galle	Leber	Prostata	Niere	Knochen
	-	-	++	-	-	-	-	-	-

Colistin CF *Inh.Lsg. 80mg = 1Mio IE* **Colobreathe** *Inh.Kps. 125mg* **Promixin** *Inh.Lsg. 80mg = 1Mio IE*	**Mukoviszidose, chronische pulmonale Infekte durch Pseudomonas aeruginosa:** **Erw., Ki ab 6J:** 2 x 1 Kps. bzw. 2 x 1 Mio IE p.i., bei Erregerpersistenz bis 3 x 2 Mio IE; **DANI, DALI** nicht erforderlich

9.20 Antiprotozoenmittel

Empf. (Atovaquon): Pneumocystis jirovecii;
empf. (Pentamidin): Pneumocystis jirovecii, Leishmania, Trypanosoma;
empf. (Pyrimethamin): Malariaplasmodien, Toxoplasma gondii;
UW (Atovaquon): Übelkeit, Exanthem, Juckreiz, Durchfall, Erbrechen, Kopfschmerzen, Schlaflosigkeit, erhöhte Leberenzyme, Anämie, Neutropenie, Hyponatriämie, Überempfindlichkeitsreaktionen inkl. Angioödem, Bronchospasmus, Enge im Rachen, Urtikaria, Fieber;
UW (Pentamidin): i.v: Azotämie, akutes Nierenversagen, Hämaturie, lokale Reaktionen am Verabreichungsort wie Schwellung, Entzündung, Schmerz, Induration, Abszeß, Muskelnekrose, Anämie, Leukopenie, Thrombopenie, Hypoglykämie, Hyperglykämie, Diabetes mellitus, Hypermagnesiämie, Hyperkaliämie, Hypokalzämie, Hypertonie, Hypotonie, Kollaps, Hitzegefühl, Nausea, Erbrechen, Geschmacksstrg., Leberenzymem, Exanthem; inhalativ: Husten, Dyspnoe, Bronchospasmus, Giemen, Geschmacksstrg., Übelkeit;
UW (Pyrimethamin): Übelkeit, Erbrechen, Diarrhoe, Exanthem, Kopfschmerzen, Schwindel, Anämie, Leukopenie, Thrombopenie;
KI (Atovaquon, Pentamidin): bekannte Überempfindlichkeit;
KI (Pyrimethamin): bekannte Überempfindlichkeit, Lakt.

Atovaquon Rp — HWZ 50-84h, PPB 99%, PRC C, Lact ?

Gewebegängigkeit	ZNS	entzünd.	Lunge	ELF	Galle	Leber	Prostata	Niere	Knochen
	k.A.	k.A.	++	k.A.	k.A.	k.A.	k.A.	k.A.	k.A.

Wellvone *Susp. (5ml = 750mg)*	**Pneumocystis-jirovecii-Pneumonie:** 2 x 750mg p.o.

Pentamidin Rp					HWZ 6-9h, Q0 0.95, PPB 70%, PRC C, Lact -				
Gewebe-gängigkeit	ZNS	entzünd.	Lunge	ELF	Galle	Leber	Prostata	Niere	Knochen
	k.A.	k.A.	++	k.A.	k.A.	k.A.	k.A.	k.A.	k.A.
Pentacarinat *Inf.Lsg. 300mg*					**Pneumocystis-jirovecii-Pneumonie: Ther.:** für 14d 4mg/kg i.v. oder 300-600mg/d inhalieren; **Pro.:** 200mg über 4d, dann 300mg alle 4W inhalieren; **Leishmaniasis:** 3-4mg/kg alle 2d i.m., 10 x; **Trypanosomiasis:** 4mg/kg alle 2d i.v./i.m., 7-10 x; **DANI** s. FachInfo; **DALI** nicht erforderlich				

Pyrimethamin Rp					HWZ 80-96h, Q0 1.0, PPB 80%, PRC C, Lact +				
Gewebe-gängigkeit	ZNS	entzünd.	Lunge	ELF	Galle	Leber	Prostata	Niere	Knochen
	+	+	k.A.	k.A.	k.A.	k.A.	k.A.	k.A.	k.A.
Daraprim *Tbl. 25mg*					**Toxoplasmose:** d1 100mg p.o., dann 1 x 25-50mg; **Ki. < 3M:** 6.25mg alle 2d; **3-9M:** 1 x 6.25mg; **10M-2J:** 1 x 1mg/kg/d, max. 25mg; **3-6J:** d1 2mg/kg, dann 1mg/kg; Kombination mit Sulfadiazin! → 246				

9.21 Weitere Antibiotika

empf. (Fosfomycin): Staphylokokken, Streptokokken, Escherichia coli, Enterobacter, Proteus, Pseudomonas aeruginosa, Neisseria, Haemophilus influenzae, Citrobacter, Serratia; **resist.** (Fosfomycin): Morganella, Bacteroides; **UW** (Fosfomycin i.v.): Brechreiz, Magendrücken, Phlebitis; **UW** (Fosfomycin, oral): Kopfschmerzen, Schwindel, Asthenie;
KI (Fosfomycin i.v.): bek. Überempf. gegen F. bzw gegen Bernsteinsäure;
KI (Fosfonycin oral): bek. Überempf. gegen F.; schwere Niereninsuffizienz

Fosfomycin Rp					HWZ 2h, Q0 0.1, keine PPB, PRC B, Lact ?				
Gewebe-gängigkeit	ZNS	entzünd.	Lunge	ELF	Galle	Leber	Prostata	Niere	Knochen
	++	++	+	++	++	++	k.A.	k.A.	++
Fosfouro *Granulat 3g* **Fosfomycin Aristo** *Granulat 3g* **Infectofos** *Inf.Lsg. 2, 3, 5, 8g* **Monuril** *Granulat 3g*					**Unkomplizierte Harnweginfektion:** 1 x 3g p.o.; **DANI** Kreatininclearance < 20: KI; **Atemweg-, HNO-, Harnweg-, Gallenweg-, Haut-, Weichteil-, Knocheninfektionen, Meningitis, Sepsis, Endokarditis:** 2-3 x 3-5g i.v., max. 20g/d; **Ki < 4W:** 100mg/kg/d in 2ED i.v.; **5W-1J:** 200-250mg/kg/d in 3ED; **1-12J:** 100-200mg/kg/d in 3ED, max. 300mg/kg/d; **DANI** s. FachInfo				

9.22 Antimikrobielle Spüllösung

Wm/Wi (Taurolidin): Methylolgruppen-Übertragung, Denaturierung von Oligosaccharid-Peptid-Komplexen der Bakterien, Entgiftung von Lipopolysacchariden;
UW (Taurolidin): keine häufigen bzw. sehr häufigen UW;
KI (Taurolidin): bek. Überempfindlichkeit, terminale Niereninsuffizienz, Ki. < 6J

Taurolidin Rp — HWZ (3-6h), PPB 40%

Taurolodin Nova 2% *Instillationslsg. 2g/100ml, 5g/250ml*	**Lokale oder diffuse Peritonitis:** 300-500ml 0.5% oder 100-250ml 2%; **Ki. 6-15J.:** bis max. 300ml 0.5% oder 50-100ml 2%; **DANI** KI bei terminaler NI

9.23 Tuberkulostatika

9.23.1 Monopräparate

Empf. (Bedaquilin): M. tuberculosis;
empf. (Delamanid): M. tuberculosis
empf. (EMB): M. tuberculosis, M. kansasii, M. avium-intracellulare;
empf. (INH): M. tuberculosis, M. kansasii;
empf. (PTH): M. tuberculosis, M. kansasii, M. leprae;
empf. (PZA): M. tuberculosis;
empf. (RMP): M. tuberculosis, grampositive Kokken, Legionellen, Chlamydien, M. leprae, Meningokokken, Gonokokken, Haemophilus influenzae, Bacteroides;
empf. (SM): M. tuberculosis, Brucellen, Yersinia pestis, Francisella tularensis;
Wm/Wi (Bedaquilin): spezifische Hemmung der mykobakteriellen ATP-Synthase ⇒ bakterizide Wirkung in sich teilenden und sich nicht teilenden Tuberkulosebakterien;
Wm/Wi (Delamanid): Hemmung der Synthese der Zellwandkomponenten Methoxy- und Keto-Mykolsäure;
UW (Bedaquilin): Kopfschmerzen, Schwindel, verlängerte QT-Zeit, Nausea, Erbrechen, Diarrhoe, erhöhte Transaminasen, Arthralgie, Myalgie;
UW (Delamanid): Anämie, Eosinophilie, Retikulozytose, Hypertriglyceridämie, Hypokaliämie, Hyperurikämie, Appetitlosigkeit, Schlaflosigkeit, Psychose, Erregung, Angst-störung, Unruhe, Depression, Schwindel, Kopfschmerzen, Parästhesie, Tremor, Tinnitus, Herzklopfen, per. Neuropathie, Somnolenz, Hypästhesie, trockenes Auge, Photophobie, Ohrenschmerzen, Hypertonie, Hypotonie, Hämatome, Hitzewallungen, Dyspnoe, Husten, Oropharyngeale Schmerzen, Rachenreizung, trockener Rachen, Rhinorrhoe, Hämoptyse, Erbrechen, Diarrhoe, Dyspepsie, Gastritis, Obstipation, Bauchschmerzen, Dermatitis, Urtikaria, juckender Hautausschlag, Juckreiz, Exanthem, Akne, Hyperhidrose, Osteochondrose, Muskelschwäche, Muskel- und Skelettschmerzen, Flankenschmerz, Gliederschmerzen, Arthralgie, Myalgie, Hämaturie, Asthenie, Pyrexie, Brustschmerzen, Unwohlsein, thorakale Beschwerden, periph. Ödeme, Asthenie, QT-Verlängerung, erhöhter Kortisolspiegel;
UW (EMB): N.-opticus-Schädigung, Transaminasen ↑, allergische Reaktionen;
UW (INH): periphere Neuropathie, Transaminasen ↑, Akne, Leukopenie, Mikrohämaturie;

UW (PTH): gastrointestinale Störung, Transaminasen ↑, allergische Reaktionen;
UW (PZA): Hyperurikämie, Transaminasen ↑, Erbrechen, Strg. der Hämatopoese;
UW (RMP): Transaminasen ↑, Cholestase, Rotfärbung des Urins, Neutro- und Thrombopenie, Nierenversagen;
UW (SM): Schädigung des N. vestibularis, Nephrotoxizität;
KI (Bedaquilin): bek. Überempfindlichkeit;
KI (EMB): Vorschädigung des N. opticus;
KI (INH): akute Lebererkrankung, periphere Neuropathien;
KI (PTH): schwere Leberfunktionsstrg., Grav.;
KI (PZA): schwere Leberfunktionsstrg.;
KI (RMP): schwere Leberfunktionsstrg., Lakt.; Cave in Grav.;
KI (SM): schwere Niereninsuffizienz, Innenohrschädigung, Grav./Lakt.

Bedaquilin Rp — HWZ 5.5 Monate, PPB >99%, PRC B, Lact ?

Gewebegängigkeit	ZNS	entzünd.	Lunge	ELF	Galle	Leber	Prostata	Niere	Knochen
	k.A.	k.A.	k.A.	k.A.	k.A.	k.A.	k.A.	k.A.	k.A.

Sirturo *Tbl. 100mg*

Multiresistente pulmonale TBC:
W 1–2: 1 x 400mg/d p.o.;
W 3–24: 200mg 3 x/W; Komb. mit anderen Tuberkulostatika;
DANI CrCl > 30: nicht erforderlich; <30, HD: vorsichtige Anwendung; **DALI** Child A, B: nicht erforderlich; C: Anwe. nicht empfohlen

Delamanid Rp — HWZ 30-38h PPB >99%

Gewebegängigkeit	ZNS	entzünd.	Lunge	ELF	Galle	Leber	Prostata	Niere	Knochen
	k.A.	k.A.	k.A.	k.A.	k.A.	k.A.	k.A.	k.A.	k.A.

Deltyba *Tbl. 50mg*

Multiresistente pulmonale TBC:
2 x 100mg p.o. f. 24W, Komb. mit anderen Tuberkulostatika;
DANI leichte-mäßige NI: 100%; schwere NI: Anw. nicht empfohlen;
DALI mäßige-schwere LI: Anw. nicht empfohlen

Ethambutol (EMB) Rp — HWZ 2.5-4h, Q0 0.8, PPB 10-20%, PRC B, Lact +

Gewebegängigkeit	ZNS	entzünd.	Lunge	ELF	Galle	Leber	Prostata	Niere	Knochen
	-	+	++	++	k.A.	k.A.	k.A.	k.A.	k.A.

EMB-Fatol *Tbl. 100, 400, 500mg; Inf.Lsg. 1000mg/10ml*
Myambutol *Tbl. 400mg*

TBC: 1 x 25mg/kg p.o./i.v./i.m., nach 2-3M 1 x 20mg/kg;
DANI CrCl 40-75: 1 x 15mg/kg; 30-39: 15mg/kg alle 2d; < 30: nach Serumspiegel

Isoniazid (INH) Rp					HWZ 0.7-4h, Q0 0.6, PPB 30%, PRC C, Lact +				
Gewebe-gängigkeit	ZNS	entzünd.	Lunge	ELF	Galle	Leber	Prostata	Niere	Knochen
	+	++	++	k.A.	k.A.	k.A.	k.A.	k.A.	k.A.
Isozid *Tbl. 50, 100, 200mg; Inf.Lsg. 0.5g*					**TBC: Therapie:** 1 x 5mg/kg p.o./i.v.; 15mg 2-3 x/W; **Ki.:** 1 x 200mg/m² KOF; **Pro.:** 500mg p.o./i.v. für mindestens 6-9M; **Ki.:** 15mg/kg 3 x/W p.o., 5mg/kg/d i.v.; **DANI** nicht erforderlich, evtl. 1-2d/W Pause; **DALI** max. 100-200mg/d				

Protionamid (PTH) Rp					HWZ 1-2h, keine PPB				
Gewebe-gängigkeit	ZNS	entzünd.	Lunge	ELF	Galle	Leber	Prostata	Niere	Knochen
	++	++	++	++	k.A.	k.A.	k.A.	k.A.	k.A.
Peteha *Tbl. 250mg*					**TBC:** 10-15mg/kg p.o. in 1-3ED; **Ki. < 4J:** 25mg/kg p.o.; **5-8J:** 20mg/kg; > **9J:** 15mg/kg; **DANI** 2-3 x/W 1g p.o.; **DALI** KI				

Pyrazinamid (PZA) Rp					HWZ 9-23h, Q0 1.0, PPB 50%, PRC C, Lact ?				
Gewebe-gängigkeit	ZNS	entzünd.	Lunge	ELF	Galle	Leber	Prostata	Niere	Knochen
	++	++	++	++	k.A.	++	k.A.	++	k.A.
Pyrafat *Tbl. 500mg* **Pyrazinamid** *Tbl. 500mg*					**TBC:** 1 x 20-30mg/kg p.o., max. 2.5g/d für 2-3M; **Ki.** 1 x 30mg/kg p.o., max. 1.5g/d; **DANI** 2 x/W 3g; **DALI** KI bei schwerer Fktsstrg.				

Rifampicin (RMP) Rp					HWZ 2-3h; Q0 0.85, PPB 90%, PRC C, Lact -				
Gewebe-gängigkeit	ZNS	entzünd.	Lunge	ELF	Galle	Leber	Prostata	Niere	Knochen
	++	++	++	-	k.A.	++	k.A.	++	+
Eremfat *Tbl. 150, 300, 450, 600mg; Saft (5ml = 100mg); Inf.Lsg. 300, 600mg*					**TBC:** 1 x 10mg/kg p.o./i.v., max. 600mg/d; minimal 450mg/d; **Ki. < 2M:** 10mg/kg; **2M-6J:** 15mg/kg; **> 6J:** 10-20mg/kg, max. 450mg/d; **andere Infektionen:** 600-1200mg/d p.o./i.v. in 2-3ED; **Meningokokken-Pro.:** 2 x 600mg p.o. für 2d; **Ki. 3-11M:** 2 x 5mg/kg für 2d; **1-12J:** 2 x 10mg/kg für 2d; **DANI** nicht erforderlich; **DALI** KI bei schwerer Funktionsstrg.				

Streptomycin (SM) Rp					HWZ 2.5h, Q0 0.04, PPB 32-35%, PRC D, Lact +				
Gewebe-gängigkeit	ZNS	entzünd.	Lunge	ELF	Galle	Leber	Prostata	Niere	Knochen
	-	-	++	++	k.A.	k.A.	k.A.	k.A.	k.A.

Strepto-Fatol *Inj.Lsg. 1g*	**TBC, Brucellose, Tularämie:** 1 x 15mg/kg i.m.; > **50J:** 1 x 0.5g/d; **Ki.** < **3M:** 1 x 10mg/kg, max. 50mg/d; **3-6 M:** 1 x 15-25mg/kg; **0.5-12J:** 1 x 20-30mg/kg, max. 1g/d; **Enterokokkenendokarditis:** 1 x 2g für 10-14d; **DANI** CrCl 50-60: 1g alle 40h; 40-50: 1g alle 60h; 30-40: 1g alle 72h; < 30: KI; HD: zusätzlich 3.5-5mg

9.23.2 Kombinationspräparate

Rifampicin + Isoniazid Rp	
Iso-Eremfat *Tbl. 150+100mg, 300+150mg*	**TBC:** 1 x 10+5mg/kg p.o.
Isoniazid + Pyridoxin Rp	
Isozid compositum *Tbl. 100+20mg, 200+40mg, 300+60mg*	**TBC:** 1 x 5mg/kg INH p.o.

9.23.3 Tuberkulostatika – Reservemittel

Empf. (Capreomycin): M. tuberculosis, auch streptomycinresistente Stämme; **empf.** (Dapson): M. tuberculosis, M. leprae, Pneumocystis jirovecii (carinii); **empf.** (Rifabutin): M. tuberculosis, M. marinum, M. kansasii, M. leprae, M. avium intracellulare, grampositive Kokken, Legionellen, Chlamydien; **UW** (Rifabutin): rotorange Färbung des Urins, Übelkeit, Erbrechen, Leberenzyme ↑, Gelbsucht, Leukopenie, Eosinophilie, Thrombopenie, Anämie, Fieber, Hautrötung, Bronchospasmen, Schock, reversible Uveitis, Wirkung hormoneller Kontrazeptiva u.a. ↓; **KI** (Rifabutin): Überempfindlichkeit gegen andere Rifamycine, Verschlussikterus, Leberzirrhose, akute Hepatitis, Cave in Grav./Lakt.

Capreomycin									
Gewebe-gängigkeit	ZNS	entzünd.	Lunge	ELF	Galle	Leber	Prostata	Niere	Knochen
	k.A.	k.A.	k.A.	k.A.	k.A.	k.A.	k.A.	k.A.	k.A.

Ogostal *(Int. Apotheke) Inj.Lsg. 1g*	**TBC:** 1 x 1g i.m. für 1-2M, dann: 1g 2-3 x/W

Dapson Rp					HWZ 10-50h, PPB 70-90%, PRC C, Lact -				
Gewebe-gängigkeit	ZNS	entzünd.	Lunge	ELF	Galle	Leber	Prostata	Niere	Knochen
	k.A.	k.A.	++	+	k.A.	k.A.	k.A.	k.A.	k.A.

Dapson-Fatol *Tbl. 50mg*	**TBC:** 50-200mg p.o.; **Lepra:** 1 x 50-100mg p.o.

4-Aminosalicylsäure Rp					HWZ 26min, PPB 50-70%				
Gewebe-gängigkeit	ZNS	entzünd.	Lunge	ELF	Galle	Leber	Prostata	Niere	Knochen
	-	+	+	+	k.A.	k.A.	k.A.	k.A.	k.A.
Granupas *Granulat 4g* **PAS-Fatol N** *Inf.Lsg. 13.5g*					**TBC:** 3 x 4g p.o.; **Ki. > 1M:** 150mg/kg/d in 2 ED p.o.; 1 x 10–15g i.v., max. 40g/d; **Ki. < 6J:** 200-300mg/kg/d; **> 6J:** 200mg/kg/d; **Jug. > 14J:** s. Erw.				

Rifabutin Rp					HWZ 45h, Qo 0.9, PPB 91-94%, PRC B, Lact ?				
Gewebe-gängigkeit	ZNS	entzünd.	Lunge	ELF	Galle	Leber	Prostata	Niere	Knochen
	+	+	++	++	k.A.	k.A.	k.A.	k.A.	k.A.
Mycobutin *Kps. 150mg*					**TBC:** 1 x 150mg für 6-9M; vorbehand. und immunsuppr. Patienten: 1 x 300-450mg p.o.; **Mycobacterium-avium-Infektion: Ther.:** 1 x 450-600mg p.o.; **Pro.:** 1 x 300mg; **DANI** CrCl < 30: 50%; **DALI** Dosisreduktion, KI bei schwerer Leberfktsstrg.				

9.24 Virustatika

9.24.1 Herpes-Präparate

Wm (Aciclovir): Hemmung der viralen DNA-Polymerase;
Wm (Brivudin): Nukleosidanalogon, Replikationshemmung des Varizella-Zoster-Virus;
Wm (Famciclovir): Hemmung der viralen DNA-Polymerase;
Wm (Valaciclovir): bessere Resorption als Aciclovir;
UW (Aciclovir): Nierenfunktionsstrg., Exanthem, Blutbildveränderungen;
UW (Brivudin): Übelkeit, Kopfschmerzen, Erbrechen, Diarrhoe, Schwindel, Pruritus;
KI (Aciclovir): Grav./Lakt.; **KI** (Brivudin): bereits voll ausgeprägte Hautmanifestation, Immundefizienz, Kinder, Grav./Lakt., Einnahme von 5-FU oder anderen 5-Fluoropyrimidinen (Abstand zur Brivudineinnahme muss > 4W sein)

Aciclovir Rp	HWZ 3h, Qo 0.25, PPB 9-33%, PRC B, Lact ?
Acic *Tbl. 200, 400, 800mg; Inf.Lsg. 250, 500mg* **Aciclostad** *Tbl. 200, 400, 800mg* **Aciclovir-ratioph.** *Tbl. 200, 400, 800mg; Inf.Lsg. 250, 500mg* **Virzin** *Tbl. 200, 400, 800mg* **Zovirax** *Susp. (5ml = 200mg)*	**Herpes zoster:** 5 x 800mg p.o.; 3 x 5mg/kg i.v. (5-7d); immunsupprimierte Patienten: 3 x 10mg/kg i.v.; **Herpes genitalis:** 5 x 200mg p.o.; 3 x 5mg/kg i.v. (5d); **Herpes-Enzephalitis:** 3 x 10mg/kg i.v. für 10d; **Ki. < 3M, > 12J:** s. Erw. (mg/kg); **3M-12J:** 3 x 250-500mg/m² KOF i.v.; **DANI** CrCl: > 50: 100%; 25-50: Dosisintervall 2 x i.v.; 10-25: Dosisintervall 1 x i.v.; < 10, HD: 50% 1 x i.v., nach Dialyse

Brivudin Rp	HWZ 16h, PPB > 95%
Zostex *Tbl. 125mg*	**Herpes zoster** (immunkompetente Patienten): 1 x 125mg p.o. für 7d; **DANI, DALI** nicht erforderlich
Famciclovir Rp	HWZ 2.2h, Q0 0.14, PPB < 20%, PRC B, Lact ?
Famvir *Tbl. 125, 250, 500mg*	**Herpes genitalis:** Ersterkrankung: 3 x 250mg p.o. für 5d, immunsupprimierte Pat.: 2 x 500mg; Frührezidiv: 2 x 125mg; **Herpes zoster:** 3 x 250mg für 7-10d; bei immunsupprimierten Patienten oder Zoster ophthalmicus: 3 x 500mg; **DANI** CrCl > 40: 100%; 30-39: 2 x 250mg; 10-29: 1 x 250mg; **DALI** nicht erforderlich
Valaciclovir Rp	HWZ 3h, Q0 0.25
Valaciclovir 1A Pharma *Tbl. 500, 1000mg* **Valaciclovir HEXAL** *Tbl. 500, 1000mg* **Valtrex** *Tbl. 500mg*	**Herpes zoster:** 3 x 1g p.o. für 7d; **DANI** CrCl 15-30: max. 2 x 1g; < 15, HD: max. 1 x 1g nach Dialyse; **Herpes genitalis:** 2 x 500mg p.o. für 10d; **DANI** CrCl < 15: 1 x 500mg

9.24.2 CMV-Präparate

Wm (Foscarnet): Hemmung viraler Polymerasen; **Wm** (Ganciclovir): Nukleosidanalogon, Hemmung der DNA-Synthese; **Wm** (Valganciclovir): Prodrug von Ganciclovir; **UW** (Ganciclovir): Neutropenie, Thrombopenie, Fieber, Kopfschmerzen, Nausea; **KI** (Ganciclovir): schwere Leuko- bzw. Thrombopenie, Grav./Lakt., Kinder < 18J

Foscarnet Rp	HWZ 3-6h, Q0 0.1, PPB < 20%, PRC C, Lact ?
Foscavir *Inf.Lsg. 6g*	**CMV-Infektion:** W1-3: 3 x 60mg/kg i.v., dann: 1 x 90-120mg/kg; **Herpesinfektion (Aciclovir-resistent):** 3 x 40mg/kg i.v.; **DANI** s. FachInfo
Ganciclovir Rp	HWZ 2.5-5h, Q0 0.05, PPB 2%, PRC C, Lact ?
Cymeven *Inf.Lsg. 500mg* **Ganciclovir HEXAL** *Inf.Lsg. 500mg*	**CMV-Retinitis:** W1-2: 2 x 5mg/kg i.v., dann 1 x 5mg/kg i.v.; **DANI** CrCl 50-69: 2 x 2.5mg/kg i.v.; 25-49: 1 x 2.5mg/kg; 10-24: 1 x 1.25mg/kg; < 10: 1.25mg 3 x/W
Valganciclovir Rp	HWZ 3h
Darilin *Tbl. 450mg* **Valcyte** *Tbl. 450mg, Trockensaft (1ml = 50mg)* **Valganciclovir HEXAL** *Tbl. 450mg* **Valganciclovir Mylan** *Tbl. 450mg*	**CMV-Retinitis:** 2 x 900mg p.o. für 21d, dann 1 x 900mg/d; **DANI** CrCl > 60: 100%; 40-59: ini 2 x 450mg, dann 1 x 450mg; 25-39: ini 1 x 450mg, dann 450mg alle 2d; 10-24: ini 450mg alle 2d, dann 450mg 2 x/W; < 10, HD: KI

9.24.3 Influenza-Präparate

Wm (Amantadin): verhindert Uncoating und Reifung von Influenza-Viren;
Wm (Oseltamivir, Zanamivir): Hemmung der viralen Neuraminidase, Hemmung der Freisetzung neu gebildeter Influenza-A- und -B-Viren;
UW (Amantadin): Schlafstrg., motorische und psychische Unruhe, Ataxie, Angstzustände, Livedo reticularis, Gedächtnis- und Konzentrationsstrg.;
UW (Oseltamivir): Kopfschmerzen, Übelkeit, Erbrechen, Bronchitis, Herpes simplex, Nasopharyngitis, Infektionen der oberen Atemwege, Sinusitis, Schlaflosigkeit, Husten, Halsentzündung, Rhinorrhoe, Schmerzen, Bauchschmerzen, Dyspepsie, Benommenheit, Abgeschlagenheit, Fieber, Gliederschmerzen, Otitis media, Konjunktivitis, Ohrenschmerzen;
KI (Amantadin): HF ↓, Hypokaliämie, Hypomagnesiämie, Long-QT-Syndrom;
KI (Oseltamivir): bekannte Überempfindlichkeit

Amantadin Rp	HWZ 10-14h, Q0 0.1, keine PPB, PRC C, Lact -
Amantadin HEXAL *Tbl. 100, 200mg* **Amantadin-ratioph.** *Tbl. 100mg*	**Influenza-A-Virusgrippe:** 2 x 100mg p.o. für 10d, > 65J: 1 x 100mg; **Ki. 5-9J:** 1 x 100mg; **> 10J:** 2 x 100mg; **DANI** CrCl 50-60: 1 x 150mg; 30-49: 1 x 100mg; 20-29: 200mg 2 x/W; 10-19: 100mg 3 x/W; < 10, HD: 100mg 1 x/W
Oseltamivir Rp	HWZ 6-10h, Q0 0.01, PPB 3%
Tamiflu *Trockensaft (1ml = 6mg); Kps. 30, 45, 75mg*	**Influenza: Ther.:** 2 x 75mg p.o. (5d); **Pro.:** 1 x 75mg (7d); **Ki. > 1J: Ther.:** < 15kg: 2 x 30mg; 15-23kg: 2 x 45mg; 23-40kg: 2 x 60mg; > 40kg: 2 x 75mg; **DANI** CrCl > 30: Ther./Pro.: 2 x 75mg/1 x 75mg; 10-30: 1 x 75mg/75mg alle 2d oder tgl. 30mg; < 10, HD: nicht empfohlen; **DALI** nicht erforderlich
Zanamivir Rp	HWZ 1.6-5.1h, PRC B, Lact ?
Relenza *Diskhaler (ED = 5mg)*	**Influenza A, B: Erw. u. Ki ab 5J:** 2 x 10mg inhalieren für 5d; **Postexpositions-Pro.:** 1 x 10mg für 10d; **saisonale Pro.:** 1 x 10mg für bis zu 28d; **DANI, DALI** nicht erforderlich

9.24.4 Nukleosidische und nukleotidische Reverse-Transkriptase-Inhibitoren (NRTI)

Wm/Ind: Blockade der Umwandlung von RNA in DNA durch ein chemisch verändertes Nukleosid; **UW** (Abacavir): Übelkeit, Müdigkeit, Fieber, Kopfschmerzen, Diarrhoe, Anorexie; **UW** (Adefovir): Asthenie, Bauchschmerzen, Kopfschmerzen, Übelkeit, Diarrhoe, Krea ↑; **UW** (Didanosin, Stavudin): Polyneuropathie, Pankreatitis, Diarrhoe, Exanthem; **UW** (Emtricitabin): Kopfschmerzen, Übelkeit, Diarrhoe, CK ↑, Exanthem; **UW** (Lamivudin): Kopfschmerzen, Übelkeit, Pankreatitis; **UW** (Tenofovir): Diarrhoe, Übelkeit, Erbrechen, Hypophosphatämie, Flatulenz; **UW** (Zidovudin): Anämie, Leuko ↓, Myopathie, Übelkeit, Kopfschmerzen; **KI** (Abacavir): schwere Leberfunktionsstrg., Grav./Lakt.; **KI** (Adefovir): bekannte Überempfindlichkeit; **KI** (Didanosin): akute Pankreatitis, Grav./Lakt.; **KI** (Emtricitabin): bekannte Überempfindlichkeit; **KI** (Lamivudin, Stavudin): Grav./Lakt.; **KI** (Tenofovir): schwere Nierenfunktionsstrg.; **KI** (Zidovudin): Leukozyten ↓ < 750/? l, Hb < 7.5g/dl, Grav./Lakt.

Abacavir (ABC) Rp	HWZ 1-2h, Q0 0.95, PPB 50%, PRC C, Lact -
Ziagen *Tbl. 300mg; Saft (1ml = 20mg)*	**HIV-Infektion:** 2 x 300mg p.o.; **Ki. 3M-12J:** 2 x 8mg/kg, max. 600mg/d; **DANI** nicht erforderl.; **DALI** Anw. nicht empf.
Abacavir + Lamivudin Rp	PRC C, Lact -
Kivexa *Tbl. 600+300mg*	**HIV-Infektion:** 1 x 600+300mg p.o.; **DANI** CrCl < 50: Anw. nicht empfohlen; **DALI** Anwendung nicht empfohlen
Adefovir Rp	HWZ 1-2h, PPB < 4%, PRC C, Lact -
Hepsera *Tbl. 10mg*	**Chronische Hepatitis B:** 1 x 10mg p.o.; **DANI** CrCl > 50: 100%; 20-49: 10mg alle 48h; 10-19: 10mg alle 72h; HD: 10mg alle 7d
Didanosin (DDI) Rp	HWZ 1.3-1.5h, Q0 0.5, PPB < 5%, PRC B, Lact ?
Videx *Kps. 125, 200, 250, 400mg; Trockensaft (10ml = 200mg)*	**HIV-Infektion:** < 60kg: 250mg/d p.o.; > 60kg: 400mg/d in 1-2ED; **Ki. > 3M:** 240mg/m² KOF p.o. in 1-2ED, 180mg/m² bei Kombination mit Zidovudin; **DANI** CrCl > 60: 100%; 30-59: ≥ 60kg: 200mg/d, < 60kg: 150mg/d; 10-29: ≥ 60kg: 150mg/d, < 60kg: 100mg/d; < 10: ≥ 60kg: 100mg/d, < 60kg: 75mg/d; **DALI** nicht erforderl.

Emtricitabin (FTC) Rp	HWZ 10h, PPB < 4%, PRC B, Lact -
Emtriva *Kps. 200mg; Saft (1ml = 10mg)*	**HIV-Infektion:** 1 x 200-240mg p.o.; **Ki. < 33kg:** 6mg/kg/d, max. 240mg/d; **Ki. > 33kg:** s. Erw.; **DANI** CrCl > 50: 100%; 30-49: 200mg alle 48h; 15-29: 200mg alle 72h; < 15, HD: 200mg alle 96h (gilt für Tbl., Saft s. FachInfo)
Emtricitabin + Tenofovir Rp	PRC B, Lact -
Descovy *Tbl. 200+10, 200+25mg* **Truvada** *Kps. 200+245mg*	**HIV-Infektion:** Descovy: Erw., **Ki. ab 12J ≥35kg:** je n. Komb. mit anderen Virustatika (s. FachInfo) 1 x 200+10-25mg p.o.; **DANI** CrCl ≥30: 100%; <30: Anw. nicht empfohlen; **DALI** Child A, B: 100%; C: Anw. nicht empfohlen; Truvada: Erw. ≥18J: 1 x 200+245mg p.o.; **DANI** CrCl > 50: 100%; 30-49: 1Kps. alle 48h; < 30, HD: Anw. nicht empfohlen; **DALI:** nicht erforderl.
Emtricitabin + Tenofovir + Rilpivirin (→ 267) Rp	PRC B, Lact -
Eviplera *Tbl. 200+245+25mg*	**HIV-Infektion:** 1 x 200+245+25mg p.o. mit einer Mahlzeit; **DANI** CrCl < 50: Anwendung nicht empf.; **DALI** Child A, B: 100%; C: Anw. nicht empf.
Entecavir Rp	HWZ 128-149h, PPB 13%, PRC C, Lact-
Baraclude *Tbl. 0.5, 1mg; Saft (1ml = 0.5mg)*	**Chronische Hepatitis B:** nukleosid-naive Patienten, kompensierte Lebererkrankung: 1 x 0.5mg p.o.; Lamivudin-refraktäre Pat. und/oder dekompensierte Lebererkrankung: 1 x1mg p.o.; Ki. 2-18J: ab 10kg s. FachInfo; **DANI** CrCl 30-49: 0.25/0.5mg/d; 10-29: 0.15-0.3mg/d; < 10, HD: 0.05-0.1mg/d; **DALI** nicht erforderlich
Lamivudin (3TC) Rp	HWZ 3-7h, Q0 0.03, PPB 16-36%, PRC C, Lact?
Epivir *Tbl. 150, 300mg; Saft (1ml = 10mg)* **Zeffix** *Tbl. 100mg; Saft (1ml = 5mg)* **Lamivudin HEXAL** *Tbl. 100, 150, 300mg* **Lamivudin Teva** *Tbl. 100, 150, 300mg*	**HIV-Infektion:** 300mg/d p.o. in 1-2ED; **Ki. > 3M:** 2 x 4mg/kg; **DANI** CrCl > 50: 100%; 30-50: 1 x 150mg; 15-29: 1 x 100mg; 5-14: 1 x 50mg; < 5: 1 x 25mg; **chronische Hepatitis B:** 1 x 100mg p.o.; **DANI** CrCl 30-49: ini 100mg, dann 50mg/d; 15-29: ini 100mg, dann 25mg/d; 5-14: ini 35mg, dann 15mg/d; < 5: ini 35mg, dann 10mg/d

Lamivudin + Zidovudin (CBV) Rp	PRC C, Lact ?
Combivir *Tbl. 150+300mg* **Lamivudin/Zidovudin HEXAL** *Tbl. 150+300mg*	**HIV-Infektion:** 2 x 1Tbl. p.o.; **Ki. 14-21kg:** 2 x 1/2Tbl.; **21-30kg:** 1 x 1/2Tbl. morgens + 1 x 1Tbl. abends; **DANI** CrCl < 50: Monopräparate empfohlen
Lamivudin + Zidovudin + Abacavir Rp	PRC C, Lact -
Trizivir *Tbl. 150+300+300mg*	**HIV-Infektion:** 2 x 1Tbl. p.o.; **DANI** CrCl < 50: Monopräp. empf.; **DALI** KI
Stavudin (D4T) Rp	HWZ 1-1.5h, Qo 0.6, PPB unerheblich, PRC C, Lact ?
Zerit *Kps. 20, 30, 40mg; Trockensaft (1ml = 1mg)*	**HIV-Infektion:** < 60kg: 2 x 30mg p.o.; > 60kg: 2 x 40mg; **Ki. > 3M, < 30kg:** 2 x 1mg/kg; > **30kg:** s. Erw.; **DANI** CrCl 26-50: 2 x 15-20mg; < 26, HD: 1 x 15-20mg; **DALI** nicht erforderlich
Telbivudin Rp	HWZ 42h, PPB 3%, PRC B, Lact -
Sebivo *Tbl. 600mg*	**Chronische Hepatitis B:** 1 x 600mg p.o.; **DANI** CrCl 30-49: 400mg/d oder 600mg alle 48h, < 30: 200mg/d oder 600mg alle 72h, terminale NI: 120mg/d oder 600mg alle 96h; **DALI** nicht erforderlich
Tenofovir (TDF) Rp	HWZ 12-18h, PPB < 0,7%
Viread *Tbl. 123, 163, 204, 245mg, Granulat (1g enth. 33mg)*	**HIV-Infektion:** 1 x 245mg p.o.; **Ki. 6-12J,** 17-21kg: 1 x 123mg; 22-27kg: 1 x 163mg; 28-34kg: 1 x 204mg; **chronische Hepatitis B:** Erw., Ki. ab 12J, > 35kg: 1 x 245mg p.o.; **DANI** CrCl 30-49: 245mg alle 48h; 10-29: 245mg alle 72-96h; HD: 1 x 245mg/W; **DALI** nicht erforderl.
Zidovudin (AZT) Rp	HWZ 1h, Qo 0.85, PPB 35%, PRC C, Lact ?
Retrovir *Kps. 100, 250mg; Tbl. 300mg; Saft (5ml = 50mg); Inf.Lsg. 200mg* **Zidovudin Aurobindo** *Kps. 100, 250mg*	**HIV-Infektion:** 500-600mg/d p.o. in 2-3ED; 6 x 1-2mg/kg i.v.; **Ki. 3M-12J:** 360-480mg/m² KOF p.o. in 3-4ED; 4 x 80-160mg/m² KOF i.v.; **DANI** CrCl < 10: 300-400mg/d p.o.; 3-4 x 1mg/kg i.v.

9.24.5 Non-nukleosidische Reverse-Transkriptase-Inhibitoren (NNRTI)

Wm/Ind: Blockade der reversen Transkriptase von HIV-1;
UW (Efavirenz): Schwindel, Benommenheit, Konzentrationsstörung, Schlaflosigkeit, Exanthem, Leberenzyme ↑; **UW** (Etravirin): Hautausschlag, Diarrhoe, Übelkeit;
UW (Nevirapin): Hautausschlag, Übelkeit, Fieber, Kopfschmerzen, Leberwerte ↑;
UW (Rilpivirin): Leukopenie, Anämie, Thrombopenie, erhöhtes Gesamt-/LDL-Cholesterin, erhöhte Triglyzeride, verminderter Appetit, Schlafstrg., abnorme Träume, Depression, Kopfschmerzen, Schwindel, Übelkeit, Somnolenz, Amylase ↑, Lipase ↑, Bauchschmerzen, Erbrechen, Mundtrockenheit, Transaminasen ↑, Bilirubin ↑, Exanthem, Fatigue;
KI (Efavirenz): Grav./Lakt., Kinder < 3J, bek. Überempf., schwere Leberschädigung, gleichz. Anw. von Johanniskrautpräparaten und verschiedenen anderen Präparaten (s. FachInfo);
KI (Etravirin): bekannte Überempfindlichkeit, Lakt., strenge Ind.Stell. in der Grav.;
KI (Nevirapin): bek. Überempfindlichkeit, schwere Leberfunktionsstörung, gleichzeitige Anwendung von Johanniskrautpräparaten, Lakt., strenge Ind.Stell. in der Grav.;
KI (Rilpivirin): bek. Überempfindlichkeit, gleichzeitige Anw. von Carbamazepin, Oxcarbazin, Phenobarbital, Phenytoin, Rifabutin, Rifampicin, Rifapentin, Omeprazol, Esomeprazol, Pantoprazol, Rabeprazol, Lansoprazol, Dexamethason (außer Einzeldosis), Johanniskraut

Efavirenz (EFV) Rp	HWZ 40-55h, Q_0 > 0.9, PPB 99%, PRC C, Lact -
Efavirenz Teva *Tbl. 600mg* **Stocrin** *Tbl. 600mg* **Sustiva** *Kps. 50, 100, 200mg; Tbl. 600mg; Saft (1ml = 30mg)*	**HIV-Infektion:** 1 x 600mg p.o.; 1 x 720mg p.o.; **Ki. 3-17J:** < 15kg: 200mg; 15-19kg: 250mg; 20-24kg: 300mg; 25-32kg: 350mg; 32.5-39kg: 400mg; > 40kg: 600mg; **DANI** nicht erforderlich; **DALI** Child C: KI
Efavirenz + Emtricitabin → 264 **+ Tenofovir** → 265	
Atripla *Tbl. 600+200+245mg*	**HIV-1-Infektion:** 1 x 1 Tbl. p.o.; **DANI** CrCl <50: Anw. nicht empfohlen; **DALI** Child C: KI
Etravirin Rp	HWZ 30-40h, PPB 99.9%, PRC B, Lact -
Intelence *Tbl. 25, 100, 200mg*	**HIV-Infektion:** 2 x 200mg p.o.; **Ki. 16 bis < 20kg:** 2 x 100mg; **20 bis < 25kg:** 2 x 125mg; **25 bis < 30kg:** 2 x 150mg; ≥ **30kg:** 2 x 200mg; nur in Kombination mit geboosterten PI/antiretroviralen Substanzen; **DANI** nicht erforderlich; **DALI** Child C: Anwendung nicht empfohlen
Nevirapin (NVP) Rp	HWZ 22-84h, Q_0 0.95, PPB 60%, PRC C, Lact ?
Nevirapin Aurobindo *Tbl. 200mg* **Nevirapin HEXAL** *Tbl. 200mg* **Nevirapin-ratioph.** *Tbl. 200mg* **Viramune** *Tbl. 100(ret.), 200, 400(ret.)mg; Saft (5ml = 50mg)*	**HIV-Infektion:** 1 x 200mg p.o., nach 14d 2 x 200mg oder 1 x 400mg (ret.); **Ki. 2M-8J:** 1 x 4mg/kg p.o., nach 14d 2 x 7mg/kg; **8-16J:** 1 x 4mg/kg, nach 14d 2 x 4mg/kg; **DANI** HD: weitere 200mg nach jeder Dialyse; **DALI** Child C: KI

Rilpivirin Rp	HWZ 45h, PPB 99%, PRC B, Lact -
Edurant *Tbl. 25mg*	**HIV-Infektion:** 1 x 25mg p.o. mit einer Mahlzeit; **DANI** leichte bis mäßige NI: 100%; schwere NI: vorsichtige Anw.; **DALI** Child A, B: 100%; Child C: Anw. nicht empfohlen

9.24.6 Protease-Inhibitoren (PI)

Wm/Ind: spezifische Hemmung der viralen Protease ⇒ Produktion wichtiger Virusproteine ↓ (z.B. reverse Transkriptase);
UW (Atazanavir): Ikterus, Lipodystrophie, Kopfschmerzen, Schlaflosigkeit, Sklerenikterus, Bauchschmerzen, Diarrhoe, Dyspepsie, Übelkeit, Erbrechen, Ausschlag, Asthenie;
UW (Boceprevir): Bronchitis, Entzündung von Haut/Bindegewebe, Herpes simplex, Influenza, orale Pilzinfektion, Sinusitis, Anämie, Neutropenie, Leukopenie, Thrombopenie, Struma, Hypothyreose, Appetit ↓, Dehydratation, Hyperglykämie, Hypertriglyzeridämie, Hyperurikämie, Angst, Depression, Schlaflosigkeit, Reizbarkeit, Affektlabilität, Agitiertheit, Libidostörung, Stimmungsänderung, Schlafstrg., Schwindel, Kopfschmerz, Hypästhesie, Parästhesie, Synkope, Amnesie, Aufmersamkeitsstrg., Gedächtnisstrg., Migräne, Parosmie, Tremor, Drehschwindel, trockenes Auge, Retinaexsudate, verschwommenes Sehen, Sehstrg., Tinnitus, Palpitation, Hypotonie, Hypertonie, Husten, Dyspnoe, Epistaxis, verstopfte Nase, oropharyngeale Schmerzen, Atemwegblockade, Diarrhoe, Übelkeit, Erbrechen, Mundtrockenheit, Dysgeusie, Bauchschmerzen, Obstipation, Reflux, Hämorrhoiden, aphtöse Stomatitis, Glossodynie, Alopezie, Hauttrockenheit, Pruritus, Ekzem, Exanthem, Erythem, Dermatitis, Lichtreaktion, Urtikaria, Arthralgie, Myalgie, Rücken-/Gliederschmerzen, Muskelkrämpfe, Muskelschwäche, Nackenschmerzen, Pollakisurie, erektile Dysfunktion, Asthenie, Schüttelfrost, Erschöpfung, Pyrexie, Beschwerden im Brustbereich, Unwohlsein, Schleimhauttrockenheit, Gewicht ↓;
UW (Fosamprenavir): Diarrhoe, Triglyzeride ↑, Kopfschmerzen, Schwindel, weiche Stühle, Übelkeit, Erbrechen, Unterleibsschmerzen, Müdigkeit, erythematöse/makulopapuläre Hauteruptionen, Transaminasen ↑, Lipase ↑;
UW (Indinavir, Ritonavir): Übelkeit, Diarrhoe, Kopfschmerzen, Müdigkeit, Exanthem;
UW (Saquinavir): Diarrhoe, Übelkeit, Exanthem;
UW (Telaprevir): Pruritus, Exanthem, Ekzem, Gesichtsschwellung, exfoliativer Hautausschlag, orale Candidose, Anämie, Thrombopenie, Lymphopenie, Hypothyreose, Hyperurikämie, Hypokaliämie, Geschmacksstrg., Synkope, Übelkeit, Diarrhoe, Erbrechen, Hämorrhoiden, Proktalgie, analer Pruritus, Analfissur, rektale Blutung, Hyperbilirubinämie, periphere Ödeme, abnormaler Geschmack des Produkts; **UW** (Tipranavir): Hautausschlag, Pruritus, Photosensibilität, Lebertoxizität, Hypertriglyzeridämie, Anorexie, Kopfschmerzen, Diarrhoe, Übelkeit, Erbrechen, Flatulenz, Bauchschmerzen, Dyspepsie; Erschöpfung;
KI (Atazanavir): bekannte Überempfindlichkeit, mäßige/schwere Leberinsuffizienz;
KI (Boceprevir): bekannte Überempfindlichkeit, Autoimmunhepatitis, Grav., gleichzeitige Anwendung v. Midazolam, Triatolam, Bepridil, Pimozid, Lumefantrin, Halofantrin, Tyrosinkinaseinhibitoren, Ergotaminderivaten;
KI (Fosamprenavir): bekannte Überempfindlichkeit, schwere Leberinsuffizienz;
KI (Indinavir): Grav./Lakt.; **KI** (Ritonavir): schwere Leberinsuffizienz, Cave in Grav./Lakt.;
KI (Saquinavir): Grav./Lakt.;

KI (Telaprevir): bekannte Überempfindlichkeit, gleichz. Anwendung von Alfuzosin, Amiodaron, Bepridil, Chinidin, Astemizol, Terfenadin, Cisaprid, Pimozid, Ergotaminderivaten, Lovastatin, Simvastatin, Atorvastatin, Sildenafil, Tadalafil (nur bei Ther. der pulmonalen Hypertonie), Midazolam/Triazolam p.o., Klasse Ia-/-III-Antiarrhythmika, Lidocain (i.v.), Rifampicin, Johanniskraut, Carbamazepin, Phenytoin, Phenobarbital;
KI (Tipranavir): bekannte Überempfindlichkeit, Leberinsuffizienz (Child B-C)

Atazanavir (AZV) Rp	HWZ 8.6 h, PPB 86%, RCB, Lact -
Reyataz *Kps. 150, 200, 300mg*	**HIV-Infektion:** 1 x 300mg p.o., Kombination mit 1 x 100mg Ritonavir; **DANI** nicht erforderlich; **DALI** Child B, C: KI
Boceprevir Rp	HWZ 3.4 h, PPB 75%, PRC B, Lact -
Victrelis *Kps. 200mg*	**Chronische Hepatitis C Genotyp 1 mit/ohne Vortherapie:** Kombination mit PEG-Interferon alfa + Ribavirin: 3 x 800mg p.o. mit einer Mahlzeit; Ther.Dauer s. FachInfo; **DANI, DALI** nicht erforderlich
Darunavir Rp	HWZ 15h, PPB 95%, PRC B, Lact -
Prezista *Tbl. 75, 150, 400, 600, 800mg; Susp. (1ml = 100mg)*	**HIV-Infektion:** Behandlungsnaive 1 x 800mg p.o. mit 1 x 100mg Ritonavir, Vorbehandelte 2 x 600mg p.o. mit 2 x 100mg Ritonavir; **Ki. 3-17J, vorbehandelt: 15 bis < 30kg:** 2 x 375mg mit 2 x 50mg Ritonavir; **30 bis < 40kg:** 2 x 450mg mit 2 x 60mg Ritonavir; **≥ 40kg:** 2 x 600mg mit 2 x 100mg Ritonavir; **DANI** nicht erforderlich; **DALI** Child C: KI
Fosamprenavir (FPV) Rp	HWZ 15-23h, PPB 90%, PRC C, Lact -
Telzir *Tbl. 700mg; Susp. (5ml = 250mg)*	**HIV-Infektion:** 2 x 700mg p.o., Kombination mit 2 x 100mg Ritonavir; **Ki. 25-39kg:** 2 x 18mg/kg + 2 x 3mg/kg Ritonavir; **DANI** nicht erf.; **DALI** Child-Pugh < 7: 100%; 7-9: 2 x 450mg + 2 x 100mg Ritonavir; > 9: KI
Indinavir (IDV) Rp	HWZ 1.5-2h, Q_0 0.8, PPB 40%, PRC C, Lact -
Crixivan *Kps. 200, 400mg*	**HIV-Infektion:** 3 x 800mg p.o.; **Ki. 4-17J:** 3 x 500mg/m^2; **DALI** leichte bis mittelschwere Leberfktsstrg.: 3 x 600mg
Lopinavir + Ritonavir Rp	
Kaletra *Tbl. 100+25, 200+50mg; Saft (5ml = 400+100mg)*	**HIV-Infektion:** 2 x 400+100mg p.o.; 2 x 5ml p.o.; **Ki. > 2J:** 2 x 230 (max. 400) +57.5 (max. 100)mg/m^2; s. auch FachInfo; **DANI** nicht erforderl.; **DALI** KI bei schwerer LI
Paritaprevir Rp nur in Kombation mit anderen Virustatika → 270	

Ritonavir (RTV) Rp	HWZ 3-3.5h, Q0 0.7, PPB 99%, PRC B, Lact ?
Norvir *Tbl. 100mg; Saft (7.5ml = 600mg)*	**Verbesserung der Pharmakokinetik von Proteaseinhibitoren:** 1-2 x 100-200mg p.o.; s. a. FachInfo d. jeweiligen Proteaseinhibitors; **HIV-Infektion:** ini 2 x 300mg p.o., steigern bis 2 x 600mg; **Ki. > 2J:** ini 2 x 250mg/m^2, alle 2-3d um 50mg/m^2 steigern bis 2 x 350mg/m^2; **DANI** nicht erforderlich; **DALI** KI bei schwerer Leberinsuffizienz
Saquinavir (SQV) Rp	HWZ 13h, Q0 > 0.95, PPB 97%, PRC B Lact ?
Invirase *Tbl. 500mg*	**HIV-Infektion:** 2 x 1g p.o., Kombination mit 2 x 100mg Ritonavir; **DANI** nicht erforderlich; **DALI** KI bei schwerer LI
Simeprevir Rp	HWZ 10-13h, PPB 99%, PRC C Lact ?
Olysio *Kps. 150mg*	**Chronische Hepatitis C:** 1 x 150mg p.o., Komb. mit Ribavirin bzw. PEG-IFN-alfa bzw. Sofosbuvir f. 12W je nach Genotyp, s. FachInfo; **DANI** CrCl <30: vors. Anw.; **DALI** Child A, B: 100%; C: keine Daten, vors. Anw.
Telaprevir Rp	HWZ 9-11h, PPB 59-76%, PRC B Lact ?
Incivo *Tbl. 375mg*	**Chron. Hepatitis C Genotyp 1 mit/ohne Vorther.:** Komb. mit PEG-Interferon alfa-2a oder -2b + Ribavirin: 3 x 750mg p.o. mit einer Mahlzeit; Ther.Dauer s. FachInfo; **DANI** nicht erforderlich; **DALI** Child A 100%; B-C: Anwendung nicht empfohlen
Tipranavir (TPV) Rp	HWZ 5-6h, PPB 99%, PRC C Lact -
Aptivus *Kps. 250mg; Saft (1ml = 100mg)*	**HIV-Infektion:** 2 x 500mg p.o., Kombination mit Ritonavir 2 x 200mg; **Ki. 2-12J:** 2 x 375mg/m^2 mit Ritonavir 2 x 150mg/m^2; **DANI** nicht erforderlich; **DALI** Child B, C: KI

9.24.7 NS5A-Inhibitoren

Wm/Wi (Daclatasvir): Inhibitor des Nichtstrukturproteins 5A ⇒ Hemmung der RNA-Replikation und der Virus-Assembly; **UW** (Daclatasvir, Komb. mit Sofosbuvir + Ribavirin): Anämie, Appetit ↓, Depression, Angst, Schlaflosigkeit, Kopfschmerz, Schwindel, Migräne, Hitzewallung, Husten, Dyspnoe, Belastungsdyspnoe, Nasenverstopfung, Übelkeit, Diarrhoe, Oberbauchschmerzen, Obstipation, Flatulenz, gastroösophageale Refluxerkrankung, trockener Mund, Erbrechen, Pruritus, trockene Haut, Alopezie, Ausschlag, Arthralgie, Myalgie, Ermüdung, Reizbarkeit; **KI** (Daclatasvir): bek. Überempf.; Komb. mit Phenytoin, Carbamazepin, Oxcarbazepin, Phenobarbital, Rifampicin, Rifabutin, Rifapentin, systemisch angewendetes Dexamethason, Johanniskraut

Daclatasvir (DCV) Rp — HWZ 12-15h, PPB 99%

Daklinza *Tbl. 30, 60mg*	**Chronische Hepatitis C, Genotyp 1-4:** 1 x 60mg p.o., Komb. m. anderen Virustatika; s. FachInfo bei gleichzeitiger Anw. von CYP3A4-Inhibitoren/Induktoren; **DANI, DALI** nicht erforderlich

Ledipasvir (LDV) Rp nur in Komb. mit anderen Virustatika → 271

Ombitasvir (OMV) Rp nur in Komb. mit anderen Virustatika → 271

9.24.8 NS5B-Inhibitoren, nukleos(t)idisch

Wm/Wi (Sofosbuvir): Hemmung der NS5B-RNA-Polymerase ⇒ Hemmung der Virusreplikation; **UW** (Sofosbuvir, Komb. mit Ribavirin und PEG-IFN): Anämie, Lymphopenie, Thrombopenie, Neuropenie, verminderter Appetit, Gewichtsabnahme, Schlaflosigkeit, Depresseion, Angst, Unruhe, Schwindel, Kopfschmerzen, Migräne, Gedächtnisstörung, Aufmerksamkeitsstörung, Sehstörung, Dyspnoe, Husten, Belastungsdyspnoe, Diarrhoe, Übelkeit, Erbrechen, Obstipation, Mundtrockenheit, Reflux, Bilirubinanstieg, Exanthem, Pruritus, Alopezie, trockene Haut, Arthralgie, Myalgie, Rückenschmerzen, Muskelkrämpfe, Schüttelfrost, Erschöpfung, grippeähnliche Symptome, Reizbarkeit, Schmerzen, Fieber, Brustschmerzen, Asthenie; **KI** (Sofosbuvir): bekannte Überempfindlichkeit

Sofosbuvir Rp — HWZ 0.4 (27) h, PPB 85%

Sovaldi *Tbl. 400mg*	**Chronische Hepatitis C:** 1 x 400mg p.o., Komb. mit Ribavirin bzw. PEG-IFN-alfa für 12-24W je nach Genotyp, s. FachInfo; **DANI** CrCl > 30: 100%; ≤30: keine Daten; **DALI** nicht erforderlich

9.24.9 NS5B-Inhibitoren, nicht-nukleosidisch

Wm/Wi (Dasabuvir): nicht-nukleosidischer Inhibitor der RNA-abhängigen HCV-RNA-Polymerase, die durch das NS5B-Gen kodiert wird und von entscheidender Bedeutung für die Replikation des Virusgenoms ist; **UW** (Dasabuvir in Komb. mit Ombitasvir, Paritaprevir, Ritonavir, Ribavirin): Anämie, Schlaflosigkeit, Übelkeit, Pruritus, Asthenie, Erschöpfung; Transaminasen ↑, Bilirubin; **KI** (Dasabuvir): bek. Überempf., gleichzeitige Anw. von Ethinylestradiol, Carbamazepin, Phenytoin, Phenobarbital, Efavirenz, Nevirapin, Etravirin, Enzalutamid, Johanniskraut, Mitotan, Rifampicin, Gemfibrozil

Dasabuvir (DSV) Rp	HWZ 6h PPB 99% PRC B Lact ?
Exviera *Tbl. 250mg*	**Chron. Hepatitis C Genotyp 1:** 2 x 250mg p.o. nur in Komb. mit anderen Virustatika; **DANI** nicht erforderlich; **DALI** Child A: 100%; B: keine Daten; C: Anw. nicht empfohlen

9.24.10 Hepatitis-C-Virustatika-Kombinationen

UW (Ledipasvir + Sofosbuvir): Kopfschmerzen, Erschöpfung; **UW** (Ombitasvir + Paritaprevir + Ritonavir + Dasabuvir + Riavirin): Anämie, Schlaflosigk., Übelkeit, Pruritus, Asthenie, Erschöpfg.; **KI** (Ledipasvir + Sofosbuvir): bek. Überempf.; gleichz. Anw. von Johanniskraut, Rosuvastatin; **KI** (Ombitasvir + Paritaprevir + Ritonavir): bek. Überempfindlichkeit, schwere Leberfunktionsstörung Child C, gleichzeitige Anw. von ethinylestradiolhaltigen Arzneimitteln, Alfuzosinhydrochlorid, Amiodaron, Astemizol, Terfenadin, Chinidin, Cisaprid, Colchicin bei Patienten mit Nieren- oder, Leberfunktionsstörung, Ergotamin, Dihydroergotamin, Ergometrin, Methylergometrin, Fusidinsäure, Lovastatin, Simvastatin, Atorvastatin, oral angewendetes Midazolam, Triazolam, Pimozid, Quetiapin, Salmeterol, Sildenafil (bei Behandlung einer pulmonalen arteriellen Hypertonie), Ticagrelor, Carbamazepin, Phenytoin, Phenobarbital, Efavirenz, Nevirapin, Etravirin, Enzalutamid, Johanniskraut, Mitotan, Rifampicin, Clarithromycin, Telithromycin, Cobicistat, Conivaptan, Indinavir, Lopinavir/Ritonavir, Saquinavir, Tipranavir, Itraconazol, Ketoconazol, Posaconazol, Voriconazol

Ledipasvir + Sofosbuvir	
Harvoni *Tbl. 90+400mg*	**Chronische Hepatitis C, Genotyp 1, 3, 4:** 1 x 90 + 400mg, Th-Dauer, Komb. mit Ribavirin s. FachInfo; **DANI** CrCl ≥ 30: 100%; <30: keine Daten; **DALI** nicht erforderlich

Ombitasvir + Paritaprevir + Ritonavir	
Viekirax *Tbl. 12.5+75+50mg*	**Chronische Hepatitis C, Genotyp 1, 4:** 1 x 25 + 150 +100mg, Th-Dauer, Komb. mit Ribavirin und/oder Dasabuvir s. FachInfo; **DANI** nicht erforderlich; **DALI** Child A: 100%; B: keine Daten; C: KI

9.24.11 Weitere antivirale Mittel

Wm/Wi (Cobicistat): selektiver Inhibitor der CYP3A-Unterfamilie der Cytochrome P450 ⇒ Steigerung der systemischen Exposition von CYP3A-Substraten wie Elvitegravir; **Wm/Wi** (Dolutegravir): HIV-Integrase-Strangtransfer-Inhibitor (INSTI) ⇒ verhindert Einbau der HIV-1-DNA in genomische Wirts-DNA; **Wm/Wi** (Elvitegravir): HIV-Integrase-Strangtransfer-Inhibitor (INSTI) ⇒ verhindert Einbau der HIV-1-DNA in genomische Wirts-DNA; **Wm/Wi** (Enfuvirtid): hemmt virale und zelluläre Membranenfusion ⇒ Hemmung des Eintritts von HIV-1 in menschl. Zellen; **Wm/Wi** (Maraviroc): bindet selektiv an den Chemokin-Rez. CCR5 beim Menschen ⇒ Hemmung des HIV-Eindringens in die Zielzellen; **Wm/Wi** (Raltegravir): hemmt virale Integrase ⇒ Hemmung der Integration des HIV-Genoms in das Wirtszellgenom; **Wm** (Ribavirin): Guanosinanalogon, Hemmung der RNA-Polymerase;

UW (Cobicistat+Elvitegravir+Emtricitabin+Tenofovir): Neutropenie, allergische Reaktion, Hypophosphatämie, Hyperglykämie, Hypertriglyceridämie, Appetit ↓, Schlaflosigkeit, abnorme Träume, Kopfschmerzen, Schwindelgefühl, Diarrhoe, Erbrechen, Übelkeit, Amylase/Lipase/Transaminasen/Bilirubin/CK/Kreatinin ↑, Abdominalschmerzen, Dyspepsie, Obstipation, Völlegefühl, Flatulenz, Hautausschlag, Pruritus, Urtikaria, Verfärbung der Haut, Asthenie, Schmerzen, Müdigkeit; **UW** (Dolutegravir): Kopfschmerzen, Übelkeit, Diarrhoe, Schlafstörungen, anormale Träume, Schwindel, Erbrechen, Meteorismus, Bauchschmerzen, Exanthem, Pruritus, Abgeschlagenheit, Transaminasenanstieg, CK-Anstieg; **UW** (Dolutegravir + Abacavir + Lamivudin): Überempfindlichkeitsreaktion, Anorexie, Schlaflosigkeit, anormale Träume, Depression, Albträume, Schlafstörungen, Kopfschmerzen, Schwindel, Schläfrigkeit, Lethargie, Husten, nasale Symptome, Übelkeit, Diarrhoe, Erbrechen, Blähungen, abdominale Schmerzen, gastroösophageale Refluxkrankheit, Dyspepsie, Hautausschlag, Pruritus, Haarausfall, Arthralgie, Muskelbeschwerden, Fatigue, Asthenie, Fieber, allgemeines Unwohlsein, Anstieg von CK/GOT/GPT; **UW** (Enfuvirtid): Diarrhoe, Übelkeit, Müdigkeit, Pneumonie, Pankreatitis, Hautreaktion an der Einstichstelle; **UW** (Maraviroc): Leberenzyme ↑, Gewicht ↓, Schwindel, Parästhesien, Geschmacksstörung, Schläfrigkeit, Übelkeit, Husten, Erbrechen, Bauchschmerzen, Dyspepsie, Exanthem, Juckreiz, Muskelkrämpfe, Rückenschmerzen, Myokardischämie, Panzytopenie; **UW** (Raltegravir): Schwindel, Bauchschmerzen, Obstipation, Flatulenz, Pruritus, Lipodystrophie, Hyperhidrose, Arthralgie, Müdigkeit, Schwächegefühl; **UW** (Ribavirin oral; Komb. mit Peg-Interferon alfa-2a): Anämie, Anorexie, Depression, Schlaflosigkeit, Kopfschmerzen, Benommenheit, Konzentrationsschwäche, Dyspnoe, Husten, Diarrhoe, Übelkeit, Abdominalschmerzen, Haarausfall, Dermatitis, Pruritus, trockene Haut, Myalgie, Arthralgie, Fieber, Rigor, Schmerzen, Schwäche, Müdigkeit, Reakt. an der Applikationsstelle, Reizbarkeit, Infektion der oberen Atemwege, Bronchitis, orale Candidamykose, Herpes simplex, Thrombopenie, Lymphadenopathie, Hypo-/Hyperthyreose, Stimmungsschwankungen, emotionale Verstimmung, Angstgefühl, Aggressivität, Nervosität, verminderte Libido, Gedächtnisstrg., Synkopen, Schwäche, Migräne, Hypo-/Hyperästhesie, Parästhesie, Tremor, Geschmacksstrg., Albträume, Somnolenz, Verschwommensehen, Augenschmerzen, Augenentzündung, Xerophthalmie, Vertigo, Ohrenschmerzen, Tachykardie, Palpitationen, periphere Ödeme, Erröten, Belastungsdyspnoe, Epistaxis, Nasopharyngitis, Sinus-/Nasen-Sekretstauungen, Rhinitis, rauer Hals, Erbrechen, Dyspepsie, Dysphagie, Mundgeschwüre, Zahnfleischbluten, Glossitis, Stomatitis, Flatulenz, Verstopfung, Mundtrockenheit, Exanthem, Schwitzen ↑, Psoriasis, Urtikaria, Ekzem, Hauterkrankungen, Lichtempfindlichkeitsreaktionen, Nachtschweiß, Rückenschmerzen, Arthritis, Muskelschwäche, Knochenschmerzen, Nackenschmerzen, Schmerzen der Skelettmuskulatur, Muskelkrämpfe, Impotenz, Schmerzen im Brustkorb, grippeähnliche Erkrankung, Unwohlsein, Lethargie, Hitzewallungen, Durst, Gewicht ↓;
KI (Cobicistat + Elvitegravir + Emtricitabin + Tenofovir): bek. Überempf., abgebrochene Vorbehandlung mit Tenofovir wegen Nierentoxizität, gleichzeitige Anwendung mit zahlreichen anderen Med. (s. Fachinfo);
KI (Dolutegravir): bekannte Überempfindlichkeit, gleichzeitige Anw. von Dofetilid;
KI (Dolutegravir+Abacavir+Lamivudin): bekannte Überempfindlichkeit, gleichzeitige Anw. von Dofetilid; **KI** (Enfuvirtid, Maraviroc, Raltegravir): bekannte Überempfindlichkeit;
KI (Ribavirin oral): bek. Überempf., schwere Herzkrankheit, schwere Leberfktsstrg. oder dekomp. Leberzirrhose, Hämoglobinopathien (z.B. Thalassämie, Sichelzellanämie), Grav./Lakt.

Cobicistat + Elvitegravir + Emtricitabin + Tenofovir Rp	PRC C, Lact -
Genvoya *Tbl. 150+150+200+10mg* **Stribild** *Tbl. 150+150+200+136mg*	**HIV-1-Infektion:** Stribild: Erw. ab 18J: 1 x 1Tbl. p.o.; **DANI** vor Therapiebeginn: CrCl < 70: KI, 70-90: Anw. nicht empfohlen, nur falls keine Alternative verfügbar; während Ther.: CrCl < 70: Therapieabbruch empfohlen, < 50: KI; **DALI** Child-Pugh A, B: 100%; C: keine Daten; Genvoya: Erw., Ki. > 12J ≥35kg: 1 x 1Tbl. p.o.; **DANI** CrCl ≥30: 100%; <30: Anw. nicht empf.; **DALI** Child-P. A, B: 100%; C: Anw. nicht empf.
Dolutegravir + Abacavir + Lamivudin Rp	PRC C, Lact -
Triumeq *Tbl. 50+600+300mg*	**HIV-1-Infektion:** 1 x 1Tbl. p.o.; **DANI** CrCl < 50: Anw. nicht empfohlen; **DALI** Child A: ggf. Dosisreduktion; B, C: Anw. nicht empfohlen
Dolutegravir Rp	HWZ 14h, PPB 99%, PRC B, Lact -
Tivicay *Tbl. 50mg*	**HIV-1-Infektion:** 1 x 50mg p.o., 2 x 50mg b. Komb. mit Efavirenz, Nevirapin, Tipranavir, Ritonavir, Rifampicin bzw. bei Integrase-Inhibitor-Resistenz; **Ki. 12-17J:** 1 x 50mg; **DANI** nicht erford.; **DALI** Child C vorsicht. Anw.
Enfuvirtid (T20) Rp	HWZ 3.8h, PPB 92%, PRC B, Lact -
Fuzeon *Inj.Lsg. 90mg/1ml*	**HIV-1-Infektion:** 2 x 90mg s.c.; **Ki. 6-16J:** 2 x 2mg/kg s.c., max. 2 x 90mg; **DANI** nicht erforderlich
Maraviroc (MVC) Rp	HWZ 13h, PPB 76%, PRC B, Lact -
Celsentri *Tbl. 150, 300mg*	**HIV-1-Infektion:** 2 x 150-600mg p.o.; Dosis u. **DANI** abhängig von Komedikation (CYP3A4-Hemmer/-Induktor) s. FachInfo; **DALI** vorsichtige Anwendung
Raltegravir Rp	HWZ 9h; PPB 83%; PRC C Lact -
Isentress *Kautbl. 25, 100mg; Tbl. 400mg; Granulat 100 mg*	**HIV-1-Inf.:** 2 x 400mg p.o.; **Ki. 2-11J:** 12bis < 14kg: 2 x 75mg; 14 bis < 20kg: 2 x 100mg; 20 bis < 28kg: 2 x 150mg; 28 bis < 40kg: 2 x 200mg; ≥ 40kg: 2 x 300mg; **DANI** nicht erf.; **DALI** vors. Anw. bei schwerer LI
Ribavirin Rp	HWZ 9.5h (Inhal.), 79h (p.o.), Q0 0.6, PRC X, Lact ?
Copegus *Tbl. 200, 400mg* **Rebetol** *Kps. 200mg; Saft (5ml = 200mg)* **Ribavirin-CT** *Tbl. 200, 400mg* **Ribavirin-ratioph.** *Tbl. 200, 400mg* **Virazole** *Inh.Lsg. 6g*	**Chronische Hepatitis C** (in Kombination mit Interferon → 285): 800-1200mg/d je nach Gewicht bzw. Virus-Genotyp, s. FachInfo; **DANI** CrCl < 50: KI; **DALI** KI bei schwerer LI bzw. dekompensierter Zirrhose

9.25 Antimykotika zur systemischen Anwendung

9.25.1 Azole

Empf. (Fluconazol): Candida-Arten (außer C. krusei, C. glabrata), Cryptococcus, Histoplasma, Blastomyces, Trichosporon, Dermatophyten, keine Aktivität gegen Schimmelpilze; **empf.** (Isavuconazol): Aspergillus, Mucorales; **empf.** (Itraconazol): Candida, Cryptococcus, Coccidioides, Histoplasma, Aspergillus, Dermatophyten; **empf.** (Posaconazol): Candida-Arten, Cryptococcus, Coccidioides, Histoplasma, alle Aspergillus-Spezies, Cladosporium, Zygomyceten, Fusarium-Spezies; **empf.** (Voriconazol): Candida-Arten, Trichosporon, Cryptococcus, Coccidioides, Histoplasma, einige Aspergillus-Spezies, eingeschränkt bei Scedosporium, Fusarium; **UW** (Fluconazol): Nausea, Kopf-/Bauchschmerzen, Diarrhoe, Exantheme, periph. Neuropathie, Veränderung von Leberfunktionswerten; **UW** (Isavuconazol): Hypokaliämie, Appetit ↓, Delirium, Kopfschmerzen, Somnolenz, Thrombophlebitis, Dyspnoe, akute resp. Insuffizienz, Übelkeit, Erbrechen, Diarrhoe, Bauchschmerzen, erhöhte Leberwerte, Exanthem, Pruritus, NI, thorakale Schmerzen, Müdigkeit; **UW** (Itraconazol): Bauchschmerzen, Übelkeit, Dyspepsie, schlechter Geschmack; **UW** (Posaconazol): Neutropenie, Anorexie, Schlaflosigkeit, Schwindel, Kopfschmerzen, Parästhesien, Somnolenz, Hitzewallungen, Bauchschmerzen, Diarrhoe, Übelkeit, Erbrechen, Exanthem, Pruritus, Rückenschmerzen, Asthenie, Müdigkeit, Fieber, Störung des Elektrolythaushalts, Geschmacksstörung, Hypertonie, Leberenzymerhöhung, Müdigkeit, anorektale Beschwerden; **UW** (Voriconazol): Fieber, Kopf-/Bauchschmerzen, Übelkeit, Erbrechen, Durchfall, Panzytopenie, Ödeme, Exanthem, Sehstrg., akutes Nierenversagen, Halluzinationen, Depressionen, Ängstlichkeit, Benommenheit, Verwirrtheit, Tremor, Unruhe, Paraesthesie, Leberwerte ↑, Ikterus, Kreatinin ↑, Gastroenteritis, Grippesymptome, Sinusitis, Hypoglykämie, Hypokaliämie, Phlebitis, Hypotonie, Rückenschmerzen; **KI** (Fluconazol): schwere Leberfktsstrg., Grav./Lakt.; Anw.Beschr. bei Ki.; **KI** (Isavuconalzol): bek. Überempfindlichkeit, gleichzeitige Anw. von Ketoconazol, gleichzeitige Anw. von hoch-dosiertem Ritonavir (> 400mg/d), gleichzeitige Anw. von CYP3A4/5-Induktoren (z. B. Rifampicin, Rifabutin, Carbamazepin, Phenobarbital, Phenytoin, Johanniskraut, Efavirenz, Nafcillin, Etravirin); familiäres Short-QT-Syndrom; **KI** (Itraconazol): NI CrCl < 30, Grav./Lakt.; **KI** (Posaconazol): bek. Überempf.; gleichzeitige Anw. von Mutterkorn-Alkaloiden, Terfenadin, Astemizol, Pimozid, Halofantrin, Chinidin, Simvastatin, Lovastatin, Atorvastatin; **KI** (Voriconazol): bek. Überempf., gleichzeitige Anwendung von Terfenadin, Astemizol, Pimozid, Chinidin, Rifampicin, Carbamazepin, Phenobarbital, hochdosiertes Ritonavir, Mutterkorn-Alkaloide, Sirolimus, Johanniskraut

Fluconazol Rp — HWZ 30h, Qo 0.2, PPB 11%, PRC C, Lact -

Diflucan *Kps. 50, 100, 200mg; Saft (10ml = 50mg); Trockensaft (5ml = 50mg); Inf.Lsg. 100, 200, 400mg* **FluconazolHEXAL** *Kps. 50, 100, 150, 200mg; Inf.Lsg. 100mg/50ml, 200mg/100ml, 400mg/200ml* **Flucobeta** *Kps. 50, 100, 150, 200mg* **Fluconazol-ratioph.** *Kps. 50, 100, 150, 200mg; Inf.Lsg. 100mg/50ml, 200mg/100ml, 400mg/200ml* **Flunazul** *Kps. 50, 100, 150, 200mg* **Fungata** *Kps. 150mg*	**Oropharyngeale, ösophageale Candidose:** 200-400mg an d1, dann 1 x 100-200mg p.o.; **Candidurie:** 200-400mg/d; **akute Vaginalcandidose, Candida-Balanitis:** einmalig 150mg p.o.; **Systemcandidosen, Kryptokokkenmeningitis:** d1: 1 x 400mg, dann 1 x 200-400mg p.o/i.v., max. 800mg/d; **Ki. > 1M:** 1 x 6-12mg/kg p.o./i.v.; weitere Ind s. FachInfo **DANI** CrCl: > 50: 100%; 11-50: 50%; HD: 100% nach jeder Dialyse; **DALI** vorsichtige Anw.

Isavuconazol Rp	HWZ 110h, Q0 1.0, PPB > 99%, PRC C, Lact -
Cresemba *Kps. 100mg; Inf.Lsg. 200mg*	**Invasive Aspergillose, Mukormykose, bei der Ampho B nicht angemessen ist:** d1-2 3x 200mg i.v., dann 1 x 200mg i.v./p.o.; **DANI** nicht erforderl.; **DALI** Child A, B: 100%; C: Anw. nicht empfohlen
Itraconazol Rp	HWZ 24-36h, Qo 1.0, PPB > 95%, PRC C, Lact ?
Itraconazol-ratioph. *Kps. 100mg* **Sempera** *Kps. 100mg; Saft (1ml = 10mg); Inf.Lsg. 250mg* **Siros** *Kps. 100mg* **Sporanox** *Kps. 100mg*	**Hautmykosen, Systemmykosen, Aspergillose:** 1-2 x 100-200mg p.o. (Saft wird deutlich besser resorbiert); **vulvovaginale Candidose:** 2 x 200mg p.o. f. 1d; **invasive Mykose:** 2 x 200mg p.o.(für 2-5M); **Histoplasmose, Systemmykosen:** d1 + 2: 2 x 200mg über 1h i.v., dann 1 x 200mg; max. 14d; **DANI** CrCl < 30: KI; **DALI** Dosisanpassung
Posaconazol Rp	HWZ 35h, PPB 98%
Noxafil *Inf.Lsg. 300mg; Tbl. 100, 300mg; Saft (5ml = 200mg)*	**Systemcandidosen, Aspergillose, Fusariose, Myzetom, Chromoblasto-, Kokzidioidomykose:** d1 2 x 300mg i.v., dann 1 x 300mg i.v.; 2 x 400mg p.o., bei Pat. ohne enterale Ernährung 4 x 200mg; **Pro. invasiver Mykosen:** d1 2 x 300mg i.v., dann 1 x 300mg i.v.; 3 x 200mg; **DANI** CrCl < 50: orale Anw. empfohlen; **DALI** vorsichtige Anwendung
Voriconazol Rp	HWZ 6h, Qo 0.98, PPB ca. 58%, PRC D, Lact -
VFEND *Tbl. 50, 200mg; Trockensaft (1ml = 40mg); Inf.Lsg. 200mg*	**Invasive Aspergillose, Candidämie, schwere Candida-Infektion** (Fluconazol-resistent), **Pilzinfektion** (Scedosporium, Fusarium spp.): d1: 2 x 6mg/kg i.v.; 2 x 400mg p.o.; ab d2: 2 x 4mg/kg i.v.; 2 x 200mg p.o.; Pat. < 40kg: d1: 2 x 200mg p.o., ab d2: 2 x 100mg; **Ki. 2-12J:** 2 x 7mg/kg i.v., 2 x 200mg p.o.; **DANI** möglichst orale Anwendung; **DALI** Child A, B: d1: 100%, ab d2: 50%; Child C: nicht empfohlen

9.25.2 Polyene

Empf.: Candida-Arten, Aspergillus, Histoplasma, Sporothrix, Blastomyces, Cryptococcus, Coccidioides; **UW:** Fieber, Schüttelfrost, Nausea, Erbrechen, Diarrhoe, generalisierte Schmerzzustände, Anämie, Nierenfunktionsstörung, Hypokaliämie; **KI:** schwere Leber-, Nierenfunktionsstörung; Cave in Grav./Lakt.

Amphotericin B Rp	HWZ 24h (15d), Qo 0.95, PPB 90-95%, PRC B Lact ?
Amphotericin B *Inf.Lsg. 50mg* **Fungizone** *Inf.Lsg. 50mg*	**Generalisierte Mykosen:** ini 0.1mg/kg i.v., dann: 1 x 0.5-0.7mg/kg i.v., max. 1mg/kg; **Ki.** 1-2mg/d, max. 0.25mg/kg/d i.v.; **DANI, DALI** KI bei schwerer NI/LI

Amphotericin B liposomal Rp	HWZ 7-153h, Qo 0.95, PRC B, Lact ?
AmBisome *Inf.Lsg. 50mg*	**Schwere systemische Mykosen:** ini 1 x 1mg/kg i.v., steigern bis 3-5mg/kg; **Ki.:** s. Erw.; **DANI, DALI** KI bei schwerer NI/LI

9.25.3 Echinocandine

Empf.: Candida albicans und Candida spp.: fungizid, Schimmelpilze: fungistatisch; **UW** (Anidulafungin): Hautrötung, Hitzewallungen, Pruritus, Exanthem, Hypokaliämie, Übelkeit, Erbrechen, Diarrhoe, Transaminasen/aP/GGT/Bili/Kreatinin ↑, Koagulopathie, Konvulsionen, Kopfschmerzen; **UW** (Caspofungin): Fieber, Schüttelfrost, Kopfschmerzen, Hypokaliämie, lokale Phlebitis, Übelkeit, Erbrechen, Diarrhoe, Flush, Exanthem, Anämie, Thrombopenie, Leukopenie, Eosinophilie, Tachykardie, Leberenzyme ↑, Arthralgie; **UW** (Micafungin): Leukopenie, Thrombopenie, Hämolyse, Anämie, Hypokaliämie, Hypokalzämie, Hypomagnesiämie, Kopfschmerzen, Phlebitis, Übelkeit, Erbrechen, Diarrhoe, Bauchschmerzen, Bilirubin/Transaminasen ↑, Exanthem, Fieber, Rigor; **KI** (Anidulafungin): bek. Überempf. gg. Echinocandine; **KI** (Caspofungin): bek. Überempf. gegen Caspofungin; **KI** (Micafungin): bek. Überempf. gegen Echinocandine

Anidulafungin Rp	HWZ 40-50h, PPB 99%, PRC C, Lact ?
Ecalta *Inf.Lsg. 100mg*	**Invas. Candidose bei nichtneutropen. Pat.:** d1: 1 x 200mg i.v., dann 1 x 100mg für 14d; **DANI, DALI** nicht erforderlich

Caspofungin Rp	HWZ 9-11h, PPB 93-96%, PRC C, Lact ?
Cancidas *Inf.Lsg. 50, 70mg*	**Invasive Aspergillose/Candidose, neutropenisches Fieber mit V.a. Pilzinfektion:** d1: 1 x 70mg i.v., dann 1 x 50mg, > 80kg: 1 x 70mg; **Ki. 12M-17J:** d1: 70mg/m^2, max. 70mg, dann 50mg/m^2, ggf. 70mg/m^2 bei inadäquatem Ansprechen; **DANI** nicht erforderlich; **DALI** Child 7-9: d1: 70mg, dann 1 x 35mg/d

Micafungin Rp	HWZ 13-17h, PPB 99%, PRC C, Lact ?
Mycamine *Inf.Lsg. 50, 100mg*	**Invasive Candidose:** 1 x 100mg i.v.; < 40kg: 2mg/kg/d; bei fehlendem Ansprechen Dosis verdoppeln; **Ki.:** s. Erw.; **ösophageale Candidose:** 1 x 150mg i.v.; < 40kg: 3mg/kg/d; **Pro. Candidosen:** 1 x 50mg/d; < 40kg: 1mg/kg/d; **Ki.:** s. Erw.; **DANI** nicht erf.; **DALI** leichte bis mittelschwere LI nicht erforderlich

9.25.4 Weitere Antimykotika

Empf. (Flucytosin): Candida, Cryptococcus, Aspergillus (nur fungistatisch);
UW (Flucytosin): Anämie, Leukopenie, Neutropenie, Granulozytopenie, Thrombozytopenie, Diarrhoe, Übelkeit, Erbrechen, Leberfunktionsstörungen, Transaminasenerhöhung;
UW (Griseofulvin): Unruhe, Depression, Schlaflosigkiet, Kopfschmerzen, Schwindel, Parästhesien, periphere Neuritiden, Nausea, Erbrechen, Diarrhoe, Bläschenschübe sowie Parästhesien an Händen/Füßen bei dyshidrosiformen Epidermophytien;
UW (Terbinafin): Appetitlosigkeit, Depression, Kopfschmerzen, Geschmackstörung, gastrointestinale Beschwerden, allergische Hautreaktionen, Myalgien, Arthralgien, Müdigkeit;
KI (Flucytosin): bek. Überempfindlichkeit, gleichzeitige Anw. von Ganciclovir und Valganciclovir, Brivudin, Sorivudin und Analoga; Grav.;
KI (Griseofulvin): bek. Überempfindlichkeit, Porphyrin-Stoffwechselstörungen, schwere Leberinsuffizienz, aktueller Kinderwunsch, Grav., Lakt.;
KI (Terbinafin): bek. Überempfindlichkeit, chronische oder akute Lebererkrankungen; Nagelmykosen infolge einer primär bakteriellen Infektion

Flucytosin Rp	HWZ 3-8h, Qo 0.03, PPB 5%, PRC C, Lact ?
Ancotil *Inf.Lsg. 2.5g/250ml*	**Schwere Systemcandidose:** 100-150mg/kg i.v. in 4ED in Kombination mit Amphotericin B (0.5mg/kg/d); **FG/NG:** 50-100mg/kg/d in 2ED; **Kryptokokkenmeningitis:** 100mg/kg/d + 0.7-1mg/kg/d Amphotericin B; **Chromoblastomykose:** 70-100mg/kg/d i.v. in 4ED + 50mg Amphotericin B; **DANI** CrCl 20-40: Dosisintervall 12h; 10-19: Dosisintervall 24h; HD: 50mg/kg n. jed. Dialyse
Griseofulvin Rp	HWZ 22h, Qo 1.0, PPB 80%, PRC C
Griseo-CT *Tbl. 125, 500mg*	**Dermatophyteninfektion der Haut/Haare:** 1-4 x 125-500mg p.o. (Wirkungseintritt erst nach W!); **Ki. 2-14J:** 10mg/kg/d p.o. in 1-4ED; **DANI** nicht erforderl.; **DALI** KI bei schwerer LI
Terbinafin Rp	HWZ 17h, Qo 1.0, PPB 99%, PRC B, Lact -
Amiada, Dermatin, Lamisil, Myconormin *Tbl. 250mg* **Terbinafin HEXAL** *Tbl. 125, 250mg* **Terbinafin Sandoz** *Tbl. 125, 250mg*	**Schwere Dermatophyteninfektion der Haut:** 1 x 250mg p.o.; **DANI** CrCl < 50: 50%; **DALI** Anw. bei schwerer LI nicht empfohlen

9.26 Antimykotika zur topischen Anwendung

Empf. (Amphotericin B): Candida, Aspergillus fumigatus; **empf.** (Miconazol): Candida albicans, C. glabrata, C. krusei, C. parapsilosis, C. tropicalis, C. pseudotropicalis, Streptococcus pyogenes, Staph. aureus, Erysipelothrix insidiosa; **empf.** (Natamycin): Candida; **empf.** (Nystatin): Candida, Blastomyces, Coccidioides, Histoplasma, Aspergillus; **UW** (Amphotericin B): allergische Hautreaktionen, Glossitis, Übelkeit, Erbrechen, Diarrhoe; **UW** (Miconazol): Übelkeit, Diarrhoe, Bauchschmerzen, Erbrechen, Mundtrockenheit, Unbehagen im Mund, Zahnfleischschmerzen, Kopfschmerzen, Geschmacksstrg./Ausfall der Geschmackswahrnehmung, Juckreiz, Exanthem; **UW** (Nystatin): bei hoher Dosis Brechreiz; **KI** (Amphotericin B): bek. Überempf.; **KI** (Miconazol): bek. Überempf., Allergie gegen Milch oder Milchderivate, Leberfunktionsstörung, gleichzeitige Anwendung von Antikoagulanzien, hypoglykämischen Sulfonamiden, Cisaprid, Pimozid, Ergotamine, Dihydroergotamine

Amphotericin B Rp	
Ampho-Moronal *Tbl. 100mg; Lutschtbl. 10mg; Susp. (1ml = 100mg)*	**Mundsoor:** 4 x 1Tbl. bzw. 4 x 1ml p.o., bis 2-3d nach Verschwinden der sichtbaren Sympt.; **Pro.** einer gastrointest. Hefepilzüberwucherung: 4 x 1 ml p.o.; **DANI** nicht erf.
Miconazol Rp	
Loramyc *Buccaltbl. 50mg*	**Oropharyngeale Candidiasis bei Immunschwäche:** 1 x 50mg für 7-14d; Buccaltbl. soll für mind. 6h am Oberkieferzahnfleisch anhaften; **DANI** keine Angaben; **DALI** KI
Natamycin Rp	
Pimafucin *Lutschtbl. 10mg*	**Mundsoor:** 4-6 x 10mg p.o.
Nystatin OTC	PRC C, Lact ?
Adiclair, Biofanal *Tbl. 500000IE; Susp. (1ml = 100.000IE); Mundgel (1g = 100000IE)* **Moronal, Mykundex** *Tbl. 500000IE; Susp. (1ml = 100.000IE)* **Nystatin Stada** *Tbl. 500000IE*	**Candida-Infektion:** Mundhöhle: 4-6 x 100000IE p.o.; Magen-Darm-Trakt: 3 x 1-2Tbl.; **Ki.** s. Erw.; **DANI** nicht erforderlich

9.27 Anthelminthika

Wm/Wi (Ivermectin): bindet an glutamatgesteuerte Chloridkanäle in den Nerven- und Muskelzellen ⇒ Membranpermeabilität für Chloridionen ↑ ⇒ neuromuskuläre Paralyse der Parasiten durch Hyperpolarisation;
UW (Albendazol): Kopfschmerzen, Schwindel, Bauchschmerzen, Diarrhoe, Übelkeit, Erbrechen, reversibler Haarausfall, Fieber; **UW** (Ivermectin): je n. Ind unterschiedliche UW, s. FachInfo; **UW** (Praziquantel): Kopfschmerzen, Benommenheit, Schwindel, Somnolenz, Unwohlsein, Bauchschmerzen, Übelkeit, Erbrechen, Diarrhoe, Urtikaria, Fieber, Anorexie, Myalgie; **KI** (Albendazol): bek. Überempf., Grav./Lakt.; **KI** (Ivermectin): bek. Überempfindlichkeit; **KI** (Praziquantel): bek. Überempf., intraokuläre Zystizerkose, gleichz. Anw. von Rifampicin

Albendazol Rp	HWZ 8h, PRC C, Lact ?
Eskazole *Tbl. 400mg*	**Echinokokkose:** 2 x 400mg p.o. für 28d, dann 14d Pause, 2-3 Zyklen; **Trichinose:** 2 x 400mg für 6d; **Strongyloidiasis:** 400-800mg/d für 3d; Pat. < 60kg: 15mg/kg/d in 2ED; **DANI** nicht erforderl.; **DALI** vorsichtige Anw., Transaminasen-Ktr.
Ivermectin Rp	HWZ 12h, Q0 1.0
Scabioral *Tbl. 3mg*	**Strongyloidiasis:** einmalig 200µg/kg p.o.; **Mikrofilarämie durch Wuchereria bancrofti:** einmalig 150-200µg/kg p.o. alle 6M oder 300-400µg/kg alle 12M; **Skabies:** einmalig 200µg/kg p.o., ggf. 2. Dosis n. 8-15d bei schweren Formen; **DANI, DALI:** keine Daten
Mebendazol Rp	HWZ 2-8h, Q0 0.95, PRC C, Lact ?
Surfont *Tbl. 100mg* **Vermox** *Tbl. 100, 500mg*	**Enterobiasis:** 1 x 100mg p.o. für 3d, Wdh. nach 2 und 4W; **Ascariasis, Ankylostomiasis:** 2 x 100mg f. 3d; **Trichuriasis:** 2 x 100mg f. 4d; **Taeniasis, Strongyloidiasis:** 2 x 300mg für 3d; **Ki.:** s. Erw., max. 2 x 100mg; **Trichinose:** d1: 3 x 250mg, d2: 4 x 250mg, d3-14: 3 x 500mg; **Echinokokkose:** d1-3: 2 x 500mg, d4-6: 3 x 500mg, dann 3 x 500-1500mg; **DANI** nicht erforderl.; **DALI** vorsichtige Anw; bei schwerer Hepatopathie und hoher Dosis Anw. nicht empf.
Niclosamid OTC	
Yomesan *Tbl. 500mg*	**Taeniasis, Fischbandwurm:** 1 x 2g p.o.; **Ki. 2-6J:** 1 x 1g; < **2J:** 1 x 0.5g; **Zwergbandwurm:** d1: 1 x 2g, d2-7: 1 x 1g; **Ki. 2-6J:** d1: 1 x 1g, d2-7: 1 x 0.5g; < **2J:** d1: 1 x 0.5g, d2-7: 1 x 250mg; **DANI** nicht erforderlich
Praziquantel Rp	HWZ 1-2.5(4)h, Q0 0.8, PPB 85%, PRC B
Biltricide *Tbl. 600mg* **Cesol** *Tbl. 150mg* **Cysticide** *Tbl. 500mg*	**Schistosomiasis:** 40-60mg/kg p.o. in 2-3ED für 1d; **Leber- u. Lungenegel:** 75mg/kg in 3ED für 2-3d; **Neurozystizerkose:** 50mg/kg in 3ED für 15d; **Taeniasis:** 1 x 5-10mg/kg; **Fischbandwurm:** 1 x 10mg/kg; **Zwergbandwurm:** 15-25mg/kg, evtl. Wdh. nach 10d; **DALI** vorsichtige Anw. bei schwerer LI

Pyrantel Rp	HWZ 26h PRC C, Lact ?
Helmex *Kautbl. 250mg; Saft (5ml = 250mg)*	**Enterobiasis, Ascariasis, Ancylostomiasis:** 1 x 10mg/kg p.o., max. 1g; **Hakenwurm:** 20mg/kg für 2d; **DALI** KI bei vorbestehender Leberschädigung

Pyrvinium OTC	PRC B
Molevac *Tbl. 50mg; Saft (5ml = 50mg)* **Pyrcon** *Saft (5ml = 50mg)*	**Enterobiasis:** 1 x 5mg/kg p.o., max. 400mg; **DANI, DALI** KI

9.28 Antimalariamittel

Wm/Wi (Piperaquintetraphosphat): Wm nicht genau bekannt, evtl. ähnlich wie Chloroquin; **Wm/Wi** (Dihydroartemisinin): Schädigung in den parasitären Membransystemen durch freie Radikale;
UW (Artemether + Lumefantrin): Bauch-/Kopfschmerzen, Anorexie, Diarrhoe, Übelkeit, Schwindel, Pruritus, Exanthem, Husten, Palpitationen, Arthralgie, Myalgie, Asthenie, Müdigkeit; **UW** (Chloroquin): Hornhauttrübung, Retinopathia pigmentosa, Exanthem; **UW** (Mefloquin): GI-Strg., ZNS-Strg., Rhythmusstrg., Psychose, Leuko-/ Thrombopenie; **UW** (Piperaquintetraphosphat + Dihydroartemisinin): Anämie, Kopfschmerzen, QT-Verlängerung, Tachykardie, Asthenie, Fieber, Grippe, Plasmodium-falciparum-Infektion, Atemweg-/ Ohrinfektion, Leukozytose, Leuko-, Thrombo-, Neutropenie, Anorexie, Konjunktivitis, unregelmäßige Herzfrequenz, Husten, Bauchschmerzen, Erbrechen, Durchfall, Dermatitis, Rash; **UW** (Proguanil + Atovaquon): Kopfschmerzen, Übelkeit, Erbrechen, Diarrhoe, Bauchschmerzen, Anämie, Neutropenie, allergische Reakt., Hyponatriämie, Appetitlosigkeit, ungewöhnl. Träume, Depression, Schlaflosigkeit, Schwindel, Leberenzyme ↑, Pruritus, Exanthem, Fieber, Husten;
KI (Artemether + Lumefantrin): komplizierte Malaria, Herzerkrankung, QT ↑, Lakt.; **KI** (Chloroquin): Retinopathie, G-6-PDH-Mangel, Grav./Lakt.; **KI** (Mefloquin): bek. Überempf. gegen M., Chinin, Chinidin; aktive Depression, Depression in Anamnese, generalisierte Angsterkrankung, Psychose, Suizidversuche, suizidale Gedanken und selbstgefährdendes Verhalten, Schizophrenie, andere psychiatrische Störungen, Epilepsie, Komb. mit Halofantrin bzw. Ketoconazol gleichzeit bzw. bis 15 Wochen nach letzter Mefloquin-Einnhame, Schwarzwasserfieber i.d. Anamnese, schwere Leberfunktionsstrg.; **KI** (Piperaquintetraphosphat + Dihydroartemisinin): bekannte Überempfindlichkeit, schwere Malaria (nach WHO), plötzliche Todesfälle/angeborene QT-Verlängerung in Familienanamnese, bekannte QT-Verlängerung, symptomatische HRST, schwere Bradykardie, schwere Hypertonie, linksventrikuläre Hypertrophie, dekompensierte Herzinsuffizienz, Elektrolytstrg., Einnahme von Medikamenten, die QT-Intervall verlängern (unter Berücksichtigung der HWZ); **KI** (Proguanil + Atovaquon): bekannte Überempfindlichkeit, schwere Nierenfunktionsstrg.

Artemether + Lumefantrin Rp	HWZ (A/L) 2h/2-6d
Riamet *Tbl. 20+120mg*	**Unkomplizierte Malaria-tropica-Ther.:** ini 4Tbl., Wdh. nach 8, 24, 36, 48, 60h; **Ki.:** 5-15kg: s. Erw. mit je 1Tbl.; 15-25kg: je 2Tbl.; 25-35kg: je 3Tbl.

Chloroquinphosphat Rp	HWZ 30-60d, Qo 0.3, PPB 50-60%, PRC C, Lact +
Resochin *Tbl. 81, 250mg; Amp. 250mg*	**Malaria-Pro.:** 1 x/W 8mg/kg p.o., 1W vor bis 4W nach Exposition; **Malaria-Ther.:** ini 16mg/kg p.o., nach 6h 8mg/kg, dann 1 x 8mg/kg für 2-3d; ini 16mg/kg über 4h i.v., dann 8mg/kg über 4h alle 12h bis Gesamtdosis von 40-50mg/kg; **Ki.:** s. Erw.
Mefloquin Rp	HWZ 13-30d, Qo 0.9, PPB 98%, PRC C, Lact ?
Lariam *Tbl. 250mg*	**Malaria-tropica-Pro.:** 1 x/W 250mg p.o., 1W vor bis 4W nach Exposition; **Ki. > 5kg:** 1 x/W 5mg/kg; **Malaria-Ther.:** ini 750mg p.o., nach 6h 500mg, nach 12h 250mg; **Ki. > 5kg:** 20-25mg/kg, Gesamtdosis in 2-3ED; **DANI** nicht erford.; **DALI** KI bei schwerer LI
Piperaquintetraphosphat + Dihydroartemisinin Rp	HWZ 22d bzw. 1h, PPB > 99% bzw. 44-93%, PRC C, Lact ?
Eurartesim *Tbl. 320+40mg*	**Unkomplizierte Plasmodium-falciparum-Malaria:** 5-6kg: 1 x 80+10mg p.o. für 3d, 7-12kg: 1 x 160+20mg, 13-23kg: 1 x 320+40mg, 24-35kg: 1 x 640+80mg, 36-74kg: 1 x 960+120mg, 75-100kg: 1 x 1280+160mg, > 100kg: keine Daten; **DANI, DALI** vorsichtige Anwendung bei mäßiger/schwerer Nieren-/Leberfunktionsstrg.
Primaquin Int. Apotheke	HWZ 4-7h, PRC C, Lact ?
Primaquine *Tbl. 15mg*	**Malaria-tertiana-Nachbehandlung:** 1 x 15mg p.o. für 14d
Proguanil + Atovaquon Rp	
Atovaquon/Proguanil-ratioph. *Tbl. 25 + 62.5, 100 + 250mg* **Malacomp HEXAL** *Tbl. 25 + 62.5, 100 + 250mg* **Malarex** *Tbl. 100+250mg* **Malarone** *Tbl. 100+250mg* **Malarone junior** *Tbl. 25+62.5mg*	**Malaria-Pro.:** 1-2d vor bis 7d nach Exposition: 1 x 100+250mg p.o.; **Ki. 11-20kg:** 1 x 25+62.5mg p.o.; **21-30kg:** 1 x 50+125mg; **31-40kg:** 1 x 75+187.5mg; **unkomplizierte Malaria-tropica-Ther.:** 1 x 400+1000mg p.o. für 3d; **Ki. 11-20kg:** 1 x 100+250mg für 3d; **21-30kg:** 1 x 200+500mg für 3d; **31-40kg:** 1 x 300+750mg für 3d; **DANI** CrCl > 30: 100%; < 30: KI; **DALI** nicht erforderlich

10 Immunologie

10.1 Immunsuppressiva

Wm/Wi (Azathioprin): Umwandlung in 6-Mercaptopurin = Purinantimetabolit;
Wm/Wi (Belatacept): selektiver Kostimulationsblocker ⇒ blockiert CD28-vermittelte Kostimulation von T-Zellen ⇒ Hemmung der Immunantwort gegen transplantierte Niere;
Wm/Wi (Ciclosporin): Blockade ruhender Lymphozyten in der G0- oder G1-Phase, Hemmung der Produktion und Freisetzung von Lymphokinen und T-Zell-Wachstumsfaktor;
Wm/Wi (Mycophenolat): Hemmung der Inosinmonophosphatdehydrogenase ⇒ Hemmung der Synthese v. Guanosin-Nukleotiden ⇒ zytostatischer Effekt auf Lymphozyten;
Wm/Wi (Tacrolimus): hemmt Bildung zytotoxischer T-Zellen; hemmt Lymphokin-Bildung u. Expression des Interleukin-2-Rezeptors;
UW (Azathioprin): Nausea, Erbrechen, Diarrhoe, Panzytopenie, Fieber, Infektionsrisiko ↑, Cholestase, Pankreatitis, Alopezie;
UW (Ciclosporin): Nierenschädigung, Strg. der Leberfunktion, Kardiotoxizität, Tremor, Hirsutismus, Gingivahypertrophie, Ödeme;
UW (Belatacept): Infektionen (Harnweg-, Atemweg-, CMV-, Herpes-, Pilzinfektionen, lokale und Wundinfektionen, BK-Virus-Infektion, Sepsis, Influenza, Gastroenteritis), Cellulitis, Plattenepithelkarzinom der Haut, Basaliom, Hautpapillome, Anämie, Leukopenie, Leukozytose, Thrombopenie, Lymphopenie, Polyzythämie, IgG/M ↓, Cushingoid, Hypophosphatämie, -kaliämie, -kalzämie, -proteinämie, Dyslipidämie, Hyperglykämie, -kaliämie, Gewicht ↑↓, Diabetes mellitus, Dehydratation, Azidose, Flüssigkeitsretention, Schlaflosigkeit, Angst, Depression, Kopfschmerzen, Tremor, Schwindel, apoplektischer Insult, Parästhesie, Synkope, Lethargie, periphere Neuropathie, Katarakt, okuläre Hyperämie, Verschwommensehen, Vertigo, Tinnutus, Ohrschmerz, Herzfrequenz ↓↑, Vorhofflimmern, Herzinsuffizienz, Angina pectoris, Linksherzhypertrophie, RR ↓↑, Schock, Infarkt, Hämatom, Angiopathie, Lymphozele, Arterienfibrosierung, Husten, Dyspnoe, Pulmonarödeme, Keuchen, Hypokapnie, Orthopnoe, Epistaxis, oropharyngeale Schmerzen, Diarrhoe, Konstipation, Übelkeit, Erbrechen, Bauchschmerzen, Dyspepsie, Stomatitis aphtosa, Abdominalhernie, Zytolytische Hepatitis, gestörte Leberfkt., Akne, Pruritus, Alopezie, Hautläsionen, Ausschlag, Nachtschweiß, Hyperhidrose, Arthralgie, Myalgie, Rücken-, Glieder-, Knochenschmerzen, Gelenkschwellung, Muskelschwäche, Muskelspasmus, Bandscheibenerkrankung, Osteoarthrose, Gelenksperre, Protein-, Dys-, Hämaturie, Kreatinin ↑, Nierentubulusnekrose, -arterienstenose, -venenthrombose, Glykosurie, Hydronephrose, vesikoureteraler Reflux, Nykturie, Harninkontinenz, Harnretention, Hydrozele, periphere Ödeme, Pyrexie, Brustschmerz, Müdigkeit, Unwohlsein, verzögerte Heilung, CRP ↑, Parathormon ↑, Dysfunktion des Transplantats, chronische Allotransplantat-nephropathie, Narbenhernie; **UW** (Everolimus): Infektionen, Knochemarkdepression, Hyperlipidämie, Hypertonie, Thromboembolie, Bauchschmerzen, Diarrhoe, Erbrechen, Nausea, Akne, Ödeme, Schmerzen; **KI** (Azathioprin): Überempfindlichkeit gegen 6-Mercaptopurin, schwere Leber-, Nieren- und Knochenmarksschäden, schwere Infek-tionen;
KI (Belatacept): EBV-Serostatus negativ/unbekannt, bekannte Überempfindlichkeit;
KI (Ciclosporin): Nierenfunktionstörung, unkontrollierte arterielle Hypertonie, unkontrollierte Infektionen, Tumoren, schwere Lebererkrankungen, Lakt.; Cave in Grav.;
KI (Everolimus): Überempfindlichkeit gegenüber Everolimus oder Sirolimus;

Azathioprin Rp	HWZ 4.5h, Q0 1.0, PPB 30%, PRC D, Lact -
Azafalk *Tbl. 50, 75, 100mg* **Azamedac** *Tbl. 50mg* **Aza Q** *Tbl. 50mg* **Azaimun** *Tbl. 50mg* **Azathioprin HEXAL** *Tbl. 25, 50, 75, 100mg* **Azathioprin-ratioph.** *Tbl. 25, 50mg* **Imurek** *Tbl. 25, 50mg; Inj.Lsg. 50mg* **Imurel** *Tbl. 50mg* **Zytrim** *Tbl. 50mg*	**Nach Organtransplantation (Organ-Tx):** d1: 5mg/kg p.o./i.v., dann 1-4mg/kg/d; **Multiple Sklerose, Myasthenia gravis:** 2-3mg/kg/d; **Autoimmunhepatitis:** ini 1-1.5mg/kg, Erh.Dos. bis 2mg/kg; **chronische Polyarthritis, M. Crohn, Colitis ulcerosa, systemischer Lupus erythematodes, Dermatomyositis, Panarteriitis nodosa, Pemphigus vulgaris, bullöses Pemphigoid, M. Behçet, refraktäre autoimmune hämolytische Anämie durch IgG-Wärmeantikörper, chron. refraktäre idiopathische thrombozytopenische Purpura:** 1-3mg/kg/d; **Ki.:** s. Erw.; **DANI, DALI** sorgfältige Dosiseinstellung

Basiliximab Rp	HWZ 173h, PRC B, Lact ?
Simulect *Amp. 10, 20mg*	**Pro. der akuten Transplantatabstoßung:** 20mg i.v. 2h vor Tx, 20mg 4d nach Tx; **Ki. < 35kg:** 10mg i.v. 2h vor Tx, 10mg 4d nach Tx; Kombination mit Ciclosporin u. Steroiden

Belatacept Rp	HWZ 8.2-9.8d, PRC C, Lact ?
Nulojix *Inf.Lsg. 250mg*	**Nach Nieren-Tx:** d1, 5, 14, 28 nach Tx: je 10mg/kg i.v.; Ende W8 und 12 nach Tx: je 10mg/kg i.v.; Erhaltungsphase ab Ende W16 nach Tx: 5mg/kg alle 4 W; **DANI** nicht erforderlich; **DALI** keine Daten

Ciclosporin Rp	HWZ 7-8 (16-19)h, Q0 1.0, PPB 90%, ther. Serumspiegel (μg/l): 100-300
Cicloral *Kps. 25, 50, 100mg; Lsg. (1ml = 100mg)* **Ciclosporin 1A** *Kps. 25, 50, 100mg; Lsg. (1ml = 100mg)* **Deximune** *Kps. 25, 50, 100mg* **Immunosporin** *Kps. 25, 50, 100mg* **Sandimmun** *Kps. 10, 25, 50, 100mg; Susp. (1ml = 100mg); Amp. 50mg/1ml, 250mg/5ml*	**Nach Organ-Tx:** ini 10-14mg/kg p.o. (3-5mg/kg i.v.) 4-12h vor Tx, dann 1 x 10-14mg/kg/d für 1-2W, dann 2-6mg/kg/d p.o. in 1-2ED; **nach KM-Tx:** 12.5-15mg/kg p.o. 1d vor Tx, dann 12.5-15mg/kg für 5d, dann 12.5mg/kg für 3-6M; **nephrotisches Syndrom:** 5mg/kg p.o.; **Ki.:** 6mg/kg p.o.; **schwere Psoriasis:** 2.5mg/kg p.o. in 2ED, max. 5mg/kg; **DANI** KI außer nephrotisches Syndr.

Everolimus Rp	HWZ 21-35h, PPB ca. 74%, ther. Serumspiegel (ng/ml): 3-8
Certican *Tbl. 0.25, 0.5, 0.75, 1mg; Susp. 0.1, 0.25mg*	**Pro. Transplantatabstoßung bei Nieren- und Herz-Tx:** 2 x 0.75mg p.o., Dosisanpas. nach Serumspiegel; Komb. mit Ciclosporin; **DANI** nicht erforderlich; **DALI** Child A, B: ini 50%; C: keine Daten
Mycophenolatmofetil Rp	HWZ 6h, Q0 > 0.7, PPB 97%, PRC D, Lact -
CellCept *Kps. 250mg; Tbl. 500mg; Trockensaft (5ml = 1g); Susp. (5mg = 1ml); Inj.Lsg. 500mg* **Mowel** *Tbl. 250, 500mg* **Mycophenolatmofetil AL** *Kps. 250mg; Tbl. 500mg* **Myfenax** *Kps. 250mg; Tbl. 500mg*	**Nach Nieren-Tx:** 2 x 1g p.o./i.v.; **nach Herz-Tx:** 2 x 1.5g p.o.; **nach Leber-Tx:** d1-4: 2 x 1g i.v., dann 2 x 1.5g p.o.; Pat. > 65J: 2 x 1g p.o./i.v.; **Ki. 2-18J:** 2 x 600mg/m² p.o., max. 2g/d; **DANI** CrCl < 25: max. 2 x 1g
Mycophenolatnatrium Rp	HWZ 12h, Q0 > 0.7
Myfortic *Tbl. 180, 360mg*	**Nach Nieren-Tx:** 2 x 720mg p.o.; **DANI** CrCl < 25: sorgfältige Überwachung, max. 1440mg/d; DALI nicht erforderlich
Sirolimus Rp	HWZ 57-63h, Q0 1.0, ther. Serumspiegel (ng/ml): 4-12 (12-20 nach Absetzen v. Ciclosporin)
Rapamune *Tbl. 0.5, 1, 2mg; Lsg. (1mg/ml)*	**Nach Nieren-Tx:** ini 6mg, dann 1 x 2mg p.o., bzw. nach Serumspiegel; Kombination in den ersten 2-3M mit Ciclosporin und Steroiden; **DANI** nicht erforderlich
Tacrolimus Rp	HWZ 11-15h, Q0 1.0, PPB 99%, PRC C, Lact -
Advagraf *Kps. (ret.) 0.5, 1, 3, 5mg* **Crilomus** *Kps. 0.5, 0.75, 1, 2, 5mg* **Envarsus** *Kps. (ret.) 0.75, 1, 4mg* **Modigraf** *Gran. 0.2, 1mg* **Prograf** *Kps. 0.5, 1, 5mg; Amp. 5mg/1ml* **Tacni** *Kps. 0.5, 1, 5mg* **Tacpan** *Kps. 0.5, 1, 5mg* **Tacrolimus HEXAL** *Kps. 0.5, 1, 5mg*	**Nach Nieren-Tx:** 0.2-0.3mg/kg/d p.o. in 2ED; 0.05-0.1mg/kg/d i.v. als 24h-Dauerinf.; **Ki.:** 0.3mg/kg/d p.o. in 2ED; 0.075-0.1mg/kg/d i.v. als 24h-Dauerinfusion; **nach Leber-Tx:** 0.1-0.2mg/kg/d p.o. in 2ED; 0.01-0.05mg/kg/d i.v. als 24h-Dauerinfusion; **Ki.:** 0.3mg/kg/d p.o. in 2ED; 0.05mg/kg/d i.v. als 24h-Dauerinfusion; **nach Herz-Tx:** 0.075mg/kg/d p.o. in 2ED; 0.01-0.02mg/kg/d i.v. als 24h-Dauerinf.; **Ki.:** 0.1-0.3mg/kg/d p.o. in 2ED; 0.03-0.05mg/kg/d i.v. als 24-h-Dauerinf.; Dosisreduktion bei allen Ind im Verlauf; ret. Kps. Gabe in 1 ED; **Th Tx-Abstoßung:** s. FachInfo; **DANI** nicht erforderlich; **DALI** individuelle Dosisreduktion in 20- bis 25-%-Schritten

S. auch Selektive Immunsuppressiva → 221

10.2 Interferone

Wm/Wi (Interferone): antiviral, wachstumshemmend und immunregulatorisch;
UW: Fieber, Schwitzen, Schüttelfrost, Müdigkeit, Gelenk- und Weichteilschmerzen, BB-Veränderungen, HRST, Depression, Tremor, Krampfanfälle, Parästhesien, GI-Strörung, Haarausfall, Exantheme, Pruritus;
KI: Herz-, ZNS-Erkrankung, schwere Leberfktsstörung, Niereninsuffizienz, schwere KM-Schäden, Cave in Grav./Lakt.

Interferon alfa-2a Rp	HWZ 3.7-8.5h, Q0 1.0
Roferon A *Fertigspr. 3, 4.5, 6, 9 Mio IE*	**Chronische Hepatitis B:** 3 x/W 2.5-5 Mio IE/m² KOF s.c.; **Ki.:** bis 10 Mio IE/m² KOF 3 x/W s.c.; **chron. Hepatitis C:** 3 x/W 3-4.5 Mio IE s.c.; Kombination mit Ribavirin → 273; andere Ind. s. Pck.Beil.; **DANI, DALI** KI bei schwerer NI, LI
Interferon alfa-2b Rp	HWZ 2-3h, Q0 1.0
Intron A *Inj.Lsg. 18, 25 Mio IE; Pen 18, 25, 30, 60 Mio IE*	**Chronische Hepatitis B:** 3 x/W 5-10 Mio IE s.c.; **chronische Hepatitis C:** 3 x/W 3 Mio IE s.c.; Kombination mit Ribavirin → 273; andere Ind. s. Pck.Beilage; **DANI, DALI** KI
Interferon beta-1a → 344	
Interferon beta-1b → 344	
Interferon gamma-1b Rp	HWZ 7h, Q0 1.0
Imukin *Inj.Lsg. 2 Mio IE*	**Septische Granulomatose, maligne Osteopetrose:** Pat. < 0.5m² KOF: 3 x/W 1.5µg/kg s.c.; Pat. > 0.5m² KOF: 3 x/W 50µg/m² KOF s.c.
Peginterferon alfa-2a Rp	HWZ 50-130h
Pegasys *Fertigspr. 90µg, 135µg, 180µg*	**Chron. Hepatitis B:** 180µg s.c. 1 x/W für 48W; **Chronische Hepatitis C:** 180µg s.c. 1 x/W; **Ki.** ≥ 5J: s. FachInfo; Kombination mit Ribavirin → 273; **DANI** ini 135µg 1 x/W; **DALI** s. FachInfo
Peginterferon alfa-2b Rp	HWZ 27-33h
Pegintron *Inj.Lsg. 50, 80, 100, 120, 150µg*	**Chronische Hepatitis C:** 1 x/W 1.5µg/kg s.c.; Kombination mit Ribavirin → 273; **DANI** Monotherapie: CrCl 30-50: ini 75%, < 30: ini 50%; Kombinationstherapie: CrCl< 50: KI

10.3 Immunglobuline

Wm/Wi (Immunglobuline): antiviral, wachstumshemmend und immunregulatorisch; **UW:** Schüttelfrost, Kopfschmerzen, Fieber, Übelkeit, Erbrechen, allergische Reaktionen, Hypotonie, Anaphylaxie, Gelenkschmerzen, Rückenschmerzen; **KI:** bek. Überempfindlichkeit

Immunglobuline Rp	HWZ 36d
Privigen *Inf.Lsg. 2.5g/25ml, 5g/50ml, 10g/100ml, 20g/200ml (98% IgG)*	**Primäre Immunmangelsyndrome:** ini 0.4-0.8g/kg i.v. alle 2-4W bis IgG-Spiegel 4-6g/l, dann 0.2-0.8g/kg; **sekundäre Immunmangelsyndrome (CLL, Myelom):** 0.2-0.4g/dl alle 3-4W; **Ki. mit AIDS:** 0.2-0.4g/kg alle 3-4W; **idiopathische thrombozytopenische Purpura (ITP):** 0.8-1g/kg an d1, ggf. Wdh. innerhalb von 3d oder 0.4g/kg über 2-5d; **Guillain-Barré-Syndrom:** 0.4g/kg über 3-7d; s. auch FachInfo

Immunglobuline Rp	HWZ ca. 20d
Flebogamma 5% *Inf.Lsg. 0.5g/10ml, 2.5g/50ml, 5g/100ml, 10g/200ml (97% IgG; max. 0.05mg/l IgA)* **Gammagard S/D** *Inf.Lsg. 0.5g/10ml, 2.5g/50ml, 5g/100ml, 10g/200ml (92% IgG; max. 0.003mg/l IgA)* **Gamunex 10%** *Inf.Lsg. 1g/10ml, 5g/50ml, 10g/100ml, 20g/200ml (98% IgG; max. 0.084mg/l IgA)* **Kiovig** *Inf.Lsg. 1g/10ml, 2.5g/25ml, 5g/50ml, 10g/100ml, 20g/200ml, 30g/300ml (98% IgG; max. 140µg/ml IgA)* **Octagam** *Inf.Lsg. 1g/20ml, 2.5g/50ml, 5g/100ml, 10g/200ml (95% IgG; max. 0.2mg/l IgA)*	**Primäre Immunmangelsyndrome:** ini 0.4-0.8g/kg i.v. alle 2-4W bis IgG-Spiegel 4-6g/l, dann 0.2-0.8g/kg; **sekundäre Immunmangelsyndrome (CLL, Myelom):** 0.2-0.4g/dl alle 3-4W; **Ki. mit AIDS:** 0.2-0.4g/kg alle 3-4W; **idiopathische thrombozytopenische Purpura (ITP):** 0.8-1g/kg an d1, ggf. Wdh. innerhalb von 3d oder 0.4g/kg über 2-5d; **Guillain-Barré-Syndrom:** 0.4g/kg d1-5; **Kawasaki-Syndrom:** 1.6-2g/kg über 2-5d; **allogene KM-Tx:** 0.5g/kg/W, s. auch FachInfo; **Chronisch inflammatorische demyelinisierende Polyneuropathie (CIDP):** Gamunex: ini 2g/kg, Erh.Dos. 1g/kg alle 3W

10.4 Immunstimulanzien

Wm/Wi (CD34$^+$ Zellen): wandern ins Knochenmark ein, Wiederbesiedelung des hämatopoetischen Systems mit Zellen, die pharmakologisch wirksame Spiegel des ADA-Enzyms exprimieren; **UW:** Anämie, Neutropenie, Hypothyreose, Hypertonie, Asthma, allergische Rhinitis, atopische Dermatitis, Ekzem, Fieber, pos. ANA, erhöhte Leberenzyme, autoimmunhämolyt. Anämie, autoimmunbedingte aplastische Anämie, Autoimmunthrombozytopenie, Autoimmunthyreoiditis, Guillain-Barré-Syndrom, Autoimmunhepatitis, ANCA pos., SMA pos.; **KI:** bek. Überempf., bestehende oder frühere Anamnese von Leukämie oder Myelodysplasie; pos. Test auf das hum. Immundefizienz-Virus (HIV) oder jegliches andere Agens, das in der aktuellen Zell- und Geweberichtlinie der EU gelistet ist; Genther. in der Vorgeschichte

CD34+ Zellsuspension Rp	
Strimvelis *Inf.Lsg. 1-10Mio Zellen/ml*	**Schwerer kombinierter Immundefekt durch Adenosin-Desaminase-Mangel:** einmalig 2-20Mio Zellen/kg i.v.; **DANI, DALI:** vermutl. n. erforderl., keine Daten

10.5 Impfstoffe

10.5.1 Bakterielle Impfstoffe

Wm/Wi: Bildung von Antikörpern durch das Immunsystem nach Applikation von attenuierten, abgetöteten oder fragmentierten Krankheitserregern oder deren Toxinen;
UW (TD-Impfstoff): Rötung, Schwellung, Schmerzen an der Injektionsstelle, Abszess, Granulombildung, Kopfschmerzen, Übelkeit, Fieber, Schweißausbruch, allergische Reaktionen;
UW (Typhusimpfstoff): Asthma-Anfall, Übelkeit, Erbrechen, Diarrhoe, Bauchschmerzen, Arthralgien, Myalgien, Serumkrankheit;
KI (TD-Impfstoff): bek. Überempf./Allergie, Infektion, fieberhafte Erkrankung; KI (Typhusimpfst.): akute Erkrankung, Immundefekte, bek. Überempf.

Meningokokken-C-Oligosaccharid Rp	PRC C, Lact +
Meningitec *Fertigspr. 10µg/0.5ml* **Menjugate** *Amp. 10µg/0.5ml* **Neisvac C** *Amp. 10µg/0.5ml*	**Meningokokken-Immunisierung:** **Sgl. bis 12M:** 2 x 0.5ml im Abstand von 8W; **Ki. > 1J, Erw.:** 1 x 0.5ml
Meningokokken-A-,-C-,-W135-,-Y-Oligosaccharid Rp	PRC C Lact+
Menveo *Inj.Lsg. 25µg/0.5ml*	**Meningokokken-Immunisierung:** **Erw., Ki. ab 11J:** 0.5ml als ED i.m.
Meningokokken-B-Adsorbat Rp	PRC C Lact+
Bexsero *Inj.Lsg. 175µg/0.5ml*	**Meningokokken-B-Immunisierung:** **Ki. 2-5M:** 3 x 0.5ml im Abstand von 4W; **Ki. 6M-10J:** 2 x 0.5ml im Abstand von 8W; **Ki. 11J, Erw.:** 2 x 0.5ml im Abstand von 4W;
Pneumokokkenpolysaccharid Rp	PRC C, Lact +
Prevenar-13 *Fertigspr. 0.5ml* **Pneumovax 23** *Amp. 0.5ml* **Synflorix** *Fertigspr. 0.5ml*	**Pneumokokken-Immunisierung:** Prevenar, Synflorix: 0.5ml i.m. 2., 3. u. 4. Lebensmonat und 1 x 0.5ml im 2.Lj.; **Impfung bei erhöhtem Risiko:** Pneumovax: ab 2.Lj.: 0.5ml i.m.
Salmonella-typhi-Polysaccharid Rp	
Typhim Vi *Fertigspr. 25µg/0.5ml*	**Typhus-Immunisierung:** ab 2.Lj.: 25µg i.m., Wdh. nach 3J

Tetanus- + Diphtherie-Toxoid Rp	PRC C, Lact +
Td-Impfstoff Mérieux *Amp. 20IE+2IE/0.5ml* **Td-pur** *Fertigspr. 20IE+2IE/0.5ml* **TD Rix** *Fertigspr. 20IE+2IE/0.5ml*	**Tetanus-/Diphtherie-Grundimmunisierung:** ab 6J: 0.5ml i.m., Wdh. nach 4-8W und nach 6-12M; **Auffrischimpfung:** routinemäßig 0.5ml ab Beginn 6.Lj.; 0.5ml 11.-15.Lj., dann alle 10J 0.5ml; **Immunisierung bei Verletzung:** 0.5ml, wenn letzte Impfung 5-10J zurückliegt

Tetanus- + Diphtherie- + Pertussis-Toxoid Rp	PRC C, Lact +
Boostrix *Fertigspr. 20IE + 2IE + 8µg/0.5ml* **Covaxis** *Amp. 20IE + 2IE + 8µg/0.5ml* **Infanrix** *Fertigspr. 40IE + 30IE + 25µg/0.5ml*	**Tetanus/Diphtherie/Pertussis-Grundimmun.:** Infanrix: je 0.5ml i.m. 2., 3. und 4. Lebensmon. u. 1 x 0.5ml im 2. Lj.; **Auffrischimpfung:** Boostrix, Covaxis: ab 4. Lj.: 0.5ml

10.5.2 Virale Impfstoffe

Wm/Wi: Bildung von Antikörpern durch das Immunsystem nach Applikation von attenuierten, abgetöteten oder fragmentierten Krankheitserregern oder deren Toxinen; **UW** (FSME-Impfstoff): Reakt. an Injektionsstelle, Kopfschmerzen, Übelkeit, Myalgie, Arthralgie, Müdigkeit, Krankheitsgefühl; **UW** (Gelbfieberimpfstoff): Kopfschmerzen, Übelkeit, Erbrechen, Diarrhoe, Myalgien, Lokal-reaktionen an Injektionsstelle, Fieber, Abgeschlagenheit; **UW** (Hepatitis-A-Impfstoff): Kopfschmerzen, Unwohlsein, Fieber, Appetitverlust; **UW** (Hepatitis-B-Impfstoff): Rötung, Schwellung, Schmerzen an der Injektionsstelle, Kopfschmerzen, Übelkeit, Erbrechen, Bauchschmerzen, Fieber, Schweißausbruch, allerg. Reaktionen, Leberfunktionsstrg., Arthralgie, Myalgie; **UW** (MMR-Impfstoff): Fieber, Schweißausbruch, Schüttelfrost, Abgeschlagenheit, Kreislaufreaktionen, Kopfschmerzen, Katarrh, GI-Störung; **UW** (Pandemrix): Lymphadenopathie, Kopfschmerzen, Hautblutungen/Verhärtung/Schwellung/Schmerzen an Injektionsstelle, verstärktes Schwitzen, Arthralgie, Myalgie, Schüttelfrost, Fieber; **UW** (Rotavirusimpfstoff): Fieber, Durchfall, Erbrechen, Reizbarkeit, Bauchschmerzen; **UW** (Tollwutimpfstoff): Schmerzen/Rötung an der Einstichstelle, Unwohlsein, Fieber, grippeähnl. Symptome, Lymphadenopathie, Kopfschmerzen, Myalgie, Exanthem; **UW** (Zoster-Impfstoff): Kopfschmerzen, Erythem/Schwellung/Schmerz/Hämatom/Pruritus/Überwärmung an der Injektionsstelle; **KI** (FSME-Impfstoff): bek. Überempf., schwere Überempf. gegen Eiprotein, Hühnereiweiß, moderate oder schwere akute Erkrankungen; **KI** (Gelbfieberimpfstoff): bek. Überempf. gegen G. bzw. Eier, Hühnereiweiße; Immunsuppression, kongenital od. idiopathisch od. nach Behandlung mit syst. Steroiden, nach Bestrahlung od. nach Th. mit Zytostatika, Dysfunktion des Thymus i. d. Anamnese (einschließlich Thymom u. Thymektomie); symptom. HIV-Inf., asymptom. HIV-Inf. bei nachgewiesener verminderter Immunfunktion, Ki. <6M, akute, schwere, fieberhafte Erkrankung; **KI** (Hepatitis-B-Impfstoff): bek. Überempf./Allergie, Infektion, fieberhafte Erkrankung; **KI** (MMR-Impfstoff): bek. Überempf./Allergie, akute Erkrankung; angeborene, erworbene oder therapiebedürftige Immundefizienz, Schwangerschaft; **KI** (Pandemrix): bek. Überempf.; **KI** (Rotavirusimpfstoff): bek. Überempfindlichkeit, angeborene Fehlbildungen im GI-Trakt, HIV-Infektion; **KI** (Tollwutimpfstoff): bek. Überempfindlichkeit; **KI** (Zosterimpfstoff): bek. Überempfindlichkeit, angeborene/erworbene Immundefizienz, immunsuppressive Therapie, aktive/unbehandelte Tbc, Grav.

FSME-Impfstoff (Stamm K23) Rp	
Encepur Kinder *Fertigspr. 0.75µg* **Encepur Erwachsene** *Fertigspr. 1.5µg*	**FSME-Immunisierung:** 3 x M 0, 1-3 und 9-12; Ki. 1-11J 0.75µg; Ki. ab 12J, Erw. jeweils 1.5µg i.m.; 1. Auffrischung nach 3J, danach alle 5J, Erw. >49J. alle 3J
FSME-Impfstoff (Stamm Neudörfl) Rp	
FSME Immun Junior *Fertigspr. 1.2µg* **FSME Immun** *Fertigspr. 2.4µg*	**FSME-Immunisierung:** 3 x M 0, 1-3 und 5-12; Ki. 1-15J 1.2µg; Ki. ab 16J, Erw. jeweils 2.4µg i.m.; 1. Auffrischung nach 3J, danach alle 5J, Erw. >60J. alle 3J
Gelbfieber-Impfstoff Rp	PRC C, Lact ?
Stamaril *Inj.Lsg. 1000 IE/0.5ml*	**Gelbfieber-Immunisierung: Erw., Ki. ab 9M:** 1 x 1000 IE s.c./i.m., ggf. Wdh n. 10J
Hepatitis-A-Impfstoff Rp	PRC C, Lact ?
Havrix *Fertigspr. 720E/0.5ml, 1440E/1ml* **Vaqta** *Fertigspr. 25E/0.5ml, 50E/1ml*	**Hepatitis-A-Immunisierung:** **Erw.:** 50 bzw. 1440E i.m. M 0, Wdh. nach 6-12M; **Ki.:** 25 bzw. 720E i.m. M 0, Wdh. nach 6-12M; Auffrischung alle 10J
Hepatitis-B-Impfstoff Rp	PRC C, Lact ?
Engerix B Erwachsene *Fertigspr. 20µg/1ml* **Engerix B Kinder** *Fertigspr. 10µg/1ml* **Hbvaxpro** *Amp. 5µg/0.5ml, 10µg/1ml, 40µg/1ml; Fertigspr. 5µg/0.5ml, 10µg/1ml*	**Hepatitis-B-Immunisierung:** **Erw.:** 20µg i.m. M 0, 1 und 6; **NG, Ki. bis 16J:** 10µg i.m. M 0, 1, 2 und 12, alternativ M 0, 1, 6
Hepatitis-A- + -B-Impfstoff Rp	PRC C, Lact ?
Twinrix Erwachsene *Fertigspr. 720E+20µg/1ml* **Twinrix Kinder** *Fertigspr. 720E+10µg/0.5ml*	**Hepatitis-A- +-B-Immunisierung:** **Erw.:** 720E + 20µg i.m. M 0, 1 und 6; **Ki. 1-16J:** 720E + 10µg i.m. M 0, 1 und 6
Influenza-Impfstoff (epidemische Influenza) Rp	PRC C Lact +
Fluad 2016/2017 *Fertigspr. 0.5ml* **Influvac 2014/2015** *Fertigspr. 0.5ml*	**Pro. epidemische Influenza: Erw., Ki ab 3J:** 0.5ml i.m./s.c.; **Ki. 6M-3J:** 0.25ml i.m/s.c.; Wdh. bei Kindern nach 4W
Japanische-Enzephalitis-Virus-Impfstoff Rp	
Ixiaro *Fertigspr. 0.5ml*	**Japanische-B-Enzephalitis-Immunisierung:** 0.5ml i.m. M 0 und 1
Masern-Mumps-Röteln-Impfstoff Rp	PRC C, Lact +
MMR Triplovax *Fertigspr. 0.5ml* **MMR Vaxpro** *Fertigspr. 0.5ml* **Priorix MMR** *Fertigspr. 0.5ml*	**Masern-Mumps-Röteln-Immunisierung:** **Ki. ab 12. Lebensmonat:** 0.5ml i.m. M 0 und 4 (möglichst bis Ende 2.Lj.)

Masern-Mumps-Röteln-Varizellen-Impfstoff Rp	PRC C, Lact +
Priorix Tetra *Fertigspr. 0.5ml*	**Masern-Mumps-Röteln-Varizellen-Immun.** : **Ki. ab 9. M-12.Lj.:** 0.5ml s.c. W 0 und 6
Papillomvirusimpfstoff Rp	
Cervarix *Fertigspr. 0.5ml* **Gardasil** *Fertigspr. 0.5ml*	**Pro. HPV-assoziiertes Zervix-Ca, Anal-Ca Dysplasien von Zervix und Vulva, Condylomata acuminata: 9-13J:** 0.5ml i.m. M 0 und 6; **ab 14J:** 0.5ml i.m. M 0, 2 und 6
Poliomyelitis-Impfstoff (Typ I, II, III) Rp	PRC C, Lact +
IPV Merieux *Fertigspr. 40+8+32E/0.5ml* **Imovax Polio** *Fertigspr. 40+8+32E/0.5ml*	**Poliomyelitis-Immunisierung:** **Erw. u. Ki.:** 40+8+32E i.m. M 0, 2 und12; Auffrischung nach 10J
Rotavirusimpfstoff Rp	
Rotarix *Susp. 1ml* **RotaTeq** *Dosiertube 2ml*	**Rotaviren-Immunisierung:** 1 bzw. 2ml p.o., 1. Dosis 6.-12. Lebenswoche, Wdh. nach 4 und 8W
Tollwutimpfstoff Rp	
Rabipur *Inj.Lsg. 2.5IE/1ml* **Tollwutimpfstoff (HDC) inaktiviert** *Inj.Lsg. 2.5IE/1ml*	**Tollwut-Immunisierung:** 2.5IE i.m. d 0, 7, 21 oder 28; Auffrischung nach Titer oder alle 2-5J; **Impfung nach Exposition:** 2.5IE d 0, 3, 7, 14, 28
Varizellen-Impfstoff Rp	PRC C, Lact ?
Varilrix *Fertigspr. 2000E/0.5ml* **Varivax** *Fertigspr. 1350E/0.5ml*	**Varizellen-Immunisierung:** **Erw., Ki. > 12M:** 0.5ml i.m./s.c. W 0 und 6
Varicella-Zoster-Impfstoff Rp	PRC C Lact ?
Zostavax *Fertigspr. 19.400PBE/0.65ml*	**Pro. Herpes zoster und postherpetische Neuralgie:** Patienten > 50J: 1 x 0.65ml s.c.

10.5.3 Bakterielle und virale Impfstoffe kombiniert

UW (Infanrix Hexa): Reaktionen an der Injektionsstelle, ungewöhnliches Schreien, Ruhelosigkeit, virale Infekte, Infekte der oberen Atemwege, Bronchitis, Konjunktivitis, Husten, Schnupfen, Diarrhoe, Erbrech., Dermatitis, Bauchschmerzen, Otitis media, Ekzem, Schläfrigkeit; **KI** (Infanrix Hexa): bek. Überempfindlichkeit gegen die enthaltenen Impfstoffe bzw. gegen Neomycin, Polymyxin; fühere Enzephalopathie innerhalb von 7d nach Pertussis-Impfung

Diphtherie-Tetanus-Pertussis-Poliomyelitis-Haemophilus-influenzae-Hepatitis-B-Impfstoff Rp	
Infanrix Hexa *Fertigspr. 0.5ml*	**Immunisierung o.g. Erreger:** 0.5ml i.m. z.B. 2. 3. 4. und 12. Lebensmonat

10.6 Impfkalender

Impfung	Monate					Jahre				
	2	3	4	11–14	15–23	2–4	5–6	9–17	>18	≥ 60
Diphtherie (D/d)[a] Tetanus (T) Pertussis (aP/ap)[a]	DTaP	DTaP	DTaP	DTaP	DTaP (G)	DTaP (G)	DTaP (A)	DTaP (A)	dTap (A)[g] dTap (G)	
H. Influenza B (Hib)	Hib	Hib[e]	Hib	Hib	Hib (G)	Hib (G)				
Polio (IPV)	IPV	IPV[e]	IPV	IPV	IPV (G)	IPV (G)		IPV (A)	IPV (G)	
Hepatitis B (HB)[b]	HB	HB[e]	HB	HB	HB (G)	HB (G)				
Pneumokokken (M)	P	P	P	P	P (G)					P (S)[h]
Meningokokken C (M)				M (ab vollend. 12. Monat)		M (G)				
Masern, Mumps, Röteln (MMR)				MMR	MMR	MMR (G)			Masern (S)[i]	
Varicellen (V)				V	V[f]	V (G)				
Human Papilloma Virus (HPV)[c]								Mädchen 9–17 J. HPV		
Influenza (I)[d]										I (S)

Zeitpunkt empfohlener Impfungen mit Impfstoff; (A) = Auffrischung

Grundimmunisierung aller noch nicht Geimpften bzw. Komplettierung eines vollständigen Impfschutzes (G)

Standardimpfungen mit allgemeiner Anwendung = Regelimpfung (S)

a Ab 5 oder 6J wird zur Auffrischung u. Grundimmunsisierung ein Impfstoff mit reduziertem Diphtherietoxoid-Gehalt (d) bzw. Pertussis-Antigen-Gehalt (ap) verwendet

b Postexpositionelle Hepatitis-B-Pro. bei NG von HBsAg-positiven Müttern: post partum innerhalb von 12h mit aktiver u. passiver Immunisierung gg. Hep. B beginnen; bei Müttern mit unbekanntem HBsAg-Status nur aktive Immunisierung

c Impfung mit 3 Dosen für alle Mädchen im Alter von 12–17 Jahren

d Jährlich mit dem von der WHO empfohlenen aktuellen Impfstoff

e Bei monovalenter Anwendung kann diese Dosis entfallen

f Bei der 1. Impfung gg. MMR u. V: simultane Gabe von MMR- u. V-Impfstoff an verschiedenen Körperstellen bevorzugen

g Td-Auffrischung alle 10 Jahre; bei allen Erwachsenen wird die nächste fällige Td-Impfung einmalig als Tdap (bei entsprechender Indikation als Tdap-IPV)-Kombinationsimpfung empfohlen

h In der Regel einmalige Impfung

i Einmalig für nach 1970 geborene Personen ab 18J ohne Impfung, mit nur einer Impfung in der Kindheit oder mit unklarem Impfstatus, vorzugsweise mit einem MMR-Impfstoff

Impftabelle nach STIKO (Ständige Impfkommission am Robert Koch-Institut, Berlin, Stand 2016
http://www.rki.de/DE/Content/Kommissionen/STIKO/Empfehlungen/Aktuelles/Impfkalender.html

11 Anästhesie

11.1 Opioid-Analgetika

11.1.1 Äquianalgetische Dosierungen

Opioid	Parent. (mg)	Oral (mg)	Wirkdauer (h)	Btm
Alfentanil	0.5	-	0.2	X
Buprenorphin	0.3	-	6-8	X
Buprenorphin s.l.	0.4	-	6-8	X
Codein	-	120	3-5	-
Dihydrocodein	-	90	3-4	-
Fentanyl	0.1	-	0.4	X
Hydrocodon	7	-	4-8	-
Hydromorphon	2	4	4	X
Hydromorphon Oros	-	6	24	X
Levomethadon	4	7.5	6	X
Meptazinol	100	-	1-3	-
Methadon	8	15	6	X
Morphin	10	30	2-4	X
Oxycodon	7.5	15	4	X
Pethidin	75	-	2-4	X
Piritramid	15	-	4-6	X
Remifentanil	0.05	-	0.2	X
Sufentanil	0.02	-	0.5	X
Tilidin/Naloxon	-	300	3-4	-
Tramadol	100	300	3-4	-
Opioidähnliche Analgetika (MOR-NRI)				
Tapentadol	-	~75		X

11.1.2 Opioid-Umstellung auf Pflaster

Morphin → Fentanyl

Morphin mg/24h p.o.	Morphin mg/24h Parent.	Fentanyl µg/h TTS
0-45	-	12
46-90	0-22	25
91-150	23-37	50
151-210	38-52	75
211-270	53-67	100
271-330	68-82	125
331-390	83-97	150
391-450	98-112	175

Dosisbereiche gelten als Orientierung, die Dosisstärke des Pflasters muss individuell auf den Patienten abgestimmt werden.

Morphin → Buprenorphin

Morphin mg/24h p.o.	Morphin mg/24h Parent.	Buprenorphin mg/24h s.l.	Buprenorphin mg/24h Parent.	Buprenorphin µg/h TTS
0-90	0-30	Bis 1.1	Bis 0.8	35
91-130	31-43	Bis 1.6	Bis 1.2	52.5
131-170	44-57	Bis 2.1	Bis 1.5	70
171-340	58-113	Bis 4.3	Bis 3.1	87.5-140

Maximale Pflastergröße: Fentanyl 100µg/h, Buprenorphin 70µg/h; bei höherer Dosierung verschiedene Pflastergrößen für die korrekte Dosis kombinieren

11.1.3 Opioid-Umstellung, allgemein

1. Errechnung der Tagesdosis des bisherigen Opioids
2. Errechung der äquianalgetischen Tagesdosis des neuen Opioids (bezogen auf Applikationsart)
3. **50-%-Regel:** ini 30-50% d. rechnerisch ermittelten Äquivalenzdosis; Ausnahmen: bei L-Methadon individuelle Titration; bei Umstellung auf MOR-NRI i.d.R. keine Reduktion, da 2 Wirkmechanismen
4. Aufteilung der Tages- in Einzeldosen entsprechend der Wirkdauer der Substanz
5. Titration gegen den Schmerz mittels schnell freisetzender Bedarfsmedikation
6. Festlegen der neuen Basis- ggf. auch Bedarfsmedikation

11.1.4 Opioidagonisten

Wm Stimulation zentraler Opioid-Rezeptoren; **Wi** analgetisch, sedativ, atemdepressiv, antitussiv, emetisch und antiemetisch; vgl. auch UW;
UW (Fentanyl): Übelkeit, Erbrechen, Muskelrigidität, Dyskinesie, Sedierung, Schwindel, Sehstörung, Bradykardie, Tachykardie, Arrhythmie, Hypotonie, Hypertonie, Venenschmerz, Laryngospasmus, Bronchospasmus, Apnoe, allergische Dermatitis, postoperative Verwirrtheit, neurologische, anästhesiologische Komplikationen;
UW (Fentanyl TTS): Somnolenz, Schwindel, Kopfschmerzen, Übelkeit, Erbrechen, Obstipation, immunologische Überempf., Appetitlosigkeit, Schlaflosigkeit, Depression, Angstgefühl, Verwirrtheitszustand, Halluzinationen, Tremor, Parästhesie, Konjunktivitis, Drehschwindel, Palpitationen, Tachykardie, Hypertonie, Dyspnoe, Diarrhoe, Mundtrockenheit, abdominale Schmerzen, Oberbauchschmerzen, Dyspepsie, Schwitzen, Pruritus, Hautausschlag, Erythem, Muskelkrämpfe, Harnverhalt, Fatigue, periphere Ödeme, Asthenie, Unpässlichkeit, Malaise, Kältegefühl;
UW (Morphin): Stimmungsänderungen, Veränd. der Aktiviertheit, Schlaflosigkeit, Denkstrg., Wahrnehmungsstrg. wie Halluzinationen, Verwirrtheitszustände, Kopfschmerzen, Schwindel, Geschmacksstrg., Obstipation, Erbrechen, Dyspepsie, Schwitzen, Urtikaria, Pruritus, Harnretention;
UW (Pethidin): Verwirrtheit, Stimmungsveränderungen, Veränderungen der kognitiven und sensorischen Leistungsfähigkeit, Erregungszustände, Wahnvorstellungen, Halluzinationen, Sedierung, Schwindel, Atemdepression; **UW** (Piritramid): Tachykardie, Hypotonie, Stupor, Schwindel, Somnolenz, Übelkeit, Erbrechen, Würgereiz, Blässe;
UW (Oxycodon): Appetit ↓, Stimmungs- und Persönlichkeitsänderung, Aktivität ↓, Unruhe, psychomotorische Hyperaktivität, Agitiertheit, Nervosität, Schlaflosigkeit, Denkstörung, Verwirrtheitszustände, Sedierung, Schwindel, Kopfchmerz, Synkope, Parästhesien, Hypotonie, Dyspnoe, Obstipation, Erbrechen, Übelkeit, Abdominalschmerz, Diarrhoe, Mundtrockenheit, Schluckauf, Dyspepsie, Pruritus, Harnretention, Dysurie, Harndrang, Hyperhidrosis, Schüttelfrost, Asthenie;
UW (Sufentanyl): Sedierung, Pruritus, Fieber, neonataler Tremor, Schwindel, Kopfschmerzen, Tachykardie, Hypertonie, Hypotonie, Blässe, neonatale Zyanose, Hautverfärbung, Muskelzuckungen, Harnverhalt, Harninkontinenz;
KI (Fentanyl): bek. Überempfindlichkeit.; Patienten mit Epilepsie, bei denen eine intraoperative Herdlokalisation vorgenommen werden soll; **KI** (Fentanyl TTS): akute oder postoperative Schmerzzustände, da bei einer kurzzeitigen Anwendung keine Dosistitration möglich ist; schwer beeinträchtigte ZNS-Funktion, schwere Atemdepression;
KI (Morphin): bek. Überempfindlichkeit, Ileus, Atemdepression, schwere chronisch obstruktive Atemwegserkrankungen, akutes Abdomen, Gerinnungsstörungen und Infektionen im Injektionsgebiet bei intrathekaler oder epiduraler Anwendung;
KI (Oxycodon): bek.Überempfindlichkeit, schwere Atemdepression mit Hypoxie und/oder Hyperkapnie, schwere chronisch obstruktive Lungenerkrankung, Cor pulmonale, schweres Bronchialasthma, paralytischer Ileus, Stillzeit; **KI** (Jurnista): Ki./Jugendliche < 18J;
KI (Pethidin): bek. Überempfindlichkeit, gleichzeitige Anwendung von MAO-Hemmern oder innerhalb von 14d nach der letzten Einnahme, schwere respiratorische Insuffizienz, Ki. < 1J;
KI (Piritramid): bek. Überempfindlichkeit, Atemdepression, komatöse Zustände;
KI (Sufentanyl): bekannte Überempfindlichkeit, während der Lakt. (24h nach der Anästhesie kann wieder mit dem Stillen begonnen werden); unter der Geburt oder während des Kaiserschnittes vor Abnabelung des Kindes; akute hepatische Porphyrien; Krankheitszustände, bei denen eine Dämpfung des Atemzentrums vermieden werden soll

Alfentanil Rp (Btm)	HWZ 1.5h, Q0 1.0, PPB 92%, PRC C, Lact?
Alfentanil-Hameln *Amp. 1mg/2ml, 5mg/10ml* **Rapifen** *Amp. 1mg/2ml, 5mg/10ml*	**Anästhesie:** Erw. und Ki. nach OP-Dauer als Bolus: bis 10min: 15-20µg/kg i.v.; 10-30min: 20-40µg/kg; 0.5-1h: 40-80µg/kg; > 1h: 80-150µg/kg; Dauerinfusion: 0.5-3µg/kg/min
Fentanyl Rp (Btm)	HWZ 3-12h, Q0 0.9, PPB 80-85%, PRC C, Lact ?
Fentanyl Hameln *Amp. 0.1mg/2ml, 0.5mg/10ml, 2.5mg/50ml* **Fentanyl HEXAL** *Amp. 0.1mg/2ml, 0.5mg/10ml* **Fentanyl-Janssen** *Amp. 0.1mg/2ml, 0.5mg/10ml*	**Prämedikation:** 50-100µg i.m. 30-60min. präOP; **analgetische Komponente bei Allgemeinanästhesie:** mittlere Dosis 2-20µg/kg i.v.; hohe Dosis 20-50µg/kg i.v.; Ki. 12-17J. s. Erw.; 2-11J.: ini 1-3µg/kg, supplementär 1-1.25µg/kg; **analgetische Komponente bei Regionalanästhesie:** 50-100µg i.m. oder langsam i.v.; **Monoanästhetikum bei Allgemeinanästhsie:** 50-100µg/kg i.v., in Einzelfällen bis 150µg/kg; **DANI, DALI** verlängerte postOP Überwachung
Fentanyl oral/nasal Rp (Btm)	HWZ 4-22h Q0 0.9, PPB 85%, PRC C, Lact ?
Abstral *Lingualtbl. 100, 200, 300, 400, 600, 800µg* **Actiq** *Lutschtbl. 200, 400, 600, 800, 1200, 1600µg* **Breakyl** *Buccalfilm 200, 400, 600, 800, 1200µg* **Effentora** *Buccaltbl. 100, 200, 400, 600, 800µg* **Fentanyl HEXAL** *Lingualtbl. 67, 133, 267, 400, 533, 800µg* **Instanyl** *Nasenspray 50, 100, 200 µg/Stoß* **PecFent** *Nasenspray 100, 400µg/Stoß*	**Durchbruchschmerzen bei chronischen Tumorschmerzen:** **Actiq:** ini 200µg, ggf. Wdh nach 15min; weitere Dosistitration je nach Wi bis 1600µg; **Abstral, Effentora:** ini 100µg, ggf. Wdh nach 30min, weitere Dosistitration je nach Wi bis max. 800µg; **Breakyl:** ini 200µg, ggf. nach 30min höhere Dosis, weitere Dosistitration je nach Wi bis max. 1200µg; **Instanyl:** ini 50µg, ggf. Wdh. nach 10min, weitere Dosistitration je nach Wi; **Pecfent:** ini 100µg, ggf. nächste Dosis nach 4h, weitere Dosistitration je nach Wi bis 800µg; s.a. FachInfo der einzelnen Präparate; **DANI, DALI** sorgfältige Dosiseinstellung
Fentanyl transdermal Rp (Btm)	HWZ 13-22h , Q0 0.9, PPB 85%, PRC C, Lact ?
Durogesic SMAT *TTS 12, 25, 50, 75, 100µg/h* **Fentadolon** *TTS 25, 50, 75µg/h* **Fentamat** *TTS 12, 25, 37.5, 50, 75, 100µg/h* **Fentanyl HEXAL** *TTS 12, 25, 37.5, 50, 75, 100, 150µg/h* **Fentanyl Sandoz** *TTS 12, 25, 37.5, 50, 75, 100, 150µg/h* **Fentavera** *TTS 12, 25, 50, 75, 100µg/h* **Matrifen** *TTS 12, 25, 50, 75, 100µg/h*	**Chronische Schmerzen:** alle 3d 1 Pflaster, Dosis je nach Vortherapie: → 292; **DANI, DALI** sorgfältige Dosiseinstellung

Hydromorphon Rp (Btm)	HWZ 2.5h, Qo 1.0, PPB 8%, PRC C, Lact ? ✋
Hydromorphon HEXAL *Tbl. 4(ret.), 8(ret.); 16(ret.), 24(ret.)mg; Kps. 2(ret.), 4(ret.), 8(ret.), 16(ret.), 24(ret.)mg; Amp. 2mg/1ml, 10mg/1ml, 100mg/10ml* **Hydromorphon Stada** *Tbl. 4(ret.), 8(ret.), 16(ret.), 24(ret.)mg* **Palladon** *Kps. 1.3, 2.6mg; Kps. 4(ret.), 8(ret.), 16(ret.), 24(ret.)mg; Amp. 2mg/1ml, 10mg/1ml, 100mg/10ml*	**(Sehr) starke Schmerzen:** ini 1.3-2.6mg alle 4h p.o.; 2 x 4-24mg (ret.) p.o.; 1-2mg i.m./s.c.; 1-1.5mg i.v.; **Ki. < 6J:** 0.015mg/kg i.m./s.c.; **6-12J:** 0.5-1mg i.m/s.c.; **DANI, DALI** sorgfältige Dosiseinstellung
Hydromorphon Oros Rp (Btm)	HWZ 12.5-14.7h, Qo 1.0, PPB < 30%, PRC C, Lact ? ✋
Jurnista *Tbl. 4(ret.), 8(ret.), 16(ret.), 32(ret.), 64(ret.)mg*	**Starke chron. Schmerzen:** 1 x 4-64mg p.o.; **DANI, DALI** sorgfältige Dosiseinstellung
Levomethadon Rp (Btm)	HWZ 15-60h, Qo 0.25, PPB 85% ✋
L-Polamidon *Amp. 2.5mg/1ml, 5mg/2ml; Gtt. (1ml = 20Gtt. = 5mg)* **L-Polamidon Lsg. zur Substitution** *Lsg. (1ml = 5mg)*	**(Sehr) starke Schmerzen:** 2.5mg i.v.; bis 7.5mg i.m./s.c., evtl. Wdh. alle 4-6h; 4-6 x 2.5-7.5mg p.o., bei Tumorschmerz ggf. weitere Dosissteigerung; **Ki. 2-5J:** 0.25-0.5mg/d; **> 5J:** 0.5-1.3mg; **Substitutionsther. bei Opiatabhängigkeit:** ini morgens 15-20mg p.o., abends 10-25mg, nach 1-6d Tagesdosis 1 x/d; **DANI, DALI** Dosisreduktion
Morphin Rp (Btm)	HWZ 2.5h, Qo 0.9 (0.3), PPB 20-35%, PRC C, Lact ? ✋
Capros *Kps. 5, 10, 10(ret.), 20, 20(ret.), 30, 30(ret.), 60(ret.), 100(ret.)mg* **M-long** *Kps. 10(ret.), 30(ret.), 60(ret.), 100(ret.)mg* **Morphanton** *Brausetbl. 20mg; Tbl. (ret.) 10, 20, 30, 60, 100mg* **Morphin Merck** *Gtt. (1ml = 5, 20mg); Amp.10mg/1ml, 20mg/1ml, 100mg/10ml* **MSI** *Amp. 10mg/1ml, 20mg/1ml, 100mg/5ml, 200mg/10ml* **MSR** *Supp. 10, 20, 30mg* **MST** *Tbl. 10(ret.), 30(ret.), 60(ret.), 100(ret.), 200(ret.)mg; Gran. 20(ret.), 30(ret.), 60(ret.), 100(ret.), 200(ret.)mg* **Painbreak** *Brausetbl. 15mg* **Sevredol** *Tbl. 10, 20mg* **Substitol** *Kps. 100(ret.), 200 (ret.)mg*	**(Sehr) starke Schmerzen:** 2-6 x 10-60mg p.o.; 1-2 x 30-200mg (ret.) p.o.; 4-6 x 5-10mg i.v./s.c./i.m.; **Ki. 0-1J:** 4-6 x 0.2mg/kg p.o.; **2-5J:** 4-6 x 2.5-5mg p.o.; **6-12J:** 4-6 x 5-10mg p.o.; **13-16J:** 4-6 x 10-20mg; **Ki. bis 6M:** 0.01mg/kg/h i.v. Dauerinfusion; **> 6M:** 4-6 x 0.05-0.1mg i.v.; **DANI, DALI** sorgfältige Dosiseinstellung; **Substitutionsbehandlung bei Opiodabhängigkeit (Substitol):** ohne Vorbehandlung: ini 100-200mg p.o., ggf. n. 6 h zusätzl. 200mg, Erh.Dos. individuell 500-800mg/d; Umstellung von Methadon im Verhältnis 1:6 - 1:8 (Metahdonhydrochlorid : Morphin)

Oxycodon Rp (Btm)	HWZ 3.2-8h, PPB 38-45%, PRC C, Lact ?
Oxycodon Beta *Tbl. 5(ret.), 10(ret.), 20(ret.), 30(ret.), 40(ret.), 60(ret.), 80(ret.)mg* **Oxycodon HEXAL** *Tbl. 5(ret.), 10(ret.), 20(ret.), 40(ret.), 60(ret.), 80(ret.)mg* **Oxycodon Stada** *Tbl. 10(ret.), 20(ret.), 40(ret.), 80(ret.)mg* **Oxycodon-ratioph.** *Tbl. 5 (ret.), 10(ret.), 20(ret.), 30(ret.), 40(ret.), 60(ret.), 80(ret.)mg* **Oxygesic** *Tbl. 5(ret.), 10(ret.), 20(ret.), 40(ret.), 80(ret.), 120(ret.)mg; Kps. 5, 10, 20mg; Lingualtbl. 5, 10, 20mg; Inj.Lsg. 10mg/1ml, 20mg/2ml, 50mg/1ml*	**(Sehr) starke Schmerzen:** ini 2 x 10mg p.o. (nicht opioidgewöhnte Pat.), nach Bedarf steigern; 1-10mg über 1-2min i.v. bzw. 5mg s.c. als Bolus, max. 6x/d; Infusion 2mg/h i.v.; **Nichttumorschmerz:** bis 40mg/d; **Tumorschmerz:** 80-120mg/d, max. 400mg/d; **DANI, DALI** ini 50%
Oxycodon + Naloxon Rp (Btm)	
Targin *Tbl. 5+2.5(ret.),10+5(ret.), 20+10(ret.), 40+20(ret.)mg*	**(Sehr) starke Schmerzen:** ini 2 x 10+5mg p.o., max. 80+40mg/d; **DANI, DALI** vorsichtige Dosiseinstellung
Pethidin Rp (Btm)	HWZ 3.5-4h, Q0 0.9, PPB 60%
Dolantin *Gtt. (21 Gtt. = 50mg); Amp. 50mg/1ml, 100mg/2ml* **Dolcontral** *Supp. 100mg* **Pethidin Hameln** *Amp. 50mg/1ml, 100mg/2ml*	**Starke Schmerzen:** 1-5 x 100mg rect.; 25-150mg p.o./s.c./i.m.; 50mg i.v. Wdh. nach Bedarf, max. 500mg/d p.o./rect./i.v.; **Ki.:** 0.6-1.2mg/kg/ED p.o.; **DANI** Dosisintervall verlängern; **DALI** sorgfältige Dosiseinstellung
Piritramid Rp (Btm)	HWZ 4-10h, Q0 1.0, PRC C
Dipidolor *Amp. 15mg/2ml* **Piritramid Hameln** *Amp. 7.5mg/1ml, 15mg/2ml, 45mg/6ml*	**(Sehr) starke Schmerzen:** bis 4 x 7.5-22.5mg i.v.; bis 4 x 15-30mg i.m./s.c.; **Ki.:** bis 4 x 0.05-0.2mg/kg i.m./s.c.; bis 4 x 0.05-0.1mg/kg i.v.; **DANI** nicht erforderlich; **DALI** Dosisreduktion
Remifentanil Rp (Btm)	HWZ 3-10min, Q0 > 0.9, PPB 70%, PRC C, Lact ?
Remifentanyl B. Braun *Inj.Lsg. 1, 2, 5mg* **Remifentanyl Hameln** *Inj.Lsg. 1, 2, 5mg* **Remifentanyl Kabi** *Inj.Lsg. 1, 2, 5mg* **Ultiva** *Inj.Lsg. 1mg/3ml, 2mg/5ml, 5mg/10ml*	**Anästhesie bei Spontanatmung:** ini 0.04µg/kg/min i.v., dann nach Bedarf 0.02-0.1µg/kg/min; **Anästhesie mit Beatmung:** ini 0.5-1µg/kg/min i.v., dann je nach Narkoseverfahren; **Ki. 1-12J:** ini 0.25µg/kg/min i.v., dann je nach Narkoseverfahren 0.05-1.3µg/kg/min; **DANI** nicht erforderlich

Sufentanil Rp (Btm)	HWZ 158-164min, Q0 1.0, PPB 92%, PRC C, Lact ?
Sufentanil Hameln *Amp. 0.01mg/2ml, 0.05mg/10ml, 0.25mg/5ml, 1mg/20ml* **Sufentanil Hikma** *50µg/10ml; 250µg/5ml*	**Anästhesie bei Kombinationsnarkose:** ini 0.5-2µg/kg i.v., dann 0.15-0.7µg/kg; **Monoanästhesie:** ini 15-20µg/kg i.v., dann 25-50µg nach Bed.; **epidural:** intraop. 10-15ml Bupivacain 0.25% + 1µg Sufentanil/ml; postop. kontin. Bupivacain 0.175% + 1µg Sufentanil/ml; 4-14ml/h; **DANI, DALI** ggf. Dosisreduktion

11.1.5 Opioide mit gemischt-agonistischer-antagonistischer Aktivität

Wm/Wi (Buprenorphin): kappa-Antagonist und µ-Agonist ⇒ analgetisch;
Wm/Wi (Nalbuphin): kappa-Agonist und µ-Antagonist ⇒ analgetisch;
UW (Buprenorphin): Übelkeit, Erbrechen, Erythem, Juckreiz, Schwindel, Kopfschmerzen, Dyspnoe, Schwitzen, Exanthem, Obstipation, Ödeme, Müdigkeit;
UW (Nalbuphin): Sedierung, Schweißausbrüche, Schläfrigkeit, Vertigo, Mundtrockenheit, Kopfschmerzen, Dysphorie, Übelkeit, Erbrechen;
KI (Buprenorphin TTS): bek. Überempf., opioidabhängige Pat. bzw. zur Drogensubstitution, Strg. des Atemzentrums bzw. der Atemfunktion, Myasthenia gravis, Kombination mit MAO-Hemmern, Delirium tremens, Grav.; **KI** (Nalbuphin): bekannte Überempfindlichkeit, schwere Niereninsuffizienz, Leberschäden, gleichzeitige Therapie mit µ-agonistischen Opioiden

Buprenorphin Rp (Btm)	HWZ 5h, TTS 30h, Q0 1.0, PPB 96%, PRC C, Lact ?
Bup 4-Tagepflaster *TTS 35, 52.5, 70µg/h* **Buprenaddict** *Lingualtbl. 0.4, 2, 8mg* **Buprenorphin AWD** *TTS 35, 52.5, 70µg/h* **Buprenorphin-ratioph. Matrixpflaster** *TTS 35, 52.5, 70µg/h* **Norspan** *TTS 5, 10, 20, 30, 40µg/h* **Subutex** *Lingualtbl. 0.4, 2, 8mg* **Temgesic** *Lingualtbl. 0.2, 0.4mg; Amp. 0.3mg/1ml* **Transtec PRO** *TTS 35, 52.5, 70µg/h*	**(Sehr) starke Schmerzen:** 3-4 x 0.2-0.4mg s.l., 3-4 x 0.15-0.3mg i.v./i.m.; max. 1.2mg/d; TTS: 35-70µg/h, Wechsel alle 4d (alle 3d bei Buprenorphin AWD u. Buprenorphin-ratioph.); TTS (Norspan): 5-20µg/h, Wechsel alle 7d; **Ki.:** 3-4 x 3-6µg/kg i.v./i.m.; > 35kg: 3-4 x 0.2mg p.o.; > 45kg: 3-4 x 0.4mg p.o.; **Substitutionsther. bei Opiatabhängigkeit:** ini 1 x 2-4mg p.o., dann langsame Dosisred.; **DANI** nicht erforderlich; **DALI** Dosisreduktion, KI bei schwerer LI

Buprenorphin + Naloxon Rp (Btm)	
Suboxone *Lingualtbl. 2+0.5mg, 8+2mg*	**Substitutionsther. bei Opiatabhängigkeit:** ini 2-4+0.5-1mg p.o., an d1 ggf. erneut 1-2 x 2+0.5mg, Dosisanp. nach klinischer Wi, max. 24mg Buprenorphin/d, s. a. FachInfo; **DANI** nicht erforderl., CrCl < 30: vors. Anw.; **DALI** Dosisreduktion, KI bei schwerer LI

Meptazinol Rp	HWZ 3h, Q0 0.95
Meptid *Amp. 100mg/1ml*	**Mittelstarke bis starke Schmerzen:** 50-100mg i.v., 75-100mg i.m., ggf. Wdh alle 2-4h

Nalbuphin Rp	HWZ 2-3h
Nalpain *Inj.Lsg. 10mg/1ml*	**Mittelstarke bis starke Schmerzen:** 0.1-0.3mg/kg i.v./i.m./s.c., dann je nach Wi nach 3-6h wdh., max. 20mg/d; **Ki.:** 0.1-0.2mg/kg i.v./i.m./s.c.; **Ki. < 1.5J:** keine Daten; **DANI** KI bei schweren Nierenschäden; **DALI** KI bei schweren Leberschäden

11.1.6 Opioidantagonisten

Wm: kompetitiver Antagonismus am Opioidrezeptor;
UW (Naloxon): Schwindel, Kopfschmerzen, Tachykardie, Hypotonie, Hypertonie, Übelkeit, Erbrechen, postoperative Schmerzen;
UW (Naltrexon): Bauchschmerzen, Übelkeit, Erbrechen, Diarrhoe, Obstipation, Appetit ↓, Schlafstörungen, Angstzustände, Nervosität, Affektstörungen, Reizbarkeit, Kopfschmerzen, Unruhe, Schwindel, gesteigerter Tränenfluss, Tachykardie, Palpitationen, Änderungen EKG, Thoraxschmerzen, Exanthem, Gelenk- und Muskelschmerzen, verzögerte Ejakulation, erektile Dysfunktion, Asthenie, Durst, gesteigerte Energie, Schüttelfrost, Hyperhidrose,
KI (Naloxon): bek. Überempfindlichkeit;
KI (Naltrexon): bek. Überempfindlichkeit, schwere Leberinsuffizienz, akute Hepatitis, schwere Nierenfunktionsstörung, Patienten, die Opioid-Analgetika erhalten; opioidabhängige Patienten ohne erfolgreichen Entzug, oder Patienten, die Opiat-Agonisten erhalten (z. B. Methadon); akute Opiat-Entzugssymptome, Patienten mit einem positiven Opioid-Nachweis im Urin, oder einem negativen Ergebnis im Naloxon-Provokationstest

Naloxon Rp	HWZ 3-4h, Q_0 1.0, PPB 32-45%, PRC B, Lact ?
Naloxon Hameln *Amp. 0.4mg/1ml* **Naloxon-ratioph.** *Amp. 0.4mg/1ml* **Naloxon Inresa** *Amp. 0.4mg/1ml*	**Opioid-Intoxikation:** ini 0.4-2mg i.v./i.m./s.c., dann je nach Wi alle 2min 0.4-2mg; **Ki.:** 0.01mg/kg i.v., je n. Wi Wdh. nach 3-5min; **postop. Atemdepression:** 0.1-0.2mg i.v., Wdh. alle 2-3min, bis Spontanatmung einsetzt; **Ki.:** 0.005-0.01mg/kg; **Neugeborene, deren Mutter Opiode erhalten hat:** 0.01mg/kg i.v./i.m., je n. Wirkung Wdh. nach 2-3min

Naltrexon Rp	HWZ 2.7(9)h, Q_0 1.0, PPB 21%, PRC C, Lact ?
Nalorex *Tbl. 50mg* **Naltrexon Hcl Neurax** *Tbl. 50mg* **Nemexin** *Tbl. 50mg*	**Unterstützung einer Entwöhnungstherapie nach erfolgter Opiatentgiftung:** nach neg. Naloxon-Test d1 25mg, dann 1 x 50mg p.o.; od. Montag, Mittwoch, Freitag 100, 100, 150mg; Adepend → 381; **DANI, DALI** KI bei schwerer NI, LI

11.1.7 Weitere Opioid-Analgetika

Wm/Wi (Tilidin+Naloxon): Kombination Opiodagonist und -Antagonist ⇒ analgetisch, gleichzeitig Verminderung des Missbrauchspotentials durch Opiatabhängige;
Wm/Wi (Tramadol) zentral wirksamer Opioidrezeptor-Agonist, Hemmung der neuronalen Wiederaufnahme von Noradrenalin ⇒ analgetisch, antitussiv, nur gering artemdepressiv;
UW (Tilidin+Naloxon): Übelkeit, Erbrechen, Diarrhoe, Bauchschmerzen, Schwindel, Benommenheit, Müdigkeit, Kopfschmerzen, Nervosität, vermehrtes Schwitzen;
UW (Tramadol): Schwindel, Kopfschmerzen, Benommenheit, Übelkeit, Erbrechen, Obstipation, Mundtrockenheit, Schwitzen, Erschöpfung;
KI (Tilidin+Naloxon): bekannte Überempfindlichkeit; Opiatabhängigkeit, andere Abhängigkeitserkrankungen, Porphyrie;
KI (Tramadol): bekannte Überempfindlichkeit, akute Alkohol-, Schlafmittel-, Analgetika-, Opioid- oder Psychopharmakavergiftungen; Pat., die MAO-Hemmer erhalten oder innerhalb der letzten 14d angewendet haben; nicht ausreichend kontrollierte Epilepsie; Anwendung zur Drogensubstitution

Tilidin + Naloxon Rp (Btm unretardierte Formen)	HWZ 3h, Qo 0.95
Tilicomp Beta *Tbl. 50+4(ret.), 100+8(ret.), 150+12(ret.)mg;* **Tilidin HEXAL comp** *Kps. 50+4mg; Tbl. 50+4(ret.), 100+8(ret.), 150+12(ret.), 200+16(ret.)mg;* **Valoron N** *Tbl. 50+4(ret.), 100+8(ret.), 150+12(ret.), 200+16(ret.)mg; Gtt. (20 Gtt. = 50+4mg)*	**(Sehr) starke Schmerzen:** bis 4 x 50-100+4-8mg p.o., max. 600+48mg/d; 2 x 50-200+4-16mg (ret.) p.o.; **Ki. 2-13J:** bis 4 x 1Gtt./Lj., minimal 3Gtt./ED; **DANI** nicht erforderlich

Tramadol Rp	HWZ 6(5-10)h, Qo 0.6, PPB 20%, PRC C, Lact -
Amadol *Tbl. 100(ret.), 150(ret.)mg;* **Tial** *Tbl. 100(ret.), 150(ret.), 200(ret.)mg* **Tramadolor** *Kps. 50, 50(ret.), 100(ret.), 150(ret.), 200(ret.)mg; Tbl. 50, 50(ret.), 100(ret.), 150(ret.), 200(ret.), 300(ret.)mg; Brausetbl. 100mg; Gtt. (20Gtt. = 50mg); Pumplsg. 100mg/1ml; Amp. 50mg/1ml, 100mg/2ml* **Tramadol-ratioph.** *Tbl. 50, 100(ret.)mg; Kps. 50, 50(ret.), 150(ret.), 200(ret.)mg; Brausetbl. 50mg; Gtt. (20Gtt. = 50mg); Pumplsg. 100mg/1ml; Amp. 50mg/1ml, 100mg/2ml* **Tramal** *Kps. 50mg; Supp. 100mg; Gtt. (20 Gtt. = 50mg); Amp. 50mg/1ml, 100mg/2ml* **Tramal long** *Tbl. 50(ret.), 100(ret.), 150(ret.), 200(ret.)mg* **Travex One** *Tbl. 150(ret.), 200(ret.), 300(ret.), 400(ret.)mg*	**Mäßige, starke Schmerzen:** bis 4 x 50-100mg p.o./i.v./i.m./s.c./rect.; 1-2 x 50-200mg ret. p.o.; max. 400mg/d; **Ki. 1-11J:** 1-2mg/kg p.o./i.v.; max. 400mg/d bzw. 8mg/kgKG/d; **DANI** bei kurzfristiger Gabe keine Dosisanpassung erforderlich; bei schwerer NI Dauertherapie nicht empfohlen; CrCl < 10: KI; **DALI** KI bei schwerer LI

11.2 Opioidrezeptor-Agonist mit Noradrenalin-Reuptake-Hemmung (MOR-NRI)

Wm/Wi: µ-Opioidrezeptor-Agonist mit Noradrenalin-Wiederaufnahmehemmung ⇒ starke analgetische Wi bei chronischen nozizeptiven, neuropathischen und gemischten Schmerzen;
UW: Schwindel, Somnolenz, Kopfschmerz, Übelkeit, Obstipation, Appetit↓, Angst, depressive Stimmung, Schlafstrg., Nervosität, Ruhelosigkeit, Aufmerksamkeitsstrg., Tremor, unwillkürliche Muskelkontraktionen, Erröten, Dyspnoe, Erbrechen, Diarrhoe, Dyspepsie, Pruritus, Hyperhidrose, Hautausschlag, Asthenie, Müdigkeit, Gefühl der Körpertemperatur-veränderung, trockene Schleimhäute, Ödeme;
KI: bekannte Überempfindlichkeit, ausgeprägte Atemdepression, akutes/starkes Bronchialasthma, Hyperkapnie, paralytischer Ileus, akute Intoxikation mit Alkohol, Hypnotika, zentralen Analgetika, psychotropen Substanzen

Tapentadol Rp (Btm)	HWZ 4h, PPB 20%
Palexia retard *Tbl. 25(ret.), 50, 50(ret.), 100(ret.), 150(ret.), 200(ret.), 250(ret.)mg; Lsg. (1ml = 20mg)* **Yantil retard** *Tbl. 25(ret.), 50(ret.), 100(ret.), 150(ret.), 200(ret.), 250(ret.)mg* **Umdosierung:** < 80mg Morphin/d → 2 x 50mg/d Tapentadol ≥ 80- < 120mg Morph./d → 2 x 100mg/d Tapentadol ≥ 120- < 160mg Morph./d → 2 x 150mg/d Tapentadol ≥ 160- < 200mg Morph./d → 2 x 200mg/d Tapentadol	**Starke chronische Schmerzen:** ohne Opioid-Vorbehandlung ini 2 x 50mg/d p.o., mit Opioid-Vorbehandlung ini ggf. höhere Dosis → 292; nach Bedarf steigern; max. 2 x 250mg/d; **DANI** leichte bis mäßige NI: 100%, schwere NI: Anwendung nicht empfohlen; **DALI** leichte LI: 100%; mäßige LI: ini 1 x 50mg/d, nach Verträglichkeit steigern; schwere LI: Anwendung nicht empfohlen

11.3 Weitere zentral wirksame Analgetika

Wm/Wi (Flupirtin): aktiviert Kaliumkanäle der Nervenzelle ⇒ K+-Ausstrom ⇒ Stabilisierung des Ruhemembranpotenzials, Aktivierung der Nervenzellmembran↓ ⇒ indirekte Hemmung von NMDA-Rezeptoren;
Wm/Wi (Ziconotid): inhibiert spannungsabhängigen Kalziumeinstrom in die primären nozizeptiven afferenten Nerven, die im Rückenmarkshinterhorn enden;
UW (Flupirtin): Müdigkeit, v.a. zu Therapiebeginn, Schwindel, Sodbrennen, Appetitlosigkeit, Magenbeschwerden, Übelkeit, Erbrechen, Verstopfung, Schlafstrg., Schweißausbrüche, Tremor, Depressionen, Kopf-/Bauchschmerzen, Mundtrockenheit, Unruhe/Nervosität, Blähungen, Durchfall, Transaminasenerhöhung,
UW (Ziconotid): Schwindel, Übelkeit, Nystagmus, Verwirrung, Gangabnormalitäten, Gedächtnisstrg., Verschwommensehen, Kopfschmerz, Asthenie, Erbrechen, Somnolenz;
KI (Flupirtin): bekannte Überempfindlichkeit, bei Risiko einer hepatischen Enzephalopathie, Cholestase, Myasthenia gravis, vorbestehende Lebererkrankung und Alkoholabusus, kürzlich überwundener oder aktiv bestehender Tinnitus;
KI (Ziconotid): bek. Überempfindlichkeit, Kombination mit intrathekaler Chemotherapie

Flupirtin Rp	HWZ 10h, Q0 > 0.7, PPB 80%
Flupigil *Kps. 100mg* **Flupirtinmaleat Winthrop** *Kps. 100mg; Tbl. 400(ret.)mg* **Katadolon** *Kps. 100mg; Tbl. 400(ret.)mg; Supp. 150mg* **Trancopal Dolo** *Kps. 100mg* **Trancolong** *Tbl. 400(ret.)mg*	**Akute Schmerzen (wenn NSAR bzw. schwache Opiode KI sind):** 3-4 x 100mg p.o., max 600mg/d; 1 x 400mg (ret.) p.o.; 3-4 x 150mg, max. 900mg rect.; Anw. für max. 2W.; **DANI** max. 300mg p.o./450mg rekt. **DALI** KI
Ziconotid Rp	HWZ 4.5h, (intrathekal)
Prialt *Inf.Lsg. 100µg/1ml, 500µg/5ml*	**Starke chron. Schmerzen:** ini 2.4µg/d intrathekal, nach Bedarf um max. 2.4µg/d steigern, max. 21.6µg/d; **DANI, DALI** keine Daten

11.4 Anilinderivate

Wm: Hemmung der zerebralen Prostaglandinsynthese, Hemmung des Effekts endogener Pyrogene auf die hypothalamische Temperaturregulation; **Wi:** antipyretisch, analgetisch, nur sehr gering antiphlogistisch; **UW** (Paracetamol): keine sehr häufigen/häufigen UW; **KI** (Paracetamol): bekannte Überempfindlichkeit; schwere Leberinsuffizienz

Paracetamol (Acetaminophen) OTC/Rp*	HWZ 1-4h, Q0 > 0.9, PPB 10%, PRC B, Lact+
Ben-u-ron *Tbl. 500, 1000mg; Kps. 500mg; Brausetbl. 1000mg; Gran. 250, 500, 1000mg; Supp. 75, 125, 250, 500, 1000mg; Saft (5ml = 200mg)* **Enelfa** *Tbl. 500mg; Supp. 125, 250, 500mg;* **Paracetamol HEXAL** *Tbl. 500mg; Supp. 125, 250, 500, 1000mg; Saft (5ml = 200mg)* **Paracetamol-ratioph.** *Brausetbl. 500mg; Tbl. 500mg; Supp. 75, 125, 250, 500, 1000mg; Saft (5ml = 200mg)* **Perfalgan** *Inf.Lsg. 500/50, 1000mg/100ml* **Rubiemol** *Supp. 125, 250, 500mg; Saft (5ml = 250mg)*	**Leichte bis mäßig starke Schmerzen, Fieber:** 3-4 x10-15mg/kg, max. 60mg/kg/d p.o./rect.; 1g i.v., ggf. Wdh. nach 4h, max. 4g/d i.v.; **Ki.:** p.o./rect.: s. Erw.; i.v.: <10kg: 7.5mg/kg i.v., ggf. Wdh. nach 4h, max. 30mg/kg/d; 10-33kg: 15mg/kg i.v., max. 60mg/kg/d bzw. max. 2g/d; > 33kgKG: 15mg/kg i.v., ggf. Wdh. nach 4h, max. 60mg/kg/d bzw. max. 3g/d i.v.; **DANI** CrCl < 30: (i.v.) Dosisintervall 6h; **DALI** Dosisinterv. verlängern, Child-P. > 9: KI * Verschreibungspflichtig, wenn eine Packung > 10g enthält!

11.5 Narkotika

11.5.1 Injektionsnarkotika: Barbiturate

Wm/Wi (Methohexital): kurz wirksames Barbiturat, Hypnotikum, keine Analgesie; **Wm/Wi** (Thiopental): Barbiturat, hypnotisch, antikonvulsiv, hirndrucksenkend; **UW** (Methohexital): RR-Senkung, Atemdepression, Bronchospasmus; **UW** (Thiopental): Atemdepression, euphorische Stimmungslagen, Traumerlebnisse z.T. unangenehmer Art, Übelkeit, Erbrechen, Singultus, Husten, Niesen, allergische und pseudoallergische Reaktionen, Broncho- und Laryngospasmus, Hautrötung; **KI** (Methohexital): Cave in Grav./Lakt.; **KI** (Thiopental): bek. Überempf. gegen Barbiturate, akute Vergiftungen mit Alkohol, Schlafmitteln, Schmerzmitteln und Psychopharmaka, akute hepatische Porphyrie, maligne Hypertonie, Schock, Status asthmaticus, Lakt.; Cave in Grav.

Methohexital Rp	HWZ 70-125min, Q0 1.0, PPB 73%, PRC B, Lact ?
Brevimytal *Inj.Lsg. 500mg*	**Narkoseeinleitg.:** 50-120mg od. 1-1.5mg/kg i.v.; **DANI** nicht erf.; **DALI** vorsichtige Anw.

Thiopental Rp	HWZ 3-18h, Q0 1.0, PPB 50-80%
Thiopental Rotexmedica, Thiopental Inresa *Inj.Lsg. 0.5g/20ml, 1g/20ml*	**Narkoseeinleitung:** 5mg/kg i.v.; **DANI, DALI** Dosisreduktion

11.5.2 Injektionsnarkotika: Benzodiazepine

S. Psychiatrie → 370

11.5.3 Injektionsnarkotika: Nichtbarbiturate

Wm/Wi (Etomidat): Hypnotikum zur Narkoseeinleitung, keine Analgesie;
Wm/Wi (4-Hydroxybuttersäure): hypnotisch, keine Analgesie;
Wm/Wi (Ketamin): analgetisch, hypnotisch ohne wesentliche Atemdepression;
Wm/Wi (Propofol): Hypnotikum zur Narkoseeinleitung/-aufrechterhaltung, keine Analgesie;
UW (4-Hydroxybuttersäure): Myoklonien; **UW** (Ketamin): Aufwachreaktionen wie lebhafte Träume, Albträume, motor. Unruhe, Schwindel; verschwommenes Sehen, Anstieg von Blutdruck und Herzfrequenz, Tachykardie, pulmon. Hypertonie, pulmonale Mucussekretion ↑, Sauerstoffverbrauch ↑, Laryngospasmus, Atemdepression, Übelkeit, Erbrechen, Salivation ↑, Hyperreflexie, Muskeltonus ↑, Hirndruck und intraokulärer Druck ↑;
UW (Propofol): RR ↓, Apnoe, Exzitationssymptome, Husten, Übelkeit, Erbrechen, Kopfschmerzen, Euphorie, Hypertonie, Flush, Singultus, Brady-/Tachykardie, Arrhythmien, Kältegefühl, Hyperventilation, Überempfindlichkeitsreaktionen, Fieber, sexuelle Hemmschwelle ↓;
KI (Etomidat): Ki. < 6J; Lakt.; Cave in Grav.; **KI** (4-Hydroxybuttersäure): Nephropathie, Hypertonie, Epilepsie, Alkoholismus; **KI** (Ketamin): bek. Überempf., Pat., bei denen erhöhter RR oder gesteigerter Hirndruck ein ernsthaftes Risiko darstellt; Hypertonie (> 180/100 mmHg); Präeklampsie, Eklampsie, Hyperthyreose; Situationen, die einen muskelentspannten Uterus erfordern, z. B. drohende Uterusruptur, Nabelschnurvorfall; wenn es als einziges Anästhetikum bei Pat. mit manifesten ischämischen Herzerkrankungen angewendet wird;
KI (Propofol): bek. Überempf., Überempf. gegen Soja und Erdnuss, Kinder < 1M zur Narkose, Kinder < 16J zur Sedierung; Propofol 2%: Kinder < 3J;

Esketamin Rp	HWZ 2-4h, PPB 47%
Ketanest S *Amp. 25mg/5ml, 50mg/2ml, 250mg/10ml; Inj.Lsg. 100mg/20ml*	**Narkose:** ini 0.5-1mg/kg i.v.; 2-4mg/kg i.m., dann 50% der Initialdosis alle 10-15min oder 0.5-3mg/kg/h; **Analgesie Notfallmedizin:** 0.125-0.25mg/kg i.v.; 0.25-0.5mg/kg i.m.; **Analgesie bei Beatmung:** ini 0.25mg/kg i.v., dann 0.2-0.5mg/kg/h; **Status asthmaticus:** 0.5-1mg/kg i.v., max. 2.5mg/kg

Etomidat Rp	HWZ 3-5h, Q0 1.0, PPB 76%, PRC C, Lact ?
Etomidat lipuro *Amp. 20mg/10ml* **Hypnomidate** *Amp. 20mg/10ml*	**Narkoseeinleitung:** 0.15-0.3mg/kg i.v, max. 60mg Gesamtdosis; **Ki. bis 15J:** 0.15-0.2mg/kg i.v.

4-Hydroxybuttersäure Rp	
Somsanit *Amp. 2g/10ml*	**Narkose:** 60-90mg/kg i.v.; **DANI** KI bei schwerer NI

Ketamin Rp	HWZ 2-3h, Q0 1.0, PPB 47%, PRC D, Lact -
Ketamin Hameln *Amp. 500mg/10ml* **Ketamin Inresa** *Amp. 100mg/2ml, 500mg/10ml* **Ketamin Rotexmedica** *Amp. 50mg/5ml, 100mg/2ml, 500mg/10ml*	**Narkose:** ini 1-2mg/kg i.v.; 4-8mg/kg i.m., dann 50% der Initialdosis alle 10-15min; **Analgesie Notfallmedizin:** 0.25-0.5mg/kg i.v.; 0.5-1mg/kg i.m.; **Analgesie bei Beatmung:** ini 0.5mg/kg i.v., dann 0.4-1mg/kg/h; **Status asthmaticus:** 1-2mg/kg i.v., bei Bedarf bis 5mg/kg/min

Propofol Rp	HWZ 40-200min, Q0 1.0, PPB 98%, PRC B, Lact ?
Anesia *Inj.Lsg. 200mg/20ml, 500mg/50ml, 1g/50ml* **Disoprivan** *Amp. 200mg/20ml; Inj.Lsg. 500mg/50ml, 1g/50ml* **Propofol lipuro** *Amp. 200mg/20ml; Inj.Lsg. 500mg/50ml, 1g/50ml, 1g/100ml* **Propofol-ratioph.** *Amp. 200mg/20ml, 500mg/50ml, 1g/50ml*	**Narkoseeinleitung:** 1.5-2.5mg/kg langsam i.v.; Pat. > 55J oder Risikopat. 1mg/kg; **Narkoseaufrechterhaltung:** 4-12mg/kg/h i.v.; **Sedierung bei chirurgischen oder diagnostischen Eingriffen:** ini 0.5-1mg/kg über 1-5min i.v., dann 1.5-4.5mg/kg/h; **Sedierung bei Intensivbehandlung:** 0.3-4mg/kg/h i.v.

11.5.4 Injektionsnarkotika: Alpha-2-Agonisten

Wm/Wi: selektiver Alpha-2-Agonist ⇒ Noradrenalinfreisetzung ↓ sympatholytisch, sedierend, analgetisch, kardiovaskuläre Wi (HF ↓, RR ↓ bzw. bei höheren Dosen HF ↓, RR ↑);
UW: Hyper-/Hypoglykämie, Unruhe, Bradykardie, myokard. Ischämie/Infarkt, Tachykardie, RR ↑, RR ↓, Übelkeit, Erbrechen, Mundtrockenheit, Entzugssyndrom, Hyperthermie;
KI: bek. Überempf., AV-Block II-III°, unkontrollierte Hypotonie, akute zerebrovask. Ereignisse

Dexmedetomidin Rp	HWZ 1.9-2.5h, PPB 94%, PRC C, Lact ?
Dexdor *Inf.Lsg. 200µg/2ml, 400µg/4ml, 1000µg/10ml*	**Sedierung von intensivmed. Patienten:** ini 0,7µg/kg/h i.v., je n. Bed. 0,2-1,4µg/kg/h; **DANI** nicht erforderlich, **DALI** vorsichtige Anw.

11.5.5 Inhalationsnarkotika

Wm: unbek., u.a. Hemmung spannungsabhängiger Ionenkanäle; **Wi:** narkotisch, analgetisch;
UW (Desfluran): Hypotonie, Atemdepression, Herzrhythmusstrg., Myokardischämie, Speichelfluss ↑, Laryngo- und Bronchospasmus, Husten, Übelkeit, Erbrechen;
UW (Isofluran): Hypotonie, negativ inotrope Effekte, Arrhythmien, Atemdepression, Husten, Laryngospasmus, Leberenzyme ↑, Frösteln, Übelkeit, Erbrechen, Ileus, passagere Leukozytose, maligne Hyperthermie; **UW** (Sevofluran): Hypotonie, Hypertonie, Übelkeit, Erbrechen, Husten, Fieber, Frösteln, Bradykardie, Tachykardie, Laryngospasmus, Bronchospasmus, Speichelfluss ↑, Agitiertheit, Schwindel;
KI: bekannte Überempfindlichkeit, maligne Hyperthermie (Vorgeschichte bzw. genetische Disposition), Pat. mit Leberfktsstrg., Leukozytose, unklares Fieber nach Inhalationsnarkose in der Anamnese; **KI** (Isofluran): Kombination mit nichtselektiven MAO-Hemmer

Desfluran Rp	Blut-Gas-Verteilungskoeffizient 0.42
Suprane *Inh.Lsg.*	**Narkoseeinleitung:** 4-11 Vol.% (nicht bei Kindern!); **Narkoseaufrechterhaltung:** 2-6 Vol.% bei Kombination mit Lachgas; 2.5-8.5% bei alleiniger Anwendung + O_2; **DANI, DALI** nicht erforderlich
Isofluran Rp	Blut-Gas-Verteilungskoeffizient 1.4
Forene *Inh.Lsg.* **Isofluran Baxter** *Inh.Lsg.* **Isofluran Piramal** *Inh.Lsg.*	**Narkoseeinleitung:** 1.5-3.0 Vol.%; **Narkoseaufrechterhaltung:** 1.0-2.5 Vol.%, bei Kombination mit Opioiden 0.5-1.5 Vol.%; **DANI, DALI** nicht erforderlich
Sevofluran Rp	Blut-Gas-Verteilungskoeffizient 0.65
Sevofluran Baxter *Inh.Lsg.* **Sevofluran Piramal** *Inh.Lsg.* **Sevorane** *Inh.Lsg.*	**Narkoseeinleitung:** bis zu 8 Vol.%; **Narkoseaufrechterhaltung:** 0.5-3 Vol.%; **DANI, DALI** nicht erforderlich

11.6 Muskelrelaxantien

11.6.1 Stabilisierende Muskelrelaxantien

Wm/Wi: kompetitive Verdrängung von Acetylcholin an Nikotinrezeptoren der motorischen Endplatte ⇒ Verhinderung der Depolarisation;
UW: Bronchospasmus, Tachykardie, Urtikaria, RR ↓; **KI:** Unmöglichkeit der künstlichen Beatmung; Anw.Beschr. bei Myasthenia gravis und Eaton-Lambert-Syndrom

Atracurium Rp	HWZ 20-30min, Wi 25min, Q0 1.0, PPB 82%
Atracurium Hikma *Amp. 25mg/2.5ml, 50mg/5ml* **Atracurium Hameln** *Amp. 25mg/2.5ml, 50mg/5ml* **Atracurium HEXAL** *Amp. 25mg/2.5ml, 50mg/5ml*	**Muskelrelaxierung i.R. einer Narkose:** ini 0.3-0.6mg/kg i.v., dann 0.1-0.2mg/kg alle 15-20min oder 0.3-0.6mg/kg/h Dauerinfusion; **DANI, DALI** nicht erforderlich
Cisatracurium Rp	HWZ 22-29min, Wi 35min, Q0 0.85, PRC B, Lact ?
Cisatracurium Accord *Amp. 5mg/2.5ml, 10mg/5ml* **Cisatracurium Hameln** *Amp. 5mg/2.5ml, 10mg/5ml* **Cisatracurium HEXAL** *Amp. 5mg/2.5ml, 10mg/5ml* **Nimbex** *Amp. 5mg/2.5ml, 10mg/5ml*	**Muskelrelaxierung i.R. einer Narkose:** ini 0.15mg/kg i.v., dann 0.03mg/kg alle 20min; **DANI, DALI** nicht erforderlich
Mivacurium Rp	HWZ 1.8-2min, Wi 15min, PRC C, Lact ?
Mivacron *Amp. 10mg/5ml, 20mg/10ml*	**Muskelrelaxierung i.R. einer Narkose:** ini 0.2mg/kg i.v., dann 0.1mg/kg alle 15min oder 0.5-0.6mg/kg/h; **DANI, DALI** ini 0.15mg/kg i.v.

Pancuronium Rp	HWZ 110-160min, Wi 50min, Q0 0.33, PPB 30%, PRC C, Lact ?
Pancuronium Hikma *Amp. 4mg/2ml* **Pancuronium Inresa** *Amp. 4mg/2ml* **Pancuronium Rotexmedica** *Amp. 4mg/2ml*	**Muskelrelaxierung i.R. einer Narkose:** ini 0.08-0.1mg/kg i.v., dann 0.01-0.02mg/kg

Rocuronium Rp	HWZ 84-131 min, Wi 35min, Q0 0.8, PRC B, Lact ?
Esmeron *50mg/5ml, 100mg/10ml* **Rocuroniumbromid Inresa** *50mg/5ml, 100mg/10ml* **Rocuroniumbromid Kabi** *50mg/5ml, 100mg/10ml*	**Muskelrelaxierung i.R. einer Narkose:** ini 0.6mg/kg i.v., dann 0.15mg/kg; **DANI, DALI** vorsichtige Anwendung

Vecuronium Rp	HWZ 65-80min, Wi 25min, Q0 0.8, PPB30%, PRC C, Lact?
Vecuronium Inresa *Inj.Lsg. 10mg* **Vecuronium Hikma** *Inj.Lsg. 10mg*	**Muskelrelaxierung i.R. einer Narkose:** ini 0.08-0.1mg/kg i.v., dann 0.02-0.03mg/kg oder 0.8-1.4µg/kg/min

11.6.2 Depolarisierende Muskelrelaxantien

Wm/Wi: Dauerdepolarisation der mot. Endplatte, Verhinderung der sofortigen Repolarisation;
UW: allerg.Hautreaktionen, Faszikulationen, Muskelschmerzen, HRST, maligne Hyperthermie;
KI: bek. Überempfindlichkeit, Unmöglichkeit der künstlichen Beatmung, maligne Hyperthermie in der Anamnese; Patienten mit schwerwiegenden Verbrennungen oder schwerwiegenden Verletzungen; schwerwiegende langandauernde Sepsis; subakute schwerwiegende Denervierung der Skelettmuskulatur oder nach Verletzungen der oberen Nervenbahnen; schwerwiegende Hyperkaliämie

Suxamethonium (Succinylcholin) Rp	HWZ 2-10min, Q0 1.0, PPB 30%
Lysthenon *100mg/2ml, 100mg/5ml* **Pantolax** *Amp. 100mg/5ml* **Succinylcholin Inresa** *Inj.Lsg. 100mg/5ml*	**Muskelrelaxierung i.R. einer Narkose:** 1-1.5mg/kg i.v.; **Ki.:** 1-1.5mg i.v.; 2-3mg/kg i.m.

11.6.3 Relaxans-Antagonisten

Wm/Wi: Komplexbildung mit Rocuronium bzw. Vecuronium;
UW: metallischer/bitterer Geschmack, Narkosekomplikationen;
KI: bekannte Überempfindlichkeit

Sugammadex Rp	HWZ 1.8h, PPB 0%
Bridion *Inj.Lsg. 200mg/2ml, 500mg/5ml*	**Aufhebung einer durch Rocuronium bzw. Vecuronium induzierten neuromuskulären Blockade:** 2-4mg/kg i.v.; 16mg/kg für eine sofortige Aufhebung der Blockade; **DANI** CrCl < 30: Anwendung nicht empf.; **DALI** vorsichtige Anwendung bei schwerer LI

11.7 Xanthinderivate

Wm/Wi (Coffeincitrat): ZNS-Stimulans durch Antagonisierung der Adenosinrezeptoren ⇒ Stimulation des Atemzentrums, Erhöhung der Minutenventilation, Absenkung der Hyperkapnieschwelle, vermehrtes Ansprechen auf eine Hyperkapnie, Erhöhung des Skelettmuskeltonus, Verminderung der Zwerchfellerschöpfung, Erhöhung der Stoffwechselrate; **UW** (Coffeincitrat): Phlebitis/Entzündung an Infusionsstelle; **KI** (Coffeincitrat): bek. Überempf.

Coffeincitrat Rp	HWZ 3-4d, PPB keine Daten
Peyona *Inj.Lsg. 20mg/1ml; Lösung (oral) 20mg/1ml*	**Primäre Apnoe bei Frühgeborenen:** ini 20mg/kg über 30min i.v., nach 24h Erh.Dos. von 1 x 5mg/kg über 10min i.v. oder 1 x 5mg/kg über nasogastrale Sonde; **DANI, DALI** vorsichtige Anwendung

11.8 Lokalanästhetika

11.8.1 Säureamide und Esther

Wm: Membranpermeabilität für Kationen ↓, v.a. Na^+; **Wi:** verminderte bis aufgehobene Erregbarkeit von Nervenfasern; **UW:** Schwindel, Erbrechen, Benommenheit, Krämpfe, HF ↓, HRST, Schock; **KI:** schwere Überleitungsstrg., akut dekompensierte Herzinsuffizienz, Schock, Infektionen im Injektionsbereich, bekannte Allergie;
UW (Chloroprocain): Hypotonie, Übelkeit, Erbrechen, Angst, Unruhe, Parästhesien, Schwindel
KI (Chloroprocain): bek. Überempf., dekompensierte Herzinsuff., hypovolämischer Schock, intravenöse Regionalanästhesie, schwere kardiale Erregungsleitungsstörungen, schwere Anämie

Bupivacain Rp	HWZ 3.5h, Q0 > 0.9, PPB 92-96%, PRC B
Bucain *0.25%, 0.5%, 0.5% (hyperbar), 0.75%; Amp. 2, 4, 5, 10, 20, 50ml* **Carbostesin** *0.25%, 0.5%, 0.5% (hyperbar), 0.75%; Amp. 4, 5, 20ml* **Dolanaest** *0.25%; Amp. 5ml*	**Leitungsanästhesie:** z.B. N.-ischiadicus-Blockade: 10-20ml 0.25-0.5%; max. 2mg/kg; **Spinalanästhesie:** 0.5-4ml 0.5% hyperbar subarachnoidal
Chloroprocain Rp	HWZ 19-26sec
Ampres *Amp. 50mg/5ml*	**Spinalanästhesie:** 40-50mg intrathekal, max. 50mg
Lidocain Rp	HWZ 1.5-2(3.5)h, Q0 0.9, PPB 60%, PRC B, Lact +
Heweneural *Amp. 1%: 2ml* **Licain** *Amp. 0.5%: 50, 100ml; Amp. 1%: 2, 5, 10, 50, 100ml* **Xylocain** *Amp. 1%: 50ml; Amp. 2%: 5, 50ml; Gel, Lösung (viskös) 2% (1g enth. 20mg); Spray (1 Sprühstoß = 10mg)* **Xylocitin Loc** *Amp. 0.5%: 10ml; Amp. 1%: 10ml; Amp. 2%: 2, 5, 10ml*	**Infiltrationsanästhesie:** max. 300mg 0.5-2%; **Periduralanästh.:** lumbal: 1-1.5ml/Segment 0.5-1%; **Schleimhautanästhesie b. Intubation:** 100mg (5g Gel) auf unteres Tubusdrittel, max. 320mg (16g Gel); **Haut-, Schleimhautanästhesie:** 1-5 Sprühstöße, max. 20 Sprühstöße bzw. 3mg/kg; bis 6 x 5-15ml visköse Lösung im Mund verteilen; **DANI, DALI** Dosisreduktion

Mepivacain Rp	HWZ 1.9-3.2h, Q0 0.95, PPB 65-78%, PRC C, Lact ?
Meaverin *Amp. 0.5%, 1%, 2%, 3%, 4% (hyperbar): 1.8, 2, 5, 50ml* **MepiHEXAL** *Amp. 1%: 5, 50ml* **Scandicain** *1%, 2%, 4% (hyperbar); Amp. 2, 5, 50ml*	**Infiltrationsanästhesie:** bis max. 300mg (30ml 1%), max. 200mg im HNO-Bereich; **Spinalanästhesie:** 0.5-2ml 4% (hyperbar); **Leitungsänasthesie:** z.B. Intercostalblockade: 2-4ml 1%; **DANI, DALI** Dosisreduktion empfohlen
Prilocain Rp	HWZ 1.5h, PPB 55%
Takipril *Amp. 2% (hyperbar) 5ml* **Xylonest** *Amp. 0.5%, 1%, 2%: 10, 50ml*	**Spinalanästhesie:** Takipril: 40-60mg (2-3ml 2%) intrathekal; **Infiltrationsanästhesie:** bis max. 400mg (40ml 1%); **Oberst-Leitungsanästhesie:** 2ml 2%
Procain OTC/Rp	HWZ 0.5-1h
Pasconeural Injectopas *Amp. 1%, 2%: 2, 5ml* **Procain Actavis** *Amp. 0.5%, 1%, 2%: 2, 5, 50ml*	**Schmerzen:** 4mg/kg als 1promillige Lsg. über 20min i.v.; **Neuralgie, Neuritis:** 5-30ml 1-2% perineural
Ropivacain Rp	HWZ 1.8h, Q0 1.0, PPB 94%
Naropin *Amp. 20mg/10ml, 40mg/20ml, 75mg/10ml, 100mg/10ml, 150mg/20ml, 200mg/20ml; Inf.Lsg. 200mg/100ml, 400mg/200ml* **Ropivacain HEXAL** *Amp. 40mg/20ml, 50mg/10ml, 75mg/10ml, 80mg/40ml, 100mg/10ml, 200mg/20ml, 400mg/200ml, 800mg/400ml*	**Postop. Analgesie:** 12-28mg/h epidural = Lsg. 2mg/ml: 6-14ml/h; **Plexusblockade:** 225-300mg = Lsg. 7.5mg/ml: 30-40ml

11.8.2 TRPV1-Rezeptoragonisten

Wm/Wi: TRPV1-Agonist ⇒ Aktivierung kutaner Nozizeptoren ⇒ im Verlauf dann Schmerzlinderung durch Desensibilisierung **UW:** Schmerzen, Erythem, Pruritus, Papeln, Bläschen, Schwellung an der Anwendungsstelle; **KI:** bek. Überempfindlichkeit

Capsaicin Rp	
Qutenza *Pflaster 179mg/280cm²*	**Periphere neuropathische Schmerzen:** Pflaster auf die schmerz-haftesten Areale für 60min aufkleben, an Füßen nur 30min; Wdh. nach 90d möglich; s.a. FachInfo; **DANI, DALI** nicht erforderlich

11.9 Synthetische Anticholinergika

Wm/Wi: synthet. Anticholinergikum ⇒ Speichelfluss ↓, Bronchialsekretion ↓, Vagushemmung; **UW:** Mundtrockenheit, Transpiration ↓, verzögerte Miktion, Akkomodationsstörung, erhöhter Augendruck, Tachykardie, Übelkeit, Erbrechen, Obstipation, Kopfschmerzen, Schwindel, Verwirrtheit, allergische Reaktionen;
KI: bek. Überempfindlichkeit, Stenosen der Harnwege bzw. des GI-Trakts, paralytischer Ileus, schwere Colitis ulcerosa, toxisches Megacolon, Myasthenia gravis, kardiovaskuläre Labilität bei akuten Blutungen

Glycopyrroniumbromid Rp	
Robinul *Inj.Lsg. 0.2mg/1ml*	**Perioperative Sekretionshemmung** (Speichel, Bronchialsekret): 0.2-0.4mg i.m. 30-60min präoperativ; **Ki.:** 0.004-0.008mg i.m., max. 0.2mg; **Bradykardie bei Narkoseeinleitung:** 0.1mg i.v.; **Schutz vor cholinergen Nebenwirkungen:** 0.2mg pro 1.0mg Neostigmin oder pro 5.0mg Pyridostigmin i.v.; **DANI, DALI** keine Angaben

11.10 Mineralstoffe

11.10.1 Kaliumpräparate

UW (Kalium oral): Nausea, Erbrechen, Aufstoßen, Sodbrennen, Blähungen, Leibschmerzen, Durchfälle; (ret.): Schleimhautulzera, GI-Blutungen;
KI: Hyperkaliämie, Hyperchlorämie, Niereninsuffizienz, M. Addison

Kalium OTC	
Kalinor *Brausetbl. 40mmol K^+* **Kalinor ret. P** *Kps. 8mmol K^+* **Kalitrans** *Brausetbl. 25mmol K^+* **Kalium Verla** *Gran. 20mmol K^+* **Rekawan** *Tbl. 13.4mmol K^+; Kps. (ret.) 8.05mmol K^+*	**Kaliumsubstitution:** 40-100mmol/d p.o., max. 150mmol/d

Kaliumchlorid OTC	PRC C, Lact ?
Kaliumchlorid 7.45% *Amp. 20mmol K^+/20ml, 50mmol K^+/50ml, 100mmol K^+/100ml*	**Kaliumsubstitution:** max. 20mmol K^+/h bzw. max. 2-3mmol K^+/kg/d i.v.; als Zusatz zu Inf.Lsg. max. 40mmol/l

11.10.2 Kalziumpräparate

UW (Kalzium i.v.): starkes Wärmegefühl, Schweißausbruch, RR ↓, Übelkeit, Erbrechen, HRST;
KI (Kalzium i.v.): Hyperkalzämie, Nephrokalzinose, Digitalisintox., schwere Niereninsuffizienz;
KI (Calciumglukonat): bek. Überempf., Hyperkalziämie, Hyperkalziurie, Therapie bzw. Vergiftung mit herzwirksamen Glykosiden; gleichzeitige Gabe von Ceftriaxon und intravenösen kalziumhaltigen Produkten bei unreifen Neugeborenen und Neugeborenen (< 28d alt)

Calcium-Ion OTC	
Calcitrat *Tbl. 200mg* **Calcium HEXAL** *Brausetbl. 500, 1000mg* **Calcium-Sandoz** *Brausetbl. 500, 1000mg, Amp. (10ml = 2.25mml)* **Frubiase Calcium T** *Trinkamp. 109mg/10ml*	**Kalziumsubstitution:** 1-3 x 500mg p.o.; **Ki.:** 500-1000mg/d; **Osteoporose:** 500-1500mg/d; **Hyperphosphatämie:** 2-8g/d in 2-4 ED
Calciumgluconat Rp	PRC C, Lact ?
Calciumgluconat Braun 10% *Amp. 2.26mmol/10ml*	**Flusssäureverätzungen der peripheren Extremitäten:** 10-20ml i.a. bis Schmerz nachlässt; an anderen Stellen Unterspritzung mit 10ml oder mehr bei großen Flächen; **akute symptomatische Hypokalzämie:** Erw. 10ml 10% Lsg. i.v.; **Ki.<4J:** 0.4-1ml/kg i.v.; **Ki. 4-12J:** 0.2-0.5ml/kg; **>12J:** s. Erw.

11.10.3 Magnesiumpräparate

UW: Müdigkeit, Diarrhoe, ZNS-Störungen, HRST, Muskelschwäche, Atemdepression; **KI:** Anw.Beschr. bei eingeschränkter Nierenfunktion; i.v.: AV-Block, Myasthenia gravis

Magnesium OTC	
Magium *Brausetbl. 5, 10mmol* **Magnetrans** *Kps. 6.2, 10mmol* **Magnesium Diasporal** *Kps. 6.2mmol; Lutschtbl. 4mmol; Gran. 12mmol; Amp. 2mmol/5ml, 4mmol/2ml* **Magnesium-ratioph.** *Kautbl. 5mmol* **Magnesium Verla** *Tbl. 1.65mmol; Kautbl. 5mmol; Brause 5mmol; Gran. 5mmol; Amp. 3.15mmol; Inf.Lsg. 20.3mmol* **Magnesiocard** *Tbl. 2.5mmol; Brausetbl. 7.5mmol; Gran. 5, 10mmol; Amp. 2.5mmol/5ml, 3mmol/10ml* **Mg 5-Longoral** *Kautbl. 5mmol* **Mg 5 Sulfat** *10% Amp. 4.05mmol/10ml, 50% Amp. 20.25mmol/10ml*	**Magnesiummangel:** ini 0.37mmol/kg/d p.o., Erh.Dos. 0.185mmol/kg/d; alle 1-2d 2.5-4mmol i.v./i.m.; **Torsade-de-pointes-Tachykardie:** ini 8mmol über 15min i.v., dann 3mmol/h für 10h; **Muskelrelaxierung bei Abortneigung, vorzeitige Wehen:** ini 8-16mmol über 15-30min i.v., dann 4-8mmol/h

11.10.4 Magnesium-Kombinationen

Kalium + Magnesium OTC	
Tromcardin duo *Tbl. 117.3 + 36.5mg*	**Nahrungserg. mit K, Mg:** 2-4 Tbl. p.o.

11.10.5 Spurenelemente

Selen (Natriumselenit) OTC/Rp	
Cefasel *Tbl. 50, 100, 300µg; Amp. 300µg/1ml* **Selenase** *Tbl. 50, 300µg; Lsg. 50µg/1ml, 100µg/2ml; Amp. 100µg/2ml*	**Selenmangel:** 1 x 50-300µg p.o.; 1 x 100-300µg i.v.

Zink OTC	
Cefazink *Tbl. 10, 20mg* **Curazink** *Kps. 15mg* **Unizink** *Tbl. 10mg; Amp. 5.95mg/10ml* **Zinkit** *Brausetbl. 10mg*	Zinkmangel: 1 x 10-20mg p.o.; 1 x 5-20mg i.v.; Kleinkinder: 1 x 1-2mg/kg i.v.

11.11 Parenterale Ernährung

11.11.1 Tagesbedarf

Substrat	Einheit	Bedarf	Substrat	Einheit	Bedarf
Wasser	[ml/kg]	30-50	K^+	[mmol/kg]	0.5-2
Energie	[kcal/kg]	25-35	Ca^{2+}	[mmol/kg]	0.1
Kohlenhydrate	[g/kg]	3-4	Cl^-	[mmol/kg]	2-4
Aminosäuren	[g/kg]	1	Mg^{2+}	[mmol/kg]	0.1
Fett	[g/kg]	1	PO_4^{3-}	[mmol/kg]	0.2
Na^+	[mmol/kg]	1-2			

11.11.2 Stufenschema

		Infusionslösungen	Beispiel
Stufe 1	**Tag 1** nach kleinen Eingriffen, guter EZ, Nahrungskarenz < 2d	30 ml/kg als Vollelektrolytlsg., evtl. mit 5%igem Glucosezusatz	2000 ml Sterofundin, 500 ml Glucose 5%, evtl. 500ml NaCl 0.9%
Stufe 2	**Tag 2–3** bei mittelfristiger Nahrungskarenz und geringgradiger Katabolie	2.5–3.5%ige Aminosäurelsg., 5–10%ige Kohlenhydratlsg., 2/3-Elektrolytlsg.	1000ml Periamin G, 1000ml Glucose 10%, 500–1000ml Thomaejonin OP
Stufe 3	Ab **Tag 4** bei längerfristiger, vollständiger parenteraler Ernährung, ZVK erforderlich	10–15%ige Aminosäurelsg., 20–50%ige Kohlenhydratlsg., 10–20%ige Fettlsg., Vitamine, Spurenelemente	1.0l Aminomel 10, 0.5l Glucose 50%, 1.25l Normofundin OP, 0.25l Lipofundin 20% + 1A Multibionta + 1A Vitintra + 1A Addel

11.11.3 Vollelektrolytlösungen (Na^+ 121–160 mmol/l)

Ind.: plasmaisotoner Flüssigkeitsersatz bei isotoner und hypotoner Dehydratation

	Na^+ mmol/l	Ca^{2+} mmol/l	Cl^- mmol/l	K^+ mmol/l	Mg^{2+} mmol/l	Acet. mmol/l	Lact. mmol/l	Gluc. g/l
Ringer-Lösung	147	2.3	155	4.0	-	-	-	-
Ringer-Lactat	130	2.0	112	5.0	-	-	27	-
Jonosteril	137	1.65	110	4.0	1.25	36.8	-	-
Sterofundin	140	2.5	106	4.0	1.0	-	45	-
Tutofusin	140	2.5	153	5.0	1.5	-	-	-
Tutofusin HG5	140	2.5	153	5.0	1.5	-	-	50

11.11.4 Zweidrittelelektrolytlösungen (Na^+ 91–120 mmol/l)

Ind.: Flüssigkeitsersatz bei hypertoner und isotoner Deydratation, partielle Deckung des Energiebedarfs durch Kohlenhydratzusatz

	Na^+ mmol/l	Ca^{2+} mmol/l	Cl^- mmol/l	K^+ mmol/l	Mg^{2+} mmol/l	Acet. mmol/l	Gluc. g/l	Xyl. g/l	Kcal/l
Normofundin G5	100	2.0	90	18	3.0	38	50	-	200
Jonosteril Na 100	100	2.5	100	20	2.5	20	-	-	0
Tutofusin OPG	100	2.0	90	18	3.0	38	55		200

11.11.5 Halbelektrolytlösungen (Na^+ 61–90 mmol/l)

Ind.: Flüssigkeitsersatz bei hypertoner Dehydratation, partielle Deckung des Energiebedarfs durch Kohlenhydratzusatz

	Na^+ mmol/l	Ca^{2+} mmol/l	Cl^- mmol/l	K^+ mmol/l	Mg^{2+} mmol/l	Acet. mmol/l	Gluc. g/l	Xyl. g/l	Kcal/l
Jonosteril HD 5	68.5	0.82	73.4	2.0	0.62	-	55	-	200
Normofundin OP	80	2	76	18	3	32	-	-	0
Tutofusin H G5	70	1.25	76.5	2.5	0.75	-	55	-	200

11.11.6 Kaliumfreie Lösungen

Ind.: kaliumfreier Flüssigkeitsersatz bei gestörter bzw. unbekannter Nierenfunktion

	Na^+ mmol/l	Ca^{2+} mmol/l	Cl^- mmol/l	K^+ mmol/l	Mg^{2+} mmol/l	Acet. mmol/l	Gluc. g/l	Xyl. mmol/l	Kcal/l
NaCl 0.9%	154	-	154	-	-	-	-	-	-

11.11.7 Kohlenhydratlösungen

Ind.: Glucose 5%, 10%: Zufuhr freien Wassers bei hypertoner Dehydratation, partielle Deckung des Kohlenhydratbedarfs, Glucose 20–70%: partielle bis komplette Kohlenhydratzufuhr

	Na^+ mmol/l	Ca^{2+} mmol/l	Cl^- mmol/l	K^+ mmol/l	Mg^{2+} mmol/l	Gluc. g/l	Osmo mosm/l	Kcal/l
Glucose 5%	-	-	-	-	-	50	277	200
Glucose 10%	-	-	-	-	-	100	555	400
Glucose 20%	-	-	-	-	-	200	1110	800
Glucose 40%	-	-	-	-	-	400	2200	1600
Glucose 50%	-	-	-	-	-	500	2775	2000
Glucose 70%	-	-	-	-	-	700	3885	2870

11.11.8 Aminosäurelösungen

Ind.: Zufuhr von essentiellen und nichtessentiellen Aminosäuren zur parenteralen Ernährung; z.T. mit Kohlenhydraten und Elektrolyten kombiniert

	Na^+ mmol/l	Ca^{2+} mmol/l	Cl^- mmol/l	K^+ mmol/l	AS g/l	Gluc. g/l	Xyl. g/l	Osmo mosm/l	Kcal/l
Aminomix 3 Novum	-	-	-	-	50	120	-	1164	680
AKE 1100 mit Xylit	50	3	40	25	30	-	60	838	360
Nutriflex combi	60	4	60	30	100	100	50	1540	800

11.11.9 Aminosäurelösungen bei Niereninsuffizienz

Ind.: Zufuhr v.a. von essentiellen Aminosäuren ⇒ angestauter Harnstoff wird zur Synthese nicht essentieller Aminosäuren verwendet

	Na^+ mmol/l	Ca^{2+} mmol/l	Cl^- mmol/l	K^+ mmol/l	AS g/l	Osmo mosm/l	Kcal/l
Aminomel nephro	-	-	-	-	K.A.	510	222
Nephrotect	-	-	-	-	100	935	400

11.11.10 Aminosäurelösungen bei Leberinsuffizienz

Ind.: Zufuhr v.a. von verzweigtkettigen AS ⇒ günstige Beeinflussung einer hepatischen Enzephalopathie

	Na^+ mmol/	Ca^{2+} mmol/l	Cl^- mmol/	K^+ mmol/l	AS g/l	Osmo mosm/l	Kcal/l
Aminoplasmal Hepa 10%	-	-	10	-	100	K.A.	400
Aminosteril N Hepa 8%	-	-	-	-	80	770	320

11.11.11 Fettlösungen

Ind.: Zufuhr von Lipiden in Form von langkettigen Triglyzeriden (LCT), mittelkettigen Triglyzeriden (MCT), Phospholipiden (Pholip) und Glyzerol (Glyc) zur parenteralen Ernährung

	LCT g/l	MCT g/l	Pholip g/l	Glyc. g/l	Osmo mosm/l	Kcal/l
Deltalipid 20%	200	-	12	25	350	2030
Lipofundin 20%	200	-	12	25		2000
Lipovenös MCT 20	100	100	12	25	273	1950

11.12 Plasmaersatzmittel

11.12.1 Stärkederivate

Wm/Wi: (Hydroxyethylstärke = HAES, HES) mit Wasserbindungsvermögen und i.v.-Verweildauer ⇒ intravasales Volumen ↑;
Ind: Hypovolämie aufgrund akuten Blutverlustes, wenn kristalloide Infusionslösungen allein nicht ausreichend sind;
UW: allergische Reaktionen, Hyperamylasämie;
KI: bek. Überempfindlichkeit, Sepsis, Verbrennungen, Nierenfunktionsstörung oder Nierenersatztherapie, intrakranielle oder cerebrale Blutung, kritisch kranke Pat. (in der Regel Pat., die auf die Intensivstation aufgenommen werden müssen), Hyperhydratation, Lungenödem, Dehydratation, schwere Hypernatriämie oder schwere Hyperchlorämie, schwere Leberfunktionsstörungen, dekompensierte Herzinsuffizienz, schwere Gerinnungsstörung, organtransplantierte Patienten

	HWZ	MW	HES g/l	Na^+ mmol/l	Ca^{2+} mmol/l	Cl^- mmol/l	K^+ mmol/l	Lact. mmol/l	Gluc. g/l
Venofundin 6%	2–4 h	130000	60	154	-	154	-	-	-

11.12.2 Gelatinederivate

Wm/Wi: kolloidale Substanzen mit Wasserbindungsvermögen und intravenöser Verweildauer ⇒ intravasales Volumen ↑;
UW (Gelatine): selten allergische Reaktionen;
KI bek. Überempfindlichkeit, Hypervolämie, Hyperhydratation, schwere Herzinsuffizienz, schwere Blutgerinnungsstörungen, Hypernatriämie, Hyperchlorämie

	HWZ	MW	Gela g/l	Na^+ mmol/l	Ca^{2+} mmol/l	Cl^- mmol/l	K^+ mmol/l	Azet. mmol/l	Gluc. g/l
Gelafusal	3–4h	30000	40	130	0.9	85	5.4	27	-
Gelafundin		30000	40	154	-	120	-	-	-

11.13 Azidose, Alkalose

11.13.1 Azidosetherapeutika

Wm/Wi (Na-Hydrogencarbonat): $H^+ + HCO_3^- \Rightarrow H_2CO_3 \Rightarrow H_2O + CO_2$; H^+-Elimination v.a. aus dem Extrazellulärraum;
Wm/Wi (Trometamol): Ausscheidung von Tris-H über den Urin; H^+-Elimination im Intra- und Extrazellulärraum;
UW (Na-Hydrogencarbonat): Alkalose, Hypernatriämie, Nekrose bei Paravasat, hypokalzämische Tetanie, CO_2-Retention bei respiratorischer Insuffizienz;
UW (Trometamol): Alkalose, Nekrose bei Paravasat, Atemdepression;
KI (Na-Hydrogencarbonat): Alkalose, Hypernatriämie;
KI (Trometamol): Alkalose, Niereninsuffizienz

Natriumhydrogencarbonat OTC	
bicaNorm Tbl. 1g *(11.9mmol HCO_3^-)* **Natriumhydrogencarbonat 4.2%** *Inf.Lsg. 250ml (100ml = 50mmol HCO_3^-)* **Natriumhydrogencarbonat 8.4%** *Inf.Lsg. 20, 100, 250ml* *(100ml = 100mmol HCO_3^-)*	**Metabolische Azidose:** Base excess (-) x 0.3 x kg = mmol; max. 1.5mmol/kg/h i.v., 3-5g/d p.o.

Trometamol OTC	HWZ 5-6h, Qo 0.1
Tham Koehler 3M *Amp. 20ml = 60mmol* **TRIS 36.34%** *Amp. 20ml = 60mmol*	**Metabolische Azidose:** Base excess (-) x 0.3 x kg = mmol; max. 1mmol/kg/h i.v., max. 5mmol/kg/d; Verdünnung auf 0.3mmol/ml!; **DALI** KI

11.13.2 Alkalosetherapeutika

Wm/Wi (Argininhydrochlorid): Bikarbonat-Neutralisation durch HCl;
UW (Salzsäure): Nekrosen bei paravenöser oder intraarterieller Infusion;
KI (Argininhydrochlorid): Azidosen

Argininhydrochlorid OTC	
L-Arginin-Hydrochlorid 21% *Amp. 20ml = 20mmol H^+*	**Metabolische Alkalose:** Base excess x 0.3 x kg = mmol; max. 1mmol/kg/h i.v., max. 1mmol/kg/d; Verdünnung erforderlich!

Salzsäure OTC	
Salzsäure 7.25% *Amp. 10ml = 20mmol H^+*	**Metabolische Alkalose:** Base excess x 0.3 x kg = mmol; max. 0.25mmol/kg/h i.v.; Verdünnung erforderlich

12 Neurologie

12.1 Antiepileptika

12.1.1 Natrium-Blocker

Wm/Wi (Carbamazepin): hemmt die synaptische Übertragung ⇒ reduziert Fortleitung von konvulsiver Entladungen; **Wm/Wi** (Eslicarbazepinacetat): Hemmung wiederholter neuronaler Entladungen vermutl. durch Stabilisierung des inaktiven Zustands spannungsabhängiger Na^+-Kanäle; **Wm/Wi** (Lacosamid): Stabilisierung hypererregbarer Neuronalmembranen; **Wm/Wi** (Lamotrigin): exakter Wm unbekannt, Hemmung spannungsabh. Na^+-Kanäle, Glutamatfreisetzung ↓; **Wm/Wi** (Oxcarbazepin): Membranstabilisierung durch Blockade von Na^+-Kanälen, Durchlässigkeit der Zellmembran für K^+ ↑, Modulation spannungsaktivierter Kalziumkanäle; **Wm/Wi** (Phenytoin): Ionenpermeabilität ↓, Membranstabilisierung; **Wm/Wi** (Rufinamid): Modulation der Aktivität von Na^+-Kanälen; **Wm/Wi** (Zonisamid): Hemmung spannungsabhängiger Na^+- und Ca^{2+}-Kanäle, Modulation der GABA-Inhibition; **UW** (Carbamazepin): Somnolenz, Sedierung, Schläfrigkeit, Schwindel, Ataxie, cholestatische Hepatitis, Hämatopoesestrg., allergische Hautreaktionen, Appetitlosigk., Mundtrockenheit, Übelkeit, Erbrechen, Hyponatriämie; **UW** (Eslicarbazepinacetat): Schwindel, Schläfrigkeit, Kopfschmerzen, Koordinations-/Aufmerksamkeitsstrg., Tremor, Doppeltsehen, verschwommenes Sehen, Übelkeit, Erbrechen, Durchfall, Hautausschlag, Müdigkeit, Gangstrg.; **UW** (Lacosamid): Schwindel, Kopfschmerzen, Diplopie, Nausea, Depression, Verwirrtheit, Schlaflosigkeit, Gedächtnis-, Gleichgewichts-, Konzentrations-, Aufmerksamkeits-, kognitive Störungen, Somnolenz, Tremor, Nystagmus, Hypästhesie, Dysarthrie, Verschwommensehen, Vertigo, Tinnitus, Erbrechen, Obstipation, Flatulenz, Dyspepsie, Mundtrockenheit, Pruritus, Rash, Muskelspasmen, Asthenie, Gehstörung, Müdigkeit, Reizbarkeit, Stürze, Hautwunden; **UW** (Lamotrigin): Aggressivität, Reizbarkeit, Agitiertheit, Kopfschmerzen, Schläfrigkeit, Insomnie, Tremor, Ataxie, Nystagmus, Diplopie, Verschwommensehen, Müdigkeit, Schwindel, Übelkeit, Erbrechen, Diarrhoe, Hautausschlag, Arthralgie, Rückenschmerzen; **UW** (Oxcarbazepin): Hyponatriämie, Verwirrtheitszustände, Depression, Apathie, Unruhe, Affektlab., Müdigkeit, Schwächegefühl, Schläfrigkeit, Schwindel, Kopfschmerz, Ataxie, Tremor, Nystagmus, Konzentrationsschwäche, Amnesie, Übelkeit, Erbrechen, Obstipation, abdom. Schmerzen, Diarrhoe, Doppelbilder, Verschwommensehen, Sehstrg., Akne, Alopezie, Exanthem; **UW** (Phenytoin): zahlreiche UW ohne Häufigkeitsangabe, s. FachInfo; **UW** (Rufinamid): Schläfrigkeit, Kopfschmerzen, Schwindel, Übelkeit, Erbrechen, Oberbauchschmerzen, Obstipation, Diarrhoe, Dyspepsie, Ausschlag, Akne, Rückenschmerzen, Oligomenorrhoe, Müdigkeit, Pneumonie, Influenza, Infekte der oberen Atemwege/des Ohrs, Anorexie, Anorexie, Appetitminderung, Essstörung, Gewicht ↓, Angst, Schlaflosigkeit, Status epilepticus, Koordinationsstörung, Nystagmus, psychomotorische Hyperaktivität, Tremor, Diplopie, Verschwommensehen, Epistaxis, Gangstrg., Kopfverletzung, Kontusion; **UW** (Zonisamid): kleinflächige Hautblutungen, Überempfindlichkeit, Schläfrigkeit, Schwindel, Anorexie, Diplopie, Verwirrtheit, Depression, Agitiertheit, Reizbarkeit, Affektlabilität, Angst, Schlaflosigkeit, psychotische Störung, Ataxie, Gedächtnisstörung, abdominelle Schmerzen, Fieber, Obstipation, Dyspepsie, Diarrhoe, Übelkeit, Bradyphrenie, Aufmerksamkeitsstörung, Nystagmus, Parästhesie, Sprachstörung, Tremor, Hautausschlag, Pruritus, Alopezie, Nephrolithiasis, Müdigkeit, grippeähnliche Erkrankung, periphere Ödeme, Gewichtsabnahme, erniedrigter Bicarbonatspiegel;

KI (Carbamazepin): bek. Überempfindlichkeit, KM-Schädigung, KM-Depression in der Vorgeschichte, AV-Block, akute intermittierende Porphyrie, gleichzeitige Anw. mit MAO-Hemmern oder Voriconazol, schwere Leberfunktionsstörungen, Grav. (1. Trim.);
KI (Eslicarbazepinacetat): bek. Überempfindlichkeit, AV-Block II°-III°;
KI (Lacosamid): Überempfindlichkeit gegen Lacosamid/Soja/Erdnuss, AV-Block II°-III°;
KI (Lamotrigin): bek. Überempfindlichkeit; **KI** (Oxcarbazepin): bek. Überempf., Lakt.;
KI (Phenytoin): bek. Überempfindlichkeit, schwere Schädigungen der Blutzellen/des Knochenmarks, AV-Block II°-III°, Sick Sinus, in ersten 3 Mo nach Myokardinfarkt, Herzinsuffizienz (EF < 35%), Cave in Grav./Lakt.;
KI (Rufinamid): bek. Überempfindlichkeit gegen Rufinamid und Triazolderivate, Lakt.;
KI (Zonisamid): bek. Überempfindlichkeit

Carbamazepin Rp	HWZ 15h (mult. Dosis), 36h (1 x Dosis), Qo 1.0, PPB 70-80%, ther. Serumspiegel: 3-8mg/l
Carbabeta *Tbl. 200, 300(ret.), 400(ret.), 600(ret.)mg* **Carbamazepin-ratioph.** *Tbl. 200, 200(ret.), 400(ret.)mg* **Carbamazepin HEXAL** *Tbl. 150(ret.), 200, 300(ret.), 400, 400(ret.), 600(ret.)mg* **Tegretal** *Tbl. 200, 200(ret.), 400(ret.), 600(ret.)mg; Saft (5ml = 100mg)* **Timonil** *Tbl. 150(ret.), 200, 200(ret.), 300(ret.), 400, 400(ret.) 600(ret.)mg; Saft (5ml = 100mg)*	**Alle Ind:** ini 200-400mg/d p.o., in 2-4 (unret.) bzw. 1-2 (ret.) ED, langsam steigern bis Erh.Dos.; **Epilepsien:** Erh.Dos. 600-1200mg p.o.; **Ki.:** Erh.Dos. 10-20mg/kg/d; **Trigeminusneuralgie:** Erh.Dos. 400-800mg/d; **diabetische PNP:** Erh.Dos. 600mg/d, max. 1200mg/d; **Pro. manisch-depressive Phasen:** Erh.Dos. 200-400mg/d, max. 800mg/d; **Anfalls-Pro. bei C2-Entzug:** 600mg/d, in schweren Fällen 1200mg/d in den ersten d; **DANI** nicht erforderlich

Eslicarbazepinacetat Rp	HWZ 20-24h, PPB < 40%, PRC B, Lact ?
Zebinix *Tbl. 800mg*	**Begleittherapie bei partiell epileptischen Anfällen:** ini 1 x 400mg, nach 1-2W 1 x 800mg, max. 1 x 1200mg/d; nur in Kombination mit bestehender Therapie; **DANI** CrCl > 60: 100%; 30-60: ini 400mg alle 2d, nach 2W 1 x 400mg/d; < 30: Anw. nicht empfohlen; **DALI** Anw. bei schwerer LI nicht empfohlen

Lacosamid Rp	HWZ 13h, PPB < 15%
Vimpat *Tbl. 50, 100, 150, 200mg; Saft (1ml = 10mg); Inf.Lsg. 200mg/20ml*	**Fokale Anfälle:** ini 2 x 50mg p.o./i.v., nach 1W: 2 x 100mg p.o./i.v., Dosissteigerung um 2 x 50mg/d/W; max. 2 x 200mg/d p.o./i.v.; **Ki. < 16J:** KI; **DANI** CrCl > 30: 100%; < 30: max. 250mg/d; **DALI** leichte bis mäßige LI: nicht erf.

Lamotrigin Rp (s.a. → 357)	HWZ 29h, Q_0 0.9, PPB 55%, PRC C, Lact ?
Lamictal *Tbl. 2, 5, 25, 50, 100, 200mg* **Lamo Tad** *Tbl. 50, 100, 200mg* **Lamotrigin HEXAL** *Tbl. 25, 50, 100, 200mg* **Lamotrigin-ratioph.** *Tbl. 5, 25, 50, 100, 200mg*	**Epilepsien:** d1-14: 1 x 25mg p.o., d15-29: 1 x 50mg, dann alle 1-2W um 50-100mg steigern, Erh.Dos. 100-200mg/d in 1-2ED; **Ki. 4-11J:** d1-14: 0.6mg/kg, d15-29: 1.2mg/kg, dann alle 1-2W um 1.2mg/kg steigern, Erh.Dos. 5-15mg/kg/d, max. 400mg/d; bei Kombinationstherapie s. FachInfo; **DANI** vorsichtige Anwendung; **DALI** Child B: 50%, Child C: 25%

Oxcarbazepin Rp	HWZ 1-2.5(9)h, Q_0 1.0(0.7), PPB 40%, PRC C, Lact ?
Apydan Extent *Tbl. 150, 300, 600mg* **Oxcarbazepin Dura** *Tbl. 150, 300, 600mg* **Timox** *Tbl. 150, 300, 600mg; Saft (5ml = 300mg)* **Trileptal** *Tbl. 150, 300, 600mg; Saft (5ml = 300mg)*	**Epilepsien:** ini 2 x 300mg p.o., um 600mg/W steigern, Erh.Dos. 600-2400mg/d; **Ki. > 6J:** ini 8-10mg/kg/d, max. 10mg/kg/W steigern, Erh.Dos. 30mg/kg/d, max. 46mg/kg/d; **DANI** CrCl < 30: ini 1 x 300mg

Phenytoin Rp	HWZ 22h, Q_0 1.0, PPB 83-94%, ther. Serumspiegel 10-20mg/l
Phenhydan *Tbl. 100mg; Amp. 250mg/5ml; Inf.Lsg. 750mg/50ml* **Phenytoin AWD** *Tbl. 100mg* **Zentropil** *Tbl. 100mg*	**Epilepsien:** ini 3 x 100mg p.o., dann nach Wi bzw. Serumspiegel; **Ki. < 12J:** ini 2mg/kg/d, dann alle 3d um 1mg/kg steigern, dann nach Serumspiegel; **Status epilepticus:** 250mg über 10min i.v., ggf. Wdh. nach 20min, dann Wdh. alle 1.5-6h; 750mg über 20-30min i.v., max. 17mg/kg/d; **Ki. < 12J:** d1: 30mg/kg i.v.; d2: 20mg/kg; d3: 10mg/kg, max. 1mg/kg/min i.v.; **DANI** nicht erforderlich

Rufinamid Rp	HWZ 6-10h, PPB 34%
Inovelon *Tbl. 200, 400mg, Saft (10ml = 400mg)*	**Lennox-Gastaut-Syndrom: Erw., Ki. ab 4J:** ini 400mg/d, ggf. alle 2d um 400mg/d steigern, 30-50kg: max. 1800mg/d; 51-70kg: max. 2400mg/d; > 70kg: max. 3200mg/d; **Ki. ab 4J:** < 30kg: ini 200mg p.o., ggf. alle 2d um 200mg/d bis 1g steigern, bei Komb. mit Valproat max. 400mg; **DANI** nicht erforderlich; **DALI** Anw. bei schwerer LI nicht empfohlen

Zonisamid Rp	HWZ 60h, PPB 40-50%
Desizon *Kps. 25, 50, 100mg* **Zonegran** *Kps. 25, 50, 100mg* **Zonisamid-ratioph.** *Kps. 25, 50, 100mg*	**Epilepsie:** ini 2 x 25mg p.o., nach 1W 2 x 50mg, dann wöchentlich um 100mg steigern, Erh.Dos. 300-500mg/d; **DANI** sorgfältige Dosiseinstellung; **DALI** KI bei schwerer Leberfunktionsstrg.

12.1.2 Kalzium-Blocker

Wm/Wi: Verringerung der Ströme spannungsabhängiger Kalzium-Kanäle vom T-Typ; **UW:** Übelkeit, Erbrechen, Singultus, Leibschmerzen, Lethargie, Kopfschmerzen, Zurückgezogenheit, Ängstlichkeit, Schlaf-/Appetitstörung, Gewichtsverlust, Diarrhoe, Obstipation, Ataxie; **KI:** bekannte Überempfindlichkeit, Lakt.

Ethosuximid Rp	HWZ 33-55h, Q_0 0.8, keine PPB, Serumspiegel: 40-100mg/l
Ethosuximid Neurax *Gtt. (1ml = 500mg)* *Petnidan* *Kps. 250mg; Saft (5ml = 250mg)* **Suxilep** *Kps. 250mg*	**Absencen, myoklonische Anfälle:** ini 5-10mg/kg p.o., alle 4-7d um 5mg/kg steigern; Erh.Dos. 15mg/kg, max. 30mg/kg; **Ki.:** Erh.Dos. 20mg/kg, max. 40mg/kg in 1-3ED; **DANI** nicht erforderlich

12.1.3 GABA-erge Substanzen

Wm/Wi (Phenobarbital): Verstärkung der GABA-ergen Hemmwirkung im ZNS ⇒ sedierend, schlafinduzierend, anxiolytisch, antiaggressiv, antikonvulsiv, muskelrelaxierend;
Wm/Wi (Vigabatrin): irreversible Hemmung des enzymatischen Abbaus von GABA (GABA-Transaminase);
UW (Phenobarbital): starke Beruhigung, Müdigkeit, Schwindel, Kopfschmerzen, Benommenheit, Ataxie, kognitive Störung, Verwirrtheit, Störung der Sexualfunktion, Überhangeffekte, paradoxe Erregungszustände;
UW (Vigabatrin): Gewichtszunahme, Somnolenz, Sprachstörungen, Kopfschmerzen, Schwindel, Parästhesien, Aufmerksamkeits- und Gedächtnisstörungen, psychische Beeinträchtigungen, Tremor, Gesichtsfelddefekte, Verschwommensehen, Diplopie, Nystagmus, Übelkeit, abdominale Schmerzen, Erregbarkeit, Ödeme, Müdigkeit, Agitation, Aggression, Nervosität, Depression, paranoide Reaktionen, Kinder: Erregung, Agitiertheit;
KI (Phenobarbital): bek. Überempfindlichkeit, akute Alkohol-, Schlafmittel- und Schmerzmittelvergiftung, Vergiftung durch Anregungsmittel oder dämpfende Psychopharmaka;
KI (Vigabatrin): bekannte Überempfindlichkeit

Phenobarbital Rp	HWZ 60-150h, Q_0 0.7, PPB 40-60%, PRC D, Lact -
Luminal *Tbl. 100mg; Amp. 200mg/1ml* **Luminaletten** *Tbl. 15mg* **Phenobarbital Neurax** *Tbl. 15, 100mg*	**Epilepsien:** 1-3mg/kg/d p.o. in 2ED; 200-400mg i.v., max. 800mg/d i.v.; **Ki.:** 3-4mg/kg p.o. in 2ED; 2-3 x 20-75mg i.v.; **DANI** CrCl < 10: Dosisreduktion

Vigabatrin Rp	HWZ 5-8h, Q_0 0.01, keine PPB
Sabril *Tbl. 500mg; Granulat 500mg*	**Fokale Anfälle:** ini 1g p.o., steigern um 0.5g/W, Erh.Dos. 2-3g/d; **Ki.:** ini 40mg/kg/d, Erh.Dos. 50-100mg/kg/d; **infantile Spasmen:** ini 50mg/kg/d p.o., Erh.Dos. bis 150mg/kg/d; **DANI** CrCl < 60: sorgfältige Dosiseinstellung

12.1.4 Benzodiazepine

Wm/Wi (Clonazepam): Verstärkung natürlicher GABA-beteiligter Hemm-Mechanismen im ZNS ⇒ vorwiegend antikonvulsive aber auch beruhigende, schlafanstoßende, anxiolytische, muskelrelaxierende Eigenschaften;
UW (Clonazepam): Somnolenz, verlängerte Reaktionszeit, verminderter Muskeltonus, Muskelschwäche, Schwindel, Ataxie, Müdigkeit, Mattigkeit;
KI (Clonazepam): bek. Überempf. gegen C. oder andere Benzodiazepine; Medikamenten-, Drogen-, Alkoholabhängigkeit; Myasthenia gravis, schwere Ateminsuff., schwere Leberinsuff.

Clonazepam Rp	HWZ 30-40h Q0 1.0, PPB 83-87%
Antelepsin *Tbl. 0.5, 2mg* **Clonazepam Neurax** *Gtt. (1ml = 2.5mg)* **Rivotril** *Tbl. 0.5, 2mg; Gtt. (25Gtt. = 2.5mg); Amp. 1mg/2ml*	**Epilepsien:** ini 2 x 0.5mg p.o., über 2-4W steigern bis Erh.Dos. 4-8mg/d in 3-4ED; **Sgl.:** ini 2 x 0.1mg/d, Erh.Dos. 0.5-1mg/d; **Kleinki.:** ini 3 x 0.2mg/d, Erh.Dos. 1.5-3mg/d; **Schulki.:** ini 2 x 0.25mg/d, Erh.Dos. 3-6mg/d; **Status epilepticus:** 1mg langsam i.v., Wdh. nach Bedarf, max. 13mg/d; **Sgl., Ki.:** 0.5mg i.v.; **DANI** nicht erforderlich

Diazepam, Dikaliumclorazepat, Lorazepam → 372

12.1.5 Natrium-Blocker und GABA-erge Substanzen

Wm/Wi (Topiramat): Membranstabilisierung durch Blockade von Na^+-Kanälen, Antagonisierung der exzitatorischen Glutamatwirkung, GABA-erge Hemmwirkung ↑;
Wm/Wi (Valproinsäure): exakter Wm unklar, Blockade von Na^+-Kanälen, enzymatischer Abbau von GABA ↓;
UW (Topiramat): Nasopharyngitis, Anämie, Hypersensitivität, Anorexie, Appetit ↓, Depression, Sprachstrg., Bradyphrenie, Insomnie, Angst, Verwirrtheit, Desorientierung, Aggression, Stimmungsschwankungen, Parästhesie, Schwindel, Somnolenz, Gedächtnis-/kognitive/ Aufmerksamkeits-/Koordinations-/Gleichgewichts-/Gangstörung, Tremor, Nystagmus, Dysarthrie, Dysgeusie, Sedierung, Sehstörung, Verschwommensehen, Diplopie, Tinnitus, Ohrschmerzen, Dyspnoe, Epistaxis, verstopfte Nase, Rhinorrhoe, Übelkeit, Erbrechen, Obstipation, Diarrhoe, abdominelle Schmerzen, Mundtrockenheit, Parästhesien, Alopezie, Hautausschlag, Pruritus, Arthralgie, Myalgie, Nephrolithiasis, Pollakisurie, Dysurie, Fieber, Fatigue, Gewichtszu-/abnahme;
UW (Valproinsäure): Anämie, Thrombopenie, Leukopenie, Hyperammonämie, Gewichtszu-/ abnahme, Appetitlosigkeit, Appetit ↑, Hyponatriämie, Verwirrtheitszustände, Aggression, Agitiertheit, Aufmerksamkeitsstörungen, Tremor, extrapyramidale Störungen, Stupor, Schläfrigkeit, Parästhesien, Konvulsionen, eingeschränktes Erinnerungsvermögen, Kopfschmerzen, Nystagmus, Taubheit, Blutungen, Übelkeit, Diarrhoe, Oberbauchschmerzen, Haarausfall, Leberschäden, Dysmenorrhoe;
KI (Topiramat): bek. Überempfindlichkeit, Prophylaxe von Migräne-/Kopfschmerz in Grav. oder bei Frauen ohne Verhütung;
KI (Valproinsäure): bek. Überempf., anamnestisch/fam. Lebererkrankung, schwerwiegende Leber- und Pankreasfunktionsstrg., Leberfunktionsstrg. mit tödlichem Ausgang während Valproinsäuretherapie bei Geschwistern, hepatische Porphyrie, Blutgerinnungsstörungen

Topiramat Rp	HWZ 18-24h, Q0 < 0.5, PPB 13-17%, PRC C, Lact ?
Topamax *Tbl. 25, 50, 100, 200mg; Kps. 25, 50mg* **Topiramat-CT** *Tbl. 25, 50, 200mg* **Topiramat Heumann** *Tbl. 25, 50, 100, 200mg*	**Epilepsie:** Monotherapie: ini 1 x 25mg abends p.o., alle 1-2W um 25-50mg steigern, Erh.Dos. 100mg/d, max. 500mg/d; **Ki. > 6J:** ini 0.5-1mg/kg/d abends p.o., alle 1-2W um 0.5-1mg/kg steigern, initiale Zieldosis 2mg/kg/d; Komb.therapie s. FachInfo; **Migräne:** → 331; **DANI** CrCl < 60: sorgfältige Dosiseinstellung, HD Erh.Dos. 50%

Valproinsäure Rp	HWZ 6-16h, Q0 0.95, PPB 90-95%, ther. Serumspiegel: 50-100mg/l
Convulex *Kps. 300, 500mg* **Depakine** *Gtt. (1ml = 300mg)* **Ergenyl** *Tbl. 150, 300, 300(ret.), 500, 500(ret.)mg; Gtt. (1ml = 300mg); Amp. 400mg/4ml* **Leptilan** *Tbl. 150, 300, 600mg* **Orfiril** *Tbl. 150, 300, 500(ret.), 600, 1000(ret.)mg; Kps. 150(ret.), 300(ret.)mg; Saft (5ml = 300mg); Amp. 300mg/3ml, 1g/10ml* **Valproat HEXAL** *Tbl. 150, 300, 600mg; Lsg. (1ml = 300mg)*	**Epilepsien:** ini 5-10mg/kg/d p.o., alle 4-7d um 5mg/kg steigern, Erh.Dos. 20mg/kg/d; 5-10mg/kg i.v., dann 1mg/kg/h; max. 2.5g/d i.v.; **Jugendl.:** 25mg/kg/d; **Ki.:** 30mg/kg/d; **akute Manie:** ini 20mg/kg/d; Erh.Dos.1-2g/d; **DANI** nicht erforderlich; **DALI** KI bei Lebererkrankung

12.1.6 Antiepilektika mit anderen Wirkmechanismen

Wm/Wi (Gabapentin): GABA-Analogon, bindet an Bindungsstellen, die mit $alpha_2$delta-Untereinheiten von spannungsabhängigen Ca-Kanälen assoziiert sind ⇒ Freisetzung verschiedener Monoamin-Neurotransmitter ↓; **Wm/Wi** (Perampanel): selektiver, nicht-kompetitiver Antagonist des ionotropen AMPA-Glutamat-Rez. an postsynapt. Neuronen; **Wm/Wi** (Pregabalin): GABA-Analogon, bindet an Bindungsstellen, die mit $alpha_2$delta-Untereinheiten von spannungsabhängigen Ca-Kanälen assoziiert sind ⇒ Veränderung der Calcium-Ströme, Modulation der Freisetzung verschiedener Monoamin-Neurotransmitter (u.a. Glutamat, Noradrenalin, Substanz P);
Wm/Wi (Stiripentol): GABA-Konzentration ↑;
Wm (Sultiam): Hemmung der Carboanhydrase;
UW (Gabapentin): Virusinfektionen, Infektionen der Atemwege/Harnwege, sonstige Infekte, Otitis media, Pneumonie, Leukopenie, Anorexie, gesteigerter Appetit, Feindseligkeit, Verwirrtheitszustände, Affektlabilität, Depressionen, Angst, Nervosität, Denkstörungen, Somnolenz, Schwindel, Ataxie, Krämpfe, Hyperkinesie, Dysarthrie, Amnesie, Tremor, Schlaflosigkeit, Kopfschmerzen, Missempfindungen, Koordinationsstörungen, Nystagmus, verstärkte/abgeschwächte/fehlende Reflexe, Sehstörungen, Palpitationen, Hypertonie, Vasodilatation, Dyspnoe, Bronchitis, Pharyngitis, Husten, Rhinitis, Erbrechen, Übelkeit, Zahnanomalien, Gingivitis, Diarrhoe, Bauchschmerzen, Dyspepsie, Obstipation, Mundtrockenheit, Flatulenz, Gesichtsödem, Purpura, Akne, Pruritus, Hautausschlag, Arthralgie, Myalgie, Rückenschmerzen, Muskelzucken, Inkontinenz, Impotenz, Ermüdung, Fieber, periphere oder generalisierte Ödeme, anormaler Gang, Asthenie, Schmerzen, Unwohlsein, Grippesymptome, Gewichtszunahme, unfallbedingte Verletzungen, Frakturen, Abschürfungen;

UW (Perampanel): verminderter/erhöhter Appetit, Aggressivität, Wutgefühle, Angst, Verwirrtheit, Schwindel, Somnolenz, Ataxie, Dysarthrie, Gleichgewichtsstörung, Reizbarkeit, Diplopie, verschwommenes Sehen, Übelkeit, Rückenschmerzen, Gangstörung, Müdigkeit, Stürze, Gewichtszunahme;
UW (Pregabalin): gesteigerter Appetit, Benommenheit, Schläfrigkeit, Euphorie, Verwirrung, verringerte Libido, Reizbarkeit, Desorientierung, Schlaflosigkeit, Ataxie; Aufmerksamkeits-, Koordinations-, Gedächtnis- Gleichgewichtsstrg.; Tremor, Dysarthrie, Parästhesie, Sedierung, Lethargie, Kopfschmerzen, Verschwommensehen, Diplopie, Schwindel, Mundtrockenheit, Obstipation, Erbrechen, Flatulenz, erektile Dysfunktion, periphere Ödeme, Trunkenheitsgefühl, Ödeme, Gangstrg., Abgeschlagenheit, Gewichtszunahme;
UW (Stiripentol): Neutropenie, Anorexie, Gewichts-, Appetitverlust, Schlaflosigkeit, Aggressivität, Reizbarkeit, Verhaltensstörungen, ablehnendes Verhalten, Übererregbarkeit, Schlafstörungen, Benommenheit, Ataxie, Hypotonie, Dystonie, Übelkeit, Erbrechen, Hyperkinesie, erhöhte γ-GT;
UW (Sultiam): Magenbeschwerden, Parästhesien in den Extremitäten und im Gesicht, Tachypnoe, Hyperpnoe, Dyspnoe, Schwindel, Kopfschmerzen, Stenokardien, Tachykardien, Doppelbilder, Singultus, Gewichtsverlust, Appetitlosigkeit;
KI (Gabapentin, Perampanel, Pregabalin, Retigabin): bek. Überempfindlichkeit;
KI (Stiripentol): bek. Überempf., Vorgeschichte mit Psychosen in Form deliranter Anfälle;
KI (Sultiam): bek. Überempf., akute Porphyrie, Hyperthyreose, arterielle Hypertonie, Grav./Lakt.

Gabapentin Rp	HWZ 5-7h, Q0 0.08, PPB < 3%, PRC C, Lact ?
Gabaliquid Geriasan *Lsg. (1ml = 50mg)* **Gabapentin HEXAL** *Kps. 100, 300, 400mg; Tbl. 600, 800mg* **Gabapentin-ratioph.** *Kps. 100, 300, 400mg; Tbl. 600, 800mg* **Gabapentin Stada** *Kps. 100, 300, 400mg; Tbl. 600, 800mg* **Neurontin** *Kps. 100, 300, 400mg; Tbl. 600, 800mg*	**Epilepsien, neuropathische Schmerzen:** d1: 300mg/d, d2: 600mg/d, d3: 900mg/d in 1-3ED p.o., dann 1800-3600mg/d in 3ED, max. 3600mg/d; **Ki. 6-12J:** d1: ini 10-15mg/kg/d, Erh.Dos. 25-35mg/kg/d, max 50mg/kg/d; **DANI** CrCl > 80: 900-3600mg/d; 50-79: 600-1800mg/d; 30-49: 300-900mg/d; 15-29: 150-600mg/d; <15: 150-300mg/d; HD: ini 300-400mg, nach 4-stündiger HD jeweils 200-300mg

Perampanel Rp	HWZ 105h, PPB 95%, PRC C Lact ?
Fycompa *Tbl. 2, 4mg* *(derzeit nur als Import verfügbar)*	**Zusatztherapie fokaler Anfälle mit oder ohne sekundäre Generalisierung:** ini 1 x 2mg p.o., Steigerung um 2mg/d auf 1 x 4mg bis max. 1 x 12mg/d; **DANI** leichte NI: 100%, mäßig-starke NI: Anw. nicht empfohlen; **DALI** leichte-mäßige LI: max. 8mg/d, schwere LI: Anw. nicht empfohlen

Pregabalin Rp	HWZ 6.3h, keine PPB, PRC C, Lact ?
Lyrica *Kps. 25, 50, 75, 100, 150, 200, 225, 300mg* **Pregabador** *Kps. 25, 50, 75, 100, 150, 200, 225, 300mg* **Pregaba HEXAL** *Kps. 25, 50, 75, 100, 150, 200, 225, 300mg* **Pregabalin Glenmark** *Kps. 25, 50, 75, 100, 150, 200, 225, 300mg*	**Neuropathische Schmerzen, Epilepsie:** ini 150mg p.o. in 2-3ED, nach Bedarf nach 3-7d steigern auf 300mg/d, max. 600mg/d; **generalisierte Angststrg.:** ini 150mg/d, nach Bedarf nach 1W steigern auf 300mg/d, nach 2W ggf. 450mg/d, max.600mg/d; **DANI** CrCl 30-60: ini 75mg/d, max. 300mg/d; 15-29: ini 25-50mg/d, max. 150mg/d; < 15: ini 25mg/d, max. 75mg/d; **DALI** nicht erford.
Stiripentol Rp	HWZ 4.5-13h, PPB 99%
Diacomit *Kps. 250, 500mg; Pulver 250, 500mg/Beutel*	**Schwere myoklon. Epilepsie (Dravet-Syndr.):** Komb. mit Valproat und Clobazam; in 3d langsam steigern auf 50mg/kg/d p.o.; **DANI, DALI** Anwendung nicht empfohlen
Sultiam Rp	HWZ 3-30h, PPB 29%
Ospolot *Tbl. 50, 200mg*	**Rolando-Epilepsie:** Erh.Dos. 5-10mg/kg p.o.

12.1.7 Antiepilektika mit unbekannten Wirkmechanismen

Wm/Wi (Brivaracetam): antikonvulsive Wi durch Bindung an synapt. Vesikelprotein 2A (SV2A); **Wm/Wi** (Felbamat, Levetiracetam): genauer Wm unbek.; **Wm/Wi** (Mesuximid): genauer Wm unklar, Krampfschwelle ↑; **Wm/Wi** (Primidon): Hyperpolarisation von Membranen, gen. Wm unklar ⇒ sedierend, schlafinduzierend, anxiolytisch, antiaggressiv, antikonvulsiv, muskelrelax.; **Wm/Wi** (4-Hydroxybuttersäure): exakter Wm unbek., dämpfend auf ZNS, antikataplektisch; **UW** (Brivaracetam): Schwindel, Somnolenz, Konvulsion, Vertigo, Infektionen d. oberen Atemwege, Husten, Influenza, Übelkeit, Erbrechen, Obstipation, Fatigue, Depression, Angst, Insomnie, Reizbarkeit, Appetit ↓; **UW** (Felbamat): Gewicht ↓, Anorexie, Schlaflosigkeit, Somnolenz, Ataxie, Schwindel, Kopfschmerzen, Sehstrg., Diplopie, Übelkeit, Erbrechen, Dyspepsie, Abdominalschmerzen, Müdigkeit; **UW** (Levetiracetam): Nasopharyngitis, Anorexie, Depression, Feindseligkeit/Aggression, Angst, Insomnie, Nervosität/Reizbarkeit, Somnolenz, Kopfschmerzen, Konvulsion, Gleichgewichtsstrg., Schwindel, Lethargie, Tremor, Drehschwindel, Husten, Bauchschmerzen, Diarrhoe, Dyspepsie, Erbrechen, Nausea, Rash, Asthenie, Müdigkeit; **UW** (Mesuximid): Kopfschmerzen, Schwindel, Sedierung, Schlaflosigkeit, Gangstrg., Sehstrg., Magenbeschwerden, Singultus, Übelkeit, Erbrechen, Diarrhoe, Appetit ↓, Gewicht ↓, Euphorie, Reizbarkeit, Bewegungsdrang; **UW** (Primidon): megaloblastäre Anämie, T4/fT4 ↓, Hypokalzämie, aP/γ-GT ↑, Teilnahmslosigkeit, Reizbarkeit, Verstimmung, Schwindel, Ataxie, Somnolenz, Akkommodationsstrg., Übelkeit, Erbrechen, makulopap. Exanthem, Müdigkeit, Gleichgewichtsstrg.; **UW** (4-Hydroxybuttersäure): Anorexie, Appetit ↓, Gewicht ↓, Depression, Kataplexie, Angst, abnorme Träume, Verwirrtheitszustand, Desorientiertheit, Alpträume, Schlafwandeln, Schlafstrg., Nervosität, Schwindel, Kopfschmerzen, Schlaflähmung, Somnolenz, Tremor, Gleichgewichtsstrg., Aufmerksamkeitsstrg., Hypästhesie, Parästhesie, Sedierung, Dysgeusie, Schwindel, Palpitationen, Hypertonie, verschwomm. Sehen, Dyspnoe, Schnarchen, verstopfte Nase, Nausea, Erbrechen, Diarrhoe, Oberbauchschmerzen, Hyperhidrosis, Hautausschlag, Arthralgie, Muskelspasmen, Rückenschmerzen, Enuresis noct,, Harninkontinenz, Naso-pharnygitis, Sinusitis, Asthenie, Müdigkeit, Gefühl d. Betrunkenseins, periphere Ödeme, Stürze;

KI (Brivaracetam): bek. Überempf. gegen B. oder andere Pyrrolidon-Derivate; **KI** (Felbamat): Bluterkrankungen, Leberfktstrg. (auch in Anamnese), bek. Überempf., Grav./Lakt.; **KI** (Levetiracetam): bek. Überempf.; **KI** (Mesuximid): bek. Überempf., hepatische Porphyrie, hämatologische Erkrankungen, Lakt.; **KI** (Primidon): akute hepatische Porphyrie, schwere Leber- u. Nierenfktstrg., schwere Myokardschäden, akute Vergiftung mit zentral dämpfenden Pharmaka oder Alkohol; **KI** (4-Hydroxybuttersäure): bek. Überempf., schwere Depression, Succinatsemialdehyd-dehydrogenase-Mangel, gleichzeitige Beh. mit Opioiden/Barbituraten

Brivaracetam Rp	HWZ 9h, PPB 20%, PRC C, Lact ?
Briviact *Tbl. 10, 25, 50, 75, 100mg; Lsg. (10mg/ml); Inj.Lsg. 50mg/5ml*	**Zusatztherapie fokaler Anfälle mit/ohne sekundäre Generalisierung:** Erw., **Ki. ab 16J:** ini 2 x 25-50mg p.o./i.v., Erh.Dos. 50-200mg/d; **DANI** nicht erforderl.; HD: Anw. nicht empfohlen; **DALI** ini 50mg, max. 2 x 75mg

Felbamat Rp	HWZ 15-23h, PPB 22-25%, PRC ??, Lact ??
Taloxa *Tbl. 600mg; Lsg. 600mg/5ml*	**Lennox-Gastaut-Syndr.:** ini 600-1200mg p.o. in 2-3ED, wöchentlich steigern bis 3600mg/d in 3-4ED; **Ki., Jug. 4-14J:** ini 7.5-15mg/kg/d p.o. in 2-3ED, wöchentlich ↑ bis 45mg/kg/d (nicht > 3600mg/d) in 3-4ED; Dosisanp. antiepilept. Begleitmed. (s. Fachinfo); **DANI** CrCl: > 50: Anfangsdosis 50%, vorsichtige Dosistitration

Levetiracetam Rp	HWZ 6-8h, PPB < 10%, PRC C, Lact ?
Keppra *Tbl. 250, 500, 750, 1000mg; Lsg. (1ml = 100mg); Inf.Lsg. 500mg/5ml* **Levetiracetam UCB** *Tbl. 250, 500, 750, 1000mg; Lsg. (1ml = 100mg); Inf.Lsg. 500mg/5ml* **Levetiracetam Winthrop** *Tbl. 250, 500, 750, 1000mg*	**Epilepsien:** ini 2 x 500mg p.o./i.v., nach Bedarf alle 2-4W um 2 x 500mg/d steigern bis 2 x 1500mg; **Ki (< 50kg):** ini 2 x 10mg/kg, dann max. 2 x 30mg/kg; **DANI** CrCl: > 80: 100%; 50-79: max. 2 x 1g; 30-49: max. 2 x 750mg; < 30: max. 2 x 500mg; HD: 1 x 0.5-1g, nach HD zusätzl. 250-500mg

Mesuximid Rp	HWZ 2.5(40)h, Q_0 1.0, PPB unerheblich
Petinutin *Kps. 150, 300mg*	**Epilepsien, Absencen:** d1-7 1 x 150mg p.o., dann über 7W um 150mg/W steigern, Erh.Dos. 9.5-11mg/kg/d, max. 15mg/kg/d

Primidon Rp	HWZ 8(80)h, Q_0 0.6(0.2), geringe PPB, ther. Serumspiegel 5-10mg/l
Liskantin *Tbl. 250mg; Saft (5ml =125mg)* **Mylepsinum** *Tbl. 250mg* **Primidon Holsten** *Tbl. 250mg*	**Epilepsien, Absencen:** ini 60-125mg/d p.o., alle 3d um 125mg steigern, Erh.Dos. 15mg/kg/d; **Ki.:** Erh.Dos. 20mg/kg/d; **DANI** Krea (mg/dl) > 8: max. 250mg/d

4-Hydroxybuttersäure (Natriumoxybat) Rp (Btm)	HWZ 0.5-1h, PPB < 1%
Xyrem *Saft (1ml = 500mg)*	**Kataplexie mit Narkolepsie:** ini 2 x 2.25g p.o., ggf. um 1.5g/d steigern bzw. reduz., max. 9g/d; **DANI** nicht erf.; **DALI** ini 50% Reduktion

12.2 Antiparkinsonmittel

12.2.1 L-Dopa (Dopaminergikum)

Wm/Wi (Levodopa): Levodopa passiert Blut-Hirn-Schranke, gelangt in dopaminerge Zellen, Decarboxylierung zu Dopamin, beeinflusst aller Parkinsonsymptome, v.a. Akinesie und psychische Störungen;
Wm/Wi (Decarboxylase-Hemmstoffe: Benserazid, Carbidopa; DDI = Dopamin-Decarboxylase-Inhibitoren): passieren Blut-Hirn-Schranke nicht, verhindern Decarboxylierung von L-Dopa in der Peripherie;
Wm/Wi (Entacapon): spezifischer und v.a. peripher wirksamer COMT-Hemmer ⇒ klinisches Ansprechen auf L-Dopa wird verstärkt und verlängert;
UW (L-Dopa + Benserazid): fieberhafte Infektionen, Bronchitis, Schnupfen, Anorexie, Schlafstörungen, Depression, Halluzination, Ängstlichkeit, Dyskinesien, Fluktuationen im therapeutischen Ansprechen, Kopfschmerzen, Mundtrockenheit, Dysgeusie, Arrhythmie, Hypotonie, orthostatische Dysregulation, Übelkeit, Erbrechen, Diarrhoe, Erhöhung von aP/Harnstoff;
UW (L-Dopa + Carbidopa): Anorexie, Verwirrtheit, depressive Verstimmung, Alpträume, Halluzinationen, On-Off-Phänomene, Schwindel, Parästhesien, Schläfrigkeit, orthostatische Regulationsstörungen, Atemnot, Durchfall, Erbrechen, Brustschmerzen;
UW (L-Dopa + Carbidopa + Entacapon): Anämie, Gewichtsabnahme, Appetitverlust, Depression, Halluzinationen, Verwirrtheit, ungewöhnliche Träume, Angst, Schlaflosigkeit, Dyskinesie, Verstärkung der Parkinson-Symptome, On-Off-Phänomene, Tremor, Dystonie, mentale Beeinträchtigung, Somnolenz, Kopfschmerzen, Benommenheit, Verschwommensehen, Symptome der KHK, Arrhythmie, Hypertonie, orthostatische Hypotonie, Dyspnoe, Diarrhoe, Übelkeit, Erbrechen, Dyspepsie, Abdominalschmerzen, Mundtrockenheit, Hautausschlag, Hyperhidrosis, Myalgie, Arthralgie, Muskelkrämpfe, Urinverfärbung, Harnweginfektionen, Brustschmerzen, Ödeme, Stürze, Gangstörungen, Asthenie, Fatigue;
KI (L-Dopa + Benserazid): bek. Überempfindlichkeit, Pat. < 25J., schwere Schilddrüsenüberfunktion, Tachykardien, Phäochromozytom, schwere Stoffwechsel-, Herz-, Leber-, Nieren- und Knochenmarkserkrankungen, endogene und exogene Psychosen, Behandlung mit Reserpin oder nicht selektiven MAO-Hemmern, Engwinkelglaukom, Grav.;
KI (L-Dopa + Carbidopa): bek. Überempf., gleichzeitige Gabe von nichtselektiven MAO-Hemmern, verdächtige nicht diagnostizierte Hautveränderungen oder anamnestisch bekanntes Melanom, Engwinkelglaukom, Pat. < 18J.;
KI (L-Dopa + Carbidopa + Entacapon): bek. Überempf., schwere Leberinsuffizienz, Engwinkelglaukom, Phäochromozytom, gleichzeitige Anwendung mit nicht-selektiven oder selektiven MAO-Hemmern, malignes neuroleptisches Syndrom und/oder atraumatische Rhabdomyolyse in der Anamnese

L-Dopa + Benserazid Rp — HWZ (L-D) 1.5 h, Q0 (L-D/B) 1.0/1.0

Levodopa Comp *Tbl. 200+50mg* **Levopar** *Kps. 50+12.5, 100+25, 200+50mg* **Madopar** *Kps. 50+12.5, 100+25, 100(ret.)+25mg; Tbl. 100+25, 200+50mg* **Restex** *Tbl. 100+25mg; Kps.100(ret.)+25mg*	**M. Parkinson, Parkinson-Syndrome:** ini 100-200+25-50mg/d p.o. in 3ED, je nach Wi alle 3-7d um 50-100+12.5-25mg steigern, max. 800+200mg/d; **Restless-Legs-Syndrom:** 100+25mg p.o. z.N., evtl. zusätzlich 100(ret.)+25mg

L-Dopa + Carbidopa Rp	HWZ L/C 1.5/10h Q0 L/C 1.0/> 0.7, PRC C, Lact ?
Duodopa *Gel (1ml enth. 20+5mg)* **Isicom** *Tbl. 100+25, 250+25mg; Tbl. 100(ret.)+25, 200(ret.)+50mg* **Levodopa-ratioph. comp** *Tbl. 100+25, 100(ret.)+25mg, 200+50mg, 200(ret.)+50mg* **Nacom** *Tbl. 100+25, 100(ret.)+25, 200(ret.)+50, 250+25mg* **Sinemet** *Tbl. 100(ret.)+25, 200(ret.)+50mg*	**M. Parkinson, Parkinson-Syndrome:** ini 50-150+12.5-37.5mg/d p.o., je nach Wi alle 3-7d um 50-125+12.5-25mg steigern, max. 700+175mg/d in 3-4ED; (Duodopa): Gabe über intest. Sonde u. Pumpe: Morgendosis als Bolus 5-10ml, max. 15ml, Erh.Dos. individuell 1-10ml/h über 16h; s.a. FachInfo; **DANI, DALI** nicht erforderlich
L-Dopa + Carbidopa + Entacapon Rp	
Stalevo *Tbl. 50+12.5+200mg, 75+18.75+200mg, 100+25+200mg, 125+31.25+200mg, 150+37.5+200mg, 200+50+200mg*	**M. Parkinson:** Einstellung entsprechend L-Dopa-Vormedikation; s. Pck.Beil.

12.2.2 Dopaminagonisten (Dopaminergika)

Wm/Wi: direkter dopaminerger Agonismus, Beeinflussung aller Parkinsonsymptome, v.a. Akinesie und psychische Störung;
UW (Bromocriptin): Übelkeit, Erbrechen, Magen-Darm-Beschwerden, Appetitlosigkeit, Obstipation, Kopfschmerzen, Schwindel, Müdigkeit, depressive Verstimmung, psychomotorische Unruhe, Schlafstrg., Sehstrg., visuelle Halluzinationen, Psychosen, Verwirrtheit, Benommenheit, Angst, Nervosität, Dyskinesie, Ataxien, Synkope, Miktionsbeschwerden, allergische Hautreaktionen, Ödeme, Erythromelalgie, Muskelkrämpfe, Mundtrockenheit, Haarausfall, Gefühl der verstopften Nase; **UW** (Cabergolin): Halluzinationen, Schlafstrg., Benommenheit, Schläfrigkeit, Dyskinesien, orthostatische Hypotonie, Übelkeit, Verstopfung, Dyspepsie, Gastritis, Erbrechen, periphere Ödeme, Verwirrtheit, Herzklappenveränderungen, Schwindel, Müdigkeit, Libido ↑, Kopfschmerzen, Ermüdung, Dyspnoe, Asthenie, abnormer Leberfunktionstest; bei Zusatztherapie zu Levodopa: Angina pectoris, Verringerung des Hämoglobinwerts, des Hämatokrits und/oder des roten Blutbilds;
UW (Pergolid): Schmerzen, Herzklappenveränderungen u.a. kardiale Erkrankungen, Übelkeit, Erbrechen, Dyspepsie, Dyskinesie, Halluzinationen, Schläfrigkeit, Rhinitis, Dyspnoe, Diplopie;
UW (Piribedil): Übelkeit, Erbrechen, Blähungen, Halluzinationen, Erregung, Schwindel, Zerstreutheit, Schläfrigkeit; **UW** (Pramipexol): abnorme Träume, Impulskontrollstörungen, zwanghaftes Verhalten, Verwirrtheit, Halluzinationen, Schlaflosigkeit, Schwindel, Dyskinesie, Somnolenz, Kopfschmerzen, Sehstörungen, Hypotonie, Übelkeit, Obstipation, Erbrechen, Müdigkeit, periphere Ödeme, Gewichtsabnahme, Appetit ↓;
UW (Ropinirol): Monotherapie: Halluzinationen, Somnolenz, Schwindel, Übelkeit, Erbrechen, Obstipation, peripheres Ödem, Synkope, Sodbrennen; Kombinationstherapie: Dyskinesie, (orthostatische) Hypotonie, Verwirrtheit, Übelkeit;
UW (Rotigotin): Überempfindlichkeit, Schlafattacken, ungewöhnliche Träume, Störung des sexuellen Verlangens, Schlaflosigkeit, Kopfschmerzen, Somnolenz, Hypertonie, Übelkeit, Erbrechen, Dyspepsie, Juckreiz, Reaktionen an Applikationsstelle, Reizbarkeit, Schwächezustände, Gewichtsabnahme, Sturzneigung, Singultus, Obstipation, Schwindel, Mundtrockenheit, Dyskinesie, Lethargie, orthostatische Hypotonie, Palpitationen, peripheres Ödem, Halluzinationen, Bewusstseinsstörungen, Hyperhidrosis, Erythem;

KI (Bromocriptin): bek. Überempf., Schwangerschaftstoxikose, unkontrollierte Hypertonie, KHK, arterielle Verschlusskrankheiten, schwere psychische Störung, echokardiographischer Nachweis einer Herzklappenerkrankung; **KI** (Cabergolin): bek. Überempf.; fibrotische Veränderungen an Lunge, Herzbeutel oder im Retroperitonealraum; Präeklampsie, Eklampsie, unkontrollierte Hypertonie, echokardiographischer Nachweis einer Herzklappenerkrankung; **KI** (Pergolid): bek. Überempf., fibrotische Erkrankungen, echokardiographischer Nachweis von Herzklappenerkrankungen; **KI** (Piribedil): bek. Überempf., kardiovaskulärer Schock, akuter Herzinfarkt, Kombination mit Neuroleptika außer Clozapin; **KI** (Pramipexol): bek. Überempf.; **KI** (Ropinirol): bek. Überempf., schwere NI (CrCl < 30) ohne regelmäßige Hämodialyse, LI; **KI** (Rotigotin): bek. Überempf., MRT, elektrische Kardioversion

Bromocriptin Rp	HWZ 1(38)h, Q0 1.0, PPB 95%, PRC B, Lact -
Bromocriptin Abz *Tbl. 2.5mg* **Bromocriptin-ratioph.** *Tbl. 2.5mg; Kps. 5, 10mg* **Kirim** *Tbl. 2.5, 5mg* **Pravidel** *Tbl. 2.5mg; Kps. 5, 10mg*	**M. Parkinson:** ini 1 x 1.25mg p.o. z.N., um 1.25mg/W steigern bis 3 x 2.5mg, max. 30mg/d; **DANI** nicht erforderlich
Cabergolin Rp	HWZ 63-68h, PPB 41-42%, PRC B, Lact ?
Cabaseril *Tbl. 1, 2mg* **Cabergolin HEXAL** *Tbl. 0.5, 1mg* **Cabergolin-ratioph.** *Tbl. 0.5, 1, 2mg* **Cabergolin Teva** *Tbl. 0.5, 1, 2mg*	**M. Parkinson:** bei Kombination mit L-Dopa: ini 1 x 1mg p.o., alle 1-2W um 0.5-1mg steigern, Erh.Dos. 1 x 2-3mg; Monotherapie: ini 0.5mg, langsam steigern bis 2mg/d, max. 3mg/d; **DANI** nicht erforderlich; **DALI** Child C: vorsichtige Anwendung
Pergolid Rp	HWZ 7-16h, PPB 90%, PRC B, Lact ?
Pergolid HEXAL *Tbl. 0.25, 1mg* **Pergolid Neurax** *Tbl. 0.05, 0.25, 1mg*	**M. Parkinson:** d1-2: 1 x 0.05mg p.o., dann alle 3d um 0.1-0.15mg steigern, ab d17 alle 3d um 0.25mg steigern, Erh.Dos.: 3 x 1mg p.o.
Piribedil Rp	HWZ 12h, PPB 70-80%
Clarium *Tbl. 50(ret.)mg* **Trivastal** *Tbl. 50(ret.)mg*	**M. Parkinson:** Monotherapie: 150-250mg/d p.o. in 3ED; Kombination mit L-Dopa: 3 x 50mg
Pramipexol Rp	HWZ 8-12h, PPB < 20%, PRC C, Lact ?
Glepark *Tbl. 0.088, 0.18, 0.35, 0.7mg* **Mirapexin** *Tbl. 0.088, 0.18, 0.7mg; Tbl. ret. 0.26, 0.52, 1.05, 2.1, 3.15mg* **Oprymea** *Tbl. 0.088, 0.18, 0.35, 0.7mg; Tbl. ret. 0.26, 0.52, 1.05, 1.57, 2.1, 2.62, 3.15mg* **Pramipexol HEXAL** *Tbl. 0.088, 0.18, 0.35, 0.54, 0.7, 1.1 mg; Tbl. ret. 0.26, 0.52, 1.05, 1.57, 2.1, 2.62, 3.15mg* **Sifrol** *Tbl. 0.088, 0.18, 0.35, 0.7mg; Tbl. ret. 0.26, 0.52, 1.05, 1.57, 2.1, 2.62, 3.15mg*	**M. Parkinson:** W1: 3 x 0.088mg p.o., W2: 3 x 0.18mg, W3: 3 x 0.36mg, n. Bedarf weiter um 0.54mg/W steigern, max. 3.3mg/d; **Restless-Legs-Syndrom:** ini 1x 0.088mg, ggf. alle 4-7d steigern: 0.18, 0.35, 0.54mg, max. 0.54mg; **DANI** CrCl > 50: 100%; 20-49: 100% in 2ED; < 20: 100% in 1ED; **DALI:** keine Daten, vermutlich nicht erford.

Ropinirol Rp	HWZ 6h, Qo 0.9, PPB 10-40%, PRC C, Lact ?
Adartrel *Tbl. 0.25, 0.5, 2mg* **Ralnea** *Tbl. 2(ret.), 4(ret.), 8(ret.)mg* **ReQuip** *Tbl. 0.25, 0.5, 1, 2, 2(ret.), 4(ret.), 5, 8(ret.) mg* **Ropinal** *Tbl. 0.25, 0.5, 1, 2mg* **Ropinirol dura** *Tbl. 0.25, 0.5, 1, 2, 5mg* **Ropinirol HEXAL** *Tbl. 0.25, 0.5, 1, 2, 2(ret.), 3, 4, 4(ret.), 5, 8(ret.)mg*	**M. Parkinson:** W1: 3 x 0.25mg p.o., W2: 3 x 0.5mg, W3: 3 x 0.75mg, W4: 3 x 1mg, dann um 0.5-1mg/W steigern, Erh.Dos. 3-9mg/d, max. 24mg/d; W1: 1 x 2mg (ret.), W2: 1 x 4mg (ret.), ggf. um 2mg/W weiter steigern, max. 24mg/d; **Restless-Legs-Syndrom:** d1+2: 1 x 0.25mg p.o., d3-7: 1 x 0.5mg p.o., d8-14: bis 1mg/d, dann nach Bedarf um 0.5mg/W bis 1 x 2mg steigern, max. 4mg/d; **DANI** CrCl > 30: 100%; < 30: KI

Rotigotin Rp	HWZ 5-7h, PPB 92%
Leganto *TTS 1mg/24h, 2mg/24h, 3mg/24h, 4mg/24h, 6mg/24h, 8mg/24h* **Neupro** *TTS 1mg/24h, 2mg/24h, 3mg/24h, 4mg/24h, 6mg/24h, 8mg/24h*	**M. Parkinson:** ini 1 x 2mg/24h, dann wöchentlich um 2mg/24h erhöhen auf 4-8mg/24h, max. 8mg/24h; **DANI** nicht erforderlich

12.2.3 MAO-B-Hemmer (Dopaminergika)

Wm: irreversible Hemmung der dopaminabbauenden Monoaminoxidase B (MAO-B) ⇒ Dopamingehalt im Striatum ↑, Verstärkung der Wi und UW von L-Dopa;
Wi: Beeinflussung aller Parkinsonsymptome, v.a. Akinesie und psychische Störungen;
UW (Rasagilin): Grippe, Leukopenie, Melanom, allerg. Reaktion, Depression, Halluzinationen, Kopfschmerzen, Konjunktivitis, Schwindel, Angina pectoris, Rhinitis, Flatulenz, Dermatitis, Myalgien, Arthritis, Harndrang, Unwohlsein, Nackenschmerzen, Fieber, Appetit ↓, Dyskinesie, Dystonie, Karpaltunnelsyndrom, Gleichgewichtsstrg., Dyspepsie, Bauchschmerzen, Obstipation, Übelkeit, Erbrechen, Mundtrockenheit, Hautausschlag, Gewichtsverlust, Stürze, Hypotonie;
UW (Safinamid): Schlaflosigkeit, Dyskinesie, Somnolenz, Schwindel, Kopfschmerzen, Parkinson-Krankheit, Katarakt, orthostat. Hypotonie, Übelkeit, Stürze;
UW (Selegilin): Schwindel, Bewegungsstrg., Kopfschmerzen, Bradykardie, Übelkeit, Erbrechen, Leberenzyme ↑, RR ↓, Psychosen, Schlaflosigkeit, Mundtrockenheit;
KI (Rasagilin): bek. Überempf., gleichzeit. Anw. von anderen MAO-Hemmern oder Pethidin, stark eingeschränkte Leberfkt.;
KI (Safinamid): bek. Überempf., gleichzeitige Behandlung mit anderen MAO-Hemmern, gleichzeitige Behandlung mit Pethidin, schwere LI, Albinismus, Netzhautdegeneration, Uveitis, erblich bed. Retinopathie oder schwere progressive diabetische Retinopathie;
KI (Selegilin): bek. Überempf., aktive Magen-Darm-Geschwüre, Kombinination mit SSRI, SNRI, trizyklischen Antidepressiva, Sympathomimetika, MAO-Hemmer, Opioiden, Serotonin-Agonisten, Grav./Lakt.

Rasagilin Rp	HWZ 0.6-2h, PPB 60-70%
Azilect *Tbl. 1mg* **Rasagilin-ratioph.** *Tbl. 1mg*	**M. Parkinson:** 1 x 1mg p.o.; **DANI** nicht erforderl.; **DALI** KI bei schwerer LI

Safinamid Rp	HWZ 20-30h, PPB 88-90%
Xadago *Tbl. 50, 100mg*	**M. Parkinson:** ini 1 x 50mg p.o., ggf. steigern auf 1 x 100mg; **DANI** nicht erf.; **DALI** mittelschwere LI: max. 50mg/d; schwere LI: KI
Selegilin Rp	HWZ 1.5h, Q0 1.0, PPB 94%
Selegilin Neurax *Tbl. 5, 10mg* **Selegilin-ratioph.** *Tbl. 5mg*	**M. Parkinson:** 5-10mg/d p.o. in 1-2ED (morgens und mittags); max. 10mg/d; Lingualtbl.: 1 x 1.25mg; **DANI** KI; **DALI** KI

12.2.4 COMT-Hemmer (Dopaminergika)

Wm: Hemmung der Catechol-O-Methyltransferase ⇒ L-Dopa-Plasmaspiegel ↑ (Anw. nur komb. mit L-Dopa);
Wi: beeinflusst alle Parkinsonsymptome, v.a Akinesie, psychische Störungen;
UW: (Entacapon): Schlaflosigkeit, Halluzinationen, Verwirrtheit, unangenehme Träume, Dyskinesien, Parkinsonsymptome ↑, Benommenheit, Dystonie, Hyperkinesie, KHK-Symptome, Übelkeit, Diarrhoe, Abdominalschmerzen, Mundtrockenheit, Urinverfärbung, Müdigkeit, Hyperhidrosis, Stürze, Obstipation, Erbrechen;
UW (Tolcapon): Infekte der oberen Atemwege, Schlafstörungen, exzessives Träumen, Schläfrigkeit, Verwirrtheit, Halluzinationen, Dyskinesie, Dystonie, Kopfschmerzen, Schwindel, Hypokinesie, orthostatische Störungen, Synkopen, Influenza, Übelkeit, Anorexie, Diarrhoe, Erbrechen, Verstopfung, Xerostomie, Bauchschmerzen, Dyspepsie, verstärktes Schwitzen, Urinverfärbung, Brustschmerzen;
KI (Entacapon): bek. Überempfindlichkeit, Leberinsuffizienz, Phäochromozytom, malignes neuroleptisches Syndrom bzw. atraumatische Rhabdomyolyse in der Anamnese, Behandlung mit nicht-selektiven MAO-Hemmern, Behandlung mit selektiven MAO-A und MAO-B-Hemmern zusammen, Grav./Lakt.;
KI (Tolcapon): bek. Überempf., Lebererkr., erhöhte Leberenzyme, schwere Dyskinesie, Phäochromozytom, malignes neuroleptisches Syndrom bzw. atraumatische Rhabdomyolyse oder Hyperthermie in der Anamnese, Behandlung mit nichtselektiven MAO-Hemmern

Entacapon Rp	HWZ 2.4h, Q0 1.0, PPB 98%, PRC C, Lact ?
Comtess *Tbl. 200mg* **Entacapon neurax** *Tbl. 200mg*	**M. Parkinson:** 200mg p.o. zu jeder L-Dopa-Dosis, max. 2g/d; **DANI** nicht erforderlich; **DALI** KI
Tolcapon Rp	HWZ 2h, Q0 1.0, PPB 99%, PRC C, Lact ?
Tasmar *Tbl. 100mg*	**M. Parkinson:** 100mg p.o. zu jeder L-Dopa-Dosis, in Ausnahmefällen 3 x 200mg; **DANI** CrCl <30: vorsichtige Anw.; **DALI** KI

12.2.5 Zentral wirksame Anticholinergika

Wm: Hemmung zentraler cholinerger Neuronen; **Wi:** Reduktion v.a. der Plus-Symptome Rigor und Tremor; **UW** (Biperiden): Müdigkeit, Schwindelgefühl, Benommenheit; in höheren Dosen Unruhe, Angst, Erregung, Euphorie, Verwirrtheit; bei Hirnleistungsstrg. zentrale Erregung, Mundtrockenheit, Akkomodationsstrg., Mydriasis mit Photophobie, Schweißminderg., Obstipation, Tachykardie, Magenbeschwerden, Übelkeit, Miktionsstrg; **UW** (Bornaprin): zahlreiche UW ohne Häufigkeitsangabe (s. Fachinfo); **UW** (Procyclidin): Mundtrockenheit, Obstipation, Harnverhalt, verschwomm. Sehen; **UW** (Trihexyphenidyl): Akkommodationsstrg., Benommenheit, Nervosität, Übelkeit, Erbrechen, Mundtrockenheit; **KI** (Biperiden): bek. Überempf., unbeh. Engwinkelglaukom, mechan. Stenosen im Magen-Darm-Trakt, Megakolon, Ileus; **KI** (Bornaprin): bek. Überempf., Engwinkelglaukom, mechan. Stenosen im Magen-Darm-Trakt, Megakolon, Ileus, Gedächtnisstrg.; **KI** (Procyclidin): bek. Überempf., Demenz, unbehandeltes Engwinkelglaukom, Darmatonie, mechanische Stenosen im Magen-Darm-Trakt, Megakolon; Intox. mit Alkohol, Schlafmitteln, trizyklischen Antidepressiva, Antikonvulsiva, Antihistaminika und Tranquilizern; **KI** (Trihexyphenidyl): bek. Überempf., akute Intoxikation mit zentral dämpfenden Pharmaka oder Alkohol, Prostatahypertrophie mit Restharnbildung, akute Delirien und Manien, unbehandeltes Engwinkelglaukom, Pylorusstenose, paralytischer Ileus, akutes Harnverhalten, Megakolon, Tachyarrhythmie, Ki., Jug., Grav., Lakt.

Biperiden Rp	HWZ 24h, Q0 1.0, PPB 94%, PRC C, Lact ?
Akineton *Tbl. 2, 4 (ret.)mg; Amp. 5mg/1ml* **Biperiden Neurax** *Tbl. 2, 4mg; Amp. 5mg/1ml*	**Parkinson-Syndrom:** ini 2 x 1mg p.o., um 2mg/d steigern, Erh.Dos. 3-4 x 1-2mg, max. 16mg/d; 10-20mg i.m./langsam i.v.; **medik. bed. extrapyramidale Symptomatik:** 1-4 x 1-2mg p.o.; 2.5-5mg i.m./langsam i.v., ggf. Wdh. nach 30min, max. 10-20mg/d; **Ki. 3-15J:** 1-3 x 1-2mg p.o.; < **1J:** 1mg i.v.; **1-6J:** 2mg i.v.; < **10J:** 3mg i.v.; **Nikotinvergiftung:** 5-10mg i.m.
Bornaprin Rp	HWZ 5.2h, PPB 72%
Sormodren *Tbl. 4mg*	**Parkinson-Syndrom, medikamentös bedingte extrapyramidale Symptomatik:** ini 1 x 2mg p.o., Erh.Dos. 6-12mg/d in 2-3ED; **Hyperhidrosis:** ini 2mg/d, Erh.Dos. 4-8mg/d
Procyclidin Rp	HWZ 12h
Osnervan *Tbl. 5mg*	**Parkinson-Syndrom, medikamentös bedingte extrapyramidale Symptomatik:** ini 3 x 2.5mg p.o., alle 2-3d um 2.5-5mg steigern, Erh.Dos. 3 x 5-10mg
Trihexyphenidyl Rp	HWZ 8.6h
Artane *Tbl. 2, 5mg* **Parkopan** *Tbl. 2, 5mg*	**Parkinson-Syndrom:** ini 1mg/d p.o., dann tgl. um 1mg steigern, Erh.Dos. 6-16mg/d p.o. in 3-4ED, max. 16mg/d; **medik. bed. extrapyramidale Symptomatik:** 2-16mg/d p.o. in 1-4ED; Pat. > 60J: 50%

12.2.6 Glutamatrezeptorantagonisten

Wm: indirekt agonistische Wi am striatalen Dopaminrezeptor; Hemmung der NMDA-Rezeptor vermittelten Freisetzung von Acetylcholin;
Wi: Beeinflussung v.a. von Akinesie und Rigor (s. auch Virustatika → 262);
UW: Schwindel, Schlafstörungen, motorische und psychische Unruhe, Harnretention bei BPH, Livedo reticularis, Übelkeit, Mundtrockenheit, orthostatische Dysregulation;
KI: bek. Überempfindlichkeit, schwere Herzinsuffizienz (NYHA IV), Kardiomyopathien, Myokarditis, AV-Block II-III°, Bradykardie (<55/min), Long-QT-Syndrom oder erkennbare U-Welle oder QT-Syndrom in Familienanamnese, anamnestisch schwerwiegende ventrikuläre Arrhythmien (inkl. Torsade de pointes), Hypokaliämie, Hypomagnesiämie, gleichzeitige Therapie mit Budipin oder anderen QT-verlängernden Medikamenten

Amantadin Rp	HWZ 10-30h, Qo 0.1, PPB 67%, PRC C, Lact -
Amantadin HEXAL *Tbl. 100, 200mg* **Amantadin neurax** *Tbl. 100, 200mg* **Amantadin Serag** *Inf.Lsg. 200mg/500ml* **PK-Merz** *Tbl. 100, 150mg;* *Inf.Lsg. 200mg/500ml* **Tregor** *Tbl. 100, 200mg*	**M. Parkinson, medikamentös bedingte extrapyramidale Symptomatik:** ini 1 x 100mg p.o., wöchentlich um 100mg steigern, Erh.Dos. 200-600mg/d in 2-3ED; 1-3 x 200mg über 3h i.v.; **DANI** CrCl 60-80: 2 x 100mg p.o.; 50-59: 100/200mg im Wechsel; 30-49: 1 x 100mg; 20-29: 200mg 2 x/W; 10-19: 100mg 3 x/W; < 10, HD: 100mg 1 x/W

12.2.7 Weitere Antiparkinsonmittel

Wm/Wi (Apomorphin): direkte Stimulation von Dopaminrezeptoren;
Wm/Wi (Budipin): NMDA-antagonistische Eigenschaften, indirekte dopaminerge Wi ⇒ günstige Beeinflussung des Tremors;
Wm/Wi (Dihydroergocriptin): stimuliert D2-Rezeptoren und partiell D1-Rezeptoren;
UW (Apomorphin): Verwirrtheit, optische Halluzinationen, Sedierung, Somnolenz, Schwindel, Benommenheit, Gähnen, Übelkeit, Erbrechen, Reaktionen an Injektionsstelle;
UW (Budipin): Benommenheit, Mundtrockenheit, Übelkeit;
UW (Dihydroergocriptin): Übelkeit, Magenschmerzen, Schwächegefühl, Kopfschmerzen, Schwindel, Erbrechen, Sodbrennen, Magenkrämpfe, Blutdruckerniedrigung, orthostatische Kreislaufbeschwerden, Tachykardie, Unruhe, Ödeme, depressive Verstimmung, Schlaflosigkeit, Exantheme, Gewichtsveränderung, trockener Mund;
KI (Apomorphin): bek. Überempfindlichkeit, Atemdepression, Demenz, Psychosen, Leberinsuffizienz, Ki. <18J;
KI (Budipin): bekannte Überempfindlichkeit, Myasthenia gravis, fortgeschrittene neurologische Erkrankungen (außer durch Parkinson-Krankheit bedingt), Herzinsuffizienz NYHA IV, Kardiomyopathie, Myokarditis, AV-Block II°-III°, Bradykardie (< 55/min), Hypokaliämie, Hypomagnesiämie, QT-Zeitverlängerung, schwerwiegende ventrikuläre HRST, Kombination mit Amantadin o.a. QT-Zeit-verlängernden Med., Grav./Lakt.;
KI (Dihydroergocriptin): bek. Überempfindlichkeit gegen D. bzw. andere Mutterkornalkaloide, Kinder, Grav., Lact.; gleichzeitige Einnahme anderer Mutterkornalkaloide; Herzklappenerkrankung (bei Langzeit-Anwendung)

Apomorphin Rp	HWZ 33min
Apomorphinhydrochlorid *Inf.Lsg. 100mg/20ml* **Apomorphin-Archimedes** *Amp. 50mg/5ml* **APO-go** *Amp. 50mg/5ml; Fertigspr. 50mg/10ml, Pen 30mg/3ml*	**M. Parkinson mit on-off-Phänomen:** ini 1mg s.c., ggf. alle 40min steigern bis Wi einsetzt, weiter n. Bedarf mit ermittelter Schwellendosis; Komb. mit Domperidon: 3 x 20mg, i.v.-Gabe s. FachInfo; **Abstinenzsyndrome bei Opiatabhängigen:** 3-4 x 10mg s.c., Komb. m. Etilefrin; **akute Alkoholintoxikation:** 10mg s.c./i.m., Komb. mit Etilefrin; **Auslösen von Erbrechen:** 10mg i.m., Komb. mit Etilefrin; **Schulkinder:** 0.1mg/kg s.c. + 7-10mg Etilefrin; **DANI** nicht erforderl.; **DALI:** KI

Budipin Rp	HWZ 31(59)h, Q0 0.3, PPB 96%
Parkinsan *Tbl. 10, 20mg*	**M. Parkinson:** ini 3 x 10mg p.o., nach 1W 3 x 20 oder 2 x 30mg; **DANI, DALI** max. 30mg/d

Dihydroergocriptin Rp	HWZ 10-15h, PPB 45-64%
Almirid Cripar *Tbl. 20, 40mg*	**M. Parkinson:** Monoth.: ini 2 x 5mg p.o., nach 2W 2 x 10mg, nach 4W 2 x 20mg, ggf. weiter erhöhen um 20mg alle 2W, Erh.Dos. 30-120mg/d; Komb. mit L-Dopa: ini 2 x 5mg p.o., nach 2W 2 x 10mg, nach 4W 2 x 15mg oder 3 x 10mg, ggf. weiter erhöhen um 10mg alle 2W, Erh. Dos. 60mg/d, max. 120mg/d; **DANI:** keine Angaben; **DALI:** KI

12.3 Migränemittel

12.3.1 Secale-Alkaloide (Ergotamine)

Wm/Wi (Ergotamin): Vasokonstriktion v.a. durch alpha-adrenergen Agonismus, serotoninerge Wirkung; **UW** (Ergotamin): Übelkeit, Erbrechen, Diarrhoe; **KI** (Ergotamin): bek. Überempf., Sepsis, zentrale Durchblutungsstörungen, periph. art. Gefäßerkrankungen, Erkrankungen an Herzkranzgefäßen, arterielle Hypertonie, schwere Leber- und Nierenfunktionsstrg., Basilaris-Migräne, familiäre hemiplegische Migräne, Phäochromozytom, Thyreotoxikose, anamnestisch medikamenteninduzierte Fibrose, Komb. mit Betablockern/Makroliden/Tetracyclinen/Vasokonstriktoren, Grav./Lakt., < 16J., > 65J.

Ergotamin Rp	HWZ 20-34h, Q0 0.5, PPB > 90%
Ergo-Kranit Migräne *Tbl. 2mg*	**Migräneanfall, vaskuläre Kopfschmerzen:** 1 x 2mg p.o., ggf. erneut 2mg nach 4-6h; max. 4mg/d bzw. 6mg/W; **DANI, DALI** KI bei schwerer NI/LI

12.3.2 Triptane

Wm/Wi: selektive 5-HT1-Rez.-Agonisten ⇒ Vasokonstriktion; **UW** (Almotriptan): Schwindel, Somnolenz, Übelkeit, Erbrechen, Müdigkeit; **UW** (Eletriptan): Pharyngitis, Rhinitis, Schläfrigkeit, Kopfschmerz, Benommenheit, abnorme Empfindungen, Muskeltonus ↑, Hypästhesie, Myasthenie, Schwindel, Palpitationen, Tachykardie, Flush, Engegefühl im Hals, abdominelle Schmerzen, Übelkeit, Mundtrockenheit, Dyspepsie, Schwitzen, Rückenschmerzen, Myalgie, Schwächegefühl, Brustschmerzen, Frösteln; **UW** (Frovatriptan): Schwindel, Parästhesien, Kopfschmerzen, Somnolenz, Dysästhesie, Hypoästhesie, Sehstörungen, Flush, Engegefühl des Halses, Übelkeit, Mundtrockenheit, Dyspepsie, Abdominalschmerzen, Hyperhidrosis, Ermüdung, Thoraxbeschwerden; **UW** (Naratriptan): Kribbeln, Schwindel, Schläfrigkeit, Übelkeit, Erbrechen, Hitzegefühl, Unwohlsein; **UW** (Rizatriptan): Schwindel, Schläfrigkeit, Parästhesien, Kopfschmerzen, Hypästhesie, Aufmerksamkeitsstrg., Tremor, Palpitationen, Tachykardie, Hitzewallungen, Rachenbeschwerden, Atemnot, Übelkeit, Mundtrockenheit, Erbrechen, Diarrhoe, Flush, Schwitzen, Hautausschlag, Schweregefühl, Schwäche, Müdigkeit, Bauch-/Brustschmerzen; **UW** (Sumatriptan): Schwindel, Schläfrigkeit, Sensibilitätsstrg., RR ↑, Flush, Dyspnoe, Übelkeit, Erbrechen, Schweregefühl, Myalgie, Schmerzen, Hitze-/Kälte-/Druck-/Engegefühl, Schwäche, Müdigkeit; **UW** (Zolmitriptan): Sensibilitätsstrg., Schwindel, Kopfschmerzen, Schläfrigkeit, Palpita-tionen, abdominale Schmerzen, Übelkeit, Erbrechen, Mundtrockenheit, Muskelschwäche, Myalgien, Asthenie, Schwere-/Enge-/Druckgefühl;
KI (Almotriptan): bek. Überempfindlichkeit, ischämische Herzerkrankung, arterielle Hypertonie, anamnestisch Apoplex/TIA, periphere Gefäßkrankheit, Kombination mit Ergotamin(-derivaten)/5-HT1B1D-Agonisten, schwere Leberfunktionsstörung;
KI (Eletriptan): bek. Überempfindlichkeit, schwere Leber-/Nierenfunktionseinschränkung, arterielle Hypertonie, KHK, ischämische Herzerkrankungen (od. entsprechende Symptome), Prinzmetal-Angina, signifikante Arrhythmien oder Herzinsuffizienz, periphere Gefäßerkr., anamnestisch zerebrovaskuläre Ereignisse/TIA, Kombination mit Ergotamin(-derivaten)/anderen 5-HT1-Rezeptor-Agonisten; **KI** (Frovatriptan): bek. Überempf., anamnestisch Myokardinfarkt, ischäm. Herz-erkrankung, koronarer Vasospasmus, periphere Gefäßerkr., arterielle Hypertonie, anamnestisch zerebrovask. Ereignisse/TIA, schwere Leberinsuffizienz, Kombination mit Ergotamin(-derivaten)/anderen 5-HT1-Rezeptor-Agonisten;
KI (Naratriptan): bek. Überempfindlichkeit, zur Migräne-Prophylaxe, arterielle Hypertonie, anamnestisch Myokardinfarkt, ischäm. Herzerkrankung, koronarer Vasospasmus, periphere Gefäßerkrankung, anamnestisch zerebrovaskuläre Ereignisse/TIA, Leber-/Nierenfunktionsstörungen, Kombination mit Ergotamin(-derivaten)/anderen 5-HT1-Rezeptor-Agonisten, hemiplegische/ophtalmoplegische/Basilaris-Migräne;
KI (Rizatriptan): bek. Überempf., Kombination mit MAO-Hemmern/Ergotamin(-derivaten)/anderen 5-HT1-Rezeptor-Agonisten, schwere Leber-/Nierenfunktionseinschränkung, anamnestisch zerebrovaskuläre Ereignisse/TIA, arterielle Hypertonie, anamnestisch Myokardinfarkt, ischäm. Herzerkrankung, koronarer Vasospasmus, periphere Gefäßerkrankung;
KI (Sumatriptan): bek. Überempfindlichkeit, Kombination mit MAO-Hemmern/Ergotamin(-derivaten)/anderen 5-HT1-Rezeptor-Agonisten, anamnestisch Myokardinfarkt, ischäm. Herzerkrankung, koronarer Vasospasmus, periphere Gefäßerkrankung, anamnestisch zerebrovaskuläre Ereignisse/TIA, schwere Leberfunktionsstrg., arterielle Hypertonie;
KI (Zolmitriptan): bek. Überempfindlichkeit, arterielle Hypertonie, anamnestisch Myokardinfarkt, ischäm. Herzerkrankung, koronarer Vasospasmus, periph. Gefäßerkrankung, anamnestisch zerebrovaskuläre Ereignisse/TIA, schwere Nierenfunktionseinschränkung (CrCl<15), Kombination mit Ergotamin(-derivaten)/anderen 5-HT1-Rezeptor-Agonisten

Almotriptan Rp/OTC	HWZ 3.5h
Almogran *Tbl. 12.5mg* **Dolortriptan** *Tbl. 12.5mg*	**Migräneanfall:** 12.5mg p.o., ggf. Wdh. nach 2h; **DANI** bei schwerer NI max. 12.5mg/d
Eletriptan Rp	HWZ 4h, PPB 85%
Relpax *Tbl. 20, 40mg*	**Migräneanfall:** 1 x 40mg p.o., ggf. Wdh. nach 2h, max. 80mg/d; **DANI** 20mg, max. 40mg/d; KI bei schwerer NI; **DALI** KI bei schwerer LI
Frovatriptan Rp	HWZ 26h, PPB ca. 15%
Allegro *Tbl. 2.5mg* **Tigreat** *Tbl. 2.5mg*	**Migräneanfall:** 2.5mg p.o., ggf. Wdh. nach 2h, max. 5mg/d; **DANI** nicht erf.; **DALI** Child C KI
Naratriptan Rp/OTC	HWZ 6h, Q0 0.5, PPB 30%, PRC C, Lact ?
Formigran *Tbl. 2.5mg* **Naratriptan Actavis** *Tbl. 2.5mg* **Naramig** *Tbl. 2.5mg* **Naratriptan Neurax** *Tbl. 2.5mg*	**Migräneanfall:** 1 x 2.5mg p.o., ggf. Wdh. nach 4h, max. 5mg/d; **DANI** CrCl < 15: KI; **DALI** Child C KI
Rizatriptan Rp	HWZ 2-3h, Q0 > 0.8, PPB 14%, PRC C, Lact ?
Maxalt *Tbl. 5, 10mg; Lingualtbl. 5, 10mg* **Rizatriptan Neurax** *Tbl. 5, 10mg; Lingualtbl. 5,10mg* **Rizatriptan HEXAL** *Lingualtbl. 5, 10mg*	**Migräneanfall:** 1 x 10mg p.o., ggf. Wdh. nach 2h, max. 20mg/d; Komb. mit Propranolol; **DANI** 5mg, KI bei schwerer NI; **DALI** 5mg, KI bei schwerer LI
Sumatriptan Rp	HWZ 2h, Q0 0.8, PPB 14-21%, PRC C, Lact -
Imigran *Tbl. 50, 100mg; Supp. 25mg; Pen 6mg/0.5ml; Nasenspray (1 Hub = 10, 20mg)* **Sumatriptan 1A** *Tbl. 50, 100mg* **Sumatriptan-CT** *Tbl. 50, 100mg* **Sumatriptan HEXAL** *Tbl. 50, 100mg* **Sumatriptan-ratioph.** *Tbl. 50, 100mg*	**Migräneanfall, Horton-Syndrom:** 1 x 50-100mg p.o., ggf. Wdh. nach 2h, max. 300mg/d; 6mg s.c., ggf. Wdh. nach 2h, max. 12mg/d; 25mg rect., ggf. Wdh. nach 2h, max. 50mg/d; 20mg nasal, ggf. Wdh. nach 2h, max. 40mg/d; **12-17J:** 10mg nasal, max. 20mg/d; s.c. Anwendung nicht empfohlen; **DANI** nicht erforderlich; **DALI** 25-50mg/d, KI bei schwerer LI
Zolmitriptan Rp	HWZ 2.5-3h, Q0 0.7, PPB 25%, PRC C, Lact ?
AscoTop *Tbl. 2.5, 5mg; Lingualtbl. 2.5, 5mg; Nasenspray (5mg/ED)* **Zolmitriptan HEXAL** *Tbl. 2.5, 5mg; Lingualtbl. 2.5, 5mg* **Zolmitriptan Stada** *Tbl. 2.5, 5mg; Lingualtbl. 2.5, 5mg* **Zomig** *Tbl. 2.5mg; Lingualtbl. 2.5mg; Nasenspray (5mg/0.1ml)*	**Migräneanfall:** 1 x 2.5mg p.o., 1 x 2.5mg nasal, bei erneutem Anfall 2.5-5mg p.o./nasal, max. 10mg/d; **DANI** CrCl < 15: KI; **DALI** max. 5mg/d
S. auch Analgetika → 208-213	

12.3.3 Weitere Migränemittel

Wm/Wi (Topiramat): genauer Wm unbekannt; antiepileptisch, Migräne-prophylaktisch;
UW (Topiramat): Gewichtsabnahme, -zunahme, Anämie, Parästhesie, Somnolenz, Schwindel, Aufmerksamkeits-/Gedächtnis-/Koordinations-/Gleichgewichts-/Gangstörung, Amnesie, kognitive Störung, Konvulsion, Tremor, Lethargie, Hypästhesie, Nystagmus, Dysgeusie, Dysarthrie, Sedierung, Sehstörungen, Schwindel, Tinnitus, Ohrenschmerzen, Dyspnoe, Epistaxis, Rhinorrhoe, verstopfte Nase, Übelkeit, Erbrechen, Diarrhoe, Obstipation, Reflux, abdominale Schmerzen, Mundtrockenheit, orale Parästhesie, Nephrolithiasis, Pollakisurie, Dysurie, Alopezie, Hautausschlag, Pruritus, Arthralgie, Myalgie, Muskelspasmen, Brustschmerz, Anorexie, verminderter Appetit, Nasopharyngitis, Fatigue, Fieber, Asthenie, Hypersensitivität, Depression, Angst, psychische Störungen;
KI (Topiramat): bek. Überempfindlichkeit, Grav., Frauen ohne wirksame Verhütung

Topiramat Rp	HWZ 18-24h, $Q_0 < 0.5$, PPB 13-17%, PRC C, Lact ?
Topamax *Tbl. 25, 50, 100, 200mg; Kps. 25, 50mg* **Topiramat Migräne Stada** *Tbl. 25, 50, 100mg*	**Migräne-Pro.:** ini 1 x 25mg p.o., alle 1-2W um 25mg steigern, Erh.Dos. 50-100mg/d

S. auch Antiepileptika → 315

12.4 Muskelrelaxantien

12.4.1 Peripher wirksame Muskelrelaxantien

Wm/Wi (Chininsulfat): Verlängerung der Refraktärzeit , Verminderung der Erregbarkeit an motorischer Endplatte, Beeinflussung der Verteilung von Kalzium in Muskelfaser ⇒ Häufigkeit und Intensität von Muskelkrämpfen ↓;
Wm/Wi (Clostridium-Toxine): spezif. Bindung an den präsynaptischen Akzeptor cholinerger Nervenenden, Blockierung der Acetylcholinfreisetzung;
Wm/Wi (Dantrolen): Interferenz mit Kalziumfreisetzung aus sarkoplasmatischem Retikulum ⇒ entkoppelt Nervenreiz und Kontraktion des Skelettmuskels;
UW (Chininsulfat): keine häufigen/sehr häufigen UW;
UW (Clostridium-Toxin A): Oberlidptosis, Keratitis punctata, Lagopthalmus, trockenes Auge, Photophobie, Augenreizung, Zunahme Lakrimation, Ekchymose, Irritationen, Gesichtsödem, Rhinitis, Infektion der oberen Atemwege, Schwindel, Muskelhypertrophie, Hypoästhesie, Somnolenz, Kopfschmerzen, Dysphagie, Mundtrockenheit, Übelkeit, Rigor, Schmerz, Asthenie, grippeähnliche Symptome, Virusinfektion, Ohrinfektion, Somnolenz, Gangstrg., Parästhesie, Myalgie, Harninkontinenz, Stürze, Hitzewallungen, Hyperhidrosis, Pruritus, Alopezie, Harnweginfekt, Dysurie, Harnverhalt, Pollakisurie, Insomnie, Obstipation;
UW (Clostridium-Toxin B): Mundtrockenheit, Kopfschmerzen, Dysphagie, Torticollis, Geschmacksveränderungen, Veschwommensehen, Dysphonie, Dysphagie, Verdauungsstrg, Myasthenie, Schmerzen an Injektionsstelle, Nackenschmerzen, grippeähnl. Symptome;
UW (Dantrolen): Kopfschmerz, Sprachstörungen, Krampfanfälle, Appetitlosigkeit, Bauchkrämpfe, Übelkeit, Erbrechen, erhöhte Leberwerte, Hautausschlag, Akne, Muskelschwäche, Schüttelfrost, Fieber;

KI (Chininsulfat): bek. Überempfindlichkeit, Grav., Glucose-6-Phosphat-Dehydrogenase-Mangel, Myasthenia gravis, bekannte Ohrgeräusche, Schädigungen des Sehnervs, Hypokaliämie, Bradykardie, klinisch relevante HRST, Herzinsuffizienz NYHA IV, Long-QT-Syndrom (oder familienanamnestisch), erworbene QT-Zeit-Verlängerung, Kombination mit Medikamenten, die Torsades de pointes hervorrufen oder QT-Intervall verlängern;
KI (Clostridium-Toxin A): bekannte Überempfindlichkeit, Infektionen an Injektionsstelle, bei Behandlung von Blasenfunktionsstörung: Harnweginfekt, akuter Harnverhalt;
KI (Clostridium-Toxin B): bek. Überempfindlichkeit, neuromuskuläre Erkrankungen;
KI (Dantrolen): bek. Überempfindlichkeit, Lebererkrankungen, eingeschränkte Lungenfunktion, schwere Herzmuskelschäden, Grav./Lakt.

Chininsulfat Rp	
Limptar N *Tbl. 200mg*	**Nächtliche Wadenkrämpfe:** 1-2 x 200mg p.o.; **DANI** nicht erforderlich
Clostridium-botulinum-Toxin Typ A Rp/Rp-L	
Azzalure *Inj.Lsg. 10 E* **Bocouture** *Inj.Lsg. 50 E* **Botox** *Inj.Lsg. 50, 100, 200E* **Dysport** *Inj.Lsg. 500E* **Vistabel** *Inj.Lsg. 50E* **Xeomin** *Inj.Lsg. 100E*	**Blepharospasmus:** ini 1.25-2.5E i.m., max. 5E/Inj.Stelle bzw. max. 25E/Auge, Wdh. nach 12W, max. Gesamtdosis 100E/12W; **zervikale Dystonie:** max. 50E/Inj.Stelle bzw. max. 100E in den M. sternocleidomastoideus bzw. max. 300E/Behandlung, Wdh. nach 12W; s. auch FachInfo; **Faltenbehandlung der Glabella:** Erw. < 65J: 50E Gesamtdosis; **fokale Spastizität bei infantiler Zerebralparese bzw. n. Schlaganfall, prim. Hyperhidrosis axillaris, idiopathische überaktive Blase, Harninkontinenz bei neurogener Detrusorhyperaktivität, chronische Migräne:** s. FachInfo
Clostridium-botulinum-Toxin Typ B Rp	Wirkdauer: 4-16W
NeuroBloc *Inj.Lsg. 2500E/0.5ml, 5000E/1ml, 10000E/2ml*	**Zervikale Dystonie:** 10000E i.m.
Dantrolen Rp	HWZ 8.7h, Qo 0.95, PPB 90%, PRC C, Lact ?
Dantamacrin *Kps. 25, 50mg* **Dantrolen IV** *Inj.Lsg. 20mg/60ml*	**Spastik der Skelettmuskulatur:** W1: 2 x 25mg p.o., W2: 4 x 25mg, W3: 3 x 50mg, W4: 4 x 50mg; **Ki. > 5J:** ini 1mg/kg/d, W1: 1 x 25mg p.o., W2: 2 x 25mg, W3: 3 x 25mg; **maligne Hyperthermie:** 2.5mg/kg i.v., Infusion fortsetzen, so lange Hyperthermie anhält; Gesamtdosis ca. 10mg/kg/d

12.4.2 Zentral wirksame Muskelrelaxantien (Myotonolytika)

Wm/Wi (Baclofen): Verstärkung der präsynaptischen Hemmung ⇒ Dämpfung der Erregungsübertragung ⇒ spastischer Muskeltonus und pathologische Massenreflexe ↓;
Wm (Methocarbamol): Hemmung der polysynaptischen Reflexleitung im Rückenmark und subkortikalen Zentren;
Wm/Wi (Orphenadrin): spezifische Blockade des Förderzentrums in Formatio reticularis ⇒ Entspannung des pathologisch erhöhten Muskeltonus;
Wm/Wi (Pridinol): Hemmung der Rezeptor-vermittelten Reizleitung in spinalen Motoneuronen ⇒ Muskeltonus im Ruhezustand ↓;
Wm/Wi (Tizanidin): Stimulation präsynaptischer Alpha-2-Rezeptoren ⇒ Hemmung der polysynaptischen Signalübertragung ⇒ Reduktion des Muskeltonus;
Wm/Wi (Tolperison): genauer Wm unbekannt; membranstabilisierend, Reduktion des Einstroms von Natrium durch isolierte Nervenmembranen, inhibitorisch auf spannungsabhängige Kalziumkanäle;
UW (Baclofen): Depression, Euphorie, Halluzinationen, Verwirrtheit, Alpträume, Schläfrigkeit, Sedation, Müdigkeit, Benommenheit, Tremor, Ataxie, Kopfschmerzen, Schwindel, Schlafstrg., Atemdepression, Nystagmus, Akkommodationsstrg., Sehstrg.; Palpitationen, Herzleistung ↓, Hypotonie, Übelkeit, Erbrechen, Mundtrockenheit, Diarrhoe, Obstipation, Magen-Darm-Störungen, Blasenentleerungsstörungen, Exantheme, Hyperhidrosis, Muskelschmerzen;
UW (Methocarbamol): keine häufigen/sehr häufigen UWs;
UW (Orphenadrin): Müdigkeit, Schwindel, Übelkeit, Brechreiz, Sehstörungen;
UW (Pridinol): keine häufigen/sehr häufigen UWs;
UW (Tizanidin): Benommenheit, Müdigkeit, Schwindel, Brady-/Tachykardie, Blutdruckabfall, Rebound-Hypertonie, Mundtrockenheit, Übelkeit, gastrointestinale Störungen;
UW (Tolperison): keine häufigen/sehr häufigen UWs;
KI (Baclofen): bekannte Überempf. gegen Wirkstoff oder Weizenstärke, zerebrale Anfallsleiden, terminale Niereninsuff., Behandlung von Spastizität bei Erkrankungen des rheumathischen Formenkreises, Parkinsonismus oder aufgrund peripherer Verletzungen;
KI (Methocarbamol): bek. Überempf., Grav./Lakt., (prä-)komatöse Zustände, ZNS-Erkrankungen, Myasthenia gravis, Ki <12J.; **KI** (Orphenadrin): bek. Überempf., Myasthenia gravis, <16J.;
KI (Pridinol): bek. Überempf., <12J., therapiebedürftiger Hypotonie, Grav./Lakt.;
KI (Tizanidin): bek. Überempf., stark eingeschränkte Leberfkt., Kombination mit starken CYP1A2-Hemmern (z.B. Fluvoxamin, Ciprofloxacin);
KI (Tolperison): bek. Überempf., Myasthenia gravis, Lakt.

Baclofen Rp	HWZ 3.5h, Q_0 0.3, PPB 20-41%, PRC C, Lact +
Baclofen Neurax *Tbl. 10, 25mg* **Baclofen-ratioph.** *Tbl. 10, 25mg* **Lioresal** *Tbl. 5, 10, 25mg; Amp. 10mg/5ml, 10mg/20ml*	**Spastische Syndrome:** ini 3 x 5mg p.o., um 5mg/ED steigern je nach Wi, Erh.Dos. 30-75mg/d, max. 120mg/d; **Ki.:** ini 4 x 2.5mg p.o., langsam steigern, < **10J:** max. 0.75-2mg/kg/p.o.; > **10J:** 2.5mg/kg/d; intrathekal: Erh.Dos. 300-800µg/d; **DANI** KI bei terminaler NI

Methocarbamol Rp	HWZ 0.9-2h, PRC C, Lact +
Dolovisano Methocarbamol *Tbl. 750mg* **Ortoton** *Tbl. 750mg; Amp. 1g/10ml*	**Verspannung und Spasmen der Skelettmuskulatur:** ini 4 x 1.5g p.o., dann 3 x 1.5g; 1-3g langsam i.v.
Orphenadrin Rp	HWZ 14h, Qo 0.9, PPB 90%
Norflex *Tbl. 100(ret.)mg; Amp. 60mg/2ml*	**Skelettmuskelspasmen untersch. Genese:** 2 x100mg (ret.) p.o., max.400mg/d p.o.; 60mg langsam i.v./i.m, ggf. Wdh. nach 8-12h
Pridinol Rp	HWZ 4h
Myoson *Tbl. 4mg; Amp. 2mg/1ml*	**Muskelspasmen, Torticollis, nächtliche Beinkrämpfe:** ini 3 x 2-8mg p.o., Dauertherapie 4-8mg/d; 1-3 x 2-4mg i.m.; **Ki. > 12J:** 3 x 2mg p.o.; 3 x 1mg i.m.
Tizanidin Rp	HWZ 2.5h, Qo 1.0, PPB 30%, PRC C, Lact ?
Sirdalud *Tbl. 2, 4, 6mg* **Tizanidin Teva** *Tbl. 2, 4, 6mg*	**Spasmen, schmerzhafte Muskelverspannungen:** ini 3 x 2mg p.o., alle 4-7d um 2-4mg/d steigern, Erh.Dos. 12-24mg/d in 3-4ED, max. 36mg/d; **DANI** CrCl < 25: ini 2mg/d, dann langsame Dosissteigerung; **DALI** KI bei schwerer LI
Tolperison Rp	HWZ 2.5h, Qo 1.0
Mydocalm *Tbl. 50mg* **Tolperison HEXAL** *Tbl. 50mg* **Tolperison Stada** *Tbl. 50, 150mg* **Viveo** *Tbl. 150mg*	**Spastizität n. Schlaganfall:** 3 x 50-150mg p.o.; **Ki <15J:** nur in Ausnahmefällen, strenge Indikationsstellung; **DANI/DALI** schwere NI/LI Anw. nicht empf.

12.5 Cholinergika

Wm/Wi: Hemmung der Cholinesterase ⇒ Acetylcholinkonzentration ↑ im synaptischen Spalt ⇒ Parasympathikotonus ↑, Tonus der quergestreiften Muskulatur ↑;
UW (Bethanecholchlorid): Speichel- u. Schweißbildung ↑, Hypothermie, Bradykardie, RR ↓, Diarrhoe, Harndrang ↑, Hautrötung, Miliaria cristallina;
UW (Distigmin): Diarrhoe, Nausea, Erbrechen, Salivation ↑, Bradykardie, Schweißausbrüche, Miosis, Tränenfluss;
UW (Neostigmin): Bradykardie;
UW (Pyridostigmin): zahlreiche UW ohne Häufigkeitsangabe;
KI (Bethanecholchlorid): bek. Überempf., Asthma bronchiale, Hypotonie, Hypertonie, Bradykardie, KHK, AV-Überleitungsstrg., Epilepsie, Parkinsonismus; externe Detrusor-Sphinkter-Dyssynergie, wenn nicht zugleich eine effektive Relaxation des Sphinkter externus vorhanden ist; kürzlich erfolgte gastrointestinale OPs, mechanischer Ileus od. andere Obstruktionen im Harn-bzw. GI-Trakt, Hyperthyreose, ausgeprägter Vagotonus, Peritonitis, Ulkuskrankheit;

KI (Distigmin): bek. Überempf., Obstruktionsileus, Stenosen/Spasmen Darmtrakt, der Gallen- oder Harnwege, Myotonie, Asthma bronchiale, Iritis, Parkinsonismus, Thyreotoxikose, postoperative Schock- und Kreislaufkrisen, Lakt.;
KI (Neostigmin): bek. Überempfindlichkeit, Obstruktionsileus, Stenosen oder Spasmen des Darmtraktes, der Gallen- oder Harnwege, Myotonie, Parkinsonismus, Kombination mit depolarisierenden Muskelrelaxantien, Iritis, Asthma bronchiale, Hyperthyreose, postoperative Schock- und Kreislaufkrisen;
KI (Pyridostigmin): bek. Überempfindlichkeit, mechanische Verschlüsse der Verdauungs-/Harnwege, Asthma bronchiale, Iritis, Lakt.

Bethanecholchlorid Rp	
Myocholine-Glenwood *Tbl. 10, 25mg*	**Postoperative Blasenatonie:** bis 4 x 25-50mg p.o.
Distigmin Rp	HWZ 65-69h
Ubretid *Tbl. 5mg; Amp. 0.5mg/1ml*	**Postoperative Darm-/Blasenatonie:** 0.5mg i.m., ggf. steigern auf 0.01mg/kg; **neurogene Blasenstrg.:** 1 x 5mg p.o., 0.5mg i.m. alle 3-4d; Erh.Dos. 5mg p.o. alle 2-3d; **Myasthenia gravis:** W1: 1 x 5mg p.o., W2: 1 x 7.5mg, ab W3: 1 x 10mg; 0.5-0.75mg i.m. alle 2d
Neostigmin Rp	HWZ 24-80min, Q0 0.45, PRC C, Lact +
Neostig Carino *Amp. 0.5mg* **Neostigmin Rotexmedica** *Amp. 0.5mg/1ml*	**Antagonisierung nichtdepolarisierender Muskelrelaxantien:** 0.5-2mg i.v., ggf. bis 5mg; **Ki. < 20kg:** 50µg/kg i.v.; **Myasth. gravis:** mehrmals tgl. 0.5mg s.c./i.m.
Pyridostigmin Rp	HWZ 1.7h, Q0 0.2, PRC C, Lact +
Kalymin *Tbl. 10, 60, 180(ret.)mg; Amp. 5mg/1ml* **Mestinon** *Tbl. 10, 60, 180(ret.)mg; Amp. 25mg/5ml*	**Darm-/Blasenatonie:** 60mg p.o. alle 4h; 1-2mg alle 4-6h i.m. für 2d; **paralytischer Ileus: Sgl.:** 10mg p.o. alle 4h für 2d; 0.5mg/4h i.m. für 2d; **Klein-/Schulki.:** 20-30mg p.o. alle 4h für 2d; 1mg/4h i.m. für 2d; **Myasthenia gravis:** 2-4 x 60-180mg p.o.; 2 x 180-540mg (ret.) p.o.; 1-5mg/d i.m./s.c.; **Antagonisierung nichtdepolarisierender Muskelrelaxantien:** 5mg i.v., bei Überdosierung d. Relaxans bis zu 10-20mg langs. i.v.

12.6 Antidementiva

Wm/Wi (Dihydroergotoxin): zentrale und periphere Alpha-Sympatholyse ⇒ Abnahme des Gefäßtonus; zentral dopaminerg und serotoninerg, Noradrenalin-antagonistisch ⇒ Aufrechterhaltung der Funktionalität des Neurons; Hemmung der Adrenalin-induzierten Thrombozyten-Aggregation ⇒ Verbesserung der Fließeigenschaft des Bluts;
Wm/Wi (Donepezil, Galantamin, Rivastigmin): spezifische und reversible Hemmung der zerebralen Cholinesterase ⇒ Verbesserung der kognitiven Fähigkeiten;
Wm/Wi (Memantin): spannungsabhängiger NMDA-Rezeptorantagonist ⇒ Regulierung toxisch erhöhter Glutamatkonzentrationen; **Wm/Wi** (Nicergolin): Alpha-Rezeptor-Blockade ⇒ antagonsitisch auf endogene und exogene Katecholamine;
Wm/Wi (Nimodipin): Kalziumaantagonist mit guter Passage der Blut-Hirn-Schranke ⇒ Stabilität und Funktionsfähigkeit von Nervenzellen ↑;
Wm/Wi (Piracetam): Steigerung der zerebralen Durchblutung, der Sauerstoffumsatzrate und der Glukoseumsatzrate in primär ischämisch geschädigten Hirnarealen;
UW (Dihydroergotoxin): Übelkeit, Erbrechen, Magen-Darm-Beschwerden, Appetitlosigkeit;
UW (Donepezil): Übelkeit, Diarrhoe, Appetitlosigkeit, Muskelkrämpfe, Müdigkeit, Erbrechen, Schlaflosigkeit, Kopfschmerzen, Schmerzen, Unfälle, Erkältungen, Magen-Darm-Beschwerden, Schwindel, Halluzinationen, Erregungszustände, aggressives Verhalten, abnormale Träume, Synkope, Juckreiz, Exanthem, Harninkontinenz; **UW** (Galantamin): Appetit ↓, Anorexie, Halluzination, Depression, Schwindel, Somnolenz, Synkope, Tremor, Kopfschmerz, Lethargie, Bradykardie, Hypertonie, Erbrechen, Übelkeit, Abdominalschmerz, Diarrhoe, Dyspepsie, Hyperhidrosis, Muskelkrämpfe, Müdigkeit, Asthenie, Malaise, Gewicht ↓, Stürze;
UW (Memantin): Schwindel, Gleichgewichtsstrg., Kopfschmerzen, Verstopfung, Dyspnoe, Schläfrigkeit, Hypertonus, Arzneimittelüberempfindlichkeitsreaktionen, Leberwerte ↑;
UW (Nicergolin): Schlaflosigkeit, Müdigkeit, Kopfdruck, Rötungen, Hitzgefühl;
UW (Nimodipin): Blutdrucksenkung, Übelkeit; **UW** (Piracetam): Nervosität, Aggressivität, Schlafstrg., Hyperkinesie, Gewicht ↑, psychomotor. Aktivität ↑, depressive Verstimmung, Angst, GI-Beschwerden; **UW** (Rivastigmin): Appetitlosigkeit, Agitiertheit, Verwirrtheit, Angst, Schwindel, Kopfschmerzen, Somnolenz, Tremor, Übelkeit, Erbrechen, Diarrhoe, abdominale Schmerzen, Dyspepsie, Hyperhidrosis, Müdigkeit, Asthenie, Unwohlsein, Gewicht ↓, Appetit ↓, Dehydratation, Schlaflosigkeit, visuelle Halluzinationen, Depression, Aggression, Dyskinesie, Hypokinesie, Verschlechterung einer Parkinson-Erkrankung, Bradykardie, Hypertonie, Hypersalivation, Stürze, Gangstrg.; **KI** (Dihydroergotoxin): bek. Überempf. gegen Mutterkornalkaloide, Grav./Lakt., echokardiographischer Nachweis einer Herzklappenerkrankung;
KI (Donepezil, Memantin, Nimodipin): bek. Überempf.; **KI** (Galantamin): bek. Überempf., schwere Leber-/Nierenfktsstrg.; **KI** (Nicergolin): bek. Überempf. gegen Mutterkornalkaloide, frischer MI, akute Blutungen, Bradykardie (<50/min), Kollapsneigung, orthostatische Dysregulation, Kombination mit Alpha-/Beta-Rezeptor-stimulierenden Sympathomimetika, Grav./Lakt.;
KI (Piracetam): bek. Überempf., zerebrale Blutungen, Chorea Huntington, terminale NI;
KI (Rivastigmin): bek. Überempfindlichkeit, allerg. Kontaktdermatitis mit Rivastigmin-Pflastern

Dihydroergotoxin Rp — HWZ 13-15h

Hydergin forte *Tbl. 2mg*	**Hirnleistungsstrg. im Alter:** 2-3 x 2mg p.o., max. 2 x 4mg; **DALI** mäßige-starke LI: vorsichtige Anw.

Donepezil Rp	HWZ 70h, Q_0 0.95, PPB 95%, PRC C, Lact ?
Aricept *Tbl. 5, 10mg* **Doneliquid Geriasan** *Lsg. (1ml = 1mg)* **Donepegamma** *Tbl. 5, 10mg* **Donepezil HEXAL** *Tbl. 5, 10mg; Lingualtbl. 5, 10mg* **Yasnal** *Tbl. 5, 10mg; Lingualtbl. 5, 10mg*	**Alzheimer-Demenz:** 1 x 5mg p.o. z.N., nach 4W evtl. 1 x 10mg; **DANI** nicht erforderlich

Galantamin Rp	HWZ 7-8h, PPB 18%
Galantamin HEXAL *Kps. 8(ret.), 16(ret.), 24(ret.)mg; Lsg. (1ml = 4mg)* **Galnora** *Kps. 8(ret.), 16(ret.), 24(ret.)mg* **Reminyl** *Kps. 8(ret.), 16(ret.), 24(ret.)mg; Lsg. (1ml = 4mg)*	**Alzheimer-Demenz:** Kps. (ret.): ini morgens 1 x 8mg, nach 4W 1 x 16mg, evtl. nach 8W 1 x 24mg; Lsg.: 2 x 4mg p.o., nach 4W 2 x 8mg, evtl. nach 8W 2 x 12mg; **DANI** CrCl > 9: 100%; < 9: KI; **DALI** KI bei Child-Pugh > 9

Memantin Rp	HWZ (60-100)h, PPB 45%
Axura *Tbl. 10, 20mg; Lsg. (5mg/Pumpenhub)* **Ebixa** *Tbl. 10, 20mg; Lsg. (5mg/Pumpenhub)* **Memando** *Tbl. 10, 20mg* **Memantin Neurax** *Tbl. 5, 10, 15, 20mg; Lingualtbl. 10, 20mg; Gtt. (20Gtt. = 10mg)* **Memantin Hennig** *Tbl. 10, 20mg*	**Alzheimer-Demenz:** W1: 1 x 5mg p.o., W2: 1 x 10mg p.o., W3: 1 x 15mg p.o., ab W4: 1 x 20mg p.o.; **DANI** CrCl 40-60: 10mg/d; **DALI:** Child A, B: 100%; C: Anw. nicht empf.

Nicergolin Rp	HWZ 7.3h, PPB 82-87%
Ergobel *Tbl. 30mg* **Nicergolin Neurax** *Tbl. 10, 30mg* **Nicerium** *Tbl. 10mg; Kps. 30mg*	**Hirnleistungsstrg. im Alter:** 20-30mg/d, max. 60mg/d

Nimodipin Rp	HWZ 8-9h, Q_0 1.0, PPB 98%, PRC C, Lact ?
Nimodipin Carino *Inf.Lsg. 10mg/50ml* **Nimodipin HEXAL** *Tbl. 30mg* **Nimotop** *Tbl. 30mg; Inf.Lsg. 10mg/50ml*	**Hirnleistungsstrg. im Alter:** 3 x 30mg p.o.; **Vasospasmen nach Subarachnoidalblutung:** ini 15µg/kg/h i.v., nach 2h 30µg/kg/h

Piracetam Rp	HWZ 4.5-5.5h, Q_0 0.02, PPB 15%
Cebrotonin *Tbl. 800mg* **Nootrop** *Tbl. 800mg; 1200 mg; Amp. 3g/15ml; Inf.Lsg. 12g/60ml* **Piracetam-ratioph.** *Tbl. 800, 1200mg*	**Dementielles Syndrom:** 2-3 x 2.4g/d, max. 3 x 4.8g/d; 3-12g i.v.; **postkommotionelles Syndrom:** 2-3 x 2.4g/d, bei Bedarf 3 x 4.8g/d; **postanoxisches Myoklonus-Syndrom:** ini 2 x 3.2g, dann alle 3d um 4.8g steigern, max. 24g/d p.o.; ini bis 12g/d i.v., nach 1-2W Dosisred. und Umstellung auf orale Therapie; **DANI** Krea (mg/dl) bis 3: 50%; 3-8: 12.5-25%; HD: 100%

Rivastigmin Rp	HWZ 1h, Qo 1.0, PPB 40%, PRC B, Lact ?
Exelon *Kps. 1.5, 3, 4.5, 6mg; TTS 4.6, 9.5, 13.3mg/24h; Lsg. (1ml = 2mg)* **Prometax** *Kps. 3, 4.5mg* **Rivastigmin HEXAL** *Kps. 1.5, 3, 4.5, 6mg; TTS 4.6, 9.5, 13.3mg/24h; Lsg. (1ml = 2mg)*	**Alzheimer-Demenz:** ini 2 x 1.5mg/d p.o., nach 2W 2 x 3mg, je nach Verträglichkeit alle 2W um 2 x 1.5mg steigern bis 2 x 6mg; TTS: ini 4.6mg/24h, Pflaster tgl. wechseln, bei guter Verträglichkeit nach 4W steigern auf 9.5mg/24h; ggfs. nach weiteren 6W steigern auf 13.3mg/24h; **DANI** nicht erf.

12.7 Kaliumkanalblocker

Wm/Wi: Blockierung der Kaliumkanäle ⇒ Verlängerung der Repolarisation und Verstärkung der Aktionspotenzialbildung in demyelinisierten Axonen;
UW: Harnweginfekt, Schlaflosigkeit, Angst, Schwindel, Kopfschmerzen, Gleichgewichtsstörung, Parästhesie, Tremor, Dyspnoe, pharyngolaryngeale Schmerzen, Übelkeit, Erbrechen, Obstipation, Dyspepsie, Rückenschmerzen, Asthenie;
KI: bekannte Überempfindlichkeit, gleichzeitige Behandlung mit Arzneimitteln, die auch Fampridin enthalten, Krampfanfälle, Krampfanfälle in der Anamnese, Niereninsuffizienz (CrCl < 80), gleichzeitige Anwendung von Cimetidin

Fampridin Rp	HWZ 6h, PPB 7%
Fampyra *Tbl. 10(ret.)mg*	**MS mit Gehbehinderung:** 2 x 10mg (ret.) p.o.; **DANI** CrCl < 80: KI; **DALI** nicht erforderl.

12.8 Cannabinoide

Wm/Wi: Agonismus an Cannabinoidrezeptoren ⇒ Verbesserung der Motorik durch Linderung der Steifigkeit in Extremitäten;
UW: Schwindel, Müdigkeit, Anorexie, reduzierter oder erhöhter Appetit, Depression, Desorientierung, Dissoziation, euphorische Stimmung, Amnesie, Gleichgewichtsstrg., Aufmerksamkeitsstrg., Dysarthrie, Dysgeusie, Lethargie, Gedächtnisstrg., Schläfrigkeit, verschwommenes Sehen, Obstipation, Diarrhoe, Mundtrockenheit, Glossodynie, Mundschleimhautaphten, Nausea, Erbrechen, Unbehagen/Schmerzen in der Mundhöhle, Trunkenheitsgefühl, Indisposition, Sturz;
KI: bekannte Überempfindlichkeit, Lakt., bek./vermutete Anamnese/Familienanamnese von Schizophrenie oder einer anderen psychotischen Krankheit, Anamnese einer schweren Persönlichkeitsstrg. oder einer anderen erheblichen psychiatrischen Störung mit Ausnahme einer Depression, bedingt durch die zugrunde liegende Erkrankung

Tetrahydrocannabinol + Cannabidiol Rp	HWZ 2-9h, PPB 97%
Sativex *Spray 2.7+2.5mg/Hub*	**Multiple Sklerose mit mittelschwerer bis schwerer Spastik:** ini 1 Hub in die Mundhöhle, bei Bedarf um 1 Hub/d steigern bis max. 12 Hub/d, aufgeteilt in 2ED; **DANI, DALI** keine Daten

12.9 Selektive Immunsuppressiva

Wm/Wi (Alemtuzumab): monoklonaler AK ⇒ bindet an CD52 von T- und B-Lymphozyten ⇒ antikörperabhängige, zellvermittelte Zytolyse und komplementvermittelte Lyse; **Wm/Wi** (Dimethylfumarat): genauer Wm nicht vollständig bekannt; Aktivierung des Nuclear factor (erythroid-derived 2)-like 2-Transkriptionswegs ⇒ Hochregulierung antioxidativer Gene ⇒ immunmodulatorisch, entzündungshemmend; **Wm/Wi** (Fingolimod): funktioneller Antagonist an Sphingosin-1-Phosphat-Rezeptoren ⇒ blockiert Migration von Lymphozyten ⇒ Infiltration pathogener Lymphozyten im ZNS ↓ ⇒ neuronale Entzündung ↓, Zerstörung von Nervengewebe ↓; **Wm/Wi** (Glatirameracetat): Polymer aus 4 Aminosäuren mit spezifischen immunmodulatorischen Eigenschaften ⇒ Erhöhung der Zahl spezifischer Supressorzellen, die antiinflammatorische Zytokine sezernieren; **Wm/Wi** (Natalizumab): bindet spezifisch an ein Integrin auf Leukozytenoberfläche ⇒ Hemmung der transendothelialen Migration von Leukozyten in entzündliches Gewebe; **Wm/Wi** (Teriflunomid): selekt. und reversible Hemmung der Dihydroorotat-Dehydrogenase ⇒ blockiert die Prolif. sich teilender Zellen ⇒ immunmodulatorisch, entzündungshemmend; **UW** (Alemtuzumab): Infektion der oberen/unteren Atemwege, Harnweginfektion, Herpes zoster, Gastroenteritis, oraler Herpes, orale Candidose, vulvovaginale Candidose, Grippe, Ohreninfektion, Lymphopenie, Leukopenie, Lymphadenopathie, Zytokin-Freisetzungs-Syndrom, Basedow-Krankheit, Hyperthyreose, Immunthyreoiditis, Hypothyreose, Struma, pos. Schilddrüsen-Antikörpertest, Schlaflosigkeit, Ängstlichkeit, Kopfschmerz, MS-Schub, Schwindel, Hypoästhesie, Parästhesie, Tremor, Geschmacksstörung, verschwommenes Sehen, Vertigo, Tachykardie, Bradykardie, Palpitationen, Hitzegefühl, Hypotonie, Hypertonie, Dyspnoe, Husten, Epistaxis, Schmerzen im Oropharynx, Übelkeit, Abdominalschmerz, Erbrechen, Diarrhoe, Dyspepsie, Stomatitis, Urtikaria, Ausschlag, Pruritus, Erythem, Ekchymose, Alopezie, Hyperhidrose, Akne, Myalgie, Muskelschwäche, Arthralgie, Rückenschmerzen, Schmerz in der unteren Extremität, Muskelspasmen, Nackenschmerzen, Proteinurie, Hämaturie, Pyrexie, Ermüdung, Beklemmungsgefühl in der Brust, Schüttelfrost, periphere Ödeme, Asthenie, Unwohlsein, Schmerzen an der Infusionsstelle, Prellung; **UW** (Dimethylfumarat): Gastroenteritis, Lymphopenie, Leukopenie, brennende Schmerzen, Hitzegefühl, Hitzewallung, Diarrhoe, Übelkeit, Abdominalschmerz, Erbrechen, Dyspepsie, Gastritis, Gastrointestinale Erkrankung, Pruritus, Ausschlag, Erythem, Proteinurie, Ketonurie, Albuminurie, Erhöhung von GOT/GPT; **UW** (Fingolimod): Influenza, Herpesinfektion, Bronchitis, Sinusitis, Gastroenteritis, Tineainfektion, Lympho-/Leukopenie, Depression, Kopfschmerzen, Schwindel, Migräne, Parästhesie, Verschwommensehen, Augenschmerzen, Bradykardie, AV-Block, Hypertonie, Dyspnoe, Husten, Diarrhoe, Ekzem, Pruritus, Alopezie, Rückenschmerzen, Asthenie, Leberwerte ↑, Gewicht ↓; **UW** (Glatirameracetat): Infektionen, grippeähnliche Symptome, Neoplasma, Lymphadenopathie, Überempfindlichkeitsreaktionen, Anorexie, Gewicht ↑, Angst, Depression, Nervosität, Kopfschmerzen, Dysgeusie, Rigor, Sprachstrg., Synkope, Tremor, Diplopie, Funktionsstrg. der Augen/Ohren, Palpitationen, Tachykardie, Vasodilatation, Dyspnoe, Husten, Übelkeit, Obstipation, Karies, Dyspepsie, Dysphagie, Erbrechen, Darminkontinenz, Leberwerte ↑, Rash, Pruritus, Urtikaria, Arthralgie, Rückenschmerzen, Harndrang, Pollakisurie, Harnretention, Reaktionen an der Injektionsstelle, Schmerzen, Ödeme, Fieber; **UW** (Natalizumab): Harnweginfekte, Nasopharyngitis, Urtikaria, Kopfschmerzen, Schwindel, Übelkeit, Erbrechen, Arthralgien, Rigor, Fieber, Abgeschlagenheit, Überempfindlichkeitsreaktionen;

UW (Teriflunomid): Grippe, Infektion der oberen Atemwege, Harnweginfektion, Bronchitis, Sinusitis, Pharyngitis, Zystitis, virale Gastroenteritis, Herpes simplex labialis, Zahninfektion, Laryngitis, Tinea pedis, Neutropenie, Leukopenie, allergische Reaktionen, Angst, Parästhesie, Ischialgie, Karpaltunnelsyndrom, Hyperästhesie, Neuralgie, periphere Neuropathie, Hypertonie, Diarrhoe, Übelkeit, Erbrechen, Zahnschmerzen, Alopezie, Exanthem, Akne, Schmerzen im Muskel-/Skelettsystem, Pollakisurie, Menorrhagie, GOT/GPT/γGT ↑, posttraumat. Schmerzen; **KI** (Alemtuzumab): bek. Überempf. HIV-Inf.; **KI** (Dimethylfumarat): bek. Überempf.; **KI** (Fingolimod): Immundefizienzsyndrom, geschwächtes Immunsystem, schwere aktive Inf., aktive chron. Inf., aktive maligne Erkrankungen, Überempf., Child C; **KI** (Glatirameracetat): bek. Überempf., Grav.; **KI** (Natalizumab): bek. Überempf., progressive multifokale Leukenzephalopathie, Immunschwäche, laufende immunsuppressive Ther., Kombination mit Interferon beta oder Glatirameracetat, aktive Malignome (Ausnahme: Basaliom), Ki./Jug. < 18J.; **KI** (Teriflunomid): bek. Überempf., Child-C-Leberzirrhose, Grav., Frauen ohne zuverlässige Verhütung, Lakt., Immunschwäche, signif. beeinträchtigte KM-Funktion, signif. Anämie/Neutropenie/Thrombopenie, schwere aktive Infektion, Dialyse, schwere Hypoproteinämie

Alemtuzumab Rp	PRC C, Lact ?
Lemtrada *Inf.Lsg. 12mg/1.2ml*	**Schubförmig-remittierende Multiple Sklerose mit aktiver Erkrankung:** 1. Behandlungsjahr: 12mg/d i.v. über 4h an 5 aufeinander folgenden d; 2. Behandlungsjahr: 12mg/d an 3 aufeinander folgenden d; **DANI, DALI** keine Daten
Dimethylfumarat Rp	HWZ 1h, PPB 27-40%, PRC C, Lact ?
Tecfidera *Kps. 120, 240mg*	**Schübförmig-remittierend verlaufende MS:** ini 2 x 120mg/d p.o., nach 7d 2 x 240mg; **DANI, DALI** vorsicht. Anw. bei schwerer NI, LI
Fingolimod Rp	HWZ 6-9d, PPB >99%, PRC D, Lact -
Gilenya *Kps. 0.5mg*	**Hochaktive, schübförmig-remitt. verlauf. Multiple Sklerose:** 1 x 0.5mg/d p.o.; **DANI** nicht erforderl.; **DALI** Child C: KI
Glatirameracetat Rp	
Copaxone *Fertigspr. 20mg/1ml, 40mg/1ml*	**Schubförmig remittierende Multiple Sklerose:** 1 x 20mg s.c.; 3x/W 40mg s.c.; **DANI** vorsicht. Anw.; **DALI** keine Daten
Natalizumab Rp	HWZ 16d, PRC C, Lact ?
Tysabri *Inf.Lsg. 300mg/15ml*	**Hochaktive, remitt. Multiple Sklerose:** 300mg über 1h i.v. alle 4W; **DANI, DALI** keine Daten, vermutl. nicht erf.
Teriflunomid Rp	HWZ 19d, PPB > 99%, PRC X, Lact -
Aubagio *Tbl. 14mg*	**Schubförm. remitt. MS:** 1 x 14mg/d p.o.; **DANI** nicht erforderl., KI bei Dialyse; **DALI** Child A/B: nicht erforderl., Child C: KI

12.10 Interferone

Wm/Wi: antiviral, wachstumshemmend und immunregulatorisch; **UW:** Fieber, Schwitzen, Schüttelfrost, Müdigkeit, Gelenk- und Weichteilschmerzen, BB-Veränd., HRST, Depression, Tremor, Krampfanfälle, Parästhesien, GI-Störung, Haarausfall, Exantheme, Pruritus; **KI:** Herz-, ZNS-Erkrankung, schwere Leberfunktionsstörung, Niereninsuffizienz, schwere KM-Schäden, Cave in Grav./Lakt.

Interferon beta-1a Rp	HWZ 10h, Q0 1.0
Avonex *Inj.Lsg. 30µg; Fertigspr. 30µg* **Rebif** *Fertigspr. 8.8, 22, 44µg* **Plegridy** *Fertigspr. 63, 94, 125µg; Pen 63, 94,125µg*	**Multiple Sklerose:** Avonex: W1 7.5µg i.m.; W2 15µg, W3 22.5µg, ab W4 1 x/W30µg; Rebif: W1-2: 3 x/W 8.8µg s.c.; W3-4: 3x/W 22µg; ab W5 3x/W 44µg; Plegridy: d1 63µg s.c., W2 94µg, W4 125µg, dann 125mg alle 2W

Interferon beta-1b Rp	HWZ 5h, Q0 1.0
Betaferon *Inj.Lsg. 250µg/ml* **Extavia** *Inj.Lsg. 250µg/ml*	**Multiple Sklerose:** ini 62,5µg s.c. alle 2d, Dosis wchtl. um 62.5µg steigern, Erh.Dosis alle 2d 250µg; **DALI** KI bei dekompensierter LI

12.11 Kalziumantagonisten

Wm: Kalziumantagonist ⇒ Vasodilatation, genauer Wm unklar;
UW: Gewichtszunahme, Benommenheit, Müdigkeit;
KI: bek. Überempf., M. Parkinson, extrapyramidale Störungen, Depression

Flunarizin Rp	HWZ 18d, Q0 1.0, PPB > 90%
Flunarizin CT *Kps. 5, 10mg* **Flunavert** *Kps. 5, 10mg* **Natil N** *Kps. 5, 10mg*	**Vestibulärer Schwindel, Migräne-Intervall-Therapie:** ini 10mg z.N.; Pat. > 65J: 5mg; Erh.Dos. 5-10mg alle 2d

12.12 Neuropathiepräparate

Wm: Koenzymfunktion bei der oxidativen Decarboxylierung von alpha-Ketosäuren ⇒ es werden weniger sog. „advanced glycosylation end products" gebildet, Verbesserung des endoneuralen Blutflusses, physiologische Antioxidantienspiegel ↑; **UW:** Übelkeit, Schwindel; bei i.v.-Gabe Kopfdruck, Atembeklemmung; **KI:** bekannte Überempfindlichkeit

Alpha-Liponsäure OTC	HWZ 1h
Liponsäure-ratioph. *Tbl. 600mg; Inj.Lsg. 300mg/12ml, 600mg/24ml* **Neurium** *Tbl. 600mg; Amp. 600mg/24ml* **Thioctacid** *Tbl. 200, 600mg; Amp. 600mg/24ml; Inf.Lsg. 600mg/50ml*	**Diabetische Polyneuropathie:** 600mg/d p.o. in 1-3ED; 300-600mg/d i.v.

12.13 VMAT2-Inhibitoren

Wm: reversible Hemmung des vesikulären Monoamintransporters 2 (VMAT2) ⇒ Entleerung der Speicher von Dopamin und anderen Monoaminen im ZNS;
UW: Depression, Erregung, Verwirrung, Angstgefühl, Schlaflosigkeit, Benommenheit, Parkinson-Symptome (Gleichgewichtsstörungen, Tremor, vermehrter Speichelfluss);
KI: bekanne Überempfindlichkeit, prolaktinabhängige Tumore, Phäochromozytom, Depression, gleichzeitige Gabe von Reserpin bzw. MAO-Hemmern, Parkinson-Syndrom, hyperkinetisch-rigides Syndrom, Lakt.

Tetrabenazin Rp — HWZ 5h, PPB 0%

Nitoman *Tbl. 25mg* **Tetmodis** *Tbl. 25mg* **Xenazine** *Tbl. 25mg*	**Hyperkinetische Bewegungsstörung bei Chorea Huntington:** ini 3 x 25mg p.o., nach Bedarf alle 3-4d um 25mg/d steigern, max. 200mg/d; **Spätdyskinesien:** ini 12.5mg, ggf. steigern; **DANI, DALI** sorgfältige Dosiseinstellung

12.14 Dopaminantagonisten

Wm: Blockade von Dop.-2-Rezeptoren in Nucleus caudatus, Putamen und Corpus striatum;
UW: Agitation, Apathie, Schlaflosigkeit, Benommenheit, Schwindel, Kopfschmerzen, extrapyramidale Symptome, orthostatische Hypotonie, Schwäche, Müdigkeit, Gleichgültigkeit, erhöhter Prolaktinspiegel;
KI: bek. Überempfindlichkeit, Prolaktinom, Mammakarzinom, Phäochromozytom, Kombination mit Levodopa, malignes neuroleptisches Syndrom

Tiaprid Rp — HWZ 3h, Q_0 0.25, PPB 0%

Tiaprid Neurax *Tbl. 100, 200mg* **Tiaprid HEXAL** *Tbl. 100, 200mg* **Tiapridal** *Tbl. 100mg; Gtt. (1ml = 137.9mg)* **Tiapridex** *Tbl. 100mg; Amp. 100mg/2ml; Gtt. (1ml = 137.9mg)*	**Dyskinesien:** 3 x 100-200mg p.o./i.m./i.v.; **Chorea:** 300-1000mg/d in 3-5ED; **DANI** CrCl 50-80: 75%; 10-49: 50%; < 10: 25%

12.15 Glasgow Coma Scale, sensible Innervation, Dermatome

Glasgow Coma Scale (GCS)		
Öffnen der Augen	Spontan	4
	Auf Ansprache	3
	Nach Schmerzreiz	2
	Keine Reaktion	1
Verbale Antwort	Orientiert	5
	Verwirrt	4
	Unzusammenh. Worte	3
	Unverständliche Laute	2
	Keine Antwort	1
Beste motorische Antwort	Befolgt Aufforderung	6
	Gezielte Abwehr	5
	Zurückziehen	4
	Beugesynergismen	3
	Strecksynergismen	2
	Keine Antwort	1
GCS-Score		**3–15**

GCS > 8 = Bewusstseinstrübung		
> 12	Leicht	
12–9	Mittelschwer	
Somnolenz: schläfrig, leicht erweckbar		
Stupor: schlafähnlich, leicht erweckbar		
GCS < 8 = Bewusstlosigkeit		
8–7	Koma Grad **I**	Leichtes Koma
6–5	Koma Grad **II**	
4	Koma Grad **III**	Schweres Koma
3	Koma Grad **IV**	

Koma Grad I: gezielte Abwehrbewegungen, normaler Tonus, keine Pupillen-, Augenbewegungsstrg., vestibulookulärer Reflex (VOR) positiv
II: ungezielte Abwehrbeweg., Tonus normal bis ↑, Lichtreakt. erhalt., Anisokorie/Bulbusdivergenz mögl.
III: ungezielte Bewegungen, Streck-/Beugesynergismen, Tonus ↑, Pupillen variabel, eher eng, anisokor, abgeschwächte Lichtreaktion, pathologischer VOR
IV: keine Schmerzreaktion, Tonus schlaff, Pupillen weit und starr, VOR -, kraniokaudaler Ausfall der Hirnstammreflexe

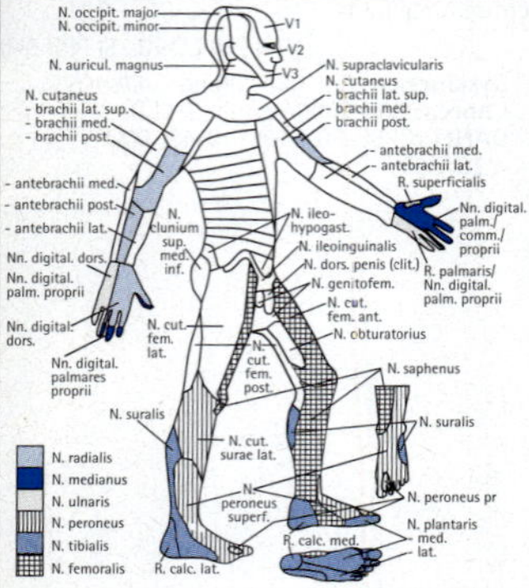

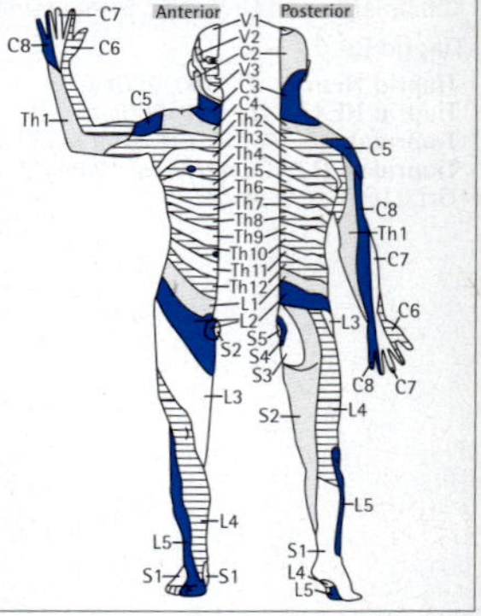

13 Psychiatrie

13.1 Antidepressiva

13.1.1 Nichtselektive Monoamin-Reuptake-Inhibitoren (NSMRI), trizyklische Antidepressiva

Wm: Wiederaufnahmehemmung der Monoamine Noradrenalin u. Serotonin in die präsynaptischen Vesikel ⇒ Stimmungsaufhellung durch Verstärkung der noradrenergen und serotoninergen Übertragung im ZNS; antagonistische Eigenschaften an M-Cholinozeptoren, Histaminrezeptoren, Alpha-Adrenozeptoren und Serotoninrezeptoren;
Wi (Amitriptylin): ausgeprägte sedierende Komponente, antinozizeptiv;
Wi (Clomipramin): gering sedierend, antinozizeptiv, leicht antriebsfördernd;
Wi (Desipramin): gering sedierend, ausgeprägt antriebsfördernd;
Wi (Nortriptylin): gering sedierend; **Wi** (Trimipramin): stark sedierend, anxiolytisch;
UW (Amitryptilin): Gewichtszunahme, Aggression, innere Unruhe, Libidoverlust, Impotenz, delirante Syndrome, Benommenheit, Schwindel, Sprachstrg., Tremor, Akkommodationsstrg., Tachykardie, Herzrhythmusstrg., Hypotonie, orthostatische Dysregulation, verstopfte Nase, Mundtrockenheit, Obstipation, Anstieg der Leberenzyme (passager), Schwitzen, Hautausschläge, Miktionsstörung, Müdigkeit, Durstgefühl, Hyponatriämie;
UW (Amitryptilinoxid): s. Amitryptilin + Übelkeit, Erbrechen;
UW (Clomipramin): Benommenheit, Müdigkeit, Schläfrigkeit, innere Unruhe, Appetit ↑, Verwirrtheitszustände, Angstzustände, Erregung, Schlafstörung, Persönlichkeitsstörung, Depressionsverstärkung, Alpträume, Tremor, Schwindel, Kopfschmerzen, Myoklonien, Parästhesien, Sprachstörung, Delir, Muskelschwäche, -hypertrophie, Mundtrockenheit, verstopfte Nase, Akkommodationsstrg., verschwommenes Sehen, Schwitzen, Obstipation, Miktionssörung, Hitzewallungen, Mydriasis, Hypotonie, orthostatische Dysregulation, Tachykardie, EKG-Veränderungen, Übelkeit, Erbrechen, abdominale Schmerzen, Diarrhoe, Anorexie, Geschmacksstörung, Durstgefühl, Anstieg der Leberenzyme (passager), allergische Hautreaktionen, Pruritus, Photosensibilität, Gewichtszunahme, sexuelle Funktionsstörung, Galaktorrhoe, Gynäkomastie, Tinnitus;
UW (Doxepin): Mundtrockenheit, verstopfte Nase, Müdigkeit, Benommenheit, Schwitzen, Schwindel, Hypotonie, orthostatische Dysregulation, Tachykardie, Herzrhythmusstörung, Tremor, Akkommodationsstörung, Obstipation, Gewicht ↑, Leberenzyme ↑ (passager), Miktionsstörung, innere Unruhe, Durstgefühl, allergische Hautreaktionen, Pruritus, Libidoverlust, Ejakulationsstörung, Impotenz, Verwirrtheitszustände, delirante Syndrome;
UW (Imipramin): Benommenheit, Tremor, Schwindel, Mundtrockenheit, verstopfte Nase, Schwitzen, Akkommodationsstrg., verschwommenes Sehen, Hitzewallungen, Obstipation, Hypotonie, orthostatische Dysregulation, Tachykardie, EKG-Veränderungen, Obstipation, Anstieg der Leberenzyme (passager), Gewicht ↑;
UW (Nortryptilin): Gewicht ↑, EKG-Veränderungen, Verlängerung der QT-Zeit/QRS-Komplex, Palpitationen, Tachykardie, kardiale Erregungsleitungsstrg (AV-Block, RSB, LSB), Tremor, Schwindel, Aufmerksamkeitsstörung, innere Unruhe, Dysgeusie, Parästhesie, Ataxie, Akkommodationsstrg., Mydriasis, verstopfte Nase, Mundtrockenheit, Obstipation, Übelkeit, Miktionsstrg., Schwitzen, Hautausschläge, Hypotonie, orthostatische Dysregulation, Müdigkeit, Durstgefühl, sexuelle Funktionsstörung, Verwirrtheitszustände, Libidoverlust;

UW (Trimipramin): Tachykardie, Müdigkeit, Benommenheit, Kopfschmerzen, Schwindel, Tremor, Mundtrockenheit, Akkommodationsstrg., Obstipation, Verdauungsstörung, Übelkeit, Miktionsstrg., Schwitzen, Hautausschläge, Hypotonie, orthostatische Dysregulation, Gewichtszunahme, Durstgefühl, Anstieg der Leberenzyme (passager), sexuelle Funktionsstörung, innere Unruhe, Schlafstörungen;
KI (Amitryptilin, -oxid): bek. Überempfindlichkeit, akute Alkohol-/Schlafmittel-/Schmerzmittel-/Psychopharmakavergiftungen, Harnretention, Delirien, unbehandeltes Engwinkelglaukom, Prostatahyperplasie mit Restharn, Pylorusstenose, paralytischer Ileus, Hypokaliämie, Bradykardie, Long-QT-Syndrom, klinisch relevante kardiale Störung, gleichzeitige Therapie mit MAO-Hemmern/QT-verlängernder Medikation;
KI (Clomipramin): bek. Überempfindlichkeit, akute Alkohol-/Schlafmittel-/Schmerzmittel-/Psychopharmakavergiftungen, akuter Harnverhalt, akute Delirien, unbehandeltes Engwinkelglaukom, Prostatahyperplasie mit Restharn, Pylorusstenose, paralytischer Ileus, gleichzeitige Therapie mit MAO-Hemmern, akuter Myokardinfarkt;
KI (Doxepin): bek. Überempfindlichkeit, akute Alkohol-/Schlafmittel-/Schmerzmittel-/Psychopharmakavergiftungen, akuter Harnverhalt, Prostatahyperplasie mit Restharn, paralytischer Ileus, Lakt., Ki. < 12J.;
KI (Imipramin): bek. Überempfindlichkeit, akute Alkohol-/Schlafmittel-/Schmerzmittel-/Psychopharmakavergiftungen, akuter Harnverhalt, akute Delirien, unbehandeltes Engwinkelglaukom, Prostatahyperplasie mit Restharn, Pylorusstenose, paralytischer Ileus, gleichzeitige Therapie mit MAO-Hemmern, Remissionsphase nach Myokardinfarkt;
KI (Nortryptilin): bek. Überempfindlichkeit, akute Alkohol-/Schlafmittel-/Schmerzmittel-/Psychopharmakavergiftung, akuter Harnverhalt, akutes Delir, unbehandeltes Engwinkelglaukom, Prostatahypertrophie mit Restharn, Pylorusstenose, paralytischer Ileus, gleichzeitige Therapie mit MAO-Hemmern;
KI (Trimipramin): bek. Überempfindlichkeit, akute Alkohol-/Schlafmittel-/Schmerzmittel-/Psychopharmakavergiftung, akuter Harnverhalt, akutes Delir, unbehandeltes Engwinkelglaukom, Prostatahypertrophie mit Restharn, Pylorusstenose, paralytischer Ileus, Grav./Lakt.

Amitriptylin Rp	HWZ 15h, Q0 1.0, PPB 95%, PRC D/C, Lact ?
Amineurin *Tbl. 10, 25, 50, 100 (ret.)mg* **Amitriptylin Neurax** *Tbl. 10, 25, 50, 75, 100mg; Kps. (ret.) 25, 50, 75mg; Lsg. (1ml = 40mg)* **Saroten** *Tbl. 50, 75 (ret.)mg; Amp. 50mg/2ml* **Syneudon** *Tbl. 50mg*	**Depression:** ini 3 x 20-25mg p.o., je nach Wi steig. bis 3 x 50 oder 2 x 75mg, ältere Pat. 50%; bis 300mg/d bei stationärer Behandlung; ini 25mg i.v./i.m. über 3-7d auf 150mg/d steigern; **Ki./Jugendl. < 18J:** 25-150mg/d, max. 4-5mg/kg/d; **chronische Schmerzen:** 50-150mg/d; **DANI** nicht erforderlich

Amitriptylinoxid Rp	HWZ 10-20(31)h, PPB 95%
Amioxid Neurax *Tbl. 30, 60, 90, 120mg*	**Depression:** ini 60mg/d p.o., nach Bedarf steigern auf 90-120mg, max. 150mg/d p.o. bzw. 300mg/d bei stationärer Behandlung

Clomipramin Rp	HWZ 21 (36)h, Qo 1.0, PPB 98%, PRC C, Lact +
Anafranil *Tbl. 10, 25, 75(ret.)mg;* **Clomipramin Neurax** *Tbl. 10, 25, 75(ret.)mg*	**Depression, Zwangsstörung, Phobien:** ini 50-75mg/d p.o., über 7d steigern auf 100-150mg/d, bis 300mg/d bei stationärer Behandlung; **Ki. 5-7J:** ini 10mg/d, über 10d steigern auf 20mg/d; **8-14J:** steigern auf 20-50mg/d; **> 14J:** steigern auf 50mg/d; **Narkolepsie:** 25-75mg/d; **chronische Schmerzen:** 25-150mg/d; **DANI** nicht erforderlich

Doxepin Rp	HWZ 17(51)h, Qo 1.0, PPB 80%, PRC C, Lact -
Aponal *Tbl. 5, 10, 25, 50, 100mg;* *Gtt. (20Gtt. = 10mg); Amp. 25mg/2ml* **Doneurin** *Tbl. 10, 25, 50, 75, 100mg;* *Kps. 10, 25, 50mg* **Doxepia** *Tbl. 50, 100mg* **Doxepin-ratioph.** *Tbl. 10, 25, 50, 100mg;* **Mareen** *Tbl. 50, 100mg*	**Depression, Angstsyndrome:** ini 1 x 50mg p.o. z.N., nach 3-4d 75mg, nach 7-8d 100-150mg/d; bis 300mg/d bei stationärer Behandlung; 25-75mg i.m./i.v.; **Entzugssyndrome:** ini 3 x 50mg p.o., nach 4d langsame Dosisreduktion; **DANI** nicht erforderlich

Imipramin Rp	HWZ 12(15)h, Qo 1.0 (1.0), PPB 90%, PRC D, Lact ?
Imipramin Neurax *Tbl. 10, 25, 100mg*	**Depression, Panik- und Angststörung, chronische Schmerzen:** ini 2-3 x 25mg p.o., nach 3d 3 x 50-75mg, max. 300mg/d; **Enuresis: Ki. 5-7J:** ini 10mg p.o., dann 20mg; **8-14J:** ini 10mg, dann 50mg; **DANI** nicht erfordl.

Nortriptylin Rp	HWZ 18-56h, Qo 1.0, PPB 94%, PRC D, Lact ?
Nortrilen *Tbl. 10, 25mg*	**Depression:** 2-3 x 10-50mg p.o.; max. 3 x 75mg bei stat. Therapie; **DANI/DALI** Dosisreduktion

Trimipramin Rp	HWZ 24h, Qo 0.9, PPB 95%, PRC C, Lact ?
Stangyl *Tbl. 25, 100mg; Gtt. (40Gtt. = 40mg)* **Trimineurin** *Tbl. 25, 50, 100mg;* *Gtt. (40Gtt. = 40mg)* **Trimipramin Neurax** *Tbl. 25, 50, 75, 100mg;* *Gtt. (40Gtt. = 40mg)*	**Depression, chronische Schmerzen:** ini 25-50mg p.o., langsam steigern, Erh.Dos. 100-150mg/d, max. 400mg/d bei stationärer Behandlung; **DANI** sorgfältige Dosiseinstellung

13.1.2 Alpha-2-Rezeptor-Antagonisten, tetrazyklische Antidepressiva

Wm (Maprotilin): v.a. Hemmung des Noradrenalin-Reuptakes, daneben antihistaminerge, Alpha-1-antagonistische und geringe anticholinerge Wirkung;
Wi (Maprotilin): stimmungsaufhellend, sedierend;
Wm (Mianserin): starke antiserotonerge und antihistaminerge Wirkung;
Wi (Mianserin): stimmungsaufhellend, sedierend, anxiolytisch;
Wm/Wi (Mirtazapin): Blockade von zentralen Alpha-2-Rezeptoren ⇒ zentrale noradrenerge/ serotonerge Transmission ↑ ⇒ antidepressiv; Histamin-antagonistische Wirkung ⇒ sedierend
UW (Maprotilin): Müdigkeit, Schläfrigkeit, Benommenheit, Mundtrockenheit, Verstopfung, Akkommodationsstrg., Miktionsstrg., Schwindel, Myoklonien, Unruhe, Erregungszustände, Kopfschmerzen, Übelkeit, Erbrechen, Schlafstörungen, Angst, Delir, Halluzinationen, Hypomanie, Manie; **UW** (Mianserin): keine sehr häufigen bzw. häufigen UW;
UW (Mirtazapin): Appetit ↑, Gewicht ↑, anormale Träume, Schlaflosigkeit, Verwirrtheit, Angst, Schläfrigkeit, Sedierung, Kopfschmerzen, Lethargie, Tremor, Schwindel, orthostatische Hypotonie, Mundtrockenheit, Übelkeit, Erbrechen, Diarrhoe, Exanthem, Arthralgie, Myalgie, Rückenschmerzen, Ödeme, Erschöpfung, Agranulozytose, Neutropenie, Müdigkeit, Benommenheit, Ikterus, Hypotonie, Tremor, HRST, epileptische Anfälle, Gewichtszunahme, erhöhte Transaminasen, Parästhesien, Verschlechterung psychotischer Symptome;
KI (Maprotilin): bek. Überempfindlichkeit, akute Alkohol-/Schlafmittel-/Opioid-/Psychopharmakavergiftung, akuter Harnverhalt, akute Delirien und Manien, unbehandeltes Engwinkelglaukom, Prostatahypertrophie mit Restharn, Pylorusstenose, paralytischer Ileus, relevante Störung der Blutdruckregulation, akuter Herzinfarkt, Erregungsleitungsstörung des Herzens, Ther. mit MAO-Hemmern in letzten 14d, Lakt.;
KI (Mianserin): bek. Überempfindlichkeit, akute Alkohol-/Schlafmittel-/Schmerzmittel-/ Psychopharmakavergiftung, gleichz. Therapie mit MAO-Hemmern;
KI (Mirtazapin): bek. Überempfindlichkeit, gleichzeitige Anwendung von MAO-Hemmern

Maprotilin Rp	HWZ 27-58(43)h, Qo 1.0, PPB 88%, PRC B, Lact ?
Ludiomil *Tbl. 25, 50, 75mg;* **Maprotilin Neurax** *Tbl. 25, 50, 75mg;* **Maprotilin-ratioph.** *Tbl. 25, 50, 75mg* **Maprotilin-CT** *Tbl. 50, 75mg*	**Depression:** ini 25-75mg p.o./i.v., nach 2W um 25mg/d steigern bis 150mg/d, max. 225mg/d bei stationärer Behandlung; **DANI** nicht erforderlich
Mianserin Rp	HWZ 21-61 h, Qo 0.95, PPB 90%
Mianserin Neurax *Tbl. 10, 30, 60mg* **Mianserin Holsten** *Tbl. 10, 30mg*	**Depression:** ini 30mg p.o., Erh.Dos. 30-90mg/d; **DANI/DALI** ggf. Dosisanpassung
Mirtazapin Rp	HWZ 20-40h, PPB 85%, PRC C, Lact ?
Mirtazapin Stada *Tbl. 15, 30, 45mg;* *Lingualtbl. 15, 30, 45mg* **Mirtazelon** *Tbl. 15, 30, 45mg* **Remergil** *Lingualtbl. 15, 30, 45mg;* *Lsg. (1ml = 15mg)* **Remeron** *Lingualtbl. 15, 30, 45mg;* *Lsg. (1ml = 15mg)*	**Depression:** ini 15mg p.o., Erh.Dos. 1 x 15-45mg **DANI** CrCl 11-40: 66%; < 10: 50%

13.1.3 MOI (MAO-Hemmer)

Wm/Wi (Moclobemid): selektive reversible Hemmung der MAO-A ⇒ Abbau von Noradrenalin, Dopamin, Serotonin ↓ ⇒ stimmungsaufhellend und antriebssteigernd; **Wm/Wi** (Tranylcypromin): irreversible Hemmung der MAO-A und der MAO-B ⇒ Hemmung des oxidativen Abbaus, dadurch Konzentration ↑ von Adrenalin, Noradrenalin, Serotonin an der Synapse; zunächst stark antriebssteigernd und psychomotorisch aktivierend, nach ca. 3-5W stimmungsaufhellend und antidepressiv; **UW** (Moclobemid): Schlafstörungen, Schwindel, Kopfschmerzen, Mundtrockenheit, Übelkeit; **UW** (Tranylcypromin): Schlafstörungen, Hypotonie, Orthostase-Reaktionen, Hypertonie, Angstzustände, Agitiertheit, Unruhe, Schwindelgefühl, Mundtrockenheit, Müdigkeit, Herzklopfen, Gewichtszunahme, Gewichtsabnahme, Schwäche; **KI** (Moclobemid): bek. Überempfindlichkeit, akute Verwirrtheitszustände, Phäochromozytom, Alter < 18J., Komb. m. Selegilin/SSRI/anderen Antidepressiva/Dextromethorphan/Pethidin/Tramadol/Triptanen; **KI** (Tranylcypromin): bek. Überempfindlichkeit, Phäochromozytom, Karzinoid, vaskuläre Erkrankungen des Gehirns, Gefäßfehlbildungen, schwere Formen von Hypertonie bzw. von Herz-Kreislauf-Erkrankungen, Leberfunktionsstörungen bzw. Lebererkrankungen, schwere Nierenfunktionsstörungen bzw. Nierenerkrankungen, Porphyrie, Diabetes insipidus, maligne Hyperthermie (auch in der Vorgeschichte), akutes Delir, akute Vergiftung mit zentral-dämpf. Pharmaka, Ki. u. Jugendliche, Kombination mit SSRI, Clomipramin, Venlafaxin, Duloxetin, Sibutramin, Milnacipran, L-Tryptophan, Serotonin-Agonisten wie Triptane, Buspiron, Imipramin, indirekte Sympathomimetika; Amphetamine, Pethidin, Tramadol, Dextrometorphan, Disulfiram, Levodopa ohne Decarboxylase-Hemmstoffe

Moclobemid Rp	HWZ 2-4h, Qo 1.0, PPB 50%
Aurorix *Tbl. 150, 300mg* **Moclobemid HEXAL** *Tbl. 150, 300mg* **Moclobeta** *Tbl. 150, 300mg* **Moclodura** *Tbl. 300mg*	**Depression:** ini 300mg p.o., Erh.Dos. 300-600mg/d; **soziale Phobie:** ini 2 x 150mg, nach 4d 2 x 300mg; **DANI** nicht erforderlich
Tranylcypromin Rp	HWZ 2h, Qo 0.95, PRC C, Lact ?
Jatrosom *Tbl. 10, 20mg* **Tranylcypromin Neurax** *Tbl. 10, 20mg*	**Depression:** ini 1 x 10mg morgens p.o., je nach Wi um 10mg/W steigern, Erh.Dos. 20-40mg/d in 1-3 ED, max. 60mg/d; **DANI** b. schw. NI Anw. nicht empf.; **DALI** KI

13.1.4 Selektive Serotonin-Reuptake-Inhibitoren (SSRI)

Wm: selektive Hemmung der Serotoninwiederaufnahme ⇒ Serotoninanreicherung im synaptischen Spalt; **Wi:** antidepressiv, psychomotorisch aktivierend; **UW** (Citalopram): Asthenie, Apathie, Appetit ↓, Gewicht ↓, Agitiertheit, verringerte Libido, Ängstlichkeit, Nervosität, Verwirrtheit, anormale Träume, Konzentrationsstörungen, Amnesie, Anorexie, Orgasmusstörungen (Frauen), Schläfrigkeit, Schlaflosigkeit, Kopfschmerzen, Schlafstörungen, Tremor, Geschmacksstörungen, Parästhesie, Migräne, Schwindel, Aufmerksamkeitsstörungen, Akkommodationsstörung, Tinnitus, Herzklopfen, Hypotonie, Hypertonie, Gähnen, Rhinitis, Sinusitis, Mundtrockenheit, Übelkeit, Obstipation, Diarrhoe, Erbrechen, Flatulenz, Speichelfluss ↑, Abdominalschmerzen, Dyspepsie, vermehrtes Schwitzen, Juckreiz, Myalgie, Arthralgie, Polyurie, Impotenz, Ejakulationsstörungen, Erschöpfungszustände;

UW (Escitalopram): verminderter/gesteigerter Appetit, Gewichtszunahme, Ängstlichkeit, Ruhelosigkeit, anormale Träume, verringerte Libido, Anorgasmie (Frauen), Schlaflosigkeit, Schläfrigkeit, Schwindel, Parästhesie, Tremor, Sinusitis, Gähnen, Übelkeit, Diarrhö, Obstipation, Erbrechen, Mundtrockenheit, vermehrtes Schwitzen, Arthralgie, Myalgie, Ejakulationsstörungen, Impotenz, Müdigkeit, Fieber;
UW (Fluoxetin): verminderter Appetit, Angst, Nervosität, Ruhelosigkeit, Angespanntheit, verminderte Libido, Schlafstörung, anormale Träume, Kopfschmerzen, Aufmerksamkeitsstörung, Schwindel, Geschmacksstörung, Lethargie, Somnolenz, Tremor, verschwommenes Sehen, Palpitation, Flush, Gähnen, Diarrhoe, Übelkeit, Erbrechen, Dyspepsie, Mundtrockenheit, Ausschlag, Nesselsucht, Hyperhidrose, Pruritus, Arthralgie, häufiges Wasserlassen, gynäkologische Blutung, erektile Dysfunktion, Ejakulationsstörung, Müdigkeit, Nervosität, Schüttelfrost, Gewichtsverlust;
UW (Fluvoxamin): Palpitationen, Tachykardie, Kopfschmerzen, Schwindel, Somnolenz, Tremor, Bauchschmerzen, Obstipation, Diarrhö, Mundtrockenheit, Dyspepsie, Schwitzen, Anorexie, Asthenie, Malaise, Agitiertheit, Angst, Schlafstörungen, Nervosität;
UW (Paroxetin): Erhöhung der Cholesterinwerte, verminderter Appetit, Schläfrigkeit, Schlaflosigkeit, Agitiertheit, ungewöhnliche Träume, Schwindelgefühl, Tremor, Kopfschmerzen, Konzentrationsschwierigkeiten, verschwommenes Sehen, Gähnen, Übelkeit, Obstipation, Diarrhö, Erbrechen, Mundtrockenheit, Schwitzen, sexuelle Dysfunktion, Schwächezustände, Gewichtszunahme, Schwindel, sensorische Störungen, Schlafstörungen, Angst, Kopfschmerzen;
UW (Sertralin): Schlaflosigkeit, Schläfrigkeit, Appetitlosigkeit, Gähnen, Agitiertheit, Angst, Tremor, Schwindel, Mundtrockenheit, Kopfschmerzen, Bewegungsstörungen, Parästhesie, Hypästhesie, vermehrtes Schwitzen, Sehstörung, Tinnitus, Palpitaion, Brustschmerz, Übelkeit, Diarrhoe, Dyspepsie, Verstopfung, Abdominalschmerz, Erbrechen, Hautausschlag, Menstruationsstörungen, Sexualstörungen, Asthenie, Müdigkeit, Hitzewallungen;
KI (Citalopram, Escitalopram): bekannte Überempfindlichkeit, verlängertes QT-Intervall, angeborenes Long-QT-Syndrom, gleichzeitige Anwendung von MAO-Hemmern, Linezolid, Pimozid, Arzneimittel mit bekannter QT-Intervall-Verlängerung;
KI (Fluoxetin, Fluvoxamin): bek. Überempfindlichkeit, gleichzeitige Anwendung von MAO-Hemmern;
KI (Paroxetin): bek. Überempfindlichkeit, gleichzeitige Anwendung von MAO-Hemmern, Thioridazin, Pimozid;
KI (Sertralin): bek. Überempfindlichkeit, gleichzeitige Anwendung von MAO-Hemmern, Pimozid

Citalopram Rp	HWZ 33-37h, Q0 > 0.7, PPB 80%, PRC C, Lact ?
Cipramil *Tbl. 20, 40mg; Inf.Lsg. 20mg/0.5ml* **Citalich** *Tbl. 10, 20, 40mg* **Citalon** *Tbl. 20, 40mg* **Citalopram HEXAL** *Tbl. 10, 20, 30, 40mg* **Citalopram-ratioph.** *Tbl. 10, 20, 30, 40mg* **Citalopram Stada** *Tbl. 10, 20, 30, 40mg*	**Depression:** 1 x 20mg p.o., max. 40mg/d; > 65J.: max. 20mg/d; 20mg/d i.v., max. 40mg/d i.v.; **Panikstörung:** ini 1 x 10mg p.o., nach 1W 1 x 20mg, je nach Ansprechen steigern bis max. 40mg/d; **DALI** leichte-mittelschwere LI: ini 10mg/d für 14d, dann max. 20mg/d; **DANI** CrCl > 30: 100%; < 30: Anw. nicht empf.

Escitalopram Rp	HWZ 30h, PPB 80%
Cipralex *Tbl. 10, 20mg;* *Gtt. (20Gtt. = 10, 20mg)* **Escitalex** *Tbl. 5, 10, 15, 20mg* **Escitalopram HEXAL** *Tbl. 5, 10, 15, 20mg;* *Lingualtbl. 10, 20mg; Gtt. (1ml = 20mg)* **Escitalopram Neurax** *Tbl. 5, 10, 15, 20mg;* *Lingualtbl. 10, 20mg* **Seroplex** *Tbl. 10, 20mg*	**Depression, Zwangsstörung, generalisierte Angststörung:** 1 x 10mg p.o., ggf. 1 x 20mg; **Panikstörung:** ini 1 x 5mg, nach 7d 1 x 10mg, ggf. 1 x 20mg; **soziale Angststörung:** ini 1 x 10mg, nach 2-4W Dosisanpassung 5-20mg; Pat. > 65J.: ini 1 x 5mg, ggf. 1 x 10mg **DANI** CrCl < 30: sorgfältige Dosisanpassung; **DALI** W1+2: 5mg/d, dann max.10mg/d

Fluoxetin Rp	HWZ 4 (7)d, Q_0 0.85, PPB 95%, PRC C, Lact -
Fluoxetin 1A *Tbl. 10, 20, 40mg* **Fluoxetin HEXAL** *Tbl. 10, 20, 40mg;* *Kps. 10, 20mg;* **Fluoxetin-ratioph.** *Tbl. 20mg; Kps. 20mg;* *Saft (5ml = 20mg)*	**Depression:** 1 x 20mg p.o.; **Zwangsstörung.:** 1 x 20mg, ggf. 60mg/d; **Bulimie:** 60mg/d; **Ki. > 8J:** ini 10mg/d, nach 1-2W max. 20mg/d; **DANI** nicht erforderlich; **DALI** 20mg alle 2d

Fluvoxamin Rp	HWZ 17-22h, Q_0 1.0, PPB 80%, PRC C, Lact ?
Fevarin *Tbl. 50, 100mg* **Fluvoxamin Neurax** *Tbl. 50, 100mg*	**Depression:** ini 50mg p.o., Erh.Dos. 1 x 100-200mg, max. 300mg/d; **Zwangsstörung:** ini 50mg/d, Erh.Dos. 200-300mg/d; **Ki. > 8J:** ini 25-50mg p.o., um 25-50mg/W steigern, max. 200mg/d; **DANI/DALI** Dosisreduktion

Paroxetin Rp	HWZ 17-24h, Q_0 0.95, PPB 95%, PRC C, Lact ?
Paroxat *Tbl. 10, 20, 30, 40mg* **Paroxetin-ratioph.** *Tbl. 20, 30, 40mg* **Paroxetin Sandoz** *Tbl. 20mg* **Seroxat** *Tbl. 20mg; Saft (1ml = 2mg)*	**Depression, Angststörung, soziale Phobie, posttraumatische Belastungsstörung:** 1 x 20mg p.o., ggf. steigern, max. 50mg/d; **Panik-, Zwangsstörung:** ini 10mg, um 10mg/W steigern, Erh.Dos. 40mg, max. 60mg/d; **DANI** CrCl < 30: red. Dosis; **DALI** red. Dosis

Sertralin Rp	HWZ 24h, Q_0 1.0, PPB 98%, PRC C, Lact ?
Gladem *Tbl. 50mg* **Sertralin Actavis** *Tbl. 50, 100mg* **Sertralin HEXAL** *Tbl. 50, 100mg* **Sertralin Neurax** *Tbl. 50, 100mg* **Zoloft** *Tbl. 50, 100mg; Lsg. (1ml = 20mg)*	**Depression; Zwangsstörung:** 1 x 50mg p.o., je nach Wi steig.auf 1 x 100mg, max. 200mg/d; **Panikstörung, posttraumatische Belas-tungs-störung, soziale Angststörung:** ini 1 x 25mg, nach 1W 1x 50mg, ggf. um 50mg/W steigern bis 200mg/d; **Zwangsstörung:** Ki. 6-12J.: ini 1 x 25mg, nach 1W 1 x 50mg; 13-17J.: ini 1 x 50mg; ggf. um 50mg/W steigern bis 200mg/d; **DANI** nicht erforderlich; **DALI** reduzierte Dosis

13.1.5 Serotonin-Noradrenalin-Reuptake-Inhibitoren (SNRI)

Wm/Wi (Duloxetin, Venlafaxin): Hemmung der Serotonin- und der Noradrenalin-Wiederaufnahme ⇒ Erhöhung der extrazellulären Konzentration von Serotonin u. Noradrenalin in verschiedenen Gehirnarealen ⇒ schmerzhemmend und antidepressiv;
UW (Duloxetin): verminderter Appetit, Schlaflosigkeit, Agitiertheit, trockener Mund, Übelkeit, Erbrechen, Obstipation, Diarrhoe, Dyspepsie, Abdominalschmerz, Flatulenz, Müdigkeit, Angst, verminderte Libido, Anorgasmie, anomale Träume, Kopfschmerzen, Schläfrigkeit, Schwindel, Tremor, Verschwommensehen, Herzklopfen, Tinnitus, Blutdruckanstieg, Gähnen, Erröten, vermehrtes Schwitzen, Lethargie, Parästhesie, Hautausschlag, muskuloskeletale Schmerzen, Muskelkrämpfe, Dysurie, erektile Dysfunktion, Ejakulationsstörungen, Gewichtsabnahme;
UW (Venlafaxin): erhöhte Cholesterinwerte, Gewichtsabnahme, Mundtrockenheit, Obstipation, Übelkeit, Erbrechen, Nervosität, Schlaflosigkeit, Parästhesien, Sedierung, Tremor, Verwirrtheit, Depersonalisation, vermehrtes Schwitzen, sexuelle Störungen, Miktions-, Menstruationsstörungen, Libidoabnahme, erhöhter Muskeltonus, Kopfschmerzen, Asthenie, anomale Träume, Schwindel, Akkommodationsstörung, Mydriasis, Sehstörungen, Blutdruckanstieg, Vasodilatation, Palpitation, Gähnen, verminderter Appetit, Schüttelfrost;
KI (Duloxetin): bekannte Überempfindlichkeit, Leberfunktionsstörung, schwere Niereninsuffizienz, unkontrollierte Hypertonie, Kombination mit MAO-Hemmern, Fluvoxamin, Ciprofloxacin, Enoxacin;
KI (Venlafaxin): bekannte Überempfindlichkeit, Kombination mit MAO-Hemmern

Duloxetin Rp	HWZ 8-17h, PPB 96%
Ariclaim *Kps. 30, 60mg* **Cymbalta** *Kps. 30, 60m* **Xeristar** *Kps. 30, 60mg*	**Depression, Schmerzen bei diabetischer PNP:** 1 x 60mg p.o.; max. 2 x 60mg; **generalisierte Angststörung:** ini 1 x 30mg p.o., ggf. steigern auf 1 x 60mg; **DANI:** CrCl 30-80: 100%; < 30: KI; **DALI:** KI

Venlafaxin Rp	HWZ 5(12)h, Q0 0.45 (0.5), PPB 27%, PRC C, Lact ?
Trevilor *Kps. 37.5(ret.), 75(ret.), 150(ret.)mg* **Venlafaxin-CT** *Tbl. 75(ret.), 150(ret.), 225(ret.)mg; Kps. 37.5(ret.), 75(ret.), 150(ret.)mg* **Venlafaxin-ratioph.** *Tbl. 75(ret.), 150(ret.), 225(ret.)mg; Kps. 37.5(ret.), 75(ret.), 150(ret.)mg*	**Depression:** ini 1 x 75mg p.o., ggf. alle 2W steigern bis max. 375mg/d; **generalisierte Angsstörung, soziale Angsststörung:** ini 1 x 75mg, ggf. steigern bis 225mg/d; **Panikstörung:** d1-7: 37.5mg/d, dann 75mg/d; ggf. steigern bis max. 225mg/d; **DANI** CrCl 30-70: vorsichtige Anwendung; < 30, HD: 50%; **DALI** 50%

13.1.6 Noradrenalin-Reuptake-Inhibitoren (NARI)

Wm/Wi (Reboxetin): Hemmung der Noradrenalin-Wiederaufnahme ⇒ Erhöhung der extrazellulären Konzentration von Noradrenalin in verschiedenen Gehirnarealen und Modifikation der noradrenergen Transmission;
UW (Reboxetin): verminderter Appetit, Schlaflosigkeit, Agitiertheit, Angst, Kopfschmerzen, Parästhesie, Akathisie, Geschmacksstörung, Mundtrockenheit, Übelkeit, Erbrechen, Verstopfung, Hyperhidrosis, Schwindel, Tachykardie, Palpitationen, Vasodilatation, Hypotonie, Hypertonie, Akkommodationsstörungen, Exanthem, Miktionsbeschwerden, Harnwegsinfektionen, Dysurie, Harnverhalt, Erektions-/Ejakulationsstörungen, Schüttelfrost;
KI (Reboxetin): bekannte Überempfindlichkeit

Reboxetin Rp	HWZ 13h, Q_0 > 0.8, PPB 92-97%, PRC B, Lact ?
Edronax *Tbl. 4mg* **Solvex** *Tbl. 4mg*	**Depression:** 2 x 4mg p.o., max. 12mg/d; **DANI/DALI** ini 2 x 2mg, dann nach Wirkung steigern

13.1.7 Melatonerge Antidepressiva

Wm/Wi: Agonist an melatonergen MT_1- u. MT_2-Rezeptoren, Antagonist an postsynaptischen 5-HT2C-Rezeptoren ⇒ antidepressiv, Resynchronisierung der zirkadianen Rhythmik, Wiederherstellung des Schlaf-Wach-Rhythmus; speziell im frontalen Kortex Freisetzung von Dopamin und Noradrenalin ↑, kein Einfluss auf den extrazellulären Serotoninspiegel;
UW: Kopfschmerzen, Schwindel, Schläfrigkeit, Schlaflosigkeit, Müdigkeit, Migräne, Übelkeit, Erbrechen, Diarrhoe, Obstipation, Bauch-, Rückenschmerzen, Schwitzen, Transaminasen (GOT und/oder GPT) ↑, Angst;
KI: bekannte Überempfindlichkeit, eingeschränkte Leberfunktion, Transaminasen ↑ > 3 ULN, gleichzeitige Anwendung von starken CYP1A2-Inhibitoren (z.B. Fluvoxamin, Ciprofloxacin)

Agomelatin Rp	HWZ 1-2h, PPB 95%
Valdoxan *Tbl. 25mg*	**Depression:** 1 x 25mg p.o. z.N., ggf. steigern auf 1 x 50mg; **DANI** vorsichtige Anwendung; **DALI** KI

13.1.8 Weitere Antidepressiva

Wm/Wi (Bupropion): neuronale Hemmung der Dopamin- und Noradrenalin-Wiederaufnahme ⇒ antidepressiv;
Wm/Wi (Tianeptin): erhöhte elektrische Aktivität der Pyramidenzellen im Hippocampus, erhöhte Wiederaufnahme von Serotonin im Kortex und hippocampalen Neuronen, steigert den Dopamin-Stoffwechsel des Gehirns und verringert die Freisetzung von Acetylcholin ⇒ stimulierend und anxiolytisch, Auswirkungen auf somatische Störungen;
Wm/Wi (Trazodon): präsynaptische Hemmung des Serotonin-Reuptakes, postsynaptische Blockade von 5-HT1-Rezeptoren, Blockade von Alpha-1-Rezeptoren ⇒ sedierend, antidepressiv, anxiolytisch, prosexuell;
Wm/Wi (Vortioxetin): direkte Modulation der serotonergen Rezeptoraktivität sowie Hemmung des Serotonin-Transporters ⇒ antidepressiv, anxiolytisch, Verbesserung der kognitiven Funktion, des Lernens und des Gedächtnisses;

UW (Bupropion): Urtikaria, Appetitlosigkeit, Schlaflosigkeit, Agitiertheit, Angst, Kopfschmerzen, Tremor, Schwindel, Geschmacks-/Sehstörungen, Tinnitus, Gesichtsröte, Mundtrockenheit, Übelkeit, Erbrechen, Bauch-/Brustschmerzen, Obstipation, Exanthem, Pruritus, Schwitzen, Hypertonie, Fieber, Asthenie;
UW (Tianeptin): Anorexie, Alpträume, Schlaflosigkeit, Schläfrigkeit, Schwindel, Kopfschmerz, Zusammenbruch, Tremor, beeinträchtigtes Sehvermögen, Herzrasen, Herzklopfen, Extrasystolen, präkordiale Schmerzen, Hitzewallungen, Dyspnoe, trockener Mund, Darmträgheit, Bauchschmerzen, Übelkeit, Erbrechen, Dyspepsie, Diarrhö, Blähungen, Sodbrennen, Rückenschmerzen, Myalgie, Globusgefühl, Asthenie;
UW (Trazodon): Hypotonie, HRST, Schwindel, Kopfschmerz, Unruhe, GI-Beschwerden, Mundtrockenheit, Schlafstörungen, Müdigkeit;
UW (Vortioxetin): Übelkeit, Appetitminderung, abnorme Träume, Schwindel, Diarrhoe, Obstipation, Erbrechen, generalisierter Pruritus;
KI (Bupropion): bekannte Überempfindlichkeit, Epilepsie, ZNS-Tumor, Alkoholentzug, schwere Leberzirrhose, Anorexia nervosa, Bulimie, gleichzeitige Anw. mit MAO-Hemmern;
KI (Tianeptin): bek. Überempfindlichkeit, Kombination mit nichtselektiven MAO-Hemmern;
KI (Trazodon): bekannte Überempfindlichkeit, akute Intoxikation mit zentral dämpfenden Pharmaka bzw. Alkohol, Karzinoid-Syndrom;
KI (Vortioxetin): bek. Überempfindlichkeit, gleichzeitige Anw. von selektiven oder nichtselektiven MAO-Hemmern

Bupropion Rp	HWZ 20h, Q0 > 0.8, PPB 84%, PRC B, Lact ?
Bupropion Neurax *Tbl. 150, 300mg* **Elontril** *Tbl. 150, 300mg*	**Depression:** ini 1 x 150mg p.o., ggf. nach 4W auf 1 x 300mg steigern; **DANI** max. 150mg/d; **DALI** max. 150mg/d; KI bei schwerer Leberzirrhose
Tianeptin	HWZ 2.5-3(7-8)h, PPB 95%
Tianeurax *Tbl. 12.5mg*	**Depression:** 3 x 12.5mg p.o., **DANI** 2 x 12.5mg; **DALI** nicht erforderlich
Trazodon Rp	HWZ 7(10-12)h, Q0 1.0 (0.7), PPB 89-95%, PRC C, Lact ?
Trazodon HEXAL *Tbl. 100mg* **Trazodon Neurax** *Tbl. 100mg*	**Depression:** W1: 100mg/d, W2: 200mg/d, ab W3: 200-400mg/d; **DANI** nicht erforderlich
Vortioxetin Rp	HWZ 66h, PPB 99%, PRC C, Lact ?
Brintellix *Tbl. 5, 10, 20mg; Gtt. (1ml = 20 Gtt. = 20mg)*	**Depression:** <65J: ini 1 x10mg p.o., ggf. Dosisanpassung auf 5 bzw. 20mg/d; >65J: ini 1x 5mg, Vorsicht bei Dosis >10mg/d; **DANI** nicht erforderlich; **DALI** Child C: vorsichtige Anw.

13.2 Stimmungsstabilisierer

Wm/Wi (Lamotrigin): Blockade von spannungsgesteuerten Natrium-Kanälen ⇒ repetitive Entladungen der Neurone und Glutamat-Freisetzungo ⇒ antikonvulsiv, Prävention von Stimmungsepisoden;
UW (Lamotrigin): Aggressivität, Reizbarkeit, Kopfschmerzen, Somnolenz, Schwindel, Tremor, Insomnie, Ataxie, Nystagmus, Diplopie, Verschwommensehen, Übelkeit, Erbrechen, Diarrhoe, Hautausschlag, Müdigkeit, Agitiertheit, Mundtrockenheit, Arthralgie, Rückenschmerzen, Schmerzen;
KI (Lamotrigin): bekannte Überempfindlichkeit

Lamotrigin Rp	HWZ 29h, Qo 0.9, PPB 55%, PRC C, Lact ?
Lamictal *Tbl, 2, 5, 25, 50, 100, 200mg* **Lamotrigin Neurax** *Tbl. 25, 50, 100, 200mg* **Lamotrigin-ratioph.** *Tbl. 5, 25, 50, 100, 200mg*	**Pro. depressiver Episoden bei bipolarer Störung:** W1-2: 1 x 25mg p.o.; W3-4: 50mg in 1-2ED, ab W5: 100mg/d in 1-2ED, Zieldosis 200mg/d, max. 400mg/d; bei Kombinationstherapie s. FachInfo

13.3 Anxioloytika

Wm/Wi (Opipramol): Antagonismus an H1-, D2-, 5-HT2A-, Alpha-1-Rezeptoren, hohe Affinität für Sigmarezeptoren ⇒ Beeinflussung von NMDA-Rezeptoren sowie Transmission/Stoffwechsel von Dopamin im ZNS ⇒ sedierend, anxiolytisch, stimmungsaufhellend;
UW (Opipramol): Hypotonie, orthostatische Dysregulation, Müdigkeit, Mundtrockenheit, verstopfte Nase;
KI (Opipramol): bek. Überempf., gleichzeitige Anwendung mit MAO-Hemmern, akute Alkohol-, Schlafmittel-, Analgetika- und Psychopharmaka-Intoxikation, akuter Harnverhalt, akute Delirien, unbehandeltes Engwinkelglaukom, Prostatahypertrophie mit Restharn, paralytischer Ileus, höhergrad. AV-Block, diffuse (supra-)ventrikuläre Reizleitungsstörungen

Opipramol Rp	HWZ 6-9h, PPB 91%
Insidon *Tbl. 50, 100mg; Gtt. (24Gtt. = 100mg)* **Ophel** *Tbl. 50, 100mg* **Opipram** *Tbl. 50, 100mg* **Opipramol Neurax** *Tbl. 50, 100, 150mg* **Opipramol-ratioph.** *Tbl. 50, 100mg*	**Generalisierte Angststörung, somatoforme Störung:** 50–50–100mg p.o., ggf. Dosisanpassung auf 150mg/d, max. 300mg/d; **Ki. > 6J:** 3mg/kg/d; **DANI** sorgfältige Dosiseinstellung, evtl. Dosisreduktion erforderlich

13.4 Antimanika, Phasenprophylaktika

Wm/Wi (Lithiumcarbonat, -sulfat): Beeinflussung vieler neurochem. Systeme (Ionenkanäle, Neurotransmitter, Second-messenger-Systeme) ⇒ Phasenverschiebung biologischer Rhythmen; **UW** (Lithiumcarbonat): Durst, Polyurie, GI-Strg., Tremor, Struma, Hypothyreose, Nierenschäden; **UW** (Lithiumsulfat): feinschlägiger Tremor, Polyurie, Polydipsie, Übelkeit, Gewicht ↑; **KI** (Lithiumcarbonat): bek. Überempf., akutes Nierenversagen/schwere Niereninsuff., akuter MI/Herzinsuff., ausgeprägte Hyponatriämie, Brugada-Syndrom, Grav.; **KI** (Lithiumsulfat): bek. Überempf., akutes Nierenversagen, akuter Herzinfarkt, ausgeprägte Hyponatriämie, Grav.

Lithiumcarbonat Rp	HWZ 14-24h, Q0 0.02, keine PPB, ther. Serumspiegel 0.6-1.2mmol/l
Hypnorex ret. *Tbl. 400(ret.)mg (= 10.8mmol Li⁺)* **Lithium Apogepha** *Tbl. 295mg (= 8mmol Li⁺)* **Quilonorm** *Tbl. 450 (ret.)mg* **Quilonum ret.** *Tbl. 450(ret.)mg (= 12.2mmol Li⁺)*	**Ther./Pro. manisch-depressiver Erkrankung:** d1-3: 12mmol/d p.o., d4-7: 24mmol/d, weitere Dosisanpassung nach Serumspiegel; **DANI** KI bei schwerer NI
Lithiumsulfat Rp	HWZ 14-24h, Q0 0.02, ther. Serumspiegel: 0.6-1.2mmol/l
Lithiofor *Tbl. 660(ret.)mg (= 12mmol Li⁺)*	**Ther./Pro. manisch-depressiver Erkrankung:** d1-3: 12mmol/d p.o., d4-7: 24mmol/d, dann Dosisanpassung nach Serumspiegel; **DANI** KI bei schwerer NI

13.5 Neuroleptika

13.5.1 Schwach potente Neuroleptika

Wm(alle): Antagonismus an Dopamin-Rezeptoren im ZNS;
Wi (Chlorprothixen): schwach antipsychotisch, stark sedierend (je höher die antipsychotische Wi, desto geringer die sedierende und umgekehrt); sympathikolytisch, anticholinerg, antihistaminerg, antiserotoninerg; **Wi** (Levomepromazin): ausgeprägt psychomotorisch-dämpfend und sedierend, analgetisch, antiemetisch, antiallergisch, depressionslösend, lokalanästhetisch, schwach antipsychotisch; **Wi** (Melperon): affektive Entspannung, sedierend, antipsychotisch; **Wi** (Pipamperon): sedativ-hypnotisch, erregungsdämpfend, gering antipsychotisch; **Wi** (Promethazin): stark sedierend, gering antipsychotisch, antiemetisch, hypnotisch; **Wi** (Prothipendyl): sedierend, antiemetisch;
Wi (Sulpirid): antidepressiv, Beeinflussung der schizophrenen Symptomatik, antivertiginös;
Wi (Thioridazin): ausgeprägt antipsychotisch, günstige Beeinflussung katatoner Erregung, affektiv entspannend, stark sedierend;
UW (Chlorprothixen): Frühdyskinesien, Dystonien, malignes neuroleptisches Syndrom, Müdigkeit, Verlängerung der Reaktionszeit, Benommenheit, Schwindel, Verwirrtheit, Asthenie, Abgeschlagenheit, Nervosität, Agitiertheit, Kopfschmerzen, verminderte Libido, Hypotonie, orthostatische Dysregulation, Tachykardie, Palpitationen, Störungen der Erregungsausbreitung und -rückbildung am Herzen, Obstipation, Verdauungsstörungen, Übelkeit, Miktionsstörungen, Erhöhung der Leberenzyme, Störungen der Speichelsekretion, vermehrter Speichelfluss, vermindertes oder vermehrtes Schwitzen, Sprech-, Seh-, Akkommodationsstörungen, Mundtrockenheit, Dermatitis, Myalgie, Gewicht ↑, Appetit ↑;

UW (Levomepromazin): Müdigkeit, extrapyramidalmotorische Störungen (wie Frühdyskinesien, Parkinson-Syndrom, Akathisie), Blickkrämpfe, Akkommodationsstörungen, Erhöhung des Augeninnendrucks, orthostatische Dysregulation, Hypotonie, Tachykardie, EKG-Veränderungen, verstopfte Nase, Obstipation, Übelkeit, Erbrechen, Diarrhoe, Appetitverlust, Mundtrockenheit, Miktionsstörungen;
UW (Melperon): Müdigkeit, orthostatische Dysregulation, Hypotonie, Tachykardie, extrapyramidale Störungen, Parkinson-Syndrom, Akathisie;
UW (Pipamperon): Depression, Somnolenz, Zahnradphänomen, Hypertonie, Akathisie, okulogyrische Krise, Opisthotonus, Dyskinesie, Tachykardie, orthostatische Hypotonie, Erbrechen, Urtikaria, muskuläre Spastik, Amenorrhoe, Gangstörungen, Asthenie;
UW (Promethazin): Sedierung, Mundtrockenheit, Störung der Speichelsekretion;
UW (Prothipendyl): orthostatische Kreislaufstörungen; **UW** (Sulpirid): Übelkeit, Mundtrockenheit, übermäßige Speichelsekretion, Transpiration, Kopfschmerzen, Schwindel, Müdigkeit, Hypokinesie, Tachykardie, Hypotonie, Hypertonie, Störungen des Hormonhaushaltes, Obstipation, gastrointestinale Störungen mit Übelkeit und Erbrechen;
UW (Thioridazin): Sedierung, Schläfrigkeit, Schwindel, Mundtrockenheit, Sehstörungen, Akkommodationsstörungen, Nasenverstopfung, orthostatische Hypotonie, Galaktorrhö;
KI (Chlorprothixen): bekannte Überempfindlichkeit, Kreislaufkollaps, Bewusstseinstrübungen verschiedener Ursache, komatöse Zustände, klinisch signifikante Herz-Kreislauf-Störungen, ventrikuläre Arrhythmien, Torsades de Pointes in der Vorgeschichte, Hypokaliämie, Hypomagnesiämie, angeborenes Long-QT-Syndrom, sekundäre QT-Intervall-Verlängerung, gleichzeitige Anwendung von QT-Zeit-verlängernden Med., Ki < 3J;
KI (Levomepromazin): bek. Überempfindlichkeit, akute Alkohol-, Schlafmittel-, Analgetika- und Psychopharmaka-Intoxikation, Kreislaufschock, Koma, Blutbildungsstörungen, Ki < 16J.;
KI (Promethazin): bek. Überempfindlichkeit, schwere Blutzell- und Knochenmarkschädigung, akute Intoxikation mit zentraldämpfenden Medikamenten oder Alkohol, Kreislaufschock, Koma, anamnestisch malignes neuroleptisches Syndrom, Ki < 2J.;
KI (Prothipendyl): bek. Überempfindlichkeit, akute Intoxikation mit zentraldämpfenden Medikamenten oder Alkohol, komatöse Zustände;
KI (Sulpirid): bek. Überempfindlichkeit, akute Intoxikation mit zentraldämpfenden Medikamenten oder Alkohol, maniforme Psychosen, organisches Psychosyndrom, M. Parkinson, Hyperprolaktinämie, Krampfanfälle, prolaktinabhängige Tumore, Mammatumore, Tumore der Nebennieren, Grav./Lakt.; **KI** (Thioridazin): bek. Überempf., schw. Herzkrankheiten, Kombination mit QT-Zeit verlängernden Med., Cytochrom P450 2D6-Isoenzym hemmenden Med. (SSRI, trizyklische Antidepressiva, Betablocker), den Metabolismus von Thioridazon verlangsamenden (Fluvoxamin, Pindolol, Propranolol) Medikamenten, angeborener oder erworbener Cytochrom P450 2D6-Isoenzym-Mangel, komatöse Zustände, schwere ZNS-Dämpfung, hämatologische Störungen in der Anamnese, Lakt.;

Chlorprothixen Rp — HWZ 8-12h, Qo 1.0, PPB 99%

Chlorprothixen Neurax *Tbl. 15, 50, 100mg* **Chlorprotixen Holsten** *Tbl. 15, 50mg* **Truxal** *Saft (1ml = 20mg)*	**Unruhe-, Erregungszustände, Schizophrenie, Psychose:** 2-4 x 15-100mg p.o.; **Ki. > 3J:** 0.5-1mg/kg/d p.o. in 2ED; **DANI** sorgfältige Dosiseinstellung

Levomepromazin Rp	HWZ 17h, Qo 1.0, PPB 98%
Levium *Tbl. 25, 100mg* **Levomepromazin Neurax** *Tbl. 10, 25, 50, 100mg; Gtt. (20Gtt. = 40mg); Amp. 25mg/1ml* **Neurocil** *Tbl. 25, 100mg; Gtt. (20Gtt. = 20mg); Amp. 25mg/1ml*	**Unruhe-, Erregungszustände, Psychose:** ini 15-30mg p.o., Erh.Dos. 75-150mg p.o.; bei stat. Behandlung ini 75-100mg/d p.o., auf 150-300mg/d steigern, max. 600mg/d; 25-50mg i.m., ggf. Wdh., bis 150mg/d i.m.; **Ki.:** 1mg/kg/d; **chronische Schmerzen:** ini 25-75mg/d p.o., langsam steigern bis 300mg/d; **DANI/DALI** sorgfältige Dosiseinstellung

Melperon Rp	HWZ 4-8h, Q0 0.9, PPB 50%
Melneurin *Tbl. 10, 25, 50mg; Saft (1ml = 5mg)* **Melperon-ratioph.** *Tbl. 25, 50, 100mg; Saft (1ml = 5mg)*	**Schlafstörung, Unruhe-, Erregungs-, Verwirrtheitszustände, Psychosen:** 3 x 25-100mg p.o., höhere Dosis abends, max. 400mg/d; **DANI/DALI** sorgfält. Dosiseinstellg

Pipamperon Rp	HWZ 4h
Dipiperon *Tbl. 40mg; Saft (5ml = 20mg)* **Pipamperon Neurax** *Tbl. 40, 120mg; Saft (5ml = 20mg)* **Pipamperon HEXAL** *Tbl. 40mg; Saft (5ml = 20mg)*	**Schlafstörung:** 40mg/d; **Dysphorie, Verwirrtheit, psychomotorische Erregung:** ini 3 x 40mg p.o., ggf. steigern bis 3 x 120mg; **Ki. < 14J:** ini 1mg/kg/d p.o., je nach Wi um 1mg/kg/d steigern, Erh.Dos. 2-6mg/kg/d in 3ED

Promethazin Rp	HWZ 7-15h, Qo 1.0, PPB > 90%, PRC C, Lact
Atosil *Tbl. 25mg; Gtt. (20Gtt. = 20mg); Amp. 50mg/2ml* **Closin** *Tbl. 25mg* **Promethazin Neurax** *Tbl. 10, 25, 50, 75, 100mg; Gtt. (20Gtt. = 20, 100mg); Amp. 50mg/2ml* **Proneurin** *Tbl. 25mg* **Prothazin** *Tbl. 25mg ; Gtt. (20Gtt. = 20mg*	**Unruhe-, Erregungszustände, allergische Reaktion, Schlafstörung:** ini 1 x 25mg p.o. z.N., ggf. steigern auf 1 x 50mg, bis 4 x 25mg, max. 200mg/d; 25-50mg i.v./i.m.; **Ki. 2-18J:** 12.5-25mg i.v., max. 0.5mg/kgKG/d; **DANI/DALI** 50%

Prothipendyl Rp	HWZ 2.5h
Dominal *Tbl. 40, 80mg; Gtt. (10Gtt. = 25mg)*	**Unruhe-, Erregungszustände, Psychosen:** 2-4 x 40-80mg p.o.; **Ki. > 6J:** 2-3 x 40mg p.o.; **DANI/DALI** nicht erforderlich

Sulpirid Rp	HWZ 8h, Qo 0.3, kaum PPB
Dogmatil *Kps. 50; Tbl. 200mg; Saft (1ml = 5mg); Amp. 100mg/2ml* **Meresa** *Tbl. 200mg* **Sulpirid-CT** *Tbl. 50, 200mg* **Sulpirid-ratioph.** *Tbl. 50, 200mg* **Sulpivert** *Kps. 50; Tbl. 100, 200mg* **Vertigo Meresa** *Kps. 50; Tbl. 200mg* **Vertigo Neogama** *Tbl. 50, 100, 200mg*	**Akute/chronische Psychose:** ini 3 x 100mg p.o., Erh.Dos. 400-800mg/d in 2-4ED, max. 1600mg/d; 200-1000mg/d i.m. in 2-4ED; **Ki. > 6J:** ini 1-2mg/kg/d p.o., Erh.Dos. 5mg/kg/d in 2-3ED; **Depression, Schwindel:** ini 1-3 x 50mg p.o., Erh.Dos. 150-300mg/d; **DANI** CrCl 30-60: 50%; 10-29: 30%; < 10: 20%; **DALI** Dosisreduktion

Thioridazin Rp	HWZ 10h, Q0 1.0, PPB > 95%, PRC C, Lact ?
Melleril *Tbl. 30(ret.), 200(ret.)mg* **Thioridazin Neurax** *Tbl. 25, 50, 100, 200mg*	**Chronische Psychose, Unruhe-, Erregungszust.:** ini 25-50mg/d, Erh.Dos. 200-300mg/d, bei stationärer Behandlung bis 600mg/d; **Ki.:** 1-2mg/kg/d p.o.; **DANI/DALI** Dosisredukt.

13.5.2 Mittelstark potente Neuroleptika

Wm/Wi (Perazin): antagonistisch auf Dopamin-D1- und D2-Rezeptoren sowie auf alpha-adrenerge, cholinerge, histaminerge (H1stärker als H2) und serotonerge Rezeptoren; antipsychotisch, anxiolytisch, affektiv entspannend, psychomotorisch dämpfend, schlafanstoßend, sedierend; **Wm/Wi** (Zuclopenthixol): potenter Blocker von Dopamin-D1 und -D2-Rezeptoren, starke Affinität zu Serotonin-2A und alpha-1-adrenergen Rezeptoren; ausgeprägte antipsycho-tische Wirkung, stark wirksam bei manischer Symptomatik;
UW (Perazin): Hypotonie bzw. orthostatische Dysregulation, Tachykardie, EKG-Veränderungen, Sedierung, Erhöhung der Leberenzyme, Hyperglykämie;
UW (Zuclopenthixol): extrapyramidalmotorische Störungen (z.B. Frühdyskinesien, Parkinson-Syndrom), Tremor, Akathisie, Müdigkeit, Unruhe, Hypokinese, Schwindel, Erregung, Depression, Kopfschmerzen, Dystonie, Parästhesie, Aufmerksamkeitsstörungen, Amnesie, Gangstörungen, Insomnie, Angst, anormale Träume, Akkommodationsstörungen, Augeninnendruck ↑, gestörtes Sehvermögen, orthostatische Dysregulation, Tachykardie, EKG-Veränderungen, Palpitationen, Dyspnoe, verstopfte Nase, Obstipation, Übelkeit, Erbrechen, Diarrhoe, Dyspepsie, Miktionsstörungen, Harnretention, Polyurie, Hautreaktionen, Photosensibilität, Myalgie, Hyperhidrosis, Hypotonie, Asthenie, Schmerzen, Gewichts-/Appetit ↑, Anorexie, Unwohlsein, Menstruationsstörungen, sexuelle Funktionsstörungen;
KI (Perazin): bek. Überempfindlichkeit, schwere Blutzell- und Knochenmarkschädigung;
KI (Zuclopenthixol): bek. Überempfindlichkeit, akute Alkohol-, Schlafmittel-, Schmerzmittel- und Psychopharmakaintoxikationen, Kreislaufschock, Koma, Phäochromozytom, Blutbildveränderungen, Leistungsverminderung des hämatopoetischen Systems

Perazin Rp	HWZ 8-16h, Q0 > 0.7, PPB 94-97%
Perazin Neurax *Tbl. 25, 100, 200mg* **Taxilan** *Tbl. 25, 100mg*	**Akute psychotische Syndrome, psychomot. Erregungszustände:** ini 50-150mg p.o., Erh.Dos. 300mg/d, bei stat. Behandlung 200-600mg/d, max. 1g/d; **chronische Psychose:** 75-600mg/d p.o.; **DANI** nicht erford; **DALI** Dosisreduktion

Zuclopenthixol Rp	HWZ 15-25h, PPB 98%
Ciatyl-Z *Tbl. 2, 10, 25mg; Gtt. (20Gtt. = 20mg)* **Ciatyl-Z Acuphase** *Amp. 50mg/1ml* **Ciatyl-Z-Depot** *Amp. 200mg(Dep.)/1ml* **Clopixol** *Tbl. 2, 25mg;* *Amp. 200mg(Dep.)/1ml*	**Unruhe-, Verwirrtheitszustände bei Demenz:** 2-6mg/d p.o. in 2-3ED; **akute, chronische Psychosen:** ini 25-50mg/d p.o. in 2-3ED, ggf. nach 2-3d steigern auf 75mg/d, bis 150mg/d bei stationärer Behandlung; ini 50-150mg i.m., evtl. Wdh. nach 2-3d; 200-400mg Depot i.m. alle 2-4W

13.5.3 Stark potente Neuroleptika

Wm (Perphenazin): postsynaptische Blockade zentraler Dopamin-Rezeptoren; **Wi:** antipsychotisch, antiemetisch; **UW** (Perphenazin): zahlreiche UW ohne Häufigkeitsangabe, s. Fachinfo; **KI:** bekannte Überempfindlichkeit, akute Intoxikation mit zentral dämpfenden Medikamenten oder Alkohol, schwere Blutzell- oder Knochenmarkschädigung, schwere Depression, schwere Lebererkrankung, komatöse Zustände

Perphenazin Rp	HWZ 8-12h, Qo 1.0, PPB 90%, PRC C, Lact -
Perphenazin Neurax *Tbl. 8mg*	**Psychosen, katatone, delirante Syndrome, psychomot. Erregungszustände:** 3 x 4-8mg p.o.; **DANI/DALI** sorgfältige Dosiseinstellung

13.5.4 Sehr stark potente Neuroleptika

Wm (alle): spezif. Dopaminantagonist (D2); **Wi** (Benperidol): antipsychotisch, sedierend; **Wi** (Bromperidol): ausgeprägt antipsychotisch, antiemetisch; **Wi** (Fluphenazin): antipsychotisch, Dämpfung psychomotorischer Erregung und affektiver Gespanntheit; **Wi** (Fluspirilen): antipsychotisch, schwach sedierend; **Wi** (Haloperidol): antipsychotisch, sedierend, antiemetisch; **Wi** (Pimozid): antipsychotisch, aktivierende Eigenschaften; **UW** (Benperidol): Frühdyskinesien, Parkinson-Syndrom, Akathisie, malignes Neuroleptika-Syndrom, Hypotonie, orthostatische Dysregulation, Tachykardie, Müdigkeit; **UW** (Bromperidol): Agitiertheit, Insomnie, Depression, Schlafstörung, Somnolenz, Schwindel, Akathisie, extrapyramidale Störung, Tremor, Dystonie, Parkinsonismus, Akinesie, Hypokinesie, Dyskinesie, Sedierung, Ataxie, verschwommenes Sehen, okulogyre Krise, Tachy-/Bradykardie, Mundtrockenheit, Obstipation, Hypersalivation, Übelkeit, Erbrechen, Muskelsteifheit, Sekretion aus der Brustdrüse, Asthenie, Erschöpfung, EKG-Veränderungen, Gewicht ↑; **UW** (Fluphenazin): Frühdyskinesien, Parkinson-Syndr. Akathisie, malignes Neuroleptika-Syndrom, Müdigkeit, Sedierung, Unruhe, Erregung, Benommenheit, Depression, Lethargie, Schwindelgefühl, Kopfschmerzen, verworrene Träume, delirante Symptome, zerebrale Krampfanfälle, Hypo-/Hyperthermie, Hypotonie, orthostatische Dysregulation, Tachykardie, ventrik. Arrhythmien; **UW** (Fluspirilen): Depression, Insomnie, Schlafstörung, Hypokinesie, extrapyramidale Störungen, Akathisie, Parkinson-Syndrom, Tremor, Somnolenz, Dyskinesie, Schwindel, Sedierung, psychomot. Hyperaktivität, Frühdyskinesie, Dystonie, Bradykinesie, Übelkeit, muskuloskelettale Steifheit, Müdigkeit, Reaktion an Injektionsstelle; **UW** (Haloperidol): Agitation, Insomnie, psychotische Störung, Depression, extrapyramidale Störungen, Hyperkinesie, Kopfschmerz, Tremor, Maskengesicht, Hypertonie, Dystonie, Somnolenz, Bradykinesie, Schwindel, Akathisie, Dyskinesie, Hypokinesie, tardive Dyskinesie, Sehstörungen, oculogyrische Krise, orthostat. Hypotonie, Hypotonie, Obstipation, Mundtrockenheit, Hypersalivation, Erbrechen, Übelkeit, anomaler Leberfunktionstest, Exanthem, Harnretention, erektile Dysfunktion, Gewichtszu- u. Abnahme; **UW** (Pimozid): Anorexie, Schlaflosigkeit, Depression, Agitation, Ruhelosigkeit, Schwindel, Somnolenz, Kopfschmerzen, Tremor, Lethargie, extrapyramidalmotorische Störungen, Akathisie, verschwommenes Sehen, Obstipation, Mundtrockenheit, Erbrechen, vermehrter Speichelfluss, Hyperhidrose, Überfunktion der Talgdrüsen, Muskelsteifigkeit, Nykturie, Pollakisurie, erektile Dysfunktion, Erschöpfung, Gewichtszunahme;

KI (Benperidol): bek. Überempfindlichkeit, Parkinson-Syndrom, malignes neuroleptisches Syndrom nach Benperidol in der Anamnese;
KI (Bromperidol): bek. Überempfindlichkeit, zentralnervöse Dämpfung, komatöse Zustände, depressive Erkrankungen;
KI (Fluphenazin): bekannte Überempfindlichkeit, akute Intoxikation mit zentral dämpfenden Medikamenten oder Alkohol, schwere Blutzell- oder Knochenmarkschädigung, prolaktinabhängige Tumore, Leukopenie u.a. Erkrankungen des hämatopoetischen Systems, Parkinson-Syndrom, malignes neuroleptisches Syndrom nach Fluphenazin, schwere Lebererkrankungen, schwere Depression, Koma, Ki < 12J;
KI (Fluspirilen): bekannte Überempfindlichkeit, akute Intoxikation mit zentral dämpfenden Medikamenten oder Alkohol, Parkinson-Syndrom, Ki < 18J., in Geweben mit verminderter Durchblutung;
KI (Haloperidol): bek. Überempfindlichkeit, komatöser Zustand, Depression des ZNS infolge von Alkohol oder anderen sedierenden Arzneimitteln, Läsion der Basalganglien, Parkinson-Krankheit, anamnestisch bek. malignes neuroleptisches Syndrom nach Haloperidol, Ki. < 3J; Kinder und Jugendliche (parenterale Applikationsformen);
KI (Pimozid): bekannte Überempfindlichkeit, akute Intoxikation mit zentral dämpfenden Medikamenten oder Alkohol, M. Parkinson, Depression, kongenitales/erworbenes Long-QT-Syndrom (auch in Familienanamnese), anamnestisch HRST/Torsades de pointes, Hypokaliämie, -magnesiämie, klinisch relevante Bradykardie, gleichzeitige Anwendung von Cytochrom-P450-3A4/-2D6-inhibierenden Arzneimitteln oder Serotonin-Reuptake-Hemmern

Benperidol Rp	HWZ 7-8h
Benperidol Neurax *Tbl. 2, 4, 10mg; Gtt. (20Gtt. = 2mg); Amp. 2mg/2ml* **Glianimon** *Tbl. 2, 5, 10mg; Gtt. (20Gtt. = 2mg); Amp. 2mg/2ml*	**Akute, chronische Psychose:** ini 2-6mg/d p.o./i.m./i.v. in 1-3ED, max. 40mg/d, Erh.Dos. 1-6mg/d; **psychomotorische Erregungszustände:** ini 1-3mg/d p.o./i.m./i.v.

Bromperidol Rp	HWZ 36h, PPB > 90%
Impromen *Tbl. 5mg; Gtt. (20Gtt. = 2mg)*	**Akute Psychosen:** 1 x 10-50mg p.o.; **subakute, chronische Psychosen:** 1 x 5mg

Fluphenazin Rp	HWZ 20h, Q0 1.0, PPB > 95%, PRC C, Lact ?
Fluphenazin Neurax *Amp. (Dep.) 12.5mg/0.5ml, 25mg/1ml, 50mg/0.5ml, 100mg/1ml, 250mg/10ml* **Lyogen** *Tbl. 1, 3(ret.), 4, 6(ret.)mg; Gtt. (10Gtt. = 1mg); Amp (Dep.) 50mg/0.5ml, 100mg/1ml*	**Akute, chronische Psychose, psychomotorische Erregungszustände:** ini 2 x 0.25mg/d p.o.; Erh.Dos. 2-10mg/d, bei stationärer Behandlung 10-20mg/d; 10-20mg i.m./i.v., ggf. Wdh. nach 30min, max. 40mg/d; 12.5-100mg Depot i.m. alle 2-4W; **DANI/DALI** 50%

Fluspirilen Rp	HWZ 7-14d, PPB 81-95%
Fluspi *Amp. 12mg/6ml* **Fluspirilen Beta** *Amp. 12mg/6ml* **Imap** *Amp. 1.5mg/0.75ml, 12mg/6ml*	**Akute, chronische Psychose:** ini 2-10mg i.m. alle 7d, Erh.Dos. 4-8mg alle 7d; **DANI, DALI** vorsichtige Anwendung

Haloperidol Rp	HWZ 24h, i.m.: ~3W; Q0 1.0, PPB 92%, PRC C, Lact?
Haldol Janssen *Tbl. 1, 2, 5, 10, 20mg; Gtt. (20Gtt. = 2, 10mg); Amp. 5mg/1ml; Amp. (Dep.) 50mg/1ml, 150mg/3ml, 500mg/10ml* **Haloper** *Gtt. (20Gtt.=2mg)* **Haloperidol HEXAL** *Tbl. 2, 5, 10mg;* **Haloperidol Neurax** *Tbl. 1, 4, 5, 12, 20mg; Gtt. (20Gtt. = 2, 10mg); Amp. 5mg/1ml; Amp. (Dep.) 50mg/1ml, 100mg/1ml*	**Akute und chron. schizophrene Syndrome:** ini 5-10mg p.o., MTD30mg, Erh.Dos. 3-15mg/d; 5mg i.m., ggf. 5mg stündl., max. 20mg/d; **organisch bedingte Psychosen:** ini 1-5mg p.o., max. 20mg/d, Erh.Dos. 3-15mg/d; **akute manische Syndrome:** ini 5-10mg p.o., max. 30mg/d, Erh.Dos. 3-5mg/d; **akute psychomot. Erregungszustände:** ini 5-10mg p.o., max. 30mg/d; 5mg i.m., ggf. 5mg stündl., max. 20mg/d; bei allen o.g. Ind: im Ausnahmefall bis 100mg/d p.o.; **Tic-Erkrank.:** ini 1mg/d p.o., max. 20mg/d; **Ki. ab 3J:** 0.025mg/kg p.o, max. 0.2mg/kg/d; **Erbrechen:** 1-3mg/d p.o.; **Erhaltungsth. u. Rezidiv-Pro. chron. schizophrener und maniformer Zustände:** 50-150mg (Dep.) alle 4W i.m:, max. 300mg.; **DANI** sorgfältige Dosiseinstellung

Pimozid Rp	HWZ 5h, Q0 1.0, PPB 99%, PRC C, Lact ?
Orap *Tbl. 1, 4mg*	**Chronische Psychosen:** ini 1 x 2-4mg p.o., je nach Wi um 2-4mg/W steigern, Erh.Dos. 2-12mg/d, max. 16mg/d

13.5.5 Atypische Neuroleptika

Wm/Wi (Amisulprid): hohe Affinität zu D2- und D3-Rezeptoren ⇒ klin. Wirksamkeit sowohl auf die Positiv- wie auch auf die Negativsymptomatik schizophrener psychotischer Strg.; **Wm/Wi** (Aripiprazol): partiell agonistisch auf D2- und Serotonin-5HT1a-Rezeptoren und antagonistische Wi auf 5HT2a-Rezeptoren; **Wm** (Asenapin): u.a. Antagonismus an D2- und 5-HT2a-Rezeptoren; **Wm** (Clozapin): hohe Affinität zu D4-Rezeptoren, starke anti-Alpha-adrenerge, anticholinerge und antihistaminerge Aktivität ⇒ stark sedierend, antipsychotisch; **Wm/Wi** (Flupentixol): Bindung an D1- und D2-Rez. ⇒ antipsychotisch, antidepressiv; **Wm/Wi** (Loxapin) Antagonismus an D2- und 5HT2a-Rez. ⇒ Beruhigung, Unterdrückung aggressiven Verhaltens; **Wm/Wi** (Lurasidon): selektiver Inhibitor dopaminerger und monoaminerger Effekte; starke Bindung an dopaminerge D2- und serotonerge 5-HT2A- und 5-HT7-Rez., Blockade von a2c- und a2a- Rez., partieller Agonismus am 5-HT-1a-Rezeptor ⇒ Symptomkontrolle und Verzögerung eines Rezidivs der Schizophrenie; **Wm/Wi** (Olanzapin): Antagonismus an D2- und 5HT2a-Rez. ⇒ antimanisch, stimmungsstabilisierend; **Wm/Wi** (Paliperidon): Hemmung von 5-HT2-, D2- und in geringerem Ausmaß Alpha-2-Rezeptoren; **Wm/Wi** (Quetiapin): Blockade von D1-/D2-Rez., antiserotoninerg, antihistaminerg und anti-alpha-1-adrenergen ⇒ antipsychotisch; **Wm/Wi** (Risperidon): selektive Hemmung von serotonergen 5-HT2-Rez., D2-Rez. und Alpha-1-Rezeptoren; **Wm/Wi** (Sertindol): selektive Hemmung mesolimbischer und dopaminerger Neuronen; inhibitorische Effekte auf zentrale Dopamin D2-, Serotonin-5HT2- und Alpha-1-Rezeptoren; **Wm** (Ziprasidon): hohe Affinität zu D2- und 5HT2a/5HT2C/5HT1D und 5HT1A-Rezeptoren;

UW (Amisulprid): extrapyramidale Störungen, akute Dystonien, Schläfrigkeit, Schwindel, Prolaktinkonzentration ↑ (mit z.B. Gynäkomastie, Galaktorrhö, Zyklusstörungen, erektiler Dysfunktion), Hypotension, Gewicht ↑; **UW** (Aripiprazol): Schläfrigkeit, Schwindel, Kopfschmerzen, Akathisie, Übelkeit, Erbrechen, Ruhelosigkeit, Schlaflosigkeit, Angstgefühl, extrapyramidale Störungen, Tremor, Sedierung, verschwommenes Sehen, Dyspepsie, Übelkeit, Erbrechen, Obstipation, Hypersalivation, Abgeschlagenheit; **UW** (Asenapin): Angst, Appetit ↑, Gewicht ↑, Somnolenz, Dystonie, Schwindel, Parkinsonismus, Sedierung, Schwindel, Akathisie, Geschmacksstörung, orale Hypästhesie, Muskelrigidität, erhöhte GPT, Ermüdung;**UW** (Clozapin): Leukopenie, Neutropenie, Leukozytose, Eosinophilie, Gewichtszunahme, Schläfrigkeit, Sedierung, verschwommenes Sehen, Kopfschmerzen, Tremor, Rigor, Akathisie, extrapyramidale Symptome, Krampfanfälle/Konvulsionen, myoklonische Zuckungen, Tachykardie, EKG-Veränderungen, Hypertonie, orthostatische Hypotonie, Synkope, Obstipation, Hypersalivation, Übelkeit, Erbrechen, Appetitlosigkeit, trockener Mund, erhöhte Leberwerte, Harninkontinenz, -verhalt, Müdigkeit, Fieber, benigne Hyperthermie, Störung der Schweiß- und Temperaturregulation; **UW** (Flupentixol): Frühdyskinesien, Parkinson-Syndrom, Akathisie, Hyper-/Hypokinesie, Dystonie, Schwindel, Kopfschmerzen, orthostatische Dysregulation, Hypotonie, Tachykardie, Dyspnoe, verstopfte Nase, Mundtrockenheit, Dyspepsie, Übelkeit, Erbrechen, Diarrhoe, Obstipation, Miktionsstörung, Harnverhalt, Pruritus, Hyperhidrose, Myalgie, Appetit ↑/↓, Gewicht ↑, Libidoverlust, abnormales Sehen, Akkommodationsstörungen, Tränenfluss ↑, Augeninnendruck ↑, Müdigkeit, Asthenie; **UW** (Loxapin): Sedierung, Somnolenz, Schwindel, Rachenreizung, Geschmacksstrg., Mundtrockenheit, Müdigkeit; **UW** (Lurasidon): Gewicht ↑, Insomnie, Agitiertheit, Angstzustände, Ruhelosigkeit, Akathisie, Somnolenz, Parkinsonismus, Schwindel, Dystonie, Dyskinesie, Übelkeit, Erbrechen, Dyspepsie, Hypersalivation, trockener Mund, Schmerzen im Oberbauch, Magenbeschwerden, Rigidität der Skelettmuskulatur, CK/Kreatinin ↑, Müdigkeit; **UW** (Olanzapin): Eosinophilie, Cholesterin-/Glukose-/Triglyzeride/ Transaminasen ↑, Gewicht ↑, Glukosurie, Appetit ↑,, Schläfrigkeit, Schwindel, Akathisie, Parkinsonismus, Dyskinesie, orthostatische Hypotonie, Obstipation, Mundtrockenheit, Ausschlag, erektile Dysfunktion, Libidoverlust, Asthenie, Müdigkeit, Ödeme; **UW** (Paliperidon): Kopf-, Bauchschmerzen, Akathisie, Schwindel, Dystonie, extrapyramidale Störung, Hypertonie, Parkinsonismus, Sedierung, Somnolenz, Tremor, AV-Block I°, Bradykardie, Schenkelblock, Sinustachykardie, orthostatische Hypotonie, Mundtrockenheit, Speichelfluss ↑, Erbrechen, Asthenie, Erschöpfung, Gewicht ↑; **UW** (Quetiapin): Blutbildveränderungen (z.B. Hb ↓, Leukopenie), Hyperprolaktinämie, T3/T4 ↓, TSH/Triglyzeride/ Glucose/Gesamtcholesterin/Transaminasen/γGT ↑, Gewicht ↑, Appetit ↑, abnormale Träume, suizidale Gedanken/Verhalten, Schwindel, Somnolenz, Kopfschmerzen, Synkope, extrapyramidale Störungen, Dysarthrie, Tachykardie, Palpitationen, verschwommenes Sehen, orthostatische Hypotonie, Rhinitis, Dyspnoe, Mundtrockenheit, Dyspepsie, Obstipation, Erbrechen, Asthenie, periphere Ödeme, Gereiztheit, Pyrexie; **UW** (Risperidon): Kopfschmerzen, Angstzustände, Schlaflosigkeit, Agitation, Sedierung; **UW** (Sertindol): Rhinitis, Ejakulationsstrg., Schwindel, Mundtrockenheit, orthostatischer Hypotonus, Gewichtszunahme, Ödeme, Dyspnoe, Parästhesien, QT-Verlängerung; **UW** (Ziprasidon): Unruhe, Dystonie, Akathisie, extrapyramidale Störungen, Parkinsonismus, Tremor, Schwindel, Sedierung, Somnolenz, Kopfschmerzen, verschwommenes Sehen, Übelkeit, Erbrechen, Verstopfung, Dyspepsie, Mundtrockenheit, Speichelfluss, muskuloskelettale Rigidität, Asthenie, Müdigkeit;

KI (Amisulprid): bek. Überempfindlichkeit, prolaktinabhängige Tumore, Phäochromozytom, stark eingeschränkte Nierenfkt., Kombination mit Levodopa o. Med., die schwerwiegende HRST auslösen können, Ki < 3J., Lakt.; **KI** (Aripiprazol): bek. Überempfindlichkeit; **KI** (Asenapin): bek. Überempf.; **KI** (Clozapin): bek. Überempf., anamnestisch toxische oder allerg. Granulozytopenie/Agranulozytose, wenn keine regelmäßigen Blutuntersuchungen durchgeführt werden können, Schädigung der Knochenmarkfunktion, ungenügend kontrollierte Epilepsie, alkoholische o.a. vergiftungsbedingte Psychosen, Arzneimittelintoxikationen und Bewusstseinstrübungen, Kreislaufkollaps und/oder ZNS-Depression jeglicher Genese, schwere Erkr. der Niere/des Herzens, aktive Lebererkrankungen, paralytischer Ileus; **KI** (Flupentixol): bek. Überempf. (auch gg. Neuroleptika vom Phenothiazin- u. Thioxanthentyp), akute Alkohol-, Opiat-, Hypnotika- oder Psychopharmakaintoxikation, Kreislaufschock, Koma; **KI** (Loxapin): bek. Überempf. gg. L. bzw. Amoxapin; akute respirat. Symptome, COPD, Asthma; **KI** (Lurasidon): bek. Überempf., gleichzeitige Anw. starker CYP3A4-Inhibit. und -induktoren; **KI** (Olanzapin): bek. Überempf., unbehandeltes Engwinkelglaukom; **KI** (Paliperidon): bek. Überempf.; **KI** (Quetiapin): bek. Überempf., gleichzeitige Anw. von Cytochrom-P 450-3A4-Hemmern (z.B. Erythromycin, Antimykotika vom Azoltyp, HIV-Protease-Hemmer); **KI** (Risperidon): bek. Überempf., nichtmedikamentös bedingte Hyperprolaktinämie; **KI** (Sertindol): bek. Überempf. angeb. oder erworb. Long-QT-Syndrom, unbeh. Hypokaliämie bzw. Hypomagnesiämie, dekomp. HF, Arrhythmien, Bradykardie, schwere Leberinsuff.; **KI** (Ziprasidon): bek. Überempf., bek. QT-Intervall-Verlängerung, angeborenes QT-Syndrom, akuter MI, nichtkompensierte Herzinsuff., HRST (mit Antiarrhythmika der Klassen IA und III behandelt), gleichzeitige Anwendung von QT-Zeit-verlängernden Medikamenten

Amisulprid Rp	HWZ 12h, Q0 0.5, PPB 16%
Amisulprid HEXAL *Tbl. 50, 100, 200, 400mg* **AmisulpridLich** *Tbl. 50, 100, 200, 400mg* **Solian** *Tbl.100, 200, 400mg;* *Lsg. (1ml = 100mg)*	**Schizophr. Psychosen:** produktive Zustände: 400-800mg/d p.o., max. 1200mg/d; primär negative Zustände: 50-300mg/d; ED bis 300mg; **DANI** CrCl 30-60: 50%; 10-29: 33%; < 10: KI; **DALI** nicht erforderlich

Aripiprazol Rp	HWZ 75h, PPB > 99%, PRC C, Lact -
Abilify *Tbl. 5, 10, 15, 30mg;* *Lingualtbl. 10mg, 15mg; Saft (1ml=1mg);* *Inj.Lsg. 7.5mg/1ml* **Abilify Maintena** *Inj.Lsg. 300, 400mg* **Aripiprazol-ratioph.** *Tbl, 5, 10, 15, 20, 30mg*	**Schizophrenie:** 1 x 15mg p.o.; ini 1 x 9.75mg i.m., dann 1 x 5.25-15mg i.m.; max. 30mg/d p.o./i.m.; **Erhaltungsth.:** 1 x 400mg/M i.m., ini für 14d gleichzeitig 10-20mg p.o.; bei Auftreten von UW 300mg/M; **Ki ab 15J.:** d1+2: 1 x 2mg p.o, d3+4 1 x 5mg, dann 1 x 10mg, ggf. steigern bis max. 30mg/d; **Man. Episoden:** 1 x 15mg p.o., max. 30mg/d; **Prävention d. Wiederauftretens manischer Episoden bei der Bipolar-I-Störung:** Weiterbehandlung mit gleicher Dosis; **DANI** nicht erforderlich; **DALI** schwere LI: vorsichtige Dosiseinstellung

Asenapin Rp	HWZ 24h , PPB 95% , PRC C, Lact ?
Sycrest *Lingualtbl. 5, 10mg*	**Manische Episode einer bipolaren Störung:** 2 x 5-10mg p.o.; **DANI** CrCl > 15: 100%, < 15: keine Daten; **DALI** Child A: 100%, B: vorsichtige Anw., C: Anw. nicht empfohlen
Clozapin Rp	HWZ 8-12h, Q0 1.0, PPB 95%, PRC B, Lact -
Clozapin Neurax *Tbl. 25, 50, 100, 200mg* **Clozapin-ratioph.** *Tbl. 25, 50, 100, 200mg* **Elcrit** *Tbl. 25,100mg* **Leponex** *Tbl. 25, 50, 100mg*	**Akute, chronische schizophrene Psychose:** d1: 1-2 x 12.5mg p.o., dann um 25-50mg/d p.o. steigern, Erh.Dos. 200-450mg/d p.o., max. 900mg/d p.o.; Pck.Beil. beachten!
Flupentixol Rp	HWZ 22-36h, 70-190h (Dep.), PPB 99%
Fluanxol *Tbl. 0.5, 2, 5mg; Gtt. (1ml = 50mg); Amp. (Dep.) 20mg/1ml, 100mg/1ml* **Flupendura** *Amp. (Dep.) 20mg/1ml, 100mg/1ml, 40mg/2ml* **Flupentixol Neurax** *Amp. (Dep.) 20mg/1ml, 100mg/1ml, 40mg/2ml, 200mg/10ml*	**Akute, chronische Schizophrenie:** 5-60mg/d p.o. in 2-3ED; 20-100mg i.m. alle 2-4W
Loxapin Rp	HWZ 6-8h, PPB 97%, PRC C, Lact ?
Adasuve *Einzeldosisinhalator 4.5, 9.1mg*	**Leichte-mittelschwere Agitiertheit bei Schizophrenie oder bipolarer Störung:** 9.1mg inhalieren, ggf. Wdh. nach 2h; ggf. 4.5mg bei schlechter Verträglichkeit; **DANI, DALI** keine Daten
Lurasidon Rp	HWZ 20-40h, PPB 99%, PRC C, Lact ?
Latuda *Tbl. 18.5, 37mg*	**Schizophrenie:** ini 1 x 37mg p.o., max. 1 x 148mg/d; **DANI** CrCl > 50: 100%, 15-50: ini 1 x 18.5mg, max. 1 x 74mg/d p.o., <15: Anwendung nicht empfohlen; **DALI** Child A: 100%, Child B: ini 1 x 18.5mg, max. 1 x 74mg/d p.o., Child C: ini 1 x 18.5mg, max. 1 x 37mg/d p.o.

Olanzapin Rp	HWZ 34-52h, Q_0 > 0.7, PPB 93%, PRC C, Lact ?
Olanzapin HEXAL *Tbl. 2.5, 5, 7.5, 10, 15, 20mg; Lingualtbl. 5, 10, 15, 20mg;* **Zalasta** *Tbl. 2.5, 5, 7.5, 10, 15, 20mg; Lingualtbl. 5, 7.5, 10, 15, 20mg* **Zypadhera** *Inj. Lsg. 210, 300, 405mg* **Zyprexa** *Tbl. 2.5, 5, 7.5, 10, 15, 20mg; Lingualtbl. 5, 10, 15, 20mg*	**Schizophrenie, Phasenpro. bei bipolaren Störungen:** ini 1 x 10mg p.o.; **manische Episoden:** ini 15mg/d bei Monotherapie, 10mg bei Kombinationstherapie; Erh.Dos. 5-20mg; **DANI** ggf. ini 5mg/d; **DALI** ini 5mg/d, dann vorsichtig steigern; **Zypadhera:** zur Erhaltungstherapie nach Stabilisierung mit oralem Olanzapin: z.B. bei 15mg/d ini 300mg i.m./2W, nach 2M 210mg/2W oder 405mg/4W; s.a. FachInfo

Paliperidon Rp	HWZ 7h, PPB 83%, PRC C, Lact ?
Invega *Tbl. (ret.) 3, 6, 9mg* **Xeplion** *Inj. Susp. (Dep.) 25, 50, 75, 100, 150mg*	**Schizophrenie, Erw., Ki. ab15J:** 1 x 6mg p.o., ggf. Dosisanpass. auf 3-12mg; Depot: 150 mg d1 i.m. deltoidal, 100mg d8 i.m. deltoidal, 75mg alle 4W i.m. deltoidal/gluteal, ggf. 25-150mg alle 4W **DANI:** CrCl 50-80: 1 x 3mg, Dosissteigerung möglich; 30-50: 1 x 3mg; 10-30: 3mg alle 2d, ggf. steigern auf 1 x 3mg/d; < 10: Anw. nicht empfohlen; **DALI:** vorsichtige Anwendung bei schwerer LI

Quetiapin Rp	HWZ 7h, PPB 83%, PRC C, Lact ?
Quentiax *Tbl. 25, 100, 150, 200, 300mg; Tbl. (ret.) 150, 200, 300mg* **Quetiapin HEXAL** *Tbl. 25, 50, 100, 150, 200, 300, 400mg; Tbl. 50(ret.), 200(ret.), 300(ret.), 400(ret.)mg* **Quetiapin Neurax** *Tbl. 25, 50, 100, 150, 200, 300, 400mg; Tbl. 50(ret.), 200(ret.), 300(ret.), 400(ret.)mg* **Seroquel** *Tbl. 25, 100, 200, 300mg; Tbl. 50(ret.), 150(ret.) 200(ret.), 300(ret.), 400(ret.)mg*	**Schizophrenie:** d1: 2 x 25mg, d2: 2 x 50mg, d3: 2 x 100mg, d4: 2 x 150mg; Erh.Dos. 150-750mg; **manische Episoden bei bipolarer Strg.:** d1: 2 x 50mg, d2: 2 x 100mg, d3: 2 x 150mg, d4: 2 x 200mg, ggf. steigern um max. 200mg/d, Erh.Dos. 400-800mg/d; **depressive Episoden bei bipolarer Strg.:** d1: 1 x 50mg, d2: 1 x 100mg, d3: 1 x 200mg, d4: 1 x 300mg; Erh.Dos. 300mg; Erh.Dos. 150-750mg; **DANI** nicht erforderlich; **DALI** ini 25mg, um 25-50mg/d steigern

Risperidon Rp	HWZ 3 (24)h, Qo 0.95 (0.1), PPB 88%, PRC C, Lact ?
Risocon *Tbl. 2mg; Lsg. 1mg/1ml* **Risperdal** *Tbl. 0.5, 1, 2, 3, 4mg; Lingualtbl. 1, 2, 3, 4mg; Gtt. (1ml = 1mg)* **Risperdal Consta** *Inj.Susp. (ret.) 25mg/2ml, 37.5mg/2ml, 50mg/2ml* **Risperidon HEXAL** *Tbl. 0.25, 0.5, 1, 2, 3, 4, 6mg; Lingualtbl. 0.5, 1, 2, 3, 4mg; Lsg. 1mg/1ml*	**Chronische Schizophrenie:** d1: 2mg, d2: 4mg, dann 4-6mg p.o. in 1-2ED; 25mg alle 2W i.m., ggf. 37.5-50mg alle 2W; **Kurzzeitbehandlung (bis 6W) anhaltender Aggression bei mäßiger bis schwerer Alzheimer-Demenz mit Risiko für Eigen- u. Fremdgefährdung:** ini 2 x 0.25mg p.o., je nach Wi alle 2d um 2 x 0.25mg steigern, Erh.Dos. 2 x 0.5-1mg; **Verhaltensstörung: Ki. 5-18J. , < 50kg:** ini 1 x 0.25mg p.o., nach Bedarf steigern auf 0.5-0.75mg; **≥ 50kg:** ini 1 x 0.5mg p.o., nach Bedarf steigern auf 1-1.5mg; **DANI, DALI** 50%

Sertindol Rp	HWZ 3d, PPB > 99%
Serdolect *Tbl. 4, 12, 16, 20mg*	**Schizophrenie:** ini 1 x 4mg p.o., alle 4-5d um 4mg steigern, Erh.Dos. 12-20mg, max. 24mg/d; **DANI** nicht erforderlich; **DALI** langsame Dosistitration, niedrigere Erh.Dos.; KI bei schwerer LI

Ziprasidon Rp	HWZ 6.6h, PPB > 99%
Zeldox *Kps. 20, 40, 60, 80mg; Susp. (2ml = 20mg); Inj.Lsg. 20mg/1ml* **Ziprasidon Actavis** *Kps. 20, 40, 60, 80mg* **Ziprasidon HEXAL** *Kps. 20, 40, 60, 80mg*	**Schizophrenie, bipolare Störung:** **Erw.** ini 2 x 40mg p.o., max. 2 x 80mg, Erh.Dos. 2 x 20mg; 10-20mg i.m., ggf. nach 2-4h erneut 10mg, max. 40mg/d; **bipolare Störungen:** **Ki. 10-17J.** d1 1 x 20mg p.o., dann über 1-2W steigern, **> 45kg:** 120-160mg/d; **< 45kg:** 60-80mg/d **DANI** nicht erforderlich; **DALI** sorgfältige Dosiseinstellung

13.6 Sedativa, Hypnotika

13.6.1 Benzodiazepine

Wm: Öffnung von Chloridkanälen ⇒ Verstärkung der hemmenden Funktion GABA-erger Neuronen v.a. am limbischen System;
Wi: sedierend, schlafinduzierend, anxiolytisch, antiaggressiv, antikonvulsiv, muskelrelaxierend;
UW (Alprazolam): Verwirrtheit, Depression, Appetitmangel, Sedierung, Verschlafenheit, Ataxie, Koordinationsstörungen, eingeschränktes Erinnerungsvermögen, schleppende Sprache, Konzentrationsstörungen, Schwindel, Kopfschmerz, verschwommenes Sehen, Obstipation, Übelkeit, Asthenie, Reizbarkeit; **UW** (Bromazepam): Müdigkeit, Schläfrigkeit, Mattigkeit, Benommenheit, verlängerte Reaktionszeit, Konzentrationsstörungen, Kopfschmerzen, Niedergeschlagenheit, antero-grade Amnesie, Überhangeffekte, Tagessedierung;
UW (Brotizolam): Benommenheit, Kopfschmerzen, Magen-Darm-Störungen;
UW (Chlordiazepoxid): Müdigkeit, Schläfrigkeit, Mattigkeit, Schwindel, Benommenheit, Ataxie, Tagessedierung, Kopfschmerzen, verlängerte Reaktionszeit, Verwirrtheit, anterograde Amnesie; **UW** (Clobazam): zahlreiche UW ohne Häufigkeitsangabe, s. FachInfo;
UW (Diazepam): Tagessedierung, Müdigkeit, Schwindel, Kopfschmerzen, Ataxie, Verwirrtheit, anterograde Amnesie, verminderte Reaktionsfähigkeit, Sturzgefahr (bei älteren Pat.);
UW (Dikaliumclorazepat): zahlreiche UW ohne Häufigkeitsangabe, s. FachInfo;
UW (Flunitrazepam): zahlreiche UW ohne Häufigkeitsangabe, s. FachInfo;
UW (Flurazepam): Somnolenz, verringerte Aufmerksamkeit, Müdigkeit, gedämpfte Emotionen, Verwirrtheit, Muskelschwäche, Ataxie, Bewegungsunsicherheit, Kopfschmerzen, Schwindel, Sehstörungen, Überhangeffekte; **UW** (Lorazepam): Muskelschwäche, Mattigkeit, Sedierung, Müdigkeit, Benommenheit, Ataxie, Verwirrtheit, Depression, Demaskierung einer Depression, Schwindel; **UW** (Lormetazepam): Angioödem, Angstzustände, verminderte Libido, Kopfschmerzen, Schwindel, Benommenheit, Sedierung, Schläfrigkeit, Aufmerksamkeitsstörung, Amnesie, beeinträchtigtes Sehvermögen, Sprachstörung, Dysgeusie, Bradyphrenie, Tachykardie, Erbrechen, Übelkeit, Oberbauchschmerzen, Konstipation, Mundtrockenheit, Pruritus, Miktionsstörungen, Asthenie, Hyperhidrosis; **UW** (Medazepam): Schwindel, Kopfschmerzen, Ataxie, Tagessedierung, Müdigkeit, Verwirrtheit, anterograde Amnesie, Überhangeffekte; **UW** (Midazolam): i.v.: dosisabhängige Fluktuationen in den lebenswichtigen Funktionen, v.a.: Abnahme des Atemzugvolumens, Minderung der Atemfrequenz, Apnoe, Blutdruckschwankungen, Änderungen der Herzfrequenz; **UW** (Nitrazepam): zahlreiche UW ohne Häufigkeitsangabe, s. FachInfo; **UW** (Oxazepam): Kopfschmerzen, Schwindel, Somnolenz, Sedierung, Übelkeit, Mundtrockenheit; **UW** (Prazepam): Verwirrtheit, lebhafte Träume, Tagesmüdigkeit, verlängerte Reaktionszeit, Benommenheit, Schläfrigkeit, Ausgelassenheit, Ataxie, Kopfschmerzen, Tremor, verlangsamtes oder undeutliches Sprechen, Stimulation, Schwindel, Hyperaktivität, Sehstörungen, Palpitationen, Mundtrockenheit, Magen-Darm-Beschwerden, Diaphorese, transienter Hautausschlag, muskuläre Hypotonie, Gelenkschmerzen, Erschöpfung, Schwächegefühl; **UW** (Temazepam): zahlreiche UW ohne Häufigkeitsangabe, s. FachInfo; **UW** (Triazolam): Schläfrigkeit, Schwindel, Ataxie, Kopfschmerzen; **KI** (Alprazolam): bek. Überempf., Myasthenia gravis, schwere Ateminsuff., schwere Leberfkt.strg., Schlafapnoe-Syndrom, akute Intoxikation durch Alkohol oder and. ZNS-aktive Substanzen;

KI (Bromazepam): bek. Überempfindlichkeit, Drogen-, Alkohol- und Medikamentenabhängigkeit, akute Vergiftung mit Alkohol, Schlaf- oder Schmerzmitteln sowie Psychopharmaka, Myasthenia gravis; **KI** (Brotizolam): bek./angeborene Überempf., Abhängigkeitsanamnese; akute Vergiftung mit Alkohol, Schlaf- oder Schmerzmitteln sowie Psychopharmaka, Myasthenia gravis, schwere respiratorische Insuff., Schlafapnoe-Syndrom, schw. Leberinsuff., Grav./Lakt., Ki < 18J.; **KI** (Chlordiazepoxid): bek. Überempf., Abhängigkeitsanamnese, Ki/Jug.; **KI** (Clobazam): bek. Überempf., Abhängigkeitsanamnese, akute Vergiftung mit Alkohol, Schlaf- oder Schmerzmitteln sowie Psychopharmaka, Myasthenia gravis, schwere respirat. Insuffizienz, Schlafapnoe-Syndrom, schwere Leberinsuffizienz, Grav. im 1.Trimenon, Lakt.; **KI** (Diazepam): bek. Überempf. , Abhängigkeitsanamnese, Myasthenia gravis, akute Alkohol-, Schlafmittel-, Schmerzmittel- sowie Psychopharmaka-intoxikation (Neuroleptika, Antidepressiva, Lithium); schwere Ateminsuffizienz, schwere Leberinsuffizienz, Schlafapnoes; **KI** (Dikaliumclorazepat, Flurazepam): bek. Überempf., Abhängigkeitsanamnese, akute Vergiftung mit Alkohol, Schlaf- oder Schmerzmitteln sowie Psychopharmaka, Myasthenia gravis, schwere respiratorische Insuffizienz, Schlafapnoe-Syndrom, schwere Leberschädigung, spinale/zerebelläre Ataxie;
KI (Flunitrazepam): bek. Überempfindlichkeit, Abhängigkeitsanamnese, Myasthenia gravis, schwere Ateminsuffizienz, Schlafapnoe-Syndrom, schwere Leberinsuffizienz;
KI (Lorazepam): bek. Überempfindlichkeit; p.o.: Abhängigkeitsanamnese, Ki < 6J.; i.v.: Kollapszustände, Schock, gleichzeitige Anw. mit Scopolamin, Früh-/Neugeborene;
KI (Lormetazepam): bek. Überempfindlichkeit, Abhängigkeitsanamnese, Myasthenia gravis, akute Vergiftung mit Alkohol, Schlaf- oder Schmerzmitteln sowie Psychopharmaka; i.v.-Gabe: zusätzlich Früh- und Neugeborene; **KI** (Medazepam): bek. Überempfindlichkeit, Abhängigkeitsanamnese, Myasthenia gravis; **KI** (Midazolam): bek. Überempfindlichkeit, schwere Ateminsuff.; p.o.: Myasthenia gravis, schwere Leberinsuff., Schlafapnoe-Syndrom, Abhängigkeitsanamnese, akute Vergiftung mit Alkohol, Schlaf- oder Schmerzmitteln sowie Psychopharmaka, Kinder, gleichzeitige Behandlung mit Ketoconazol, Itraconazol, Voriconazol und HIV-Protease-inhibitoren; i.v.: akute Atemdepression;
KI (Nitrazepam): bek. Überempfindlichkeit, Myasthenia gravis, Abhängigkeitsanamnese, schwere Ateminsuffizienz, Schlafapnoe-Syndrom, schwere Leberinsuff., spinale/zerebrale Ataxien, akute Vergiftung mit Alkohol, Sedativa, Hypnotika, Analgetika oder Psychopharmaka;
KI (Oxazepam): bek./angeborene Überempf., Abhängigkeitsanamnese, akute Alkohol-, Schlafmittel-, Schmerzmittel- (Opiattyp) sowie Psychopharmakavergiftung;
KI (Prazepam): bek. Überempf., Abhängigkeitsanamnese, akute Vergiftung mit Alkohol, Schlaf- oder Schmerzmitteln sowie Psychopharmka, Myasthenia gravis, schw. Ateminsuff., Schlafapnoe-Syndrom, schwere Leberinsuff., Engwinkelglaukom, Ki/Jugendliche < 18J.;
KI (Temazepam): bek. Überempf. Myasthenia gravis, schwere Ateminsuff., Schlafapnoe-Syndrom, schwere Leberinsuff., Ki < 14J., spinale/zerebellare Ataxien, akute Vergiftung mit Alkohol, Sedativa, Hypnotika, Analgetika oder Psychopharmaka;
KI (Triazolam): bek. Überempf., Myasthenia gravis, schwere Ateminsuff., Schlafapnoe-Syndrom, schwere Leberinsuffizienz, Ki/Jugendliche < 18J., gleichzeitige Anwendung von Ketoconazol, Itraconazol, Nefazodon oder Efavirenz, Grav., Lakt., spinale/zerebelläre Ataxien, akute Vergiftung mit zentraldämpfenden Mitteln, Abhängigkeitsanamnese;

Alprazolam Rp	HWZ 13h, Q_0 > 0.7, PPB 80%, PRC D, Lact ?
Alprazolam 1A *Tbl. 0.25, 0.5, 1mg* **Alprazolam-ratioph.** *Tbl. 0.25, 0.5, 1mg* **Tafil** *Tbl. 0.5, 1mg*	**Spannungs-, Erregungs-, Angstzustände:** 3 x 0.25-0.5mg p.o., max. 4mg/d, für max. 8-12W; **Panikstrg.:** ini 0.5-1mg z.N., bei Bedarf alle 3-4d um max. 1mg steigern, max. 10mg/d; **DANI, DALI** Dosisreduktion

Bromazepam Rp	HWZ 16h, Q_0 1.0, PPB 70%
Bromazanil *Tbl. 3, 6mg* **Bromazepam-ratioph.** *Tbl. 6mg* **Gityl** *Tbl. 6mg* **Lexotanil** *Tbl. 6mg* **Lexostad** *Tbl. 6mg* **Normoc** *Tbl. 6mg*	**Spannungs-, Erregungs-, Angstzustände:** ini 1 x 1.5-3mg p.o. z.N., ggf. steigern bis 1 x 6mg; bis 3 x 6mg bei stationärer Behandlung; **DANI, DALI** 50%, ini 1.5mg z.N., max. 6mg/d

Brotizolam Rp	HWZ 5h, Q_0 1.0, PPB 89-95%
Lendormin *Tbl. 0.25mg* **Lendorm** *Tbl. 0.25mg*	**Ein-, Durchschlafstörung:** 0.125-0.25mg p.o. z.N., max. 0.25mg/d, für max. 2W; **DALI** Dosisreduktion, KI bei schwerer LI

Chlordiazepoxid Rp	HWZ 15(10-80)h, Q_0 1.0 (1.0), PPB 94-97%, PRC D, Lact ?
Librium *Tbl. 25mg* **Radepur** *Tbl. 10mg*	**Spannungs-, Erregungs-, Angstzustände:** 2-3 x 5-10mg p.o., max. 60mg/d, max. 30mg ED; **DANI, DALI** 50%

Clobazam Rp	HWZ 18(50)h, Q_0 1.0, PPB 85-91%
Frisium *Tbl. 10, 20mg*	**Spannungs-, Erregungs-, Angstzustände:** 20-30mg/d p.o. in 1-2ED; **Ki. 3-15J:** 5-10mg/d; **Epilepsie:** ini 5-15mg/d, langsam Dosis steigern, max. 80mg/d; **Ki. 3-15J:** ini 5mg, Erh.Dos. 0.3-1mg/kg; **DANI, DALI** Dosisreduktion

Diazepam Rp	HWZ 24-48(100)h, Q_0 1.0 (1.0), PPB 95-99%, PRC D, Lact ?
Diazepam Desitin rectal tube *Rektallsg. 5, 10mg* **Diazepam-ratioph.** *Tbl. 2, 5, 10mg; Supp. 10mg; Gtt. (20Gtt. = 10mg); Amp. 10mg/2ml* **Stesolid** *Rect. Tube 5, 10mg; Amp. 10mg/2ml* **Valocordin Diazepam** *Gtt. (28Gtt. = 10mg)*	**Spannungs-, Erregungs-, Angstzustände:** 5-20mg/d p.o./rect. in 1-2ED, 30-60mg/d bei stat. Beh.; 0.1-0.2mg/kg i.v., ggf. wdh. n. 3-8h; **Ki.:** 1-2mg i.v/i.m., ggf. wdh. nach 3-4h; **erhöhter Muskeltonus:** ini 10-20mg/d p.o./rect. in 2-4ED, Erh.Dos. 1-2 x 5mg; ini 1-2 x 5-10mg i.m., max. 1-2 x 10-20mg/d; **Ki.:** 2-10mg i.m.; **Prämed. vor OP:** 10-20mg p.o./rect./i.m. am Vorabend; **Status epilepticus:** 5-10mg i.v./i.m., Wdh. bei Bedarf alle 10min bis 30mg; **Ki. bis 3J:** 2-5mg i.v., 5-10mg i.m.; **> 3J:** 5-10mg i.v.; **DANI, DALI** 50%

Dikaliumclorazepat Rp	HWZ 2-2.5(25-82)h, Q_0 1.0 (1.0), PPB 95%
Tranxilium *Kps. 5, 10, 20mg; Tbl. 20, 50mg; Inj.Lsg. 50mg/2.5ml*	**Spannungs-, Erregungs-, Angstzustände:** 10-20mg p.o. in 1-3ED; max. 150mg/d, bei stationärer Behandlung max. 300mg/d; 50-100mg i.v., evtl. Wdh. n. 2h, max. 300mg/d; **Prämed. vor OP:** 20-100mg p.o./i.v.; **Ki.:** 0.3-1.25mg/kg; **DANI, DALI** 50%
Flunitrazepam Rp (Btm)	HWZ 15-35(28)h, Q_0 1.0, PPB 78%)
Fluninoc *Tbl. 1mg* **Flunitrazepam-ratioph.** *Tbl. 1mg* **Rohypnol** *Tbl. 1mg*	**Schlafstörung:** 0.5-1mg, max. 2mg p.o. z.N.; **Ki. > 6J:** 0.015-0.03mg/kg i.m./i.v.; **DANI, DALI** sorgfältige Dosiseinstellung, KI bei schwerer LI
Flurazepam Rp	HWZ 2(10-100)h, Q_0 1.0 (0.7), PPB 95%, PRC X, Lact?
Dalmadorm *Tbl. 30mg* **Flurazepam Real** *Tbl. 30mg* **Staurodorm Neu** *Tbl. 30mg*	**Schlafstörung:** 15-30mg p.o. z.N.; **DANI, DALI** Dosisreduktion, KI bei schwerer Leberinsuffizienz
Lorazepam Rp	HWZ 12-16h, Q_0 1.0, PPB 80-93%, PRC D, Lact ?
Lorazepam Neurax *Tbl. 1, 2.5mg* **Tavor** *Tbl. 0.5, 1, 2, 2.5mg; Lingualtbl. 1, 2.5mg; Amp. 2mg/1ml* **Tolid** *Tbl. 1, 2.5mg*	**Spannungs-, Erregungs-, Angstzustände:** 0.5-2.5mg/d p.o. in 2-3ED, bis 7.5mg/d bei stationärer Beandlung; **akute Angstzustände:** 0.05mg/kg i.v., evtl. Wdh. nach 2h; **Schlafstörung:** 0.5-2.5mg p.o. z.N.; **Prämed. vor OP:** 1-2.5mg p.o. am Vorabend und/oder 2-4mg p.o. 1-2h präop.; **Status epilepticus:** 4mg langsam i.v., ggf. Wdh. nach 10-15min, max. 8mg in 12h; **Ki.:** 0.05mg/kg i.v., ggf. Wdh. nach 10-15min; **DALI** Dosisreduktion
Lormetazepam Rp	HWZ 10(15)h, Q_0 0.85 (1.0), PPB 88%
Ergocalm *Tbl. 1, 2mg* **Loretam** *Kps. 1, 2mg* **Lormetazepam-ratioph.** *Tbl. 0.5, 1, 2mg* **Noctamid** *Tbl. 1, 2mg* **Sedalam** *Amp. 2mg/10ml*	**Ein- und Durchschlafstörung:** 1-2mg p.o. z.N.; **Prämed. vor OP:** 2mg p.o. am Vorabend und/oder 2mg bis 1h präoperativ; 0.4-1mg i.v.; **Sedierung bei chir. Eingriffen in Allgemeinnarkose:** 0.4-2mg i.v.; **Sedierung bei diagn. Eingriffen:** 1-2mg i.v.; **akute Spannungs-, Erregungs- u. Angstzustände:** 0.4-1mg, max. 2mg i.v.
Medazepam Rp	HWZ 2(100)h, Q_0 1.0
Rudotel *Tbl. 10mg*	**Spannungs-, Erregungs-, Angstzustände:** 10-30mg/d p.o. in 2-3ED, max. 60mg/d

Midazolam Rp (Btm: Amp > 50mg)	HWZ 1.5-2.2h, Qo 1.0, PPB 95%, PRC D, Lact ?
Buccolam *Lsg. zur Anw. i.d. Mundhöhle 2.5mg/0.5ml, 5mg/1ml, 7.5mg/1.5ml, 10mg/2ml* **Dormicum** *Tbl. 7.5mg; Amp. 5mg/1ml, 5mg/5ml, 15mg/3ml* **Midazolam HEXAL** *Amp. 5mg/1ml, 5mg/5ml, 15mg/3ml* **Midazolam-ratioph.** *Saft (1ml = 2mg); Amp. 5mg/1ml, 5mg/5ml, 15mg/3ml, 50mg/50ml, 100mg/50ml*	**Prämed. vor OP:** 7.5-15mg p.o. 30-60min präop., 3.5-7mg i.m. 20-30min präop.; **Sedierung:** ini 2-2.5mg i.v., je nach Wi in 1-mg-Schritten bis max. 7.5mg; Pat. > 60J: 50%; **Ki. 6M-5J:** 0.05-0.1mg/kg i.v., max. 6mg; **6-12J:** 0.025-0.05mg/kg i.v., max. 10mg; **Narkoseeinleitung:** 0.1-0.2mg/kg i.v.; **Sedierung Intensivtherapie:** ini 0.03-0.3mg/kg i.v., dann 0.03-0.2mg/kg/h; **länger anhaltende akute Krampfanfälle: Ki. 3M – < 1J:** 2.5mg buccal; **1– < 5J:** 5mg; **5 – < 10J:** 7.5mg; **10 – < 18J:** 10mg **DALI** Dosisreduktion, KI bei schwerer LI.

Nitrazepam Rp	HWZ 25-30h, Qo 1.0, PPB 87%
Dormo Puren *Tbl. 5mg* **Eatan N** *Tbl. 10mg* **Imeson** *Tbl. 5mg* **Mogadan** *Tbl. 5mg* **Nitrazepam Neurax** *Tbl. 5, 10mg* **Novanox** *Tbl. 5, 10mg*	**Schlafstörung:** 2.5-5mg, max. 10mg p.o. z.N.; **BNS-Krämpfe: Sgl., Kleinki.:** 2.5-5mg p.o.; **DANI, DALI** Dosisreduktion; KI bei schwerer Leberinsuffizienz

Oxazepam Rp	HWZ 6-25h, Qo 1.0, PPB 97%, PRC D, Lact ?
Adumbran *Tbl. 10mg* **Durazepam** *Tbl. 50mg* **Oxazepam-ratioph.** *Tbl. 10, 50mg* **Praxiten** *Tbl. 10, 15, 50mg*	**Spannungs-, Erregungs-, Angstzustände:** 1-2 x 10-20mg p.o., max. 3 x 20mg; bei stationärer Behandlung 50-150mg/d in 2-4ED; **Ki.:** 0.5-1mg/kg/d in 3-4ED; **Durchschlafstrg.:** 10-20mg, max. 30mg p.o. z.N.

Prazepam Rp	HWZ 1-3h, Qo 1.0, PPB 88%
Demetrin *Tbl. 10mg* **Mono Demetrin** *Tbl. 20mg*	**Spannungs-, Erregungs-, Angstzustände:** 20mg p.o. z.N.; max. 60mg/d; **DANI, DALI** ini 10-15mg/d, vorsichtig steigern

Temazepam Rp	HWZ 3.5-18.4h, Qo 1.0, PPB 96%, PRC X, Lact ?
Planum *Kps. 20mg* **Remestan** *Kps. 10, 20mg* **Temazep-CT** *Kps. 10, 20mg*	**Schlafstörung:** 10-20mg p.o. z.N., max. 40mg/d; **Jugendl. 14-18J:** 10mg/d; **DANI, DALI** 10mg/d, max. 20mg/d

Triazolam Rp	HWZ 1.4-4.6h, Qo 1.0, PPB 75-90%, PRC X, Lact ?
Halcion *Tbl. 0.25mg*	**Schlafstörung:** 0.125-0.25mg p.o. z.N.; **DALI** Dosisreduktion, KI bei schwerer LI

13.6.2 Weitere Sedativa und Hypnotika

Wm/Wi (Buspiron): Agonist an 5-HT1A-Rezeptoren, alpha-2-antagonistisch; anxiolytisch, antidepressiv; **Wm/Wi** (Chloralhydrat): verstärkt die elektrophysiologische Reaktion auf die inhibitorischen Neurotransmitter GABA und Glycin ⇒ sedativ, hypnotisch und antikonvulsiv; **Wm/Wi** (Clomethiazol): hypnotisch, sedativ, antikonvulsiv; **Wm/Wi** (Diphenhydramin, Doxylamin): kompetitive Blockade von H1-Rezeptoren ⇒ sedierend, antiemetisch, lokalanästhetisch; **Wm/Wi** (Melatonin): Hormon der Epiphyse, schlaffördernd durch Beeinflussung des zirkadianen Rhythmus; **Wm/Wi** (L-Tryptophan): Synthese von Serotonin ↑ durch Subst. der physiol. Vorstufe; **Wm/Wi** (Zaleplon, Zolpidem, Zopiclon): benzodiazepinähnliche Wi; **UW** (Buspiron): nichtspez. Brustschmerzen, Alpträume, Zorn, Feindseligkeit, Verwirrtheit, Schläfrigkeit, Tinnitus, Halsentzündg, verstopfte Nase, Verschwommensehen, Muskelschmerzen, Taubheitsgefühl, Missempfindungen, Koordinationsstörung, Tremor, Ekzeme, Schwitzen, feuchte Hände; **UW** (Chloralhydrat): zahlreiche UW ohne Häufigkeitsangabe, s. FachInfo; **UW** (Clomethiazol): starke Speichelsekretion, Bronchialsekretion ↑; **UW** (Diphenhydramin): Somnolenz, Benommenheit, Konzentrationsstrg., Schwindel, Kopfschmerzen, Sehstrg., Magen-Darm-Beschwerden, Mundtrockenheit, Obstipation, Reflux, Miktionsstrg., Muskelschwäche; **UW** (Doxylamin): zahlreiche UW ohne Häufigkeitsangabe, s. FachInfo; **UW** (Melatonin): keine sehr häufigen bzw. häufigen UWs; **UW** (L-Tryptophan): keine (sehr) häufigen NW; **UW** (Zaleplon): Amnesie, Parästhesie, Benommenheit, Dysmenorrhoe, Appetit ↓, Schwäche, Sensibilitätsstörung, Unwohlsein, Lichtempfindlichkeit, Ataxie, Koordinationsstörung, Verwirrtheit, Konzentrationsfähigkeit ↓, Apathie, Depersonalisation, Depression, Schwindelgefühl, Halluzinationen, Geräuschempfindlichkeit, Geruchstäuschung, Sprechstörung, Dysarthrie, verwaschene Sprache, verändertes Sehvermöger, Doppelbilder, Übelkeit; **UW** (Zolpidem): Halluzinationen, Agitiertheit, Alpträume, gedämpfte Emotionen, Verwirrtheit, Somnolenz, Kopfschmerzen, Schwindelgefühl, verstärkte Schlafstrg., anterograde Amnesie, Schläfrigkeit am Folgetag, Aufmerksamkeit ↓, Doppelbilder, Schwindel, Muskelschwäche, Ataxie; **UW** (Zopiclon): Geschmacksstörung, Benommenheit am Folgetag, Mundtrockenheit; **KI** (Buspiron): bek. Überempf., akutes Engwinkelglaukom, Myasthenia gravis, schwere Leber- bzw. Nierenfktsstrg.; **KI** (Chloralhydrat): bek. Überempf., schwere Leber-/Nierenschäden, schwere Herz-Kreislaufschwäche, Grav./Lakt., Behandlg. mit Antikoagulantien vom Cumarin-Typ, Ki/Jug. < 18 J.; **KI** (Clomethiazol): bek. Überempf., Schlafapnoe-Syndrom, zentr. Atemstrg., akute Intox. durch Alkohol o.a. zentraldämpfende Mittel, Abhängigkeitsanamnese (Ausnahme: akute Behandlung des Prädelirs, Delirium tremens und akuter Entzugssymptomatik), Asthma bronchiale; **KI** (Diphenhydramin): bek. Überempf., akutes Asthma bronchiale, Engwinkelglaukom, Phäochromozytom, Prostatahypertrophie mit Restharn, Epilepsie, Hypokaliämie, Hypomagnesiämie, Bradykardie, angeb. Long-QT-Syndrom oder andere klinisch signif. kard. Strg.; gleichz. Anw. von Arzneimitteln, die das QT-Intervall verlängern/zu Hypokaliämie führen/Alkohol/MAO-Hemmern, Grav./Lakt., Ki < 18J.; **KI** (Doxylamin): bek. Überempf., Engwinkelglaukom, Prostatahypertrophie mit Restharn, akuter Asthmaanfall, Phäochromozytom, gleichz. Anw. mit MAO-Hemmern, Epilepsie; akute Vergiftung durch Alkohol, Schlaf- oder Schmerzmittel sowie Psychopharmaka; **KI** (Melatonin): bek. Überempf.; **KI** (L-Tryptophan): bek. Überempf., schw. Leberinsuff., hepatische Enzephalopathie, schwere Nierenerkrankungen und Niereninsuff., Karzinoide, gleichzeitige Anwendung mit MAO-Hemmerm/SSRI; **KI** (Zaleplon): bek. Überempf., Schlaf-Apnoe-Syndrom, Myasthenia gravis, schw. Leberinsuff., schwere Ateminsuffizienz; **KI** (Zolpidem): bek. Überempf., schw. Leberinsuff., Schlafapnoe-Syndrom, Myasthenia gravis, akute und/oder schw. Ateminsuff., Kinder und Jugendl. < 18J; **KI** (Zopiclon): bek. Überempf., schw. Leberinsuff., schw. Schlafapnoe-Syndrom, Myasthenia gravis, schwere Ateminsuffizienz, Kinder und Jugendl. < 18J, Lakt.

Buspiron Rp	HWZ 4h, Q0 1.0, PPB > 95%, PRC B, Lact ?
Anxut *Tbl. 5, 10mg* **Busp** *Tbl. 5, 10mg*	**Angstzustände:** ini 3 x 5-10mg p.o., max. 60mg/d; **DANI/DALI** KI bei schwerer NI/LI

Chloralhydrat Rp	HWZ 4min (7h), Q0 1.0, PPB 40%, PRC C, Lact ?
Chloraldurat *Kps. 250, 500mg* **Chloralhydrat** *Rectiole 600mg*	**Schlafstörung, Erregungszustände:** 250-1000mg p.o. z.N., max. 1.5g/d; **Sedierung von Kindern, Krampfanfall:** > **6kg:** 300mg rect.; > **12kg:** 600mg rect.; > **24kg:** max. 1200mg rect.

Clomethiazol Rp	HWZ 2.3-5h, Q0 0.95, PPB 60-70%
Distraneurin *Kps. 192mg; Lsg. (1ml = 31.5mg)*	**Akute Entzugssymptomatik, Delirium tremens (stationäre Behandlung!):** ini 384-768mg p.o., max. 1152-1536mg in den ersten 2h, dann max. 384mg alle 2h; **Verwirrtheit, Unruhe älterer Patienten:** 3 x 192-384mg p.o.; **Schlafstörung älterer Patienten:** 384mg z.N., evtl. Wdh. nach 30-60min

Diphenhydramin OTC	HWZ 4-8h, Q0 0.9, PPB 85-99%, PRC B, Lact -
Betadorm D *Tbl. 50mg* **Dolestan** *Tbl. 25, 50mg* **Dormutil N** *Tbl. 50mg* **Emesan** *Tbl. 50mg; Supp. 20, 50mg* **Halbmond** *Tbl. 50mg* **Sodormwell** *Kps. 50mg* **Vivinox Sleep** *Tbl. 25, 50mg*	**Schlafstörung:** 25-50mg p.o. z.N.; **vestibulärer Schwindel, Übelkeit, Erbrechen, Kinetose:** 1-3 x 50mg p.o./rect., **Ki. < 1J:** 1-2 x 10mg rect.; **1-5J:** 1-2 x 20mg rect.; **6-12J:** 1-2 x 25mg p.o.; **DANI, DALI** Dosisanpassung

Doxylamin OTC	HWZ 10h
Gittalun *Brausetbl. 25mg* **Hoggar Night** *Tbl. 25mg* **Schlafsterne** *Tbl. 30mg* **SchlafTabs-ratioph.** *Tbl. 25mg* **Sedaplus** *Saft/Lsg. 12.5ml/5mg*	**Schlafstörung:** 25-50mg p.o. z.N.; **> 6M:** 6.25mg; **> 1J:** 6.25-12.5mg; **5-12J:** 12.5-25mg

Melatonin Rp	HWZ 3.5-4h, PPB 60%
Circadin *Tbl. 2(ret.)mg*	**Insomnie ab 55J:** 1 x 2mg z.N.; **DANI** vors. Anw.; **DALI** Anw. nicht empfohlen

L-Tryptophan OTC	HWZ 2.5h, Q0 1.0, PPB 85%
Ardeydorm *Tbl. 500mg* **Ardeytropin** *Tbl. 500mg* **Kalma** *Tbl. 500mg* **L-Tryptophan-ratioph.** *Tbl. 500mg*	**Schlafstörung:** 1-2g p.o. z.N.; **DANI/DALI** KI

Zaleplon Rp	HWZ 1h, Q0 1.0, PPB 60%, PRC C, Lact -
Sonata *Kps. 5, 10mg*	**Einschlafstrg.:** 1 x 10mg p.o. z.N., ältere Pat. 1 x 5mg; **DANI** nicht erf.; **DALI** max. 5mg/d, KI bei schwerer Leberinsuffizienz
Zolpidem Rp	HWZ 2-2.6h, Q0 1.0, PPB 92%, PRC B, Lact ?
Bikalm *Tbl. 10mg* **Stilnox** *Tbl. 10mg* **Zolpidem-ratioph.** *Tbl. 5, 10mg* **Zolpidem Stada** *Tbl. 5, 10mg*	**Schlafstörung:** 10mg p.o. z.N.; **Pat. > 65J, geschwächte Pat.:** 5mg; **DANI** nicht erforderlich; **DALI** max. 5mg/d, KI bei schwerer LI
Zopiclon Rp	HWZ 5h, Q0 0.95, PPB 45%
Somnosan, Ximovan, Zopiclon HEXAL *Tbl. 7.5mg* **Optidorm** *Tbl. 3.75, 7.5mg* **Zopiclon-ratioph.** *Tbl. 3.75, 7.5mg*	**Schlafstörung:** 7.5mg p.o. z.N., ältere Pat. 3.75mg; **DANI, DALI** max. 3.75mg/d, KI bei schwerer Leberinsuffizienz

13.7 Psychoanaleptika

Wm/Wi (Atomoxetin): selektive Hemmung des präsynaptischen Noradrenalintransporters; **Wm/Wi** (Dexamfetamin): zentral stimulierendes Sympathomimemtikum; **Wm/Wi** (Lisdexamfetamin): Prodrug von Dexamfetamin, zentral wirk. Sympathomimetikum; **Wm/Wi** (Methylphenidat): Amphetaminderivat, zentral erregend durch Katecholaminfreisetzung; **Wm/Wi** (Modafinil): Potenzierung der zerebralen Alpha-1-adrenergen Aktivität ⇒ Vigilanz ↑, Zahl plötzlicher Schlafepisoden ↓;
UW (Atomoxetin): Appetit ↓, Gewicht ↓, Anorexie, Reizbarkeit, Stimmungsschw., Schlaflosigkeit, Kopfschmerzen, Schläfrigkeit, Schwindel, abdom. Schmerzen, Erbrechen, Übelkeit, Obstipat., Dyspepsie, Dermatitis, Hautausschlag, Müdigkeit, Lethargie, Tachykardie, Hypertonie; **UW** (Dexamfetamin): Arrhythmien, Tachykardie, Palpitationen, Abdominalschmerzen, Übelkeit, Erbrechen, Mundtrockenheit, Veränderung des Blutdrucks/Herzfrequenz, Appetit ↓, verringerte Gewichts- und Größenzunahme bei längerer Anw. bei Kindern, Arthralgie, Schwindel, Dyskinesie, Kopfschmerzen, Hyperaktivität, Schlaflosigkeit, Nervosität, abnormes Verhalten, Aggressivität, Erregungs- und Angstzustände, Depression, Reizbarkeit; **UW** (Lisdexamfetamin): Appetit ↓, Anorexie, Schlafstörungen, Agitiertheit, Angst, Libido ↓, Tic, Affektlabilität, psychomotorische Hyperaktivität, Aggression, Kopfschmerzen, Schwindel, Unruhe, Tremor, Somnolenz, Mydriasis, Tachykardie, Palpitationen, Dyspnoe, Mundtrockenheit, Diarrhoe, Oberbauchschmerzen, Übelkeit, Erbrechen, Hyperhidrose, Hautausschlag, erektile Dysfunktion, Reizbarkeit, Müdigkeit, Zerfahrenheit, Fieber, Blutdruck ↑, Gewicht ↓; **UW** (Methylphenidat): Anorexie, Appetitverlust, mäßige Verminderung der Gewichtszunahme und des Längenwachstums bei längerer Anwendung bei Kindern, Schlaflosigkeit, Nervosität, abnormes Verhalten, Aggression, Affektlabilität, Erregung, Anorexia, Ängstlichkeit, Depression, Reizbarkeit, Konzentrationsmangel und Geräuschempfindlichkeit (bei Erwachsenen mit Narkolepsie), Kopfschmerzen, Somnolenz, Schwindelgefühl, Dyskinesie, psychomotorische Hyperaktivität, Tachykardie, Palpitationen, Arrhythmien, Hypertonie, Bauchschmerzen, Magenbeschwerden, Übelkeit, Erbrechen, Mundtrockenheit, Diarrhoe, Schwitzen, Alopezie, Pruritus, Rash, Urtikaria, Arthralgien, Husten, Rachen- und Kehlkopfschmerzen, Nasopharyngitis, Fieber, Änderung v. Blutdruck/Herzfrequenz, Gewichtsverlust;

UW (Modafinil): verminderter Appetit, Nervosität, Insomnie, Angst, Depression, Denkstörungen, Verwirrtheit, Kopfschmerzen, Schwindelgefühl, Somnolenz, Parästhesien, verschwommenes Sehen, Tachykardie, Palpitationen, Vasodilatation, Bauchschmerzen, Übelkeit, Mundtrockenheit, Diarrhoe, Dyspepsie, Verstopfung, Asthenie, Brustschmerzen, dosisabhängige Erhöhung der γGT und aP, pathologische Leberfunktionstests;
KI (Atomoxetin): bek. Überempfindlichkeit, Engwinkelglaukom, gleichzeitige Anwendung von MAO-Hemmern, schwere kardio-/zerebrovaskuläre Erkrankungen, Phäochromozytom;
KI (Dexamfetamin): bek. Überempf. oder Idiosynkrasie ggü. sympathomimetischen Aminen, Glaukom, Phäochromozytom, Hyperthyreose oder Thyreotoxikose, Diagnose oder Anamnese schwerer Depression, Anorexia nervosa/anorekt. Störungen, Suizidneigung, psychotische Symptome, schwere affektive Störungen, Manie, Schizophrenie, psychopathischen/Borderline-Persönlichkeitsstörungen, Gilles-de-la-Tourette-Syndrom oder ähnliche Dystonien, Diagnose/Anamnese von schweren und episodischen (Typ I) bipolaren affektiven Störungen, vorbestehende Herz-Kreislauf-Erkrankungen einschließlich mittelschwerer und schwerer Hypertonie, Herzinsuff., arterieller Verschlusskrankheit, Angina pectoris, hämodynamisch signifikanter angeborener Herzfehler, Kardiomyopathien, Myokardinfarkt, potenziell lebensbedrohender Arrhythmien und Kanalopathien, zerebrale Aneurysmen, Gefäßabnormalitäten inkl. Vaskulitis oder Schlaganfall, Porphyrie, anamnestisch Drogenabhängigkeit oder Alkoholismus, gleichzeitige Anwendung von MAO-Hemmern, Grav./Lakt.;
KI (Lisdexamfetamin): bek. Überempf., gleichzeitige Anwendung von MAO-Hemmern, Hyperthyreose/Thyreotoxikose, Erregungszustände, symptomatische Herz-Kreislauf-Erkr., fortgeschrittene Arteriosklerose, mittelschwere bis schwere Hypertonie, Glaukom;
KI (Methylphenidat): bekannte Überempfindlichkeit, Hyperthyreose oder Thyreotoxikose, Glaukom, Phäochromozytom, vorbestehende Herz-Kreislauf-/zerebrovaskuläre Erkrankungen, gleichzeitige Anwendung von MAO-Hemmern; Diagnose oder Anamnese von: schwerer Depression, Anorexia nervosa/anorektischen Störungen, Suizidneigung, psychotischen Symptomen, schweren affektiven Störungen, Manie, Schizophrenie, psychopathischen/Borderline-Persönlichkeitsstörungen, Gilles-de-la-Tourette-Syndrom oder ähnlichen Dystonien, schweren und episodischen (Typ I) bipolaren affektiven Störungen;
KI (Modafinil): bek. Überempf., nicht kontrollierte mittelschwere-schwere Hypertonie, HRST

Atomoxetin Rp	HWZ 3.6h, PPB 98%
Strattera *Kps. 10, 18, 25, 40, 60, 80mg, 100mg; Lsg. 4mg/ml*	**Aufmerksamkeitsdefizit-Hyperaktivitätsstörung.: Ki. > 6J:** ini 0.5mg/kg/d p.o., nach 7d je nach Wi steigern auf 1.2mg/kg/d; > 70kg: ini 1 x 40mg, dann 80mg, max. 100mg/d; **DANI** nicht erforderlich; **DALI** Child B: 50%, Child C: 25%

Dexamfetamin Rp (Btm)	HWZ 10h
Attentin *Tbl. 5, 10, 20mg*	**Aufmerksamkeitsdefizit-Hyperaktivitätsstörung mit fehlendem Ansprechen auf Atomoxetin bzw. Methylphenidat:** **Ki. > 6J:** ini 5-10mg p.o., ggf. um 5mg/W steigern, max. 20-40mg/d; **DANI, DALI** keine Daten

Lisdexamfetamin Rp (Btm)	HWZ 1(11)h, PRC B, Lact -
Elvanse *Kps. 30, 40, 50, 60, 70mg*	**Aufmerksamkeitsdefizit-Hyperaktivitätsstörung mit fehlendem Ansprechen auf Methylphenidat:** Ki. > 6J: ini 1 x 30mg p.o., ggf. um 20mg/W steigern, max. 70mg/d; **DANI, DALI** keine Daten

Methylphenidat Rp (Btm)	HWZ 2-4h, Q0 0.95, PPB 10-33%, PRC C, Lact ?
Concerta *Tbl. 18(ret.), 27 (ret.), 36(ret.), 54(ret.)mg* **Equasym** *Kps. 10(ret.), 20(ret.), 30(ret.)mg* **Medikinet** *Tbl. 5, 10, 20mg; Kps. 5(ret.), 10(ret.), 20(ret.), 30(ret.), 40(ret.), 50(ret.), 60(ret.)mg* **Methylphenidat HEXAL** *Tbl. 10mg* **Ritalin** *Tbl. 10mg; Kps. (ret.) 20, 30, 40mg* **Ritalin Adult** *Kps. (ret.) 10, 20, 30, 40mg*	**Aufmerksamkeitsdefizit-Hyperaktivitätsstörung: Ki. ab 6J:** ini 5mg p.o., wöchentl. um 5-10mg steigern, max. 60mg/d in 2-3ED; 1 x 18-36mg (ret.), max. 54mg/d (ret.); **Erw.:** ini 1 x 10-20mg (ret.), ggf. steigern um 10-20mg/W., max. 80mg/d; **Narkolepsie:** 10-60mg/d in 2-3ED; **> 6J:** ini 1-2 x 5mg/d, um 5-10mg/W steigern, max. 60mg/d; **DANI, DALI** keine Daten, vorsichtige Anw.

Modafinil Rp)	HWZ 10-12h, PPB 62%, PRC C, Lact ?
Modafinil Neurax *Tbl. 100, 200mg* **Modafinil Heumann** *Tbl. 100mg* **Vigil** *Tbl. 100, 200mg*	**Narkolepsie:** 200-400mg/d p.o. in 2ED (morgens, mittags); **DANI** keine Daten; **DALI** schwere LI: 50%

13.8 Zentral wirksame Alpha-Sympathomimetika

Wm/Wi (Clonidin): zentrale Stimulation Alpha-2-adrenerger Rezeptoren ⇒ Sympathikusaktivität ↓ ⇒ dämpft Überaktivität noradren. Neurone (die Alkoholentzug bewirken);
Wm/Wi (Guanfacin): zentrale Stimulation Alpha-2-adrenerger Rezeptoren ⇒ Veränderung der Signalübertragung im präfrontalen Kortex und in den Basalganglien;
UW (Clonidin): Depression, Schlafstrg., Schwindel, Sedierung, Kopfschmerzen, orthostatische Hypotonie, Mundtrockenheit, Obstipation, Übelkeit, Erbrechen, Schmerzen in den Speicheldrüsen, erektile Dysfunktion, Müdigkeit;
UW (Guanfacin): Depression, Angst, Affektlabilität, Insomnie, Durchschlafstrg., Alpträume, Somnolenz, Kopfschmerze, Sedierung, Schwindel, Lethargie, Bradykardie, Hypotonie, orthostat. Hypotonie, Bauchschmerzen, Erbrechen, Übelkeit, Diarrhoe, Obstipation, Mundtrockenheit, Exanthem, Enuresis, Ermüdung, Reizbarkeit, Gewichtszunahme;
KI (Clonidin): bek. Überempf., ausgeprägte Hypotonie, Major Depression, bestimmte Erregungsbildungs- und Erregungsleitungsstörungen des Herzens, Bradykardie, Grav./Lakt.;
KI (Guanfacin): bek. Überempf.

Clonidin Rp	HWZ 12-16h, Q0 0.4, PPB 30-40%, PRC C, Lact ?
Paracefan *Amp. 0.15mg/1ml, 0.75mg/5ml*	**Alkoholentzugssyndrom:** ini 0.15-0.6mg, max 0.9mg i.v. dann 0.3-4mg/d, max. 10mg/d; Perf. (0.75mg) = 15µg/ml ⇒ 2-8ml/h

Guanfacin Rp	HWZ 18h, PPB 70%, PRC B, Lact ?
Intuniv *Tbl. 1(ret.), 2(ret.), 3(ret.), 4(ret.)mg*	**Aufmerksamkeitsdefizit-Hyperaktivitätsstörung: Ki. 6-17J:** ini 1 x 1mg p.o., je n. Wi./Verträglichkeit steigern um max. 1mg/W, Erh.Dos. 0.05-0.12mg/kg/d; **DANI** CrCl <30: Dosisreduktion; **DALI:** vorsichtige Anw.

13.9 Alkoholentwöhnungsmittel

Wm/Wi (Acamprosat): Stimulierung der inhibitorischen GABAergen Neurotransmission sowie antagonistischer Effekt auf die erregenden Aminosäuren, insbesondere Glutamat;
Wm/Wi (Nalmefen): Agonist am "kappa"-Rezeptor, Antagonist am μ- und Δ-Rezeptor ⇒ Modulierung kortiko-mesolimbischer Funktionen ⇒ Verringerung des Alkoholkonsums;
Wm/Wi (Naltrexon): kompetitiver Antagonismus am Opioidrezeptor;
UW (Acamprosat): erniedrigte Libido, Durchfall, Übelkeit, Erbrechen, Bauchschmerzen, Blähungen, Pruritus, makulopapulöser Ausschlag, Frigidität, Impotenz;
UW (Nalmefen): verminderter Appetit, Schlaflosigkeit, Schlafstörungen, Verwirrtheit, Ruhelosigkeit, verminderte Libido, Halluzinationen, Dissoziation, Schwindel, Kopfschmerzen, Somnolenz, Tremor, Aufmerksamkeitsstörungen, Parästhesie, Hypästhesie, Tachykardie, Palpitationen, Übelkeit, Erbrechen, trockener Mund, Hyperhidrose, Muskelspasmen, Ermüdung, Asthenie, Unwohlsein, Gefühl anomal; erniedrigtes Gewicht;
UW (Naltrexon): Bauchschmerzen, Übelkeit, Erbrechen, Diarrhoe, Obstipation, Appetit ↓, Schlafstrg., Angstzustände, Nervosität, Affektstrg., Reizbarkeit, Kopfschmerzen, Unruhe, Schwindel, gesteigerter Tränenfluss, Tachykardie, Palpitationen, Änderungen EKG, Thoraxschmerzen, Exanthem, Gelenk- u. Muskelschmerzen, verzögerte Ejakulation, erektile Dysfunktion, Asthenie, Durst, gesteigerte Energie, Schüttelfrost, Hyperhidrose;
KI (Acamprosat): bek. Überempf., Lakt., Niereninsuff.;
KI (Nalmefen): bek. Überempfindlichkeit, gleichzeitige Anw. v. Opioidagonisten bzw. Partialagonisten, Pat. mit bestehender oder kurz zurückliegender Opioidabhängigkeit, mit akuten Opioid-Entzugssymptomen, Pat. mit vermuteter kürzlicher Anw. von Opioiden; schwere LI, NI; Pat. mit in jüngster Vergangenheit aufgetretenen akuten Alkoholentzugserscheinungen (incl. Halluzinationen, Krampfanfälle, Delirium tremens);
KI (Naltrexon): bek. Überempf. schwere Leberinsuff., akute Hepatitis, schwere Nierenfunktionsstörung, Pat., die Opioid-Analgetika erhalten; opioidabhängige Pat. ohne erfolgreichen Entzug oder Pat., die Opiat-Agonisten erhalten (z.B. Methadon); akute Opiat-Entzugssymptome, Pat. mit positiven Opioid-Nachweis im Urin oder negativen Ergebnis im Naloxon-Provokationstest

Acamprosat Rp	HWZ 20.7h, keine PPB
Campral *Tbl. 333mg*	**Aufrechterhaltung der Abstinenz bei Alkoholabhängigkeit:** 3 x 666mg p.o.; Pat. < 60kg: 2-1-1Tbl.; **DANI** Krea > 120μmol/l: KI; **DALI** Child C: KI

Nalmefen Rp	HWZ 12.5h, PPB 30%
Selincro *Tbl. 50mg*	**Zur Reduktion des Alkokolkonsums bei Alkoholabhängigkeit mit hohem Risikoniveau:** n. Bed. 18mg p.o., max 18mg/d; **DANI, DALI** leichte bis mittelschwere NI/LI: 100%; KI bei schwerer NI/LI
Naltrexon → 298 Rp	HWZ 2.7(9)h, Qo 1.0, PPB 21%, PRC C, Lact ?
Adepend *Tbl. 50mg*	**Minderung des Rückfallrisikos nach Alkoholabhängigkeit:** 1 x 50mg p.o.; **DANI, DALI** vorsichtige Anw. bei leichter bis mäßiger NI/LI; KI bei schwerer NI/LI

13.10 Rauchentwöhnungsmittel

Wm/Wi (Bupropion): Hemmung des Katecholamin-Reuptakes im Gehirn ⇒ Noradrenalin ↑, Dopamin ↑ in bestimmten Hirnregionen ⇒ Milderung von Nikotinentzugssymptomen, Rauchdrang ↓; **Wm/Wi** (Vareniclin): bindet an neuronale nikotinerge Acetylcholinrezeptoren ⇒ lindert Symptome des Rauchverlangens und des Rauchentzugs;
UW (Bupropion): Urtikaria, Fieber, Mundtrockenheit, Übelkeit, Erbrechen, Bauchschmerzen, Obstipation, Schlaflosigkeit, Agitiertheit, Zittern, Konzentrationsstörung, Kopfschmerzen, Schwindel, Geschmacksstörungen, Depression, Angst, Hautausschlag, Pruritus, Schwitzen;
UW (Vareniclin): Übelkeit, Erbrechen, Obstipation, Diarrhoe, Magenbeschwerden, Dyspepsie, Flatulenz, Mundtrockenheit, gesteigerter Appetit, abnorme Träume, Schlaflosigkeit, Kopfschmerzen, Somnolenz, Schwindel, Dysgeusie, Müdigkeit;
KI (Bupropion): bek. Überempf., Epilepsie, ZNS-Tumore; abrupter Entzug von Alkohol/Medikamenten kann zu Entzugskrämpfen führen, Bulimie, Anorexie, bipolare Erkr., gleichzeitige Anw. von MAO-Hemmern, schwere Leberzirrhose, Grav.; **KI** (Vareniclin): bek. Überempf.;

Bupropion (Amfebutamon) Rp-L!	HWZ 20h, Qo > 0.8, PPB 84%, PRC C Lact-
Zyban *Tbl. 150(ret.)mg*	**Raucherentwöhnung:** d1-6: 1 x 150mg p.o., dann 2 x 150mg; **DANI** 150mg/d; **DALI** 150mg/d, KI bei schwerer LI
Vareniclin Rp-L!	HWZ 24h, PPB < 20%
Champix *Tbl. 0.5, 1mg*	**Raucherentwöhnung:** d1–3: 1 x 0.5mg p.o.; d4-7: 2 x 0.5mg; ab d8: 2 x 1mg, Dauer 12W; **DANI** CrCl > 30: 100%; < 30: max. 1mg/d; bei term. NI Anw. nicht empf.; **DALI** nicht erf.

14 Dermatologie

14.1 Antipruriginosa, Antiphlogistika

Ammoniumbituminosulfonat OTC	
Ichtholan 10, 20, 50% *Salbe (100g enth. 10, 20, 50g)* **Ichtholan spezial** *Salbe (100g enth. 85g)* **Schwarze Salbe Lichtenstein** *Salbe (100g enth. 20, 50g)* **Thiobitum 20%** *Salbe (100 g enth. 20g)*	**Unspezifisch entzündliche Hauterkrankungen (Furunkel, Schweißdrüsenabszess):** Salbe dick auftragen und mit Verband abdecken, Verbandswechsel alle 2d
Phenolsulfonsäure (Gerbstoff) OTC	
Tannolact *Creme (100g enth. 400, 1000mg); Pulver (100g enth. 40g); Lotio (100g enth. 1g)* **Tannosynt** *Creme, Lotio (100g enth. 1g); Konzentrat (100g enth. 40g)* **Delagil** *Creme (100g enth. 400mg); Pulver (100g enth. 40g)*	**Hauterkrankungen mit Entzündung, Juckreiz oder Nässen:** Creme: 3 x tgl. dünn auftragen; Lotio: 1-2 x tgl. dünn auftragen; Pulver: in warmem Wasser auflösen für Bäder und Umschläge

14.2 Glukokortikoide

14.2.1 Schwach wirksame topische Glukokortikoide

Hydrocortison Rp	
Hydrocortison HEXAL *Salbe (100g enth. 250, 500, 1000mg)* **Hydrocutan** *Creme (100g enth. 250mg); Salbe (100g enth. 100, 1000mg)* **Linolacort Hydro** *Creme (100g enth. 500, 1000mg)*	**Entzündliche, allergische, pruriginöse Hauterkrankungen, chemisch und physikalisch induzierte Dermatitiden:** 1-3 x tgl. auftragen
Prednisolon Rp	
Linola-H N, Linola-H-Fett N *Creme (100g enth. 400mg)* **Prednisolon LAW** *Creme, Fettcreme (100g enth. 250mg)*	**Akute Ekzeme, Dermatitiden:** 1-3 x tgl. auftragen

14.2.2 Mittelstark wirksame topische Glukokortikoide	
Clobetason Rp	
Emovate *Creme (100g enth. 50mg)*	**Leichtere Formen von Ekzemen, seborrhoische Dermatitis und steroidempfindliche Dermatosen:** 2 x tgl. auftragen
Dexamethason Rp	
Dexa Loscon Mono *Lsg. (100g enth. 25mg)* **Dexamethason LAW** *Creme (100g enth. 50mg)* **Tuttozem N** *Creme (100g enth. 35mg)*	**Ekzeme, Psoriasis capitis, auf Kortikoide ansprechende akute Dermatitiden:** 1-3 x tgl. auftragen
Flumetason Rp	
Cerson *Creme, Fettcreme, Lsg. (100g enth. 20mg)* **Locacorten** *Creme (100g enth. 20mg)*	**Ekzeme, Neurodermitis, Psoriasis, Intertrigo, Lichen ruber, Lichen sclerosus, kutaner Lupus erythematodes:** 1 x tgl. auftragen
Flupredniden Rp	
Decoderm *Creme (100g enth. 100mg); Salbe (100g enth. 50mg)*	**Ekzeme, auf Kortikoide ansprechende Dermatitiden:** 1-3 x tgl. auftragen
Hydrocortisonbutyrat Rp	PRC C, Lact ?
Alfason *Creme, Salbe, Emulsion, Lsg. (Crinale) (100g enth. 100mg)* **Laticort** *Creme, Salbe (100g enth. 10mg)*	**Ekzeme, auf Kortikoide ansprechende Dermatitiden:** 2 x tgl. auftragen
Prednicarbat Rp	PRC C, Lact ?
Dermatop *Creme, Salbe, Fettsalbe, Lsg. (100g enth. 250mg)* **Prednicarbat Acis** *Creme, Salbe, Fettsalbe, Lsg. (100g enth. 250mg)* **Prednitop** *Creme, Salbe, Fettsalbe, Lsg. (Crinale) (100g enth. 250mg)*	**Ekzeme, auf Kortikoide ansprechende Dermatitiden:** 1-2 x tgl. auftragen
Triamcinolonacetonid Rp	PRC C, PPB 80% (bei syst. Anwendung), Lact ?
Delphicort *Creme, Salbe (100g enth. 100mg)* **Kortikoid-ratioph.** *Creme, Salbe (100g enth. 100mg)* **Triamgalen** *Creme, Salbe, Lotion (100g enth. 100mg); Lsg. (100g enth. 200mg)* **Volon A** *Creme, Salbe, Haftsalbe, Lotio (100g enth. 100mg)* **Volonimat** *Creme, Salbe (100g enth. 25mg)*	**Ekzeme, auf Kortikoide ansprechende Dermatitiden:** 1-2 x tgl. auftragen

14.2.3 Stark wirksame topische Glukokortikoide

Amcinonid Rp	PRC C, Lact ?
Amciderm *Creme, Salbe, Fettsalbe, Lotio (100g enth. 100mg)*	**Ekzeme, Lichen ruber, steroidempfindliche Dermatosen:** 1-2 x tgl. auftragen
Betamethason Rp	PRC C, Lact -
Bemon *Creme (100g enth. 122mg)* **Betnesol V** *Creme, Salbe, Lotio, Lsg. (Crinale) (100g enth. 100mg)* **Celestan V** *Salbe (100g enth. 100mg)* **Diprosis** *Salbe, Gel (100g enth. 50mg)* **Diprosone** *Creme, Salbe, Lsg. (100g enth. 50mg)*	**Ekzeme, steroidempfindliche Dermatosen:** 1-2 x tgl. auftragen
Desoximetason Rp	PRC C, Lact ?
Topisolon *Salbe (100g enth. 250mg)*	**Ekzeme, steroidempfindliche Dermatosen:** 1-2 x tgl. auftragen
Diflucortolon Rp	
Nerisona *Creme, Salbe, Fettsalbe (100g enth. 100mg)*	**Ekzeme, steroidempfindliche Dermatosen:** 1-2 x tgl. auftragen
Fluocinolon Rp	
Flucinar *Creme, Salbe (100g enth. 25mg)* **Jellin** *Creme, Salbe (100g enth. 25mg)*	**Entzündliche, entzündlich-juckende und allergische Dermatosen:** 1-2 x tgl. auftragen
Fluocinonid Rp	PRC C, Lact ?
Topsym *Creme, Salbe, Lsg. (100g enth. 50mg)*	**Entzündliche, entzündlich-juckende und allergische Dermatosen:** 1-2 x tgl. auftragen
Methylprednisolon Rp	HWZ 2-3h, PRC C, Lact ?
Advantan *Creme, Salbe, Fettsalbe, Lsg., Milch (100g enth. 100mg)*	**Endogene und exogene Ekzeme, Neurodermitis:** 1 x tgl. auftragen
Mometason Rp	PRC C, Lact ?
Ecural *Fettcreme, Salbe, Lsg. (100g enth. 100mg)* **Elocon** *Fettcreme, Salbe (100g enth. 100mg)* **Momegalen** *Creme, Salbe, Lsg. (100g enth. 100mg)*	**Entzündliche und juckende steroidempfindliche Dermatosen:** 1 x tgl. auftragen

14.2.4 Sehr stark wirksame topische Glukokortikoide

Clobetasol Rp	
Butavate *Creme, Salbe, Lsg. (100g enth. 50mg)* **Clobegalen** *Creme, Salbe, Lsg., Lotion (100g enth. 50mg)* **Clobetasol Acis** *Creme, Salbe, Fettsalbe, Lsg. (Crinale) (100g enth. 50mg)* **Dermoxin** *Creme, Salbe (100g enth. 50mg)* **Dermoxinale** *Lsg. (Crinale) (100g enth. 50mg)* **Karison** *Creme, Salbe, Fettsalbe, Lsg. (Crinale) (100g enth. 50mg)*	**Psoriasis, akutes und chronisches Ekzem, Lichen ruber planus, Lichen sclerosus et atrophicans, Pustulosis palmaris et plantaris:** 1 x tgl. auftragen, max. 20% der KOF, max. 50g Salbe/Creme pro W

14.2.5 Glukokortikoid + Triclosan

Flumetason + Triclosan Rp	
Duogalen *Creme (100g enth. 17mg+3g)*	**Infizierte Ekzeme, Dermatomykosen mit Begleitentzündung, Impetigo, ekzematisierte Follikulitis:** 2 x tgl. dünn auftragen, Ther.-Dauer ca. 7d
Halometason + Triclosan Rp	
Infectocortisept *Creme (100g enth. 50mg+1g)*	**Infizierte Ekzeme, Dermatomykosen mit Begleitentzündung, Impetigo, bakterielle Intertrigo:** 1-2 x tgl. dünn auftragen, Ther.-Dauer ca. 7d

14.3 Dermatitistherapeutika

Wm/Wi (Alitretinoin): immunmodulatorisch, antiinflammatorisch;
Wm/Wi (Pimecrolimus, Tacrolimus): Calciumneurininhibitoren; immunsuppressiv, Hemmung von Produktion und Freisetzung proinflammatorischer Zytokine;
UW (Alitretinoin): Kopfschmerzen, Hypertriglyzeridämie, Hypercholesterinämie, Anämie, Fe-Bindungskapazität ↑, Thrombozyten ↓, TSH/FT4 ↓, Konjunktivitis, trockene Haut und Augen, Gesichtsröte, Transaminasen ↑, Myalgie, Arthralgie; **UW** (Tacrolimus): Brennen, Pruritus, Schmerzen, Exanthem, Wärmegefühl, Reizung, Parästhesie an der Applikationsstelle; Alkoholunverträglichkeit mit Hautrötung, Eczema herpeticum, Follikulitis, Herpes simplex, Herpesvirus-Infektion, Kaposis varicelliforme Eruption;
KI (Alitretinoin): bek. Überempf. gegen Retinoide, Frauen im gebärfähigen Alter (es sei denn, es werden alle Bedingungen des Grav.-Verhütungsprogramms eingehalten), Leberinsuff., schwere NI, nicht ausreichend eingestellte Hypercholesterinämie/Hypertriglyzeridämie, nicht ausreichend eingestellter Hypothyroidismus, Hypervitaminose A, Allergie gegen Erdnüsse/Soja, gleichzeitige Anw. von Tetrazyklinen, Vitamin A oder anderen Retinoiden, Grav./Lakt.;
KI (Tacrolimus): bek. Überempfindlichkeit

Alitretinoin Rp	HWZ 2-10h
Toctino *Kps. 10, 30mg*	**Schweres chronisches Handekzem:** ini 1 x 30mg p.o., dann 10-30mg/d; Behandlungszyklus 12-24W; **DANI** KI bei schwerer NI; **DALI** KI bei LI
Pimecrolimus Rp	
Elidel 1% *Creme (1g enth. 10mg)*	**Leichtes/mittelschweres atopisches Ekzem:** 2 x tgl. auftragen bis Abheilung; **Ki.:** s. Erw.
Tacrolimus Rp	
Protopic 0.03%, 0.1% *Salbe (1g enth. 0.3, 1mg)*	**Mittelschweres/schweres atopisches Ekzem:** ini 0.1% 2 x tgl. auftragen, nach 2-3W 0.03% bis zur Abheilung; **Ki. > 2J:** 0.03% 2 x tgl. auftragen, nach 2-3W 1 x tgl. bis zur Abheilung

14.4 Antipsoriatika

14.4.1 Externa

Calcipotriol Rp	
Calcipotriol HEXAL *Salbe, Lsg. (100g enth. 5mg)* **Daivonex** *Creme, Salbe, Lsg. (100g enth. 5mg)* **Psorcutan** *Creme, Lsg. (100g enth. 5mg)*	**Leichte bis mittelschwere Psoriasis:** 2 x tgl. auftragen
Dithranol Rp	
Micanol 1%, 3% *Creme (100g enth. 1, 3mg)*	**Subakute/chron. Psoriasis:** 2 x tgl. auftragen
Dithranol + Harnstoff Rp	
Psoradexan *Creme (1g enth. 0.5, 1, 2mg + je 170mg Harnstoff)*	**Subakute/chronische Psoriasis:** 2 x tgl. auftragen
Steinkohlenteer Rp	
Lorinden Teersalbe *Salbe (1g enth. 15mg)* **Tarmed** *Shampoo (100g enth. 4g)* **Teer Linola Fett** *Salbe (1g enth. 20mg)*	**Seborrhoische Dermatitis, Seborrhoe oleosa, Pityriasis simplex capitis, Psoriasis der Kopfhaut:** 1-2 x/W auftragen/anwenden
Tazaroten Rp	
Zorac *Gel (1g enth. 1mg)*	**Leichte bis mittelschwere Plaque-Psoriasis:** 1 x tgl. für bis zu 12W auftragen

14.4.2 Interna

Wm/Wi (Acitretin): Vitamin-A-Derivat, normalisiert Wachstum/Differenzierung von Haut- und Schleimhautzellen;
Wm/Wi (Ciclosporin, Methotrexat): Hemmung aktivierter T-Zellen, deren Zytokine zur Hyperproliferation der Keratinozyten beitragen;
Wm/Wi (Dimethylfumarat): vorübergehender Anstieg der intrazellulären Ca2+-Konzentration ⇒ Prolierationshemmung der Keratinozyten, Verringerung der intraepidermalen Infiltration mit Granulozyten u. T-Helferzellen;
Wm/Wi (Secukinumab): humaner monoklonaler AK, bindet an IL 17A ⇒ Hemmung proinflammatorischer Zytokine, Chemokine und Mediatoren der Gewebsschädigung;
Wm/Wi (Ustekinumab): monoklonaler AK, bindet an IL-12 und IL-23 ⇒ Unterdrückung der gesteigerten Immunzellaktivierung;
UW (Acitretin): Trockenheit von Haut und Schleimhäuten, Lippenentzündung, Haarausfall, Transaminasen ↑, BB-Veränderungen, Lipide ↑;
UW (Ciclosporin): Nierenschädigung, Leberfktsstrg., Kardiotoxizität, Tremor, Hirsutismus, Gingivahypertrophie, Ödeme;
UW (Dimethylfumarat): Gesichtsrötung, Hitzegefühl, Diarrhoe, Völlegefühl, Oberbauchkrämpfe, Blähungen, Leukopenie, Lymphopenie, Eosinophilie;
UW (Methotrexat): Exanthem, Haarausfall, GI-Ulzera, Übelkeit, Hämatopoesestörung;
UW (Secukinumab): Infektionen der oberen Atemwege, oraler Herpes, Rhinorrhoe, Diarrhoe, Urtikaria;
UW (Ustekinumab): Infektionen Hals/Atemwege, Depression, Kopfschmerzen, Schwindel, verstopfte Nase, Diarrhoe, Juckreiz, Rücken-, Muskelschmerzen, Müdigkeit;
KI (Acitretin): bekannte Überempfindlichkeit gegen Retinoide, Leber-, Niereninsuffizienz, Diabetes mellitus, schwere Hyperlipidämie, gleichzeitige Einnahme von Vit. A oder anderen Retinoiden, gleichzeitige Therapie mit Methotrexat, Tetrazyklinen, Grav./Lakt., Frauen im gebärfähigen Alter ohne sichere Kontrazeption;
KI (Ciclosporin): Nierenfktsstrg., unkontrollierte arterielle Hypertonie, unkontrollierte Infektionen, Tumoren, schwere Lebererkrankung, Lakt., Cave in Grav.;
KI (Dimethylfumarat): bek. Überempfindlichkeit, gastroduodenale Ulzera, schwere Leber- und Nierenerkrankungen, leichte Formen der Psoriasis (zu hohes Behandlungsrisikos), Psoriasis pustulosa (fehlende Erfahrung), Pat. <18J, Grav., Lakt.;
KI (Methotrexat): akute Infektionen, schwere Knochenmarksdepression, Leberfunktionsstörung, GI-Ulzera, Niereninsuffizienz, Grav./Lakt.;
KI (Secukinumab): bek. Überempfindlichkeit, klinisch relevante Infektionen;
KI (Ustekinumab): bek. Überempf., klinisch relevante Infektionen, Pat. < 18J, Grav.

Acitretin Rp	HWZ 50(60)h, Q0 1.0, PPB 99%, PRC X, Lact ?
Acicutan *Kps. 10, 25mg* **Neotigason** *Kps. 10, 25mg*	**Psoriasis, Hyperkeratosis palmoplantaris, M. Darier, Pustulosis palmoplantaris, Ichthyosis, Pityriasis rubra pilaris, Lichen ruber planus:** ini 30mg/d p.o. für 2-4 W, dann ggf. bis max. 75mg/d; **Ki.:** ini 0.5mg/kg/d, ggf. bis 1mg/kg/d, max. 35mg/d, Erh.Dos. 0.1mg/kg/d, max. 0.2mg/kg/d; **DANI, DALI** KI

Ciclosporin Rp	HWZ 7-8(16-19)h, Q0 1.0, PPB 90%, ther. Serumspiegel (µg/l): 100-300
Cicloral *Kps. 25, 50, 100mg; Lsg. (1ml = 100mg)* **Ciclosporin Pro** *Kps. 25, 50, 100mg* **Immunosporin** *Kps. 25, 50, 100mg* **Sandimmun** *Kps. 10, 25, 50, 100mg; Susp. (1ml = 100mg); Amp. 50mg/1ml, 250mg/5ml*	**Schwerste Formen der Psoriasis:** 2.5mg/kg/d p.o., max. 5mg/kg/d; Kreatininkontrolle! **DANI** KI → 283; **DALI** 50-75%

Methoxsalen Rp	HWZ 5h, Q0 1.0
Meladinine *Tbl. 10mg; Lsg. (1ml enth. 3mg)*	**Schwere Psoriasis, Mycosis fungoides, Vitiligo:** 0.6mg/kg 2h vor UV-A-Bestrahlung; **Leichtere Psoriasis:** Lsg. als Badezusatz (0.5mg/l Badewasser) vor UV-A Bestrahlung; **DANI** KI bei stark eingeschränkter Nierenfkt.; **DALI** KI bei Hepatopathie

Dimethylfumarat + Ethylhydrogenfumarat Rp	HWZ 11min (36h)
Fumaderm initial *Tbl. 30 +75mg* **Fumaderm** *Tbl. 120 +95mg*	**Mittelschwere bis schwere Psoriasis:** W1 1 x 30+75mg; W2 2 x 30+75mg; W3 3 x 30+75mg; W4 1 x 120 + 95mg, dann n. Wi wöchentl. steigern um 120 + 95mg bis max. 3 x 240 + 190mg; **DANI, DALI** KI bei schwerer NI, LI

Methotrexat → 217 Rp	HWZ 5-9h, Q0 0.06, PPB 50%, PRC X, Lact -
Lantarel *Tbl. 2.5, 7.5, 10mg; Fertigspr. 7.5mg/1ml, 10mg/1.34ml, 15mg/2ml, 20mg/2.67ml, 25mg/1ml* **Metex** *Tbl. 2.5, 7.5, 10mg; Inj.Lsg. 7.5, 10, 15, 20, 25mg; Fertigspr. 7.5mg/0.15ml, 10mg/0.20ml, 15mg/0.30ml, 20mg/0.40ml, 25mg/0.50ml, 30mg/0.60ml* **MTX HEXAL** *Tbl. 2.5, 5, 7.5, 10mg; Inj.Lsg. 5mg/2ml, 10mg/4ml, 25mg/1ml, 50mg/2ml, 500mg/20ml, 1g/40ml, 5g/200ml; Fertigspr. 2.5mg/0.33ml, 7.5mg/1ml, 10mg/1.33ml, 15mg/2ml, 20mg/2.67ml, 25mg/3.33ml*	**Schwerste Formen der Psoriasis:** ini 1 x 2.5-5mg zur Toxizitätsabschätzung; dann 7.5-25mg 1 x/W p.o./s.c./i.m./i.v., max. 30mg/W; **DANI** CrCl > 80: 100%, 80: 75%, 60: 63%, < 60: KI

Secukinumab Rp	HWZ 18-46d PRC B, Lact ?
Cosentyx *Fertigspr., Pen 150mg*	**Mittelschwere bis schw. Plaque-Psoriasis:** ini 300mg s.c. 1x/W, nach 4W 300mg alle 4W; **DANI, DALI** keine Daten

Ustekinumab Rp	HWZ 15-32d
Stelara *Inj.Lsg. 45, 90mg; Fertigspr. 45, 90mg*	**Mittelschwere bis schw. Plaque-Psoriasis:** ini 45mg s.c., Wdh. nach 4W, dann alle 12W; > 100kg: ini 90mg s.c., Wdh. nach 4W, dann alle 12W; **DANI, DALI** keine Daten

Adalimumab, Etanercept, Infliximab → 221

14.5 Aknemittel

14.5.1 Antibiotikahaltige Externa

Chlortetrazyklin Rp	
Aureomycin *Salbe (100g enth. 3g)*	**Akne vulgaris:** 1-2 x tgl. auftragen
Clindamycin Rp	
Zindaclin *Gel (100g enth. 1g)*	**Akne vulgaris:** 1-2 x tgl. auftragen
Erythromycin Rp	
Aknefug EL *Lsg. (100ml = 1g)* **Aknemycin** *Salbe, Lsg. (100g enth. 2g)* **Eryaknen** *Gel (100g enth. 2, 4g)* **Inderm** *Lsg. (100g enth. 1g);* *Gel (100g enth. 2, 4g)*	**Akne vulgaris:** 2 x tgl. auftragen
Nadifloxacin Rp	
Nadixa *Creme (1g enth. 10mg)*	**Akne vulgaris:** 2 x tgl. auftragen für 8 W, max. für 12W
Tetracyclin Rp	
Imex *Salbe (100g enth. 3g)*	**Akne vulgaris:** 1-3 x tgl. auftragen

14.5.2 Peroxide

Benzoylperoxid OTC	PRC C, Lact ?
Aknefug Oxid *Gel (100g enth. 3, 5, 10g);* *Susp. (100g enth. 4g)* **Akneroxid** *Gel (100g enth. 5, 10g);* *Susp. (100g enth. 4g)* **Benzaknen** *Gel (100g enth. 5, 10g);* *Susp. (100ml = 5g)* **Cordes BPO** *Gel (100g enth. 3, 5, 10g)*	**Akne vulgaris:** 1-2 x tgl. auftragen

14.5.3 Retinoide zur topischen Anwendung, Kombinationen

Adapalen Rp	PRC C, Lact ?
Differin *Creme, Gel (100g enth. 100mg)*	**Akne vulgaris:** 1 x tgl. auftragen
Adapalen + Benzoylperoxid Rp	
Epiduo *Gel (100g enth. 100+2500mg)*	**Akne vulgaris:** 1 x tgl. auftragen
Isotretinoin Rp	PRC X, Lact -
Isotrex *Gel (100g enth. 50mg);* *Creme (100g enth. 50, 100mg)*	**Akne vulgaris:** 1-2 x tgl. auftragen
Isotretinoin + Erythromycin Rp	PRC X, Lact -
Isotrexin *Gel (100g enth. 50mg +2g)*	**Mittelschw. Akne vulgaris:** 1-2 x tgl. auftragen

Tretinoin Rp	PRC C (top)/D (syst.), Lact ? (top)/-(syst.)
Airol *Creme, Lsg. (100g enth. 50mg)* **Cordes VAS** *Creme (100g enth. 50mg)*	**Akne vulgaris, Halogenakne, Akne medicamentosa:** 1-2 x tgl. auftragen
Tretinoin + Clindamycin Rp	PRC C (top)/D (syst.), Lact ? (top)/-(syst.)
Acnatac *Gel (100g enth. 25mg + 1g)*	**Akne vulgaris mit Komedonen, Papeln und Pusten:** 1 x tgl. auftragen f. max. 12W

14.5.4 Weitere Externa

Wm/Wi (Ivermectin): antientzündlich durch Hemmung der Lipopolysaccharid-induzierten Produktion entzündlicher Zytokine; antiparasitär Abtötung von Demodex-Milben

Azelainsäure Rp	PPB 43%
Skinoren *Creme (100g enth. 20g); Gel (100g enth. 15g)*	**Akne vulgaris, papulopustulöse Rosazea:** 2 x tgl. auftragen
Ivermectin Rp	
Soolantra *Creme (1g enth. 10mg)*	**Papulopustulöse Rosazea:** 1 x tgl. auftragen, Ther-Dauer bis 4M; **DANI** nicht erforderl.; **DALI** schwere LI: vorsichtige Anw.
Ivermectin (systemisch) → 221	

14.5.5 Interna

Wm/Wi (Isotretinoin): Mitoserate von Epidermiszellen ↑, Auflockerung der Hornschicht, Talgproduktion ↓;
Wm/Wi (Minocyclin): Tetracyclin-Antibiotikum, hemmt Lipase der Propionibakterien;
UW (Isotretinoin): trockene Haut und Schleimhäute, Lippenentzündung, Haarausfall, Transaminasen ↑, BB-Veränderung, Lipide ↑;
UW (Minocyclin): Schwindel, Kopfschmerz, Übelkeit, allergische Hautreakt., phototoxische Reaktionen, reversible Knochenwachstumsverzögerung (Ki. < 8J), irreversible Zahnverfärbung u. Zahnschmelzschädigung (Ki. < 8J), ICP ↑, BB-Veränderungen, Superinfektion durch Bakterien/Sprosspilze;
KI (Isotretinoin): bekannte Überempfindlichkeit, Frauen im gebärfähigen Alter (es sei denn, es werden alle Bedingungen des Grav.-Verhütungsprogrammes eingehalten), präpubertäre Akne, Leberinsuffizienz, übermäßig erhöhte Blutfette, Hypervitaminose A, gleichzeitige Behandlung mit Tetrazyklinen, Grav./Lakt.;
KI (Minocyclin): Tetracyclinüberempfindlichkeit, schwere Leberfunktionsstörung, Niereninsuffizienz, Ki. < 8J, Grav./Lakt.

Doxycyclin → 239 Rp	HWZ 12-24h, Qo 0.7, PPB 80-90%, PRC D, Lact ?
Doxakne *Tbl. 50mg* **Doxyderma** *Tbl. 50, 100mg* **Oraycea** *Tbl. 40mg (veränderte Wirkstoff-freisetzung)*	**Akne vulgaris, Rosacea:** 1 x 100mg p.o. für 7-21d, dann 1 x 50mg für 2-12W; Oraycea: **Rosacea:** 1 x 40mg p.o. **DANI** nicht erforderlich; **DALI** KI

Isotretinoin Rp	HWZ 10-20h, Qo 1.0, PPB 99%, PRC X, Lact -
Aknenormin *Kps. 10, 20mg* **Isoderm** *Kps. 10, 20mg* **IsoGalen** *Kps. 10, 20mg* **Isotret HEXAL** *Kps. 10, 20mg* **Isotretinoin-ratioph.** *Kps. 10, 20mg*	**Schwere therapieresistente Formen der Akne:** ini 0.5mg/kg/d p.o., Erh.Dos. 0.5-1mg/kg/d, in schweren Fällen bis 2mg/kg/d; Gesamtdosis pro Behandlung 120mg/kg; **DANI** ini 10mg/d, dann langsam steigern auf 1mg/kg/d; **DALI** KI

Minocyclin → 239 Rp	HWZ 11-22h, Qo 0.85, PPB 70-75%, PRC D, Lact +
Aknosan *Tbl. 50mg* **Minocyclin-ratioph.** *Kps. 50, 100mg* **Skid** *Tbl. 50, 100mg* **Udima** *Kps. 50, 100mg*	**Akne vulgaris:** 2 x 50mg p.o.; **DALI** KI

14.6 Antiinfektiva

14.6.1 Antibiotika

Chloramphenicol + Natriumbituminosulfonat Rp	
Ichthoseptal *Creme (100g enth. 1g+2g), Lsg. (100g enth. 1g+0.5g)*	**Impetiginisierte Dermatosen und Ekzeme, Pyodermien, Impetigo:** 2-3 x tgl. auftragen; **DALI** KI

Framycetin Rp	
Leukase N *Salbe (100g enth. 2g); Puder (100g enth. 2g); Wundkegel 10mg (+ Lidocain 2mg)*	**Pyodermien, Ulcus cruris, Dekubitus, infizierte Wunden, Impetigo, Verbrennungen, bakteriell bedingte Ekzeme:** 1 x tgl. auftragen; 1-2 Wundkegel einmalig einlegen; **DANI** KI

Fusidinsäure Rp	
Fucidine *Creme, Salbe (100g enth. 2g); Wundgaze* **Fusicutan** *Creme, Salbe (100g enth. 2g)*	**Infizierte Hauterkrankungen:** 2-3 x tgl. auftragen; Gaze: 2-3d belassen

Gentamicin Rp	PRC C, Lact ?
Infectogenta *Creme, Salbe (100g enth. 100mg)* **Refobacin** *Creme (100g enth. 100mg)*	**Ulcus cruris, Dekubitus:** 2-3 x tgl. auftragen

Retapamulin Rp	PRC C, Lact ?
Altargo *Salbe (1g enth. 10mg)*	**Kurzzeitbehandlung oberflächlicher Hautinfektionen:** 2 x tgl. über 5d auftragen

14.6.2 Virustatika

Aciclovir OTC/Rp	PRC B, Lact
Acic, Aciclovir-ratioph., Aciclostad, Zovirax *Creme (100g enth. 5g)*	**Herpes labialis, Herpes genitalis:** 5 x tgl. auftragen
Docosanol OTC	
Muxan *Creme (1g enth. 100mg)*	**Herpes labialis:** 5 x tgl. auftragen
Foscarnet Rp	
Triapten *Creme (100g enth. 2g)*	**Herpes labialis, Herpes genitalis, Herpes integumentalis:** 6 x tgl. auftragen
Penciclovir OTC	PRC B, Lact
Pencivir *Creme (100g enth. 1g)*	**Rezid. Herpes labialis:** 6-8 x tgl. auftragen

14.6.3 Antimykotika

Amorolfin OTC	
Amofin 5% *Nagellack (1ml = 50mg)* **Amorolfin-ratioph. 5%** *Nagellack (1ml = 50mg)* **Loceryl** *Creme (100g enth. 250mg); Nagellack (1ml = 50mg)*	**Hautmykosen durch Dermatophyten, kutane Candidose:** 1 x tgl. auftragen; **Nagelmykose:** Nagellack 1-2 x/W auftragen
Bifonazol OTC	
Antifungol HEXAL EXTRA *Creme (100g enth. 1g), Lsg. (1ml = 10mg)* **Bifon** *Creme, Gel (100g enth. 1g); Lsg. (1ml = 10mg); Spray (1 Hub = 1.4mg)* **Canesten Extra** *Creme, Spray (100g enth. 1g)*	**Hautmykosen durch Dermatophyten, Hefen, Schimmelpilze, Mallassezia furfur, Infektion durch Corynebacterium minutissimum:** 1 x tgl. auftragen bzw. 1 x 3 Gtt. bzw. 1 x 2 Hübe
Ciclopirox OTC/Rp	
Batrafen *Creme, Vaginalcreme, Gel, Puder, Lsg., Shampoo (100g enth. 1g)* **Ciclopirox-ratioph.** *Creme, Lsg. (100g enth. 1g)* **Ciclopirox Winthrop** *Nagellsg. (100g enth. 8g)* **Inimur Myko** *Vaginalcreme (100g enth. 1g); Vaginalsupp. 100mg* **Nagel Batrafen** *Nagellsg. (100g enth. 8g)* **Sebiprox** *Lsg. (100g enth. 1.5g)* **Selergo** *Creme, Lsg. (100g enth. 1g)* **Stieprox** *Shampoo (100ml enth. 1.5g)*	**Alle Dermatomykosen:** 2 x tgl. auftragen; **Nagelmykosen:** Nagellösung W1-4: alle 2d auftragen, W5-8: 2 x/W, ab W9: 1 x/W; **vaginale Candidose:** 1 x tgl. 100mg vaginal; **seborrhoische Dermatitis der Kopfhaut:** 1-3 x/W auf die Kopfhaut auftragen, einmassieren und ausspülen

Clotrimazol OTC/Rp	HWZ 3.5-5h, PRC B, Lact ?
Antifungol *Creme, Lsg., Spray, Vaginalcreme (100g enth. 1, 2g); Vaginaltbl. 200, 500mg* **Canifug** *Creme, Lsg. (100g enth. 1g); Vaginalcreme (100g enth. 1, 2g); Vaginalsupp. 100, 200mg* **Canesten** *Creme, Lsg., Spray (100g enth. 1g)* **Canesten Gyn** *Vaginalcreme (100g enth. 1, 2, 10g); Vaginaltbl. 100, 200, 500mg* **Fungizid-ratioph.** *Creme, Vaginalcreme, Spray (100g enth. 1g); Vaginaltbl. 100, 200mg*	**Hautmykosen durch Dermatophyten, Hefen, Schimmelpilze, Mallassezia furfur, Infektion durch Corynebacterium minutissimum:** 2-3 x tgl. auftragen; **vaginale Mykosen:** einmalig 1 Applikatorfüllung Creme 10% oder 1Tbl. 500mg vaginal; 1 x 1 Applikatorfüllung Creme 2% oder 1Tbl./Supp. 200mg vaginal für 3d; 1 x 1 Applikatorfüllung Creme 1% oder 1Tbl./Supp. 100mg vaginal für 6d
Econazol OTC/Rp	PRC C, Lact ?
Epi-Pevaryl *Creme, Lsg., Lotio (100g enth. 1g)* **Gyno-Pevaryl** *Ovulum 50, 150, 150(ret.)mg; Vaginalcreme (100g enth. 1g)*	**Alle Dermatomykosen:** 2-3 x tgl. auftragen; **vaginale Mykosen:** einmalig 150mg (ret.) vaginal; 1 x 150mg für 3d; 1 x 50mg für 6d
Ketoconazol OTC	PRC C, Lact ?
Fungoral *Creme, Lsg. (100g enth. 2g)* **Nizoral** *Creme (100g enth. 2g)* **Terzolin** *Creme, Lsg. (100g enth. 2g)* **Ketozolin** *Shampoo (100g enth. 2g)*	**Seborrhoische Dermatitis:** 2 x tgl. auftragen; Shampoo: 2x/W f. 2-4W; **Pityriasis versicolor:** 1 x tgl. auftragen; Shampoo: 1x/d für 5d
Miconazol OTC/Rp	PRC C, Lact ?
Daktar *Creme, Mundgel (100g enth. 2g)* **Gyno Daktar** *Vaginalcreme (100g enth. 2g); Ovulum 100mg* **Micotar** *Creme, Lsg. (100g enth. 2g)* **Vobamyk** *Creme (100g enth. 2g)*	**Dermatomykosen, miconazolempfindliche grampositive Hautinfekte:** 2 x tgl. auftragen; **Mundsoor: Erw. u. Ki.:** 4 x 1/2 Messl. p.o.; **Sgl.:** 4 x 1/4 Messl.; **vaginale Candidose:** 1 x 1 Applikatorfüllung vaginal; 1 x 1 Ovulum 100mg vaginal
Naftifin OTC	PRC B, Lact ?
Exoderil *Creme, Gel (100g enth. 1g)*	**Dermatomykosen durch Dermatophyten, Hefen, Schimmelpilze:** 1 x tgl. auftragen
Nystatin OTC	PRC C, Lact ?
Adiclair *Creme, Salbe, Mundgel (100g enth. 10 Mio IE)* **Candio-Hermal** *Creme, Salbe (100g enth. 10 Mio IE); Mundgel (100g enth. 25 Mio IE)* **Lederlind** *Paste, Mundgel (100g enth. 10 Mio IE)* **Nystaderm** *Creme, Paste Mundgel (100g enth. 10 Mio IE)*	**Hautinfektionen durch nystatinempfindliche Hefepilze:** 2-3 x tgl. auftragen; **Mundsoor: Erw. u. Ki.:** 4 x 1g Gel p.o.; **Sgl.:** 4 x 0.5-1g

Oxiconazol OTC	PRC B, Lact ?
Myfungar *Creme; Vaginaltbl. 688mg*	**Dermatomykosen durch Dermatophyten, Hefen, Schimmelpilze:** Creme 1 x tgl. auftragen; Vaginitis durch Candida, Hefepilze: 1 x 1 Vaginaltbl. abends, ggf. 2. Dosis nach 1W
Sertaconazol OTC	
Mykosert *Creme, Lsg., Spray (100g enth. 2g)* **Zalain** *Creme (100g enth. 2g)*	**Dermatomykosen durch Dermatophyten, Hefen:** 2 x tgl. auftragen; **Nagelmykose:** Pflaster alle 7d wechseln, Therapiedauer max. 24W
Terbinafin OTC	
Fungizid-ratioph. Extra *Creme (100g enth. 1g)* **Lamisil** *Creme, Gel, Lsg., Spray (100g enth. 1g)* **Terbinafin-CT** *Creme (100g enth. 1g)* **Terbinafinhydrochlorid AL,** **Terbinafinhydrochlorid Stada** *Creme (100g enth. 1g)*	**Dermatomykosen durch Dermatophyten und Hefepilze, Pityriasis versicolor:** 1 x tgl. auftragen
Tolnaftat OTC	
Tinatox *Creme, Lösung (100g enth. 1g)*	**Dermatomykosen durch Dermatophyten, Pityriasis versicolor:** 1-2 x tgl. auftragen

14.6.4 Antimykotika-Glukokortikoid-Kombinationen

Clotrimazol + Betamethason Rp	
Flotiran *Creme, Salbe (100g enth. 1g+50mg)* **Lotricomb** *Creme, Salbe (100g enth. 1g+50mg)* **Lotriderm** *Creme, Salbe (100g enth. 1g+50mg)*	**Dermatomykosen mit Entzündung/Ekzem:** 1 x tgl. auftragen f. 3-5d
Clotrimazol + Hydrocortison Rp	
Baycuten HC *Creme (100g enth. 1+1g)*	**Dermatomykosen mit Entzündung/Ekzem:** 1-2 x tgl. auftragen, nach 7d Weiterbehandlung ohne Kortikoid
Econazol + Triamcinolonacetonid Rp	
Epipevisone *Creme (100g enth. 1+0.1g)*	**Dermatomykosen mit Entzündung, Ekzeme mit Pilzinfektion:** 2 x tgl. auftragen, nach 7d Weiterbehandlung ohne Kortikoid
Miconazol + Flupredniden Rp	
Decoderm Tri *Creme (100g enth. 2+0.1g)* **Vobaderm** *Creme (100g enth. 2+0.1g)*	**Dermatomykosen mit Entzündung, Ekzeme mit Pilzinfektion:** 2 x tgl. auftragen, nach 7d Weiterbehandlung ohne Kortikoid

14.6.5 Antiparasitäre Mittel

Wm/Wi (Malathion): Metabolit wird irreversibel an Acetylcholinesterase gebunden und inaktiviert sie ⇒ Kumulation von ACh ⇒ Überstimulation und Tod der Insekten (ovizide Wi); **UW** (Benzylbenzoat): Kontaktdermatitis, Urtikaria; **UW** (Allethrin/Piperonylbutoxid): Haut-/ Schleimhautreizung; **UW** (Dimeticon): keine sehr häufigen oder häufigen UW; **UW** (Permethrin): Hautirritation, Brennen, Pruritus; **KI** (Benzylbenzoat): Anwendungsbeschränkung bei Sgl./Kleinki.; **KI** (Allethrin/Piperonylbutoxid): Grav. (1. Trim.), Lakt., Sgl.; **KI** (Dimeticon): bek. Überempf.; **KI** (Permethrin): bek. Überempf., Ki. < 2M

Allethrin + Piperonylbutoxid OTC	
Jacutin Pedicul *Spray (1g enth. 6.6+26.4mg)*	**Befall mit Kopf-, Filz-, Kleiderläusen, Scabies:** einmalige Applikation auf die befallenen Areale, ggf. Wdh. nach 8d
Benzylbenzoat OTC	PRC B
Antiscabiosum 10%, 25% *Emuls. (100g enth. 10, 25g)*	**Scabies:** an 3d gesamten Körper (ohne Kopf) einreiben; **Ki.:** 10% Emulsion verwenden
Dimeticon OTC	
Jacutin Pedicul Fluid *Lsg. 100, 200ml*	**Befall mit Kopfläusen:** je nach Haarlänge mit 25-100ml Haare und Kopfhaut benetzen, mindestens 10min einwirken lassen, dann mit Nissenkamm auskämmen, dann Haare mit Shampoo 2 x waschen, Wdh. nach 10d
Permethrin OTC	PRC B
Infectopedicul *Lsg. (100g enth. 430mg)* **Infectoscab 5%** *Creme (1g enth. 50mg)* **Pedimitex** *Lsg. (1ml enth. 4.3mg)* **Permethrin Biomo** *Lsg. (1ml enth. 4.3mg), Creme (1g enth. 50mg)*	**Befall mit Kopfläusen:** 30-45min einwirken lassen, dann ausspülen; **Ki. 2M-3J:** max. 25ml; **Scabies:** dünn auftragen, bis 30g; **Ki. > 12J:** s. Erw.; **Ki. 6-12J:** bis 15g; **Ki. 2M-5J:** bis 7g
Pyrethrine OTC	PRC B
Goldgeist Forte *Lsg. (100g enth. 75mg)*	**Befall mit Kopf-, Filz-, Kleiderläusen:** 30-45min einwirken lassen, dann ausspülen

14.7 Keratolytika

Harnstoff OTC	
Basodexan *Creme, Fettcreme, Salbe (100g enth. 10g)* **Elacutan** *Creme, Fettcreme (100g enth. 10g)* **Linola Urea** *Creme (100g enth. 12g)* **Nubral** *Creme (100g enth. 10g)* **Ureotop** *Creme, Salbe (100g enth. 12g)*	**Trockene, rauhe Haut, Ichthyosis, Intervall- und Nachbehandlung abgeklungener Dermatosen bei Kortikoid- und Phototherapie:** 1-2 x tgl. auftragen

Salicylsäure OTC	
Guttaplast *Pflaster enth. 1.39g* **Salicylvaseline** *Salbe (100g enth. 2, 5, 10g)* **Verrucid** *Lsg. (100g enth. 10g)*	**Hyperkeratosen:** Pflaster: 2d belassen, Lsg.: 2 x tgl. auftragen
Salicylsäure + Fluorouracil + Dimethylsulfoxid Rp	
Verrumal *Lsg. (100g enth. 10+0.5+8g)*	**Vulgäre Warzen, plane juvenile Warzen, Dornwarzen:** 2-3 x tgl. auftragen
Salicylsäure + Milchsäure OTC	
Duofilm *Lsg. (100g enth. 16.7+16.7g)*	**Warzen:** 3-4 x tgl. auftragen

14.8 Haarwuchsmittel

Wm/Wi (Alfatradiol): Estradiol-Isomer, Antagonisierung der hemmenden Testosteronwirkung am Haarfollikel; **Wm/Wi** (Finasterid): Hemmung der 5-Alpha-Reduktase ⇒ Umwandlungshemmung von Testosteron in Dihydrotestosteron ⇒ Haardichte ↑; **Wm/Wi** (Minoxidil): unbekannt; **UW** (Alfatradiol): Brennen, Rötung, Juckreiz der Haut; **UW** (Finasterid): Libido-/Erektionsstrg., Gynäkomastie, Lippenschwellung, Hautausschlag, Cave: schwangere Frauen dürfen Tablettenbruch nicht berühren. **UW** (Minoxidil): Pruritus, Hautabschuppung, Dermatitis, Salz- und Wasserretention, Tachykardie, Schwindel, AP, Otitis externa, Hypertrichose, Haarausfall; **KI** (Alfatradiol): bek. Überempf.; **KI** (Finasterid): Frauen; **KI** (Minoxidil): Frauen, Männer < 18J o. > 49J, Glatzenbildung im Schläfenbereich, Anw. anderer topischer Arzneimittel an der Kopfhaut, plötzlich auftretender/unregelmäßiger Haarausfall

Alfatradiol OTC-L!	
Ell Cranell *Lsg. (1ml = 0.25mg)* **Pantostin** *Lsg. (1ml = 0.25mg)*	**Androgenetische Alopezie:** 1 x 3ml auftragen
Finasterid Rp-L!	HWZ 6h, Qo 1.0, PPB 93%, PRC X, Lact -
Finahair, Finasterid Stada, Propecia *Tbl. 1mg*	**Androgenetische Alopezie:** 1 x 1mg p.o.
Minoxidil Rp-L!	PRC C, keine PPB, Lact ?
Alopexy *Lsg. (1ml = 50mg)* **Regaine Frauen** *Lsg. (1ml = 20mg)* **Regaine Männer** *Lsg. (1ml = 50mg)*	**Androgenetische Alopezie:** 2 x tgl. 1ml auf die Kopfhaut im Tonsurbereich auftragen

14.9 Antineoplastische Mittel

Wm/Wi (Ipilimumab): Verstärker der T-Zell-Funktion durch Blockade von CTLA-4 ⇒ T-Zellaktivierung, Proliferation und Lymphozyteninfiltration in Tumore ⇒ Tumorzelltod; **UW** (Ipilimumab): Tumorschmerzen, Anämie, Lymphopenie, Hypopituitarismus, Appetit ↓, Dehydratation, Hypokaliämie, Verwirrtheit, periph. sensor. Neuropathie, Schwindel, Kopfschmerzen, Lethargie, verschwommenes Sehen, Augenschmerzen, Hypotonie, Hautrötungen, Hitzewallungen, Dyspnoe, Husten, Diarrhoe, Übelkeit, Erbrechen, gastrointestinale Hämorrhagie, Kolitis, Obstipation, gastroösoph. Reflux, abd. Schmerzen, Leberfktsstrg., Ausschlag, Pruritus, Erythem, Dermatitis, Alopezie, Vitiligo, Urtikaria, Nachtschweiß, trockene Haut, Arthralgie, Myalgie, Skelettschmerzen, Muskelspasmus, Reaktion an Injektionsstelle, Müdigkeit, Pyrexie, Schüttelfrost, Ödeme, Asthenie, Schmerzen, Transaminasen/Bili ↑, Gewicht ↓; **KI** (Ipilimumab): bek. Überempf.

Ipilimumab Rp	HWZ 14d, PRC C, Lact ?
Yervoy *Inf.Lsg. 50, 200mg*	**Fortgeschrittenes Melanom (2nd line):** 3mg/kg i.v. über 90 min, Wdh. d22 für insges. 4 Zyklen; **DANI** bei leichter bis mäßiger NI nicht erf.; **DALI** keine Daten, vors. Anw.

14.10 Photosensitizer

Wm/Wi: Metabolisation zu Protoporphyrin IX ⇒ intrazelluläre Kumulation in aktinischer Keratoseläsion ⇒ Aktivierung durch Rotlicht ⇒ Zerstörung der Zielzelle;
UW (5-Aminolävulinsäure): Kopfschmerzen, Reaktion an Applikationsstelle (Hautstraffung, Brennen, Erythem, Schmerzen, Pruritus, Ödem, Exfoliation, Induration, Schorfbildung, Vesikel, Parästhesie, Hyperalgesie, Wärmeempf., Erosion); **UW** (5-Amino-4-oxopentansäure): lok. Reakt. (Pruritus, Brennen, Erythem, Schmerzen, Krustenbildung, Hautabschälung, Irritationen, Blutung, Abschuppung, Sekretion, störendes Hautgefühl, Hypo-/Hyperpigmentierung, Erosion, Ödem, Schwellung, Blasen, Pusteln), Kopfschmerzen; **UW** (Methyl-5-amino-4-oxopentanoat): Schmerz, Brennen, Krustenbildung, Erytheme, Parästhesie, Kopfschmerz, Infektion, Geschwürbildung, Ödem, Schwellung, Blasen, Bluten der Haut, Pruritus, Hautabschälung, Hauterwärmung, Reakt. an der Behandlungsstelle, Wärmeempfindung; **KI** (5-Aminolävulinsäure): bek. Überempf., Porphyrie, bek. Photodermatosen; **KI** (5-Amino-4-oxopentansäure): bek. Überempf., kein Ansprechen, Porphyrie; **KI** (Methyl-5-amino-4-oxopent.): bek. Überempf., Porphyrie, morphaeaformes Basaliom

5-Aminolävulinsäure Rp	PRC B, Lact ?
Ameluz *Gel (1g enth. 78mg)*	**Aktinische Keratose im Gesicht/Kopfhaut (Grad I-II nach Olsen):** 1mm auf betroffene Areale + 5mm Randsaum, in Komb. mit PDT
5-Amino-4-oxopentansäure Rp	Lact ?
Alacare *Pflaster 8mg*	**Leichte aktinische Keratose im Gesicht/ Kopfhaut:** Pflaster (max. 6 Stück) für 4h auf betroffene Läsionen, dann PDT
Methyl-5-amino-4-oxopentanoat Rp	
Metvix *Creme (1g enth. 160mg)*	**Aktinische Keratose, oberflächl. Basaliom:** 1mm dick auf Läsion und 5-10mm auf umgebende Haut okklusiv auftragen, nach 3h PDT

14.11 Protektiva gegen UV-Strahlen

Wm/Wi (Afamelanotid): Analogon des alpha-Melanozyten-stimulierenden Hormons, bindet an Melanocortin-1-Rezeptor ⇒ Bildung des schwarz-braunen Pigments Eumelanin ⇒ verstärkte Hautpigmentierung, antioxidative Wi.;
UW (Afamelanotid): Infektionen d. oberen Atemwege, verminderter Appetit, Kopfschmerzen, Migräne, Lethargie, Schläfrigkeit, Schwindel, Hitzegefühl, Hitzewallung, Übelkeit, Bauchschmerzen, Diarrhoe, Erbrechen, Erythem, melanozytärer Nävus, Pigmentstörung, Verfärbung der Haut, Hyperpigmentierung der Haut, Sommersprossen, Pruritus, Rückenschmerzen, Reaktionen an der Implantatstelle, CK-Erhöhung;
KI (Afamelanotid): bek. Überempf.; schwere Lebererkrankung, Leberinsuff., Niereninsuff.

Afamelanotid Rp	
Scenesse *Implantat 16mg*	**Pro. von Phototoxizität bei erythropoetischer Protoporphyrie:** 1 Implantat s.c./2M von Frühjahr bis Frühherbst; 3 Implantate/Jahr, max 4/Jahr; **DANI:** KI; **DALI:** KI

14.12 Topische Antihistaminika

Wm/Wi: lokal wirksame Antihistaminika	
Bamipin OTC	
Soventol *Gel (1g enth. 20mg)*	**Juckreiz, Insektenstiche, Sonnenbrand, Quallenerytheme, Kälteschäden, leichte Verbrennungen:** mehrmals tgl. auftragen
Chlorphenoxamin OTC	
Systral *Creme, Gel (1g enth. 15mg)*	**Insektenstiche, Sonnenbrand, Quallenerytheme, Frostbeulen, leichte Verbrennungen, Urtikaria, Ekzeme:** mehrmals tgl. auftragen
Dimetinden OTC	
Fenistil *Gel (1g enth. 1mg)*	**Juckende/allerg. Hauterkr., Sonnenbrand, Insektenstiche:** mehrmals tgl. auftragen
Tripelennamin OTC	
Azaron *Stick (5.75g enth. 115mg)*	**Insektenstiche, nach Kontakt mit Quallen, Brennnesseln:** 1 x tgl. auftragen

14.13 Weitere Externa

Wm/Wi (Brimonidin): selektiver alpha-2-Rezeptoragonist ⇒ direkte kutane Vasokonstriktion; **Wm/Wi** (Diclofenac): Wm bei aktinischer Keratose nicht bekannt, evtl. assoziiert mit COX-Hemmung ⇒ Synthese von Prostaglandin E2 ↓; **Wm/Wi** (Eflornithin): Hemmung der Ornithin-Decarboxylase ⇒ Putrescinsynthese ↓ ⇒ Zellwachstum im Haarfollikel ↓; **Wm/Wi** (Grünteeblätterextrakt): Wachstumshemmung aktivierter Keratinozyten; antioxidative Effekte am Applikationsort; **Wm/Wi** (Imiquimod): Immunmodul. durch Induktion v. Zytokinen; **Wm/Wi** (Ingenolmebutat): direkte lok. Zytotoxizität, Förderung einer Entzündungsreakt. mit Infiltration immunkompet. Zellen; **Wm/Wi** (Podophyllotoxin): antimitotische Eigenschaften durch Wirkung am Tubulin ⇒ Blockade der Zellteilung, Nekrose des Warzengewebes; **UW** (Brimonidin): Hitzewallungen, Erythem, Juckreiz, Brennen der Haut; **UW** (Diclofenac): Reakt. am Applikationsort, systemische Wi, Hyper-/Parästhesie, Muskelhypertonie, Konjunktivitis; **UW** (Ingenolmebutat): Kopfschmerzen, Augenlid-/Periorbitalödem, Reaktionen am Anwendungsort: Pusteln, Infektion, Erosion, Bläschen, Schwellung, Exfoliation, Schorf, Erythem, Schmerz, Juckreiz, Reizung; **KI** (Brimonidin): bek. Überempf. Ki. < 2J, gleichz. Anw. von MAO-Hemmern (Selegilin, Moclobemid) bzw. trizyklische o. tetrazyklische Antidepressiva (Maprotilin, Mianserin, Mirtazapin), die die noradregenerge Übertragung beeinflussen; **KI** (Ingenolmebutat): bek. Überempf.

Brimonidin Rp	
Mirvaso *Gel (1g enth. 3mg)*	**Gesichtserythem bei Rosazea:** 1 x tgl. auftragen, max. 1g Gel/d
Clostridium-histolyticum-Kollagenase + Proteasen Rp	
Iruxol N *Salbe (1g = 1.2E+0.24E)*	**Enzymatische Reinigung kutaner Ulzera von nekrotischem Gewebe:** 1-2 x tgl. auftragen
Diclofenac Rp	
Solaraze 3% *Gel (1g enth. 30mg)*	**Aktinische Keratose:** 2 x tgl. auf betroffene Hautstellen für 60-90d; max. 8g/d
Eflornithin Rp	
Vaniqa *Creme (1g enth. 115mg)*	**Hirsutismus im Gesicht bei Frauen:** 2 x tgl. auftragen
Grünteeblätterextrakt (Catechine) Rp	
Veregen *Salbe (1g enth. 100mg)*	**Condylomata acuminata:** 3 x tgl. auftragen bis zur kompletten Abheilung, max. für 16W
Imiquimod Rp	PRC B, Lact ?
Aldara *Creme (100g enth. 5g)* **Zyclara** *Creme (1g enth. 37.5mg)*	**Condylomata acuminata:** (Aldara) 3 x/W auftragen; **Aktinische Keratose:** (Zyclara) 2 Zyklen: 1 x/d 250-500mg Creme für 14d abends auftragen, zwischenzeitlich 2W Pause
Ingenolmebutat Rp	
Picato *Gel (1g enth. 150, 500µg)*	**Aktinische Keratose:** Kopf: 150µg/g: jeweils 1 x/d 1 Tube (70µg) an 3 Tagen hintereinander auftragen; Stamm/Extremitäten: 500µg/g: jeweils 1 x/d 1 Tube (235µg) an 2 Tagen hintereinander auftragen
Natrium-Pentosanpolysulfat (Na-PPS) OTC	HWZ 24h, Q_0 0.7, PRC B, Lact -
Thrombocid *Gel (100g enth. 1.5g);* *Salbe (100g enth. 0.1g)*	**Adjuvante topische Ther. der Thrombophlebitis superficialis:** mehrmals tgl. auftragen
Podophyllotoxin Rp	
Condylox *Lsg. (1ml enth. 5mg)* **Wartec** *Creme (1g enth. 1.5mg)*	**Condylomata acuminata:** 2 x tgl. an 3 aufeinanderfolgenden Tagen auf max. 10 Condylome einer Größe von 1-10mm und insgesamt etwa 1.5 cm^2 Fläche auftragen, max. ED 0.25ml; Anw. bis zur Abheilung wöchentlich wdh., max. für 4W

15 Ophthalmologie

15.1 Oberflächenanästhetika

UW: allergische Reaktionen, Hornhautschäden bei längerer Anwendung

Oxybuprocain Rp	
Conjuncain-EDO *AT (1ml = 4mg)* **Novesine 0.4%** *AT (1ml = 4mg)*	**Tonometrie:** 1-2Gtt. 30s vorher; **Anästhesie bei kleinen chirurgischen Eingriffen:** 3-6 x 1Gtt. im Abstand von 30-60s
Proxymetacain Rp	
Proparakain-POS 0.5% *AT (1ml = 5mg)*	**Tonometrie:** 1-2Gtt. 30s vorher; **Anästhesie bei kleinen chirurgischen Eingriffen:** 3-6 x 1Gtt. im Abstand von 30-60s

15.2 Antiinfektiva

15.2.1 Aminoglykoside

Gentamicin Rp	PRC C, Lact ?
Refobacin *AT (1ml = 3mg)* **Gentamicin-POS** *AT, AS (1ml = 3mg)* **Gent-Ophtal** *AS (1g enth. 3mg)* **Infectogenta** *AT (1ml = 3mg); AS (1g enth. 3mg)*	**Bakterielle Infektion/Infektionspro. bei Verletzung des vorderen Augenabschnitts, intraokuläre Eingriffe:** 4-6 x 1Gtt. bzw. 2-3 x 0.5cm Salbenstrang
Kanamycin Rp	
Kanamycin-POS, Kanamytrex *AT (1ml = 5mg); AS (1g enth. 5mg)*	**Bakterielle Infektion/Verletzung des äußeren Auges, nach operativen Eingriffen:** 3-6 x tgl. 1Gtt. alle 2-3h bzw. 1cm Salbenstrang alle 3-4h
Tobramycin Rp	PRC B, Lact -
Tobramaxin *AT (1ml = 3mg); AS (1g enth. 3mg)*	**Bakterielle Infektion des äußeren Auges/des vorderen Augenabschnitts:** leichte bis mittelschwere Infektion: 1-2Gtt. alle 4h bzw. 2-3 x 1.5cm Salbenstrang; schwere Infektion: 1-2Gtt. alle 1/2-1h bzw. 1.5cm Salbenstrang alle 3-4h

15.2.2 Breitspektrumantibiotika

Azithromycin Rp	PRC C, Lact -
Azyter *AT (1g enth. 15mg)* **Infectoazit** *AT (1g enth. 15mg)*	**Bakterielle Konjunktivitis, trachomatöse Konjunktivitis:** 2 x 1Gtt. für 3d

Chloramphenicol Rp	PRC C, Lact -
Posifenicol C *AS (1g enth. 10mg)*	**Bakterielle Infektion des vorderen Augenabschnitts/der Konjunktiven/des Tränenkanals:** 0.5cm Salbenstrang alle 2h; Rezidivpro.: 3-4 x 0.5cm Salbenstrang für 2-3d
Chlortetracyclin Rp	
Aureomycin *AS (1g enth. 10mg)*	**Bakterielle Infektion des äußeren Auges:** je nach Krankheitsbild und klinischem Ansprechen alle 2h oder öfter
Ciprofloxacin Rp	PRC C, Lact -
Ciloxan *AT (1ml = 3mg)*	**Hornhautulzera:** d1: h0-6 1Gtt./15min, h7-24 1Gtt./30min, d2: 1Gtt./h, d3-14: 1Gtt./4h; **bakterielle Konjunktivitis/Blepharitis:** 4 x 1Gtt. für 7d
Fusidinsäure Rp	
Fucithalmic *AT (1g enth. 10mg)*	**Bakterielle Konjunktivitis:** 2 x 1Gtt.
Levofloxacin Rp	
Oftaquix *AT (1ml = 5mg)*	**Bakterielle Infektion des vorderen Augenabschnitts:** d1+2: bis 8 x 1-2Gtt., d3-5: 4 x 1-2Gtt.
Ofloxacin Rp	PRC C, Lact -
Floxal *AT (1ml = 3mg); AS (1g enth. 3mg)* **Ofloxacin-Ophtal** *AT (1ml = 3mg)* **Oflaxacin-ratioph.** *AT (1ml = 3mg)* **Ofloxacin Stulln** *AT (1ml = 3mg)*	**Bakterielle Infektion des vorderen Augenabschnitts:** 4 x 1Gtt. bzw. 3-5 x 1cm Salbenstrang
Oxytetracyclin Rp	
Oxytetracyclin *AS (1g = 10mg)*	**Bakterielle Infektion des vorderen Augenabschnitts:** 3-6 x 1cm Salbenstrang
Polymyxin B + Neomycin + Gramicidin Rp	PRC C, Lact ?
Polyspectran *AT (1ml = 7.500+3.500I.E.+0.02mg)*	**Bakterielle Infektion des äußeren Auges und seiner Adnexe, Infektionspro. vor und nach Augen-OP:** 3-5 x 1Gtt.; in akuten Fällen alle 2h

15.2.3 Virustatika

Aciclovir Rp	PRC B, Lact ?
Acic-Ophtal *AS (1g enth. 30mg)* **Acivision** *AS (1g enth. 30mg)* **Virupos** *AS (1g enth. 30mg)* **Zovirax** *AS (1g enth. 30mg)*	**Keratitis durch Herpes-simplex-Virus:** 5 x 1cm Salbenstrang

Ganciclovir Rp	
Virgan *Augengel (1g enth. 1.5mg)*	**Keratitis durch Herpes-simplex-Virus:** 5 x 1Gtt. bis zur vollständigen Reepithelisierung der Cornea, dann 3 x 1Gtt. f. 7d, Behandlungsdauer max 21d

15.2.4 Antiseptika

Bibrocathol OTC	
Posiformin *AS (1g enth. 20mg)*	**Reizzustände des äußeren Auges, Blepharitis, Hordeolum, nichtinfizierte frische Hornhaut-wunden:** **Ki. > 12J/Erw.:** 3-5 x 0.5cm Salbenstrang

15.3 Antiphlogistika

15.3.1 Kortikoide

UW: Glaukom, Katarakt, Hornhautulcus, Sekundärinfektion;
KI: bakterielle, virale und pilzbedingte Augenerkrankungen, Verletzungen, Hornhautulzera

Dexamethason Rp	PRC C, Lact -
Dexapos, Dexa-sine, Isopto-Dex, Spersadex *AT (1ml = 1mg)* **Dexamethason Augensalbe, Isopto-Dex** *AS (1g enth. 1mg)* **Ozurdex** *Implantat 700µg*	**Nichtinfizierte akute und chronische entzündliche Erkrankungen des vorderen Augenabschnitts, Verätzungen, Verbrennungen, postop.:** 2-3 x 1-2Gtt., in akuten Fällen bis 6 x 1-2Gtt. an d1 bzw. 3-4 x 1cm Salbenstrang; **Makulaödem als Folge eines retinalen Venenast-/Zentralvenenverschluss:** 1 Impl. intravitreal; **DANI/DALI** nicht erforderlich
Fluocinolonacetonid Rp	
Iluvien *Implantat 190µg*	**Chron. diabetisches Makulaödem mit unzureichendem Ansprechen auf andere Therapien:** Implantat im betroffenen Auge applizieren, ggf. weiteres Implantat n. 12M
Fluorometholon Rp	PRC C, Lact ?
Efflumidex *AT (1ml = 1mg)* **Fluoropos** *AT (1ml = 1mg)*	**Nichtbakterielle Entzündung, allergische Entzündung des vorderen Augenabschnitts, postoperativ:** 2-4 x 1-2Gtt.

Hydrocortison Rp	PRC C (top), Lact ?
Ficortril *AS (1g enth. 5mg)* **Hydrocortison POS** *AS (1g enth. 10, 25mg)*	**Allergische Veränderungen an Lid/Konjunktiven, nichtinfektiöse Konjunktivitis, Keratitis/Skleritis, nichtbakterielle Uveitis (Iritis/Zyklitis/Chorioiditis), Retinitis:** 2-3 x 1cm Salbenstrang
Loteprednol Rp	
Lotemax *AT (1ml = 5mg)*	**Postop. Entzündung am Auge:** 4 x 1-2Gtt.
Prednisolon Rp	PRC C, Lact -
Inflanefran forte *AT (1ml = 10mg)* **Predni POS** *AT (1ml = 5, 10mg)* **Ultracortenol** *AT (1ml = 5mg); AS (1g enth. 5mg)*	**Nichtinfektiöse, entzündliche Erkrankung des Auges, postoperative Entzündung:** 2-4 x 1Gtt. bzw. 2-4 x 0.5cm Salbenstrang
Rimexolon Rp	PRC C, Lact ?
Vexol *AT (1ml = 10mg)*	**Postoperative Entzündung, steroid-empfindliche Entzündung:** 4 x 1Gtt.; **Uveitis:** W1: 1Gtt./h, W2: 1Gtt. alle 2h, W3: 4 x 1Gtt., W4: d1-4: 2 x 1Gtt., d5-7: 1 x 1Gtt.

15.3.2 Antibiotika-Kortikoid-Kombinationen

Gentamicin + Dexamethason Rp	
Dexa-Gentamicin, Dexamytrex *AT (1ml = 3+1mg); AS (1g enth. 3+0.3mg)*	**Infektion des vorderen Augenabschnitts/Lidrands, allergische, superinfizierte Entzündung der Konjunktiven/des Lidrands:** 4-6 x 1Gtt. bzw. 2-3 x 0.5cm Salbenstrang
Gentamicin + Prednisolon Rp	
Inflanegent *AT (1ml = 5.5+10mg)*	**Entzündung des vorderen Augenabschnitts, Keratitis durch Hitze-, Strahlen-, Chemikalieneinwirkung:** ini evtl. 1Gtt./h, dann 2-4 x 1Gtt.
Neomycin + Polymyxin B + Dexamethason Rp	PRC C, Lact ?
Isopto Max *AT (1ml = 3500IE+6000IE+1mg), AS (1g = 3500IE+6000IE+1mg)* **Maxitrol** *AT (1ml = 3500IE+6000IE+1mg)*	**Entzündung des vorderen Augenabschnitts, Infektionspro., periphere Keratitis, Blepharitis, Verätzungen:** 3-6 x 1-2Gtt. bzw. W1-2: 3-4 x 1cm Salbenstrang, dann Dosisreduktion

15.3.3 Nichtsteroidale Antiphlogistika

Wm/Wi (Nepafenac): antiphlogistisch und analgetisch wirkendes Prodrug ⇒ Umwandlung in Amfenac ⇒ Inhibition der Prostaglandin-H-Synthase;
UW (Nepafenac): Keratitis punctata;
KI (Nepafenac): bek. Überempfindlichkeit gegen bzw. NSAR, Reaktion auf ASS oder NSAR mit Asthma, Urtikaria oder akuter Rhinitis

Diclofenac Rp	PRC B, Lact ?
Diclo Vision *AT (1ml = 1mg)* **Voltaren ophtha** *AT (1ml = 1mg)* **Difen Stulln Ud** *AT (1ml = 1mg)*	**Postoperative Entzündung, chronische/ nichtinfektiöse Entzündung, Aufrechterhaltung der Mydriasis präop.:** 3-5 x 1Gtt.
Flurbiprofen Rp	PRC B, Lact ?
Ocuflur O.K. *AT (1ml = 0.3mg)*	**Postop. Entzündung des vorderen Augenabschnitts, Entz. nach Lasertrabekuloplastik:** 4 x 1Gtt.; **Vermeidung einer Miosis intraoperativ:** 2h vor OP alle 30min 1Gtt.
Ketorolac Rp	PRC C, Lact ?
Acular *AT (1ml = 5mg)* **Ketovision** *AT (1ml = 5mg)*	**Pro./Ther. postop. Entzündung nach Kataraktextraktion:** 3 x 1Gtt. für 3-4W, erstmalig 24h präop.
Nepafenac Rp	PRC C, Lact +
Nevanac *AT (1ml = 1mg)*	**Pro./Ther. postop. Entzündung nach Kataraktoperationen, Pro. postoperativer Makulaödeme nach Katarakt-OP bei Diabetikern:** 1 x 1Gtt. 30-120 min. präop., dann 3 x 1Gtt. für 21d bzw. 60d, erstmalig 24h präop.

15.3.4 Immunsuppressiva

Wm/Wi (Ciclosporin): Hemmung von Produktion bzw. Freisetzung proinflammatorischer Zytokine einschließlich IL-2 und T-Zell-Wachstumsfaktor;
UW (Ciclosporin): Erythem des Augenlids, verstärkte Produktion von Tränenflüssigkeit, okulare Hyperämie, verschwommenes Sehen, Augenlidödem, konjunktivale Hyperämie, Augenreizung, Augenschmerzen, Schmerzen an der Verabreichungsstelle;
KI (Ciclosporin): bek. Überempf.; akute oder vermutete okulare oder periokulare Infektion

Ciclosporin Rp	
Ikervis *AT (1ml = 1mg)*	**Schwere Keratitis bei trockenem Auge ohne Erfolg einer Tränenersatzmittel-Th.:** 1 x 1Gtt.

15.4 Glaukommittel

15.4.1 Betablocker

UW: Auge: Bindehautreizung, trockenes Auge, Verschlechterung der Papillenperfusion; systemisch: Bronchospasmus, HF ↓, Hypotonie, Verstärkung einer Herzinsuffizienz;
KI: Herzinsuffizienz (NYHA III und IV), HF ↓, Asthma bronchiale

Betaxolol Rp	PRC C, Lact ?
Betoptima *AT (1ml = 5.6mg)*	**Chronisches Weitwinkelglaukom, okuläre Hypertension, Sekundärglaukom:** 2 x 1Gtt.
Carteolol Rp	PRC C, Lact ?
Arteoptic *AT (1ml = 10, 20mg)*	**Okuläre Hypertension, chronisches Weitwinkelglaukom:** 2 x 1Gtt.
Levobunolol Rp	PRC C, Lact -
Vistagan Liquifilm *AT (1ml = 5mg)*	**Okuläre Hypertension, chronisches Weitwinkelglaukom:** 2 x 1Gtt.
Metipranolol Rp	
Betamann *AT (1ml = 1, 3, 6mg)*	**Okuläre Hypertension, chronisches Weitwinkelglaukom, Glaukom bei Aphakie/ Linsenextraktion:** 2 x 1Gtt.
Timolol Rp	PRC C, Lact -
Arutimol, Chibro-Timoptol, Dispatim, Timo-Comod, Timo-Stulln, TimoHEXAL, Timolol 1A Pharma, Tim-Ophtal, Timo Vision *AT (1ml = 1, 2.5, 5mg)*	**Okuläre Hypertension, chronisches Offenwinkel-, Aphakieglaukom, kindliches Glaukom:** 2 x 1Gtt.

15.4.2 Parasympathomimetika

UW (Pilocarpin): Linsenflattern, permanente vordere und hintere Synechien, Pupillarblock (bei engem Kammerwinkel und bestehender Linsentrübung), verminderte Sehschärfe bei Linsentrübung, gestörte Akkommodation mit vorübergehender Kurzsichtigkeit, Akkommodationsspasmen die bis zu 2–3h anhalten können, Pupillenverengung mit Störung des Sehens bei Dämmerung und Dunkelheit besonders bei Pat. < 40J, Muskelkrämpfe des Lides;
KI (Pilocarpin): bek. Überempfindlichkeit, Iritis acuta und andere Erkrankungen, bei denen eine Pupillenverengung kontraindiziert ist

Pilocarpin Rp	PRC C, Lact ?
Pilomann *AT (1ml = 5, 10, 20mg)* **Spersacarpin** *AT (1ml = 5, 20mg)*	**Chronisches Offenwinkel-, chron. Engwinkelglaukom, Miosis nach Mydriatikagabe:** 2-4 x 1Gtt.; ölige Substanzen bzw. Gel z.N.; **akuter Glaukomanfall:** in den ersten 30min alle 5min 1Gtt. (0.5-1%), dann alle 15min 1Gtt. bis zum Erreichen des erforderlichen Druckniveaus

15.4.3 Sympathomimetika

Apraclonidin Rp	PRC C, Lact ?
Iopidine *AT (1 ml = 5mg)*	**Zusatztherapie bei chronischem Glaukom:** 3 x 1Gtt.
Brimonidintartrat Rp	PRC B, Lact -
Alphagan *AT (1ml = 2mg)* **Brimogen** *AT (1ml = 2mg)* **Brimo Ophtal** *AT (1ml = 2mg)* **Brimonidin HEXAL** *AT (1ml = 2mg)*	**Okuläre Hypertension, Offenwinkelglaukom:** 2 x 1Gtt.
Clonidin Rp	PRC C, Lact ?
Clonid-Ophtal *AT (1ml = 0.625, 1.25mg)*	**Alle Formen des Glaukoms:** 2-3 x 1Gtt.

15.4.4 Carboanhydrasehemmer

Brinzolamid Rp	PRC C, Lact -
Azopt *AT (1ml = 10mg)* **Brinzolamid AL** *AT (1ml = 10mg)* **Brinzolamid-ratioph.** *AT (1ml = 10mg)*	**Okuläre Hypertension, Offenwinkelglaukom:** 2 x 1Gtt.
Dorzolamid Rp	PRC C, Lact -
Dorlazept *AT (1ml = 20mg)* **Dorzo Vision** *AT 1ml = 20mg* **Dorzolamid 1A** *AT (1ml = 20mg)* **Trusopt** *AT (1ml = 20mg)*	**Okuläre Hypertension, Offenwinkel-, Pseudoexfoliationsglaukom:** 2-3 x 1Gtt.

15.4.5 Prostaglandin-Derivate

Bimatoprost Rp	PRC C, Lact ?
Lumigan *AT (1ml = 0.1, 0.3mg)*	**Okuläre Hypertension, chronisches Offenwinkelglaukom:** 1 x 1Gtt.
Latanoprost Rp	PRC C, Lact ?
Arulatan *AT (1ml = 50µg)* **Latan-Ophtal** *AT (1ml = 50µg)* **Latanoprost HEXAL** *AT (1ml = 50µg)* **Monoprost** *AT (1ml = 50µg)* **Xalatan** *AT (1ml = 50µg)*	**Okuläre Hypertension, chronisches Offenwinkelglaukom:** 1 x 1Gtt.
Tafluprost Rp	
Taflotan *AT (1ml = 15µg)*	**Okuläre Hypertension, chronisches Offenwinkelglaukom:** 1 x 1Gtt.
Travoprost Rp	PRC C, Lact ?
Travatan *AT (1ml = 40µg)*	**Okuläre Hypertension, chronisches Offenwinkelglaukom: Erw., Ki. ab 2M:** 1 x 1Gtt.

15.4.6 Kombinationen

Bimatoprost + Timolol Rp	
Ganfort *AT (1ml = 0.3+5mg)*	**Okuläre Hypertension, Offenwinkelglaukom:** 1 x 1Gtt.
Brimonidin + Timolol Rp	
Combigan *AT (1ml = 2+5mg)*	**Okuläre Hypertension, chronisches Weitwinkelglaukom:** 2 x 1Gtt.
Brinzolamid + Timolol Rp	
Azarga *AT (1ml = 10+5mg)*	**Okuläre Hypertension, Offenwinkelglaukom:** 2 x 1Gtt.
Brinzolamid + Brimonidin Rp	
Simbrinza *AT (1ml = 10+2mg)*	**Okuläre Hypertension, Offenwinkelglaukom:** 2 x 1Gtt.
Dorzolamid + Timolol Rp	
Arutidor *AT (1ml = 20+5mg)* **Cosopt** *AT (1ml = 20+5mg)* **Dorzocomp Vision** *AT (1ml = 20+5mg)* **Dorzolamid HEXAL comp.** *AT (1ml = 20+5mg)* **Dorzotim.** *AT (1ml = 20+5mg)* **Duokopt** *AT (1ml = 20+5mg)*	**Offenwinkel-, Pseudoexfoliationsglaukom:** 2 x 1Gtt.
Latanoprost + Timolol Rp	
Arucom *AT (1ml = 0.05+5mg)* **Latanoprost HEXAL comp.** *AT (1ml = 0.05+5mg)* **Latanotim Vision** *AT (1ml = 0.05+5mg)* **Xalacom** *AT (1ml = 0.05+5mg)*	**Okuläre Hypertension, Offenwinkelglaukom:** 1 x 1Gtt.
Pilocarpin + Metipranolol Rp	
Normoglaucon *AT (1ml = 20+1mg)* **Normoglaucon Mite** *AT (1ml = 5+1mg)*	**Eng-, Weitwinkelglaukom:** 2-4 x 1Gtt.
Pilocarpin + Timolol Rp	
Fotil *AT (1ml = 20+5mg)* **TP-Ophtal** *AT (1ml = 10+5mg)*	**Okuläre Hypertension, Kapselhäutchen-, primäres Weitwinkelglaukom:** 2 x 1Gtt.
Travoprost + Timolol Rp	
Duotrav *AT (1ml = 0.04+5mg)*	**Offenwinkelglaukom, okuläre Hypertension:** 1 x 1Gtt.

15.4.7 Interna

Acetazolamid Rp	HWZ 4-8h, Q0 0.2, PPB 90%, PRC C, Lact -
Acemit *Tbl. 250mg* **Diamox** *Tbl. 250mg; Inj.Lsg. 500mg* **Glaupax** *Tbl. 250mg*	**Primäres/sekundäres Glaukom, nach Katarakt-, Glaukom-OP:** 125-500mg p.o.; 500mg langsam i.v./i.m.; **akutes Winkelblockglaukom:** ini 1 x 500mg p.o./i.v., dann 125-500mg p.o. alle 4h
Mannitol OTC	HWZ 71-100min, PRC C, Lact ?
Mannitol 10%, 15%, 20% *Inf.Lsg. 25g/250ml, 50g/500ml, 37.5g/250ml, 50g/250ml*	**Glaukom:** 1.5-2g/kg über 30min i.v.

15.5 Mydriatika und Zykloplegika

Atropin Rp	PRC C, Lact ?
Atropin-POS *AT (1ml = 5mg)*	**Ausschaltung der Akkommodation, Refraktionsbestimmung:** 3 x 1Gtt.; **akute/chron. intraokuläre Entzündung:** 1-2 x 1Gtt.; **Penalisation:** 1 x 1Gtt.; **Sprengung von Synechien:** 3 x 1Gtt.
Cyclopentolat Rp	PRC C, Lact ?
Cyclopentolat *AT (1ml = 5, 10mg)* **Zyklolat** *AT (1ml = 5mg)*	**Mydriasis zur Fundoskopie, Zykloplegie zur Refraktionsbestimmung:** 1 x 1Gtt., nach 5-10min wdh.; **Iritis, Iridozyklitis:** 1 x 1Gtt. alle 5-6h
Phenylephrin Rp	PRC C, Lact +
Neosynephrin POS *AT (1ml = 50, 100mg)*	**Mydriasis zur Fundoskopie, Pro./Therapie hinterer Synechien:** 1-4 x 1Gtt.
Scopolamin Rp	PRC C, Lact +
Boro-Scopol N *AT (1g enth. 3mg)*	**Mydriatikum, Zykloplegikum, Skiaskopie:** 1-2 x 1Gtt. für 3d
Tropicamid Rp	PRC C, Lact ?
Mydriaticum *AT (1ml = 5mg)* **Mydrum** *AT (1ml = 5mg)*	**Diagnostische Mydriasis:** 1 x 1Gtt.
Tropicamid + Phenylephrin Rp	PRC C, Lact -
Mydriasert *Insert 0.28/5.4mg*	**Präoperative/diagnostische Mydriasis:** 1 Insert pro Auge, max. 2h vor Eingriff

15.6 Antiallergika

Azelastin OTC	
Allergodil akut *AT (1ml = 0.5mg)* **Azela Vision** *AT (1ml = 0.5mg)* **Vividrin akut Azela** *AT (1ml = 0.5mg)*	**Saisonale/perenniale allergische Konjunktivitis:** 2-4 x 1Gtt.
Cromoglicinsäure OTC	PRC B
Allergo Comod, Allergocrom, Cromo-HEXAL, Cromo-ratioph., Dispacromil, Vividrin *AT (1ml = 20mg)*	**Allergisch bedingte akute/chronische Konjunktivitis:** 4-8 x 1Gtt.
Emedastin Rp	
Emadine *AT (1ml = 0.5mg)*	**Saisonale, allergische Konjunktivitis:** 2-4 x 1Gtt.
Epinastin Rp	
Relestat *AT (1ml = 0.5mg)*	**Saisonale, allergische Konjunktivitis:** 2 x 1Gtt.
Ketotifen Rp	
Allergo Vision, Ketotifen Stulln, Zaditen ophtha, Zalerg ophtha *AT (1ml = 0.25mg)*	**Saisonale, allergische Konjunktivitis:** 2 x 1Gtt.
Levocabastin OTC	PRC C, Lact ?
Livocab *AT (1ml = 0.5mg)*	**Allergische Konjunktivitis, Conjunctivitis vernalis:** 2-4 x 1Gtt.
Lodoxamid OTC	
Alomide *AT (1ml = 1mg)*	**Allergische Konjunktivitis:** 4 x 1Gtt.
Nedocromil OTC	
Irtan *AT (1ml = 20mg)*	**Saisonale/perenniale allergische Konjunktivitis:** 2-4 x 1Gtt.
Olopatadin Rp	
Opatanol *AT (1ml = 1mg)*	**Saisonale, allergische Konjunktivitis:** 2 x 1Gtt.

15.7 Vasokonstriktiva

UW: Bindehautreizung, Bindehautverdickung, Glaukomanfall, Mydriasis, Akkommodationsstrg., Tachykardie, RR ↑, AP;
KI: Engwinkelglaukom, Kinder < 2J

Naphazolin OTC	PRC C, Lact ?
Proculin *AT (1ml = 0.3mg)* **Televis Stulln** *AT (1ml = 0.1mg)*	**Nichtinfektiöse/allergische Konjunktivitis:** **Erw., Ki. > 6J:** 3-4 x 1Gtt.; **2-6J:** 2 x 1Gtt.

Phenylephrin OTC	PRC C, Lact +
Visadron *AT (1ml = 1.25mg)*	**Hyperämie der Konjunktiva, Konjunktivitis:** 1-5 x 1Gtt.
Tetryzolin OTC	
Berberil N, Ophtalmin N, Vasopos N, Visine Yxin *AT (1ml = 0.5mg)*	**Augenreizungen, allergische Entzündungen des Auges:** 2-3 x 1Gtt.
Tramazolin OTC	
Biciron *AT (1ml = 0.5mg)*	**Nichtinfektiöse Konjunktivitis:** 2-4 x 1Gtt.

15.8 Hornhautpflegemittel

Filmbildner (Povidon Polyvinylalkohol, Hyaluronsäure, Hypromellose, Carbomer) OTC	
Artelac, Celluvisc, Dispatenol, Lacrimal, Lac-Ophtalsystem, Lacrisic, Liquifilm, Protagent, Siccaprotect, Systane, Thilo-Tears	**Keratokonjunktivitis sicca, Nachbenetzung bei Tragen von Kontaktlinsen:** 4-6 x 1Gtt.
Dexpanthenol OTC	
Bepanthen *AS (1g enth. 50mg)* **Corneregel** *AT, AS (1ml = 50mg)* **Pan Ophtal** *AT (1ml = 50mg); AS (1g enth. 50mg)*	**Läsionen der Schleimhautoberfläche des Auges:** 2-4 x 1Gtt. bzw. 1cm Salbenstrang
Hyaluronsäure OTC	
Artelac Splash *AT (1ml = 2.4mg)* **Hylan** *AT (0.0975mg/0.65ml)* **Hylo Gel** *AT (1ml = 2mg)* **Xidan** *Edo AT (0.0975mg/0.65ml)*	**Keratokonjunktivitis sicca, Nachbenetzung bei Tragen von Kontaktlinsen:** 4-8 x 1Gtt.
Perfluorohexyloctan Rp	
Evotears *AT*	**Keratokonjunktivitis sicca, Nachbenetzung bei Tragen von Kontaktlinsen:** n. Bedarf mehrmals tgl. 1-2Gtt.
Retinol + Hypromellose OTC	
Oculotect *AT, AS (1ml = 1000IE)*	**Keratokonjunktivitis sicca:** 3-5 x 1Gtt., 3 x 0.5cm Salbenstrang
Trehalose OTC	
Thealoz *AT (1ml = 30mg)*	**Keratokonjunktivitis sicca, Nachbenetzung bei Tragen von Kontaktlinsen:** n. Bedarf mehrmals tgl. 1-2Gtt.
Trehalose + Hyaluronsäure OTC	
Thealoz Duo *AT, Gel (1ml = 30 + 1.5mg)*	**Keratokonjunktivitis sicca, Nachbenetzung bei Tragen von Kontaktlinsen:** n. Bedarf mehrmals tgl. 1-2Gtt.

15.9 Antineovaskuläre Mittel, Enzyme

Wm/Wi (Aflibercept): löslicher Köderrezeptor, der den vaskulären endothelialen Wachstumsfaktor A (VEGF-A) und den Plazenta-Wachstumsfaktor (PlGF) mit hoher Affinität bindet ⇒ hemmt die Bindung und Aktivierung der artverwandten VEGF-Rezeptoren; **Wm/Wi** (Idebenon): Antioxidans ⇒ Wiederherstellung der zelluären ATP-Gewinnung ⇒ Reaktivierung retinaler Ganglienzellen; **Wm/Wi** (Ocriplasmin): proteolytisch auf Proteinbestandteile des Glaskörpers und der vitreoretinalen Grenzschicht ⇒ Auflösung der Proteinmatrix, die für abnorme vitreomakulare Adhäsion verantwortlich ist; **Wm/Wi** (Pegaptanib): Oligonukleotid, bindet hochspezifisch an VEGF ⇒ Hemmung der Angiogenese, Gefäßpermeabilität ↓; **Wm/Wi** (Ranibizumab): Antikörper, der an den hum. endothelialen Wachstumsfaktor (VEGF) bindet; **Wm/Wi** (Verteporfin): Photosensibilisator, nach Lichtapplikation entsteht Singulett-Sauerstoff, der zu Zellschäden und vaskulären Verschlüssen führt; **UW** (Aflibercept): Bindehautentzündung, Augenschmerzen, Netzhautablösung, Einriss/Abhebung des retinalen Pigmentepithels, Netzhautdegeneration, Katarakt, Hornhautabrasion, Anstieg des Augeninnendrucks, verschwommenes Sehen, Glaskörperschlieren/-abhebung, Hornhautödem, Schmerzen/Blutungen an Inj.stelle, Fremdkörpergefühl, Tränensekretion ↑, Augenlidödem, Bindehauthyperämie, okuläre Hyperämie; **UW** (Idebenon): Nasopharyngitis, Diarrhoe, Husten, Rückenschmerzen; **UW** (Ocriplasmin): Mouches volantes, Augenschmerzen, Bindehautblutung, Sehstörungen, Netzhaut-/Glaskörperblutung, Netzhautabriss/-ablösung/-degeneration, erhöhter intraokularer Druck, Makulaloch/-degeneration/-ödem, Ödem der Retina, Pigmentepithelerkrankung, Metamorphopsie, Glaskörperadhäsionen/-ablösung, Bindehautödem, Augenlidödem, Viritis, Iritis, Vorderkammerflackern, Photopsie, Bindehauthyperämie, okulare Hyperämie, Augenbeschwerden, Photophobie, Chromatopsie; **UW** (Pegaptanib): Endophthalmitis, Glaskörper-/Netzhautblutungen, Netzhautablösungen, Augenschmerzen, Kopfschmerzen, erhöhter Augeninnendruck, Keratitis punctata, Mouches volantes, Glaskörpertrübungen, Konjunktivitis, Hornhautödem; **UW** (Verteporfin): Übelkeit, Photosensibilitätsreaktionen, Rückenschmerzen, Pruritus, Asthenie, Schmerzen an der Injektionsstelle, Sehstörung, Visusverschlechterung, subretinale Hämorrhagie, Störung der Tränenbildung; **UW** (Ranibizumab): Übelkeit, Kopfschmerzen, Bindehautblutung, Augenschmerzen, Mouches volantes, retinale Einblutungen, Erhöhung des Augeninnendrucks, Glaskörperabhebung, intraokulare Entzündungen, Augenirritation, Katarakt, Fremdkörpergefühl, Blepharitis, subretinale Fibrose, okulare Hyperämie, Visusverschlechterung, trockenes Auge, Vitritis, Konjunktivitis, retinale Exsudation, lokale Reaktionen an der Injektionsstelle, verstärkter Tränenfluss, Pruritus des Auges, Konjunktivitis, Makulopathie, Abhebung des retinalen Pigmentepithels; **KI** (Aflibercept): Überempf., besteh. oder vermutete (peri-)okulare Infektion, schwere intraokulare Entzündung; **KI** (Idebenon): bek. Überempf.; **KI** (Ocriplasmin): bek. Überempf., okulare/periokulare Infektion; **KI** (Pegaptanib): bekannte Überempfindlichkeit, okuläre/periokuläre Infektionen, Grav.; **KI** (Ranibizumab): bekannte Überempfindlichkeit, okuläre/periokuläre Infektionen, schwere intraokuläre Entzündung, Grav.; **KI** (Verteporfin): Porphyrie, bekannte Überempfindlichkeit, schwere Leberfktsstörung, Grav.

Aflibercept Rp	PRC C, Lact ?
Eylea *Inj.Lsg. 4mg/100µl*	**Neovaskuläre altersabhängige Makuladegeneration:** 2mg intravitreal alle 4W für 12W, dann 2mg alle 8W; **Makulaödem infolge retinaler Venenverschluss:** 2mg intravitreal alle 4W; **diabetisches Makulaödem:** 2mg intravitreal alle 4W für 20W, dann 2mg alle 8W; **myope choroidale Neovaskularisation:** einmalig 2mg intravitreal; **DANI, DALI** nicht erforderlich
Idebenon Rp	PPB 96%
Raxone *Tbl. 150mg*	**Ledersche hereditäre Optikusneuropathie:** 3 x 300mg p.o.; **DANI, DALI** vorsichtige Anw., keine Daten
Ocriplasmin Rp	
Jetrea *Inj.Lsg. 0.5mg/0.2ml*	**Vitreomakuläre Traktion:** 0.125mg intravitreal, einmalige Anw.; **DANI, DALI** nicht erforderlich
Pegaptanib Rp	
Macugen *Fertigspr. 0.3mg*	**Neovaskuläre altersabhängige Makuladegeneration:** 0.3mg intravitreal alle 6W; **DANI, DALI** nicht erforderlich
Ranibizumab Rp	
Lucentis *Inj.Lsg. 3mg/0.3ml*	**Neovaskuläre altersabhängige Makuladegeneration:** 0.5mg intravitreal alle 4W; **DANI, DALI** nicht erforderlich
Verteporfin Rp	PPB 90%
Visudyne *Inf.Lsg. 15mg*	**Neovaskuläre altersabhängige Makuladegeneration:** 6mg/m² über 10min i.v., dann Lichtaktivierung durch Laser auf die neovaskulären Läsionen; 1-4 x/J; **DALI** KI bei schwerer Leberfunktionsstrg.

15.10 Neutralisierungslösungen bei Verätzungen

Natriumdihydrogenphosphat OTC	
Isogutt MP *Lsg. 250ml*	**Verätzungen am Auge:** Bindehautsack sofort kräftig spülen, bis schädigender Stoff ausgespült ist

16 HNO

16.1 Rhinologika

16.1.1 Sympathomimetika

Wm/Wi: alpha-adrenerg wirkende Sympathomimetika ⇒ Vasokonstriktion ⇒ Schleimhautabschwellung; **UW** (Naphazolin): Herzklopfen, Pulsbeschleunigung, Blutdruckanstieg, Brennen und Trockenheit der Nasenschleimhaut, nach Abklingen der Wirkung stärkeres Gefühl einer „verstopften Nase" durch reaktive Hyperämie; **UW** (Xylometazolin): reaktive Hyperämie; **KI** (Naphazolin): bek. Überempf., Rhinitis sicca, Grav. (1. Trimenon), Engwinkelglaukom, Z. n. transsphenoidaler Hypophysektomie oder anderen operativen Eingriffen, die die Dura Mater beschädigen; **KI** (Xylometazolin): bek. Überempf., Rhintis sicca, Ki. < 6J

Naphazolin OTC	PRC C, Lact ?
Privin *Lsg. (1ml = 1mg)* **Rhinex Nasenspray** *Spray (1g enth. 0.5mg)*	**Entzündliche Schleimhautschwellung der Nase/NNH:** 1-6 x 1-2Gtt. bzw. Sprühstöße
Oxymetazolin OTC	HWZ 5-8h, PRC C, Lact ?
Nasivin *NT (1ml = 0.1, 0.25, 0.5mg); Spray (1ml = 0.25, 0.5mg)* **Wick Sinex** *Spray (1ml = 0.5mg)*	**Entzündliche Schleimhautschwellung der Nase/NNH:** 1-3 x 1-2Gtt. bzw. Sprühstöße
Tramazolin OTC	
Rhinospray *Spray (1ml = 1mg)* **Infectoschnupf** *Spray (1ml = 0.5, 1mg)*	**Entzündliche Schleimhautschwellung der Nase/NNH:** 1-3 x 1-2Gtt. bzw. Sprühstöße
Xylometazolin OTC	
Nasengel/-spray-ratioph. *Gel (1g enth. 1mg); Spray (1Hub = 0.045, 0.09mg)* **Nasentropfen-ratioph.** *NT (1ml = 0.5, 1mg)* **Olynth** *NT (1ml = 0.25, 0.5, 1mg); Gel (1g enth. 0.5mg)* **Otriven** *NT (1ml = 0.25, 0.5mg); Spray (1ml = 0.5, 1mg); Gel (1g enth. 1mg)* **Snup** *Spray (1ml = 0.5, 1mg)*	**Entzündliche Schleimhautschwellung der Nase/NNH:** 1-3 x 1-2Gtt. bzw. Sprühstöße

16.1.2 Antihistaminika

Siehe auch Pneumologie - Antihistaminika → 98

Azelastin Rp	
Allergodil *Spray (1ml = 1mg)*	**Allergische Rhinitis:** 2 x 1 Sprühstoß
Cromoglicinsäure OTC	
CromoHEXAL, Cromo-ratioph., Vividrin *Spray (1ml = 20mg)*	**Allergische Rhinitis:** 4 x 1 Sprühstoß
Levocabastin OTC	
Livocab *Spray (1ml = 0.5mg)*	**Allergische Rhinitis:** 2-4 x 2 Sprühstöße

16.1.3 Kortikoide

Beclometason Rp	PPB 87% ✋
Beclomet Nasal *Spray (1 Hub = 0.1mg)* **Beclometason-ratioph.** *Spray (1 Hub = 0.05, 0.1mg)* **Beclorhinol, Beconase** *Spray (1 Hub = 0.05mg)* **Rhinivict** *Spray (1 Hub = 0.05, 0.1mg)*	**Allergische Rhinitis, Nasenpolypen:** 2-4 x 0.1mg
Budesonid Rp	HWZ 2-3h, PPB 86-90%, PRC C, Lact ? ✋
Aquacort, Budapp, Budes *Spray (1 Hub = 0.05mg)* **Pulmicort Topinasal** *Spray (1 Hub=64µg)*	**Allergische Rhinitis, Nasenpolypen:** 2 x 1 Sprühstoß
Dexamethason Rp	✋
Dexa Rhinospray N sine, Solupen sine *Spray (1 Hub = 10.26µg)* **Dexa Siozwo** *Nasensalbe (1g enth. 0.181mg)*	**Allergische Rhinitis: Erw., Ki. ab 6J:** 3 x 1-2 Sprühstöße; 3-4 x 1cm Salbenstrang in jede Nasenöffnung
Flunisolid Rp	HWZ 1-2h, PRC C, Lact ? ✋
Syntaris *Spray (1ml = 0.25mg)*	**Allergische Rhinitis:** 2-3 x 2 Sprühstöße
Fluticason Rp	HWZ 7.8h, PPB 81-95%, PRC C, Lact? ✋
Avamys *Spray (1 Hub = 22.5µg)* **Flutide Nasal** *Spray (1 Hub = 0.05mg)*	**Allergische Rhinitis:** 1-2 x 2 Sprühstöße; **Nasenpolypen:** 1-2 x 0.2ml in jedes Nasenloch
Mometason Rp	HWZ 6h, PRC C, Lact? ✋
Aphiasone *Spray (1 Hub = 0.05mg)* **Mometa HEXAL** *Spray (1 Hub = 0.05mg)* **Mometason Abz** *Spray (1 Hub = 0.05mg)* **Mometason-ratioph.** *Spray (1 Hub = 0.05mg)* **Nasonex** *Spray (1 Hub = 0.05mg)*	**Allergische Rhinitis: Erw., Ki. ab 12J:** 1 x 2 Sprühstöße in jedes Nasenloch; **Ki. 6-11J:** 1 x 1 Sprühstoß; **Nasenpolypen: Erw.:** 1 x 2 Sprühstöße
Triamcinolon Rp	HWZ 3h, PRC C, Lact? ✋
Nasacort *Spray (1 Hub = 0.05mg)* **Rhinisan** *Spray (1 Hub = 0.05mg)*	**Allergische Rhinitis: Erw., Ki. ab 12J:** 1 x 2 Sprühstöße in jedes Nasenloch; **Ki. 6-11J:** 1 x 1 Sprühstoß

16.1.4 Antihistaminika + Kortikoide

Wm/Wi (Azelastin + Fluticason): synergistischer Effekt durch H_1-Rezeptorblockade und entzündungshemmende Wirkung; **UW** (Azelastin + Fluticason): Kopfschmerzen, unangenehmer Geschmack/Geruch; **KI** (Azelastin + Fluticason): bekannte Überempfindlichkeit

Azelastin + Fluticason Rp	✋
Dymista *Spray (1 Hub = 130 + 50µg)*	**Allergische Rhinitis: Erw., Ki ab 12J:** 2 x 1 Sprühstoß in jedes Nasenloch

16.1.5 Topische Antibiotika

Wm/Wi: Kompetitive Hemmung der bakteriellen Isoleucyl-Transfer-RNA-Synthetase; **UW:** Reaktionen an der Nasenschleimhaut; **KI:** bek. Überempfindlichkeit, Anw. bei Sgl.

Mupirocin Rp	
Bactroban *Salbe (1g enth. 20mg)* **Turixin** *Salbe (1g enth. 20mg)*	**Elimination von Staphylokokken einschließl. Methicillin-resistenter Stämme aus der Nasenschleimhaut: Erw. und Ki.:** ca. 2mm Salbenstrang 2-3 x/d in die Nase

16.2 Nasale Dekongestiva + Antihistaminikum

Wm/Wi (Pseudoephedrin): Alpha-sympathomimetisch ⇒ Vasokonstriktion ⇒ Abschwellen der Nasenschleimhaut; **UW** (Pseudoephedrin + Cetirizin): Nervosität, Schlaflosigkeit, Schwindel, Kopfschmerzen, Somnolenz, Gleichgewichtsstrg., Tachykardie, Mundtrockenheit, Übelkeit, Asthenie; **UW** (Pseudoephedrin + Triprolidin): Müdigkeit, Hypertonie; **KI** (Pseudoephedrin + Cetirizin/Triprolidin): bek. Überempfindlichkeit, Glaukom, Komb. mit MAO-Hemmern, schwere Nierenenerkr., Harnverhalt, schwere Hypertonie, Tachyarrhythmien, ischämische Herzkrankheiten, Hyperthyreose, hämorrhag. Schlaganfall, Grav.

Pseudoephedrin + Cetirizin OTC	
Reactine Duo *Tbl. 120 + 5(ret.)mg*	**Allergische Rhinitis mit nasaler Kongestion: Erw. bis 60J, Ki. > 12J:** 2 x 120 + 5mg p.o., für max. 14d; **DANI, DALI** KI
Pseudoephedrin + Triprolidin OTC	
Rhinopront Kombi *Tbl. 60 + 2.5mg*	**Allergische oder vasomotorische Rhinitis mit nasaler Kongestion: Erw. bis 60J, Ki. > 12J:** 3 x 60 + 2.5mg p.o. für max. 10d; **DANI, DALI** KI bei schwerer NI, LI

16.3 Otologika

Phenazon + Procain OTC	
Otalgan *OT (1g enth. 50+10mg)*	**Otitis externa, Otitis media: Erw., Ki. > 15J:** 3-4 x 5Gtt.; **Ki. bis 14J:** 3-4 x 2-3Gtt.
Dexamethason + Cinchocain Rp	
Otobacid N *OT (1ml = 0.22+5.6mg)*	**Entzündl. Erkr. von Ohrmuschel/Gehörgang, Gehörgangsekzem:** 3-4 x 2-4Gtt.
Ciprofloxacin Rp	
Ciloxan *OT (1ml = 3mg)* **Infectocipro** *OT (1ml = 2mg)* **Panotile Cipro** *OT (0.5ml = 1mg)*	**Otitis externa, chron. eitrige Otitis media:** Ciloxan: 2 x 4Gtt.; **Ki. ab 1J:** 2 x 3Gtt.; **Infectocipro: Erw. u. Ki. ab 1J:** 2 x 0.5mg; Panotile: **Erw. u. Ki. ab 2J:** 2 x 1 Pipette

Ciprofloxacin + Dexamethason Rp	
Cilodex *OT (1ml = 3+1mg)*	**Otitis media mit Paukenröhrchen, Otitis ext.: Erw., Ki. ≥ 6M:** 2 x 4Gtt. f. 7d
Ciprofloxacin + Fluocinolonacetonid Rp	
Infectociprocort *OT (1ml = 3+0.25mg)*	**Otitis ext.: Erw., Ki. ≥ 7J:** 3 x 4-6Gtt. f. 8d
Ölsäure-Polypeptid-Kondensat OTC	
Cerumenex *OT (1g enth. 8.7mg)*	**Zeruminalpfropf, Reinigung des Gehörgangs vor Eingriffen:** 3-5Gtt. in den äußeren Gehörgang, nach 20-30min ausspülen
Polymyxin B + Neomycin + Gramicidin Rp	
Polyspectran *OT (1ml = 7500IE+3500IE+0.02mg)*	**Otitis externa:** 3-5 x 2-3 Gtt.

16.4 Weitere Hals-Rachen-Therapeutika

16.4.1 Antiseptika

Wm/Wi (Hexamidin): lokal antiseptisch;
UW (Hexamidin): allergische Schleimhautreaktionen;
KI (Hexamidin): bek. Überempfindlichkeit

Hexamidin OTC	
Laryngomedin N *Spray (1g enth. 1mg)*	**Bakterielle Entzündungen der Mund/ Rachenschleimhaut:** mehrmals/d 1-2 Hübe

16.4.2 Antiseptika-Kombinationen

Wm/Wi (Benzalkonium, Cetrimonium): quartäre Ammoniumverbindungen mit hoher Oberflächenaktivität, die sowohl grampositive als auch gramnegative Keime erfassen; **Wm/Wi** (Tyrothricin): Polypeptidantibiotikum mit bakterizider Wi gegen grampositive Keime; **UW:** Überempfindlichkeitsreaktionen; **KI:** bekannte Überempfindlichkeit

Benzalkonium + Benzocain + Tyrothricin OTC	
Dorithricin *Lutschtbl. 1+1.5–0.5mg*	**Halsentzündung mit Schluckbeschwerden:** alle 2-3h 1Tbl. lutschen
Cetrimonium + Lidocain + Tyrothricin OTC	
Lemocin *Lutschtbl. 2+1+4mg*	**Halsentzündung mit Schluckbeschwerden:** alle 1-3h 1Tbl. lutschen, max. 8Tbl./d

17 Urologie

17.1 Urospasmolytika

Wm: Parasympatholytisch durch Blockade des Muscarinrezeptors, v.a. direkte Einwirkung auf die glatte Muskulatur (papaverinartig); **Wi:** Tonussenkung der glatten Muskulatur von Magen-Darm- und Urogenitaltrakt; **Wm/Wi:** (Mirabegron): selektiver Beta-3-Agonist ⇒ Entspannung der glatten Harnblasenmuskulatur;
UW: reduzierte Schweißdrüsensekretion ↓, Mundtrockenheit, Tachykardie, Akkommodationsstrg., Glaukomanfall, abdominelle Schmerzen, Diarrhoe, Obstipation, Dysurie, Schlaflosigkeit; **UW:** (Mirabegron): Harnwegsinfektion, Tachykardie; **KI:** Glaukom, Blasenentleerungsstrg. mit Restharn, Tachyarrhythmie, Stenosen im GI-Trakt, toxisches Megacolon, Myasthenia gravis, Grav./Lakt., gleichzeitige Anw. von CYP3A4 -Hemmern bei mäßiger/schw. Leber-/Niereninsuff., schw. Colitis ulcerosa, Child-C; **KI:** (Mirabegron): bek. Überempf.

Darifenacin Rp	PPB 98%
Emselex *Tbl. 7.5(ret.), 15(ret.)mg*	**Dranginkontinenz, Pollakisurie, imperativer Harndrang:** 1 x 7.5mg p.o., ggf. nach 2W steigern auf 1 x 15mg; **DANI** nicht erforderl.; **DALI** Child B-C: max. 7.5mg/d
Fesoterodin Rp	HWZ 7h, PPB 50%
Toviaz *Tbl. 4(ret.), 8(ret.)mg*	**Dranginkontinenz, Pollakisurie, imperativer Harndrang:** 1 x 4mg p.o., max. 1 x 8mg/d p.o.; **DANI** CrCl > 30: 100%, < 30: max. 4mg/d p.o.; **DALI** Child B: max. 4mg/d, Child C: KI
Flavoxat OTC	HWZ 3h PRC B, Lact ?
Spasuret *Tbl. 200mg*	**Dranginkontinenz, Pollakisurie, imperativer Harndrang:** 3-4 x 200mg p.o.
Mirabegron Rp	HWZ 50h, PPB 71%, PRC C, Lact -
Betmiga *Tbl. 50(ret.)mg*	**Dranginkontinenz, Pollakisurie, imperativer Harndrang:** 1 x 50mg p.o.; **DANI** CrCl > 30: 100%, 15-30: 1 x 25mg, < 15: Anw. nicht empf.; **DALI** Child A: 100%, Child B: 1 x 25mg, Child C: Anw. nicht empf.
Oxybutynin Rp	HWZ 1.1-2.3h, Q0 1.0, PRC B, Lact ?
Dridase *Tbl. 5mg* **Kentera** *TTS 3.9mg/24h* **Oxybutynin-ratioph.** *Tbl. 2.5, 5mg* **Spasyt** *Tbl. 5mg*	**Dranginkontinenz, Pollakisurie, imperativer Harndrang:** 3 x 2.5-5mg p.o.; ini 1 x 5mg (ret.), ggf. steigern um 5mg/W, max. 20mg/d; **Ki. > 5J:** ini 2 x 2.5mg p.o., max. 0.3-0.4mg/kg/d; TTS: alle 3-4d wechseln; **DANI** nicht erforderlich

Propiverin Rp	HWZ 20h, Q0 0.9, PPB 90%
Mictonetten *Tbl. 5mg* **Mictonorm** *Tbl. 15mg; Kps. 30(ret.), 45(ret.)mg* **Prodrom** *Tbl. 5, 15mg* **Proges** *Tbl. 5mg* **Pronenz** *Tbl. 15mg* **Propimedac** *Tbl. 15mg* **Propiverin HEXAL** *Tbl. 5, 15mg*	**Dranginkontinenz, Pollakisurie, imperativer Harndrang:** 2-3 x 15mg p.o.; 1 x 30-45mg (ret.); **Ki. ab 5J:** 0.8mg/kg/d in 2-3- Einzelgaben; **DANI** CrCl >30: 100%, vorsichtige Anw.; < 30: max. 30mg/d; **DALI** mittelschwere bis schwere LI: Anw. nicht empfohlen
Solifenacin Rp	HWZ 45-68h
Vesicare *Tbl. 5, 10mg* **Vesikur** *Tbl. 5, 10mg*	**Dranginkontinenz, Pollakisurie, imperativer Harndrang:** 1 x 5mg p.o., ggf. 1 x 10mg; **DANI** CrCl > 30: 100%; < 30: max. 5mg/d; **DALI** Child-Pugh 7-9: max. 5mg/d
Tolterodin Rp	HWZ 1.9-3.7h, PPB 96%, PRC C, Lact -
Detrusitol *Tbl. 1, 2mg; Kps. 4(ret.)mg* **Tolterodin Actavis** *Tbl. 1, 2mg; Kps. 4(ret.)mg* **Tolterodin HEXAL** *Tbl. 1, 2mg; Kps. 4(ret.)mg*	**Dranginkontinenz, Pollakisurie, imperativer Harndrang:** 2 x 2mg p.o.; 1 x 4mg (ret.) p.o.; **DANI** CrCl < 30: max. 2mg/d; **DALI** max. 2mg/d
Trospiumchlorid Rp	HWZ 5-21h
Spasmex *Tbl. 5, 15, 30, 45mg; Amp. 1.2mg/2ml, 2mg/2ml* **Spasmolyt** *Tbl. 5, 10, 20, 30mg* **Spasmo-Urgenin TC** *Tbl. 5mg* **Trospi** *Tbl. 30mg* **Urivesc** *Kps. 60(ret.)mg*	**Dranginkontinenz, Pollakisurie, imperativer Harndrang, Spasmen der glatten Muskulatur:** 3 x 15mg, 2 x 20mg p.o. oder 30-0-15mg; 1 x 60mg (ret.) p.o; **Magen-Darm-Diagnostik:** 1.2-2mg i.v.; **DANI:** CrCl 10-30: max. 20mg/d

17.2 Prostatamittel

Wm/Wi (Alfuzosin, Silodosin, Tamsulosin, Terazosin): selektive Blockade von Alpha-1-Rezeptoren in der glatten Muskulatur von Prostata und Blasenhals ⇒ Urinflussrate ↑;
Wm/Wi (Dutasterid, Finasterid): Hemmung der 5-Alpha-Reduktase ⇒ Umwandlungshemmung von Testosteron in Dihydrotestosteron ⇒ Rückbildung der Hyperplasie;
Wm/Wi (Silodosin): Antagonismus am Alpha-1A-Rezeptor ⇒ Entspannung der glatten Muskulatur ⇒ Verminderung des Blasenauslasswiderstandes;
UW (Alfuzosin, Tamsulosin, Terazosin): Schwindel, orthostatische Hypotension, Kopfschmerzen, Herzklopfen, retrograde Ejakulation; **UW** (Dutasterid): Potenzstörung, Libidoverlust, Gynäkomastie, Ejakulationsstörung; **UW** (Finasterid): Potenzstörung, Libidoverlust, Gynäkomastie, Ejakulationsstörung, Cave: Tablettenbruch darf von schwangeren Frauen nicht berührt werden! **UW** (Silodosin): retrograde Ejakulation, Anejakulation, Schwindel, orthostatische Hypotonie, Nasenverstopfung, Diarrhoe;
KI (Alfuzosin, Tamsulosin, Terazosin): orthostatische Dysregulation, schwere Leberinsuffizienz;
KI (Dutasterid, Finasterid): schwere Leberinsuffzienz, Anwendung bei Frauen;
KI (Silodosin): bekannte Überempfindlichkeit

Alfuzosin Rp	HWZ 4-6h, Qo 0.9, PPB 90%
Alfunar *Tbl. 10(ret.)mg* **Alfuzosin HEXAL** *Tbl. 10(ret.)mg* **Alfuzosin Winthrop** *Tbl. 2.5, 5(ret.), 10(ret.)mg* **Urion Uno** *Tbl. 10(ret.)mg* **Uroxatral** *Tbl. 2.5, 10(ret.)mg*	**Benigne Prostatahyperplasie:** 2-3 x 2.5mg p.o.; 1-2 x 5mg (ret.); 1 x 10mg (ret.)
Finasterid Rp	HWZ 6-8h, Qo 1.0, PPB 93%
Finamed, Finasterid HEXAL, Finasterid-ratioph., Finasterid Sandoz, Finural, Proscar, Prosmin *Tbl. 5mg*	**Benigne Prostatahyperplasie:** 1 x 5mg p.o.; **DANI** nicht erforderlich; **DALI** keine Daten
Dutasterid Rp	HWZ 3-5W, PPB > 99,5%
Avodart *Kps. 0.5mg*	**Benigne Prostatahyperplasie:** 1 x 0.5mg p.o.; **DANI** nicht erforderl.; **DALI** leichte bis mittelschwere LI: vorsichtige Anw.; schwere LI: KI
Dutasterid + Tamsulosin Rp	
Duodart *Kps. 0.5 + 0.4mg*	**Benigne Prostatahyperplasie:** 1 x 0.5+0.4mg p.o.; **DANI** nicht erforderl.; **DALI** leichte bis mittelschwere LI: vorsichtige Anw.; schwere LI: KI
Silodosin Rp	HWZ 40-52h, PPB 95%
Urorec *Kps. 4, 8mg*	**Benigne Prostatahyperplasie:** 1 x 8mg p.o.; **DANI** CrCl 30-50: ini 4mg, ggf. nach 1W 1 x 8mg; < 30: Anwendung nicht empfohlen; **DALI** leichte bis mittelschwere LI: 100%; schwere LI: Anwendung nicht empfohlen
Sitosterin (Phytosterol) OTC	
Harzol *Kps. 10mg* **Sitosterin Prostata** *Kps. 10mg*	**Benigne Prostatahyperplasie:** 3 x 20mg p.o.; 2 x 65mg
Tamsulosin Rp	HWZ 9-13h, Qo 0.9, PPB 99%, PRC B, Lact -
Alna Ocas, Omnic Ocas, Omsula, Prostadil, Prostazid, Tadin, Tamsu-Astellas, Tamsulosin Beta, Tamsulosin HEXAL *Kps. 0.4(ret.)mg*	**Benigne Prostatahyperplasie:** 1 x 0.4mg (ret.) p.o.; **DANI** nicht erforderlich; **DALI** KI bei schwerer LI
Terazosin Rp	HWZ 9-12h, Qo 0.95, PPB 92%, PRC C, Lact ?
Flotrin *Tbl. 1, 2, 5, 10mg* **Terablock** *Tbl. 1, 2, 5mg* **Teranar** *Tbl. 1, 2, 5mg* **Tera Tad** *Tbl. 2, 5, 10mg* **Terazosin HEXAL** *Tbl. 2, 5mg* **Urozosin** *Tbl. 2, 5, 10mg*	**Benigne Prostatahyperplasie:** ini 1 x 1mg p.o., nach 7d 1 x 2mg, Erh.Dos. 2-5mg/d; max. 10mg/d **DANI** nicht erforderlich; **DALI** vorsichtige Anw.; schwere LI: Anw. nicht empfohlen

17.3 Erektile Dysfunktion

Wm (Alprostadil): Prostaglandinvermittelte Vasodilatation des Corpus cavernosum; **Wm/Wi** (Avanafil, Sildenafil, Tadalafil, Vardenafil): selektive Hemmung der cGMP-spezifischen Phosphodiesterase (PDE5) ⇒ cGMP im Corpus cavernosumm bei sexueller Erregung ⇒ Relaxierung der glatten Muskulatur ⇒ Bluteinstrom ↑ ⇒ Erektion; **Wm/Wi** (Yohimbin): Blockade zentraler Alpha-2-Rez. ⇒ erektionsfördernde Efferenzen ↑; **UW** (Avanafil, Sildenafil, Tadalafil, Vardenafil): Kopfschmerz, Flush, Schwindel, Hitzegefühl, Nasenverstopfung, Dyspepsie, Muskelschmerzen, Rückenschmerzen; **UW** (Yohimbin): Tremor, Erregungszustände; **KI** (Avanafil): Herzinfarkt, Schlaganfall oder eine lebensbedrohliche Arrhythmie in den vergangenen 6 M; anhaltender Hypotonie < 90/50 mmHg oder Hypertonie > 170/100mmHg; instabile Angina pectoris, Angina pectoris während des Geschlechtsverkehrs, Herzinsuffiz. (≥ NYHA II); schwere Leberfunktionsstörung (Child C), schwere Nierenfunktionsstörung (Krea-Clearance < 30 ml/min); nicht arteriitische anteriore ischämische Optikusneuropathie (NAION); bekannte erbliche degenerative Netzhauterkrankungen, gleichzeitige Einnhame von starken CYP3A4-Inhibitoren anwenden (u. a. Ketoconazol, Ritonavir, Atazanavir, Clarithromycin, Indinavir, Itraconazol, Nefazodon, Nelfinavir, Saquinavir und Telithromycin); **KI** (Sildenafil, Tadalafil, Vardenafil): bek. Überempfindlichkeit; instabile Angina pectoris, schwere Herz- oder Leberinsuffizienz, Z.n. Schlaganfall/Herzinfarkt, Retinitis pigmentosa; gleichzeitige Anw. v. Nitraten; **KI** (Yohimbin): Hypotonie

Alprostadil Rp	HWZ 5-10(0.5) min, PRC X, Lact -
Caverject *Inj.Lsg. 10, 20µg* **Viridal** *Inj.Lsg. 10, 20, 40µg* **Muse** *Stäbch. 250, 500, 1000µg*	**Erektile Dysfunktion:** ini 1.25-2.5µg intrakavernös, je nach Wi steigern: 2.5-5-7.5-10µg, max. 40µg; ini 250µg intraurethral, je nach Wi steigern auf 500-1000µg

Avanafil Rp	HWZ 6-17h PPB 99%, PRC X, Lact -
Spedra *Tbl. 50, 100, 200mg*	**Erektile Dysfunktion:** ini 100mg p.o. 0.5h vor Koitus, je nach Wi Dosisanpassung auf 50 bzw. 200mg, max. 200mg; max. 1 x/d; **DANI** CrCl ≥30: 100%; <30: KI; **DALI** Child A, B: mit niedrigst wirks. Dosis beginnen; C: KI

Sildenafil Rp-L!	HWZ 4h, Q_0 > 0.85, PPB 96%, PRC B, Lact -
Duraviril *Tbl. 25, 50, 100mg* **Ereq** *Tbl. 50, 100mg* **Sildegra** *Tbl. 25, 50, 100mg; Lingualtbl. 25, 50, 100mg* **SildeHEXAL** *Tbl. 25, 50, 100mg* **Sildenafil-ratioph.** *Tbl. 25, 50, 75, 100mg* **Viagra** *Tbl. 25, 50, 100mg*	**Erektile Dysfunktion:** ini 50mg p.o. 1h vor Koitus, je nach Wi Dosisanpassung auf 25 bzw. 100mg, max. 100mg; max. 1 x/d; **DALI, DANI** CrCl < 30: ini 25mg

Tadalafil Rp-L!	HWZ 17.5h, PPB 94%
Cialis *Tbl. 5, 10, 20mg*	**Erektile Dysfunktion:** ini 10mg p.o. 0.5-12h vor Koitus, je nach Wi Dosisanpassung auf 20 mg; bei tgl. Anwendung 1 x 2.5-5mg; **DANI** bei schwerer Niereninsuffizienz max. 10mg; **DALI** max. 10mg
Vardenafil Rp-L!	HWZ 4h, PPB 95%
Levitra *Tbl. 5, 10, 20mg; Lingualtbl. 10mg*	**Erektile Dysfunktion:** ini 10mg p.o. 25-60 min vor Koitus, je nach Wi Dosisanpassung auf 5 bzw. 20mg, max. 20mg; max. 1 x/d; **DANI:** CrCl < 30: ini 5mg; **DALI** Child A-B max. 10mg
Yohimbin Rp-L!	HWZ 0.6(6)h, PRC N, Lact -
Yocon-Glenwood *Tbl. 5mg*	**Erektile Dysfunktion:** 3 x 5-10mg p.o.

17.4 Sexualhormone

17.4.1 Androgene

Wm/Wi: Entwicklungsförderung der sekundären männlichen Geschlechtsmerkmale, Regulation der Spermienproduktion, Libido ↑, Potentia coeundi ↑, Muskelaufbau ↑, Knochendichte ↑, Talgproduktion ↑; **UW:** Cholestase, Spermatogenesehemmung, Priapismus, beschleunigte Knochenreifung, Virilisierung bei Frauen, Ödeme, Gewicht ↑, Gynäkomastie, Alopezie, Libido ↑, Prostataschmerzen, Kopfschmerzen, Nausea, Polyzythämie; **KI:** Prostatakarzinom, Mammakarzinom, Grav.

Testosteron Rp	HWZ 10-100min (i.m.), PRC X, Lact ?
Andriol *Kps. 40mg* **Androtop** *Gel-Btl. 25, 50mg* **Axiron** *Lösung 30mg/1.5ml* **Testim** *Gel 10mg/1g* **Testogel** *Gel-Btl. 25, 50mg* **Testopatch** *TTS 1.2, 1.8, 2.4mg/24h* **Testosteron-Depot** *Amp. 250mg/1ml* **Testoviron-Depot** *Amp. 250mg/1ml* **Tostran 2%** *Gel 20mg/1g*	**Hodenunterfunktion, Hypogonadismus:** ini 120-160mg/d p.o., nach 2-3W 40-120mg/d; 50-100mg alle 1-3W i.m.; 250mg alle 2-4W i.m.; Axiron: 30mg unter jede Achsel auftragen; Testopatch: ini 2 Pflaster mit 2.4mg alle 48h; Dosisanpassung nach Testosteronspiegel; Gel: 1 x 50mg auftragen, max. 100mg/d; **Pubertas tarda:** 1 x/M 250mg i.m. für 3M, evtl. Wdh. nach 3-6M; **Unterdrückung übermäßigen Längenwachstums bei Knaben:** 500mg i.m. alle 2W für 1-2J; **Aplastische, renale Anämie beim Mann:** 250mg 2-3 x/W i.m., max. 1000mg/W
Testosteronundecanoat Rp	HWZ 10-100min (i.m.), PRC X, Lact ?
Nebido *Inj.Lsg. 1g/4ml*	**Hodenunterfunktion, Hypogonadismus:** 1g alle 10-14W i.m.

17.4.2 Antiandrogene

Wm/Wi (Abirateronacetat): Inhibition der 17-Alpha-Hydroxylase (CYP17) → Hemmung der Androgenbiosynthese in Hoden, Nebennieren und im Prostatatumorgewebe; Mineralkortikoidsynthese in Nebennieren ↑;
Wm/Wi (Bicalutamid, Flutamid): reines Antiandrogen ohne gestagene Wi;
Wm/Wi (Cyproteronacetat): kompetitiver Antagonismus am Androgenrezeptor, starke gestagene Wi ⇒ LHo ⇒ Testosteron ↓;
Wm/Wi (Enzalutamid): starker Inhibitor des Androgenrezeptor-Signalwegs; keine agonistische Wirkung am Androgenrezeptor ⇒ Wachstum der Prostatakarzinomzellen ↓, Zelltod der Krebszellen, Tumorregression;
UW (Abirateronacetat): periphere Ödeme, Hypokaliämie, Hypertonie, Harnweginfektion, Herzinsuffizienz, HRST, Angina pectoris, Hypertriglyzeridämie, Hepatotoxizität, Nebenniereninsuffizienz;
UW (Cyproteronacetat): Übelkeit, Erbrechen, Gynäkomastie, Libido- und Potenzverlust, Leberfunktionsstörung;
UW (Enzalutamid): Neutropenie, visuelle Halluzinationen, Angst, Kopfschmerzen, kognitive Störung, Gedächtnisstörung, Hitzewallungen, Hypertonie, trockene Haut, Pruritus, Frakturen, Stürze;
KI (Abirateronacetat): bekannte Überempfindlichkeit, Grav.;
KI (Cyproteronacetat): Lebererkrankung, idiopathischer Schwangerschaftsikterus, Schwangerschaftspruritus/Herpes gestationis in der Anamnese, konsumierende Erkrankung (außer Prostata-Ca), schwere Depressionen, Thromboembolien, Sichelzellenanämie, Diabetes mellitus mit Gefäßveränderungen, Jugendliche vor Abschluss der Pubertät, Kinder, Grav./Lakt.;
KI (Enzalutamid): bek. Überempfindlichkeit, Grav./Lakt.

Abirateronacetat Rp	HWZ 15h, Q0 0.95, PPB 99%, PRC C, Lact ?
Zytiga *Tbl. 250mg*	**Metastasiertes, kastrationsresistentes, trotz docetaxelhaltiger Chemother. progredientes Prostata-Ca:** Männer > 18J: 1 x 1g in Komb. mit 10mg/d Prednison oder Prednisolon (> 2h nach o. 1h vor Mahlzeiten)*; **DANI:** nicht erforderl.; **DALI:** Child B-C: Anw. nicht empfohlen

* In klinischen Studien Anwendung nur bei Gabe eines LHRH-Agonisten oder nach Orchiektomie

Bicalutamid Rp	HWZ 5.8d, PPB 96%, PRC X, Lact ?
Androcal *Tbl. 50, 150mg* **Bicalutamid beta, Bicalutamid Actavis, Bicalutamid Medac** *Tbl. 50, 150mg* **Bicalutin** *Tbl. 50mg, 150mg* **Bicamed** *Tbl. 50, 150mg* **Casodex** *Tbl. 50, 150mg*	**Fortgeschrittenes Prostata-Ca:** 1 x 50mg p.o., Komb. mit medikamentöser oder chirurgischer Kastration; 1 x 150mg als Monotherapie oder adjuvant nach Prostatektomie/Bestrahlung; **DANI** nicht erforderlich; **DALI** leichte LI: 100%, mittlere bis schwere LI: vorsichtige Anw.

Cyproteronacetat Rp	HWZ 38-58h, Q0 1.0, PRC X, Lact -
Androcur *Tbl. 10, 50mg; Amp. 300mg/3ml* **Cyproteronacetat beta** *Tbl. 50, 100mg* **Cyproteronacetat-GRY** *Tbl. 50mg*	**Prostata-Ca:** nach Orchiektomie 1-2 x 100mg p.o.; 300mg i.m. alle 14d; ohne Orchiektomie 2-3 x 100mg p.o.; 300mg i.m. alle 7d; **Triebdämpfung bei Sexualdeviation:** ini 2 x 50mg p.o., evtl. nach 4W 2-3 x 100mg, bei Therapieerfolg langsame Dosisreduktion je nach Wi bis 2 x 25mg; 300mg i.m. alle 10-14d; **Androgenisierungserscheinungen bei Frauen:** Zyklustag 1-10: 100mg p.o., Komb. mit Östrogen, s. FachInfo; **DALI** KI bei LI
Enzalutamid Rp	HWZ 5.8d, PPB 97%,
Xtandi *Kps. 40mg*	**Metastasiertes Prostata-Ca nach Versagen einer Androgenentzugsth. oder während/ nach CTX mit Docetaxel:** 1 x 160mg p.o.; **DANI** CrCl > 30: 100%, < 30: vorsicht. Anw.; **DALI** Child-Pugh A: 100%; B: vorsichtige Anw.; C: Anw. nicht empfohlen
Flutamid Rp	HWZ 9.6(5-6)h, Q0 1.0, PRC D, Lact ?
Flumid *Tbl. 250mg* **Fluta Cell** *Tbl. 250mg* **Flutamid-ratioph.** *Tbl. 250mg*	**Prostata-Ca:** 3 x 250mg p.o.; **DANI, DALI** vorsichtige Anwendung

17.4.3 Gn-RH-Antagonisten

Wm/Wi: Antagonismus am Gonadotropin-Releasing-Hormon-Rezeptor ⇒ LH↓, FSH↓ ⇒ hormonelle Kastration ohne initialen Testosteronanstieg; **UW**: Hitzewallungen, Reaktionen an der Injektionsstelle, Schlaflosigkeit, Schwindel, Kopfschmerzen, Übelkeit, Hyperhidrosis, Transaminasen↑, Schüttelfrost, Pyrexie, Asthenie, Müdigkeit, grippeähnliche Symptome, Gewicht↑; **KI**: bekannte Überempfindlichkeit, Frauen, Kinder

Degarelix Rp	HWZ 28d, PPB 90%, PRC X, Lact -
Firmagon *Inj.Lsg. 80, 120mg*	**Fortgeschrittenes Prostata-Ca:** ini 2 x 120mg s.c., dann 1 x 80mg alle 4W; **DANI, DALI** leichte bis mittelschwere NI/LI: nicht erforderlich; schwere NI/LI: keine Daten

17.4.4 Gn-RH-Agonisten

Wm/Wi (Triptorelin): LHRH-Analogon ⇒ Inhibition der LH-Sekretion ⇒ Testosteron ↓, initial Testosteronanstieg mögl.; **UW** (Triptorelin): Hitzewallungen, Größe der Genitalien ↓, Skelettschmerzen, Schmerzen an der Injektionsstelle, Rücken- und Beinschmerzen, Müdigkeit, Brustkorbschmerzen, Asthenie, periphere Ödeme, Hypertonie, Gynäkomastie, Obstipation, Diarrhoe, Übelkeit, Bauchschmerzen, Dyspepsie, abnorme Leberfunktion, aP ↑, Gicht, Arthralgie, Aufflammen des Tumors, Kopfschmerzen, Schwindel, Beinkrämpfe, Schlaflosigkeit, Impotenz, Anorexie, Libido ↓, Husten, Dyspnoe, Pharyngitis, Exanthem, Augenschmerzen, Konjunktivitis, Dysurie, Harnverhalt; **KI** (Triptorelin): bekannte Überempfindlichkeit

Buserelin Rp	HWZ 50-80min, PRC X, Lact -
Profact Depot 2 *Implantat 6.3mg* **Profact Depot 3** *Implantat 9.45mg* **Profact nasal** *Spray (1Hub = 0.1mg)* **Profact pro injectione** *Inj.Lsg. 5.5mg/5.5ml* **Suprefact Depot** *Implantat 6.3mg, 9.45mg*	**Fortgeschrittenes Prostata-Ca:** 6.3mg alle 2M s.c.; 9.45mg alle 3M s.c.; 6 x 0.2mg/d nasal; 3 x 0.5mg s.c.; 5d vor Therapiebeginn Gabe von Antiandrogen, dann für 3-4W Kombination mit Antiandrogen
Goserelin Rp	HWZ 2.3-4.2h, Q0 0.4, PRC X, Lact -
Zoladex *Implantat 3.6, 10.8mg*	**Fortgeschr. Prostata-Ca:** 3.6mg 1 x/M s.c.; 10.8mg alle 3M s.c.; **DANI** nicht erforderl:
Leuprorelin Rp	HWZ 2.9h
Eligard *Inj.Lsg. 7.5, 22.5, 45mg* **Enantone-Monatsdepot** *Fertigspr. 3.75mg/1ml* **Leuprone HEXAL** *Implantat 3.78mg/1ml, 5.25mg/1ml* **Trenantone** *Fertigspr. 11.25mg/1ml* **Sixantone** *Fertigspr. 28.58mg/1ml*	**Fortgeschrittenes Prostata-Ca:** 3.75mg s.c. alle 4W; 11.25mg s.c. alle 3M; 28.58mg s.c. alle 6M; Eligard: 7.5mg s.c alle 4W; 22.5mg s.c. alle 3M; **DANI** nicht erforderlich
Triptorelin Rp	HWZ 2.8h, PPB 0%, PRC X, Lact ?
Pamorelin LA *Inj.Lsg. 3.75, 11.25, 22.5mg* **Salvacyl** *Inj.Lsg 11.25mg*	**Fortgeschrittenes Prostata-Ca:** 3.75mg alle 4W, 11.25mg alle 3M, 22.5mg alle 6M i.m.; **schwere sexuelle Abnormität bei Männern:** Salvacyl: 11.25mg alle 12W i.m.; **DANI, DALI** nicht erforderlich

17.5 Urolithiasismittel

Wm/Wi (Citrat): Urinalkalisierung; **Wm/Wi** (Methionin): Urinansäuerung

Citronensäure + Natriumcitrat OTC	
Blemaren N *Brausetbl. 1197+835.5mg*	**Harnalkalisierung, Harnsäure-(oxalat-), Zystinsteine:** 3 x 1-2Tbl. p.o.
Kalium-Natrium-Hydrogencitrat OTC	
Uralyt-U *Gran. (1 Messl. = 2.5g)*	**Harnalkalisierung bei Zytostatikatherapie, Harnsäure-, Harnsäureoxalat-, Zystin-, Kalziumsteine:** 1-1-2 Messl. p.o.

Methionin OTC	HWZ 1-2h
Acimethin, Acimol, Methionin HEXAL, Urol Methin *Tbl. 500mg*	**Harnansäuerung, Zusatzther. bei Harnweg-infektionen, Infekt-, Phosphatsteine:** 3 x 500-1000mg p.o.

17.6 Phosphatbinder s. Kap. 5.1 → 126

17.7 Kationenaustauscher

Wm/Wi: enterale Zufuhr eines unlöslichen Kunststoffs mit Sulfonsäure als Grundgerüst, Austausch von Kationen zur Neutralisierung der Säure entsprechend dem Konzentrationsverhältnis im Darmlumen ⇒ Bindung von Kalium; **UW:** Übelkeit, Erbrechen, Obstipation, Hyperkalzämie; **KI:** Hypokaliämie, Hyperkalzämie, stenosierende Darmerkrankungen

Polysulfonsäure Rp	
Anti-Kalium Na *Btl. 15g* **CPS Pulver** *Btl. 15g* **Resonium A, Sorbisterit** *Dose 500g*	**Hyperkaliämie:** 2-4 x 15g p.o.; 1-2 x 30g in 150-200 ml Wasser rect. als Einlauf; **NG, Ki.:** 0.5-1g/kg in mehreren ED

17.8 Weitere Urologika

Wm/Wi (Dapoxetin): Serotonin-Reuptake-Hemmung ⇒ Neurotransmitterwirkung auf prä-/postsynaptische Rezeptoren ↑; **Wm/Wi** (Duloxetin): kombinierte Serotonin- und Noradrenalin-Reuptake-Hemmung ⇒ Neurotransmitter-Konzentration im sakralen Rückenmark ↑ ⇒ N.pudendus-Stimulation ↑ ⇒ Tonus des Harnröhrenschließmuskels ↑; **UW** (Dapoxetin): Schwindel, Kopfschmerzen, Übelkeit, Insomnie, Angstzustände, Agitation, Libido ↓, Ruhelosigkeit, Somnolenz, Aufmerksamkeitsstrg., Tremor, Parästhesien, Tinnitus, Erröten, Nasennebenhöhlenverstopfung, Verschwommensehen, Durchfall, Erbrechen, Obstipation, Abdominalschmerz, Hyperhidrose, erektile Dysfunktion, Müdigkeit, Hypotonie; **UW** (Duloxetin): Schlaflosigkeit, trockener Mund, Durst, Übelkeit, Erbrechen, Obstipation, Diarrhoe, Müdigkeit, Angst, Libido ↓, Anorgasmie, Kopfschmerzen, Schwindel, Tremor, Verschwommensehen, Nervosität, Schwitzen ↑, Lethargie, Pruritus, Schwäche; **KI** (Dapoxetin): bekannte Überempfindlichkeit, bekannte kardiale Vorerkrankung, gleichzeitige Behandlung mit MAO-Hemmern, Thioridazin, SSRI, CYP3A4-Hemmern, Leberfunktionsstörung (Child B, C), < 18J; **KI** (Duloxetin): Leberfunktionsstörung, Grav./Lakt.

Dapoxetin Rp-L!	HWZ 19h
Priligy *Tbl. 30, 60mg*	**Ejaculatio praecox:** 18-64J: 1 x 30-60mg p.o. 1-3h vor sexueller Aktivität; **DANI** leichte bis mittelschwere NI: vorsicht. Anw., schwere NI: nicht empfohlen; **DALI** Child B, C: KI

Duloxetin Rp	HWZ 8-17h
Dulovesic *Kps. 20, 40mg* **Duloxetin-ratioph. Uro** *Kps. 20, 40mg* **Yentreve** *Kps. 20, 40mg*	**Belastungsharninkontinenz bei Frauen:** 2 x 40mg p.o., ggf. Dosisreduktion nach 4W auf 2 x 20mg, je nach UW; **DANI** CrCl 30-80: 100%; < 30: KI; **DALI** KI

18 Gynäkologie

18.1 Hormonpräparate

18.1.1 Östrogene

Wi (Estradiol/Estradiolvalerat): synthetisches 17β-Estradiol, das mit dem körpereigenen humanen Estradiol chemisch und biologisch identisch ist, substituiert den Verlust der Östrogenproduktion bei menopausalen Frauen und mindert die damit verbundenen Beschwerden; beugt dem Verlust an Knochenmasse nach der Menopause/Ovarektomie vor;
Wi (konjugierte Östrogene): substituieren den Verlust der Östrogenproduktion bei menopausalen Frauen und mindern die damit verbundenen Beschwerden; sie beugen dem Verlust an Knochenmasse nach der Menopause/Ovarektomie vor;
Hinweis: Die alleinige Anwendung von Östrogenen (ohne regelmäßigen Zusatz von Gestagenen) darf nur bei hysterektomierten Frauen erfolgen;
UW: Mammakarzinom, Endometriumhyperplasie, Endometriumkarzinom, Ovarialkarzinom, venöse Thromboembolien, KHK, Schlaganfall, Erkrankung der Gallenblase, Chloasma, Erythema multiforme, Erythema nodosum, vaskuläre Purpura, wahrscheinliche Demenz bei Frauen > 65 J.;
KI: bestehender oder früherer Brustkrebs bzw. ein entsprechender Verdacht, östrogenabhängiger maligner Tumor bzw. ein entsprechender Verdacht (v.a. Endometriumkarzinom), nicht abgeklärte Blutung im Genitalbereich, unbehandelte Endometriumhyperplasie, frühere/bestehende venöse thromboembolische Erkrankungen (v.a. tiefe Venenthrombose, Lungenembolie), bekannte thrombophile Erkrankungen (z. B. Protein-C-, Protein-S- oder Antithrombin-Mangel), bestehende oder erst kurze Zeit zurückliegende arterielle thromboembolische Erkrankungen (v.a. Angina pectoris, Myokardinfarkt), akute Lebererkrankung oder zurückliegende Lebererkrankungen (solange sich die relevanten Leberenzymwerte nicht normalisiert haben), Porphyrie, bekannte Überempfindlichkeit ggü. dem Wirkstoff oder einem der sonstigen Bestandteile

Estradiol (oral) Rp	HWZ 1 h, PRC X, Lact -
Femoston mono *Tbl. 2mg*	**Postmenopausale Hormonsubstitution bei Östrogenmangelsymptomen, Osteoporose-Pro. bei postmenopausalen Frauen mit hohem Frakturrisiko und Unverträglichkeit oder KI gg. andere zur Osteoporoseprävention zugelassene Arzneimittel:** 1 x 1 Tbl. p.o.; **DANI:** auf Flüssigkeitsretention achten
Estradiol Jenapharm *Tbl. 2mg* **Estrifam** *Tbl. 1, 2mg* **Gynokadin** *Tbl. 2mg* **Merimono** *Tbl. 1, 2mg* **Progynova 21 (mite)** *Tbl. 1, 2mg*	**Postmenopausale Hormonsubstitution bei Östrogenmangelsymptomen:** 1 x 1-2 Tbl. p.o.; **DANI:** auf Flüssigkeitsretention achten

Estradiol (transdermal) Rp	HWZ 1h, PRC X, Lact -
Estradot *TTS 25, 37.5, 50, 75, 100µg/24h* **Fem7** *TTS 50µg/24h*	**Postmenopausale Hormonsubstitution bei Östrogenmangelsympt., Osteoporose-Pro. bei postmenopausalen Frauen mit hohem Frakturrisiko und Unverträgl./KI gg. and. zur Osteoporosepräv. zugel. Arzneimittel:** Estradot: 2 x/W 25-100µg/24h; Fem7: 1x/W 50µg/24h; **DANI:** auf Flüssigkeitsretention achten
Dermestril *TTS 25, 50µg/24h* **Dermestril-Septem** *TTS 25, 50, 75µg/24h* **Estreva** *Gel 0.1%* **Gynokadin** *Gel 0.06%* **Lenzetto** *Dosierspray (1.53mg/Sprühstoß)*	**Postmenopausale Hormonsubstitution bei Östrogenmangelsymptomen:** TTS: 1-2 x/W 25-100µg/24h; Gel: 1 x tgl. 0.5-3mg auf die Haut auftragen; Dosierspray: ini 1 x 1.53mg auf Unterarmhaut, je n. Ansprechen steigern, max. 4.59mg/d; **DANI:** auf Flüssigkeitsretention achten
Estriol Rp	HWZ 0.5-1h
Estriol Jenapharm *Tbl. 2mg* **OeKolp** *Tbl. 2mg* **Ovestin** *Tbl. 1mg*	**Postmenopausale Hormonsubstitution bei Östrogenmangelsymptomen:** ini 1 x 2-4mg p.o., nach einigen W 1 x 1-2mg; **DANI:** auf Flüssigkeitsretention achten
Konj. Östrogene Rp	HWZ 4-18.5h, PRC X, Lact -
Presomen 28 *Tbl. 0.3, 0.6*	**Postmenopausale Hormonsubstitution bei Östrogenmangelsympt., Osteoporose-Pro. bei postmenopausalen Frauen mit hohem Frakturrisiko und Unverträglichkeit oder KI gg. and. zur Osteoporoseprävention zugel. Arzneimittel:** 1 x 0.3-1.25mg p.o.; **DANI:** auf Flüssigkeitsretention achten

18.1.2 Gestagene

Wi (Chlormadinon): ausgeprägte antiöstrogene Wirkung, hemmt Uteruswachstum und Proliferation des Endometriums, sekretorische Transformation des Endometriums, hemmt Hyperplasie des Endometriums, Tubenmotilität ↓, Zervikalsekret: Menge ↓ u. Viskosität ↑, in hoher Dosierung Gonadotropinsekretion ↓, antiandrogene Partialwirkung durch Verdrängung der Antiandrogene von Androgenrezeptoren an den Erfolgsorganen (Haarfollikel, Talgdrüsen), geringe glukokortikoide Wirkung in hoher Dosierung, keine androgene Partialwirkung, dosisabhängige Verschlechterung der Insulinsensibilität;
Wi (Dienogest): antiandrogene und starke gestagene Wirkung, keine signif. androgenen/mineralokortikoiden/glukokortikoiden Eigenschaften, verringert bei Endometriose die endogene Estradiolproduktion, führt bei kontinuierlicher Gabe zu einem hypoöstrogenen und hypergestagenen endokrinen Zustand mit folgernder Atrophie endometrischer Läsionen;

Wi (Dydrogesteron): bewirkt volle sekretorische Transformation des unter Östrogeneinfluss aufgebauten Endometriums; in additiver Gabe Verringerung des östrogenbedingten Risikos einer Endometriumhyperplasie und/oder -karzinoms; keine östrogene, androgene, thermogene, anabole oder kortikoide Aktivität; **Wi** (Medroxyprogesteronacetat): blockiert die Proteinsynthese im Zellkern, dadurch Bildung von Östrogenrezeptoren ↓ u. Verringerung des wachstumsfördernden Östrogeneffekts, in hoher Dosierung direkte zytotoxische Wi auf den Tumor durch Störung der DNA- u. RNA-Synthese und Blockade des E2-Rezeptors, FSH- u. LH-Sekretion der Hypophyse ↓; ACTH-Sekretion ↓ ⇒ Kortisol- u. Androgenspiegel ↓; Hemmung der Hormonsynthese in der Nebennierenrinde; Östrogenaktivität ↓ durch Erhöhung der Aktivität von 17-ß-Steroid-Dehydrogenase (Umbau Estradiol in Estron), Förderung der Bil-dung von 5-Alpha-Reduktase in Leber (Abbau zirkulierenden Androgens u. Verminderung der Umwandlung von Androgen in Estrogen);
Wi (Megestrolacetat): hemmt RNA-Synthese u. Proteinsynthese ⇒ Abnahme zytoplasmatischer Östrogenrezeptoren; direkter östrogenunabh. wachstumshemmender Effekt; hohe Affinität zu Progesteronrezeptoren, deutliche Affinität zu Androgen- u. Glukokortikoidrezeptoren; FSH-Ausschüttung ↓ ⇒ Östrogen- und Androgensynthese ↓; Aufhebung des wachstumsstimulierenden Effekts von Östrogenen; Reduktion des hypophysären LH-Gehalts u. der LH-Sekretion; **Wi** (Progesteron): entspricht in seiner Struktur der physiol. Form des im Verlauf des weibl. Ovarialzyklus sezernierten Gelbkörperhormons, bewirkt sekret. Transformation des Endometriums, reduziert östrogeninduziertes Risiko einer Endometriumhyperplasie;
UW: s. jeweilige Fach-Info;
KI (Chlormadinon): Brustkrebs, nicht abgeklärte Vaginalblutungen, vorausgegangene/bestehende Lungenembolie/venöse Thrombose, kürzlich vorangegangene/bestehende arterielle Thrombose, schwere Lebererkrankungen (noch pathol. Leberwerte), cholestatischer Ikterus, vorausgegangene/bestehende Lebertumoren, Porphyrie, bek. Überempf., Grav./Lakt.;
KI (Dienogest): bestehende venöse thromboembolische Erkrankungen, vorausgegangene/best. arterielle u. kardiovaskuläre Erkrankungen, Diabetes mellitus mit Gefäßbeteiligung, bestehende/vorausgegangene schwere Lebererkr.(noch pathol. Leberwerte), bestehende/vorausgegangene benigne/maligne Lebertumoren, bek. od. vermutete sexualhormonabhängige maligne Tumoren, nicht abgeklärte Vaginalblutungen, bek. Überempf., Grav./Lakt.;
KI (Dydrogesteron): schwere akute/chron. Lebererkrankungen, Strg. im Stoffwechsel d. Gallenfarbstoffe (z.B. Dubin-Johnson-, Rotor-Syndr.), idiopathischer Grav.-Ikterus in der Vorgeschichte, Lebertumoren, Hypertonie, nicht abgegeklärte Vaginalblutungen, Thrombophlebitis, thromboembolische Erkrankungen, Hypercholesterinämie, bekannter oder V.a. gestagenabhängigen Tumor, bekannte Überempfindlichkeit, Grav./Lakt.;
KI (Medroxyprogesteronacetat): Thromboembolien, Thrombophlebitis, apoplektischer Insult (auch Z.n.), Hyperkalzämie bei Pat. mit Knochenmetastasen, schwere Leberfktstrg., schwerer Diabetes mellitus, schwere arterielle Hypertonie, verhaltener Abort, bekannte Überempfindlichkeit, Grav., erste 6W d. Lakt.;
KI (Megestrolacetat): schwere Leberfktstrg., Thrombophlebitis, thromboembolische Erkrankungen, bekannte Überempfindlichkeit, Grav./Lakt.;
KI (Progesteron): schwere akute/chron. Lebererkrankung, Strg. im Stoffwechsel der Gallenfarbstoffe (z.B. Dubin-Johnson-, Rotor-Syndr.), Leberzelltumoren, maligne Tumoren der Brust/Genitalorgane, nicht abgeklärte Vaginalblutungen, Thrombophlebitis, thromboembolische Erkrankungen, Z.n. Herpes gestationis, Hirnblutung, Porphyrie, bek. Überempf. (auch gegen Soja, Erdnuss), Grav./Lakt.

Chlormadinon Rp	HWZ 39h
Chlormadinon Jenapharm *Tbl. 2mg*	**Oligo-, Poly- u. Hypermenorrhoe:** 1 x 2-4mg p.o. vom 16.-25. Zyklustag; **funktionelle Dysmenorrhoe:** 1 x 2mg für 10-14d bis zum 25. Zyklustag; **Endometriose:** 1 x 4mg, max. 10mg für 4-6M; **sekundäre Amenorrhoe:** 1 x 2mg vom 16.-25. Zyklustag + Östrogen; **DALI** KI bei akuten/chronischen Lebererkr.
Dienogest Rp	HWZ 9h
Visanne *Tbl. 2mg*	**Endometriose:** 1 x 2mg p.o. möglichst zur selben Zeit einnehmen; **DANI** nicht erforderl.; **DALI** KI bei schweren Lebererkr.
Dydrogesteron Rp	HWZ 7h
Duphaston *Tbl. 10mg*	**Zyklusstrg. bei Corpus-luteum-Insuffizienz:** 1 x 10-20mg p.o. v. 12.-26. Zyklustag; **klimakterische Beschwerden:** 1 x 10-20mg vom 15.-28. Zyklustag + Östrogen; **DALI** KI bei schwerer Leberfunktionsstörung
Medroxyprogesteronacetat Rp	HWZ 24-50h; HWZ i.m.: 30-40d, Q0 0.55
MPA HEXAL *Tbl. 250, 500mg*	**Metastasiertes Mamma-Ca:** 300-1000mg/d p.o. in 1-3ED; **Endometriumkarzinom:** 300-600mg/d; **DALI** KI bei schwerer Leberfunktionsstörung
Megestrolacetat Rp	HWZ 15-20h
Megestat *Tbl. 160mg*	**Mamma-Ca:** 1 x 160mg p.o.; **Endometriumkarzinom:** 1 x 80-320mg; **DALI** KI bei schwerer Leberfunktionsstörung
Progesteron Rp	
Famenita *Kps. 100, 200mg* **Progestan** *Kps. 100mg* **Utrogest** *Kps. 100mg* **Utrogestan** *Kps. 100mg*	**Endometriumprotektion bei Östrogenbeh. wg. peri-/postmenopausaler Östrogenmangelbeschwerden oder nach chirurgisch induzierter Menopause:** 200-300mg/d: 2 Kps. abends vor dem Schlafengehen, ggf. zusätzl. 1 Kps. morgens vor dem Frühstück; **zur sequenziellen Progesteronsubst. und komb. Ther. mit Östrogenen peri-/postmenopausal:** Einnahme über gewöhnlich 12d pro 28-tägigem Anwendungszyklus, beginnend mit 10. Tag der Östrogenbehandlung; **DALI** KI bei schwerer Leberfunktionsstörung
Diverse andere Gestagene in Kombination mit Östrogenen, s. hormonelle Kontrazeptiva → 435	

18.1.3 Kombinationspräparate (Östrogene + Gestagene), synthetische Steroide

Wi, UW, KI: s. Östrogene → 426 und Gestagene → 427;
Östrogene fördern das Endometriumwachstum und erhöhen bei ungehinderter Gabe das Risiko von Endometriumhyperplasie und -karzinom. Die Kombination mit einem Gestagen reduziert das östrogenbedingte Riskio einer Endometriumhyperplasie deutlich.

Estradiol + Cyproteronacetat Rp	
Climen *Tbl. 2+1mg*	**Postmenopausale Hormonsubstitution bei Östrogenmangelsympt., Osteoporose-Pro. bei postmenopausalen Frauen mit hohem Frakturrisiko und Unverträgl./KI gg. and. zur Osteoporosepräv. zugel. Arzneimittel:** 1 x 1 Tbl. (zyklisch); **DANI:** auf Flüssigkeitsretention achten
Estradiol + Dienogest	
Lafamme *Tbl. 1+2mg, 2+2mg*	**Postmenopausale Hormonsubstitution bei Östrogenmangelsymptomen:** 1 x 1 Tbl. (kontinuierlich kombiniert); **DANI:** auf Flüssigkeitsretention achten
Estradiol + Drospirenon	
Angeliq *Tbl. 1+2mg*	**Postmenopausale Hormonsubstitution bei Östrogenmangelsympt., Osteoporose-Pro. bei postmenopausalen Frauen mit hohem Frakturrisiko und Unverträgl./KI gg. and. zur Osteoporosepräv. zugel. Arzneimittel:** 1 x 1 Tbl. (kontinuierlich kombiniert); **DANI:** auf Flüssigkeitsretention achten
Estradiol + Dydrogesteron Rp	
Femoston *Tbl. 1+5mg, 1+10mg, 2+10mg* **Femoston conti** *Tbl. 1+5mg* **Femoston mini** *Tbl. 0.5+2.5mg*	**Postmenopausale Hormonsubstitution bei Östrogenmangelsympt., Osteoporose-Pro. bei postmenopausalen Frauen mit hohem Frakturrisiko und Unverträgl./KI gg. and. zur Osteoporosepräv. zugel. Arzneimittel:** 1 x 1 Tbl. (Femoston: kontin. sequenziell, Femoston conti, mini: kontin. kombiniert); **DANI:** auf Flüssigkeitsretention achten

Estradiol + Levonorgestrel Rp	
Östronara *Drg. 2+0.075*	**Postmenopausale Hormonsubstitution bei Östrogenmangelsympt., Osteoporose-Pro. bei postmenopausalen Frauen mit hohem Frakturrisiko und Unverträgl./KI gg. and. zur Osteoporosepräv. zugel. Arzneimittel:** 1 x 1 Tbl. (kontinuierlich sequenziell); **DANI:** auf Flüssigkeitsretention achten
Cyclo-Progynova *Tbl. 2+0.15mg* **Fem 7 Combi** *TTS 50µg+10µg/24h* **Fem 7 Conti** *TTS 50µg+7µg/24h* **Klimonorm** *Tbl. 2+0.15mg* **Wellnara** *Tbl. 1+0.04mg*	**Postmenopausale Hormonsubstitution bei Östrogenmangelsymptomen:** 1 x 1 Tbl. (Cyclo-Progynova, Klimonorm: zyklisch, Wellnara: kontinuierlich sequenziell); TTS: 1 x/W (Fem7 Combi kontin. sequenziell, Fem7 Conti kontinuierlich kombiniert); **DANI:** auf Flüssigkeitsretention achten
Estradiol + Medroxyprogesteron Rp	
Indivina *1+2.5, 1+5, 2+5mg*	**Postmenopausale Hormonsubstitution bei Östrogenmangelsympt., Osteoporose-Pro. bei postmenopausalen Frauen mit hohem Frakturrisiko und Unverträgl./KI gg. and. zur Osteoporosepräv. zugel. Arzneimittel:** 1 x 1 Tbl. (zyklisch); **DANI:** auf Flüssigkeitsretention achten
Estradiol + Norethisteron Rp	
Activelle *Tbl. 1+0.5mg* **Clionara** *Tbl. 2+1mg* **Cliovelle** *Tbl. 1+0.5mg* **Kliogest N** *Tbl. 2+1mg* **Novofem** *Tbl. 1+1* **Sequidot** *TTS 0.51+4.8mg* **Trisequens** *Tbl. 2+0/2+1/1+0mg*	**Postmenopausale Hormonsubstitution bei Östrogenmangelsympt., Osteoporose-Pro. bei postmenopausalen Frauen mit hohem Frakturrisiko und Unverträgl./KI gg. and. zur Osteoporosepräv. zugel. Arzneimittel:** 1 x 1 Tbl. (kontinuierlich kombiniert, nur Trisequens: kontinuierlich sequenziell); TTS: 2 x/W 1 Pflaster (kontin. sequenziell); **DANI:** auf Flüssigkeitsretention achten
Ethinylestradiol + Cyproteronacetat Rp	
Attempta-ratioph. *Tbl. 2+0.035mg* **Cyproderm** *Tbl. 2+0.035mg* **Diane 35** *Tbl. 2+0.035mg* **Morea sanol** *Tbl. 2+0.035mg*	**Androgenisierungserscheinungen der Frau (Akne, Hirsutismus, androgenetische Alopezie):** 1 x 1Tbl. für 21d, dann 7d Pause (wirkt auch kontrazeptiv); **DANI:** auf Flüssigkeitsretention achten

Konj. Östrogene + Medrogeston Rp	
Presomen 28 compositum *Tbl. 0.3+5mg, 0.6+5mg* **Presomen conti** *Tbl. 0.6+2mg*	**Postmenopausale Hormonsubstitution bei Östrogenmangelsymptomen, Pro. der Osteoporose bei postmenopausalen Frauen mit hohem Frakturrisiko und Unverträglichkeit oder KI gg. andere zur Osteoporoseprävention zugelassene Arzneimittel:** 1 x 1 Tbl. (Presomen conti: kontinuierlich kombiniert, Presomen 28 compositum: kontinuierlich sequenziell); **DANI:** auf Flüssigkeitsretention achten

Tibolon Rp	HWZ (6h)
Livial *Tbl. 2.5mg* **Liviella** *Tbl. 2.5mg* **Tibolon Aristo** *Tbl. 2.5mg*	**Klimakterische Beschwerden:** 1 x 1 Tbl. abends; **DANI:** auf Flüssigkeitsretention achten

18.1.4 Selektive Östrogenrezeptor-Modulatoren

Wm/Wi (Ospemifen): Bindung an Östrogenrezeptoren ⇒ Aktivierung östrogener Signalwege ⇒ vermehrte Zellreifung und Schleimbildung des Vaginalepithels;
Wm/Wi (Raloxifen): Bindung an Östrogenrezeptoren ⇒ selektive Expression östrogenregulierter Gene ⇒ Knochendichte ↑, Gesamt- + LDL-Cholesterin ↓;
UW (Ospemifen): vulvovaginale Candidiasis/Pilzinfektionen, Hitzewallungen, Muskelspasmen, Scheidenausfluss, Ausfluss aus dem Genitalbereich, Hautausschlag;
UW (Raloxifen): Wadenkrämpfe, erhöhtes Risiko thromboembolischer Erkrankungen, Ödeme, Hitze-wallungen, Schläfrigkeit, Urtikaria, Mundtrockenheit;
KI (Ospemifen): bek. Überempfindlichkeit, aktive oder anamnest. bek. venöse thromboembolische Ereignisse, ungeklärte vaginale Blutungen, Pat. mit Verdacht auf Mammakarzinom oder Pat., welche wegen eines Mammakarzinoms aktiv (auch adjuvant) behandelt werden; Verdacht auf oder aktives geschlechtshormonabhängiges Malignom (z. B. Endometriumkarzinom), Pat. mit Anzeichen oder Symptomen einer Endometriumhyperplasie;
KI (Raloxifen): thromboemb.Erkrankung in der Anamnese, Frauen im gebärfähigen Alter, schw. Leber- und Niereninsuff., Endometrium-/Mammakarzinom, nicht abgeklärte Uterusblutung

Ospemifen Rp	HWZ 25h, PPB 99%, PRC X, Lact ?
Senshio *Tbl. 60mg*	**Mittelschwere bis schwere postmenopausale vulvovaginale Atrophie:** 1 x 60mg p.o.; **DANI** nicht erforderlich; **DALI** leichte bis mäßige LI: 100%; schwere LI: Anw. nicht empfohlen

Raloxifen Rp	HWZ 27.7h, Q0 0.9, PRC X, Lact ?
Evista *Tbl. 60mg* **Optruma** *Tbl. 60mg* **Raloxifen HEXAL** *Tbl. 60mg* **Raloxifen Stada** *Tbl. 60mg*	**Therapie der Osteoporose bei postmenopausalen Frauen:** 1 x 60mg p.o; **DALI** KI

18.1.5 Antiöstrogene

Wm (Anastrozol, Exemestan, Letrozol): Hemmung der Aromatase ⇒ Östrogensynthese ↓;
Wm (Fulvestrant): vollst. kompet. Blockade von Östrogenrez. ohne partiellen Agonismus;
Wm (Tamoxifen): Blockade peripherer Östrogenrez. mit partiellem Agonismus;
UW (Exemestan): Appetitlosigkeit, Schlaflosigkeit, Depression, Kopfschmerzen, Benommenheit, Karpaltunnelsyndrom, Hitzewallungen, Übelkeit, Bauchschmerzen, Obstipation, Diarrhoe, Dyspepsie, Erbrechen, vermehrtes Schwitzen, Exanthem, Haarausfall, Gelenkschmerzen, Muskelschmerzen, Osteoporose, Frakturen;
UW (Fulvestrant): Hitzewallungen, Übelkeit, Erbrechen, Durchfall, Anorexie, Hautausschlag, venöse Thromboembolien, Kopfschmerzen, Asthenie, Rückenschmerzen;
UW (Tamoxifen): Alopezie, Knochenschmerzen, Hitzewallungen, Vaginalblutungen, Zyklusstrg., Endometriumhyperplasie, Nausea, Erbrechen, Hyperkalzämie;
KI (Exemestan): bekannte Überempfindlichkeit, prämenopausale Frauen, Grav./Lakt.;
KI (Fulvestrant): bek. Überempf., schwere Leberfunktionsstörung, Grav./Lakt.;
KI (Tamoxifen): schwere Leuko-/Thrombopenie, schwere Hyperkalzämie, Grav./Lakt.

Anastrozol Rp	HWZ 40-50h
Anablock *Tbl. 1mg* **Anastro-Cell** *Tbl. 1mg* **Anastrozol HEXAL** *Tbl. 1mg* **Arimidex** *Tbl. 1mg*	**Adjuvante Ther. des Hormonrezeptor-pos. frühen Mamma-Ca postmenopausal** (mit und ohne 2-3-jähriger Tamoxifen-Vorther.); **metastasiertes Hormonrezeptor-pos. Mamma-Ca postmenopausal:** 1 x 1mg p.o.; **DANI** CrCl < 30: vorsichtige Anwendung; **DALI** mäßige-schwere LI: vorsichtige Anw.
Exemestan Rp	HWZ 24h, Q0 0.5
Aromasin *Tbl. 25mg* **Exemestan Actavis** *Tbl. 25mg* **Exemestan HEXAL** *Tbl. 25mg* **Exemestan-ratioph.** *Tbl. 25mg* **Exestan** *Tbl. 25mg*	**Adjuvante Therapie des Östrogenrezeptor-pos. frühen Mamma-Ca postmenopausal** (nach 2-3J initialer Tamoxifen-Therapie); **metast. Mamma-Ca postmenopausal nach Progress unter Antiöstrogen-Therapie:** 1 x 25mg p.o.; **DANI, DALI** nicht erforderl.
Fulvestrant Rp	
Faslodex *Fertigspr. 250mg/5ml*	**Mamma-Ca postmenopausal, Östrogen-rezeptor-pos.** (lokal fortgeschr. od. metast.); **bei Rezidiv währ./nach adjuv. Antiöstrogen-ther. od. bei Progression der Erkr. unter Ther. mit Antiöstrogen:** 1 x/M 250mg i.m.; **DANI** CrCl > 30: 100%, < 30: vorsichtig dosieren; **DALI** KI bei schwerer LI
Letrozol Rp	HWZ 48h, Q0 0.95
Femara *Tbl. 2.5mg* **Letroblock** *Tbl. 2.5mg* **LetroHEXAL** *Tbl. 2.5mg* **Letrozol Winthrop** *Tbl. 2.5mg*	**Mamma-Ca postmenopausal adjuvant und fortgeschritten:** 1 x 2.5mg p.o.; **DANI** CrCl > 30: 100%; < 30: keine Daten; **DALI** Child C: sorgfältige Dosiseinstellung

Tamoxifen Rp	HWZ 7 d, Q0 1.0, PRC D, Lact ?
Nolvadex *Tbl. 20mg* **Tamox 1A** *Tbl. 10, 20, 30mg* **Tamoxifen HEXAL** *Tbl. 10, 20, 30, 40mg* **Tamoxifen-ratioph.** *Tbl. 20mg*	**Mamma-Ca adjuvant:** 1 x 20-40mg p.o. für 5J; **metastasiertes Mamma-Ca:** 1 x 20-40mg

18.1.6 LH-RH-Agonisten

Wi/Wm: hochdosierte Gabe von Gonadotropin-Releasing-Hormonen ⇒ vollständige Down-Reg. der hypophysären Rezeptoren ⇒ Bildung von Sexualhormonen sinkt auf Kastrationsniveau

Buserelin Rp	HWZ 50-80min, PRC X, Lact -
Metrelef *Spray (1Hub = 0.15mg)*	**Endometriose:** 3 x 0.3mg nasal, max. 1.8mg/d; **Vorbereitung der Ovulationsinduktion:** 4 x 0.15mg nasal, ggf. 4 x 0.3mg
Goserelin Rp	HWZ 2.3-4.2h, Q0 0.4, PRC X, Lact -
Zoladex *Implantat 3.6, 10.8mg*	**Mamma-Ca prä- und perimenopausal, Endometriose, Uterus myomatosus:** 3.6mg s.c. alle 28d; **DANI** nicht erforderlich
Leuprorelin Rp	HWZ 2.9h
Enantone-Monatsdepot *Fertigspr. 3.75mg/1ml* **Trenantone** *Fertigspr. 11.25mg/1ml*	**Mamma-Ca prä- und perimenopausal, Endometriose, Uterus myomatosus:** 3.75mg s.c. alle 4W; 11.25mg alle 3M; **DANI** nicht erforderlich

18.1.7 FSH-Agonisten

Wi/Wm (Corifollitropin): Follikelstimulans mit deutlich längerer Wirkung als FSH;
Wi/Wm (Follitropin): rekombinantes FSH ⇒ Entwicklung reifer Graafscher Follikel;
UW (Corifollitropin, Follitropin): Kopfschmerzen, Übelkeit, Schmerzen im Becken, Brustbeschwerden, Erschöpfung, ovarielles Hyperstimulationssyndrom;
KI (Corifollitropin, Follitropin): bek. Überempf., Tumoren der Ovarien, der Brust, des Uterus, der Hypophyse oder des Hypothalamus, abnormale vaginale Blutungen ohne bek. Ursache, primäre Ovarialinsuff., Ovarialzysten oder vergrößerte Ovarien, ovarielles Überstimulationssyndrom in der Anamnese, vorangegangener COS-Behandlungszyklus, der laut Ultraschalluntersuchung zu mehr als 30 Follikel > 11mm führte, Ausgangszahl antraler Follikel > 20, Uterusmyome, die eine Grav. nicht zulassen, Missbildungen von Geschlechtsorganen

Corifollitropin alfa Rp	HWZ 69h
Elonva *Fertigspr. 100µg/0.5ml, 150µg/0.5ml*	**Kontrollierte ovarielle Stimulation:** < 60kg: 100µg als ED, > 60kg 150µg s.c.; Komb. mit GnRH-Antag. d5 oder d6, s.a. FI; **DANI** Anw. nicht empf.; **DALI** keine Daten
Follitropin alfa Rp	HWZ 24h
Gonal F *Inj.Lsg. 75, 450, 1050 IE;* *Fertigspr. 300, 450, 900 IE*	**Anovulation, kontrollierte ovarielle Stim., Follikelstim. bei LH/FSH-Mangel, Stim. der Spermatogenese bei Männern mit hypogonadotropem Hypogonadismus:** s. FachInfo

18.2 Hormonelle Kontrazeptiva

18.2.1 Depotpräparate

Wm/Wi: Ovulationshemmung durch reine Gestagengabe als Depotapplikation;
UW (Depotpräparate), s. UW Gestagene → 427

Etonogestrel Rp	HWZ 25h
Implanon *Implantat 68mg* **Nexplanon** *Implantat 68mg*	**Kontrazeption:** s.c.-Implantation für 3J
Medroxyprogesteronacetat Rp	HWZ 30-40d (i.m.), Q0 0.55
Depo-Clinovir *Fertigspr. 150mg/1ml* **Depo-Provera** *Fertigspr. 150mg/1ml*	**Kontrazeption:** 150mg alle 3M i.m.; **DALI** KI bei schwerer Leberfunktionsstörung
Norethisteronenantat Rp	HWZ 7-9h
Noristerat *Amp. 200mg/1ml*	**Kontrazeption:** 200mg i.m.; die nächsten 3 Injektionen alle 8W, danach alle 12W; **DALI** KI bei PBC

18.2.2 Einphasenpräparate

Wi/Wm: Verabreichung einer fixen Östrogen-Gestagen-Kombination über 21d ⇒ Unterdrückung der Ovulation durch antigonadotropen Effekt;
UW/KI (Einphasenpräparate), s. UW Dreiphasenpräparate → 437;
UW (Estradiol + Nomgestrol): Akne, abnormale Abbruchblutung, Libido ↓, Depression, Stimmungsschwankungen, Kopfschmerzen, Migräne Übelkeit, Metrorrhagie, Menorrhagie, Brustschmerz, Unterbauchschmerz, Gewicht ↑;
KI (Estradiol + Nomgestrol): bek. Überempf., bestehende oder vorausgegangene venöse Thrombosen, Lungenembolie, arterielle Thrombosen (z. B. Myokardinfarkt) oder Prodrome einer Thrombose (z. B. TIA, AP), bestehender oder vorausgegangener Schlaganfall, Migräne mit fokalen neurologischen Symptomen in der Anamnese, Vorliegen eines schwerwiegenden Risikofaktors oder mehrerer Risikofaktoren für eine venöse oder eine arterielle Thrombose wie Diabetes mellitus mit Gefäßveränderungen, schwere Hypertonie, schwere Dyslipoproteinämie; erbliche oder erworbene Prädisposition für venöse oder arterielle Thrombosen, wie aktivierte Protein-C-(APC)-Resistenz, Antithrombin-III-Mangel, Protein-C-Mangel, Protein-S-Mangel, Hyperhomozysteinämie, Antiphospholipid-Antikörper; bestehende oder vorausgegangene Pankreatitis in Verbindung mit schwerer Hypertriglyzeridämie, bestehende oder vorausgegangene schwere Lebererkrankung, solange sich die Leberfunktionswerte nicht normalisiert haben, bestehende oder vorausgegangene Lebertumoren (benigne oder maligne); bekannte oder vermutete sexualhormonabhängige maligne Tumoren (z. B. der Genitalorgane oder der Brust); nicht abgekärte vaginale Blutungen

Estradiol + Nomegestrolacetat Rp	
Zoely *Tbl. 1.5+2.5mg*	**Kontrazeption:** 1 x 1Tbl. p.o.
Ethinylestradiol + Chlormadinon Rp	
Angiletta, Belara, Bellissima, Chariva, Chloee, Enriqua *Tbl. 0.03+2mg*	**Kontrazeption:** 1 x 1Tbl. p.o.

Ethinylestradiol + Desogestrel Rp	
Desmin *Tbl. 0.02+0.15mg; 0.03+0.15mg* **Gracial** *Tbl. 0.03+0.125mg* **Lamuna** *Tbl. 0.02+0.15mg; 0.03+0.15mg* **Lovelle** *Tbl. 0.02+0.15mg* **Marvelon** *Tbl. 0.03+0.15mg* **Mercilon** *Tbl. 0.02+0.15mg*	**Kontrazeption:** 1 x 1Tbl. p.o.
Ethinylestradiol + Dienogest Rp	
Amelie, Bonadea, Finic, Laviola, Maxim Mayra, Sibilla, Starletta, Stella, Valette, Velafee *Tbl. 0.03+2mg*	**Kontrazeption:** 1 x 1Tbl. p.o.
Ethinylestradiol + Drospirenon Rp	
Aida *Tbl. 0.02+3mg* **Lamiva** *Tbl. 0.02+3mg* **Petibelle** *Tbl. 0.03+3mg* **Yasmin** *Tbl. 0.03+3mg* **Yasminelle** *Tbl. 0.02+3mg* **Yaz** *Tbl. 0.02+3mg*	**Kontrazeption:** 1 x 1Tbl. p.o.
Ethinylestradiol + Gestoden Rp	
Femodene *Tbl. 0.03+0.075mg* **Femovan** *Tbl. 0.03+0.075mg* **Lisvy** *TTS 0.013+0.06mg/24h* **Minulet** *Tbl. 0.03+0.075mg*	**Kontrazeption:** 1 x 1Tbl. p.o.; Lisvy: d1-21 Pflaster wöchentl. wechseln; d22-28 kein Pflaster
Ethinylestradiol + Levonorgestrel Rp	PRC X, Lact -
Estelle *Tbl. 0.02+0.1mg* **Femigoa** *Tbl. 0.03+0.15mg* **Femigyne-ratioph.** *Tbl. 0.03+0.15mg* **Femranette** *Tbl. 0.03+0.15mg* **Gravistat 125** *Tbl. 0.05+0.125mg* **Illina** *Tbl. 0.02+0.1mg* **Leios** *Tbl. 0.02+0.1mg* **Leona HEXAL** *Tbl. 0.02+0.1mg* **Luisa HEXAL** *Tbl. 0.03+0.15mg* **Microgynon 21** *Tbl. 0.03+0.15mg* **Minisiston** *Tbl. 0.02+0.1mg, 0.03+0.125mg* **Miranova** *Tbl. 0.02+0.1mg* **MonoStep** *Tbl. 0.03+0.125mg* **Stediril 30** *Tbl. 0.03+0.15mg*	**Kontrazeption:** 1 x 1Tbl. p.o.
Ethinylestradiol + Norethisteron Rp	
Conceplan M *Tbl. 0.03+0.5mg* **Eve 20** *Tbl. 0.02+0.5mg*	**Kontrazeption:** 1 x 1Tbl. p.o.
Ethinylestradiol + Norgestimat Rp	PRC X, Lact -
Cilest *Tbl. 0.035+0.25mg*	**Kontrazeption:** 1 x 1Tbl. p.o.

18.2.3 Zweiphasenpräparate

Wi/Wm: erste Zyklusphase: nur Östrogene oder kombiniert mit niedrig dosierten Gestagenen, zweite Zyklusphase: übliche Östrogen-Gestagen-Kombination ⇒ Ovulationshemmung;
UW/KI (Zweiphasenpräparate), s. UW Dreiphasenpräparate → 437

Ethinylestradiol + Chlormadinon Rp	
Neo-Eunomin *Tbl. 0.05+1mg, 0.05+2mg*	**Kontrazeption:** 1 x 1Tbl. p.o.
Ethinylestradiol + Desogestrel Rp	PRC X, Lact -
Biviol *Tbl. 0.04+0.025mg, 0.03+0.125mg*	**Kontrazeption:** 1 x 1Tbl. p.o.

18.2.4 Dreiphasenpräparate

Wi/Wm: d1-6: niedrige Östrogen- u. Gestagendosis; d7-11: erhöhte Östrogen- und Gestagendosis; d12-21: niedrige Östrogen- und deutlich höhere Gestagendosis ⇒ Ovulationshemmung;
UW (Östrogen-Gestagen-Kombinationen): Seborrhoe, Akne, Schwindel, Kopfschmerzen, Übelkeit, Erbrechen, Brustspannungen, Depression, Vaginalcandidose, Thrombosen;
KI (Östrogen-Gestagen-Kombinationen): Leberfunktionsstrg., Cholestase, Lebertumoren, hormonabhängige maligne Tumoren, Thrombosen, Grav./Lakt.

Estradiol + Dienogest Rp	PRC X, Lact -
Qlaira *Tbl. 3+0mg, 2+2mg, 2+3mg, 1+0mg*	**Kontrazeption:** 1 x 1Tbl. p.o.
Ethinylestradiol + Desogestrel Rp	PRC X, Lact -
Novial *Tbl. 0.035+0.05mg, 0.03+0.1mg, 0.03+0.15mg*	**Kontrazeption:** 1 x 1Tbl. p.o.
Ethinylestradiol + Levonorgestrel Rp	PRC X, Lact -
Novastep, Trigoa, Trinordiol, Triquilar, Trisiston *Tbl. 0.03+0.05mg, 0.04+0.075mg, 0.03+0.125mg*	**Kontrazeption:** 1 x 1Tbl. p.o.
Ethinylestradiol + Norethisteron Rp	
Synphasec *Tbl. 0.035+0.5mg, 0.035+1mg, 0.035+0.5mg*	**Kontrazeption:** 1 x 1Tbl. p.o.

18.2.5 Minipille

Wi/Wm: niedrig dosierte reine Gestagengabe über 28d ⇒ Viskosität des Zervixschleims ↑, keine Ovulationshemmung; Desogestrel: zusätzlich Ovulationshemmung;
UW (Desogestrel): veränderte Stimmungslage, depressive Verstimmung,verminderte Libido, Kopfschmerzen, Übelkeit, Akne, Brustschmerzen, unregelmäßige Blutungen, Amenorrhoe, Gewichtszunahme;
KI (Desogestrel): bekannte Überempfindlichkeit, aktive venöse thromboembolische Erkrankungen, vorausgegangene oder bestehende schwere Lebererkrankungen bis zur Normalisierung der Leberfunktionswerte, bestehende oder vermutete Geschlechtshormon-abhängige bösartige Tumore, nicht abgeklärte vaginale Blutungen

Desogestrel Rp	HWZ 30h
Cerazet, Cerazette, Chalant, Damara, Desirett, Desofemono, Desogestrel Aristo, Diamilla, Evakadin, Feanolla, Jubrele, Simonette, Tevanette, Yvette-ratioph. *Tbl. 0.075mg*	**Kontrazeption:** 1 x 1Tbl. p.o.

Levonorgestrel Rp	HWZ 11-45h, PRC X, Lact ?
28-mini *Tbl. 0.03mg* **Microlut** *Tbl. 0.03mg*	**Kontrazeption:** 1 x 1Tbl. p.o.

18.2.6 Postkoitalpille

Wm/Wi (Levonorgestrel): Hemmung der Ovulation; nach bereits erfolgter Ovulation Hemmung der Implantation; **Wm/Wi** (Ulipristalacetat): Progesteronrezeptormodulator ⇒ Hemmung/Verzögerung der Ovulation, Beeinflussung des Endometriums;
UW (Levonorgestrel): Spannungsgefühl in den Brüsten, Übelkeit, Erbrechen, Durchfall, Kopf-, Unterbauchschmerzen; **UW** (Ulipristalacetat): Kopf-, Bauchschmerzen, Menstruationsunregelmäßigkeiten, Schwindel, Infektionen, affektive Störungen, Übelkeit, Erbrechen, Muskelkrämpfe;
KI (Levonorgestrel): bek. Überempf.; **KI** (Ulipristalacetat): bek. Überempf., Grav.

Levonorgestrel OTC	
Levonoraristo, Pidana, Postinor, Unofem *Tbl. 1.5mg*	**Notfallkontrazeption** bis max. 72h postkoital 1.5mg p.o.

Ulipristalacetat OTC	HWZ 32h, PPB 98%
Ellaone *Tbl. 30mg*	**Notfallkontrazeption** bis max. 120h (5d) postkoital 30mg p.o.

18.2.7 Intrauterine und sonstige Kontrazeptiva

Wm/Wi (Vaginalring/TTS): Resorption der enthaltenen Hormone über die Vaginalschleimhaut/ Haut ⇒ Ovulationshemmung; **Wm/Wi** (IUP + Cu): kontinuierliche Kupferfreisetzung ⇒ morphologische und biochemische Veränderung des Endometriums ⇒ Verhinderung der Nidation; **Wm/Wi** (IUP + Gestagen): kontinuierliche Gestagenfreisetzung ⇒ Verhinderung der Endometriumproliferation, Viskosität des Zervixschleims ↑;
UW (IUP): Unterleibs-/Kreuzschmerzen, stärkere/länger anhaltende Menstruationen, Schmierblutungen, Unterleibsinfektionen, Hautreaktionen; **UW** (Vaginalring): Kopfschmerzen, Vaginitis, Leukorrhoe, Bauchschmerzen, Übelkeit, Akne, Thromboembolie;
KI (Vaginalring): Thromboembolie in der Vorgeschichte, diabetische Angiopathie, schwere Lebererkrankung, benigne/maligne Lebertumoren, sexualhormonabhängige Tumoren, nicht abgeklärte Vaginalblutungen; **KI** (IUP): Grav., Malignome im Genitalbereich, chronische Unterleibsinfektionen, Endometriose, Extrauterin-Grav., Gerinnungsstörungen;
KI (IUP + Cu): M. Wilson; **KI** (IUP + Gestagen): akute Lebererkrankungen, Lebertumoren

Ethinylestradiol + Etonogestrel Rp	
Circlet *Vaginalring 2.7+11.7mg* **Nuvaring** *Vaginalring 2.7+11.7mg*	**Kontrazeption:** vaginale Einlage für 3W

Ethinylestradiol + Norelgestromin Rp	
EVRA *TTS 33.9+203µg/24h*	**Kontrazeption:** 1. Pflaster an d1 des Zyklus, 2./3.Pflaster an d8/15; d22-28 pflasterfrei
Intrauterinpessar mit Kupfer Rp	
Cu-Safe T 300 *IUP* **Multisafe Cu 375** *IUP* **Nova T** *IUP*	**Kontrazeption:** intrauterine Einlage für 3-5 J
Intrauterinpessar mit Levonorgestrel Rp	
Jaydess *IUP 13.5mg* **Mirena** *IUP 52mg (11-20µg/24h)*	**Kontrazeption, Hypermenorrhoe:** Mirena: intrauterine Einlage für 5J; **Kontrazeption:** Jaydess: intrauterine Einlage für 3J

18.3 Weheninduktion, Geburtseinleitung

Wm/Wi (Oxytocin): Stimulation von Kontraktionsfrequenz und kontraktiler Kraft der Uterusmuskulatur, Förderung der Milchejektion durch Kontraktion der glatten Muskulatur der Milchdrüse; **Wm/Wi** (Dinoproston): synthetisches Prostaglandin E2 ⇒ bewirkt Erweichung und Dilatation der Cervix uteri, löst Kontraktionen im schwangeren Uterus aus, erhöht die Durchblutung der Zervix, bewirkt Aufsplittung der Kollagenfasern und Vermehrung der Grundsubstanz der Zervix; **Wm/Wi** (Sulproston): synthetisches Prostaglandin E2, Kontraktion d. Uterusmuskulatur, Konstriktion uteriner Gefäße, Plazentaablösung;
UW (Dinoproston): Kopfschmerzen, Übelkeit, Erbrechen, Krämpfe, Diarrhoe, Rückenschmerzen, Fieber, uterine Überstimulation, Wärmegefühl in der Vagina, abnormale den Fetus beeinflussende Wehen; beim Kind: Alteration der kindlichen Herzfrequenz und deren Oszillationsmuster, Fetal-distress-Syndrom; **UW** (Oxytocin): zu starke Wehentätigkeit, Tetanus uteri, Übelkeit, Erbrechen, HRST, allergische Reaktionen, Hypertonie, ausgeprägte Hypotonie mit Reflextachykardie, Wasserretention, Hyponatriämie;
UW (Sulproston): Übelkeit, Erbrechen, Hypotonie, Bauchkrämpfe, Diarrhoe, Fieber, erhöhte Körpertemperatur; **KI** (Dinoproston): bek. Überempf. vorausgegangene Uterus-OP; bei Myomenukleation, Mehrlings-Grav., Multiparität, fehlendem Kopfeintritt in das Becken, fetopelvine Disproportion; fetale Herzfrequenzmuster, die Gefährdung des Kindes vermuten lassen; bei geburtshilflichen Situationen, die für operative Geburtsbeendigung sprechen; ungeklärter vaginaler Ausfluss, anormale Uterusblutungen, vorliegende Infektionen (z.B. Kolpitis, Zervizitis), regelwidrige Kindslage oder Poleinstellung, Zervixläsion, vorzeitige Plazentalösung, Placenta praevia, bei Einsetzen der Wehen, Kombination mit wehenfördernden Arzneimitteln; **KI** (Oxytocin): bek. Überempf., EPH-Gestose, Neigung zu Tetanus uteri, drohende Uterusruptur, vorz. Plazentalösung, Placenta praevia, unreife Cervix, drohende Asphyxia fetalis, Lageanomalien des Kindes, z.B. Beckenendlage, mechanisches Geburtshindernis; **KI** (Sulproston): bek. Überempf. Bronchialasthma, spastische Bronchitis, vorgeschädigtes Herz, Gefäßerkrankungen, KHK, schwere Hypertonie, schwere Leber- oder Nierenfunktionsstrg., dekomp .D.m., zerebrale Krampfleiden, Glaukom, Thyreotoxikose, akute gynäkologische Infektionen, Colitis ulcerosa, akutes Ulcus ventriculi, Sichelzellenanämie, Thalassämie, Krankheiten des rheumatischen Formenkreises, allgem. schw. Krankheiten, vorausgegangene Uterusoperationen, Geburtseinleitung bei lebensfähigem Kind

Dinoproston Rp	HWZ 1-3min, PPB 73%
Minprostin E2 *Vaginaltbl. 3mg; Vaginalgel 1, 2mg* **Prepidil** *Gel 0.5mg/2.5ml* **Propess** *Vaginalinsert 10mg*	**Geburtseinleitung bei unreifer Zervix:** Minprostin: Gel: ini 1mg intravaginal, ggf. nach 6h 2. Gabe mit 1-2mg, max. 3mg/d; Tbl.: 3mg intravaginal, ggf. nach 6-8h 2. Gabe, max. 6mg/d; Prepidil: 0.5mg intrazervikal, ggf. nach 8-12 h wiederholen, max. 1.5mg in 24h; Propess: intravaginal einführen, Freisetzung des Wirkstoffs über 24h
Oxytocin Rp	HWZ 3-5min, PRC X, Lact -, Nasenspray +
Oxytocin Carino *Amp. 3IE/1ml, 10IE/1ml* **Oxytocin Rotexmedica** *Amp. 3IE/1ml, 10IE/1ml*	**Geburtseinleitung:** ini 1-2milli-IE/min Dauerinfusion i.v., je nach Wehentätigkeit alle 15min steigern um 1-2milli-IE/min, max. 20-30 milli-IE/min i.v.; **postpartale Blutung:** 5-6IE langsam i.v.; 5-10IE i.m; **Laktationsstörung, Mastitis-Pro.:** 4IE nasal 2-3min vor Stillen
Sulproston Rp	HWZ 2h, PPB 20-30%
Nalador *Amp. 500µg*	**Abortinduktion und Geburtseinleitung bei intrauterinem Fruchttod:** ini 1.7µg/min als Infusion i.v., ggf. steigern bis max. 8.3µg/min., für max. 10h bzw. max. 1500µg/24h; **Postpartale atonische Blutung:** ini 1.7µg/min als Infusion i.v., ggf. steigern bis max. 8.3µg/min., nach therapeutischer Wirkung Erh.Dos. 1.7µg/min; max. 1500µg/24h; **DANI, DALI** KI bei schwerer NI, LI

18.4 Prolaktinhemmer

Wm/Wi: Stimulation hypophysärer Dopaminrezeptoren ⇒ Hemmung der Prolaktinfreisetzung; **UW:** Übelkeit, Erbrechen, GI-Störungen, psychomot. und extrapyramidalmot. Störungen, RR↓, Bradykardie, periphere Durchblutungsstrg.; **KI:** Anwendungsbeschr. bei psychischen Störungen, gastroduodenalen Ulzera, schweren Herz-Kreislauf-Erkrankungen

Bromocriptin Rp	HWZ 50h, Q_0 1.0, PRC B, Lact -
Bromocriptin-CT *Tbl. 2.5mg* **Bromocriptin-ratioph.** *Tbl. 2.5mg* **Kirim** *Tbl. 2.5mg* **Pravidel** *Tbl. 2.5mg*	**Primäres, sekundäres Abstillen:** d1: 2 x 1.25mg p.o., dann 2 x 2.5mg für 14d; **postpartaler Milchstau:** 2.5mg p.o., evtl. Wdh. nach 6-12h; **puerperale Mastitis:** d1-3: 3 x 2.5mg p.o.; d4-14: 2 x 2.5mg; **Galaktorrhoe, Amenorrhoe:** d1: 1.25mg p.o., ab d2: 3 x 1.25mg p.o., evtl. ↑ bis 2-3 x 2.5mg; **Akromegalie:** ini 2.5mg p.o., über 1-2W steigern bis 10-20mg/d in 4ED; **M. Parkinson** → 326

Cabergolin Rp	HWZ 63-69h, PRC B, Lact ?
Cabergolin Dura *Tbl. 0.5mg* **Cabergolin HEXAL** *Tbl. 0.5mg* **Cabergolin Teva** *Tbl. 0.5mg* **Dostinex** *Tbl. 0.5mg*	**Primäres Abstillen:** 1 x 1mg in den ersten 24h nach Geburt; **hyperprolaktinämische Störung:** ini 2 x/W 0.25mg p.o., monatlich steigern um 0.5mg/W bis 1-2mg/W, max. 4.5mg/W; **M. Parkinson** → 326
Quinagolid Rp	HWZ 11.5h
Norprolac *Tbl. 75, 150µg*	**Hyperprolaktinämie:** d1-3: 1 x 25µg p.o.; d4-6: 1 x 50µg, dann 1 x 75-150µg; **DANI, DALI** KI

18.5 Wehenhemmer

Wm/Wi (Atosiban): kompetitiver Antagonist am Oxytocinrezeptor ⇒ Senkung von Tonus und Kontraktionsfrequenz der Uterusmuskulatur ⇒ Wehenhemmung;
Wm/Wi (Fenoterol): Stimulation von Beta-2-Rezeptoren ⇒ Erschlaffung d. Myometriums;
UW (Atosiban): Übelkeit, Kopfschmerzen, Schwindel, Hitzewallungen, Tachykardie, Hyperglykämie, Schlaflosigkeit, Juckreiz, Fieber; **UW** (Fenoterol): Hypokaliämie, Tachykardie, Tremor, Schwindel, Unruhe- und Angstzustände, Hypotonie, Übelkeit, Erbrechen, Hyperhidrosis; **KI** (Atosiban): Dauer der Grav. < 24 bzw. > 33 W, vorzeitiger Blasensprung, intrauterine Wachstumsretardierung und gestörte HF des Fetus, Eklampsie, intrauteriner Fruchttod, intrauterine Infektion, Placenta praevia; **KI** (Fenoterol): Erkr. in Gestationsalter < 22W, vorbestehende ischämische Herzerkr. oder Patientinnen mit signifikanten RF für eine ischämische Herzerkr., drohender Abort während des 1. und 2. Trimesters; Erkrankung der Mutter oder des Fötus, bei der die Verlängerung der Schwangerschaft ein Risiko darstellt (z. B. schwere Toxämie, Intrauterininfektion, Vaginalblutung infolge einer Placenta praevia, Eklampsie oder schwere Präeklampsie, Ablösung der Placenta oder Nabelschnurkompression); intrauteriner Fruchttod; bek. letale erbliche oder letale chromosomale Fehlbildung; bek. Überempf. gegen Beta-Sympathomimetika, Vena-cava-Kompressionssyndrom, schwere Hyperthyreose, Phäochromozytom, Amnioninfektionssyndrom, Psychosen, Hypokaliämie, schwere Leber- und Nierenerkr., kardiale Erkr. (bes. Tachyarrhythmie, Myokarditis, Mitralklappenvitrium); bei vorbestehenden Erkr., bei denen ein Beta-Mimetikum eine UW hätte (z. B. bei pulmonaler Hypertonie und Herzerkrankungen, wie hypertropher obstruktiver Kardiomyopathie oder jeglicher Art einer Obstruktion des linksventrikulären Ausflusstraktes, z. B. Aortenstenose); Verminderung der Blutgerinnung, unkontrollierter Diabetes mellitus

Atosiban Rp	HWZ 2h
Atosiban Ibisqus *Inf.Lsg. 6.75mg/0.9ml; Inf.Konz. 37.5mg/5ml* **Atosiban Sun** *Inf.Lsg. 6.75mg/0.9ml; Inf.Konz. 37.5mg/5ml*	**Tokolyse:** ini 6.75mg i.v., dann 18mg/h für 3h, dann 6mg/h für insgesamt max. 48h

Fenoterol Rp	HWZ 3.2h, Q0 > 0.85, PPB 40-55%
Partusisten intrapartal *Amp. Konzentrat 25µg/1ml*	**Dystokien in der Eröffnungs- und Austreibungsperiode, intrauterine Asphyxie, geburtshilfliche Notfälle, zur Uterusrelaxation z. B. bei Sectio:** ini 20-30µg über 2-3min i.v., ggf. Wdh., dann Dauerininf. mit bis zu 4µg/min (1ml Konzentrat + 4ml NaCl ⇒ 1ml enth. 5µg)
Partusisten *Amp. Konzentrat 0.5mg/10ml*	**Tokolyse 22.-37. Grav. W:** 0.5-3µg/min i.v.; Perf. 0.5mg/50ml ⇒ 3-18ml/h; Anw. max. 48h

18.6 Schwangerschaft, Stillzeit

18.6.1 Beratungsstelle für Arzneimittel

Pharmakovigilanz- und Beratungszentrum für Embryonaltoxikologie
Charité-Universitätsmedizin Berlin, Campus Virchow-Klinikum
Augustenburger Platz 1, 13353 Berlin, Tel. 030/450-525700, Fax 030/450-525902
http://www.embryotox.de

18.6.2 Schwangerschaftsrisikoklassen nach FDA[a] Pregnancy Risk Categories (PRC)

PRC A	Geeignete Studien bei schwangeren Frauen zeigten kein Risiko für den Fetus.
PRC B	Tierversuche zeigten kein Risiko für den Fetus, aber Studien an schwangeren Frauen fehlen **oder** Tierversuche zeigten Risiko, aber geeignete Studien an schwangeren Frauen zeigten kein Risiko für den Fetus.
PRC C	Tierversuche zeigten Risiko für den Fetus, Studien an schwangeren Frauen fehlen. Die therapeutischen Vorteile sind u.U. dennoch höher zu bewerten.
PRC D	Risiko für den Fetus ist nachgewiesen, aber therapeutische Vorteile sind u.U. im Grenzfall (z.B. keine med. Alternative) dennoch höher zu bewerten.
PRC X	Risiko für den Fetus ist eindeutig nachgewiesen. Das Risiko übersteigt den erwarteten therapeutischen Nutzen.
PRC ED	Einzeldosis (wahrscheinlich) unbedenklich.

18.6.3 Laktation (Stillperiode)[a]

Lact +	Zur Anwendung auch während der Stillperiode geeignet.
Lact ?	Risiko für Säugling während der Stillperiode nicht bekannt oder kontrovers diskutiert.
Lact –	Anwendung während der Schwangerschaft wird nicht empfohlen (Risiko für Säugling).

[a] Spezifische Angaben zu den Arzneimitteln in den Tabellen rechts neben dem Wirkstoff!

18.6.4 Arzneimittel in Schwangerschaft und Stillzeit

Allergien
- Loratadin
- Bewährte H_1-Blocker, z.B. Dimetinden

Asthma
- Beta-2-Sympathomimetika zur Inhalation
  - –Kurz wirksame, z.B. Reproterol
  - –Lang wirksame, z.B. Formoterol
- Glukokortikoide
- Theophyllin

Bakterielle Infektionen
- Penicilline
- Cephalosporine (Reserve: Makrolide)

Chronisch entzündl. Darmerkrankungen
- Mesalazin, Olsalazin
- Sulfasalazin
- Glukokortikoide (Reserve: Azathioprin)

Depression
- Trizyklische Antidepressiva wie Amitriptylin, Clomipramin
- Selektive Serotonin-Wiederaufnahme-Hemmstoffe wie Sertralin

Diabetes mellitus
- Humaninsulin

Gastritis
- Antazida, z.B. Magaldrat
- Bewährte H_2-Blocker, z.B. Ranitidin
- Protonenpumpenblocker, z.B. Omeprazol

Glaukom
- Beta-Rezeptorenblocker
- Carboanhydrasehemmstoffe
- Cholinergika

Hustendämpfung
- Dextromethorphan
- Codein

Hypertonus
- Alpha-Methyldopa
- Metoprolol
- Dihydralazin
- Nach dem 1. Trimenon auch Urapidil u.a.

Krätze (Skabies)
- Benzylbenzoat
- Crotamiton

Läuse
- Dimeticon

Migräne
- Siehe Schmerzen; ggf. auch Sumatriptan

Mukolytika
- Acetylcystein

Refluxösophagitis
- Omeprazol

Schlafstörungen
- Diphenhydramin
- Diazepam, Lorazepam

Schmerzen
- Paracetamol, ggf. mit Codein
- Ibuprofen, Diclofenac (nur bis Grav. W 28)
- Ggf. Tramadol

Übelkeit/Hyperemesis
- Dimenhydrinat
- Metoclopramid

Wurmerkrankung
- Pyrviniumembonat
- Mebendazol
- Niclosamid

19 Toxikologie

19.1 Allgemeines

1. Erstanamnese

Welches Gift? Stoff? Produktname? Bestandteile? Hersteller? Verpackung? **Giftaufnahme?** Oral? Inhalation? Haut? **Wann?** Einnahme? Erste Symptome? **Warum?** Suizid? Sucht? Irrtümlich? **Wieviel?** Menge? Konzentration? **Klinik?** Ansprechbar? Bewusstlos? Alter? Geschlecht? Gewicht? AZ?

2. Vergiftungszentrale verständigen

3. Soforthilfe durch den Laien

- **Lagerung:** bewusstloser Patient → stabile Seitenlage/Bauchlage mit seitlicher Kopflagerung; bei mechanischer Atemwegsverlegung: Kopf in Seitenlage und Mundhöhle säubern
- **Ersthilfe bei oraler Giftaufnahme** → Auslösen von Erbrechen durch Laien unbedingt vermeiden
  Hautkontamination: Reinigung mit Wasser und Seife
  Augenkontamination: Augenspülung unter laufendem Wasser

19.2 Ärztliche Behandlung (5-Finger-Regel)

1. Elementarhilfe (Stabilisierung der Vitalparameter)

Entsprechend dem Schweregrad der Vergiftung (= Ausmaß der Bewusstseinsstrg.):
Grad 0 = keine Bewusstseinsstrg.; G1 = Somnolenz; G2 = Sopor; G3 = motorisch reaktives Koma; G4 = areaktives Koma mit respiratorischer Insuffizienz; G5 = Grad 4 mit instabilem Kreislauf

	Überwachung	Lagerung	Ven. Zugang	Atemweg sichern	Beatmung	Katecholamine
Bei Grad	Immer	≥ 1	≥ 2	≥ 3	≥ 4	5

2. Giftelimination

Primär (Giftentfernung vor Resorption)

- Orale Giftaufnahme:
  - **Aktivkohle** (Carbo medicinalis): **Cave:** Aspirationsrisiko ↑ bei bewusstlosen, nicht intubierten Pat. bei Applikation über Magensonde; **Dos.:** ca. 10-facher Überschuss an Kohle gegenüber Gift, bei unbekannter Menge im Allgemeinen 1g/kg; **Komb. von Kohle u. Laxans** beschleunigt Giftelimination; **KI:** fehlende Stabilisierung der Vitalparameter, Perforationsgefahr
  - **Induziertes Erbrechen** (meist erst in Klinik, wenn möglich innerhalb 1h): Ipecacuanha-Sirup: 1.Lj. (10ml), 2.Lj. (20ml), ab 3.Lj/Erw. (30ml); **KI:** Bewusstseinsstrg., Verätzung, Vergiftung mit organischen Lsg.-Mitteln, Tenside, Antiemetika
  - **Magenspülung** (Anm.: bei Medikamentenintoxikation besteht meist keine Indikation):
    1. **Pro.** eines reflektorischen Laryngospasmus: 1mg Atropin i.m.
    2. **Lagerung:** bei wachen/bewusstseinseingetrübten Pat. mit erhaltenem Schluckreflex: keine Intubation → stabile Seiten-, Bauchlage; bei bewusstlosen Pat.: Intubation → Rückenlage
    3. **Spülung:** weicher Magenschlauch (Erw. ø 18mm; Kleinkind ø 11mm) → Lagekontrolle → Spülung: 10-20l lauwarmes H_2O (in Portionen von 10ml x kg) → abschließend 50g Carbo medicinalis + 15-20g Na-Sulfat in Wasser auflösen und in Magenspülschlauch instillieren → Schlauch abklemmen, entfernen
- **Inhalative Giftaufnahme: Pat. aus Gefahrenbereich (Eigenschutz beachten!), O_2, Frischluft**
- **Kutane Giftaufnahme: Kleidung entfernen, Haut abwaschen**
- **Augenkontamination: Augenspülung (10min unter fließendem Wasser) → Augenarzt**

Sekundär (Giftentfernung nach Resorption)

Giftnotrufzentrale konsultieren; ggf. alkalische Diurese, Hämodialyse, Hämoperfusion, Plasmapherese, Albumindialyse

19.3 Antidota

Wm/Wi (ACC): Verstoffwechslung in Hepatozyten zu Glutathion, das zur Entgiftung toxischer Paracetamolmetabolite benötigt wird;
Wm/Wi (Atropin): parasympatholytisch durch kompetitiven Antagonismus an muscarinartigen Cholinozeptoren;
Wm/Wi (Digitalisantitoxin): von Schafen gewonnene Immunglobulinfragmente, die freies und zellmembrangebundenes Digitalisglykosid binden;
Wm/Wi (4-DMAP): Bildung von Methämoglobin ⇒ Komplexbildung mit Cyanid ⇒ Entblockung der Cytochromoxidase;
Wm/Wi (DMPS): Chelatbildner, bildet mit Schwermetallen stabile Komplexe, die renal ausgeschieden werden;
Wm/Wi (Ethanol): hat höhere Bindungskonstante an die Alkoholdehydrogenase (ADH) als Methanol, durch Sättigung der ADH mit Ethanol wird die Methanoloxidation gehemmt, es entstehen weniger toxische Metabolite wie Formaldehyd und Ameisensäure;
UW (ACC): Abfall des Prothrombinwerts, anaphylaktische Reaktionen;
UW (Atropin): Schweißdrüsensekretion ↓, Tachykardie, Miktionstrg., Mundtrockenheit, Glaukomanfall, Akkommodationsstrg., Unruhe, Halluzinationen, Krämpfe, Delirien;
UW (Digitalisantitoxin): allergische Reaktionen, Anaphylaxie, Hypokaliämie;
UW (4-DMAP): Methämoglobinämie, Brechreiz, Durchfall, Asthmaanfall, Bewusstseinsstörung, Schock;
UW (DMPS): Fieber, Schüttelfrost, Übelkeit, allergische Hautreaktionen, Erythema exsudativum multiforme, Stevens-Johnson-Syndrom, Transaminasenanstieg, Leukopenie, Angina pectoris, Geschmacksveränderungen, abdominelle Beschwerden, Appetitverlust, Zink- und Kupfermangel;
KI (ACC): keine;
KI (Atropin): Engwinkelglaukom, Tachykardie bei Herzinsuffizienz und Thyreotoxikose, tachykarde Herzrhythmusstrg., Koronarstenose, mechanische Verschlüsse des Magen-Darm-Trakts, paralytischer Ileus, Megacolon, obstruktive Harnwegserkrankungen, Prostatahypertrophie mit Restharnbildung, Myasthenia gravis, akutes Lungenödem, Schwangerschaftstoxikose, bekannte Überempfindlichkeit gegenüber Atropin und anderen Anticholinergika;
KI (Digitalisantitoxin): bekannte Überempfindlichkeit, Schafeiweißallergie;
KI (4-DMAP): Glukose-6-Phosphat-Dehydrogenasemangel;
KI (DMPS): bekannte Überempfindlichkeit

Acetylcystein (ACC) Rp	HWZ 30-40min, Qo 0.7, PRC B, Lact ?
Fluimucil Antidot 20% *Amp. 5g/25ml*	**Paracetamolintoxikation:** ini 150mg/kg in 200ml Glucose 5% über 15min i.v., dann 50mg/kg in 500ml Glucose 5% über 4h i.v., dann 100mg/kg in 1l Glucose 5% über 16h i.v.; **DANI** nicht erforderlich

Atropin Rp	HWZ 2-3h, Qo 0.45, PPB 2-40%, PRC C, Lact ?
Atropinsulfat *Amp. 0.5mg/1ml; Inj.Lsg. 100mg/10ml* **Atropinum sulfuricum** *Amp. 0.25mg/1ml, 0.5mg/1ml, 1mg/1ml*	**Alkylphosphatvergiftung:** 2-5mg alle 10-15min i.v. bis zum Rückgang der Bronchialsekretion, bis zu 50mg in Einzelfällen, Erh.Dos. 0.5-1mg alle 1-4h; **Ki.:** 0.5-2mg i.v., Erh.Dos. nach Klinik; **Neostigmin- und Pyridostigmin-überdosierung:** 1-2mg i.v.
Digitalisantitoxin Rp	
DigiFab *Inj.Lsg. 40mg (Int. Apotheke)*	**Digitalisintoxikation:** Allergietestung durch Intrakutan- bzw. Konjunktivaltest: 160mg als Infusion über 20min i.v., dann Dauerinfusion mit 30mg/h über 7-8h; nach Bolusgabe kann auf die Digitalisbestimmung gewartet werden, um dann die notwendige Menge für die kontinuierliche Infusion zu errechnen; **bei bekanntem Serumspiegel: Errechnung des Körperbestands:** Digoxin: Serumkonzentration in ng/ml x 5.6 x kg: 1000; Digitoxin: Serumkonzentration in ng/ml x 0.56 x kg: 1000; Antikörperdosis (mg) = Körperbestand (mg) x 80; Cave: falsch hoher Digitalisspiegel nach Antidotgabe!
Dimethylaminophenol (4-DMAP) Rp	
4-DMAP *Amp. 250mg/5ml*	**Cyanidintoxikation:** 3-4 mg/kg langsam i.v., **Ki.:** 3 mg/kg langsam i.v.; nach 4-DMAP Natriumthiosulfat geben!
Dimercaptopropansulfonat (DMPS) Rp	PPB 90%
Dimaval *Amp. 250mg/5ml; Kps.100mg*	**Akute Quecksilbervergiftung:** an d1 250mg i.v. alle 3-4h, d2 250mg alle 4-6h, d3 250mg alle 6-8h, d4 250mg alle 8-12h, dann 250mg 1-3 x/d; 12 x 100-200mg p.o.; **chronische Quecksilber-, Bleivergiftung:** 300-400mg/d p.o.; **DANI** Anwendung nur bei gleichzeitiger Dialyse möglich
Ethanol OTC	
Alkohol 95% *Amp. 15g/20ml*	**Methanolintoxikation:** 0.5-0.75g/kg über 30min i.v. in Glucose 5%, dann 0.1-0.2g/kg; Serumalkoholspiegel von 0.5-1‰ anstreben

Wm/Wi (Flumazenil): Antagonismus an Benzodiazepinrezeptoren; **Wm/Wi** (Hydroxycobalamin): bindet Cyanid im Plasma, indem der Hydroxoligand durch einen Cyanoliganden ersetzt wird, das dabei entstandene Cyanocobalamin wird rasch mit dem Urin ausgeschieden; **Wm/Wi** (Kohle): durch die große Absorptionsfläche der Kohle (1000–2000m^2/g) können Giftstoffe gebunden werden, da Kohle vom Magen-Darm-Trakt nicht resorbiert wird, werden die gebundenen Giftstoffe mit dem Stuhl ausgeschieden; **Wm/Wi** (Natriumthiosulfat): Schwefeldonator ⇒ Sulfatierung der Cyanide, dadurch schnellere Bildung des weniger giftigen Rhodanids; **Wm/Wi** (Obidoxim): Reaktivierung der blockierten Acetylcholinesterase, Verhinderung der Phosphorylierung und Inaktivierung des Enzyms; **Wm/Wi** (Physostigmin): reversible Hemmung der Cholinesterase ⇒ Anstieg von Acetylcholin im synaptischen Spalt ⇒ indirekte parasympathomimetische Wirkung; **Wm/Wi** (Simeticon): = Silikon, setzt Oberflächenspannung herab, Verhinderung der Schaumbildung, keine Resorption; **Wm/Wi** (Tiopronin): Chelatbildner, Schwermetallbindung; **Wm/Wi** (Toloniumchlorid): Reduktion von Methämoglobin zu Hämoglobin; **UW** (Flumazenil): Übelkeit, Erbrechen, Blutdruckschwankungen, Herzklopfen, Gefühl von Bedrohung, Auslösung von Benzodiazepinentzugssymptomen; **UW** (Fomepizol): Bradykardie, Tachykardie, RR-Anstieg, Vertigo, Anfälle, Sehstörungen, Nystagmus, Sprachstörungen, Angst- und Unruhezustände, Transaminasenanstieg, Übelkeit, Erbrechen, Diarrhoe, Dyspepsie, Schluckauf, Schmerzen an der Injektionsstelle, Phlebitis, Juckreiz, Hautausschlag, Hypereonsinophilie, Anaemie, CK-Erhöhung; **UW** (Hydroxycobalamin): allergische Reaktionen, dunkelrote Verfärbung des Urins; **UW** (Kohle): Obstipation, mechanischer Ileus bei sehr hohen Dosen; **UW** (Natriumthiosulfat): Überempfindlichkeitsreaktionen wie z.B. Brechreiz, Durchfall, Asthmaanfall, Bewusstseinsstrg., Schock; **UW** (Obidoxim): Hitzegefühl, Kälteempfinden, Mentholgeschmack, Taubheitsgefühl, Muskelschwäche, Mundtrockenheit, Tachykardie, Hypertonie, EKG-Veränderungen, Herzrhythmusstrg., Leberfunktionsstrg.; nach Gabe von 3–10g innerhalb von 1–3d cholestatischer Ikterus möglich; **UW** (Physostigmin): Erbrechen, Übelkeit, Speichelfluss, Harn- und Stuhlinkontinenz, Krampfanfälle, Bradykardie, Durchfall, Asthmaanfall, Bewusstseinsstrg.; **UW** (Simeticon): keine; **UW** (Tiopronin): Diarrhoe, Geschmacksstrg., Pruritus, Hautreaktionen, Stomatitis, Blutbildveränderungen, Hepatitis, Temperaturerhöhung; **UW** (Toloniumchlorid): Blaufärbung von Haut und Urin; **KI** (Fomepizol): bek. Überempf. gegen F. oder andere Pyrazole; **KI** (Hydroxycobalamin): nach Anw. von Natriumthiosulfat; **KI** (Kohle): Vergiftung mit ätzenden Stoffen, diagn.-endoskopische Maßnahmen erschwert; **KI** (Natriumthiosulfat): Sulfitüberempfindlichkeit; **KI** (Obidoxim): Carbamatintoxikation (z.B. Aldicarb = Temik 5G); **KI** (Physostigmin): bek. Überempf., Asthma bronchiale, Gangrän, koronare Herzerkrankungen, mechanische Obstipation, mechanische Harnsperre, Dystrophia myotonica, Depolarisationsblock nach depolarisierenden Muskelrelaxantien, Intoxikationen durch "irreversibel wirkende" Cholinesterasehemmer, geschlossene Schädel-Hirn-Traumen, Obstruktionen im Magen-Darm-Trakt oder in den ableitenden Harnwegen, Vergiftung mit depolarisierenden Muskelrelaxantien vom Suxamethonium-Typ;

KI (Flumazenil): bek. Überempf.; bei Pat. mit Epilepsie, die Benzodiazepine als Zusatzmed. erhielten; mit Angstzuständen und Selbstmordneigung, die deshalb vorher mit Benzodiazepinen behandelt wurden; die eine niedrige Dosis eines kurz wirkenden Benzodiazepin-Derivates erhielten; denen Benzodiazepine zur Beherrschung eines potenziell lebensbedrohlichen Zustands verabreicht wurden (z. B. intrakranielle Druckregulierung oder Status epilepticus); in der postoperativen Periode bei anhaltendem, atemdepressivem Effekt der Opiate und bereits bestehender Bewusstseinsklarheit; **KI** (Simeticon): bekannte Überempf.; **KI** (Tiopronin): Albuminurie, Glomerulonephritis, Myasthenie, Polymyositis, Pemphigus, arzneimittelb. Zytopenien, Grav.; **KI** (Toloniumchlorid): keine bei korrekter Indikation

Fomepizol Rp	
Fomepizole OPi *Inf.Lsg. 100mg/20ml*	**Ethylenglykolintoxikation:** ini 15mg/kg über 30-45min i.v., n. 12h 10mg/kg, weiter je n. Ethlenglykol-Serumspiegel, s. FachInfo **DANI** Krea > 3mg/dl: HD erforderl., ini 15mg/kg ber 3-45min i.v., dann 1mg/kg/h während der gesamten HD
Flumazenil Rp	HWZ 1h, Q0 1.0, PPB 50%
Anexate *Amp. 0.5mg/5ml, 1mg/10ml* **Flumanzenil HEXAL/Hameln/Kabi** *Amp. 0.5mg/5ml, 1mg/10ml*	**Aufhebung der Benzodiazepinwirkung:** ini 0.2mg i.v., ggf. minütliche Nachinjektion von 0.1mg bis max. 1mg Gesamtdosis; **Ki. > 1J:** 0.01mg/kg über 15s i.v., ggf. minütliche Nachinjektionen bis max. 0.05mg/kg bzw. 1mg Gesamtdosis
Hydroxycobalamin	
Cyanokit *Inj.Lsg. 5g*	**Cyanidintoxikation:** ini 5g in 200ml NaCl 0.9% über 30min i.v., je nach Klinik weitere 5g über 0.5-2h; **Ki.:** 70mg/kg über 20-30min i.v.
Kohle, medizinische OTC	
Kohle Hevert *Tbl. 250mg* **Kohle Pulvis** *Pulver 10g* **Ultracarbon** *Granulat 50g*	**Intoxikationen durch Nahrungsmittel, Schwermetalle, Arzneimittel:** 1g/kg p.o. oder über Magenschlauch applizieren; 10g Kohle werden in 70-80ml Wasser aufgeschüttelt; **Ki.:** 0.5g/kg; **wirkt nicht bei:** Lithium, Thallium, Eisensalzen, Blausäure, Borsäure, DDT, Tolbutamid, Methanol, Ethanol, Ethylenglykol
Natriumthiosulfat OTC	HWZ 2h
Natriumthiosulfat 10%, 25% *Amp. 1g/10ml; Inf.Lsg. 10g/100ml, 25g/100ml, 50g/500ml*	**Cyanidintoxikation:** 50-100mg/kg i.v.; **Sgl.:** bis zu 1g i.v., **Kleinki.:** bis zu 2g, **Schulki.:** bis zu 5g; **Intoxik. mit Alkylantien:** bis zu 500mg/kg i.v.; **Intoxik. mit Bromat und Jod:** 100mg/kg i.v.; Magenspülung mit 1% Lsg.

Obidoximchlorid OTC	HWZ 2h Q_0 0.85
Toxogonin *Amp. 250mg/1ml*	**Intoxikationen mit Organophosphaten:** 250mg i.v., dann Dauerinfusion mit 750mg/d; **Ki.:** 4-8mg/kg i.v., dann Dauerinfusion mit 10mg/kg/d; zuerst Atropin-Gabe!
Physostigmin Rp	
Anticholium *Amp. 2mg/5ml*	**Anticholinerges Syndrom bei Vergiftungen** (Atropin, trizyklische Antidepressiva, Antihistaminika): ini 2mg oder 0.04mg/kg langsam i.v. oder i.m., 1-4mg alle 20min i.v. bzw. Wdh. der Vollwirkdosis, wenn Vergiftungssymptome wieder auftreten; **Ki.:** 0.5mg i.v. oder i.m., Wdh. alle 5min bis Gesamtdosis von 2mg, so lange die anticholinergen Symptome weiterbestehen und keine cholinergen Symptome auftreten
Simeticon OTC	
Espumisan *Emulsion (1ml = 40mg)* **sab simplex** *Emulsion (1ml = 69mg)*	**Spülmittelintoxikation:** 10ml p.o.; **Ki.:** 5ml p.o.
Tiopronin Rp	
Captimer *Tbl. 100, 250mg*	**Quecksilber-, Eisen-, Kupfer-, Zink-, Polonium-, Cadmiumintoxikation, M. Wilson, Hämosiderose:** 7-10mg/kg p.o.
Toloniumchlorid Rp	
Toluidinblau *Amp. 300mg/10ml*	**Intoxikationen mit Methämoglobinbildnern** (z.B. Anilin, Nitrobenzol, Nitrit, aromatische Amine, oxidierende, organische Lösungsmittel, Dapsone, manche Lokalanästhetika), **DMAP-Überdosierung:** 2-4mg/kg langs. i.v.; **Ki.:** s. Erw.

19.4 Transport

Durch Notarzt/Rettungsmittel mit Rettungsassistenz ins nächste Krankenhaus; dort ggf. Sekundärverlegung, bei schweren/unklaren Vergiftungen Kontakt mit Giftnotrufzentrale durch Arzt

19.5 Asservierung

Immer: Urin, Blut in EDTA-Röhrchen, Blut nativ, u.U. bei Lebensmittel- oder Pilzvergiftungen Stuhl, bei Gasvergiftung Ausatemluft in Atemballon; Beschriftung der Probe (Entnahmezeit, Material, Patientendaten); **sachgemäße Lagerung** (bei 4 °C im Kühlschrank), vor jeder Antidotgabe Asservierung von Blut und Urin

19.6 Giftinformationszentralen

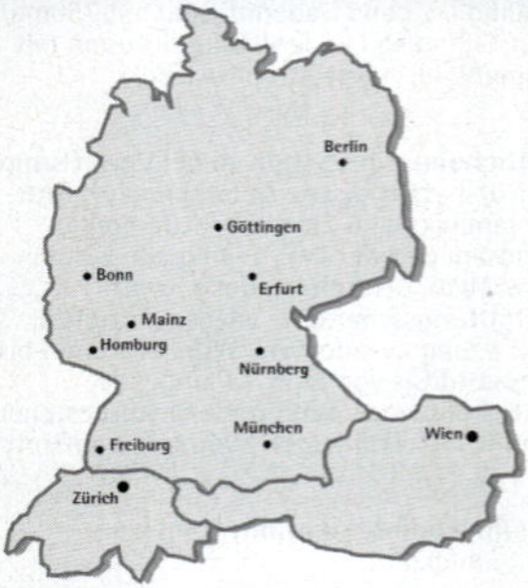

Berlin
Tel. 030 19 24 0
Fax 030 30 686-799

Bonn
Tel. 0228 19 240
Fax 0228 287-33314

Erfurt
Tel. 0361 73 07 30
Fax 0361 73 073 17

Freiburg
Tel. 0761 19 240
Tel. 0761 27 04 3610
Fax 0761 27 04 4570

Göttingen
Tel. 0551 19 240
Fax 0551 38 31 881

Homburg/Saar
Tel. 06841 19 240
Fax 06841 16 21 109

Mainz
Tel. 06131 19 240
Fax 06131-23 24 68

München
Tel. 089 19 240
Fax 089 4140-24 67

Wien
Tel. 0043 140 643 43

Zürich
Tel. 0041 1 251-51 51 (Notruf)
Tel. 0041 1 251-66 66

Mobile Gegengift-Depots (24-Stunden-Bereitschaft)

Bayern-Süd
Klinikum recht der Isar
Abteilung für klinische Toxikologie
Tel. 089 19240

Bayern-Nord
Klinikum Nürnberg
Tel. 0911 398-0
Tel. 0911 398-2451

Allgemeine Informationen: www.klinitox.de
(Homepage der Gesellschaft für klinische Toxikologie, Zusammenschluss aller deutschsprachigen Giftinformationszentralen)

20 Geriatrie (Michael Drey)

Potenziell inadäquate Medikation (PIM)[1]

PIM (Wirkstoffe)	Bedenken	Alternative
Analgetika		
NSAR → 208	Hohes Risiko für GI-Blutung	**Metamizol** → 213, **Paracetamol** → 301
Pethidin → 296	Hohes Risiko für Delir und Stürze	**Tilidin + Naloxon** → 299, **Oxycodon** → 296
Antiarrhythmika		
Chinidin → 62	Zentralnervöse UW, erhöhte Mortalität	**Betablocker** → 40, **Amiodaron** → 65
Digoxin → 66	Geringe therapeutische Breite bei häufig gleichzeitig bestehender Niereninsuffizienz	Vorhofflimmern: zunächst **Betablocker** → 40; Herzinsuffizienz: zunächst **ACE-Hemmer** → 34 + **Betablocker** → 40 alternativ: **Digitoxin** → 66
Flecainid → 64 **Sotalol** → 42	Proarrhythmierisiko bei häufig gleichzeitig bestehender KHK	**Betablocker** → 40 **Amiodaron** → 65
Antibiotika		
Nitrofurantoin → 248	Ungünstiges Nutzen-Risiko-Verhältnis	**Cephalosporine** → 231, **Cotrimoxazol** → 247, **Trimethoprim** → 247
Antidementiva		
Naftidrofuryl → 83, **Nicergolin** → 340, **Pentoxifyllin** → 84, **Piracetam** → 340	Kein sicherer Wirksamkeitsnachweis, ungünstiges Nutzen-Risiko-Verhältnis	**Donepezil** → 340 **Galantamin** → 340 **Rivastigmin** → 341 **Memantin** → 340
Antidepressiva		
Antidepressiva, trizyklische: Amitriptylin → 348, **Imipramin** → 349, **Trimipramin** → 349	Anticholinerge Wirkung (Obstipation, Mundtrockenheit, Verwirrtheit, kognitive Defizite)	**Citalopram** (max. 20mg) → 352 **Mirtazapin** → 350
MAO-Hemmer: Tranylcypromin → 351	Blutdruckkrisen, maligne Hyperthermie	**Citalopram** (max. 20mg) → 352, **Mirtazapin** → 350

PIM (Wirkstoffe)	Bedenken	Alternative
Antidepressiva (Fortsetzung)		
SSRI: Fluoxetin → 353	Zentralnervöse UW (Übelkeit, Schlafstörung, Schwindel, Verwirrtheit)	**Citalopram** (max. 20mg) → 352, **Mirtazapin** → 350
Antiemetika		
Dimenhydrinat → 120	Anticholinerge Wirkung	**Metoclopramid** (nicht bei Parkinsonpatienten) → 112, **Domperidon** → 112
Antiepileptika		
Phenobarbital → 318	Sedierung, paradoxe Erregungszustände	**Levetiracetam** → 323, **Lamotrigin** → 317, **Valproinsäure** → 320, **Gabapentin** → 321
Antihistaminika		
Dimetinden → 99, **Hydroxyzin** → 100, **Triprolidin** → 415	Anticholinerge Wirkung	**Cetirizin** → 99, **Loratadin** → 100
Antihypertensiva		
Alphablocker → 46: **Clonidin** → 46, **Doxazosin** → 46, **Terazosin** → 46, **Methyldopa** → 45	Hypotension, Benommenheit, Mundtrockenheit	**ACE-Hemmer** → 34, **Alphablocker** → 46, **lang wirksame Ca-Antagonisten (Dihydropyridintyp)** → 44, **(Thiazid-)Diuretika** → 55, **Betablocker** → 40
Nifedipin (nicht retardiert) → 44	Erhöhtes Myokardinfarktrisiko, erhöhte Sterblichkeit	**ACE-Hemmer** → 34, **Alphablocker** → 46, **lang wirksame Ca-Antagonisten (Dihydropyridintyp)** → 44, **(Thiazid-)Diuretika** → 55, **Betablocker** → 40
Reserpin → 54	Hypotension, Sedierung, Depression	**ACE-Hemmer** → 34, **Alphablocker** → 46, **lang wirksame Ca-Antagonisten (Dihydropyridintyp)** → 44, **(Thiazid-)Diuretika** → 55, **Betablocker** → 40

PIM (Wirkstoffe)	Bedenken	Alternative
Antihypertensiva (Fortsetzung)		
Verapamil → 43	Negativ inotrop bei häufig gleichzeitig bestehender Herzinsuffizienz	**ACE-Hemmer** → 34, **Alphablocker** → 46, **lang wirksame Ca-Antagonisten (Dihydropyridintyp)** → 44, **(Thiazid-)Diuretika** → 55, **Betablocker** → 40
Antikoagulantien		
Prasugrel → 82	Erhöhtes Blutungsrisiko für Patienten über 75 Jahre	**ASS** → 81, **Clopidogrel** → 81
Ticlopidin → 82	Blutbildveränderungen	**ASS** → 81, **Clopidogrel** → 81
Ergotamin und -Derivate		
Dihydroergotoxin → 339, **Ergotamin** → 331	Ungünstiges Nutzen-Risiko-Verhältnis	**Andere Parkinsonmedikamente** → 324 Ergotamin bei Migräne: **Sumatriptan** → 333;
Muskelrelaxantien		
Baclofen → 336	Amnesie, Verwirrtheit, Sturz	**Physiotherapie, Tolperison** → 337
Neuroleptika		
Fluphenazin → 363, **Levomepromazin** → 360, **Perphenazin** → 362, **Thioridazin** → 361	Anticholinerge und extrapyramidale Wirkung, Parkinsonismus, Hypotonie, Sedierung, erhöhte Sterblichkeit bei Demenzpatienten	**Risperidon** → 369, **Quetiapin** → 368, **Melperon** → 360, **Pipamperon** → 360
Sedativa		
Benzodiazepine, lang wirksame: **Bromazepam** → 372, **Chlordiazepoxid** → 372, **Clobazam** → 372, **Diazepam** → 372, **Dikaliumclorazepat** → 373, **Flunitrazepam** → 373, **Flurazepam** → 373, **Medazepam** → 373, **Nitrazepam** → 374	Muskelrelaxierende Wirkung mit Sturzgefahr, verzögertes Reaktionsvermögen, kognitive Funktionseinschränkungen, paradoxe Reaktion (Unruhe, Reizbarkeit, Halluzinationen)	**kurz wirksame Benzodiazepine in geringer Dosis (Zaleplon** → 377, **Zolpidem** → 377, **Zopiclon** → 377**), Mirtazapin** → 350, **Melperon** → 360, **Pipamperon** → 360

PIM (Wirkstoffe)	Bedenken	Alternative
Sedativa (Fortsetzung)		
Benzodiazepine, mittellang wirksame: **Alprazolam** → 372, **Brotizolam** (> 0.125mg/d) → 372, **Lorazepam** (> 2mg/d) → 37[illegible] **Lormetazepam** (> 0.5mg/d) → 373, **Oxazepam** (> 60mg/d) → 3[illegible], **Temazepam** → 374, **Triazolam** → 374	Muskelrelaxierende Wirkung mit Sturzgefahr, verzögertes Reaktionsvermögen, kognitive Funktionseinschränkungen, paradoxe Reaktion (Unruhe, Reizbarkeit, Halluzinationen)	**Schlafhygiene, Baldrian, Melperon** → 360, **Pipamperon** → 360, **Mirtazapin** → 350, **Zolpidem** (< 5mg/d) → 377
Benzodiazepine, kurz wirksame: **Zaleplon** (> 5mg/d) → 377, **Zopiclon** (> 3.75mg/d) → 377 **Zolpidem** (> 5mg/d) → 377	Muskelrelaxierende Wirkung mit Sturzgefahr, verzögertes Reaktionsvermögen, kognitive Funktionseinschränkungen, paradoxe Reaktion (Unruhe, Reizbarkeit, Halluzinationen)	**Schlafhygiene, Baldrian, Melperon** → 360, **Pipamperon** → 360, **Mirtazapin** → 350,
Weitere Sedativa: **Chloralhydrat** → 376, **Diphenhydramin** → 376, **Doxylamin** → 376	Anticholinerge Wirkung, Schwindel, EKG-Veränderungen	**Schlafhygiene, Baldrian, Melperon** → 360, **Pipamperon** → 360, **Mirtazapin** → 350, **Zolpidem** (< 5mg/d) → 377
Urospasmolytika		
Oxybutynin → 417, **Tolterodin** → 418	Anticholinerge Wirkung (Obstipation, Mundtrockenheit, Verwirrtheit, kognitive Defizite), QT-Verlängerung	**Trospium** → 418, **Darifenacin** → 417

[1] Holt S., Schmiedl S, Türmann PA: Priscus-Liste potenziell inadäquater Medikamente für ältere Menschen, Lehrstuhl für Klinische Pharmakologie, Private Universität Witten/Herdecke gGmbH, Witten; Philipp Klee-Institut für Klinische Pharmakologie, HELIOS Klinikum Wuppertal, Wuppertal, Stand 01.02.2011

21 Zusatzinfos

21.1 Pharmakologische Grundbegriffe

21.1.1 Resorption

Nach oraler Zufuhr wird ein Wirkstoff im Wesentlichen durch das Epithel des Dünndarms in die Blutbahn aufgenommen. Daneben existieren andere Wege, über die ein Pharmakon in den Organismus gelangen kann:

- Rektal: Resorption über die Rektumschleimhaut
- Nasal: Resorption über die Nasenschleimhaut
- Pulmonal: Diffusion über die Alveolen oder Resorption über die Bronchialschleimhaut
- Dermal: Resorption über die Haut
- Parenteral: durch intravenöse, intraarterielle oder subkutane Applikation

Die **Bioverfügbarkeit** bezeichnet den Prozentsatz einer verabreichten Dosis, der im Organismus zur Wirkung kommen kann.

21.1.2 Verteilung

Nachdem ein Arzneimittel in die Blutbahn gelangt ist, wird es infolge eines Konzentrationsgefälles in verschiedene Kompartimente des Organismus verteilt. Man unterscheidet hier:

- Intrazellulärraum (intrazelluläre Flüssigkeit und feste Zellbestandteile)
- Extrazellulärraum (Plasmawasser, interstitieller Raum, transzelluläre Flüssigkeit)

In welche Verteilungsräume eine Substanz eintritt, ist abhängig von physikalisch-chemischen Eigenschaften, wie Lipophilie und Molekülgröße, sowie von bestimmten Eigenschaften der begrenzenden biologischen Membranen.
Zahlreiche Arzneimittel sind im Blut reversibel an Plasmaproteine gebunden, neben der Plasmaproteinbindung (PPB) existiert ein nicht gebundener freier Anteil. Für die pharmakologische Wirkung ist fast ausschließlich der freie Anteil verantwortlich. Da der eiweißgebundene Anteil keiner Metabolisierung unterliegt, hat er eine Art Reservoirfunktion. Pharmaka können sich gegenseitig aus ihrer Proteinbindung verdrängen, darüber hinaus gibt es zahlreiche andere Faktoren, die das Ausmaß der PPB verändern können.
Erhöht sich durch eine Änderung der PPB die freie Konzentration eines Pharmakons, so ist dies meist klinisch wenig relevant, da sich die Eliminationsgeschwindigkeit proportional zur der freien Konzentration verhält.

21.1.3 Wirkung

Die meisten Wirkungen von Arzneimitteln lassen sich auf folgende Wirkmechanismen zurückführen:

- Interaktionen mit spezifischen Rezeptoren
- Öffnen oder Blockieren von spannungsabhängigen Ionenkanälen
- Beeinflussung von Transportsystemen
- Hemmung oder Aktivierung von Enzymen
- Störung von Biosynthesen in Mikroorganismen

21.1.4 Dosis-Wirkungs-Beziehung

Zur Durchführung einer sinnvollen Pharmakotherapie ist es erforderlich, durch eine bestimmte Dosierung einen gewünschten Effekt ohne vermeidbare Nebenwirkungen zu erzielen. Da der ausgelöste Effekt von der Konzentration am Wirkort abhängig ist, sollte eine Dosisangabe möglichst genau erfolgen, d.h. in Abhängigkeit vom Körpergewicht (z.B. mg/kg) oder von der Körperoberfläche (mg/m^2). Bei Erwachsenen wird jedoch häufig ein Durchschnittsgewicht von 70kg für absolute Dosierungsangaben zugrunde gelegt.
Die therapeutische Breite gilt als Maß für die Sicherheit zwischen therapeutischer und toxischer Wirkung, d.h., ein Medikament ist umso ungefährlicher, je größer seine therapeutische Breite ist. Für Medikamente mit geringer therapeutischer Breite eignet sich das sog. Drug Monitoring, d.h., die Dosis eines Pharmakons wird durch Messungen seiner Konzentration im Blut (therapeutischer Serumspiegel) modifiziert.

21.1.5 Elimination

Im Organismus existieren verschiedene Mechanismen, durch die ein Arzneistoff wieder aus dem Körper verschwindet: Bei der **Biotransformation** handelt es sich um biochemische Abbaureaktionen, z.B. Hydrolyse, Reduktion, Oxidation und Konjugation, die zum größten Teil im endoplasmatischen Retikulum der Leber über das Cytochrom P450 erfolgen.
Nach Resorption oral verabreichter Pharmaka sind diese bereits in der Darmwand bzw. bei der ersten Leberpassage über den Pfortaderkreislauf einer Metabolisierung ausgesetzt. Dieses Phänomen ist je nach Wirkstoff unterschiedlich stark ausgeprägt und wird als **First-pass-Metabolismus** bezeichnet.
Ein weiterer Eliminationsweg ist die **Exkretion**. Bei der **biliären Exkretion** werden Arzneistoffe oder deren Metabolite über die Gallenflüssigkeit via Darm ausgeschieden.
Die Ausscheidung über die Niere wird als **renale Exkretion** bezeichnet, sie ist abhängig vom Ausmaß der glomerulären Filtration, der tubulären Sekretion und der tubulären Reabsorption.
Die **Clearance** ist ein Maß für die Eliminationsleistung, mit der die Eliminationsgeschwindigkeit eines Pharmakons gemessen werden kann.
Bei der **Elimination nullter Ordnung** ist die pro Zeiteinheit ausgeschiedene Menge immer konstant und damit unabhängig von der jeweiligen Plasmakonzentration.
Die **Elimination erster Ordnung** bedeutet, dass die pro Zeiteinheit ausgeschiedene Menge proportional zur jeweiligen Plasmakonzentration ist, der zeitliche Verlauf der Plasmakonzentration lässt sich als Exponentialfunktion beschreiben.
Als **Halbwertszeit** (HWZ) bezeichnet man die Zeitspanne, in der die Wirkstoffkonzentration im Plasma um die Hälfte abgenommen hat. Eine konstante Halbwertszeit gibt es nur für Substanzen, die durch eine Kinetik erster Ordnung eliminiert werden. Häufig entstehen von verabreichten Wirkstoffen durch die o.g. Mechanismen pharmakologisch wirksame Metaboliten, deren Halbwertszeit sich oft von der Ausgangssubstanz unterscheidet.
Der **Qo-Wert** gibt den Anteil eines Pharmakons an, der bei normaler Nierenfunktion extrarenal eliminiert wird (**extrarenale Eliminationsfraktion**). Als Maß für die exkretorische Nierenfunktion gilt die glomeruläre Filtrationsrate (GFR), die eng mit der Kreatininclearance korreliert.
Die Kreatininclearance kann für jeden Menschen auf verschiedene Arten ermittelt werden, mittlerweile hat sich zur Abschätzung der **individuellen exkretorischen Nierenfunktion** (eGFR) die **Formel nach Levey** durchgesetzt, in die Alter, Serumkreatinin, Geschlecht und Rasse eingehen:

$$\text{eGFR} = 186 \times \text{Cr}^{-1{,}154} \times \text{Alter}^{-0{,}203} \times (0{,}742 \text{ falls weiblich}) \times (1{,}210 \text{ falls Afroamerikaner})$$

Dies hat Bedeutung für die Stadieneinteilung der chronischen Niereninsuffizienz. Außerdem kann mit der eGFR und dem Qo-Wert die individuelle Eliminationskapaziät (Q) eines Patienten bezüglich eines bestimmten Arzneimittels errechnet werden (Formel nach Dettli):

$$Q = Qo + (1 - Qo) \times \text{eGFR}/100\text{ml/min}$$

Mithilfe des Q-Werts kann eine **Dosisanpassung bei Niereninsuffizienz** (**DANI**) errechnet werden. Entsprechend der folgenden Formel kann eine Dosisanpassung entweder durch eine **Erniedrigung der Erhaltungsdosis** oder durch eine **Verlängerung des Dosierungsintervalls** erfolgen:
$Erhaltungsdosis_{NI}$ / $Dosierungsintervall_{NI}$ = Q x ($Erhaltungsdosis_{N}$ / $Dosierungsintervall_{N}$)
NI: für Patient mit Niereninsuffizienz; N für Nierengesunde; die Formel darf für einige Antibiotika mit kleinem Qo-Wert nicht angewandt werden (Amikacin, Amoxycillin, Ampicillin, Bacampicillin, Benzylpenicillin, Cefadroxil, Cefamandol, Ceftazidim, Ceftizoxim, Cefuroxim, Cephalexin, Cephazolin, Fosfomycin, Gentamicin, Latamoxef, Netilmicin, Spectinomycin, Streptomycin, Tobramycin).

21.1.6 Wechselwirkungen

Wechselwirkungen, auch Interaktionen genannt, bezeichnen die gegenseitige Beeinflussung von Wirkstoffen. Durch vielfältige Mechanismen kann die Wirkung eines Pharmakons durch ein zweites verstärkt, abgeschwächt, verlängert oder verkürzt werden. Interaktionen entstehen z.B. durch Hemmung oder Induktion des Metabolismus, wobei häufig das Monooxygenasesystem Cytochrom P450 (CYP) mit seinen Isoenzymen betroffen ist. Hierbei ist relevant, ob ein Pharmakon Substrat, Induktor oder Hemmer eines bestimmten CYP-Isoenzyms ist.

21.1.7 Unerwünschte Wirkungen

Unerwünschte Wirkungen (UW), auch Nebenwirkungen genannt, sind Wirkungen, die neben der Hauptwirkung eines Arzneimittels beobachtet werden. Sie können bedeutungslos oder gravierend sein, sie können dosisabhängig oder nicht dosisabhängig sein.
Bei der Pharmakotherapie ist die Kenntnis von Art und Häufigkeit unerwünschter Wirkungen essentiell zur Beurteilung einer Nutzen-Risiko-Relation. Die Arzneimittelhersteller sind verpflichtet, unerwünschte Wirkungen vorzugsweise mit Häufigkeitsangaben zu nennen.
Hier hat sich folgende Einteilung etabliert: sehr häufig (≥ 1/10) häufig (≥ 1/100, < 1/10), gelegentlich (≥ 1/1.000, < 1/100), selten (≥ 1/10.000, < 1/1.000), sehr selten (< 1/10.000), nicht bekannt (Häufigkeit auf Grundlage der verfügbaren Daten nicht abschätzbar). Im Arzneimittel pocket werden unter der Rubrik UW vorwiegend sehr häufige und häufige unerwünschte Wirkungen genannt.

21.1.8 Indikation

Indikation im pharmakologischen Sinn bedeutet, wenn für eine bestimmte Erkrankung eine medikamentöse Therapie angezeigt ist. Darf ein Medikament hingegen bei bestimmten Erkrankungen nicht eingesetzt werden, spricht man von Kontraindikation.

21.1.9 Schwangerschaft und Stillzeit

Schwangerschaft und Stillzeit gelten als besondere Situationen in der Pharmakotherapie.
Da eine Vielzahl von Arzneistoffen die Plazenta passieren bzw. in die Muttermilch übergehen, soll eine Pharmakotherapie nur bei strenger Indikationsstellung unter Abwägung des Risikos für Mutter und Kind erfolgen. Entsprechende Angaben zum Risiko sind in den Fachinformationen bzw. in den Beipackzetteln der Handelspräparate enthalten, des Weiteren sind in der Roten Liste Angaben zum embryotoxischen und teratogenen Risiko angegeben.
In den USA hatte sich eine Einteilung durchgesetzt, bei der 6 sog. Pregnancy Risk Categories (PRC) bzw. 3 Kategorien zum Risiko in der Stillzeit (Lact) unterschieden wurden (*s. Umschlaginnenseite*). Diese Einteilung soll jetzt durch eine neue "Pregnancy and Lactation Labeling Rule" (PLLR) ersetzt werden, bei der auf eine Kategorisierung verzichtet wird zu Gunsten einer möglichst ausführlichen Aufzählung relevanter Risiken für Mutter und Embryo.

21.1.10 Verschreibungspflicht

In Deutschland regelt das Arzneimittelgesetz (AMG), ob ein Medikament **verschreibungspflichtig** (Rp) ist, d.h., es ist ein ärztliches Rezept für den Einsatz erforderlich. Arzneimittel, die nicht verschreibungspflichtig sind, aber nur über Apotheken verkauft werden dürfen, werden als **apothekenpflichtig** bezeichnet, hierfür wurde aus dem angloamerikanischen Sprachgebrauch die Abkürzung OTC ("over the counter") übernommen.
Während für nahezu alle verschreibungspflichtigen Medikamente die Kosten von der gesetzlichen Krankenkasse (GKV) in Deutschland übernommen werden, müssen apothekenpflichtige Medikamente größtenteils vom Patienten selbst bezahlt werden.

Diesbezüglich existieren folgende Ausnahmeregelungen: Apothekenpflichtige nichtverschreibungspflichtige Arzneimittel sind ausnahmsweise erstattungsfähig, wenn die Arzneimittel bei der Behandlung schwerwiegender Erkrankungen als Therapiestandard gelten **(OTC-Ausnahmeliste)**. Ausgeschlossen von der Erstattung durch die GKV sind andererseits verschreibungspflichtige Medikamente, deren Anwendung zur Erhöhung der Lebensqualität dient, sog. **Lifestyle-Arzneimittel** (Rp-L!).

21.2 Dosisanpassung bei Niereninsuffizienz

21.2.1 Chronische Niereninsuffizienz

Eine chronische Niereninsuffizienz ist eine über längere Zeit (Jahre) bestehende, meist irreversible Einschränkung der exkretorischen Nierenfunktion.

21.2.2 Glomeruläre Filtrationsrate

Die GFR ist die Produktionsrate von Primärharn, also das pro Zeiteinheit in den Nierenglomeruli filtrierte Flüssigkeitsvolumen. Die GFR ist ein **Maß für die exkretorische Nierenfunktion.**

Die GFR ist geschlechtsabhängig: **Mann: ~125 ml/min; Frau: ~110 ml/min**

Bei den folgenden Überlegungen und Berechnungen wird eine durchschnittliche normale GFR, GFR_N von 100 ml/min zugrunde gelegt.

21.2.3 Estimated GFR

Da die individuelle GFR nicht direkt gemessen werden kann, **muss** die GFR geschätzt werden (estimated GFR = eGFR). Die Bestimmung der eGFR erfolgt mithilfe von Substanzen, die ausschließlich glomerulär filtriert, also nicht tubulär resorbiert, sezerniert oder metabolisiert werden, z.B. Inulin, Kreatinin.

Die **Kreatininclearance** wurde früher als Schätzmaß für die GFR herangezogen, entweder ermittelt mit der Sammelurinmethode oder berechnet anhand der Cockcroft-Gault-Formel.
Die **renale Clearance** (Klärfähigkeit) bezeichnet das Plasmavolumen, das renal pro Zeiteinheit von einer bestimmten Substanzmenge vollständig befreit wird.

Inzwischen erfolgt die Abschätzung der GFR und damit die Abschätzung der exkretorischen Nierenfunktion mit der genaueren sog. verkürzten **MDRD-Formel** (nach Levey), und zwar nur noch unter Zuhilfenahme des Serumkreatininwerts und Berücksichtigung von Alter, Geschlecht und Ethnizität des Patienten:

$eGFR = 186 \times Cr^{-1{,}154} \times Alter^{-0{,}203} \times (0{,}742 \text{ falls weiblich}) \times (1{,}210 \text{ falls Afroamerikaner})$

(Simplified 4-variable MDRD study formula, Cr = Serumkreatininwert [mg/100ml], Alter in Jahren.)

21.2.4 Stadien der chronischen Niereninsuffizienz

Die chronische Niereninsuffizienz kann anhand der eGFR (geschätzte glomeruläre Filtrationsrate) in Stadien eingeteilt werden.

Stadium I	GFR > 90 ml/min
Stadium II	GFR 60–89 ml/min
Stadium III	GFR 30–59 ml/min
Stadium IV	GFR 15–29 ml/min
Stadium V	GFR < 15 ml/min

21.2.5 Elimination von Arzneimitteln

Arzneimittel werden eliminiert durch Metabolisierung (v.a. in der Leber), unveränderte extrarenale Ausscheidung und unveränderte renale Ausscheidung.
Die sog. totale Arzneimittelclearance entspricht der Summe der extrarenalen (v.a. hepatischen) und der renalen Clearance.

Qo ist dabei die extrarenale Elliminationsfraktion, also der extrarenal ausgeschiedene bioverfügbare Dosisanteil bei normaler Nierenfunktion.

1 - Qo ist die renale Eliminationsfraktion, also der bioverfügbare Dosisanteil bei normaler Nierenfunktion, der in aktiver Form renal eliminiert wird.
Der Anteil der Niere an der Gesamtclearance eines Arzneimittels (renale Eliminationsfraktion 1 - Qo) ist substanzspezifisch.

21.2.6 Individuelle Eliminationskapazität (in %)

Bei Niereninsuffizienz kann nun bei Kenntnis der eGFR anhand der extrarenalen Eliminationsfraktion Qo die **individuelle Eliminationskapazität Q** (nach Dettli) für ein bestimmtes Arzneimittel errechnet werden (Dettli-Formel):

$Q = Qo + (eGFR / 100\ ml/min) \times (1 - Qo)$

Q beim jungen, nierengesunden Patienten ist also 1.0.

Qo = extrarenale Eliminationsfraktion bei normaler Nierenfunktion
eGFR in ml/min
100 ml/min ist die GFR_N, also die GFR für den Normalfall.

21.2.7 Dosisanpassung bei Niereninsuffizienz

Bei Kenntnis der individuellen Eliminationskapazität Q eines Patienten bezüglich eines bestimmten Arzneimittels kann dann eine Dosisanpassung bei Niereninsuffizienz (DANI) erfolgen.
Die Loading Dose bleibt dabei unverändert. Es wird gemäß folgender Formel entweder die Erhaltungsdosis und/oder das Dosierungsintervall verändert.

$Erhaltungsdosis_{NI}$ / $Dosierungsintervall_{NI}$ = Q x ($Erhaltungsdosis_N$ / $Dosierungsintervall_N$)
NI für Patient mit Niereninsuffizienz, N für Nierengesunde

Dettli-Regel 1: Erniedrigung der Erhaltungsdosis des Arzneimittels um den Faktor der individuellen Ausscheidungskapazität Q **oder**
Dettli-Regel 2: Verlängerung des Dosierungsintervalls um den Faktor 1/individuelle Ausscheidungskapazität Q **oder**
Kombination von Dettli-Regel 1 und Dettli-Regel 2

21.3 Arzneistoffe und andere Xenobiotika, die über Enzyme des Zytochrom-P450-Systems verstoffwechselt werden oder sie beeinflussen[a]

CYP1A2	
Ind	Carbamazepin, Omeprazol, Phenobarbital, Phenytoin, Rifampin, Ritonavir; Rauchen, über Holzkohle gegrilltes Fleisch[b], Kreuzblütengewächse
Inh	Amiodaron, Azithromycin, Cimetidin, Clarithromycin, Erythromycin, Fluoxetin, Fluvoxamin, Gyrasehemmstoffe[c], Interferon (?), Isoniazid, Methoxsalen, Mibefradil, Nefazodon; Grapefruitsaft (Naringenin), Ticlopidin, Troleandomycin
Sub	Aminophyllin, Amitriptylin, Betaxolol, Chlorpromazin, Clomipramin, Clopidogrel (Nebenweg), Clozapin, Coffein, Fluvoxamin, Haloperidol, Imipramin, Methadon, Metoclopramid, Olanzapin, Ondansetron, Paracetamol (Acetaminophen), Phenacetin, Phenazon (Antipyrin), Propranolol, Ropivacain, R-Warfarin, Tacrin, Tamoxifen, Theophyllin, Thioridazin, Trifluoperazin, Verapamil
CYP3A	
Ind	Carbamazepin, Dexamethason, Phenobarbital, Phenytoin, Prednison, Rifampicin, Rifapentin, Somatotropin, Troglitazon
Inh	Antidepressiva[d], Azolantimykotika[e], Cimetidin[f], Ciprofloxacin, Clarithromycin, Diltiazem, Erythro-mycin, Fluoxetin, Fluvoxamin, Isoniazid, Metronidazol, Nefazodon, Omeprazol, Propoxyphen, Proteaseinhibitoren[g], Quinupristin/Dalfopristin, Troleandomycin, Verapamil; Grapefruitsaft, Sevilla-Orangen
CYP3B	
Sub	Alfentanil, Amiodaron, Amitriptylin, Astemizol, Benzodiazepine[h], Budesonid, Bupropion, Buspiron, Carbamazepine, Cerivastatin, Chinidin, Cisaprid, Clarithromycin, Clomipramin, Clopidogrel, Cocain, Codein, Coffein, Cortisol, Cyclosporin, Dapson, Delavirdin, Dexamethason, Dextromethorphan, Diazepam, Dihydroepiandrosteron, Dihydroergotamin, Dihydropyridine[i], Diltiazem, Disopyramid, Donepezil, Doxycyclin, Efavirenz, Erythromycin, Estradiol, Ethinylestradiol, Fluoxetin, Fluvastatin, Gestoden, Glyburid, Imipramin, Ketoconazol, Lansoprazol, Lidocain, Loratadin, Losartan, Lovastatin, Methadon, Miconazol, Nefazodon, Nevirapin, Norethindron, Omeprazol, Ondansetron, Orphenadrin, Paclitaxel, Paracetamol (Acetaminophen), Paroxetin, Progesteron, Propafenon, Proteaseinhibitoren, Quetiapin, Rapamycin, Repaglinid, Rifampin, Ropivacain, R-Warfarin, Sertralin, Sibutramin, Sildenafil, Simvastatin, Sirolimus, Sufentanil, Sulfamethoxazol, Tacrolimus, Tamoxifen, Terfenadin, Testosteron, Theophyllin, Toremifen, Trazodon, Troleandomycin, Venlafaxin, Verapamil, Vinblastin, Zaleplon, Zolpidem, Zopiclon
CYP2C9	
Ind	Carbamazepin, Ethanol, Phenytoin, Rifampin
Inh	Amiodaron, Azolantimykotika, Clopidogrel, Fluoxetin, Fluvastatin, Fluvoxamin, Isoniazid, Leflunomid[j], Lovastatin, Metronidazol, Paroxetin, Phenylbutazon, Probenecid (?), Ritonavir, Sertralin, Sulfamethoxazol, Sulfaphenazol, Teniposid, Trimethoprim, Zafirlukast
Sub	Amitriptylin, Cerivastatin, D9-Tetrahydrocannabinol, Diclofenac, Fluoxetin, Fluvastatin, Hexobarbital, Ibuprofen, Irbesartan, Losartan, Naproxen, Phenprocoumon, Phenytoin, Piroxicam, S-Warfarin, Tamoxifen, Tolbutamid, Torasemid, Trimethadion

CYP2C19	
Ind	Piroxicam, Rifampin
Inh	Cimetidin, Felbamat, Fluoxetin, Fluvoxamin, Indometacin, Isoniazid, Ketoconazol, Lansoprazol, Modafinil, Omeprazol, Paroxetin, Probenecid (?), Ritonavir, Sertralin, Telmisartan, Ticlopidin, Topiramat
Sub	Amitriptylin, Citalopram, Clomipramin, Diazepam, Flunitrazepam, Imipramin, Lansoprazol, Naproxen, Omeprazol, Propranolol, S-Mephenytoin
CYP2D6	
Ind	Schwangerschaft
Inh	Amiodarone, Amitriptylin, Chinidin, Cimetidin, Clomipramin, Diphenhydramin, Fluoxetin, Fluphenazin, Fluvoxamin, Haloperidol, Nefazodon, Paroxetin, Perphenazin, Ritonavir, Sertralin, Thioridazin, Ticlopidin, Venlafaxin
Sub	4-Methoxy-Amphetamin, Amitriptylin, Betaxolol, Carvedilol, Clomipramin, Clozapin, Codein, Debrisoquin, Desipramin, Dextromethorphan, Donepezil, Doxepin, Encainid, Flecainid, Fluoxetin, Guanoxan, Haloperidol, Hydrocodon, Imipramin, Methadon, Metoprolol, Mexiletin, Nebivolol, Nortriptylin, Olanzapin, Ondansetron, Orphenadrin, Oxycodon, Paroxetin, Penbutolol, Perphenazin, Phenformin, Pindolol, Propafenon, Propoxyphen, Propranolol, Risperidon, Selegilin, Sertralin, Spartein, Thioridazin, Timolol, Tramadol, Trazodon, Venlafaxin
CYP2E1	
Ind	Ethanol, Isoniazid[k], Ritonavir
Inh	Cimetidin, Disulfiram, Isoniazid[k]; Brunnenkresse
Sub	Chlorzoxazon, Coffein, Dapson (N-Oxidation), Dextromethorphan, Enfluran, Ethanol (Nebenweg), Halothan, Paracetamol (Acetaminophen), Theophyllin, Venlafaxin

Sub = Substrat; Ind = Induktor; Inh = Inhibitor

[a] Haupt- und/oder Nebenwege des Stoffwechsels des jeweiligen Substrats
[b] Neben CYP1A2 weitere Enzyme beteiligt
[c] Ciprofloxacin, Enoxacin, Grepafloxacin, Norfloxacin, Ofloxacin, Lomefloxacin, Pipemidsäure
[d] Nefazodon, Fluvoxamin, Fluoxetin, Sertralin, Paroxetin, Venlafaxin
[e] Ketoconazol, Itraconazol, Fluconazol
[f] Hemmt nicht alle CYP3A-Substrate, keine Hemmung des Stoffwechsels von Terfenadin
[g] Ritonavir, Saquinavir, Indinavir, Nelfinavir
[h] Alprazolam, Clonazepam, Diazepam, Midazolam, Triazolam
[i] Nifedipin, Felodipin, Nicardipin, Nisoldipin
[j] Der aktive Metabolit von Leflunomid hemmt CYP2C9
[k] INH hat eine biphasische Wirkung auf CYP2E1 (Hemmung-Induktion), was einige Interaktionen von INH erklärt

21.4 Bestimmung der Körperoberfläche (KOF)

Nomogramm zur Bestimmung der Körperoberfläche in m²

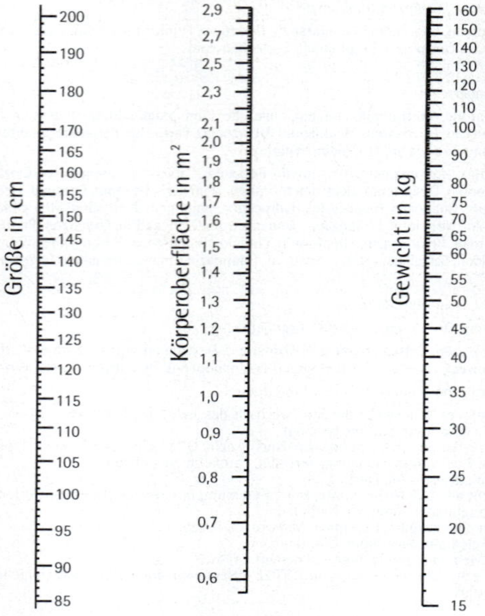

Formel: KOF (m^2) = (Gewicht in kg)^{0,425} x (Körpergröße in cm)^{0,725} x 0,007184
Quelle: DuBois D, DuBois EF: A formula to estimate the approximate surface area if height and weight be known. Arch Intern Med 1916;17:863
Modifizierte Formel: KOF = Wurzel (Größe [cm] x Gewicht [kg]/3600)
Quelle: Mosteller RD: Simplified calculation of body-surface area. NEJM 1987;317:1098-9

Tabelle zur Bestimmung der Körperoberfläche in m² (nach der Formel von DuBois u. DuBois)

Gewicht kg	KG 60cm	70cm	80cm	90cm	100cm	110cm	120cm	130cm
15	0,44	0,49	0,54	0,59	0,64	0,69	0,73	0,77
17,5	0,47	0,53	0,58	0,63	0,68	0,73	0,78	0,83
20	0,50	0,56	0,62	0,67	0,72	0,78	0,83	0,87
22,5	0,53	0,59	0,65	0,70	0,76	0,81	0,87	0,92
25	0,55	0,61	0,68	0,74	0,80	0,85	0,91	0,96
27,5	0,57	0,64	0,70	0,77	0,83	0,89	0,95	1,00
30	0,59	0,66	0,73	0,80	0,86	0,92	0,98	1,04
32,5	0,61	0,69	0,76	0,82	0,89	0,95	1,01	1,08
35	0,63	0,71	0,78	0,85	0,92	0,98	1,05	1,11
37,5	0,65	0,73	0,80	0,88	0,94	1,01	1,08	1,14
40	0,67	0,75	0,83	0,90	0,97	1,04	1,11	1,17
42,5	0,69	0,77	0,85	0,92	1,00	1,07	1,14	1,21
45	0,70	0,79	0,87	0,95	1,02	1,09	1,17	1,23
47,5	0,72	0,81	0,89	0,97	1,04	1,12	1,19	1,26
50	0,74	0,82	0,91	0,99	1,07	1,14	1,22	1,29
52,5	0,75	0,84	0,93	1,01	1,09	1,17	1,24	1,32
55	0,77	0,86	0,95	1,03	1,11	1,19	1,27	1,34
57,5	0,78	0,87	0,96	1,05	1,13	1,21	1,29	1,37
60	0,80	0,89	0,98	1,07	1,15	1,24	1,32	1,40
62,5	0,81	0,91	1,00	1,09	1,17	1,26	1,34	1,42
65	0,82	0,92	1,02	1,11	1,19	1,28	1,36	1,44
67,5	0,84	0,94	1,03	1,12	1,21	1,30	1,38	1,47
70	0,85	0,95	1,05	1,14	1,23	1,32	1,41	1,49
75	0,88	0,98	1,08	1,18	1,27	1,36	1,45	1,53
80	0,90	1,01	1,11	1,21	1,30	1,40	1,49	1,58
85	0,92	1,03	1,14	1,24	1,34	1,43	1,53	1,62
90	0,95	1,06	1,17	1,27	1,37	1,47	1,56	1,66
95	0,97	1,08	1,19	1,30	1,40	1,50	1,60	1,70
100	0,99	1,11	1,22	1,33	1,43	1,54	1,64	1,73
105	1,01	1,13	1,24	1,36	1,46	1,57	1,67	1,77
110	1,03	1,15	1,27	1,38	1,49	1,60	1,70	1,81
115	1,05	1,17	1,29	1,41	1,52	1,63	1,74	1,84
120	1,07	1,20	1,32	1,43	1,55	1,66	1,77	1,87
125	1,09	1,22	1,34	1,46	1,58	1,69	1,80	1,91
130	1,11	1,24	1,36	1,48	1,60	1,72	1,83	1,94
135	1,12	1,26	1,39	1,51	1,63	1,74	1,86	1,97
140	1,14	1,28	1,41	1,53	1,65	1,77	1,89	2,00
145	1,16	1,30	1,43	1,56	1,68	1,80	1,92	2,03
150	1,18	1,31	1,45	1,58	1,70	1,82	1,94	2,06

Gewicht kg	KG 140cm	150cm	160cm	170cm	180cm	190cm	200cm	210cm
15	0,82	0,86	0,90	0,94	0,98	1,02	1,06	1,10
17,5	0,87	0,92	0,96	1,00	1,05	1,09	1,13	1,17
20	0,92	0,97	1,02	1,06	1,11	1,15	1,20	1,24
22,5	0,97	1,02	1,07	1,12	1,16	1,21	1,26	1,30
25	1,01	1,07	1,12	1,17	1,22	1,27	1,31	1,36
27,5	1,06	1,11	1,16	1,22	1,27	1,32	1,37	1,42
30	1,10	1,15	1,21	1,26	1,32	1,37	1,42	1,47
32,5	1,13	1,19	1,25	1,31	1,36	1,42	1,47	1,52
35	1,17	1,23	1,29	1,35	1,40	1,46	1,52	1,57
37,5	1,21	1,27	1,33	1,39	1,45	1,50	1,56	1,62
40	1,24	1,30	1,37	1,43	1,49	1,55	1,61	1,66
42,5	1,27	1,34	1,40	1,46	1,53	1,59	1,65	1,71
45	1,30	1,37	1,44	1,50	1,56	1,63	1,69	1,75
47,5	1,33	1,40	1,47	1,53	1,60	1,66	1,73	1,79
50	1,36	1,43	1,50	1,57	1,63	1,70	1,76	1,83
52,5	1,39	1,46	1,53	1,60	1,67	1,74	1,80	1,87
55	1,42	1,49	1,56	1,63	1,70	1,77	1,84	1,90
57,5	1,45	1,52	1,59	1,66	1,73	1,80	1,87	1,94
60	1,47	1,55	1,62	1,69	1,77	1,84	1,91	1,98
62,5	1,50	1,58	1,65	1,72	1,80	1,87	1,94	2,01
65	1,52	1,60	1,68	1,75	1,83	1,90	1,97	2,04
67,5	1,55	1,63	1,71	1,78	1,86	1,93	2,00	2,08
70	1,57	1,65	1,73	1,81	1,89	1,96	2,04	2,11
75	1,62	1,70	1,78	1,86	1,94	2,02	2,10	2,17
80	1,66	1,75	1,83	1,92	2,00	2,08	2,15	2,23
85	1,71	1,79	1,88	1,97	2,05	2,13	2,21	2,29
90	1,75	1,84	1,93	2,01	2,10	2,18	2,27	2,35
95	1,79	1,88	1,97	2,06	2,15	2,23	2,32	2,40
100	1,83	1,92	2,02	2,11	2,20	2,28	2,37	2,45
105	1,87	1,96	2,06	2,15	2,24	2,33	2,42	2,51
110	1,91	2,00	2,10	2,19	2,29	2,38	2,47	2,56
115	1,94	2,04	2,14	2,23	2,33	2,42	2,51	2,60
120	1,98	2,08	2,18	2,28	2,37	2,47	2,56	2,65
125	2,01	2,11	2,22	2,32	2,41	2,51	2,60	2,70
130	2,05	2,15	2,25	2,35	2,45	2,55	2,65	2,74
135	2,08	2,18	2,29	2,39	2,49	2,59	2,69	2,79
140	2,11	2,22	2,33	2,43	2,53	2,63	2,73	2,83
145	2,14	2,25	2,36	2,47	2,57	2,67	2,77	2,87
150	2,17	2,28	2,39	2,50	2,61	2,71	2,81	2,92

21.5 Doping

21.5.1 Verbotene Arzneimittel im Sport

Die Einnahme verbotener Medikamente im Sport wird als Doping bezeichnet. Die World Anti-Doping Agency (WADA) definiert Doping als den Nachweis eines Verstoßes gegen die Anti-Doping-Regeln. Dazu gehören u.a. das Vorhandensein eines verbotenen Stoffs, seiner Metaboliten oder Marker in der Probe eines Sportlers. Aber auch die Anwendung, der Versuch der Anwendung sowie der Besitz eines verbotenen Wirkstoffs oder einer verbotenen Methode und der Verstoß gegen das Meldesystem (Whereabouts) werden bestraft. Die Regelstrafe beträgt seit dem 01.01.2015 vier Jahre, die Verjährungszeit zehn Jahre.
Im Arzneimittelgesetz wird Doping seit dem 11.09.1998 als Straftatbestand genannt. In § 6a „Verbot von Arzneimitteln zu Dopingzwecken im Sport" heißt es: Es ist verboten, Arzneimittel zu Dopingzwecken im Sport in den Verkehr zu bringen, zu verschreiben, bei anderen anzuwenden oder in nicht geringen Mengen zu besitzen.
Zur Aufnahme in die WADA-Liste der verbotenen Wirkstoffe und Methoden müssen zwei der drei folgenden Kriterien erfüllt sein:

(1)Die sportliche Leistung kann gesteigert werden,
(2)Es besteht ein gesundheitliches Risiko für den Sportler und/oder
(3)Es liegt ein Verstoß gegen den Geist des Sports vor.

Die aktuelle Liste der WADA (gültig ab 01.01.2016) umfasst:
Anabole Wirkstoffe, Stimulanzien, Narkotika, Peptidhormone, Wachstumsfaktoren, Beta-2-Agonisten, Hormonantagonisten und -Modulatoren, Diuretika, Maskierungsmittel, Cannabinoide (THC) und Glukokortikoide. Betablocker und Alkohol (Bogenschießen, Luft- und Motorsport) sind sportartspezifisch verboten. Zu den verbotenen Methoden zählen Maßnahmen zur Erhöhung des Sauerstofftransfers, chemische und physikalische Manipulationen an Blut oder Urin und Gendoping. Verbotene Wirkstoffe können in Nahrungsergänzungsmitteln verborgen sein.

Kritische Wirkstoffe sind mit einer Hand ✋ gekennzeichnet.

Die Einhaltung der Verbote wird durch Kontrollen nach Wettkämpfen und außerhalb von Wettkämpfen (sog. Trainingskontrollen) überprüft. In Deutschland ist die Nationale Anti-Doping Agentur (NADA) für diese Aktivitäten zuständig.
Die WADA hat im International Standard for Therapeutic Use Exemptions (TUE) festgeschrieben, unter welchen Bedingungen der Einsatz von verbotenen Wirkstoffen zur ärztlichen Behandlung erfolgen kann (www.wada-ama.org). Der internationale Standard für TUE enthält Kriterien für die Beurteilung, die Weitergabe der Informationen, die Zusammensetzung der Ärztegruppe (TUEC = Therapeutic Use Exemption Committee) und den Anerkennungsprozess.

Formulare und weitere Informationen unter **www.nada-bonn.de**

21.5.2 Liste der nach WADA verbotenen Wirkstoffe

Anabole Wirkstoffe

Wirkstoff	Einsatzgebiet	Verweis
Danazol	Endometriose	
Clenbuterol	Asthmamittel	→ 89
DHEA	M. Addison	
Testosteron	Androgene	→ 421

Exogene androgene anabole Steroide (Auswahl von Bsp.) → 421

1-Androstendiol, 1-Androstendion, 1-Testosteron, 4-Hydroxytestosteron, 19-Norandrostenedion, Bolandiol, Bolasteron, Boldenon, Boldion, Calusteron, Clostebol, Dehydrochloromethyltestosteron, Desoxymethyltestosteron, Drostanolon, Ethylestrenol, Fluoxymesteron, Formebolon, Furazabol, Gestrinon, Mestanolon, Mesterolon, Metenolon, Methandienon, Methandriol, Methasteron, Methyl-1-Testosteron, Methyldienolon, Methylnortestosteron, Methyltestosteron, Methyltrienolon, Miboleron, Nandrolon, Norboleton, Norclostebol, Norethandrolon, Oxabolon, Oxandrolon, Oxymesteron, Oxymetholon, Prostanozol, Quinbolon, Stanozolol, Stenbolon, Tetrahydrogestrinon, Trenbolon und andere Wirkstoffe mit ähnlicher chemischer Struktur oder ähnlichen biologischen Wirkungen

Endogene androgene anabole Steroide → 421

Androstenediol, Androstenedion, Dihydrotestosteron, Epitestosteron, Prasteron, Testosteron sowie Metaboliten und Isomere

TUE: Der Einsatz verbotener Wirkstoffe, um erniedrigte Spiegel von endogenen Hormonen anzuheben, ist nicht als akzeptable therapeutische Maßnahme anzusehen.

In Deutschland nicht mehr im Handel: Dianabol® (Metandionon), Megagrisivit® (Clostebol), Oral-Turinabol® (Dehydromethyltestosteron), Primobolan® (Metenolon), Proviron® (Mesterolon)

Andere anabole Wirkstoffe

Clenbuterol, selektive Androgenrezeptor-Modulatoren (SARMs), Tibolon, Zeranol, Zilpaterol

Stimulanzien

Wirkstoff	Einsatzgebiet	Verweis
Amfepramon	Gewichtsreduktion	→ 151
Amphetamin		
Amfetaminil	Psychostimulanz	
Cocain		
Ephedrin		
Etilefrin	Hypotonie	→ 69
Methylpenidat	ADHS	
Modafinil	Narkolepsie	→ 379
Norfenefrin	Hypotonie	
Pemolin	ADHS	
Pholedrin		
Selegilin		→ 328

Weitere Wirkstoffe dieser Gruppe (Auswahl von Beispielen)
4-Phenylpiracetam (Carphedon), Adrafinil, Adrenalin, Amiphenazol, Benzphetamin, Bromantan, Cathin, Clobenzorex, Cropropamid, Crotetamid, Cyclazodon, Dimethylamphetamin, Etamivan, Etilamphetamin, Famprofazon, Fenbutrazat, Fencamfamin, Fencamin, Fenetyllin, Fenfluramin, Fenproporex, Furfenorex, Heptaminol, Isomethepten, Levmethamfetamin, Meclofenoxat, Mefenorex, Mephentermin, Mesocarb, Methamphetamin (D-), Methylendioxyamphetamin, Methylendioxymethamphetamin, Methylephedrin, Nikethamid, Norfenfluramin, Octopamin, Ortetamin, Oxilofrin, Parahydroxyamphetamin, Pentetrazol, Phendimetrazin, Phenmetrazin, Phenpromethamine, Phentermin, p-Methylamphetamin, Prolintan, Propylhexedrin, Sibutramin, Strychnin, Tuaminoheptan und andere Wirkstoffe mit ähnlicher chemischer Struktur oder ähnlichen biologischen Wirkungen. **TUE:** Behandlung von ADHS mit Methylphenidat In Deutschland nicht mehr im Handel: Captagon® (Fenetyllin), Micoren® (Cropropamid, Crotetamid), Katovit® (Prolintan), Pervitin® (Methamphetamin), Preludin® (Phentermin)

Peptidhormone, Wachstumsfaktoren und verwandte Wirkstoffe	
Wirkstoff	**Verweis**
Erythropoetin (EPO)	→ 161
Wachstumshormon (hGH)	
Somatomedin C (IGF-1)	
Gonadotropine (LH, HCG), (verboten nur bei Männern)	
Kortikotropine (ACTH)	→ 159
Hormonantagonisten und Modulatoren	
Aromatasehemmer: Anastrozol, Letrozol, Aminogluthetimid, Exemestan, Formestan, Testolacton	→ 433
Selektive Östrogenrezeptorenmodulatoren (SERMs): Raloxifen, Tamoxifen, Toremifen	→ 432
Andere antiöstrogene Wirkstoffe: Fulvestrant, Clomifen, Cyclofenil, Myostatinhemmer	→ 433
Insulin	→ 134
Meldonium (in D nicht zugelassen)	

Beta-2-Agonisten (→ 87)
Für den Einsatz von Beta-2-Agonisten bedarf es einer **TUE**. Zum Einsatz der Beta-2-Agonisten Salbutamol, Formoterol und Salmeterol und der Glukokortikoide zur Inhalation bedarf es nur einer Anzeige. Clenbuterol ist wegen seiner möglichen anabolen Wirkung grundsätzlich von einer Freistellung ausgeschlossen.

Verbotene Methoden: Manipulation von Blut und Blutprodukten
Bluttransfusion
Erythrozytenkonzentration
Entnahme und Reinjektion von Blut

Betablocker (→ 40)

Bei Sportarten, deren Leistung vorwiegend durch koordinative, konzentrative und psychische Faktoren begrenzt sind, können Betablocker die überschießenden Herz-Kreislauf-Reaktionen und die allgemeinen Symptome wie Schwitzen und Tremor dämpfen. Betablocker → 40 dürfen bei Wettkampfkontrollen nicht nachgewiesen werden.
Zu ihnen gehören u.a. Acebutolol, Alprenolol, Atenolol, Betaxolol, Bisoprolol, Bunolol, Carteolol, Carvedilol, Celiprolol, Esmolol, Labetalol, Levobunolol, Metipranolol, Metoprolol, Nadolol, Oxprenolol Pindolol, Propranolol, Sotalol, Timolol.
Alle Betablocker sind in ausgewählten Sportarten verboten. Einige Beispiele: Bogenschießen, Dart, Golf, Motorsport, Schießen, Skispringen.
Cave: Bei Patienten unter Betablockern kommt es v.a. im Ausdauerbereich zu einer metabolisch bedingten Leistungseinschränkung.

Narkotika (→ 301)

Narkotika dürfen bei Wettkampfkontrollen nicht nachgewiesen werden.
Die Liste ist geschlossen.
Buprenorphin, Dextromoramid, Diamorphin (Heroin), Fentanyl (auch Alfentanil, Sufentanil), Hydromorphon, Methadon, Morphin, Oxycodon, Oxymorphon, Pentazocin, Pethidin.
Der Einsatz von Lokalanästhetika unterliegt keinem Verbot.

Glukokortikoide (→ 218)

Die systemische Anwendung von Glukokortikoiden durch orale, rektale, intravenöse oder intramuskuläre Gabe ist nur im Wettkampf verboten, d.h., der verbotene Wirkstoff darf bei einer Wettkampfkontrolle nicht nachgewiesen werden. Es ist zu bedenken, dass die Nachweisbarkeit der unterschiedlichen Wirkstoffe und Zubereitungen Tage bis Wochen anhalten kann. Nach einer erforderlichen Notfallbehandlung ist eine entsprechende ärztliche Bescheinigung auszustellen und bei der NADA zu hinterlegen. Eine durchgehend erforderliche systemische Behandlung bedarf einer TUE wie z.B. bei Morbus Crohn. Die nichtsystemische Anwendung von Glukokortikoiden als Inhalation oder Injektionen unter sportorthopäd. Gesichtspunkten in die großen Gelenke, Sehnen- und Muskelansätze bedarf einer Anzeige. Der topische Einsatz an Auge, Haut, Mundhöhle, Nase, Ohren ist zulässig.

Diuretika und weitere Maskierungsmittel

Diuretika → 55

Mit dem Verbot der Diuretika soll eine mögliche Manipulation bei der Urinabgabe verhindert werden. Über einen gezielten Einsatz von Diuretika und ausreichendes Trinken nach Wettkämpfen könnte ein geringer konzentrierter Urin produziert werden. Die analytischen Nachweismöglichkeiten wären dadurch möglicherweise erschwert.
Acetazolamid, Amilorid, Bumetanid, Cancrenon, Chlortalidon, Etacrynsäure, Furosemid, Indapamid, Metolazon, Spironolacton, Thiazide (z.B. Bendroflumethiazid, Chlorothiazid, Hydrochlorothiazide), Triamteren und andere Wirkstoffe mit ähnlicher chem. Struktur oder ähnlichen biol. Wirkungen.

Weitere Maskierungsmittel

Desmopressin	
Probenecid (Urikosurika)	
Plasmaexpander	Albumin, Dextran, HES, Mannitol, Glycerol
Infusion	Ohne ärztliche Indikation (bei ärztlicher Indikation nachträgliche Anzeige erforderlich)

21.6 Betäubungsmittelverordnung

Wichtige Angaben auf Btm-Rezepten

Die stark wirksamen Opioide unterliegen der Betäubungsmittel-Verschreibungsverordnung (BtMVV) und müssen auf besonderen Rezepten verordnet werden.
Die Anschrift der Bundesopiumstelle lautet:

Bundesinstitut für Arzneimittel und Medizinprodukte – Bundesopiumstelle
Kurt-Georg-Kiesinger-Allee 3
53175 Bonn

Bei Verschreibung für einen **Patienten (Substituenten)** oder den **Praxisbedarf** sind auf dem BtM-Rezept anzugeben:

- Der Name, der Vorname und die Anschrift (Straße, Hausnummer, Ortschaft) des Patienten, ggf. der Vermerk „Praxisbedarf" und das Ausstellungsdatum
- Die Arzneimittelbezeichnung, sofern dadurch das (die) verordnete(n) BtM nicht zweifelsfrei bestimmt ist (sind), zusätzlich die Gewichtsmenge(n) des (der) BtM je Packungseinheit(en), bei abgeteilten Zubereitungen je abgeteilte Form sowie die Darreichungsform(en), ggf. den Verdünnungsgrad
- Die Menge des Arzneimittels in g oder ml – Nominalgehalt –, die Stückzahl(en) der abgeteilten Form(en) – bei Ampullen, Suppositorien, Tabletten u.a. – z.B. Dolantin Inj.Lsg. 50mg Nr. 20 etc.
- Die Gebrauchsanweisung mit Einzel- und Tagesgabe; falls dem Patienten eine schriftliche Gebrauchsanweisung übergeben wurde, der Vermerk „gemäß schriftlicher Anordnung"
- Im Fall einer Verschreibung über einen Bedarf im Rahmen einer Substitution zusätzlich die Zahl der Anwendungstage
- Die zusätzliche Kennzeichnung bei einer Verschreibung für einen besonderen Einzelfall durch den Buchstaben A , im Zuge einer Substitution durch den Buchstaben S , für ein Kauffahrteischiff durch den Buchstaben K , in einem Notfall durch den Buchstaben N; (in den beiden zuletzt genannten Fällen sind diese Kennzeichnungen nur auf den nachträglich auszustellenden BtM-Rezepten vorzunehmen).
- Der Name des Verschreibenden, seine Berufsbezeichnung und Anschrift (Straße, Hausnummer, Ortschaft) sowie seine Telefonnummer
- Die Unterschrift des Verschreibenden, im Vertretungsfall darüber hinaus der Vermerk „i.V."
- In einem **Notfall** (d.h., wenn kein BtM-Rezept zur Verfügung steht) dürfen für einen Patienten – ausgenommen im Fall einer Substitution – oder einen Praxisbedarf BtM in einem zur Behebung des Notfalls erforderlichen Umfang auf einem **Normalrezept** verschrieben werden.

Bei Verschreibungen für einen **Stationsbedarf** oder eine Einrichtung des **Rettungsdienstes** sind auf dem (den) BtM-Anforderungsschein(en) anzugeben:

- Der Name oder die Bezeichnung und die Anschrift (Straße, Hausnummer, Ortschaft) der Einrichtung - ggf. ferner der Teileinheit bei einer gegliederten Einrichtung -, für die das (die) BtM bestimmt ist (sind)
- Das Ausstellungsdatum, die Bezeichnung des (der) BtM und dessen (deren) Menge(n)
- Name und Telefonnummer des Verschreibenden, Unterschrift des Verschreibenden

Betäubungsmittel-Rezept

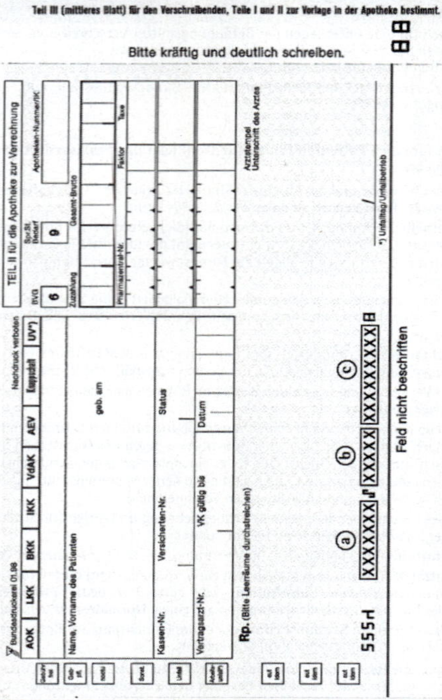

Die Abbildung zeigt eine Musterdarstellung eines Btm-Rezepts.
Die Codierung der BtM-Rezepte lässt sich folgendermaßen entschlüsseln:

	a	b	c
555 rl	7-stellige BtM-Nummer	Technisches Datum	9-stellige Rezeptnummer

21.7 Meldung unerwünschter Arzneimittelwirkungen

Bitte melden Sie unbekannte, insbesondere schwerwiegende unerwünschte Azrneimittelwirkungen an das **Bundesinstitut für Arzneimittel und Medizinprodukte** (www.bfarm.de).

BERICHT ÜBER UNERWÜNSCHTE ARZNEIMITTELWIRKUNGEN (auch Verdachtsfälle)

Bundesinstitut für Arzneimittel und Medizinprodukte, Kurt-Georg-Kiesinger-Allee 3, 53175 Bonn, Tel.: 0228/207-30, FAX: 0228/207-5207

BfArM

Firmen Code Nr.	Pat. Init.	Geburtsdatum	Geschlecht	Größe	Gewicht	Schwangerschaftswoche:
	N-name ☐ V-name ☐		m ☐ w ☐			

Beobachtete unerwünschte Wirkungen aufgetreten am Dauer

Arzneimittel / Darreichungsform	Tagesdosis	Applikation	gegeben von / bis	wegen (Indikation)
1. Chrg.-Nr.				
2. Chrg.-Nr.				
3. Chrg.-Nr.				
4 Chrg.-Nr.				

Vermuteter Zusammenhang mit Arzneimittel Nr. 1 2 3 4	dieses früher gegeben ja ☐ nein ☐	vertragen ja ☐ nein ☐	ggf. Reexposition neg. ☐ pos. ☐

Grunderkrankung: Begleiterkrankungen:

Anamn. Besonderheiten: Nikotin ☐ Alkohol ☐ Kontrazeptiva ☐ Schrittmacher ☐
Implantate ☐ Strahlentherapie ☐ physikal. Therapie ☐ Diät ☐ Allergien* ☐
Stoffwechseldefekte ☐ Arzneimittelabusus* ☐ Sonstige: ☐
weitere Erläuterungen

Veränderung von Laborparametern in Zusammenhang mit der unerwünschten Arzneimittelwirkung: (ggf. Befund beifügen)

Verlauf der Therapie der unerwünschten Arzneimittelwirkung: lebensbedrohend ja ☐ nein ☐

Ausgang der unerwünschten Arzneimittelwirkung:
wiederhergestellt ☐ bleibender Schaden ☐ noch nicht wiederhergestellt ☐ unbekannt ☐
Exitus ☐ Sektion ja ☐ nein ☐ (ggf. Befund beifügen)
Todesursache:

a) beh. Arzt b) Hersteller c) Arznei Komm.

Beurteilung des Kausalzusammenhanges: gesichert ☐ wahrscheinlich ☐ möglich ☐ unwahrscheinlich ☐ unbeurteilt ☐ nicht zu beurteilen ☐

Weitere Bemerkungen:
(ggf. Anlage verwenden)

Wer wurde informiert: BfArM ☐ Hersteller ☐ Arznm.-Komm.-Ärzte ☐ Sonstige:

Name des Arztes: Fachrichtung PLZ: Klinik: ja ☐ nein ☐ (ggf. Stempel)	Hersteller:	Datum: Unterschrift:

BfArM 643 / I (10.99)

21.8 Internetlinks zur Arzneimitteltherapie

Arzneimittelkomission, Arzneimittelsicherheit	
www.akdae.de	Arzneimittelkomission der deutschen Ärzteschaft: Meldung aktueller UW; Verzeichnis von Rote-Hand-Briefen etc.
www.bfarm.de	Bundesinstitut für Arzneimittel und Medizinprodukte
www.arzneitelegramm.de	Volltextregister d. Arzneitelegramms; UW-Datenbank (Abonnenten); Arzneimitteldatenbank (kostenpfl.)
Arzneimittelinteraktionen	
http://medicine.iupui.edu/clinpharm/ddis/main-table	Tabellen über Arzneimittelinteraktionen
www.hiv-druginteractions.org	Arzneimittelinteraktionen bei HIV-Therapie
Datenbanken, Arzneimittelverzeichnisse, Literaturrecherche, neue Arzneimittel	
www.fachinfo.de	Zugang zu allen verfügbaren FachInfos (DocCheck)
www.rote-liste.de	Die Rote Liste online (DocCheck)
www.ifap.de	Onlinedatenbank Wirkstoffe, Handelsnamen, Preise (DocCheck)
www.dimdi.de/de/amg/index.htm	DIMDI PharmSearch: umfangreiche Datenbank aller deutschen Arzneimittel (DocCheck)
www.infomed.org	Homepage der Schweizer pharma-kritik
www.medline.de	Onlinerecherche medizinischer Publikationen
www.centerwatch.com/drug-information/	Neue, von der FDA zugelassene Medikamente
www.edruginfo.com	Informationen über neue Medikamente
Pharmakotherapie	
http://leitlinien.net	AWMF-Leitlinien für Diagnostik und Therapie
www.dosing.de	Angaben zur Dosisreduktion bei Niereninsuffizienz
www.aerzteblatt.de	Volltextregister des Deutschen Ärzteblatts

Numerics

28-mini *(Levonorgestrel)* 438
4-Aminosalicylsäure 260
4-DMAP *(Dimethyl-aminophenol)* 446
4-Hydroxybuttersäure 303, 323
5-alpha-Reduktase-Hemmer 418
5-Amino-4-oxopentansäure 397
5-Aminolävulinsäure 397
5-ASA 118
5-Finger-Regel 444
5-FU 176
5-FU HEXAL *(Fluorouracil)* 176
5-FU medac *(Fluorouracil)* 176
5-HT3-Rezeptorblocker 121

A

A.T. 10 *(Dihydrotachysterol)* 165
Aarane N *(Cromoglicinsäure + Reproterol)* 101
Abacavir 263, 265, 273
Abasaglar *(Insulin glargin)* 134, 135
Abatacept 222
Abciximab 81
Abdominelle Infektionen 229–234, 240–245, 248, 249
Abilify *(Aripiprazol)* 366
Abilify Maintena *(Aripiprazol)* 366
Abirateronacetat 422
Abmagerungsmittel 151
Abortinduktion 440
Abortneigung 309
Abraxane *(Paclitaxel)* 180
Abseamed *(Epoetin alfa)* 161
Absencen 318, 323
Abstillen 440, 441
Abstinenzsyndrome 331
Abstral *(Fentanyl oral/nasal)* 294
Abszess 382
Acamprosat 380
Acara *(Risedronsäure)* 149
Acarbose 130
Acarbose Stada *(Acarbose)* 130
Acarbose-CT *(Acarbose)* 130
ACC HEXAL *(Acetylcystein)* 96
Accofil *(Filgrastim)* 167
Accupro *(Quinapril)* 37
Accuzide *(Quinapril + Hydrochlorothiazid)* 48
Accuzide diuplus *(Quinapril + Hydrochlorothiazid)* 48
Acebutolol 40
Aceclofenac 210
ACE-Hemmer 34, 47, 54
- Geriatrie 451, 452, 453
ACE-Hemmer-ratioph. *(Captopril)* 35
ACE-Hemmer-ratioph. comp. *(Captopril + Hydrochlorothiazid)* 48
Acemetacin 210
Acemetacin Stada *(Acemetacin)* 210
Acemit *(Acetazolamid)* 408
Acercomp *(Lisinopril + Hydrochlorothiazid)* 48
Acesal *(Acetylsalicylsäure)* 81, 208
Acetaminophen 301
Acetazolamid 408
Acetylcystein 96, 445
Acetylsalicylsäure 29, 81, 82, 208, 214
- Geriatrie 453
Acic *(Aciclovir)* 260, 392
Aciclostad *(Aciclovir)* 260, 392
Aciclovir 260, 392, 401
Aciclovir-ratioph. *(Aciclovir)* 260, 392
Acic-Ophtal *(Aciclovir)* 401
Acicutan *(Acitretin)* 387
Acimethin *(Methionin)* 425
Acimol *(Methionin)* 425
Acitretin 387
Acivision *(Aciclovir)* 401
Aclasta *(Zoledronsäure)* 149
Aclidiniumbromid 90, 91
Acnatac *(Tretinoin + Clindamycin)* 390
Actelsar *(Telmisartan + Hydrochlorothiazid)* 50
ACTH 159
ACTH-Insuffizienz 159
Actilyse *(Alteplase)* 79
Actilyse Cathflo *(Alteplase)* 79
Actinomyces 225
Actiq *(Fentanyl oral/nasal)* 294
Actira *(Moxifloxacin)* 246
Activelle *(Estradiol + Norethisteron)* 431
Actonel *(Risedronsäure)* 149
Actos *(Pioglitazon)* 132
Actraphane *(Normalinsulin + Verzögerungsinsulin)* 135
Actrapid HM *(Insulin normal)* 134
Acular *(Ketorolac)* 404
Acuver *(Betahistin)* 120
Acylaminopenicilline 229
Adalat *(Nifedipin)* 31, 44
Adalimumab 222
Adapalen 389
Adartrel *(Ropinirol)* 327
Adasuve *(Loxapin)* 367
Adcetris *(Brentuximab Vedotin)* 196
Adcirca *Tadalafil* 105
Addison-Krise 32, 220
Adefovir 263
Adempas *(Riociguat)* 105
Adenoscan *(Adenosin)* 66
Adenosin 29, 66
Adenosin Life Medical *(Adenosin)* 66
Adenuric *(Febuxostat)* 146
Adepend *(Naltrexon)* 381
ADHS 378–380
Adiclair *(Nystatin)* 278, 393
Adipositas 151
Adrekar *(Adenosin)* 29, 66
Adrenalin 29, 68, 90
Adrenalin Infectopharm *(Adrenalin)* 68
Adrenogenitales Syndrom 219
Adrimedac *(Doxorubicin)* 181
Adult Advanced Life Support 33

Adumbran *(Oxazepam)* 374
Advagraf *(Tacrolimus)* 284
Advanced Life Support 33
Advantan *(Methylprednisolon)* 384
Aequamen *(Betahistin)* 120
Aerius *(Desloratadin)* 99
Aerodur *(Terbutalin)* 87
Afamelanotid 15, 398
Afatinib 187
Afibrinogenämie 84
Afinitor *(Everolimus)* 191
Aflibercept 203, 412
Agalsidase alfa 153
Agalsidase beta 153
Aggrastat *(Tirofiban)* 82
Aggrenox *(ASS + Dipyridamol)* 82
Aggresivität 369
Agiocur *(Flohsamen)* 114
Agiolax *(Flohsamen + Sennoside)* 114
Agiolax Pico *(Natriumpicosulfat)* 114
Agitiertheit 367
Agomelatin 355
Agopton *(Lansoprazol)* 108
AH 3 N *(Hydroxyzin)* 100
Aida *(Ethinylestradiol + Drospirenon)* 436
AIDS 167, 180, 181, 203, 241, 263–269, 273, 286
Airflusal Forspiro *(Salmeterol + Fluticason)* 94
Airol *(Tretinoin)* 390
Ajmalin 29, 62
AKE 1100 mit Xylit *(Aminosäurelösung)* 312
Akineton *(Biperiden)* 29, 329
Akkommodationshemmung 408
Akne 391, 431
- chronische 116
- durch Halogene 390
- medicamentosa 390
- vulgaris 239, 389–391
Aknefug EL *(Erythromycin)* 389
Aknefug Oxid *(Benzoylperoxid)* 389
Aknemittel 389
- antibiotikahaltige Externa 389
- Externa 390
- Interna 390
- Peroxide 389
- Retinoide 389
Aknemycin *(Erythromycin)* 389
Aknenormin *(Isotretinoin)* 391
Akneroxid *(Benzoylperoxid)* 389
Aknosan *(Minocyclin)* 239, 391
Akrinor *(Theodrenalin + Cafedrin)* 69
Akromegalie 124, 157, 158, 440
Aktinische Keratose 397, 399
Aktren *(Ibuprofen)* 209
Akutes Koronarsyndrom 29–31, 35, 60, 72, 75, 76, 81, 82
Akynzeo *(Palonosetron + Netupitant)* 13, 122
Alacare *(5-Amino-4-oxopentansäure)* 397
Albendazol 279
Albiglutid 130
Aldactone *(Kaliumcanrenoat)* 57
Aldactone *(Spironolacton)* 57
Aldara *(Imiquimod)* 399
Aldesleukin 203
Aldosteronantagonisten 57
Aldurazyme *(Laronidase)* 155
Alemtuzumab 343
Alendrokit Dura *(Alendronsäure + Colecalciferol + Calcium)* 148
Alendron Beta *(Alendronsäure)* 147
Alendron HEXAL *(Alendronsäure)* 147
Alendron HEXAL plus Calcium D *(Alendronsäure + Colecalciferol + Kalzium)* 148
Alendron-ratioph. plus *(Alendronsäure + Alfacalcidol)* 148
Alendronsäure 147, 148
Alendronsäure Basics *(Alendronsäure)* 147
Alendronsäure/Colecalciferol AbZ *(Alendronsäure + Colecalciferol)* 147
Alendronsäure-ratioph. *(Alendronsäure)* 147
Alendronsäure-ratioph. + Colecalciferol *(Alendronsäure + Colecalciferol)* 147
Aleve *(Naproxen)* 209
Alexan *(Cytosinarabinosid)* 176
Alfacalcidol 148, 164
Alfacalcidol HEXAL *(Alfacalcidol)* 164
Alfason *(Hydrocortison-butyrat)* 383
Alfatradiol 396
Alfentanil 292, 294
Alfentanil-Hameln *(Alfentanil)* 294
Alfunar *(Alfuzosin)* 419
Alfuzosin 419
Alfuzosin HEXAL *(Alfuzosin)* 419
Alfuzosin Winthrop *(Alfuzosin)* 419
Algeldrat 126
Alglucosidase alfa 153
Al-hydroxid 110
Alimta *(Pemetrexed)* 173
Alipogentiparvovec 142
Alirocumab 13, 142
Aliskiren 43, 53
Alitretinoin 203, 386
Alizaprid 120
Alkaloide 177
Alkalose 313
- metabolische 314
Alkalosetherapeutika 314
Alkeran *(Melphalan)* 170
Alkohol 95% *(Ethanol)* 446
Alkoholentwöhnungsmittel 380
Alkoholentzug 316, 379–381
Alkoholintoxikation 331
Alkylantienintoxikation 448

Handelsnamen = fett *Wirkstoffe = kursiv*

Alkylierende Mittel 169
Alkylphosphatintoxikation 29, 69, 446
Alkylsulfonate 170
ALL 169, 173, 174, 178–182, 188, 189, 195, 203, 204
Allegro *(Frovatriptan)* 333
Allergie 29, 98–101, 360, 382, 384, 398, 403, 409–415
Allergie, Nahrungsmittel 101
Allergische Rhinitis 414
Allergo Comod *(Cromoglicinsäure)* 409
Allergo Vision *(Ketotifen)* 409
Allergocrom *(Cromoglicinsäure)* 409
Allergodil *(Azelastin)* 98, 413
Allergodil akut *(Azelastin)* 409
Allergospasmin N *(Cromoglicinsäure + Reproterol)* 101
Allergoval *(Cromoglicinsäure)* 101
Allethrin 395
Allo-CT *(Allopurinol)* 146
Allopurinol 146
Allopurinol-ratioph. *(Allopurinol)* 146
Allopurinol-ratioph. comp. *(Allopurinol + Benzbromaron)* 146
Almasilat 109
Al-Mg-Silicat 110
Almirid Cripar *(Dihydroergocriptin)* 331
Almogran *(Almotriptan)* 333
Almotriptan 333
Alna Ocas *(Tamsulosin)* 419
Al-Na-Carbonat-Dihydroxid 110
Alomide *(Lodoxamid)* 409
Alopexy *(Minoxidil)* 396
Alopezie 396, 431
Aloxi *(Palonosetron)* 121
Al-oxid 110
Alpha-1-Proteinase-Inhibitor 13, 85
Alpha-1-Proteinase-Inhibitor-Mangel 85
Alpha-2-Rezeptoragonisten 45
Alpha-2-Rezeptorantagonisten 350
Alphablocker 46
- Geriatrie 452, 453
Alpha-Galactosidase-A-Mangel 153
Alphagan *(Brimonidin)* 406
Alpha-Glukosidase-Inhibitoren 130
Alpha-Glukosidase-Mangel 153
Alpha-Liponsäure 344
Alpha-Methyldopa 45
Alphanine *(Faktor IX)* 84
Alpha-Sympathomimetika, zentral wirksame 379
Alprazolam 372
- Geriatrie 454
Alprazolam 1A *(Alprazolam)* 372
Alprazolam-ratioph. *(Alprazolam)* 372
Alprostadil 83, 420
Alprostadil HEXAL Kardio *(Alprostadil)* 83
Alrheumun *(Ketoprofen)* 209
ALS 33
Altargo *(Retapamulin)* 391
Alteplase 79
Altinsulin 134, 135
Aluminiumchloridhydroxid-Komplex 126
Alupent *(Orciprenalin)* 89
Alvesco *(Ciclesonid)* 92
Alzheimer-Demenz 340, 341, 369
Amadol *(Tramadol)* 299
Amantadin 262, 330
Amantadin HEXAL *(Amantadin)* 262, 330
Amantadin neurax *(Amantadin)* 330
Amantadin Serag *(Amantadin)* 330
Amantadin-ratioph. *(Amantadin)* 262
Amaryl *(Glimepirid)* 128
Ambene *(Phenylbutazon)* 214
AmBisome *(Amphotericin B liposomal)* 276
Ambrisentan 104
AmbroHEXAL *(Ambroxol)* 96
Ambroxol 96
Amciderm *(Amcinonid)* 384
Amcinonid 384
Amelie *(Ethinylestradiol + Dienogest)* 436
Ameluz *(5-Aminolävulinsäure)* 397
Amenorrhoe 429, 440
Ametycine *(Mitomycin)* 182
Amfebutamon 381
Amfepramon 151
Amiada *(Terbinafin)* 277
Amias *(Candesartan)* 38
Amifampridin 153
Amikacin 243
Amikacin B. Braun *(Amikacin)* 243
Amikacin Fresenius *(Amikacin)* 243
Amiloretik *(Amilorid + Hydrochlorothiazid)* 58
Amilorid 57, 58
Amilorid comp.-ratioph. *(Amilorid + Hydrochlorothiazid)* 58
Amineurin *(Amitriptylin)* 348
Aminoglykoside 243
Aminoglykoside, Auge 400
Aminomel nephro *(Aminosäurelösung)* 312
Aminomethylbenzoesäure 80
Aminomix 3 Novum *(Aminosäurelösung)* 312
Aminophyllin 94
Aminophyllin 125 *(Aminophyllin)* 94
Aminoplasmal Hepa10% *(Aminosäurelösung)* 312

Aminosalicylate 118
Aminosäurelösungen 312
Aminosteril N Hepa 8% *(Aminosäurelösung)* 312
Amiodaron 29, 65
- Geriatrie 451
Amiodaron-ratioph. *(Amiodaron)* 65
AmioHEXAL *(Amiodaron)* 65
Amioxid Neurax *(Amitriptylinoxid)* 348
Amisulprid 366
Amisulprid HEXAL *(Amisulprid)* 366
AmisulpridLich *(Amisulprid)* 366
Amitriptylin 348
- Geriatrie 451
Amitriptylin Neurax *(Amitriptylin)* 348
Amitriptylinoxid 348
AML 169, 174–182, 203
Amlobesilat Sandoz *(Amlodipin)* 44
Amlodipin 13, 15, 44, 51, 54, 140
Amlodipin Corax *(Amlodipin)* 44
Amlodipin HEXAL *(Amlodipin)* 44
Amlodipin-ratioph. *(Amlodipin)* 44
Ammonaps *(Natriumphenylbutyrat)* 155
Ammoniumbituminosulfonat 382
Amöbenenteritis 253
Amöbiasis 248
Amoclav plus *(Amoxicillin + Clavulansäure)* 230
Amofin 5% *(Amorolfin)* 392
Amorolfin 392
Amorolfin-ratioph. 5% *(Amorolfin)* 392
Amoxicillin 109, 225, 228, 230
Amoxicillin-ratioph. *(Amoxicillin)* 228
Amoxidura plus *(Amoxicillin + Clavulansäure)* 230
AmoxiHEXAL *(Amoxicillin)* 228
Amoxi-Saar *(Amoxicillin)* 228
Amparo *(Amlodipin)* 44
Ampho-Moronal *(Amphotericin B)* 278
Amphotericin B 276, 278
Amphotericin B *(Amphotericin B)* 276
Amphotericin B liposomal 276
Ampicillin 228, 230, 231
Ampicillin + Sulbactam Aurobindo *(Ampicillin + Sulbactam)* 230
Ampicillin + Sulbactam-ratioph. *(Ampicillin + Sulbactam)* 230
Ampicillin/Sul Kabi *(Ampicillin + Sulbactam)* 230
Ampicillin-ratioph. *(Ampicillin)* 228
Ampres *(Chloroprocain)* 306
Amsacrin 203
Amsidyl *(Amsacrin)* 203
Anablock *(Anastrozol)* 433
Anafranil *(Clomipramin)* 349
Anagrelid 203
Anakinra 223
Analekzem 124, 125
Analeptika 377
Analfissuren 125
Analgesie 29–31, 97, 208–215, 290, 294–303, 307, 316, 321, 322, 331, 348, 349, 354, 360
Analgetika 292
- Kombinationen 214
Analgin *(Metamizol)* 213
Analkarzinom 290
Anämie
- aplastische 86, 421
- bei Chemotherapie 161, 162
- bei Eisenmangel 160
- bei Niereninsuffizienz 161, 162
- hämolytische 283
- perniziöse 163
Anaphylaxie 29, 32, 68, 219
Anästhesie 30–32, 69, 294–297, 302–305, 372, 373, 374
- lokale 31, 306, 307, 400
- peridurale 306
- regionale 294, 306, 307
- spinale 306, 307
Anastro-Cell *(Anastrozol)* 433
Anastrozol 433
Anastrozol HEXAL *(Anastrozol)* 433
Anbinex *(Antithrombin III)* 85
Ancid *(Hydrotalcit)* 109
Anco *(Ibuprofen)* 209
Ancotil *(Flucytosin)* 277
Ancylostomiasis 280
Andriol *(Testosteron)* 421
Androcal *(Bicalutamid)* 422
Androcur *(Cyproteronacetat)* 423
Androgene 421
Androgenisierung 423, 431
Androtop *(Testosteron)* 421
Anesia *(Propofol)* 303
Anexate *(Flumazenil)* 30, 448
Angeliq *(Estradiol + Drospirenon)* 430
Angiletta *(Ethinylestradiol + Chlormadinon)* 435
Angina pectoris 31, 41, 44, 45, 53, 60, 61, 72, 75, 76, 81, 82
Angioödem 85, 86
Angiotensin-II-Blocker 38, 49–52
Angiox *(Bivalirudin)* 76
Angst 42, 100, 322, 349, 353, 354, 357, 372, 373, 374, 376
Anidulafungin 276
Anilinderivate 301
Ankylosierende Spondylitis 222
Ankylostomiasis 279
Anoro Ellipta *(Umeclidiniumbromid + Vilanterol)* 91
Anovulation 434
Antagonisierung, Muskelrelaxantien 305, 338
Antazida 109
Antelepsin *(Clonazepam)* 319

Antepan *(Protirelin)* 159
Anthelmintika 278
Anthracycline 180
Antianämika 160
Antiandrogene 422
Antianginosa 59
Antiarrhythmika 62
- Klasse Ia 62
- Klasse Ib 63
- Klasse Ic 63
- Klasse II 64
- Klasse III 64
- Klasse IV 65
Antibiotika 225
- Auge 400, 403
- Haut 391
- HNO 415
- inhalative 254
- intestinale 253
Anticholinerges Syndrom 449
Anticholinergika 90, 91, 110, 122
- inhalative 90
- synthetische 308
- zentral wirksame 329
Anticholium *(Physostigmin)* 449
Antidementiva 339
Antidepressiva 347
- melatonerge 355
- tetrazyklische 350
- trizyklische 347
Antidiabetika 128
Antidiarrhoika 116
Antidota 445
Antiemetika 120
Antiepileptika 315
Antifibrinolytika 80
Antifungol *(Clotrimazol)* 393
Antifungol HEXAL EXTRA *(Bifonazol)* 392
Antihämophiles Globulin A 84
Antihämophiles Globulin B 84
Antihistaminika 98, 120, 415
- HNO 414
- topische 398
Antihypertensiva 34
Antihypoglykämika 135
Antiinfektiva
- Auge 400
- Haut 391
- HNO 415, 416
Anti-Kalium Na *(Polysulfonsäure)* 425
Antikoagulantien
- Antidota 77
Antikoagulation 76, 78
- bei Dialyse 72, 73
- kontinuierliche 72
Antikörper 192
- bei CED 119
- monoklonale 101
Antimalariamittel 280
Antimanika 358
Antimetabolite 173
- Folsäure-Analoga 173
- Purin-Analoga 174
- Pyrimidin-Analoga 175
Antimykotika
- Haut 392
- systemische 274
- topische 278
Antimykotika-Glukokortikoid-Kombinationen
- Haut 394
Antineoplastische Mittel 396
Antineovaskuläre Mittel 411
Antiöstrogene 433
Antiparasitäre Mittel
- Haut 395
Antiparkinsonmittel 324
Antiphlogistika
- Auge 402
- Haut 382
Antiphosphat *(Algeldrat)* 126
Antiprotozoenmittel 254
Antipruriginosa 382
Antipsoriatika 386
- Externa 386
- Interna 387
Antirheumatika, non-steroidale 208
Antiscabiosum *(Benzylbenzoat)* 395
Antiseptika, Auge 402
Antithrombin III 85
Antitussiva 97
Antivertiginosa 120
Antra *(Omeprazol)* 108
Antra Mups *(Omeprazol)* 108
Anxioloytika 357
Anxut *(Buspiron)* 376
Aphiasone *(Mometason)* 414
Apidra *(Insulinglulisin)* 134
Apixaban 74
Aplastische Anämie 86
Apnoe, Frühgeborene 306
APO-go *(Apomorphin)* 331
Apomorphin 331
Apomorphin-Archimedes *(Apomorphin)* 331
Apomorphinhydrochlorid *(Apomorphin)* 331
Aponal *(Doxepin)* 349
Apothekenpflicht 458
Apraclonidin 406
Apremilast 14, 223
Aprepitant 123
Aprical *(Nifedipin)* 44
Aprovel *(Irbesartan)* 39
Apsomol N *(Salbutamol)* 87
Aptivus *(Tipranavir)* 269
Apydan Extent *(Oxcarbazepin)* 317
Aquacort *(Budesonid)* 414
Aquaphor *(Xipamid)* 57
Äquianalgetische Dosierungen 292
ARA-cell *(Cytarabin)* 176
Aranesp *(Darbepoetin alfa)* 161
Arava *(Leflunomid)* 216
Arcasin *(Penicillin V)* 227
Arcoxia *(Etoricoxib)* 213
Ardeydorm *(Tryptophan)* 376
Ardeytropin *(Tryptophan)* 376
Aredia *(Pamidronsäure)* 149
Arelix *(Piretanid)* 55
Arelix ACE *(Ramipril + Piretanid)* 49
Argatra *(Argatroban)* 76

Argatroban 76
Argininhydrochlorid 314
Argipressin 13, 157
Aricept *(Donepezil)* 340
Ariclaim *(Duloxetin)* 354
Arilin *(Metronidazol)* 248
Arimidex *(Anastrozol)* 433
Aripiprazol 366
Aripiprazol-ratioph. *(Aripiprazol)* 366
Arixtra *(Fondaparinux)* 75
Arlevert *(Dimenhydrinat + Cinnarizin)* 123
Aromasin *(Exemestan)* 433
Arrhythmie 42
Arrhythmie, absolute 32
Artane *(Trihexyphenidyl)* 329
Artelac *(Hypromellose)* 410
Artelac Splash *(Hyaluronsäure)* 410
Artemether 280
Arteoptic *(Carteolol)* 405
Arterenol *(Norepinephrin)* 69
Arthotec forte *(Diclofenac + Misoprostol)* 215
Arthritis 209–224, 283
- juvenile 216, 218, 222, 223
Arthritis, juvenile 222
Arthrose 210, 212–215, 218
Arucom *(Latanoprost + Timolol)* 407
Arulatan *(Latanoprost)* 406
Arutidor *(Dorzolamid + Timolol)* 407
Arutimol *(Timolol)* 405
Arzerra *(Ofatumumab)* 197
Arzneimittel
- in der Schwangerschaft, Beratungsstellen 442
- Internetlinks 472
- Intoxikation 448
- verbotene 465
Arzneimittelgesetz 458
Asacol *(Mesalazin)* 118
Asasantin Retard *(ASS + Dipyridamol)* 82
Ascariasis 279, 280
Ascendra 148
Ascendra *(Ibandronsäure)* 148
Ascorbinsäure 115, 164
Ascorvit *(Ascorbinsäure)* 164
AscoTop *(Zolmitriptan)* 333
Asenapin 367
Asfotase alfa 13, 153
Asmanex *(Mometason)* 92
Asparaginase 204
Asparaginase Medac *(Asparaginase)* 204
Aspirationspneumonie 218
Aspirin *(Acetylsalicylsäure)* 81, 208
Aspirin i.v. *(Acetylsalicylsäure)* 29, 208
ASS 140
ASS Dexcel protect *(Acetylsalicylsäure)* 81
ASS HEXAL *(Acetylsalicylsäure)* 208
ASS HEXAL plus Dipyridamol *(ASS + Dipyridamol)* 82
ASS-ratioph. *(Acetylsalicylsäure)* 81, 208
Asthma bronchiale 30, 32, 87–95, 101, 102, 218, 219
Astonin H *(Fludrocortison)* 219
Aszites 55, 58, 59
Aszites, maligner 196
AT III Nf *(Antithrombin III)* 85
Atacand *(Candesartan)* 38
Atacand plus *(Candesartan + Hydrochlorothiazid)* 49
Ataluren 154
Atarax *(Hydroxyzin)* 100
Atazanavir 268
AteHEXAL *(Atenolol)* 40
AteHEXAL comp. *(Atenolol + Chlortalidon)* 52
Atelektasenprophylaxe 96
Atemdepression, postoperative 298
Atemnot 87
Atemnotsyndrom 96
Atemwegentzündung 96
Atemweginfektionen 227–255
Atenativ *(Antithrombin III)* 85
Atenogamma comp. *(Atenolol + Chlortalidon)* 52
Atenolol 40, 52, 53
Atenolol comp. Stada *(Atenolol + Chlortalidon)* 52
Atenolol-ratioph. *(Atenolol)* 40
AT-III-Mangel 85
Atimos *(Formoterol)* 88
Atiten *(Dihydrotachysterol)* 165
Atmadisc *(Salmeterol + Fluticason)* 94
Atomoxetin 378
Atoris *(Atorvastatin)* 138
Atorvastatin 13, 15, 54, 138–141
Atorvastatin HEXAL *(Atorvastatin)* 138
Atorvastatin-CT *(Atorvastatin)* 138
Atosiban 441
Atosiban Ibisqus *(Atosiban)* 441
Atosiban Sun *(Atosiban)* 441
Atosil *(Promethazin)* 360
Atosil N *(Promethazin)* 32
Atovaquon 254, 281
Atovaquon/Proguanil-ratioph. *(Proguanil + Atovaquon)* 281
Atozet *(Ezetimib + Atorvastatin)* 13, 141
Atracurium 304
Atracurium Hameln *(Atracurium)* 304
Atracurium HEXAL *(Atracurium)* 304
Atracurium Hikma *(Atracurium)* 304
Atriance *(Nelarabin)* 174
Atripla *(Efavirenz + Emtricitabin + Tenofovir)* 266
Atropin 29, 69, 113, 408, 446
Atropin-POS *(Atropin)* 408
Atropinsulfat *(Atropin)* 29, 69, 446

Handelsnamen = fett *Wirkstoffe = kursiv*

tropinum sulfuricum *(Atropin)* 69, 446
trovent *(Ipratropiumbromid)* 90
trovent Ls *(Ipratropiumbromid)* 90
ttempta-ratioph. *(Ethinylestradiol + Cyproteronacetat)* 431
ttentin *(Dexamfetamin)* 378
ubagio *(Teriflunomid)* 343
ufmerksamkeitsdefizitstörung 378–380
uge
- Anästhesie 400
- Antiallergika 409
- Antiinfektiva 400, 403
- Antiphlogistika 402
- Antiseptika 402
- Betablocker 405
- Entzündung 402–410
- Infektion 400, 401
- Oberflächenanästhetika 400
- Parasympathomimetika 405
- Schleimhautläsionen 410
- Sympathomimetika 406
- Verätzung 402, 403, 412
- Verbrennungen 402

ugmentan *(Amoxicillin + Clavulansäure)* 230
ugmentin *(Amoxicillin + Clavulansäure)* 230
uranofin 216
ureomycin *(Chlortetracyclin)* 389, 401
urorix *(Moclobemid)* 351
utoimmune hämolytische Anämie 283
utoimmunhepatitis 119, 283
valox *(Moxifloxacin)* 246
vamys *(Fluticason)* 414
vanafil 420
vastin *(Bevacizumab)* 195
velox *(Moxifloxacin)* 246
AVK 81, 83, 84
Avodart *(Dutasterid)* 419
Avonex *(Interferon beta-1a)* 344
Axiale Spondylarthritis 222, 223
Axicarb *(Carboplatin)* 171
Axidronat *(Pamidronsäure)* 149
Axigran *(Granisetron)* 121
Axiron *(Testosteron)* 421
Axirubicin *(Epirubicin)* 181
Axisetron *(Ondansetron)* 121
Axitinib 187
Axura *(Memantin)* 340
Aza Q *(Azathioprin)* 283
Azacitidin 176
Azafalk *(Azathioprin)* 283
Azaimun *(Azathioprin)* 283
Azamedac *(Azathioprin)* 283
Azarga *(Brinzolamid + Timolol)* 407
Azaron *(Tripelennamin)* 398
Azathioprin 283
Azathioprin HEXAL *(Azathioprin)* 283
Azathioprin-ratioph. *(Azathioprin)* 283
Azeat *(Acemetacin)* 210
Azela Vision *(Azelastin)* 409
Azelainsäure 390
Azelastin 98, 409, 413, 414
Azi Teva *(Azithromycin)* 241
Azidose 313
- metabolische 31, 314

Azilect *(Rasagilin)* 327
Azilsartanmedoxomil 38
Azithrobeta *(Azithromycin)* 241
Azithromycin 241, 400
Azithromycin HEXAL *(Azithromycin)* 241
Azole 274
Azopt *(Brinzolamid)* 406
Aztreonam 238
Azulfidine *(Sulfasalazin)* 119
Azulfidine RA *(Sulfasalazin)* 217
Azur compositum *(Paracetamol + Coffein + Codein)* 214
Azyter *(Azithromycin)* 400
Azzalure *(Clostridium-botulinum-Toxin Typ A)* 335

B

B1 Asmedic *(Thiamin)* 163
B12-Ankermann *(Cyanocobalamin)* 163
B2-Asmedic *(Riboflavin)* 163
B6 Asmedic *(Pyridoxin)* 163
B6-Vicotrat *(Pyridoxin)* 163
Baclofen 336
- Geriatrie 453

Baclofen Neurax *(Baclofen)* 336
Baclofen-ratioph. *(Baclofen)* 336
Bacteroides fragilis 225
Bactroban *(Mupirocin)* 415
Balanitis
- Candida 274

Bambec *(Bambuterol)* 89
Bambuterol 89
Bamipin 398
Baraclude *(Entecavir)* 264
Barazan *(Norfloxacin)* 244
Barbiturate 301, 302
Basaliom 176, 397
Basalzellkarzinom 207
Basiliximab 283
Basodexan *(Harnstoff)* 395
Batrafen *(Ciclopiroxolamin)* 392
Baycuten HC *(Clotrimazol + Hydrocortison)* 394
Baymycard *(Nisoldipin)* 45
Baymycard RR *(Nisoldipin)* 45
Bayotensin *(Nitrendipin)* 45
BecloHEXAL *(Beclometason)* 92
Beclomet *(Beclometason)* 92
Beclomet Nasal *(Beclometason)* 414
Beclometason 92, 93, 414
Beclometason-ratioph. *(Beclometason)* 92, 414
Beclorhinol *(Beclometason)* 414
Beconase *(Beclometason)* 414
Bedaquilin 257
Befibrat *(Bezafibrat)* 137
Belara *(Ethinylestradiol + Chlormadinon)* 435

Belastungsstörung, posttraumatische 353
Belatacept 283
Belimumab 223
Bellissima *(Ethinylestradiol + Chlormadinon)* 435
Bellymed Abführpulver *(Macrogol)* 114
Belnif *(Nifedipin + Metropololtartrat)* 53
Beloc *(Metoprololtartrat)* 31, 41
Beloc-Zok *(Metoprololsuccinat)* 41
Beloc-Zok comp *(Metoprololsuccinat + Hydrochlorothiazid)* 52
Belsar *(Olmesartan)* 39
Belsar plus *(Olmesartan + Hydrochlorothiazid)* 50
Bemetizid 56, 59
Bemon *(Betamethason)* 384
Benalapril *(Enalapril)* 36
Benazeplus AL *(Benazepril + Hydrochlorothiazid)* 47
Benazeplus Stada *(Benazepril + Hydrochlorothiazid)* 47
Benazepril 35, 47
Benazepril AL *(Benazepril)* 35
Benazepril HEXAL *(Benazepril)* 35
Benazepril HEXAL comp *(Benazepril + Hydrochlorothiazid)* 47
Benazepril Winthrop comp *(Benazepril + Hydrochlorothiazid)* 47
Benda 5 Fu *(Fluorouracil)* 176
Bendadocel *(Docetaxel)* 179
Bendaepi *(Epirubicin)* 181
Bendamustin 169
Bendarabin *(Fludarabin)* 174
Bendarelbin *(Vinorelbin)* 178
Bendroflumethiazid 56, 58
Benefix *(Faktor IX)* 84
Benlysta *(Belimumab)* 223
Benperidol 363
Benperidol Neurax *(Benperidol)* 363
Benserazid 324
Ben-u-ron *(Paracetamol)* 301
Benzaknen *(Benzoylperoxid)* 389
Benzalkonium 416
Benzbromaron 146
Benzbromaron AL *(Benzbromaron)* 146
Benzocain 416
Benzodiazepine 302, 319, 370
- Intoxikation 30, 448
Benzothiadiazine 55
Benzoylperoxid 389
Benzylbenzoat 395
Benzylpenicillin 226
Benzylpenicillin-Benzathin 226
Beofenac *(Aceclofenac)* 210
Bepanthen *(Dexpanthenol)* 410
Berberil N *(Tetryzolin)* 410
Beriate P *(Faktor VIII)* 84
Berinert *(C1-Esterase-Inhibitor)* 85
Berinin HS *(Faktor IX)* 84
Beriplex *(Prothrombinkomplex)* 85
Berlinsulin H 30/70 *(Normalinsulin + Verzögerungsinsulin)* 135
Berlinsulin H Basal *(Verzögerungsinsulin)* 135
Berlinsulin H Normal *(Insulin normal)* 134
Berlosin *(Metamizol)* 213
Berlthyrox *(Levothyroxin)* 143
Berodual Ls *(Ipratropiumbromid + Fenoterol)* 91
Berodual N *(Ipratropiumbromid + Fenoterol)* 91
Berotec N *(Fenoterol)* 30, 87
Beta-2-Sympathomimetika, inhalative 87
Beta-Acetyl Acis *(Beta-Acetyldigoxin)* 67
Beta-Acetyldigoxin 67
Betablocker 40, 52, 53, 64
- Auge 405
- Geriatrie 451, 452
Betacaroten 166
Betadorm *(Diphenhydramin)* 376
Betaferon *(Interferon beta-1b)* 344
Betahistin 120
Betahistin-ratioph. *(Betahistin)* 120
Betain 154
Beta-Lactamase-Inhibitoren 229, 230, 235
Beta-Lactamase-resistente Penicilline 227
Beta-Lactamase-sensitive Penicilline 226
Betamann *(Metipranolol)* 405
Betamethason 119, 218, 384, 39
Betasemid *(Penbutolol + Furosemid)* 53
Beta-Turfa *(Propranolol + Triamteren + Hydrochlorothiazid)* 53
Betäubungsmittelrezept 470
Betäubungsmittelverordnung 469
Betavert *(Betahistin)* 120
Betaxolol 40, 405
Bethanecholchlorid 338
Betmiga *(Mirabegron)* 417
Betnesol *(Betamethason)* 119
Betnesol V *(Betamethason)* 38
Betoptima *(Betaxolol)* 405
Bevacizumab 195
Bewusstseinsstörung 117
Bexaroten 204
Bexsero *(Meningokokken-B-Adsorbat)* 287
Bezafibrat 137
Bezafibrat dura *(Bezafibrat)* 137
Bezafibrat-ratioph. *(Bezafibrat)* 137
Bibrocathol 402
Bicalutamid 422

Bicalutamid Actavis *(Bicalutamid)* 422
Bicalutamid beta *(Bicalutamid)* 422
Bicalutamid Medac *(Bicalutamid)* 422
Bicalutin *(Bicalutamid)* 422
Bicamed *(Bicalutamid)* 422
bicaNorm *(Natriumhydrogencarbonat)* 314
Biciron *(Tramazolin)* 410
Bifiteral *(Lactulose)* 114
Bifon *(Bifonazol)* 392
Bifonazol 392
Biguanide 129
Bikalm *(Zolpidem)* 377
Biltricide *(Praziquantel)* 279
Bimatoprost 406, 407
Bindegewebserkrankung 218
Binocrit *(Epoetin alfa)* 161
Biofanal *(Nystatin)* 278
Bioflutin *(Etilefrin)* 69
Biolectra Calcimed *(Colecalciferol + Calciumcarbonat)* 165
Biopoin *(Epoetin theta)* 162
Biotransformation 456
Bioverfügbarkeit 455
Biperiden 29, 329
Biperiden Neurax *(Biperiden)* 329
Bipolare Störungen 358, 366–369
BiPreterax N *(Perindopril + Indapamid)* 48
Bisacodyl 113
Bismolan H Corti *(Prednisolon + Bismut + Zinkoxid)* 125
Bismut 125
Bismut-III-Oxid-Citrat 109
Bisobeta *(Bisoprolol)* 40
BisoHEXAL *(Bisoprolol)* 40
Bisolich comp. *(Bisoprolol + Hydrochlorothiazid)* 52
Bisolvon *(Bromhexin)* 96
Bisoplus AL *(Bisoprolol + Hydrochlorothiazid)* 52
Bisoplus Stada *(Bisoprolol + Hydrochlorothiazid)* 52
Bisoprolol 40, 52
Bisoprolol-ratioph. *(Bisoprolol)* 40
Bisphosphonate 147
Bivalirudin 76
Biviol *(Ethinylestradiol + Desogestrel)* 437
Blasenatonie 338
Blasenblutung 68
Blasenkarzinom 172, 177
Blasenstörung, neurogene 338
Blasentumoren 178, 181, 182
Blemaren N *(Citronensäure + Natriumcitrat)* 424
BLEO-cell *(Bleomycin)* 182
Bleomedac *(Bleomycin)* 182
Bleomycin 182
Bleomycin HEXAL *(Bleomycin)* 182
Blepharitis 401, 402, 403
Blepharospasmus 335
Blinatumomab 14, 195
Blincyto *(Blinatumomab)* 14, 195
Blopresid plus *(Candesartan + Hydrochlorothiazid)* 49
Blopress *(Candesartan)* 38
Blopress plus *(Candesartan + Hydrochlorothiazid)* 49
Blutspende, autologe 161, 162
Blutung
- bei Cumarinüberdosierung 85, 165
- bei Ösophagusvarizen 158
- Blase 68
- gastrointestinale 124
- hyperfibrinolytische 80
- postpartale 31, 440
- subarachnoidale 340
BNS-Krämpfe 374
Boceprevir 268
Bocouture *(Clostridium-botulinum-Toxin Typ A)* 335
Bonadea *(Ethinylestradiol + Dienogest)* 436
Bondiol *(Alfacalcidol)* 164
Bondronat *(Ibandronsäure)* 148
Bonefos *(Clodronsäure)* 148
Bonviva *(Ibandronsäure)* 148
Boostrix *(Tetanus- + Diphtherie- + Pertussis-Toxoid)* 288
Bornaprin 329
Boro-Scopol N *(Scopolamin)* 408
Borrelia 225
Borreliose 233, 237, 239
Bortezomib 204
Bosentan 104
Bosulif *(Bosutinib)* 187
Bosutinib 187
Botox *(Clostridium-botulinum-Toxin Typ A)* 335
Bradykardie 29, 69, 308
Bramitob *(Tobramycin)* 243
Breakyl *(Fentanyl oral/nasal)* 294
Brennnesselkontakt 398
Brentuximab Vedotin 196
Bresben Sandoz *(Nifedipin + Atenolol)* 53
Bretaris Genuair *(Aclidiniumbromid)* 90
Brevibloc *(Esmolol)* 30, 41
Brevimytal *(Methohexital)* 302
Bricanyl *(Terbutalin)* 32, 87, 89
Bridion *(Sugammadex)* 305
Brilique *(Ticagrelor)* 82
Brimica Genuair *(Aclidiniumbromid + Formoterol)* 91
Brimo Ophtal *(Brimonidin)* 406
Brimogen *(Brimonidin)* 406
Brimonidin 399, 406, 407
Brimonidin HEXAL *(Brimonidin)* 406
Brinavess *(Vernakalant-hydrochlorid)* 65
Brintellix *(Vortioxetin)* 14, 356
Brinzolamid 406, 407
Brinzolamid AL *(Brinzolamid)* 406

Brinzolamid-ratioph. *(Brinzolamid)* 406
Briserin N *(Reserpin + Clopamid)* 54
Brivaracetam 15, 323
Briviact *(Brivaracetam)* 15, 323
Brivudin 261
Bromat-Intoxikation 448
Bromazanil *(Bromazepam)* 372
Bromazepam 372
- Geriatrie 453
Bromazepam-ratioph. *(Bromazepam)* 372
Bromhexin 96
Bromhexin Berlin Chemie *(Bromhexin)* 96
Bromhexin KM *(Bromhexin)* 96
Bromocriptin 326, 440
Bromocriptin Abz *(Bromocriptin)* 326
Bromocriptin-CT *(Bromocriptin)* 440
Bromocriptin-ratioph. *(Bromocriptin)* 326, 440
Bromperidol 363
Bronchialkarzinom 182
- kleinzelliges 169–173, 178–183
- nichtkleinzelliges 170–173, 177–180, 187–190, 195, 196
Bronchicum Mono Codein *(Codein)* 97
Bronchitis 96, 220, 245, 246
Bronchitis, chronische 89, 242
Bronchitol *(Mannitol)* 96
Bronchodilatatoren 94
Bronchokonstriktion 89, 94
Bronchoparat *(Theophyllin)* 32, 94
Bronchopulmonale Erkrankung 96
Bronchoretard *(Theophyllin)* 94
Bronchospasmin *(Reproterol)* 89
Bronchospasmolyse 94
Bronchospray *(Salbutamol)* 87
Brotizolam 372
- Geriatrie 454
Brucellose 259
BS-ratioph. *(Butylscopolamin)* 113
Bucain *(Bupivacain)* 306
Buccolam *(Midazolam)* 374
Budapp *(Budesonid)* 414
Budenofalk *(Budesonid)* 119
Budes *(Budesonid)* 414
Budes N *(Budesonid)* 92
Budesonid 92, 93, 119, 414
Budiair *(Budesonid)* 92
Budipin 331
Bulimie 353
Bullöses Pemphigoid 283
Bup 4-Tagepflaster *(Buprenorphin)* 297
Bupivacain 306
Buprenaddict *(Buprenorphin)* 297
Buprenorphin 292, 297
Buprenorphin AWD *(Buprenorphin)* 297
Buprenorphin-ratioph. Matrixpflaster *(Buprenorphin)* 297
Bupropion 356, 381
Bupropion Neurax *(Bupropion)* 356
Buscopan *(Butylscopolamin)* 29, 113
Buscopan plus *(Paracetamol + N-Butylscopolamin)* 215
Buserelin 424, 434
Busilvex *(Busulfan)* 171
Busp *(Buspiron)* 376
Buspiron 376
Busulfan 171
Butavate *(Clobetasol)* 385
Butylscopolamin 29, 113
Butylscopolamin Rotexmed *(Butylscopolamin)* 113
Bydureon *(Exenatid)* 131
Byetta *(Exenatid)* 131
B-Zell-Lymphom 198

C

C1-Esterase-Inhibitor 85
Cabaseril *(Cabergolin)* 326
Cabazitaxel 179
Cabergolin 326, 441
Cabergolin Dura *(Cabergolin)* 441
Cabergolin HEXAL *(Cabergolin)* 326, 441
Cabergolin Teva *(Cabergolin)* 326, 441
Cabergolin-ratioph. *(Cabergolin)* 326
Cabozantinib 188
Cadmiumintoxikation 449
Caelyx *(Doxorubicin liposomal, polyethylenglykolisiert)* 181
Cafedrin 69
Calci Aps D3 *(Colecalciferol + Calciumcarbonat)* 165
Calcicare D3 *(Colecalciferol + Calciumcarbonat)* 165
CalciHEXAL *(Calcitonin)* 149
Calcimagon D3 *(Colecalciferol + Calciumcarbonat)* 165
Calcipotriol 386
Calcipotriol HEXAL *(Calcipotriol)* 386
Calcitonin 149
Calcitonin Rotexmedica *(Calcitonin)* 149
Calcitrat *(Calcium-Ion)* 309
Calcitriol 164
Calcitriol Kyramed *(Calcitriol)* 164
Calcium siehe Kalzium
Calcium HEXAL *(Kalzium-Ion)* 309
Calciumacetat 126
Calciumacetat *(Calciumacetat)* 126
Calciumacetat Prorenal *(Calciumacetat)* 126
Calciumacetat-Nefro *(Calciumacetat)* 126

Calciumcarbonat 165
Calciumdiacetat + Mg2+ 126
Calciumfolinat HEXAL *(Folinsäure)* 204
Calciumgluconat Braun 10% *(Calciumglukonat)* 309
Calciumglukonat 309
Calcium-Ion 309
Calciumneurininhibitoren 385
Calcium-Sandoz *(Calcium-Ion)* 309
Calcort *(Deflazacort)* 219
Campral *(Acamprosat)* 380
Campto *(Irinotecan)* 183
Canakinumab 154
Cancidas *(Caspofungin)* 276
Candesartan 13, 38, 49, 51
Candesartan HEXAL *(Candesartan)* 38
Candesartan Stada *(Candesartan)* 38
Candesartan-ratioph. comp. *(Candesartan + Hydrochlorothiazid)* 49
Candidose
- ösophageale 274
- oropharyngeale 274
- vulvovaginale 275
Candidurie 274
Candio-Hermal *(Nystatin)* 393
Canesten *(Clotrimazol)* 393
Canesten Extra *(Bifonazol)* 392
Canesten Gyn *(Clotrimazol)* 393
Cangrelor 14, 81
Canifug *(Clotrimazol)* 393
Cannabidiol 341
Cannabinoide 341
Capecitabin 176
Capecitabin Accord *(Capecitabin)* 176
Capecitabin HEXAL *(Capecitabin)* 176
Capecitabin Medac *(Capecitabin)* 176
Caprelsa *(Trametinib)* 191
Caprelsa *(Vandetanib)* 191
Capreomycin 259
Capros *(Morphin)* 295
CAPS 154
Capsaicin 307
Captimer *(Tiopronin)* 449
Captogamma *(Captopril)* 35
CaptoHEXAL *(Captopril)* 35
CaptoHEXAL comp *(Captopril + Hydrochlorothiazid)* 48
Captopril 35, 48
Capval *(Noscapin)* 98
Caramlo *(Candesartan + Amlodipin)* 13, 51
Carbabeta *(Carbamazepin)* 316
Carbaglu *(Carglumsäure)* 154
Carbamazepin 316
Carbamazepin HEXAL *(Carbamazepin)* 316
Carbamazepin-ratioph. *(Carbamazepin)* 316
Carbapeneme 249
Carbidopa 325
Carbimazol 144
Carbimazol Aristo *(Carbimazol)* 144
Carbimazol Henning *(Carbimazol)* 144
Carbimazol HEXAL *(Carbimazol)* 144
Carbo medicinalis 116
Carboanhydrasehemmer 406
CARBO-cell *(Carboplatin)* 171
Carbocistein 96
Carboplatin 171
Carboplatin HEXAL *(Carboplatin)* 171
Carboplatin-GRY *(Carboplatin)* 171
Carbostesin *(Bupivacain)* 306
Cardular PP *(Doxazosin)* 46
Carfilzomib 14, 204
Carglumsäure 154
Carmen *(Lercanidipin)* 44
Carmen ACE *(Lercanidipin + Enalapril)* 54
Carotaben *(Betacaroten)* 166
Carotinoide 165
Carteolol 405
Carvedilol 41
Carvedilol HEXAL *(Carvedilol)* 41
Carvedilol-ratioph. *(Carvedilol)* 41
Casodex *(Bicalutamid)* 422
Caspofungin 276
Castlemann-Krankheit 198
Catapresan *(Clonidin)* 46
Catechine 399
Catumaxomab 196
Caverject *(Alprostadil)* 420
Cayston *(Aztreonam)* 238
CD34+ Zellsuspension 287
Cebrotonin *(Piracetam)* 340
CEC *(Cefaclor)* 236
Cecenu *(Lomustin)* 171
Cedur *(Bezafibrat)* 137
Cefaclor 236
Cefaclor-ratioph. *(Cefaclor)* 236
Cefadroxil 225, 236
Cefadroxil 1A *(Cefadroxil)* 236
Cefadroxil HEXAL *(Cefadroxil)* 236
Cefalexin 236
Cefasel *(Selen)* 309
Cefazink *(Zink)* 310
Cefazolin 231
Cefazolin HEXAL *(Cefazolin)* 231
Cefazolin Hikma *(Cefazolin)* 231
Cefazolin Saar *(Cefazolin)* 231
Cefepim 233
Cefepim Rotexmedica *(Cefepim)* 233
Cefixdura *(Cefixim)* 237
Cefixim 237
Cefixim 1A *(Cefixim)* 237
Cefixim-ratioph. *(Cefixim)* 237
Cefotaxim 225, 233
Cefotaxim Actavis *(Cefotaxim)* 233
Cefotaxim Eberth *(Cefotaxim)* 233

Cefotaxim Fresenius *(Cefotaxim)* 233
Cefotaxim HEXAL *(Cefotaxim)* 233
Cefotrix *(Ceftriaxon)* 233
Cefpo Basics *(Cefpodoxim-Proxetil)* 237
Cefpodoxim-Proxetil 237
Cefpodoxim-ratioph. *(Cefpodoxim-Proxetil)* 237
Ceftarolinfosamil 234
Ceftazidim 234
Ceftazidim Eberth *(Ceftazidim)* 234
Ceftazidim HEXAL *(Ceftazidim)* 234
Ceftazidim Kabi *(Ceftazidim)* 234
Ceftibuten 238
Ceftobiprol 235
Ceftolozan 14, 235
Ceftriaxon 233
Ceftriaxon HEXAL *(Ceftriaxon)* 233
Ceftriaxon Kabi *(Ceftriaxon)* 233
Ceftriaxon-ratioph. *(Ceftriaxon)* 233
CefuHEXAL *(Cefuroxim-Axetil)* 237
Cefurax *(Cefuroxim-Axetil)* 237
Cefuroxim 232
Cefuroxim Fresenius *(Cefuroxim)* 232
Cefuroxim-Axetil 225, 237
Cefuroxim-ratioph. *(Cefuroxim)* 232
Cefuroxim-ratioph. *(Cefuroxim-Axetil)* 237
Celebrex *(Celecoxib)* 212
Celecox HEXAL *(Celecoxib)* 212
Celecoxib 212
Celecoxib Actavis *(Celecoxib)* 212
Celecoxib Pfizer *(Celecoxib)* 212
Celecoxib Stada *(Celecoxib)* 212
Celestamine N *(Betamethason)* 218
Celestan Depot *(Betamethason)* 218
Celestan solubile *(Betamethason)* 218
Celestan V *(Betamethason)* 384
Celestone *(Betamethason)* 218
Celipro Lich *(Celiprolol)* 41
Celiprolol 41
Celitin *(Celiprolol)* 41
CellCept *(Mycophenolat-mofetil)* 284
Cellcristin *(Vincristin)* 178
Cellidrin *(Allopurinol)* 146
Cellmustin *(Estramustin)* 204
Cellondan *(Ondansetron)* 121
Celltaxel *(Paclitaxel)* 180
Celluvisc *(Carmellose-Natrium)* 410
Celsentri *(Maraviroc)* 273
Cephalex-CT *(Cefalexin)* 236
Cephalexin-ratioph. *(Cefalexin)* 236
Cephalosporine 231
- Geriatrie 451
- orale, Gr. 1 235
- orale, Gr. 2 236
- orale, Gr. 3 237
- parenterale, Gr. 1 231
- parenterale, Gr. 2 232
- parenterale, Gr. 3a 232
- parenterale, Gr. 3b 233
- parenterale, Gr. 5 234
Cephazolin Fresenius *(Cefazolin)* 231
Ceplene *(Histamin-dihydrochlorid)* 205
Ceprotin *(Protein C)* 80
Cerazet *(Desogestrel)* 438
Cerazette *(Desogestrel)* 438
Cerdelga *(Eliglustat)* 13, 154
Cerezyme *(Imiglucerase)* 155
Ceritinib 14, 188
Cerson *(Flumetason)* 383
Certican *(Everolimus)* 284
Certolizumab Pegol 223
Certoparin 72
Cerucal *(Metoclopramid)* 112
Cerumenex *(Ölsäure-Polypeptid-Kondensat)* 416
Cervarix *(Papillomvirusimpfstoff)* 290
Cesol *(Praziquantel)* 279
Cetebe *(Ascorbinsäure)* 164
Cetiderm *(Cetirizin)* 99
Cetirizin 99, 415
- Geriatrie 452
Cetirizin 1A *(Cetirizin)* 99
Cetirizin HEXAL *(Cetirizin)* 99
Cetrimonium 416
Cetuximab 196
Chalant *(Desogestrel)* 438
Champix *(Vareniclin)* 381
Chariva *(Ethinylestradiol + Chlormadinon)* 435
Chibro-Timoptol *(Timolol)* 405
Chinidin 62
- Geriatrie 451
Chininsulfat 335
Chinolone 244
- fluorierte, Gruppe 1 244
- fluorierte, Gruppe 2 244
- fluorierte, Gruppe 3 245
- fluorierte, Gruppe 4 246
Chlamydia trachomatis 241
Chlamydien 225
Chloee *(Ethinylestradiol + Chlormadinon)* 435
Chloraldurat *(Chloralhydrat)* 376
Chloralhydrat 376
- Geriatrie 454
Chloralhydrat *(Chloralhydrat)* 376
Chlorambucil 170
Chloramphenicol 391, 401
Chlordiazepoxid 372
- Geriatrie 453
Chlormadinon 429, 435, 437
Chlormadinon Jenapharm *(Chlormadinon)* 429

Chloroprocain 306
Chloroquin 216
Chloroquinphosphat 281
Chlorphenoxamin 398
Chlorprothixen 359
Chlorprothixen Neurax *(Chlorprothixen)* 359
Chlorprotixen Holsten *(Chlorprothixen)* 359
Chlortalidon 52, 56
Chlortetracyclin 401
Chlortetrazyklin 389
Cholestagel *(Colesevelam)* 141
Cholesterinresorptionshemmstoffe 141
Cholesterinsteine 117
Cholesterinsynthesehemmer 137
Cholesterolsyntheseenzym 137
Cholinergika 337
Cholsäure 154
Cholspas Atropin *(Atropin)* 113
Chorea 345
Chorioiditis 403
Chorionepitheliom 173
Chorionkarzinom 179
Christmasfaktor 84
Chronisch entzündliche Darmerkrankungen 118, 119
Chronisch inflammatorische demyelinisierende Polyneuropathie 286
Chronische Migräne 335
Cialis *(Tadalafil)* 421
Ciatyl-Z *(Zuclopenthixol)* 361
Ciatyl-Z Acuphase *(Zuclopenthixol)* 361
Ciatyl-Z-Depot *(Zuclopenthixol)* 361
Cibacen *(Benazepril)* 35
Cibadrex *(Benazepril + Hydrochlorothiazid)* 47
Ciclesonid 92
Ciclopirox 392
Ciclopirox Winthrop *(Ciclopirox)* 392
Ciclopirox-ratioph. *(Ciclopirox)* 392
Cicloral *(Ciclosporin)* 283, 388
Ciclosporin 14, 283, 388, 404
Ciclosporin 1A *(Ciclosporin)* 283
Ciclosporin Pro *(Ciclosporin)* 388
CIDP 286
Cil *(Fenofibrat)* 137
Cilastatin 249
Cilazapril 36, 48
Cilest *(Ethinylestradiol + Norgestimat)* 436
Cilodex *(Ciprofloxacin + Dexamethason)* 416
Cilostazol 81
Cilostazol AL *(Cilostazol)* 81
Cilostazol HEXAL *(Cilostazol)* 81
Ciloxan *(Ciprofloxacin)* 401, 415
Cim Lich *(Cimetidin)* 106
Cimetidin 106
Cimetidin Acis *(Cimetidin)* 106
Cimzia *(Certolizumab Pegol)* 223
Cinacalcet 145
Cinchocain 124, 415
Cinnarizin 123
Cinryze *(C1-Esterase-Inhibitor)* 85
Cipralex *(Escitalopram)* 353
Cipramil *(Citalopram)* 352
Cipro HEXAL *(Ciprofloxacin)* 244
Ciprobay *(Ciprofloxacin)* 244
Ciprobeta *(Ciprofloxacin)* 244
Ciprofloxacin 225, 244, 401, 415, 416
Ciprofloxacin-ratioph. *(Ciprofloxacin)* 244
Circadin *(Melatonin)* 376
Circlet *(Ethinylestradiol + Etonogestrel)* 438
Cisatracurium 304
Cisatracurium Accord *(Cisatracurium)* 304
Cisatracurium Hameln *(Cisatracurium)* 304
Cisatracurium HEXAL *(Cisatracurium)* 304
Cisplatin 172
Cisplatin HEXAL PI *(Cisplatin)* 172
Cisplatin medac *(Cisplatin)* 172
Cisplatin Neocorp *(Cisplatin)* 172
Cisplatin-Lsg.-Ribosepharm *(Cisplatin)* 172
Citalich *(Citalopram)* 352
Citalon *(Citalopram)* 352
Citalopram 352
- Geriatrie 451, 452
Citalopram HEXAL *(Citalopram)* 352
Citalopram Stada *(Citalopram)* 352
Citalopram-ratioph. *(Citalopram)* 352
Citrafleet *(Citronensäure + Magnesiumoxid + Natriumpicosulfat)* 115
Citronensäure 115, 424
Cladribin 174
Claforan *(Cefotaxim)* 233
Clarilind *(Clarithromycin)* 241
Clarithromycin 109, 225, 241
Clarithromycin 1A *(Clarithromycin)* 241
Clarithromycin-ratioph. *(Clarithromycin)* 241
Clarium *(Piribedil)* 326
Claversal *(Mesalazin)* 118
Clavulansäure 225, 229, 230
Clearance 456
- Arzneimittel 459
- Kreatinin 458
- renale 458
Clemastin 29, 99
Clenbuterol 89
Clexane *(Enoxaparin)* 72
Clexane multidose *(Enoxaparin)* 72
Climen *(Estradiol + Cyproteronacetat)* 430

ClindaHEXAL *(Clindamycin)* 242
Clindabeta *(Clindamycin)* 242
Clindamycin 242, 389, 390
Clindamycin-ratioph. *(Clindamycin)* 242
Clindasol *(Clindamycin)* 242
Clindastad *(Clindamycin)* 242
Clionara *(Estradiol + Norethisteron)* 431
Cliovelle *(Estradiol + Norethisteron)* 431
Clivarin 1750 *(Reviparin)* 73
Clivarin 5726 *(Reviparin)* 73
Clivarodi *(Reviparin)* 73
CLL 169, 170, 174, 189, 197, 198, 205, 224
Clobazam 372
- Geriatrie 453
Clobegalen *(Clobetasol)* 385
Clobetasol 385
Clobetasol Acis *(Clobetasol)* 385
Clobetason 383
Clodron HEXAL *(Clodronsäure)* 148
Clodronsäure 148
Clofarabin 174
Clomethiazol 376
Clomipramin 349
Clomipramin Neurax *(Clomipramin)* 349
Clonazepam 319
Clonazepam Neurax *(Clonazepam)* 319
Clonidin 46, 379, 406
- Geriatrie 452
Clonidin-ratioph. *(Clonidin)* 46
Clonid-Ophtal *(Clonidin)* 406
Clonistada *(Clonidin)* 46
Clont *(Metronidazol)* 248
Clopamid 54, 56
Clopidogrel 81
- Geriatrie 453
Clopidogrel HEXAL *(Clopidogrel)* 81
Clopidogrel HEXAL plus ASS 100 *(Clopidogrel + Acetylsalicylsäure)* 81
Clopidogrel-ratioph. *(Clopidogrel)* 81
Clopixol *(Zuclopenthixol)* 361
Cloprednol 218
Closin *(Promethazin)* 360
Clostridien 225
Clostridium-botulinum-Toxin Typ A 335
Clostridium-botulinum-Toxin Typ B 335
Clostridium-difficile-Infektion 253
Clostridium-histolyticum-Kollagenase 399
Clotrimazol 393, 394
Clozapin 367
Clozapin Neurax *(Clozapin)* 367
Clozapin-ratioph. *(Clozapin)* 367
CML 171, 182, 188, 189, 205
- Blastenkrise 187, 190
- Blastenschub 178
CMML 176
CMV-Präparate 261
CoAprovel *(Irbesartan + Hydrochlorothiazid)* 49
Cobicistat 273
Cobimetinib 14
Codein 97, 214, 292
Codeintropfen-CT *(Codein)* 97
Codicaps Mono *(Codein)* 97
Codicompren *(Codein)* 97
CoDiovan *(Valsartan + Hydrochlorothiazid)* 50
Coffein 214
Coffeincitrat 306
Colchicin 147
Colchicum-Dispert *(Colchicin)* 147
Colchysat *(Colchicin)* 147
Colecalciferol 147, 148, 164, 165
Colesevelam 141
Colestyramin 141
Colestyramin HEXAL *(Colestyramin)* 141
Colestyramin-ratioph. *(Colestyramin)* 141
Colifoam *(Hydrocortison)* 119
Colimune *(Cromoglicinsäure)* 101
Colina *(Smektit)* 116
Colistimethatnatrium 254
Colistin 253
Colistin CF *(Colistimethatnatrium)* 254
Colitis ulcerosa 118, 119, 222, 224, 283
Colobreathe *(Colistimethatnatrium)* 254
Colo-Pleon *(Sulfasalazin)* 119
Coma hepaticum 253
Coma Scale 346
Combigan *(Brimonidin + Timolol)* 407
Combivir *(Lamivudin + Zidovudin)* 265
Cometriq *(Cabozantinib)* 188
Competact *(Pioglitazon + Metformin)* 132
Comtess *(Entacapon)* 328
COMT-Hemmer 328
Conceplan M *(Ethinylestradiol + Norethisteron)* 436
Concerta *(Methylphenidat)* 379
Concor *(Bisoprolol)* 40
Concor Cor *(Bisoprolol)* 40
Concor plus *(Bisoprolol + Hydrochlorothiazid)* 52
Condylomata acuminata 290, 399
Condylox *(Podophyllotoxin)* 399
Conestat alfa 86
Conjuncain-EDO *(Oxybuprocain)* 400
Contiphyllin *(Theophyllin)* 94
Convulex *(Valproinsäure)* 320
Copaxone *(Glatirameracetat)* 343
COPD 87–95

Copegus *(Ribavirin)* 273
Cordarex *(Amiodaron)* 29, 65
Cordarone *(Amiodaron)* 65
Cordes BPO *(Benzoylperoxid)* 389
Cordes VAS *(Tretinoin)* 390
Cordichin *(Chinidin + Verapamil)* 62
Cordinate *(Valsartan)* 39
Cordinate plus *(Valsartan + Hydrochlorothiazid)* 50
Corifeo *(Lercanidipin)* 44
Corifollitropin alfa 434
Corneregel *(Dexpanthenol)* 410
Corpus-luteum-Insuffizienz 429
Corsotalol *(Sotalol)* 42
Corticorelin 159
Cortiment MMX *(Budesonid)* 119
Cortirel *(Corticorelin)* 159
Cortisol 219
Corvaton *(Molsidomin)* 60
Corvo *(Enalapril)* 36
Corvo HCT *(Enalapril + Hydrochlorothiazid)* 48
Corynebacterium diphtheriae 225
Cosentyx *(Secukinumab)* 14
CosmoFer *(Eisen-III-Hydroxid-Dextran-Komplex)* 160
Cosopt *(Dorzolamid + Timolol)* 407
Cotareg *(Valsartan + Hydrochlorothiazid)* 50
Cotazym *(Pankreatin)* 117
Cotellic *(Cobimetinib)* 14
Cotrim 960 1A Pharma *(Trimethoprim + Sulfamethoxazol)* 247
CotrimHEXAL *(Trimethoprim + Sulfamethoxazol)* 247
Cotrimoxazol 225, 247
- Geriatrie 451
Cotrim-ratioph. *(Trimethoprim + Sulfamethoxazol)* 247
Coumadin *(Warfarin)* 78
Covaxis *(Tetanus- + Diphtherie- + Pertussis-Toxoid)* 288
Coversum Arginin *(Perindopril-Arginin)* 36
Coxibe 212
Cozaar *(Losartan)* 39
Cozaar plus *(Losartan + Hydrochlorothiazid)* 50
CPS Pulver *(Polysulfonsäure)* 425
Cresemba *(Isavuconazol)* 14, 275
Crestor *(Rosuvastatin)* 138
CRH 159
CRH Ferring *(Corticorelin)* 159
Crilomus *(Tacrolimus)* 284
Crixivan *(Indinavir)* 268
Crizotinib 188
Croloxat *(Oxaliplatin)* 172
Cromoglicinsäure 101, 409, 413
CromoHEXAL *(Cromoglicinsäure)* 101, 409, 413
Cromo-ratioph. *(Cromoglicinsäure)* 101, 409, 413
Cryopyrin-assoziierte periodische Syndrome 154, 223
CSE-Hemmer 137
Cubicin *(Daptomycin)* 251
Cumarinderivate 78
Cumarinüberdosierung 85, 165
Curazink *Zink* 310
Cu-Safe T 300 *(Intrauterinpessar mit Kupfer)* 439
Cushing-Syndrom 156, 159
Cutason *(Prednison)* 220
Cyanidintoxikation 446, 448
Cyanocobalamin 163
Cyanokit *(Hydroxycobalamin)* 448
Cycline 238
Cyclocaps Budesonid *(Budesonid)* 92
Cyclopentolat 408
Cyclopentolat *(Cyclopentolat)* 408
Cyclophosphamid 169, 216
Cyclophosphamid Baxter *(Cyclophosphamid)* 169
Cyclo-Progynova *(Estradiol + Levonorgestrel)* 431
Cyklocapron *(Tranexamsäure)* 80
Cymbalta *(Duloxetin)* 354
Cymeven *(Ganciclovir)* 261
Cynt *(Moxonidin)* 46
Cyproderm *(Ethinylestradiol + Cyproteronacetat)* 431
Cyproteronacetat 423, 430, 431
Cyproteronacetat beta *(Cyproteronacetat)* 423
Cyproteronacetat-GRY *(Cyproteronacetat)* 423
Cyramza *(Ramucirumab)* 14, 198
Cystadane *(Betain)* 154
Cysticide *(Praziquantel)* 279
Cytarabin 176
Cytomegalie-Virus
- Infektion 261
- Präparate 261
- Retinitis 261
Cytotec *(Misoprostol)* 110

D

D 3 Vicotrat *(Colecalciferol)* 164
Dabigatran 76
- Antagonisierung 77
Dabrafenib 188
Dacarbazin 172
Dacarbazin Lipomed *(Dacarbazin)* 172
Daclatasvir 270
Dafiro *(Valsartan + Amlodipin)* 51
Dafiro HCT *(Amlodipin + Valsartan + Hydrochlorothiazid)* 51
Daivonex *(Calcipotriol)* 386
Daklinza *(Daclatasvir)* 270
Daktar *(Miconazol)* 393
Dalmadorm *(Flurazepam)* 373
Dalteparin 72

Damara *(Desogestrel)* 438
Danaparoid 75
DANI 457
Dantamacrin *(Dantrolen)* 335
Dantrolen 335
Dantrolen IV *(Dantrolen)* 335
Dapagliflozin 133
Dapoxetin 425
Dapson 259
Dapson-Fatol *(Dapson)* 259
Daptomycin 251
Daraprim *(Pyrimethamin)* 255
Daratumumab 15, 196
Darbepoetin alfa 161
Darifenacin 417
- Geriatrie 454
Darilin *(Valganciclovir)* 261
Darmatonie 338
Darmdekontamination
- präoperative 253
- selektive 253
Darm-Lavage-Lösungen 114
Darunavir 268
Darzalex *(Daratumumab)* 15, 196
Dasabuvir 14
Dasabuvir (DSV) 271
Dasatinib 188
Dasselta *(Desloratadin)* 99
Daunoblastin *(Daunorubicin)* 180
Daunorubicin 180
Daunorubicin liposomal 181
Daunoxome *(Daunorubicin liposomal)* 181
Daxas *(Roflumilast)* 95
Decarboxlase-Hemmstoffe 324
Decoderm *(Flupredniden)* 383
Decoderm Tri *(Miconazol + Flupredniden)* 394
Decortin *(Prednison)* 220
Decortin H *(Prednisolon)* 220
Decostriol *(Calcitriol)* 164
Deferasirox 163
Deferipron 163
Deferoxamin 151, 163
Defibrotid 77
Defitelio *(Defibrotid)* 77
Deflazacort 219
Degarelix 423
Dehydratation
- hypertone 311
- hypotone 310
- isotone 310, 311
Dehydro sanol tri *(Triamteren + Bemetizid)* 59
Dekongestiva, nasale 415
Dekristol *(Colecalciferol)* 164
Dekubitus 391
Delagil *(Phenolsulfonsäure)* 382
Delamanin 257
Delcoprep *(Macrogol + Na2SO4 + NaHCO3 + NaCl + KCl)* 115
Delgesic *(Acetylsalicylsäure)* 208
Delir 362, 376
Delix *(Ramipril)* 37
Delix plus *(Ramipril + Hydrochlorothiazid)* 49
Delmuno *(Felodipin + Ramipril)* 54
Delphicort *(Triamcinolon-acetonid)* 383
Deltalipid 20% *(Fettlösung)* 312
Deltamannit *(Mannitol)* 58
Deltaran *(Dexibuprofen)* 209
Deltyba *(Delamanid)* 257
Demenz 340, 341, 361, 369
Demetrin *(Prazepam)* 374
Demex *(Propyphenazon)* 214
Denosumab 150
Dentomycin *(Clindamycin)* 242
Depakine *(Valproinsäure)* 320
Depo-Clinovir *(Medroxy-progesteronacetat)* 435
DepoCyte *(Cytarabin)* 176
Depo-Provera *(Medroxy-progesteronacetat)* 435
Depression 316, 348–360, 368
Dermatin *(Terbinafin)* 277
Dermatitiden 382, 383, 384
- seborrhoische 383, 386, 392, 393
Dermatofibrosarcoma protuberans 189
Dermatome 346
Dermatomykose 385
Dermatomyositis 283
Dermatop *(Prednicarbat)* 383
Dermestril *(Estradiol)* 427
Dermestril-Septem *(Estradiol)* 427
Dermoxin *(Clobetasol)* 385
Dermoxinale *(Clobetasol)* 385
Descovy *(Emtricitabin + Tenofovir)* 264
Desferal *(Deferoxamin)* 151, 163
Desfluran 304
Desirett *(Desogestrel)* 438
Desizon *(Zonisamid)* 317
Desloraderm *(Desloratadin)* 99
Desloratadin 99
Desloratadine-ratioph. *(Desloratadin)* 99
Desmin *(Ethinylestradiol + Desogestrel)* 436
Desmogalen *(Desmopressin)* 158
Desmopressin 158
Desmopressin *(Desmopressin)* 158
Desmotabs *(Desmopressin)* 158
Desofemono *(Desogestrel)* 438
Desogestrel 436, 437, 438
Desogestrel Aristo *(Desogestrel)* 438
Desoximetason 384
Detimedac *(Dacarbazin)* 172
Detrusitol *(Tolterodin)* 418
Dettli-Regel 459
Dexa Loscon Mono *(Dexamethason)* 383
Dexa Rhinospray N sine *(Dexamethason)* 414
Dexa Siozwo *(Dexamethason)* 414
Dexa-Allvoran *(Dexamethason)* 219

Dexaflam Inject *(Dexamethason)* 219
Dexa-Gentamicin *(Dexamethason + Gentamicin)* 403
DexaHEXAL *(Dexamethason)* 219
Dexamethason 219, 383, 402, 403, 414–416
Dexamethason Augensalbe *(Dexamethason)* 402
Dexamethason LAW *(Dexamethason)* 383
Dexamethason-ratioph. *(Dexamethason)* 219
Dexamfetamin 378
Dexamytrex *(Gentamicin + Dexamethason)* 403
Dexapos *(Dexamethason)* 402
Dexa-sine *(Dexamethason)* 402
Dexdor *(Dexmedetomidin)* 303
Dexibuprofen 209
Dexilant *(Dexlansoprazol)* 107
Deximune *(Ciclosporin)* 283
Dexketoprofen 209
Dexlansoprazol 107
Dexmedetomidin 303
Dexpanthenol 410
Dextro Bolder *(Dextromethorphan)* 97
Dextromethorphan 97
D-Fluoretten *(Colecalciferol + Fluorid)* 165
DHC *(Dihydrocodein)* 97
Diabesin *(Metformin)* 129
Diabetes
- insipidus 56
- insipidus centralis 158
- mellitus 128–135
Diabetischer Fuß 231
Diacomit *(Stiripentol)* 322
Diamicron Uno *(Gliclazid)* 128
Diamilla *(Desogestrel)* 438
Diamox *(Acetazolamid)* 408
Diane 35 *(Ethinylestradiol + Cyproteronacetat)* 431
Diaphal *(Amilorid + Furosemid)* 58
Diaroent Mono *(Colistin)* 253
Diarrhoe 116, 253
- chologene 141
Diastabol *(Miglitol)* 130
Diazepam 29, 319, 372
- Geriatrie 453
Diazepam Desitin rectal tube *(Diazepam)* 29, 372
Diazepam-ratioph. *(Diazepam)* 372
Diazoxid 136
Dibenzyran *(Phenoxybenzamin)* 46
Diblocin PP *(Doxazosin)* 46
Dibotermin alfa 150
Diclac *(Diclofenac)* 211
Diclac Dolo *(Diclofenac)* 211
Diclo Vision *(Diclofenac)* 404
Diclofenac 211–215, 399, 404
Diclofenac-ratioph. *(Diclofenac)* 211
Didanosin 263
Dienogest 429, 430, 436, 437
Difen Stulln Ud *(Diclofenac)* 404
Differin *(Adapalen)* 389
Dificlir *(Fidaxomicin)* 253
Diflucan *(Fluconazol)* 274
Diflucortolon 384
Digacin *(Digoxin)* 66
DigiFab *(Digitalisantitoxin)* 446
Digimed *(Digitoxin)* 66
Digimerck *(Digitoxin)* 66
Digitalisantitoxin 446
Digitalisglykoside 66
Digitalisintoxikation 446
Digitoxin 66
- Geriatrie 451
Digitoxin Philo *(Digitoxin)* 66
Digitoxin Teva *(Digitoxin)* 66
Digoxin 30, 66
- Geriatrie 451
Dihydralazin 47
Dihydroartemisinin 281
Dihydrocodein 97, 292
Dihydroergocriptin 331
Dihydroergotoxin 339
- Geriatrie 453
Dihydropyridine 44
Dihydrotachysterol 165
Dikaliumclorazepat 319, 373
- Geriatrie 453
Dilatrend *(Carvedilol)* 41
DiltaHEXAL *(Diltiazem)* 43
Diltiazem 43
Diltiazem-ratioph. *(Diltiazem)* 43
Dilzem *(Diltiazem)* 43
Dimaval *(Dimercaptopropansulfonat)* 446
Dimenhydrinat 120, 123
- Geriatrie 452
Dimenhydrinat AL *(Dimenhydrinat)* 120
Dimercaptopropansulfonat 446
Dimethylaminophenol 446
Dimethylfumarat 388
Dimethylsulfoxid 396
Dimeticon 118, 395
Dimetinden 99, 398
- Geriatrie 452
Dinoproston 440
Diovan *(Valsartan)* 39
Dipentum *(Olsalazin)* 118
Diphenhydramin 376
- Geriatrie 454
Diphtherie-Immunisierung 288, 290
Diphtherie-Tetanus-Pertussis-Poliomyelitis-Haemophilus influenzae-Hepatitis-B-Impfstoff 290
Dipidolor *(Piritramid)* 296
Dipiperon *(Pipamperon)* 360
Diprosis *(Betamethason)* 384
Diprosone *(Betamethason)* 384
Dipyridamol 82
Dipyridamol ASS beta *(ASS + Dipyridamol)* 82
Direkte Renininhibitoren 43, 53
Disalunil *(Hydrochlorothiazid)* 56

Disease modifying antirheumatic drugs 215
Disoprivan *(Propofol)* 32, 303
Dispacromil *(Cromoglicinsäure)* 409
Dispatenol *(Dexpanthenol u.a.)* 410
Dispatim *(Timolol)* 405
Distigmin 338
Distraneurin *(Clomethiazol)* 376
Dithranol 386
Diucomb *(Triamteren + Bemetizid)* 59
Diuretika 47, 49, 51–55
- kaliumsparende 57
Diuretika-Kombinationen 58
Diursan *(Amilorid + Hydrochlorothiazid)* 58
DMAP-Überdosierung 449
DMARD 215
DNCG Stada *(Cromoglicinsäure)* 101
Dobutamin 68
Dobutamin Carino *(Dobutamin)* 68
Dobutamin Fresenius *(Dobutamin)* 68
DobutaminHEXAL *(Dobutamin)* 68
Dobutamin-ratioph. *(Dobutamin)* 68
Docetaxel 179
Docetaxel NC *(Docetaxel)* 179
Dociteren *(Propranolol + Triamteren + Hydrchlorothiazid)* 53
Dociton *(Propranolol)* 42
Docosanol 392
Dogmatil *(Sulpirid)* 360
Dolanaest *(Bupivacain)* 306
Dolantin *(Pethidin)* 296
Dolcontral *(Pethidin)* 296
Dolestan *(Diphenhydramin)* 376
Dolgit *(Ibuprofen)* 209
Dolo Posterine Haemotamp *(Cinchocain)* 124
Dolo Posterine N *(Cinchocain)* 124
Dolomagon *(Dexibuprofen)* 209
Dolomo TN *(ASS + Paracetamol + Codein/Coffein)* 214
Doloproct *(Fluocortolon + Lidocain)* 125
Dolopyrin AL *(ASS + Paracetamol + Coffein)* 214
Dolormin *(Ibuprofen)* 209
Dolortriptan *(Almotriptan)* 333
Dolovisano Methocarbamol *(Methocarbamol)* 337
Dolutegravir 273
Dolviran N *(ASS + Codein)* 214
Dominal *(Prothipendyl)* 360
Domperidon 112, 120
Domperidon HEXAL *(Domperidon)* 112
Domperidon Teva *(Domperidon)* 112
Doneliquid Geriasan *(Donepezil)* 340
Donepegamma *(Donepezil)* 340
Donepezil 340
- Geriatrie 451
Donepezil HEXAL *(Donepezil)* 340
Doneurin *(Doxepin)* 349
Dopamin 30, 68
Dopamin *(Dopamin)* 30
Dopamin Carino *(Dopamin)* 68
Dopamin Fresenius *(Dopamin)* 68
Dopaminagonisten 325
Dopaminantagonisten 111, 345, 358
Dopamin-Decarboxylase-Inhibitoren 324
Dopaminergika 324–328
Dopegyt *(Alpha-Methyldopa)* 45
Doping 465
- Beta-2-Agonisten 467
- Betablocker 468
- Diuretika und weitere Maskierungsmittel 468
- endogene androgene anabole Steroide 466
- exogene androgene anabole Steroide 466
- Glukokortikoide 468
- Hormonantagonisten 467
- Liste verbotener Wirkstoffe 465
- Narkotika 468
- Peptidhormone 467
- Stimulanzien 466
- Wachstumsfaktoren 467
Dorithricin *(Benzalkonium + Benzocain + Tyrothricin)* 416
Dorlazept *(Dorzolamid)* 406
Dormicum *(Midazolam)* 374
Dormo Puren *(Nitrazepam)* 374
Dormutil *(Diphenhydramin)* 376
Dorzo Vision *(Dorzolamid)* 406
Dorzocomp Vision *(Dorzolamid + Timolol)* 407
Dorzolamid 406, 407
Dorzolamid 1A *(Dorzolamid)* 406
Dorzolamid HEXAL comp. *(Dorzolamid + Timolol)* 407
Dorzotim *(Dorzolamid + Timolol)* 407
Dosberotec *(Fenoterol)* 87
Dosierungen, äquianalgetische 292
Dosisanpassung bei Niereninsuffizienz 457–459
Dosis-Wirkungs-Beziehung 456
Doss *(Alfacalcidol)* 164
Dostinex *(Cabergolin)* 441
Doxacor *(Doxazosin)* 46
Doxakne *(Doxycyclin)* 390
Doxazosin 46
- Geriatrie 452
Doxazosin Stada *(Doxazosin)* 46
Doxazosin-ratioph. *(Doxazosin)* 46
Doxepia *(Doxepin)* 349
Doxepin 349
Doxepin-ratioph. *(Doxepin)* 349

OXO-cell *(Doxorubicin)* 181
oxorubicin 181
oxorubicin HEXAL *(Doxorubicin)* 181
oxorubicin liposomal 181
oxorubicin liposomal, polyethylenglykolisiert 181
oxorubicin NC *(Doxorubicin)* 181
oxycyclin 225, 239, 390
oxycyclin-ratioph. *(Doxycyclin)* 239
oxyderma *(Doxycyclin)* 390
oxyHEXAL *(Doxycyclin)* 239
oxylamin 376
- Geriatrie 454
PP-4-Inhibitoren 131
- Kombinationen 132
ravet-Syndrom 322
ridase *(Oxybutynin)* 417
ronedaron 65
roperidol 122
roperidol Rotexmedica *(Droperidol)* 122
ropropizin 97
rospirenon 430, 436
uaklir Genuair *(Aclidiniumbromid + Formoterol)* 91
uchenne-Muskeldystrophie 154
ulaglutid 13, 131
ulcolax *(Bisacodyl)* 113
ulcolax M Balance *(Macrogol)* 114
ulovesic *(Duloxetin)* 425
uloxetin 354, 425
uloxetin-ratioph. Uro *(Duloxetin)* 425
uodart *(Dutasterid + Tamsulosin)* 419
uodenalulzera 110
uodopa *(L-Dopa + Carbidopa)* 325
uofilm *(Salicylsäure + Milchsäure)* 396
uogalen *(Flumetason + Triclosan)* 385
Duokopt *(Dorzolamid + Timolol)* 407
DuoPlavin *(Clopidogrel + Acetylsalicylsäure)* 81
DuoResp *(Formoterol + Budesonid)* 93
Duotrav *(Travoprost + Timolol)* 407
Duovent *(Ipratropiumbromid + Fenoterol)* 91
Duphaston *(Dydrogesteron)* 429
Durafenat *(Fenofibrat)* 137
Duraviril *(Sildenafil)* 420
Durazepam *(Oxazepam)* 374
Durchblutungsfördernde Mittel 83
Durogesic SMAT *(Fentanyl transdermal)* 294
Dusodril *(Naftidrofuryl)* 83
Duspatal *(Mebeverin)* 113
Duspatalin *(Mebeverin)* 113
Dutasterid 419
Dydrogesteron 429, 430
Dymista *(Azelastin + Fluticason)* 414
Dynacil comp. *(Fosinopril + Hydrochlorothiazid)* 48
Dynastat *(Parecoxib)* 213
Dynorm *(Cilazapril)* 36
Dynorm Plus *(Cilazapril + Hydrochlorothiazid)* 48
Dysfibrinogenämie 84
Dysfunktion, erektile 420, 421
Dyskinesien 29, 345
Dyslipidämie, gemischte 142, 143
Dysmenorrhoe 209, 215, 429
Dysphorie 360
Dysport *(Clostridium-botulinum-Toxin Typ A)* 335
Dystokie 442
Dystonie, zervikale 335
Dysurgal *(Atropin)* 113
Dytide H *(Triamteren + Hydrochlorothiazid)* 58

E

Eatan N *(Nitrazepam)* 374
Ebastel *(Ebastin)* 99
Ebastin 99
Ebastin Aristo *(Ebastin)* 99
Ebastin Lindopharm *(Ebastin)* 99
Ebixa *(Memantin)* 340
Ebrantil *(Urapidil)* 32, 47
Ebymect *(Dapagliflozin + Metformin)* 133
Ecalta *(Anidulafungin)* 276
Ecansya *(Capecitabin)* 176
Echinocandine 276
Echinokokkose 279
Econazol 393, 394
Eculizumab 196, 197
Ecural *(Mometason)* 384
Edarbi *(Azilsartanmedoxomil)* 38
Edistride *(Dapagliflozin)* 133
Edoxaban 13
Edronax *(Reboxetin)* 355
Edurant *(Rilpivirin)* 267
Efavirenz 266
Efavirenz Teva *(Efavirenz)* 266
Eferox *(Levothyroxin)* 143
Eferox-Jod *(Levothyroxin + Kaliumiodid)* 144
Effekton *(Diclofenac)* 211
Effentora *(Fentanyl oral/nasal)* 294
Efflumidex *(Fluorometholon)* 402
Effortil *(Etilefrin)* 69
Efient *(Prasugrel)* 82
Eflornithin 399
Efudix *(Fluorouracil)* 176
Eileiterkarzinom 195, 206
EinsAlpha *(Alfacalcidol)* 164
Eisen 127, 160
Eisenchelatbildner 151, 162
Eisen-II-Ion 160, 166
Eisen-III-Hydroxid-Dextran-Komplex 160

Eisen-III-Hydroxid-Oxidcitrat-Isomaltooligosaccharidalkohol-Hydrat-Komplex 160
Eisen-III-Hydroxid-Polymaltose-Komplex 160
Eisen-III-Ion 160
Eisen-Intoxikation 449
Eisenmangel 160, 166
Eisentabletten-ratioph. *(Eisen-II-Ion)* 160
Eisenüberladung 151, 163
Ejaculatio praecox 425
Eklampsie 47
Eklira Genuair *(Aclidiniumbromid)* 90
Ekzem 382–386, 391, 394, 398
Elacutan *(Harnstoff)* 395
Elaprase *(Idursulfase)* 155
Elcrit *(Clozapin)* 367
Eldisine *(Vindesin)* 178
Elecor *(Eplerenon)* 57
Eletriptan 333
Elidel *(Pimecrolimus)* 386
Eligard *(Leuprorelin)* 424
Eliglustat 13, 154
Elimination 456
- Arzneimittel 459
- extrarenale Fraktion 456
- Geschwindigkeit 455
- individuelle Kapazität 459

Eliquis *(Apixaban)* 74
Ell Cranell *(Alfatradiol)* 396
Ellaone *(Ulipristalacetat)* 438
Elobact *(Cefuroxim-Axetil)* 237
Elocon *(Mometason)* 384
Elocta *(Faktor VIII)* 84
Elontril *(Bupropion)* 356
Elonva *(Corifollitropin alfa)* 434
Elosulfase alfa 154
Elotuzumab 15, 196
Eloxatin *(Oxaliplatin)* 172
Eltrombopag 86
Elugan *(Simeticon)* 115
Elvanse *(Lisdexamfetamin)* 379
Elvitegravir 273
Emadine *(Emedastin)* 409
EMB-Fatol *(Ethambutol)* 257
Embolie bei Vorhofflimmern 75, 76
Emedastin 409
Emend *(Aprepitant)* 123
Emerade *(Adrenalin)* 68
Emesan *(Diphenhydramin)* 376
Emovate *(Clobetason)* 383
Empagliflozin 13, 133
Emphysem 89
Empliciti *(Elotuzumab)* 15, 196
Empressin *(Argipressin)* 13, 157
Emselex *(Darifenacin)* 417
Emtricitabin 264, 266, 273
Emtriva *(Emtricitabin)* 264
EnaHEXAL *(Enalapril)* 36
EnaHEXAL comp *(Enalapril + Hydrochlorothiazid)* 48
Enalagamma HCT *(Enalapril + Hydrochlorothiazid)* 48
Enalapril 36, 48, 54
Enalapril HCT Sandoz *(Enalapril + Hydrochlorothiazid)* 48
Enalapril-ratioph. *(Enalapril)* 36
Enantone-Monatsdepot *(Leuprorelin)* 424, 434
Enaplus AL *(Enalapril + Hydrochlorothiazid)* 48
Enbrel *(Etanercept)* 223
Encepur Erwachsene *(FSME-Impfstoff, Stamm K23)* 289
Encepur Kinder *(FSME-Impfstoff, Stamm K23)* 289
Endofalk Classic *(Macrogol + NaCl + NaHCO3+ KCl)* 115
Endokarditis 226–233, 243, 248, 251, 255
- Enterokokken 259
- infektiöse 250
- Prophylaxe 227, 228

Endokrinologische Diagnostik 159
Endometriose 429, 434
Endometriumkarzinom 172, 181, 429
Endothelinrezeptorblocker 103
Endoxan *(Cyclophosphamid)* 169, 216
Eneas *(Nitrendipin + Enalapril)* 54
Enelfa *(Paracetamol)* 301
Energiebedarfsdeckung 311
Enfuvirtid 273
Engerix B Erwachsene *(Hepatitis-B-Impfstoff)* 289
Engerix B Kinder *(Hepatitis-B-Impfstoff)* 289
Enoxaparin 72
Enoximon 70
Enriqua *(Ethinylestradiol + Chlormadinon)* 435
Entacapon 325, 328
Entacapon neurax *(Entacapon)* 328
Entecavir 264
Enteritis 244, 245, 247, 253
Enterobacter 225
Enterobiasis 279, 280
Enterokokken 225
- vancomycinresistent 225, 24

Enthesitis-assoziierte Arthritis 22
Entocort Kapseln *(Budesonid)* 119
Entocort rektal *(Budesonid)* 11
Entresto *(Sacubitril + Valsartan)* 15, 52
Entyvio *(Vedolizumab)* 224
Entzug 298, 316, 349, 376–381
Enuresis 158, 349
Envarsus *(Tacrolimus)* 284
Enyglid *(Repaglinid)* 129
Enzalutamid 423
Enzephalitis 260
Enzephalopathie
- hepatische 114, 117, 253, 31
- portosystemische 253

Enzym Lefax *(Pankreatin + Dimeticon)* 118
Enzyminhibitoren 85
Eperzan *(Albiglutid)* 130
Ephedrin 68
Ephedrin Carino *(Ephedrin)* 68

Handelsnamen = fett *Wirkstoffe = kursiv*

EPI-cell *(Epirubicin)* 181
Epidropal *(Allopurinol)* 146
Epiduo *(Adapalen + Benzoylperoxid)* 389
Epilepsie 316–323, 372
Epinastin 409
Epinephrin 29, 68, 90
Epipen *(Adrenalin)* 68
Epi-Pevaryl *(Econazol)* 393
Epipevisone *(Econazol + Triamcinolonacetonid)* 394
Epirubicin 181
Epirubicin HEXAL *(Epirubicin)* 181
Epivir *(Lamivudin)* 264
Epleren Stada *(Eplerenon)* 57
EplerenHEXAL *(Eplerenon)* 57
Eplerenon 57
Epoetin alfa 161
Epoetin Alfa HEXAL *(Epoetin alfa)* 161
Epoetin beta 161
Epoetin theta 162
Epoetin zeta 162
Eporatio *(Epoetin theta)* 162
Eprex *(Epoetin alfa)* 161
Eprosartan 38, 49
Eprosartan Comp-CT *(Eprosartan + Hydrochlorothiazid)* 49
Eprosartan-CT *(Eprosartan)* 38
Eprosartan-ratioph. *(Eprosartan)* 38
Eprosartan-ratioph. comp. *(Eprosartan + Hydrochlorothiazid)* 49
Eptacog alfa 84
Eptifibatid 82
Equasym *(Methylphenidat)* 379
Eracin *(Epirubicin)* 181
Eradikation, Helicobacter pylori 107–109, 228, 241
Erbitux *(Cetuximab)* 196
Erbrechen 112, 120–123, 219, 331, 376
- chemotherapieinduziertes 112
- induziertes 444
- postoperatives 112
- strahlentherapieinduziertes 112
Erektile Dysfunktion 420, 421
Eremfat *(Rifampicin)* 258
Ereq *(Sildenafil)* 420
Ergenyl *(Valproinsäure)* 320
Ergobel *(Nicergolin)* 340
Ergocalm *(Lormetazepam)* 373
Ergo-Kranit Migräne *(Ergotamin)* 331
Ergotamin 331
- Geriatrie 453
Ergotamine 331
Eribulin 204
Erivedge *(Vismodegib)* 207
Erlotinib 189
Ernährung, parenterale 310
Erregungszustände 29, 359–364, 372–374, 376
Ertapenem 249
Eryaknen *(Erythromycin)* 389
Eryfer *(Eisen-II-Ion)* 160
EryHEXAL *(Erythromycin)* 241
Erypo *(Epoetin alfa)* 161
Erysipel 227
Erythema migrans 237
Erythrasma 394
Erythrocin *(Erythromycin)* 241
Erythromycin 241, 389
Erythromycin-ratioph. *(Erythromycin)* 241
Erythropoetin 127, 161
Erythropoetische Protoporphyrie 166
ESBL 240
Esbriet *(Pirfenidon)* 102
Escherichia coli 225
Escitalex *(Escitalopram)* 353
Escitalopram 353
Escitalopram HEXAL *(Escitalopram)* 353
Escitalopram Neurax *(Escitalopram)* 353
Escor *(Nilvadipin)* 45
Esidrix *(Hydrochlorothiazid)* 56
Eskazole *(Albendazol)* 279
Esketamin 30, 302
Eslicarbazepinacetat 316
Esmeron *(Rocuronium)* 305
Esmocard *(Esmolol)* 41
Esmolol 30, 41
Esomep *(Esomeprazol)* 107
Esomeprazol 107
Esomeprazol Normon *(Esomeprazol)* 107
Esomeprazol-CT *(Esomeprazol)* 107
Esomeprazol-ratioph. *(Esomeprazol)* 107
Espumisan *(Simeticon)* 115, 449
Essigsäurederivate 210
Estelle *(Ethinylestradiol + Levonorgestrel)* 436
Esther 306
Estimated GFR 458
Estracyt *(Estramustin)* 204
Estradiol 426–431, 435, 437
Estradiol Jenapharm *(Estradiol)* 426
Estradot *(Estradiol)* 427
Estramustin 204
Estramustin HEXAL *(Estramustin)* 204
Estreva *(Estradiol)* 427
Estrifam *(Estradiol)* 426
Estriol 427
Estriol Jenapharm *(Estriol)* 427
Estronorm *(Estradiol)* 426
Etanercept 223
Ethambutol 257
Ethanol 446
Ethinylestradiol 431, 435–439
Ethosuximid 318
Ethosuximid Neurax *(Ethosuximid)* 318
Ethylhydrogenfumarat 388
Etidronat Jenapharm *(Etidronsäure)* 148
Etidronsäure 148
Etilefrin 69

Eto Cell *(Etoposid)* 179
Eto-Gry *(Etoposid)* 179
Etomedac *(Etoposid)* 179
Etomidat 30, 302
Etomidat lipuro *(Etomidat)* 302
Etonogestrel 435, 438
Etopophos *(Etoposid)* 179
Etoposid 179
Etoposid HEXAL *(Etoposid)* 179
Etoricoxib 213
Etravirin 266
Eubiol *(Saccharomyces boulardii)* 116
Euglucon N *(Glibenclamid)* 128
Eu-Med *(Phenazon)* 213
Euphylong *(Theophyllin)* 32, 94
Eurartesim *(Piperaquintetraphosphat + Dihydroartemisinin)* 281
Eurofluor *(Fluorouracil)* 176
Eusaprim *(Trimethoprim + Sulfamethoxazol)* 247
Euthyrox *(Levothyroxin)* 143
Evakadin *(Desogestrel)* 438
Eve 20 *(Ethinylestradiol + Norethisteron)* 436
Everolimus 191, 284
Eviplera *(Emtricitabin + Tenofovir + Rilpivirin)* 264
Evista *(Raloxifen)* 432
Evolocumab 13, 143
Evoltra *(Clofarabin)* 174
Evotears *(Perfluorohexyloctan)* 410
EVRA *(Ethinylestradiol + Norelgestromin)* 439
Ewing-Sarkom 169, 170, 181
Exelon *(Rivastigmin)* 341
Exemestan 433
Exemestan Actavis *(Exemestan)* 433
Exemestan HEXAL *(Exemestan)* 433
Exemestan-ratioph. *(Exemestan)* 433
Exenatid 131
Exestan *(Exemestan)* 433
Exforge *(Valsartan + Amlodipin)* 51
Exforge HCT *(Amlodipin + Valsartan + Hydrochlorothiazid)* 51
Exjade *(Deferasirox)* 163
Exkretion, biliäre 456
Exkretion, renale 456
Exoderil *(Naftifin)* 393
Extavia *(Interferon beta-1b)* 344
Extended Spectrum-Beta-Lactamase 240
Extrapyramidale Symptomatik 329, 330
Extrazellulärraum 455
Exviera *(Dasabuvir)* 14, 271
Eylea *(Aflibercept)* 412
Ezetimib 13, 141
Ezetrol *(Ezetimib)* 141
Ezielen *(Kaliumsulfat + Magnesiumsulfat + Natriumsulfat)* 115

F

Fabrazyme *(Agalsidase beta)* 153
Faktor I 84
Faktor II 85
Faktor VII 85
Faktor VIIa 84
Faktor VIII 15, 84, 85
Faktor IX 84, 85
Faktor X 85
Faktor XIII 85
Faktor-II-Mangel 85
Faktor-VII-Mangel 85
Faktor-VIII-Aktivierung 158
Faktor-VIII-Mangel 84, 85
Faktor-IX-Mangel 84, 85
Faktor-Xa-Hemmer 74
Faktor-XI-Mangel 85
Faktor-X-Mangel 85
Faktor-XIII-Mangel 85
Falithrom *(Phenprocoumon)* 78
Faltenbehandlung 335
Famciclovir 261
Famenita *(Progesteron)* 429
Famotidin 106
Famotidin-CT *(Famotidin)* 106
Famotidin-ratioph. *(Famotidin)* 106
Fampridin 341
Fampyra *(Fampridin)* 341
Famvir *(Famciclovir)* 261
Farmorubicin *(Epirubicin)* 181
Farydak *(Panobinostat)* 14, 206
Faslodex *(Fulvestrant)* 433
Fastjekt *(Adrenalin)* 68
Fasturtec *(Rasburicase)* 147
Favistan *(Thiamazol)* 145
Feanolla *(Desogestrel)* 438
Febuxostat 146
FEIBA *(Prothrombinkomplex)* 85
Felbamat 323
Felocor *(Felodipin)* 44
Felodipin 44, 53, 54
Felodipin-CT *(Felodipin)* 44
Fem 7 Combi *(Estradiol + Levonorgestrel)* 431
Fem 7 Conti *(Estradiol + Levonorgestrel)* 431
Fem7 *(Estradiol)* 427
Femara *(Letrozol)* 433
Femigoa *(Ethinylestradiol + Levonorgestrel)* 436
Femigyne-ratioph. *(Ethinylestradiol + Levonorgestrel)* 436
Femodene *(Ethinylestradiol + Gestoden)* 436
Femoston *(Estradiol + Dydrogesteron)* 430
Femoston conti *(Estradiol + Dydrogesteron)* 430
Femoston mini *(Estradiol + Dydrogesteron)* 430
Femoston mono *(Estradiol)* 426
Femovan *(Ethinylestradiol + Gestoden)* 436
Fempress *(Moexipril)* 36

Fempress Plus *(Moexipril + Hydrochlorothiazid)* 48
Femranette *(Ethinylestradiol + Levonorgestrel)* 436
Fenistil *(Dimetinden)* 99, 398
Fenofibrat 54, 137, 140
Fenofibrat-ratioph. *(Fenofibrat)* 137
Fenoterol 30, 87, 91, 442
Fentadolon *(Fentanyl transdermal)* 294
Fentamat *(Fentanyl transdermal)* 294
Fentanyl 30, 292, 294
Fentanyl Hameln *(Fentanyl)* 294
Fentanyl HEXAL *(Fentanyl oral/nasal)* 294
Fentanyl HEXAL *(Fentanyl transdermal)* 294
Fentanyl HEXAL *(Fentanyl)* 294
Fentanyl oral/nasal 294
Fentanyl Sandoz *(Fentanyl transdermal)* 294
Fentanyl-Janssen *(Fentanyl)* 30, 294
Fentavera *(Fentanyl transdermal)* 294
Ferinject *(Eisen-III-Hydroxid-Polymaltose-Komplex)* 160
Ferriprox *(Deferipron)* 163
Ferrlecit *(Eisen-III-Ion)* 160
Ferro sanol *(Eisen-II-Ion)* 160
Ferro sanol duodenal *(Eisen-II-Ion)* 160
Ferro-Folsan *(Folsäure + Eisen)* 166
Ferrum Hausmann *(Eisen-III-Hydroxid-Polymaltose-Komplex)* 160
Ferrum Hausmann *(Eisen-II-Ion)* 160
Fesoterodin 417
Fettlösungen 312
Fevarin *(Fluvoxamin)* 353
Fexofenaderm *(Fexofenadin)* 99
Fexofenadin 99
Fexofenadin Winthrop *(Fexofenadin)* 99
Fibrate 136
Fibrezym *(Natrium-Pentosanpolysulfat)* 84
Fibrinogen 84
Fibrinogenmangel 84
Fibrinolytika 79
Fibrinstabilisierender Faktor 85
Fibrogammin HS *(Faktor XIII)* 85
Ficortril *(Hydrocortison)* 403
Fidaxomicin 253
Fieber 208, 209, 213, 214
Fieber, rheumatisches 218, 226, 227
Filgrastim 167
Filgrastim HEXAL *(Filgrastim)* 167
Filmbildner 410
Filtrationsrate, glomeruläre 456, 458
Finahair *(Finasterid)* 396
Finamed *(Finasterid)* 419
Finasterid 396, 419
Finasterid HEXAL *(Finasterid)* 419
Finasterid Sandoz *(Finasterid)* 419
Finasterid Stada *(Finasterid)* 396
Finasterid-ratioph. *(Finasterid)* 419
Fingolimod 343
Finic *(Ethinylestradiol + Dienogest)* 436
Finural *(Finasterid)* 419
Firazyr *(Icatibant)* 86
Firdapse *(Amifampridin)* 153
Firmagon *(Degarelix)* 423
First-pass-Metabolismus 456
Fischbandwurm 279
Fissuren 124, 125
Flavoxat 417
Flebogamma 5% *(Immunglobuline)* 286
Flecadura *(Flecainid)* 64
Flecainid 64
- Geriatrie 451
Flecainid HEXAL *(Flecainid)* 64
Flohsamen 114
Flosine Balance *(Flohsamen)* 114
Flotiran *(Clotrimazol + Betamethason)* 394
Flotrin *(Terazosin)* 419
Floxal *(Ofloxacin)* 401
Fluad 2016/2017 *(Epidemische-Influenza-Impfstoff)* 289
Fluanxol *(Flupentixol)* 367
Flucinar *(Fluocinolon)* 384
Fluclox *(Flucloxacillin)* 227
Flucloxacillin 225, 227
Flucloxacillin Altamedics *(Flucloxacillin)* 227
Flucobeta *(Fluconazol)* 274
Fluconazol 274
Fluconazol Deltaselect *(Fluconazol)* 274
Fluconazol HEXAL *(Fluconazol)* 274
Fluconazol-ratioph. *(Fluconazol)* 274
Flucytosin 277
Fludara *(Fludarabin)* 174
Fludarabin 174
Fludarabinphosphat-GRY *(Fludarabin)* 174
Fludrocortison 219
Fluimucil *(Acetylcystein)* 96
Fluimucil Antidot *(Acetylcystein)* 445
Flumanzenil Hameln *(Flumazenil)* 448
Flumanzenil HEXAL *(Flumazenil)* 448
Flumanzenil Kabi *(Flumazenil)* 448
Flumazenil 30, 448
Flumetason 383, 385
Flumid *(Flutamid)* 423
Flunarizin 344
Flunarizin-CT *(Flunarizin)* 344
Flunavert *(Flunarizin)* 344

Flunazul *(Fluconazol)* 274
Fluninoc *(Flunitrazepam)* 373
Flunisolid 414
Flunitrazepam 373
- Geriatrie 453
Flunitrazepam-ratioph. *(Flunitrazepam)* 373
Fluocinolon 384
Fluocinolonacetonid 402, 416
Fluocinonid 125, 384
Fluocortolon 125
Fluorid 165
Fluorometholon 402
Fluoropos *(Fluorometholon)* 402
Fluorouracil 176, 396
Fluorouracil-GRY *(Fluorouracil)* 176
Fluor-Vigantoletten *(Colecalciferol + Fluorid)* 165
Fluoxetin 353
- Geriatrie 452
Fluoxetin 1A *(Fluoxetin)* 353
Fluoxetin HEXAL *(Fluoxetin)* 353
Fluoxetin-ratioph. *(Fluoxetin)* 353
Flupendura *(Flupentixol)* 367
Flupentixol 367
Flupentixol Neurax *(Flupentixol)* 367
Fluphenazin 363
- Geriatrie 453
Fluphenazin Neurax *(Fluphenazin)* 363
Flupigil *(Flupirtin)* 301
Flupirtin 301
Flupirtinmaleat Winthrop *(Flupirtin)* 301
Fluprednidеn 383, 394
Flurazepam 373
- Geriatrie 453
Flurazepam Real *(Flurazepam)* 373
Flurbiprofen 404
Fluspi *(Fluspirilen)* 363
Fluspirilen 363
Fluspirilen Beta *(Fluspirilen)* 363
Flüssigkeitsersatz 310, 311
- kaliumfreier 311
Flusssäureverätzung 309
Fluta Cell *(Flutamid)* 423
Flutamid 423
Flutamid-ratioph. *(Flutamid)* 423
Fluticason 92, 93, 94, 414
Fluticason Cipla *(Fluticason)* 92
Flutide *(Fluticason)* 92
Flutide Nasal *(Fluticason)* 414
Flutiform *(Formoterol + Fluticason)* 93
FlutiHEXAL *(Fluticason)* 92
Fluvastatin 138
Fluvastatin Actavis *(Fluvastatin)* 138
Fluvastatin HEXAL *(Fluvastatin)* 138
Fluvoxamin 353
Fluvoxamin Neurax *(Fluvoxamin)* 353
Fokale Spastizität 335
Fokaler Anfall 316, 318, 321, 323
Folarell *(Folsäure)* 166
Foli Cell *(Folinsäure)* 204
Folinsäure 204
Follikelstimulation 434
Follikuläres Lymphom 198, 205
Follikulitis 385
Follitropin alfa 434
Folsan *(Folsäure)* 166
Folsäure 164, 166
- Analoga 173
- Antagonisten 246
Folsäure Hevert *(Folsäure)* 166
Folsäuremangel 164, 166
Fomepizol 448
Fomepizole OPi *(Fomepizol)* 448
Fondaparinux 75
Fondaparinux-Natrium beta *(Fondaparinux)* 75
Foradil P *(Formoterol)* 88
Forair *(Formoterol)* 88
Forene *(Isofluran)* 304
Formatris *(Formoterol)* 88
Formigran *(Naratriptan)* 333
Formodual *(Formoterol + Beclometason)* 93
Formoterol 88, 91, 93
Formoterol-ratioph. *(Formoterol)* 88
Formotop *(Formoterol)* 88
Forsteo *(Teriparatid)* 145
Fortecortin *(Dexamethason)* 219
Fortzaar *(Losartan + Hydrochlorothiazid)* 50
Forxiga *(Dapagliflozin)* 133
Fosamax *(Alendronsäure)* 147
Fosamprenavir 268
Fosaprepitant 123
Fosavance *(Alendronsäure + Colecalciferol)* 147
Foscarnet 261, 392
Foscavir *(Foscarnet)* 261
Fosfomycin 255
Fosfomycin Aristo *(Fosfomycin)* 255
Fosfouro *(Fosfomycin)* 255
Fosino Teva comp. *(Fodinopril + Hydrochlorothiazid)* 48
Fosinopril 36, 48
Fosinopril Act comp. *(Fodinopril + Hydrochlorothiazid)* 48
Fosinopril Teva *(Fosinopril)* 36
Fosinorm *(Fosinopril)* 36
Fosrenol *(Lanthancarbonat)* 126
Foster *(Formoterol + Beclometason)* 93
Fotil *(Pilocarpin + Timolol)* 407
Fragmin *(Dalteparin)* 72
Fragmin D *(Dalteparin)* 72
Fragmin Multidose *(Dalteparin)* 72
Fragmin P *(Dalteparin)* 72
Fragmin P forte *(Dalteparin)* 72
Framycetin 391
Fraxiparin *(Nadroparin)* 73
Fraxiparin Multi *(Nadroparin)* 73

raxodi *(Nadroparin)* 73
risium *(Clobazam)* 372
rovatriptan 333
rubiase Calcium *(Calcium-Ion)* 309
rühgeborenenanämie, Prophylaxe 161
rühgeburt 218
SH-Agonisten 434
SME Immun *(FSME-Impfstoff, Stamm Neudörfl)* 289
SME Immun Junior *(FSME-Impfstoff, Stamm Neudörfl)* 289
SME-Immunisierung 289
SME-Impfstoff, Stamm K23 289
SME-Impfstoff, Stamm Neudörfl 289
ucidine *(Fusidinsäure)* 391
ucithalmic *(Fusidinsäure)* 401
ulvestrant 433
umaderm *(Dimethylfumarat + Ethylhydrogenfumarat)* 388
umaderm initial *(Dimethylfumarat + Ethylhydrogenfumarat)* 388
ünf-Finger-Regel 444
ungata *(Fluconazol)* 274
ungizid-ratioph. *(Clotrimazol)* 393
ungizid-ratioph. Extra *(Terbinafin)* 394
Fungizone *(Amphotericin B)* 276
Fungoral *(Ketoconazol)* 393
Furadantin *(Nitrofurantoin)* 248
Furanthril *(Furosemid)* 55
Furesis comp. *(Triamteren + Furosemid)* 58
Furorese *(Furosemid)* 55
Furorese comp. *(Spironolacton + Furosemid)* 59
Furosemid 30, 53, 55, 58, 59
Furosemid-ratioph. *(Furosemid)* 55
Furunkel 382
Fusicutan *(Fusidinsäure)* 391
Fusid *(Furosemid)* 55
Fusidinsäure 391, 401
Fusionsproteine 86
Fuzeon *(Enfuvirtid)* 273
Fycompa *(Perampanel)* 321

G

GABA-erge Substanzen 318, 319
Gabaliquid Geriasan *(Gabapentin)* 321
Gabapentin 321
- Geriatrie 452
Gabapentin HEXAL *(Gabapentin)* 321
Gabapentin Stada *(Gabapentin)* 321
Gabapentin-ratioph. *(Gabapentin)* 321
Gabrilen N *(Ketoprofen)* 209
Galafold *(Migalastat)* 155
Galafond *(Migalastat)* 15
Galaktorrhoe 440
Galantamin 340
- Geriatrie 451
Galantamin HEXAL *(Galantamin)* 340
Gallengangsverschluss 141
Gallenrefluxgastritis 117
Gallensäurenkomplexbildner 141
Gallensäuresynthese, Störung 154
Gallensteine 117
Gallenweginfektionen 231, 233, 237, 255
Gallolingual *(Glyceroltrinitrat)* 60
Galnora *(Galantamin)* 340
Galsulfase 154
Gammagard S/D *(Immunglobuline)* 286
Gamunex 10% *(Immunglobuline)* 286
Ganciclovir 261, 402
Ganciclovir HEXAL *(Ganciclovir)* 261
Ganfort *(Bimatoprost + Timolol)* 407
Gardasil *(Papillomvirus-impfstoff)* 290
Gastritis
- akute 110
- chronische 110
Gastroduodenale Ulzera, Prophylaxe 107, 108, 110
Gastrointestinale
- Blutung 124
- Infektionen 228, 239
- Tumoren, hormonaktiv 124
Gastronerton *(Metoclopramid)* 112
Gastrosil *(Metoclopramid)* 112
Gastrozepin *(Pirenzepin)* 111
Gastrozol *(Pantoprazol)* 108
Gazyvaro *(Obinutuzumab)* 197
G-CSF 167
Geburtseinleitung 439, 440
Gefäßverschluss 30, 79
Gefitinib 189
Gehörgangsekzem 415
Gelafundin *(Gelatinederivat)* 313
Gelafusal N *(Gelatinederivat)* 313
Gelatinederivate 313
Gelbfieber-Immunisierung 289
Gelbfieber-Impfstoff 289
Gelenkinfektionen 230, 250
Gelonida Schmerztbl. *(Paracetamol + Codein)* 214
Gelusil Lac *(Al-Mg-Silicat)* 110
Gemci Cell *(Gemcitabin)* 177
Gemcitabin 177
Gemcitabin HEXAL *(Gemcitabin)* 177
Gemedac *(Gemcitabin)* 177
Gemfibrozil 137
Gemzar *(Gemcitabin)* 177
Generitan *(Irbesartan)* 39
Genitalinfektionen 241, 246–249
Gentamicin 225, 243, 391, 400, 403

Gentamicin HEXAL *(Gentamicin)* 243
Gentamicin-POS *(Gentamicin)* 400
Gentamicin-ratioph. *(Gentamicin)* 243
Gent-Ophtal *(Gentamicin)* 400
Genvoya *(Cobicistat + Elvitegravir + Emtricitabin + Tenofovir)* 273
Gerbstoff 382
Gerinnung 71
Gerinnungsfaktoren 84
Gernebcin *(Tobramycin)* 243
Gestagene 427, 430
Gestoden 436
Gevilon *(Gemfibrozil)* 137
GFR 458
- estimated 458
GHRH 159
GHRH Ferring *(Somatorelin)* 159
Gicht 147, 213, 214
Gichtmittel 146
Giftelimination 444
Giftinformationszentralen 450
Gilenya *(Fingolimod)* 343
Gilurytmal *(Ajmalin)* 29, 62
Gimeracil 177
Giotrif *(Afatinib)* 187
GIST 189, 190
Gittalun *(Doxylamin)* 376
Gityl *(Bromazepam)* 372
Gladem *(Sertralin)* 353
Glasgow Coma Scale 346
Glatirameracetat 343
Glaukom 405, 406, 407, 408
Glaukommittel 405
Glaupax *(Acetazolamid)* 408
Glepark *(Pramipexol)* 326
Glianimon *(Benperidol)* 363
Glibenclamid 128
Gliben-CT *(Glibenclamid)* 128
GlibenHEXAL *(Glibenclamid)* 128
Glib-ratioph. *(Glibenclamid)* 128
Gliclazid 128
Glimepirid 128
Glimepirid HEXAL *(Glimepirid)* 128
Glimepirid Stada *(Glimepirid)* 128
Glimepirid-CT *(Glimepirid)* 128
Glinide 129
Gliom 173
Gliquidon 128
Glitazone 132
Glivec *(Imatinib)* 189
Glomeruläre Filtrationsrate 456, 458
GLP1-Agonisten 130
GlucaGen *(Glucagon)* 136
Glucagon 136
Glucobay *(Acarbose)* 130
Glucobon *(Metformin)* 129
Glucophage *(Metformin)* 129
Glucose 10% *(Kohlenhydratlösung)* 311
Glucose 20% *(Kohlenhydratlösung)* 311
Glucose 40 Braun *(Glucose 40%)* 30
Glucose 40 Miniplasco *(Glucose 40%)* 136
Glucose 40% 30, 136
Glucose 40% *(Kohlenhydratlösung)* 311
Glucose 5% *(Kohlenhydratlösung)* 311
Glucose 50% *(Kohlenhydratlösung)* 311
Glucose 70% *(Kohlenhydratlösung)* 311
Glucosteril 40% *(Glucose 40%)* 136
Glukokortikoide 119, 218, 382
- inhalative 92
- Potenz 218
- topische 382–385
- Glukokortikoid + Triclosan 385
Glurenorm *(Gliquidon)* 128
Glutamatrezeptorantagonisten 330
Glybera *(Alipogentiparvovec)* 142
Glyceroltrinitrat 31, 60, 125
Glycopyrroniumbromid 90, 91, 308
Glycylcycline 240
Glycylpressin *(Terlipressin)* 158
Glykopeptide 250
Gn-RH-Agonisten 423, 424
Godamed *(Acetylsalicylsäure)* 81, 208
Goldgeist Forte *(Pyrethrine + Piperonylbutoxid + Chlorocresol)* 395
Golimumab 224
Goltor *(Ezetimib +* 13
Goltor *(Ezetimib + Simvastatin)* 141
Gonadenfunktion 159
Gonadorelin 159
Gonal F *(Follitropin alfa)* 434
Gonorrhoe 230, 233, 236, 237, 241, 244, 245
Goserelin 424, 434
Gracial *(Ethinylestradiol + Desogestrel)* 436
Gramicidin 401
Granisetron 121
Granisetron HEXAL *(Granisetron)* 121
Granisetron Stada *(Granisetron)* 121
Granisetron-ratioph. *(Granisetron)* 121
Granocyte 13 *(Lenograstim)* 167
Granocyte 34 *(Lenograstim)* 167
Granulomatose 224, 285
Granupas *(4-Amino-salicylsäure)* 260
Grastofil *(Filgrastim)* 167
Gravistat 125 *(Ethinylestradiol + Levonorgestrel)* 436
Grepid *(Clopidogrel)* 81
Griseo-CT *(Griseofulvin)* 277
Griseofulvin 277
Grüncef *(Cefadroxil)* 236
Grünteeblätterextrakt 399
Guanfacin 15, 380

Handelsnamen = fett *Wirkstoffe = kursiv*

Guillain-Barré-Syndrom 286
Gutron *(Midodrin)* 69
Guttalax *(Natriumpicosulfat)* 114
Guttaplast *(Salicylsäure)* 396
Gynäkologische Infektionen 229, 236, 249
Gyno Daktar *(Miconazol)* 393
Gynokadin *(Estradiol)* 426, 427
Gyno-Pevaryl *(Econazol)* 393
Gyrasehemmer 244

H

H1-Antihistaminika 120
H2-Blocker-ratioph. *(Cimetidin)* 106
H2-Rezeptor-Blocker 106
Haarwuchsmittel 396
Haarzell-Leukämie 174, 206
Haemate HS *(Faktor VIII)* 84
Haemocomplettan HS *(Faktor I)* 84
Haemoctin *(Faktor VIII)* 84
Haemophilus influenzae 225
Haemophilus-influenzae-Immunisierung 290
Haemopressin *(Terlipressin)* 158
Hakenwurm 280
Halaven *(Eribulin)* 204
Halbelektrolytlösungen 311
Halbmond *(Diphenhydramin)* 376
Halbwertszeit 456
Halcion *(Triazolam)* 374
Haldol *(Haloperidol)* 30
Haldol Janssen *(Haloperidol)* 364
Halogenakne 390
Halometason 385
Haloper *(Haloperidol)* 364
Haloperidol 30, 364
Haloperidol HEXAL *(Haloperidol)* 364
Haloperidol Neurax *(Haloperidol)* 364
Hals-Rachen-Entzündung 416
Hamadin N *(Saccharomyces boulardii)* 116
Hämolyse 283
Hämolytische Anämie 283
Hämophilie 84
- A 84, 85
- B 84, 85
- erworbene 84
Hämorrhoidalmittel 124
Hämorrhoiden 124, 125
Hämosiderose 449
Harnalkalisierung 424
Harnansäuerung 425
Harnblasenkarzinom 181
Harndrang 417, 418
Harninkontinenz 417, 418, 425
Harnsäureoxalatsteine 424
Harnstoff 386, 395
Harnstoffzyklusstörungen 155
Harnweginfektionen 228–239, 243–250, 255, 425
Harnwegspasmen 113
Harnwegtoxizität 207
Harvoni *(Ledipasvir + Sofosbuvir)* 271
Harzol *(Sitosterin)* 419
Hautanästhesie 306
Hautantiinfektiva 391
Hautentzündung 382, 384
Hautinfektion 227–237, 240–246, 249–252, 255, 391, 393
Hautmetastasen 206
Hautmykose 275, 277, 392–394
Hautnekrosen, cumarininduzierte 80
Hautulkus 391, 399
Havrix *(Hepatitis-A-Impfstoff)* 289
Hbvaxpro *(Engerix B Erwachsene)* 289
HCT Beta *(Hydrochlorothiazid)* 56
HCT HEXAL *(Hydrochlorothiazid)* 56
HCTad *(Hydrochlorothiazid)* 56
Heitrin *(Terazosin)* 46
Helicobacter-pylori-Eradikation 107–109, 228, 241
Heliodrei *(Colecalciferol)* 164
Helixate *(Faktor VIII)* 84
Helmex *(Pyrantel)* 280
Hemangiol *(Propranolol)* 42
Hemin 155
Hemmkörper 84
Hemolax *(Bisacodyl)* 113
Hepa Merz *(Ornithinaspartat)* 117
Heparin
- Antagonisierung 77
- Antidot 80
- niedermolekulares 71
- unfraktioniertes 71
Heparin 30
Heparin-Calcium-ratioph. *(Heparin)* 71
Heparin-Natrium-ratioph. *(Heparin)* 30, 71
Heparinoide 74
Hepatitis B 263–265, 285
Hepatitis C 268–273, 285
Hepatitis-A- + -B-Impfstoff 289
Hepatitis-A-Immunisierung 289
Hepatitis-A-Impfstoff 289
Hepatitis-B-Immunisierung 289, 290
Hepatitis-B-Impfstoff 289
Hepatobiliäre Erkrankung 117
Hepsera *(Adefovir)* 263
Herceptin *(Trastuzumab)* 198
Herceptin s.c. *(Trastuzumab)* 198
Herpes
- Aciclovir-Resistenz 261
- Enzephalitis 260
- genitalis 260, 261, 392
- integumentalis 392
- Keratitis 401, 402
- labialis 392
- Präparate 260
- zoster 260, 261
- zoster, Immunisierung 290
Herz ASS-ratioph. *(Acetylsalicylsäure)* 81

Herzinfarkt 31, 35–39, 57, 60, 72, 75–82, 142
Herzinsuffizienz 31, 35–41, 52, 56–58, 61, 66–70
Herzrhythmusstörungen 32
- bradykarde 69
- supraventrikuläre 40, 65
- tachykarde 30, 40–42
- ventrikuläre 40, 42, 63, 65
Herzsyndrom, hyperkinetisches 40–42
Herztransplantation 284
Heweneural *(Lidocain)* 306
Hexamidin 416
Hidradenitis suppurativa 222
Hirnabszess 248
Hirnleistungsstörung 339, 340
Hirnmetastasen 171
Hirnödem 58, 219
Hirntumoren 171, 173
Hirsutismus 399, 431
Histaminagonisten, partielle 120
Histamindihydrochlorid 205
Histiocytosis X 178
Histoplasmose 275
HIV 167, 180, 181, 203, 241, 263–269, 273, 286
HMG-CoA-Reduktase-Hemmer 137
HNO-Infektionen 227, 228, 232, 236–247, 255
Hodenkarzinom 169–172, 178, 179, 182
Hodenunterfunktion 421
Hoggar Night *(Doxylamin)* 376
Holoxan *(Ifosfamid)* 170
Homocystinurie 154
Hordeolum 402
Hormonaktiver Tumor 124
Hormonelle Kontrazeptiva 435
- Depotpräparate 435
- Dreiphasenpräparate 437
- Einphasenpräparate 435
- Minipille 437
- Zweiphasenpräparate 437
Hormonpräparate 426
Hornhautpflegemittel 410
Hornhautulkus 401
Hornhautverletzung 402
Horton-Syndrom 333
Humalog *(Insulin lispro)* 134
Humalog Mix 25, 50 *(Insulin lispro + Verzögerungsinsulin)* 135
Humatin *(Paromomycin)* 253
Huminsulin Basal *(Verzögerungsinsulin)* 135
Huminsulin Normal *(Insulin normal)* 134
Huminsulin Profil III *(Normalinsulin + Verzögerungsinsulin)* 135
Humira *(Adalimumab)* 222
Humulin Basal *(Verzögerungsinsulin)* 135
Humulin Normal *(Insulin normal)* 134
Hunter-Syndrom 155
Hustenstiller-ratioph. Dmp *(Dextromethorphan)* 97
Hyaluronsäure 410
Hycamtin *(Topotecan)* 183
Hydergin forte *(Dihydroergotoxin)* 339
Hydrea *(Hydroxycarbamid)* 205
Hydrochlorothiazid 47–53, 56, 58
Hydrochlorothiazid *(Telmisartan + Hydrochlorothiazid)* 50
Hydrocodon 292
Hydrocortison 119, 124, 219, 382, 394, 403
Hydrocortison *(Hydrocortison)* 219
Hydrocortison Acis *(Hydrocortison)* 219
Hydrocortison HEXAL *(Hydrocortison)* 382
Hydrocortison Hoechst *(Hydrocortison)* 219
Hydrocortison POS *(Hydrocortison)* 403
Hydrocortisonbutyrat 383
Hydrocutan *(Hydrocortison)* 38
Hydromorphon 292, 295
Hydromorphon HEXAL *(Hydromorphon)* 295
Hydromorphon Oros 292, 295
Hydromorphon Stada *(Hydromorphon)* 295
Hydrotalcit 109
Hydrotalcit-ratioph. *(Hydrotalcit)* 109
Hydroxycarbamid 205
Hydroxycarbamid 1A *(Hydroxycarbamid)* 205
Hydroxychloroquinsulfat 216
Hydroxycobalamin 448
Hydroxyethylstärke 313
Hydroxyzin 100
- Geriatrie 452
Hygroton *(Chlortalidon)* 56
Hylan *(Hyaluronsäure)* 410
Hylo Gel *(Hyaluronsäure)* 410
Hyperaktivitätsstörung 378–38
Hyperaldosteronismus 57, 59
Hyperammonämie 154
Hypercholesterinämie 54, 137–143
- familiäre 142
Hypereosinophiles Syndrom 189
Hyperhidrosis 329
Hyperkaliämie 425
Hyperkalzämie 145, 149
- tumorinduziert 148, 149
Hyperkeratosen 396
Hyperkeratosis palmoplantaris 387
Hyperlipidämie 54, 137–140
Hypermenorrhoe 429, 439
Hyperparathyreoidismus 145
Hyperphenylalaninämie 156
Hyperphosphatämie 126, 127, 309
Hyperprolaktinämie 441
Hypertension, okuläre 405–407
Hypertensive Krise 44–47
Hypertensiver Notfall 31, 32, 47

Hyperthermie, maligne 335
Hyperthyreose 42, 144, 145
Hypertonie 31, 32, 35–59, 140
- pulmonale 104, 105
Hypertriglyzeridämie 137, 142
Hyperurikämie 146, 147
Hypnomidate *(Etomidat)* 30, 302
Hypnorex retard *(Lithiumcarbonat)* 358
Hypnotika 370
Hypofibrinogenämie 84
Hypoglykämie 30, 136
Hypogonadismus 421, 434
Hypokalzämie 165, 309
Hypomagnesiämie 309
Hyponatriämie 158
Hypoparathyreoidismus 164, 165
- Prophylaxe 165
Hypophosphatasie 153
Hypophysenfunktion 159
Hypophysenhinterlappenhormone 157
Hypothalamusfunktion 159
Hypothalamushormone 157
Hypothyreose 143, 144
Hypothyreotes Koma 143
Hypotonie 30, 69, 157, 219
Hypromellose 410
Hyzaar plus *(Losartan + Hydrochlorothiazid)* 50

I

Ibandronsäure 148
Ibandronsäure HEXAL *(Ibandronsäure)* 148
Ibandronsäure Stada *(Ibandronsäure)* 148
Ibandronsäure-ratioph. *(Ibandronsäure)* 148
Ibrutinib 189
IbuHEXAL *(Ibuprofen)* 209
Ibuprofen 209
Ibu-ratioph. *(Ibuprofen)* 209
ib-u-ron *(Ibuprofen)* 209
Icatibant 86
Ichtholan *(Ammoniumbituminosulfonat)* 382
Ichtholan spezial *(Ammoniumbituminosulfonat)* 382
Ichthoseptal *(Chloramphenicol + Natriumbituminosulfonat)* 391
Ichthyosis 387, 395
Iclusig *(Ponatinib)* 190
Idarubicin 182
Idarucizumab 15, 77
Idebenon 14, 412
Idelalisib 205
IDEOS *(Colecalciferol + Calciumcarbonat)* 165
Idiopathische thrombozytopenische Purpura 283, 286
Idursulfase 155
Ifirmasta *(Irbesartan)* 39
If-Kanal-Hemmer 61
IFO-cell *(Ifosfamid)* 170
Ifosfamid 170
IgG-Wärmeantikörper 283
Ikervis *(Ciclosporin)* 14, 404
Ikterus 141
Ilaris *(Canakinumab)* 154
Ileus 338
Illina *(Ethinylestradiol + Levonorgestrel)* 436
Ilomedin *(Iloprost)* 83
Iloprost 83, 104
Iloprost Ibisqus *(Iloprost)* 83
Iluvien *(Fluocinolonacetonid)* 402
Imap *(Fluspirilen)* 363
Imatinib 189
Imbruvica *(Ibrutinib)* 189
Imbun IBU-Lysinat *(Ibuprofen)* 209
Imeson *(Nitrazepam)* 374
Imex *(Tetracyclin)* 389
Imiglucerase 155
Imigran *(Sumatriptan)* 333
Imipenem 225, 249
Imipenem/Cilastatin Actavis *(Imipenem + Cilastatin)* 249
Imipenem/Cilastatin Basics *(Imipenem + Cilastatin)* 249
Imipramin 349
- Geriatrie 451
Imipramin Neurax *(Imipramin)* 349
Imiquimod 399
Immunate *(Faktor VIII)* 84
Immunglobuline 286
Immunglobuline 286
Immunine STIM plus *(Faktor IX)* 84
Immunmangelsyndrome 286
Immunosporin *(Ciclosporin)* 283, 388
Immunschwäche 278
Immunstimulanzien 286
Immunsuppression 169
Immunsuppressiva 282, 404
- selektive 221, 342
Immunthrombozytopenische Purpura 86
Imnovid *(Pomalidomid)* 206
Imodium *(Loperamid)* 116
Imogas *(Simeticon)* 115
Imovax Polio 290
Impavido *(Miltefosin)* 206
Impetigo 385, 391
Impfkalender 291
Impfstoffe 287
- bakterielle 287
- bakterielle + virale 290
- virale 288
Implanon *(Etonogestrel)* 435
Implicor *(Metoprolol + Ivabradin)* 13
Impromen *(Bromperidol)* 363
Imukin *(Interferon gamma-1b)* 285
Imurek *(Azathioprin)* 283
Imurel *(Azathioprin)* 283
INa-late Inhibitor 61
Incivo *(Telaprevir)* 269
Incruse Ellipta *(Umeclidiniumbromid)* 91
Indacaterol 88, 91

Indapamid 48, 56
Indapamid Actavis (*Indapamid*) 56
Indapamid Heumann (*Indapamid*) 56
Inderal (*Propranolol*) 42
Inderm (*Erythromycin*) 389
Indikation 457
Indinavir 268
Indivina (*Estradiol + Medroxyprogesteron*) 431
Indo-CT (*Indometacin*) 211
Indometacin 211
Indometacin AL (*Indometacin*) 211
Indomet-ratioph. (*Indometacin*) 211
Indo-paed (*Indometacin*) 211
InductOs (*Dibotermin alfa*) 150
Inegy (*Ezetimib + Simvastatin*) 141
Infanrix (*Tetanus- + Diphtherie- + Pertussis-Toxoid*) 288
Infanrix Hexa (*Diphtherie-Tetanus-Pertussis-Poliomyelitis-Haemophilus influenzae-Hepatitis-B-Impfstoff*) 290
Infectoazit (*Azithromycin*) 400
Infectocef (*Cefaclor*) 236
Infectocillin (*Penicillin V*) 227
Infectocillin Parent (*Penicillin G*) 226
Infectocipro (*Ciprofloxacin*) 415
Infectociprocort (*Ciprofloxacin + Fluocinolonacetonid*) 416
Infectocortikrupp (*Prednisolon*) 32, 220
Infectocortisept (*Halometason + Triclosan*) 385
Infectofos (*Fosfomycin*) 255
Infectogenta (*Gentamicin*) 391, 400
InfectoKrupp Inhal (*Epinephrin*) 90
Infectomox (*Amoxicillin*) 228
Infectomycin (*Erythromycin*) 241
Infectopedicul (*Permethrin*) 395
Infectoscab (*Permethrin*) 395
Infectoschnupf (*Tramazolin*) 413
Infectosupramox (*Amoxicillin + Clavulansäure*) 230
Infectotrimet (*Trimethoprim*) 247
Infektion, postpartale 249
Infektionen
- intraabdominelle 235
Infektsteine 425
Infiltrationsanästhesie 306, 307
Infizierte Ekzeme 385
Inflanefran (*Prednisolon*) 403
Inflanegent (*Gentamicin + Prednisolon*) 403
Inflectra (*Infliximab*) 224
Infliximab 224
Influenza 262
- Immunisierung 289
Influenza-Impfstoff (saisonale Influenza) 289
Influenza-Präparate 262
Influvac 2016/2017 (*Epidemische-Influenza-Impfstoff*) 289
Ingenolmebutat 399
Inhalationsnarkotika 303
Inhalative Alpha- und Beta-Sympathomimetika 90
Inhalative Anticholinergika 90
Inhalative Beta-2-Sympathomimetika 87
Inhalative Sympathomimetika 88
Inimur Myko (*Ciclopirox*) 392
Injektionsnarkotika 301–303
Inkontinenz 335, 417, 418, 425
Inlyta (*Axitinib*) 187
Innervation, sensible 346
innohep (*Tinzaparin*) 73
innohep 20000 (*Tinzaparin*) 73
innohep multi (*Tinzaparin*) 73
Inovelon (*Rufinamid*) 317
Insektenstiche 398
Insidon (*Opipramol*) 357
Inspra (*Eplerenon*) 57
Instanyl (*Fentanyl oral/nasal*) 294
Insulatard (*Verzögerungsinsulin*) 134, 135
Insulin detemir 135
Insulin glargin 134, 135
Insulin glulisin 134
Insulin lispro 134, 135
Insulin normal 134, 135
Insulin-Analoga
- lang wirksame 135
- sehr kurz wirksame 134
Insulinaspart 134, 135
Insulindetemir 134
Insuline 134
- kurz wirksame 134
- mittellang wirksame 135
Insulin-Kombinationen 135
Insuman BASAL (*Verzögerungsinsulin*) 135
Insuman Comb (*Normalinsulin + Verzögerungsinsulin*) 135
Insuman Infusat (*Insulin normal*) 134
Insuman RAPID (*Insulin normal*) 134
Intal (*Cromoglicinsäure*) 101
Integrilin (*Eptifibatid*) 82
Intelence (*Etravirin*) 266
Interaktionen 457
Interferon alfa-2a 285
Interferon alfa-2b 285
Interferon beta-1a 344
Interferon beta-1b 344
Interferon gamma-1b 285
Interferone 285
Intertrigo 383
Intestinale Antibiotika 253, 254
Intoxikation 116, 444
- Alkylantien 448
- Alkylphosphate 29, 69, 446
- Arzneimittel 448
- Benzodiazepine 30, 448
- Bromat 448
- Cadmium 449
- Cyanid 446, 448

- Digitalis 446
- Eisen 449
- Jod 448
- Kupfer 449
- Methämoglobinbildner 449
- Methanol 446
- Methotrexat 204
- Nahrungsmittel 448
- Neostigmin 69, 446
- Nikotin 329
- Opioide 31, 298
- Organophosphate 449
- Paracetamol 96, 445
- Polonium 449
- Pyridostigmin 69, 446
- Quecksilber 446, 449
- Schwermetalle 448
- Spülmittel 115, 449
- Zink 449
ntrauterine Kontrazeptiva 438
Intrauterinpessar mit Kupfer 439
Intrauterinpessar mit Levonorgestrel 439
Intrazellulärraum 455
Intron A *(Interferon alfa-2b)* 285
Intuniv *(Guanfacin)* 15, 380
Inuvair *(Formoterol + Beclometason)* 93
Invanz *(Ertapenem)* 249
Invega *(Paliperidon)* 368
Invirase *(Saquinavir)* 269
Iopidine *(Apraclonidin)* 406
Ipilimumab 397
Iprabronch *(Ipratropiumbromid)* 90
Ipramol *(Ipratropiumbromid + Salbutamol)* 91
Ipratropium Teva *(Ipratropiumbromid)* 90
Ipratropiumbromid 90, 91
Ipratropiumbromid HEXAL *(Ipratropiumbromid)* 90
IPV Merieux *(Poliomyelitis-Impfstoff)* 290
Irbecor comp. *(Irbesatan + Hydrochlorothiazid)* 49
Irbesartan 39, 49
Irbesartan 1A *(Irbesartan)* 39
Irbesartan comp. HEXAL *(Irbesatan + Hydrochlorothiazid)* 49
Irbesartan-CT *(Irbesartan)* 39
Irenat *(Natriumperchlorat)* 145
Iressa *(Gefitinib)* 189
Irinotecan 183
Irinotecan HEXAL *(Irinotecan)* 183
Iritis 403, 408
Irtan *(Nedocromil)* 409
Iruxol *(Clostridium-histolyticum-Kollagenase + Proteasen)* 399
IS 5 mono-ratioph. *(Isosorbidmononitrat)* 60
Isavuconazol 14, 275
Ischämie, zerebrale 79, 81, 82
Iscover *(Clopidogrel)* 81
ISDN HEXAL *(Isosorbiddinitrat)* 60
ISDN-ratioph. *(Isosorbiddinitrat)* 60
Isentress *(Raltegravir)* 273
Isicom *(L-Dopa + Carbidopa)* 325
ISMN-CT *(Isosorbidmononitrat)* 60
Ismo *(Isosorbidmononitrat)* 60
Isocillin *(Penicillin V)* 227
Isoderm *(Isotretinoin)* 391
Iso-Eremfat *(Rifampicin + Isoniazid)* 259
Isofluran 304
Isofluran Baxter *(Isofluran)* 304
Isofluran Piramal *(Isofluran)* 304
IsoGalen *(Isotretinoin)* 391
Isogutt MP Lösung *(Natrium-dihydrogenphosphat)* 412
Isoket *(Isosorbiddinitrat)* 60
Isomol *(Macrogol + NaCl + NaHCO3 + KCl)* 114, 115
Isomonit *(Isosorbidmononitrat)* 60
Isoniazid 258, 259
Isoptin *(Verapamil)* 32, 43
Isoptin RR plus *(Verapamil + Hydrochlorothiazid)* 53
Isopto-Dex *(Dexamethason)* 402
Isopto-Max *(Neomycin + Polymyxin B + Dexamethason)* 403
Isosorbiddinitrat 60
Isosorbidmononitrat 60
Isotret HEXAL *(Isotretinoin)* 391
Isotretinoin 389, 391
Isotretinoin-ratioph. *(Isotretinoin)* 391
Isotrex *(Isotretinoin)* 389
Isotrexin *(Isotretinoin + Erythromycin)* 389
Isoxazolylpenicilline 227
Isozid *(Isoniazid)* 258
Isozid compositum *(Isoniazid + Pyridoxin)* 259
Ispenoral *(Penicillin V)* 227
Isradipin 44
Itraconazol 275
Itraconazol-ratioph. *(Itraconazol)* 275
Ivabradin 13, 61
Ivacaftor 155
Ivemend *(Fosaprepitant)* 123
Ivermectin 14, 279, 390
Ixiaro *(Japanische-Enzephalitis-Virus-Impfstoff)* 289
Ixoten *(Trofosfamid)* 170

J

Jacutin Pedicul *(Allethrin + Piperonylbutoxid)* 395
Jacutin Pedicul Fluid *(Dimeticon)* 395
Jakavi *(Ruxolitinib)* 190
Janumet *(Sitagliptin + Metformin)* 132
Januvia *(Sitagliptin)* 132
Japanische-B-Enzephalitis-Immunisierung 289
Japanische-Enzephalitis-Virus-Impfstoff 289

Jardiance *(Empagliflozin)* 133
Jatrosom *(Tranylcypromin)* 351
Javlor *(Vinflunin)* 178
Jaydess *(Intrauterinpessar mit Levonorgestrel)* 439
Jellin *(Fluocinolon)* 384
Jelliproct *(Fluocinonid + Lidocain)* 125
Jenapurinol *(Allopurinol)* 146
Jenaspiron *(Spironolacton)* 57
Jetrea *(Ocriplasmin)* 412
Jevtana *(Cabazitaxel)* 179
Jext *(Adrenalin)* 68
Jinarc *(Tolvaptan)* 158
Jod-Intoxikation 448
Jodthyrox *(Levothyroxin + Kaliumiodid)* 144
Jonosteril *(Vollelektrolytlösung)* 310
Jonosteril HD 5 *(Halbelektrolytlösung)* 311
Jonosteril Na 100 *(Zweidrittel-elektrolytlösung)* 311
Jubrele *(Desogestrel)* 438
Juckreiz 125, 382, 384, 398
Juformin *(Metformin)* 129
Junik *(Beclometason)* 92
Junizac *(Ranitidin)* 106
Jurnista *(Hydromorphon Oros)* 295
Jutabis *(Bisoprolol)* 40
Jutabloc *(Metoprololtartrat)* 41
Jutalar *(Doxazosin)* 46
Jutapress *(Nitrendipin)* 45
Jutaxan *(Enalapril)* 36
juvenile idiopath. Arthritis 224
Juvental *(Atenolol)* 40

K

Ka Vit *(Vitamin K)* 165
Kadcyla *(Trastuzumab Emtansin)* 198
Kaletra *(Lopinavir + Ritonavir)* 268
Kalinor *(Kalium)* 308
Kalinor ret. P *(Kalium)* 308
Kalitrans *(Kalium)* 308
Kalium 308, 309
Kalium Verla *(Kalium)* 308
Kaliumcanrenoat 57
Kaliumchlorid 308
Kaliumchlorid 7.45% *(Kaliumchlorid)* 308
Kaliumfreie Lösungen 311
Kaliumiodid 144
Kaliumkanalblocker 341
Kalium-Natrium-Hydrogencitrat 424
Kaliumpräparate 308
Kaliumsparende Diuretika 57
Kaliumsubstitution 308, 309
Kaliumsulfat 115
Kalma *(Tryptophan)* 376
Kälteschäden 398
Kalydeco *(Ivacaftor)* 155
Kalymin *(Pyridostigmin)* 338
Kalzium 148
Kalziumantagonisten 43, 44, 51–54, 65, 344
- Geriatrie 452, 453
Kalziumblocker 318
Kalziummangel 165, 309
Kalziumpräparate 308
Kalziumstoffwechsel-regulatoren 147
Kalziumsubstitution 309
Kanamycin 400
Kanamycin-POS *(Kanamycin)* 400
Kantos *(Formoterol + Beclometason)* 93
Kanuma *(Sebelipase alfa)* 13, 156
Kaposi-Sarkom 180, 181, 203
Karditis 218
Karies-Prophylaxe 165
Karison *(Clobetasol)* 385
Karminativa 115
Karvea *(Irbesartan)* 39
Karvezide *(Irbesartan + Hydrochlorothiazid)* 49
Karzinoid 124
Katadolon *(Flupirtin)* 301
Kataplexie 323
Katatonie 362
Kationenaustauscher 127, 425
Kawasaki-Syndrom 286
KCl 114, 115
Keciflox *(Ciprofloxacin)* 244
Keimax *(Ceftibuten)* 238
Keimempfindlichkeit 225
Kengrexal *(Cangrelor)* 14, 81
Kentera *(Oxybutynin)* 417
Kepinol *(Trimethoprim + Sulfamethoxazol)* 247
Kepivance *(Palifermin)* 167
Keppra *(Levetiracetam)* 323
Keratitis 401–404, 410
Keratokonjunktivitis sicca 410
Keratolytika 395
Keratose 176
Keratose, aktinische 397, 399
Kerlone *(Betaxolol)* 40
Ketamin 31, 303
Ketamin Hameln *(Ketamin)* 303
Ketamin Inresa *(Ketamin)* 303
Ketamin Rotexmedica *(Ketamin)* 303
Ketamin-ratioph. *(Ketamin)* 31
Ketanest S *(Esketamin)* 30, 302
Ketek *(Telithromycin)* 242
Ketoconazol 156, 393
Ketoconazole HRA *(Ketoconazol)* 156
Ketof *(Ketotifen)* 101
Ketofex *(Ketotifen)* 101
Ketolide 240
Ketoprofen 209
Ketorolac 404
Ketotifen 101, 409
Ketotifen Stada *(Ketotifen)* 101
Ketotifen Stulln *(Ketotifen)* 409
Ketovision *(Ketorolac)* 404
Ketozolin *(Ketoconazol)* 393
Kevatril *(Granisetron)* 121
Keytruda *(Pembrolizumab)* 14, 197
Kieferinfektionen 227, 242, 248

Kineret *(Anakinra)* 223
Kinetose 376
Kinzal komb *(Telmisartan + Hydrochlorothiazid)* 50
Kinzal mono *(Telmisartan)* 39
Kiovig *(Immunglobuline)* 286
Kirim *(Bromocriptin)* 326, 440
Kivexa *(Abacavir + Lamivudin)* 263
Klacid *(Clarithromycin)* 241
Klasse-Ia-Antiarrhythmika 62
Klasse-Ib-Antiarrhythmika 63
Klasse-Ic-Antiarrhythmika 63
Klasse-III-Antiarrhythmika 64
Klasse-IV-Antiarrhythmika 65
Klean Prep *(Macrogol + Na_2SO_4 + $NaHCO_3$ + NaCl + KCl)* 115
Klebsiella 225
Klimakterium 429, 432
Klimonorm *(Estradiol + Levonorgestrel)* 431
Kliogest N *(Estradiol + Norethisteron)* 431
Klismacort *(Prednisolon)* 32, 220
Knocheninfektionen 229–236, 242–245, 248–251, 255
Knochenmarktransplantation 283, 286
Knochenmetastasen 148–150
Knochenmorphogene Proteine150
Knochentumore 150
Knochenverlust, Prophylaxe 149
Kogenate *(Faktor VIII)* 84
Kohle Hevert *(Kohle, medizinische)* 116, 448
Kohle Pulvis *(Kohle, medizinische)* 116, 448
Kohle, medizinische 448
Kohlenhydratlösungen 311
Kolik 29, 213
Kolitis, kollagene 119
Kolonkarzinom 172, 176, 177, 182, 183, 195–197, 203, 204
Koloskopie, Vorbereitung 115
Koma 117
Kombiglyze *(Saxagliptin + Metformin)* 132
Kompartimente 455
Kompensan *(Al-Na-Carbonat-dihydroxid)* 110
Konakion *(Phytomenadion)* 165
Kongestion, nasale 415
Konjugierte Östrogene 427, 432
Konjunktiven, Hyperämie 410
Konjunktivitis 400–403, 409, 410
- allergische 99, 403, 409
Kontaktlinsen 410
Kontrazeption 435–439
- hormonelle 435
- intrauterine 438
Kopf-Hals-Karzinom 171–173, 178, 179, 182, 196
Kopfschmerzen, vaskuläre 331
Koproporphyrie 155
Koprostase 114
Koronare Herzerkrankung 36, 40–44, 61, 81, 138, 140
Koronarintervention 76, 81
Koronarsyndrom, akutes 29–31, 35, 60, 72, 75, 76, 81, 82
Körperoberflächenberechnung 462
Kortikoide 119, 218
- Auge 402, 403
- HNO 414
Kortikoid-ratioph. *(Triamcinolonacetonid)* 383
Krampfanfall 29, 32, 317, 319, 372–376
Kreatininclearance 458
Kreon *(Pankreatin)* 117
Kreon f. Kinder *(Pankreatin)* 117
Krupp 220
Kryptokokkenmeningitis 274, 277
Kupferintoxikation 449
Kurzdarmsyndrom 124
Kuvan *(Sapropterin)* 156
Kybernin Hs *(Antithrombin III)* 85
Kyprolis *(Carfilzomib)* 14, 204
Kytril *(Granisetron)* 121

L

Lac-Ophtalsystem *(Filmbildner)* 410
Lacosamid 316
Lacrimal *(Hypromellose)* 410
Lacrisic *(Filmbildner)* 410
Lactuflor *(Lactulose)* 114
Lactulose 114
Lactulose-ratioph. *(Lactulose)* 114
Lafamme *(Estradiol + Dienogest)* 430
Laktation 442
Laktationsstörung 440
Lambert-Eaton-Myasthenisches-Syndrom 153
Lambliasis 248
Lamictal *(Lamotrigin)* 317, 357
Lamisil *(Terbinafin)* 277, 394
Lamiva *(Ethinylestradiol + Drospirenon)* 436
Lamivudin 263, 264, 265, 273
Lamivudin HEXAL *(Lamivudin)* 264
Lamivudin Teva *(Lamivudin)* 264
Lamivudin/Zidovudin HEXAL *(Lamivudin + Zidovudin)* 265
Lamo Tad *(Lamotrigin)* 317
Lamotrigin 317, 357
- Geriatrie 452
Lamotrigin HEXAL *(Lamotrigin)* 317
Lamotrigin Neurax *(Lamotrigin)* 357
Lamotrigin-ratioph. *(Lamotrigin)* 317, 357
Lamuna *(Ethinylestradiol + Desogestrel)* 436
Lanicor *(Digoxin)* 30, 66
Lanitop *(Metildigoxin)* 67
Lanreotid 124
Lansogamma *(Lansoprazol)* 108
Lansoprazol 108
Lansoprazol HEXAL *(Lansoprazol)* 108

Lansoprazol-ratioph. *(Lansoprazol)* 108
Lantarel *(Methotrexat)* 217, 388
Lanthancarbonat 126
Lantus *(Insulin glargin)* 134, 135
Lapatinib 189
Larbex *(Budesonid)* 92
L-Arginin-Hydrochlorid 21% *(Argininhydrochlorid)* 314
Lariam *(Mefloquin)* 281
Laronidase 155
Larylin Hustenstiller *(Dropropizin)* 97
Laryngomedin N *(Hexamidin)* 416
Laryngotracheitis 90
Lasix *(Furosemid)* 30, 55
Lastet *(Etoposid)* 179
Latan-Ophtal *(Latanoprost)* 406
Latanoprost 406, 407
Latanoprost HEXAL *(Latanoprost)* 406
Latanoprost HEXAL comp. *(Latanoprost + Timolol)* 407
Latanotim Vision *(Latanoprost + Timolol)* 407
Laticort *(Hydrocortison-butyrat)* 383
Latuda *(Lurasidon)* 367
Läuse 395
Laviola *(Ethinylestradiol + Dienogest)* 436
Laxans-ratioph. *(Bisacodyl)* 113
Laxantien 113
Laxoberal *(Natriumpicosulfat)* 114
Laxofalk *(Macrogol)* 114
L-Dopa 324, 325
Leberegel 279
Leberinsuffizienz 312
Lebertherapeutika 117
Lebertransplantation 284
Leberzellkarzinom 182, 190
Lederlind *(Nystatin)* 393
Ledipasvir 271
Ledipasvir (LDV) 270
Lefax *(Simeticon)* 115
Leflunomid 216
Leflunomid HEXAL *(Leflunomid)* 216
Leflunomid medac *(Leflunomid)* 216
Leflunomid Stada *(Leflunomid)* 216
Leflunomid Winthrop *(Leflunomid)* 216
Leganto *(Rotigotin)* 327
Legionella 225
Leios *(Ethinylestradiol + Levonorgestrel)* 436
Leishmaniasis 206, 255
Leitungsanästhesie 306, 307
Lemocin *(Cetrimonium + Lidocain + Tyrothricin)* 416
Lemtrada *(Alemtuzumab)* 343
Lenalidomid 205
Lendenwirbelfusion 150
Lendorm *(Brotizolam)* 372
Lendormin *(Brotizolam)* 372
Lennox-Gastaut-Syndrom 317, 323
Lenograstim 167
Lenoxin *(Digoxin)* 66
Lenvatinib 14, 189
Lenvima *(Lenvatinib)* 14, 189
Lenzetto *(Estradiol)* 427
Leona HEXAL *(Ethinylestradiol + Levonorgestrel)* 436
Leponex *(Clozapin)* 367
Lepra 259
Leptilan *(Valproinsäure)* 320
Lercanidipin 44, 54
Lercanidipin Heumann *(Lercanidipin)* 44
Lercanidipin Stada *(Lercanidipin)* 44
Lercaprel *(Lercanidipin + Enalapril)* 54
Lesch-Nyhan-Syndrom 146
Letroblock *(Letrozol)* 433
LetroHEXAL *(Letrozol)* 433
Letrozol 433
Letrozol Winthrop *(Letrozol)* 433
Leukämie
- akute 169, 173–182, 188, 189, 195, 203, 204
- chronische 169–171, 174, 178, 182, 188, 189, 197, 198, 205, 224
- chronische eosinophile 189
- chronische myelomonozytäre 176
- Haarzell 174
- Promyelozyten 207
Leukase N *(Framycetin)* 391
Leukeran *(Chlorambucil)* 170
Leukotrienrezeptorantagonisten 95
Leukovorin *(Folinsäure)* 204
Leuprone HEXAL *(Leuprorelin)* 424
Leuprorelin 424, 434
Leustatin *(Cladribin)* 174
Levact *(Bendamustin)* 169
Levam *(Levofloxacin)* 245
Levemir *(Insulin detemir)* 135
Levetiracetam 323
- Geriatrie 452
Levetiracetam UCB *(Levetiracetam)* 323
Levetiracetam Winthrop *(Levetiracetam)* 323
Levey-Formel 456
Levitis *(Levofloxacin)* 245
Levitra *(Vardenafil)* 421
Levium *(Levomepromazin)* 360
Levobunolol 405
Levocabastin 409, 413
Levocetirizin 100
Levocetirizin HEXAL *(Levocetirizin)* 100
Levocetirizin Stada *(Levocetirizin)* 100
Levodopa 324
Levodopa Comp *(L-Dopa + Benserazid)* 324

evodopa-ratioph. comp *(L-Dopa + Carbidopa)* 325
evofloxacin 225, 245, 401
evofloxacin Actavis *(Levofloxacin)* 245
evofloxacin HEXAL *(Levofloxacin)* 245
evofloxacin Kabi *(Levofloxacin)* 245
evoflox-CT *(Levofloxacin)* 245
evomepromazin 360
- Geriatrie 453
evomepromazin Neurax *(Levomepromazin)* 360
evomethadon 292, 295
evonoraristo *(Levonorgestrel)* 438
evonorgestrel 431, 436–438
evopar *(L-Dopa + Benserazid)* 324
evosimendan 70
evothyroxin 143, 144
exostad *(Bromazepam)* 372
exotanil *(Bromazepam)* 372
HRH 159
hRh Ferring *(Gonadorelin)* 159
H-RH-Agonisten 434
ibrium *(Chlordiazepoxid)* 372
icain *(Lidocain)* 306
ichen ruber 383, 384, 385, 387
ichen sclerosus 383, 385
ichtdermatosen 166
idocain 63, 125, 164, 306, 416
ifestyle-Arzneimittel 458
imptar N *(Chininsulfat)* 335
incosamide 242
indoxyl K *(Ambroxol)* 96
inezolid 225, 252
inezolid 1A *(Linezolid)* 252
inezolid HEXAL *(Linezolid)* 252
inksherzinsuffizienz 60
inola Urea *(Harnstoff)* 395
inolacort Hydro *(Hydrocortison)* 382
Linola-H N *(Prednisolon)* 382
Linola-H-Fett N *(Prednisolon)* 382
Lioresal *(Baclofen)* 336
Liothyronin 143, 144
Lipasehemmer 151
Lipegfilgrastim 167
Lipidil *(Fenofibrat)* 137
Lipidil 145 ONE *(Fenofibrat)* 137
Lipidil Ter *(Fenofibrat)* 137
Lipidsenker 136
Lipifacil *(Pravastatin)* 138
Lipitor *(Atorvastatin)* 138
Lipocol *(Colestyramin)* 141
Lipofundin 20% *(Fettlösung)* 312
Liponsäure-ratioph. *(Alpha-Liponsäure)* 344
Lipopeptide 251
Lipotalon *(Dexamethason)* 219
Lipovenös MCT 20 *(Fettlösung)* 312
Liprolog *(Insulin lispro)* 134
Liprolog Mix *(Insulin lispro + Verzögerungsinsulin)* 135
Liquifilm *(Filmbildner)* 410
Liraglutid 131
Lisdexamfetamin 379
Lisi Lich *(Lisinopril)* 36
Lisibeta comp. *(Lisinopril + Hydrochlorothiazid)* 48
Lisidigal *(Lisinopril)* 36
Lisidigal HCT *(Lisinopril + Hydrochlorothiazid)* 48
Lisigamma *(Lisinopril)* 36
Lisigamma Hct *(Lisinopril + Hydrochlorothiazid)* 48
LisiHEXAL*(Lisinopril)* 36
Lisinopril 36, 48
Lisinopril 1A *(Lisinopril)* 36
Liskantin *(Primidon)* 323
Listeriose 228
Lisvy *(Ethinylestradiol + Gestoden)* 436
LITAK *(Cladribin)* 174
Litalir *(Hydroxycarbamid)* 205
Lithiofor *(Lithiumsulfat)* 358
Lithium Apogepha *(Lithiumcarbonat)* 358
Lithiumcarbonat 358
Lithiumsulfat 358
Livial *(Tibolon)* 432
Liviella *(Tibolon)* 432
Livocab *(Levocabastin)* 409, 413
Lixiana *(Edoxaban)* 13, 75
Locacorten *(Flumetason)* 383
Loceryl *(Amorolfin)* 392
Locol *(Fluvastatin)* 138
Lodoxamid 409
Logimat *(Felodipin + Metoprololsuccinat)* 53
Logimax *(Felodipin + Metoprololsuccinat)* 53
Lokalanästhesie 31, 306, 307, 400
Lokalanästhetika 306
Lomir Sro *(Isradipin)* 44
Lomustin 171
Loniten *(Minoxidil)* 47
Lonolox *(Minoxidil)* 47
Lonoten *(Minoxidil)* 47
Lonquex *(Lipegfilgrastim, G-CSF)* 167
Lonsurf *(Trifluridin* + 15
Lonsurf *(Trifluridin + Tipiracil)* 177
Lopedium *(Loperamid)* 116
Loperamid 116
Loperamid-ratioph. *(Loperamid)* 116
Loperhoe *(Loperamid)* 116
Lophakomp B12 *(Cyanocobalamin)* 163
Lopinavir 268
Lopresor *(Metoprololtartrat)* 31, 41
Loraderm *(Loratadin)* 100
Loramyc *(Miconazol)* 278
Lorano *(Loratadin)* 100
Loratadin 100
- Geriatrie 452

Loratadin Stada *(Loratadin)* 100
Lorazepam 319, 373
- Geriatrie 454
Lorazepam Neurax *(Lorazepam)* 373
Loretam *(Lormetazepam)* 373
Lorinden Teersalbe *(Steinkohlenteer)* 386
Lormetazepam 373
- Geriatrie 454
Lormetazepam-ratioph. *(Lormetazepam)* 373
Lorzaar *(Losartan)* 39
Lorzaar plus *(Losartan + Hydrochlorothiazid)* 50
Losar Teva *(Losartan)* 39
Losar-Q *(Losartan)* 39
Losar-Q comp. *(Losartan + Hydrochlorothiazid)* 50
Losartan 39, 50
Losartan HEXAL *(Losartan)* 39
Losartan HEXAL comp. *(Losartan + Hydrochlorothiazid)* 50
Lösferron *(Eisen-II-Ion)* 160
Lotemax *(Loteprednol)* 403
Loteprednol 403
Lotricomb *(Clotrimazol + Betamethason)* 394
Lotriderm *(Clotrimazol + Betamethason)* 394
Lovabeta *(Lovastatin)* 138
LovaHEXAL *(Lovastatin)* 138
Lovastatin 138
Lovastatin-ratioph. *(Lovastatin)* 138
Lovelle *(Ethinylestradiol + Desogestrel)* 436
Lovenox *(Enoxaparin)* 72
Loxapin 367
L-Polamidon *(Levomethadon)* 295
L-Polamidon Lsg. *(Levomethadon)* 295
L-Thyrox Jod HEXAL *(Levothyroxin + Kaliumiodid)* 144
L-Thyroxin HEXAL *(Levothyroxin)* 143
L-Thyroxin inject Henning *(Levothyroxin)* 143
L-Thyroxin-ratioph. *(Levothyroxin)* 143
L-Tryptophan-ratioph. *(Tryptophan)* 376
Lucentis *(Ranibizumab)* 412
Ludiomil *(Maprotilin)* 350
Lues 226, 239, 241
Luisa HEXAL *(Ethinylestradiol + Levonorgestrel)* 436
Lumefantrin 280
Lumigan *(Bimatoprost)* 406
Luminal *(Phenobarbital)* 318
Luminaletten *(Phenobarbital)* 318
Lungenegel 279
Lungenembolie 30, 74–76, 79
Lungenfibrose, idiopathische 102
Lungenmilzbrand 245
Lungenödem 30, 31
- toxisches 32, 220
Lungenreife, Induktion 218
Lupus erythematodes 216, 218, 223, 283, 383
Lurasidon 367
Lymphadenitis 227
Lymphom 167, 169, 173, 178
- anaplastisches 196
- B-Zell 198
- kutanes T-Zell 204
- T-lymphoblastisches 174
Lymphom follikulares 198, 205
Lynparza *(Olaparib)* 14, 206
Lyogen *(Fluphenazin)* 363
Lyrica *(Pregabalin)* 322
Lysodren *(Mitotan)* 206
Lysosomale saure Lipase
- Mangel 156
Lysthenon *(Suxamethonium)* 305

M

M PredniHEXAL *(Methylprednisolon)* 220
Maalox *(Mg-hydroxid + Al-oxid)* 110
Maaloxan *(Mg-hydroxid + Al-oxid)* 110
MabThera *(Rituximab)* 198, 22
MabThera SC *(Rituximab)* 198
Macitentan 104
Macrogol 114, 115
Macrogol Stada *(Macrogol + NaCl + NaHCO3 + KCl)* 114
Macugen *(Pegaptanib)* 412
Madopar *(L-Dopa + Benserazid)* 324
Magaldrat 110
Magaldrat-ratioph. *(Magaldrat)* 110
Magenbeschwerden, säurebedingte 109, 110
Magen-Darm-Infektionen 228, 239
Magen-Darm-Relaxation 136
Magen-Darm-Schmerzen, krampfartige 215
Magen-Darm-Spasmen 113
Magen-Darm-Störungen, funktionelle 116
Magen-Darm-Tumoren 189, 19
Magenkarzinom 176–182, 198
Magenkarzinom, Adenokarzinom 198
Magenspülung 444
Magenulzera 110
Magium *(Magnesium)* 309
Magnesiocard *(Magnesium)* 30
Magnesium 309
Magnesium Diasporal *(Magnesium)* 309
Magnesium Verla *(Magnesium)* 309
Magnesiummangel 309
Magnesiumoxid 115
Magnesiumpräparate 309

Magnesium-ratioph. *(Magnesium)* 309
Magnesiumsubstitution 309
Magnetrans *(Magnesium)* 309
Makrolide 240
Makuladegeneration 412
Makulaödem 402, 412
- diabetisches 402, 412
Malabsorption 164
Malacomp HEXAL *(Proguanil + Atovaquon)* 281
Malaria 280, 281
Malarone *(Proguanil + Atovaquon)* 281
Malarone junior *(Proguanil + Atovaquon)* 281
Maligne Hyperthermie 335
Malignes Melanom 171, 172, 178, 188, 191
Malignome, hämatologische 147
Mammakarzinom 169, 170, 173, 176–182, 189, 191, 197, 198, 204, 206, 429, 433, 434
Manidipin 44
Manie 316, 320, 358, 364–368
Maninil *(Glibenclamid)* 128
Mannit *(Mannitol)* 58
Mannitol 58, 96, 408
Mannitol *(Mannitol)* 58, 408
Mantelzell-Lymphom 189
Manyper *(Manidipin)* 44
MAO-A-Hemmer 351
MAO-B-Hemmer 327, 351
Maprotilin 350
Maprotilin Neurax *(Maprotilin)* 350
Maprotilin-CT *(Maprotilin)* 350
Maprotilin-ratioph. *(Maprotilin)* 350
Maraviroc 273
Marax *(Magaldrat)* 110
Marcumar *(Phenprocoumon)* 78
Mareen *(Doxepin)* 349
Marvelon *(Ethinylestradiol + Desogestrel)* 436
Masern-Immunisierung 289, 290
Masern-Mumps-Röteln-Impfstoff 289
Masern-Mumps-Röteln-Varizellen-Impfstoff 290
Masern-Prophylaxe 286
Mastitis 440
Mastitisprophylaxe 440
Mastzellstabilisatoren 101
Matrifen *(Fentanyl transdermal)* 294
Maxalt *(Rizatriptan)* 333
Maxim *(Ethinylestradiol + Dienogest)* 436
Maxipime *(Cefepim)* 233
Maxitrol *(Neomycin + Polymyxin B + Dexamethason)* 403
Mayra *(Ethinylestradiol + Dienogest)* 436
MCP HEXAL *(Metoclopramid)* 112
MCP Stada *(Metoclopramid)* 112
MCP-ratioph. *(Metoclopramid)* 112
MDRD-Formel 458
Meaverin *(Mepivacain)* 307
Mebendazol 279
Mebeverin 113
Mebeverin dura *(Mebeverin)* 113
Medazepam 373
- Geriatrie 453
Medikinet *(Methylphenidat)* 379
Medivitan IM mit Lidocain *(Pyridoxin + Cyanocobalamin + Folsäure + Lidocain)* 164
Medivitan N Neuro *(Thiamin + Pyridoxin)* 164
Medoxa *(Oxaliplatin)* 172
Medrogeston 432
Medroxyprogesteron 431
Medroxyprogesteronacetat 429, 435
Mefloquin 281
Mefrusid 56
Megalac Almasilat *(Almasilat)* 109
Megestat *(Megestrolacetat)* 429
Megestrolacetat 429
Mehrkanalblocker 65
Mekinist *(Trametinib)* 14
Meladinine *(Methoxsalen)* 388
Melanom, malignes 171, 172, 178, 188, 191, 397
Melatonin 376
Melleril *(Thioridazin)* 361
Melneurin *(Melperon)* 360
Meloxicam 212
Meloxicam AL *(Meloxicam)* 212
Meloxicam-ratioph. *(Meloxicam)* 212
Melperon 360
- Geriatrie 453, 454
Melperon-ratioph. *(Melperon)* 360
Melphalan 170
Memando *(Memantin)* 340
Memantin 340
- Geriatrie 451
Memantin Hennig *(Memantin)* 340
Memantin Neurax *(Memantin)* 340
Mencord plus *(Olmesartan + Hydrochlorothiazid)* 50
Meningeosis
- carcinomatosa 173
- leucaemica 173
- lymphomatosa 176
Meningitec *(Meningokokken-C-Oligosaccharid)* 287
Meningitis 219, 226–229, 233, 234, 243, 249, 255, 274, 277
Meningokokken 225
- Immunisierung 287
- Prophylaxe 258
Meningokokken-A-, -C-, -W135-, -Y-Oligosaccharid 287
Meningokokken-B-Adsorbat 287
Meningokokken-B-Immunisierung 287

Meningokokken-C-Oligosaccharid 287
Menjugate *(Meningokokken-C-Oligosaccharid)* 287
Menstruationsbeschwerden 429
Menstruationsstörungen 429, 440
Menveo *(Meningokokken-A-, -C-, -W135, -Y-Oligosacharid)* 287
Mepact *(Mifamurtid)* 205
MepiHEXAL *(Mepivacain)* 307
Mepivacain 31, 307
Mepolizumab 15, 102
Meprolol *(Metoprololtartrat)* 41
Meptazinol 292, 297
Meptid *(Meptazinol)* 297
Mercaptopurin 174
Mercaptopurin Medice *(Mercaptopurin)* 174
Mercilon *(Ethinylestradiol + Desogestrel)* 436
Meresa *(Sulpirid)* 360
Merimono *(Estradiol)* 426
Meronem *(Meropenem)* 249
Meropenem 249
Meropenem HEXAL *(Meropenem)* 249
Meropenem Kabi *(Meropenem)* 249
Mesalazin 118
Mesalazin Kohlpharma *(Mesalazin)* 118
Mesavancol *(Mesalazin)* 118
Mesna 207
Mesna Cell *(Mesna)* 207
Mestinon *(Pyridostigmin)* 338
Mesuximid 323
Metalcaptase *(Penicillamin)* 217
Metalyse *(Tenecteplase)* 79
Metamizol 31, 213
- Geriatrie 451
Metamizol HEXAL *(Metamizol)* 213
Metamucil *(Flohsamen)* 114
Meteorismus 115, 118
Meteozym *(Pankreatin + Dimeticon)* 118
Metex *(Methotrexat)* 217, 388
Metfoliquid Geriasan *(Metformin)* 129
Metformin 13, 129, 132, 133
Metformin Dura *(Metformin)* 129
Metformin-ratioph. *(Metformin)* 129
Methadon 292, 295
Methämoglobinämie 164
Methämoglobinbildner-intoxikation 449
Methanolintoxikation 446
Methicillin 227
Methicillinresistenter Staph. aur. 225, 227, 232, 240, 250, 415
Methicillinsensitiver Staph.aureus 225, 227
Methionin 425
Methionin HEXAL *(Methionin)* 425
Methizol *(Thiamazol)* 145
Methocarbamol 337
Methohexital 302
Methotrexat 173, 217, 388
Methotrexat medac *(Methotrexat)* 173
Methotrexat-GRY *(Methotrexat)* 173
Methotrexatintoxikation 204
Methoxsalen 388
Methyl-5-amino-4-oxo-pentanoat 397
Methyldopa
- Geriatrie 452
Methyldopa Stada *(Alpha-Methyldopa)* 45
Methylnaltrexon 112
Methylphenidat 379
Methylphenidat HEXAL *(Methylphenidat)* 379
Methylprednisolon 220, 384
Methylprednisolon Acis *(Methylprednisolon)* 220
Methylxanthine 94
Metildigoxin 67
Metipranolol 405, 407
Metoclopramid 31, 112, 120, 21
- Geriatrie 452
MetoHEXAL *(Metoprololtartrat)* 41
MetoHEXAL comp. *(Metoprololtartrat + Hydrchlorothiazid)* 52
MetoHEXAL Succ comp. *(Metoprololsuccinat + Hydrochlorothiazid)* 52
MetoHEXAL-Succ *(Metoprololsuccinat)* 41
Metopiron *(Metyrapon)* 159
Metoprolol 13
Metoprolol AWD *(Metoprololtartrat)* 41
Metoprolol-ratioph. *(Metoprololtartrat)* 41
Metoprolol-ratioph. comp. *(Metoprololtartrat + Hydrchlorothiazid)* 52
Metoprololsuccinat 41, 52, 53
Metoprololsuccinat plus 1A *(Metoprololsuccinat + Hydrochlorothiazid)* 52
Metoprololtartrat 31, 41, 52, 53, 61
Meto-Succinat Sandoz *(Metoprololsuccinat)* 41
Metrelef *(Buserelin)* 434
Metronidazol 109, 225, 248
Metronidazol Fresenius *(Metronidazol)* 248
Metronidazol Rotexmedica *(Metronidazol)* 248
Metronidazol-ratioph. *(Metronidazol)* 248
Metsop *(Metformin)* 129
Metvix *(Methyl-5-amino-4-oxopentanoat)* 397
Metypred *(Methylprednisolon)* 220
Metyrapon 159

Mezavant *(Mesalazin)* 118
Mg 5 Sulfat *(Magnesium)* 309
Mg 5-Longoral *(Magnesium)* 309
Mg-hydroxid 110
Mianserin 350
Mianserin Holsten *(Mianserin)* 350
Mianserin Neurax *(Mianserin)* 350
Micafungin 276
Micanol *(Dithranol)* 386
Micardis *(Telmisartan)* 39
Micardis plus *(Telmisartan + Hydrochlorothiazid)* 50
Miconazol 278, 393, 394
Micotar *(Miconazol)* 393
Microgynon 21 *(Ethinylestradiol + Levonorgestrel)* 436
Microlut *(Levonorgestrel)* 438
Mictonetten *(Propiverin)* 418
Mictonorm *(Propiverin)* 418
Midazolam 374
Midazolam HEXAL *(Midazolam)* 374
Midazolam-ratioph. *(Midazolam)* 374
Midodrin 69
Mifamurtid 205
Miflonide *(Budesonid)* 92
Migalastat 15, 155
Miglitol 130
Miglustat 155
Migraeflux Mcp *(Paracetamol + Metoclopramid)* 215
Migralave + Mcp *(Paracetamol + Metoclopramid)* 215
Migräne 29, 215, 320, 331, 333, 344
- chronische 335
Migräne-Kranit *(Phenazon)* 213
Migränemittel 331
Migräneprophylaxe 41, 42, 334
Migränerton *(Paracetamol + Metoclopramid)* 215
Mikrofilarämie 279
Milchsäure 396
Milchstau 440
Milrinon 70
Milrinon Carino *(Milrinon)* 70
Milrinon Hikma *(Milrinon)* 70
Milrinon Stragen *(Milrinon)* 70
Miltefosin 206
Milzbrand 245
Mimpara *(Cinacalcet)* 145
Mineralokortikoide Potenz 218
Mineralstoffe 308
Minipille 437
Minirin *(Desmopressin)* 158
Minisiston *(Ethinylestradiol + Levonorgestrel)* 436
Minitrans *(Glyceroltrinitrat)* 60
Minocyclin 239, 391
Minocyclin-ratioph. *(Minocyclin)* 239, 391
Minoxidil 47, 396
Minprostin E2 *(Dinoproston)* 440
Minulet *(Ethinylestradiol + Gestoden)* 436
Miosis 405
Mirabegron 417
Miranova *(Ethinylestradiol + Levonorgestrel)* 436
Mirapexin *(Pramipexol)* 326
Mircera *(PEG-Epoetin beta)* 162
Mirena *(Intrauterinpessar mit Levonorgestrel)* 439
Mirtazapin 350
- Geriatrie 451, 452, 453, 454
Mirtazapin Stada *(Mirtazapin)* 350
Mirtazelon *(Mirtazapin)* 350
Mirvaso *(Brimonidin)* 399
Misoprostol 110, 215
Mitem *(Mitomycin)* 182
Mito-extra *(Mitomycin)* 182
Mito-medac *(Mitomycin)* 182
Mitomycin 182
Mitomycin HEXAL *(Mitomycin)* 182
Mitomycin medac *(Mitomycin)* 182
Mitotan 206
Mitoxantron 182
Mitoxantron HEXAL *(Mitoxantron)* 182
Mivacron *(Mivacurium)* 304
Mivacurium 304
Mixtard 30 *(Normalinsulin + Verzögerungsinsulin)* 135
Mizolastin 100
Mizollen *(Mizolastin)* 100
M-long *(Morphin)* 295
MMR Triplovax *(Masern-Mumps-Röteln-Impfstoff)* 289
MMR Vaxpro *(Masern-Mumps-Röteln-Impfstoff)* 289
Mobec *(Meloxicam)* 212
Mobloc *(Felodipin + Metoprololsuccinat)* 53
Moclobemid 351
Moclobemid HEXAL *(Moclobemid)* 351
Moclobeta *(Moclobemid)* 351
Moclodura *(Moclobemid)* 351
Modafinil 379
Modafinil Heumann *(Modafinil)* 379
Modafinil Neurax *(Modafinil)* 379
Modigraf *(Tacrolimus)* 284
Modip *(Felodipin)* 44
Moexipril 36, 48
Mogadan *(Nitrazepam)* 374
MOI 351
Molevac *(Pyrvinium)* 280
Molsidomin 60
Molsidomin Heumann *(Molsidomin)* 60
MolsiHEXAL *(Molsidomin)* 60
Momegalen *(Mometason)* 384
Mometa Abz *(Mometason)* 414
Mometa HEXAL *(Mometason)* 414
Mometason 92, 384, 414
Mometason-ratioph. *(Mometason)* 414
Monkasta *(Montelukast)* 95

Mono Demetrin *(Prazepam)* 374
Monobactame 238
Mono-Embolex *(Certoparin)* 72
Mono-Embolex multi *(Certoparin)* 72
MonoFer *(Eisen-III-Hydroxid-Oxidcitrat-Isomaltooligosaccharidalkohol-Hydrat-Komplex)* 160
Monoklonale Antikörper 101
Mono-Mack Depot *(Isosorbidmononitrat)* 60
Mononine *(Faktor IX)* 84
Monoprost *(Latanoprost)* 406
MonoStep *(Ethinylestradiol + Levonorgestrel)* 436
Montelair HEXAL *(Montelukast)* 95
Montelubronch *(Montelukast)* 95
Montelukast 95
Montelukast AL *(Montelukast)* 95
Monuril *(Fosfomycin)* 255
Morbus
- Addison 32, 219
- Bechterew 210–214, 224
- Behcet 283
- Bowen 176
- Crohn 119, 222, 224, 283
- Cushing 157
- Darier 387
- Fabry 153, 155
- Gaucher, Typ I 154–156
- Gaucher, Typ I/III 155
- haemorrhagicus 165
- Hodgkin 170–173, 178–182, 196
- Menière 120
- Paget 148, 149
- Parkinson 324–331
- Pompe 153
- Waldenström 170
- Werlhof 178, 283, 286
- Wilson 217, 449

Morea sanol *(Ethinylestradiol + Cyproteronacetat)* 431
MOR-NRI 292, 300
Moronal *(Nystatin)* 278
Morphanton *(Morphin)* 295
Morphin 31, 292, 295
Morphin *(Morphin)* 31
Morphin Merck *(Morphin)* 295
Motilitätssteigernde Mittel 111
Motilium *(Domperidon)* 112
Moventig *(Naloxegol)* 13, 112
Movicol *(Macrogol + NaCl + $NaHCO_3$ + KCl)* 114
Movicol Junior *(Macrogol + NaCl + NaHCO3 + KCl)* 114
Moviprep *(Macrogol + Na_2SO_4 + NaCl + KCl + Ascorbinsäure + Natriumascorbat)* 115
Mowel *(Mycophenolatmofetil)* 284
Moxifloxacin 225, 246
Moxifloxacin Actavis *(Moxifloxacin)* 246
Moxifloxacin HEXAL *(Moxifloxacin)* 246
Moxifloxacin Kabi *(Moxifloxacin)* 246
Moxobeta *(Moxonidin)* 46
Moxonidin 46
Moxonidin HEXAL *(Moxonidin)* 46
Mozobil *(Plerixafor)* 167
MPA HEXAL *(Medroxy-progesteronacetat)* 429
MRSA 225, 227, 232, 240, 250, 415
MS 182, 283, 341–344
MSI *(Morphin)* 31, 295
MSR *(Morphin)* 295
MSSA 225, 227
MST *(Morphin)* 295
mTOR-Inhibitoren 191
MTX HEXAL *(Methotrexat)* 173, 217, 388
MTX Sandoz *(Methotrexat)* 217
Mucofalk *(Flohsamen)* 114

Mucopolysaccharidose 154
Mucosolvan *(Ambroxol)* 96
Mukolytika 95
Mukopolysaccharidose 154, 15
Mukormykose 275
Mukositisprophylaxe 167
Mukoviszidose 96, 155, 238, 243, 254
Multaq *(Dronedaron)* 65
Multiple Sklerose 182, 283, 341, 343, 344
Multiples Myelom 149, 167–170, 181, 196, 204–207
Multisafe Cu 250, 375 *(Intra-uterinpessar mit Kupfer)* 43
Mumps-Immunisierung 289, 29
Mundinfektionen 227, 248
Mund-Rachen-Entzündung 416
Mundsoor 278, 393
Mupirocin 415
Muse *(Alprostadil)* 420
Muskelrelaxantien 304, 334
- Antagonisierung 305, 338
- Antagonisten 305
- depolarisierende 303, 305
- peripher wirksame 334
- stabilisierende 304
- zentral wirksame 336

Muskelrelaxierung 304, 305
Muskelspasmen 337
Muskelverspannung 337, 372
Muxan *(Docosanol)* 392
Myambutol *(Ethambutol)* 257
Myasthenia gravis 283, 338
Myasthenisches Syndrom 153
Mycamine *(Micafungin)* 276
Mycobacterium avium intracellulare 241, 260
Mycobutin *(Rifabutin)* 260
Myconormin *(Terbinafin)* 277
Mycophenolatmofetil 284
Mycophenolatmofetil AL *(Mycophenolatmofetil)* 284
Mycophenolatnatrium 284
Mycosis fungoides 388
Mydocalm *(Tolperison)* 337

Mydriasert *(Tropicamid + Phenylephrin)* 408
Mydriasis 404, 408
Mydriaticum *(Tropicamid)* 408
Mydriatika 408
Mydrum *(Tropicamid)* 408
Myelodysplastisches Syndrom 176, 189, 205
Myelofibrose 190
Myelom, multiples 167–170, 181, 196, 204–207
Myelose, funikuläre 163
Myfenax *(Mycophenolatmofetil)* 284
Myfortic *(Mycophenolatnatrium)* 284
Myfungar *(Oxiconazol)* 394
Mykoplasmen 225
Mykose 275, 276
- Aspergillose 275, 276
- Candidose 275–278, 392, 393
- Chromoblastomykose 275, 277
- Fusariose 275
- Haare 277
- Haut 275, 277, 392–394
- Kokzidioidomykose 275
- Myzetom 275
- Nagel 392, 394
- Pityriasis 386, 394
- Prophylaxe 275, 276
- vaginale 392, 393

Mykosert *(Sertaconazol)* 394
Mykundex *(Nystatin)* 278
Mylepsinum *(Primidon)* 323
Myleran *(Busulfan)* 171
Myocet *(Doxorubicin liposomal)* 181
Myocholine-Glenwood *(Bethanecholchlorid)* 338
Myokardinfarkt siehe Herzinfarkt
Myokardischämie, pharmakologische Provokation 66
Myoklonie 318
Myoklonus-Syndrom 340
Myom 434
Myoson *(Pridinol)* 337
Myotonolytika 336
Myozyme *(Alglucosidase alfa)* 153
Myxofat *(Acetylcystein)* 96

N

Na2SO4 115
NAC Stada akut *(Acetylcystein)* 96
NaCl 114, 115
NaCl 0,9% *(Elektrolytlösung, kaliumfrei)* 311
Nacom *(L-Dopa + Carbidopa)* 325
NAC-ratioph. *(Acetylcystein)* 96
Nadifloxacin 389
Nadixa *(Nadifloxacin)* 389
Nadroparin 73
Naftidrofuryl 83
- Geriatrie 451

Naftifin 393
Naftilong *(Naftidrofuryl)* 83
Nafti-ratioph. *(Naftidrofuryl)* 83
Nagel Batrafen *(Ciclopirox)* 392
Nagelmykose 392, 394
Naglazyme *(Galsulfase)* 154
NaHCO3 114, 115
Nahrungsmittelallergie 101
Nahrungsmittelintoxikation 448
Nalador *(Sulproston)* 440
Nalbuphin 298
Nalmefen 381
Nalorex *(Naltrexon)* 298
Naloxegol 13, 112
Naloxon 31, 292, 296–299
- Geriatrie 451

Naloxon Hameln *(Naloxon)* 298
Naloxon Inresa *(Naloxon)* 298
Naloxon-ratioph. *(Naloxon)* 31, 298
Nalpain *(Nalbuphin)* 298
Naltrexon 298, 381
Naltrexon Hcl Neurax *(Naltrexon)* 298
Naphazolin 409, 413
Na-PPS 84, 399
Naproxen 209
Naproxen AL *(Naproxen)* 209
Naproxen HEXAL *(Naproxen)* 209
Naproxen Stada *(Naproxen)* 209
Naramig *(Naratriptan)* 333
Naratriptan 333
Naratriptan Actavis *(Naratriptan)* 333
Naratriptan Neurax *(Naratriptan)* 333
Narcaricin mite *(Benzbromaron)* 146
NARI 355
Narkolepsie 323, 349, 379
Narkose 30–32, 294–297, 302, 303–305, 374
Narkoseprämedikation 69, 372–374
Narkotika 301
Naropin *(Ropivacain)* 307
Nasacort *(Triamcinolon)* 414
Nasale Dekongestiva 415
Nasale Kongestion 415
Nasengel-ratioph. *(Xylometazolin)* 413
Nasenpolypen 414
Nasenspray-ratioph. *(Xylometazolin)* 413
Nasentropfen-ratioph. *(Xylometazolin)* 413
Nasivin *(Oxymetazolin)* 413
Nasonex *(Mometason)* 414
Natalizumab 343
Natamycin 278
Nateglinide 129
Natil N *(Flunarizin)* 344
Natrilix *(Indapamid)* 56
Natriumascorbat 115
Natriumbituminosulfonat 391
Natrium-Blocker 315, 319
Natriumcitrat 424

Natriumdihydrogenphosphat 412
Natriumhydrogencarbonat 31, 314
Natriumhydrogencarbonat 4.2% *(Natriumhydrogencarbonat)* 314
Natriumhydrogencarbonat 8.4% *(Natriumhydrogencarbonat)* 31, 314
Natriummangel 158
Natriumoxybat 323
Natrium-Pentosanpolysulfat 84, 399
Natriumperchlorat 145
Natriumphenylbutyrat 155
Natriumpicosulfat 114, 115
Natriumsulfat 115
Natriumthiosulfat 448
Natriumthiosulfat *(Natriumthiosulfat)* 448
Natulan *(Procarbazin)* 173
Navelbine *(Vinorelbin)* 178
Navirel *(Vinorelbin)* 178
Navoban *(Tropisetron)* 122
N-Butylscopolamin 215
Nebennierenrindenfunktion 159
Nebennierenrindeninsuffizienz 219
Nebennierenrindenkarzinom 206
Nebenschilddrüsenkarzinom 145
Nebido *(Testosteron-undecanoat)* 421
Nebilet *(Nebivolol)* 41
Nebivolol 41
Nebivolol Actavis *(Nebivolol)* 41
Nebivolol Stada *(Nebivolol)* 41
Necitumumab 15, 196
Nedocromil 409
Neisseria meningitidis 225
Neisvac C *(Meningokokken-C-Oligosaccharid)* 287
Nelarabin 174
Nemexin *(Naltrexon)* 298
Neo-Eunomin *(Ethinylestradiol + Chlormadinon)* 437
Neo-Gilurytmal *(Prajmaliumbitartrat)* 62
Neomycin 401, 403
NeoRecormon *(Epoetin beta)* 161
Neostig Carino *(Neostigmin)* 338
Neostigmin 338
Neostigmin Rotexmedica *(Neostigmin)* 338
Neostigminintoxikation 69, 446
Neosynephrin-POS *(Phenylephrin)* 408
Neotaxan *(Paclitaxel)* 180
Neotigason *(Acitretin)* 387
Neotrexat *(Methotrexat)* 173
Neotri *(Triamteren + Xipamid)* 59
Neovaskularisation, choroidale 412
Nepafenac 404
Nephral *(Triamteren + Hydrochlorothiazid)* 58
Nephropathie, diabetische 35, 36, 39
Nephrotect *(Aminosäurelösung)* 312
Nephrotisches Syndrom 283
Nepresol *(Dihydralazin)* 47
Nerisona *(Diflucortolon)* 384
Netupitant 13, 122
Neulasta *(Pegfilgrastim)* 167
Neupogen 30, 48 *(Filgrastim)* 167
Neupro *(Rotigotin)* 327
Neuralgie 290, 307, 316, 321, 322, 354
Neuralgin *(ASS + Paracetamol + Coffein)* 214
Neuranidal N *(ASS + Paracetamol + Coffein)* 214
Neuritis 307
Neurium *(Alpha-Liponsäure)* 344
Neuroblastom 169, 178, 181
NeuroBloc *(Clostridium-botulinum-Toxin Typ B)* 335
Neurocil *(Levomepromazin)* 360
Neurodermitis 383, 384
Neuroendokrine Tumore 191
Neurogene Detrusorhyperaktivität 335
Neurokinin-1-Antagonisten 12
Neuroleptanalgesie 294
Neuroleptika 122, 358
- mittelstark potente 361
- schwach potente 358
- sehr stark potente 362
- stark potente 362
Neurontin *(Gabapentin)* 321
Neuropathie 163
Neuropathiepräparate 344
Neuro-ratio 100/100 *(Thiamin + Pyridoxin)* 164
Neurotrat S forte *(Thiamin + Pyridoxin)* 164
Neurozystizerkose 279
Neutralisierungslösungen, Auge 412
Neutropenie 167, 244, 245, 249, 276
Nevanac *(Nepafenac)* 404
Nevirapin 266
Nevirapin Aurobindo *(Nevirapin)* 266
Nevirapin HEXAL *(Nevirapin)* 266
Nevirapin-ratioph. *(Nevirapin)* 266
Nexavar *(Sorafenib)* 190
Nexium *(Esomeprazol)* 107
Nexium Mups *(Esomeprazol)* 107
Nexplanon *(Etonogestrel)* 435
Nicergolin 340
- Geriatrie 451
Nicergolin Neurax *(Nicergolin)* 340
Nicerium *(Nicergolin)* 340
Nichtselektive Monoamin-Reuptake-Inhibitoren 347
Nichtsteroidale Antiphlogistika, Auge 404
Niclosamid 279

Nierenfunktion, exkretorische 458
Niereninsuffizienz 55, 126, 127, 145, 161–165, 312, 458, 459
- Dosisanpassung 457–459
Nierensteine 146, 424, 425
Nierentransplantation 283, 284
Nierenversagen 55, 58
Nierenzellkarzinom 187–195, 203
Nif Ten *(Nifedipin + Atenolol)* 53
Nifatenol *(Nifedipin + Atenolol)* 53
Nifedipin 31, 44, 53
- Geriatrie 452
NifeHEXAL *(Nifedipin)* 44
Nifical *(Nifedipin)* 44
Nifurantin *(Nitrofurantoin)* 248
Nifuretten *(Nitrofurantoin)* 248
Nikotinintoxikation 329
Nilotinib 189
Nilvadipin 45
Nimbex *(Cisatracurium)* 304
Nimodipin 340
Nimodipin Carino *(Nimodipin)* 340
Nimodipin HEXAL *(Nimodipin)* 340
Nimotop *(Nimodipin)* 340
Nintedanib 13, 14, 102, 190
Nipent *(Pentostatin)* 206
Nisoldipin 45
Nitisinon 155
Nitoman *(Tetrabenazin)* 345
Nitrate 59
Nitrazepam 374
- Geriatrie 453
Nitrazepam Neurax *(Nitrazepam)* 374
Nitrendipin 45, 54
Nitrendipin-ratioph. *(Nitrendipin)* 45
Nitrepress *(Nitrendipin)* 45
Nitro Carino *(Glyceroltrinitrat)* 60
Nitroderm *(Glyceroltrinitrat)* 60
Nitrofurane 248
Nitrofurantoin 248
- Geriatrie 451
Nitrofurantoin-ratioph. *(Nitrofurantoin)* 248
Nitroglycerin 31, 60
Nitroimidazole 248
Nitrolingual *(Glyceroltrinitrat)* 31, 60
Nitrosoharnstoffe 171
Nivadil *(Nilvadipin)* 45
Nivestim *(Filgrastim)* 167
Nivolumab 14
Nizoral *(Ketoconazol)* 393
NOAK 74, 76
Nocardiose 247
Noctamid *(Lormetazepam)* 373
Nocturin *(Desmopressin)* 158
Nocutil *(Desmopressin)* 158
Nolvadex *(Tamoxifen)* 434
Nomegestrolacetat 435
Non-Dihydropyridine 43
Non-Hodgkin-Lymphom 169, 170, 173, 176–182, 204, 224
Non-nukleosidische Reverse-Transkriptase-Inhibitoren 266
Non-steroidale Antirheumatika 208
Nootrop *(Piracetam)* 340
Noradrenalin 69
Noradrenalin-Reuptake-Inhibitoren 355
Norelgestromin 439
Norepinephrin 69
Norethisteron 431, 436, 437
Norethisteronenantat 435
Norflex *(Orphenadrin)* 337
NorfloHEXAL *(Norfloxacin)* 244
Norflosal *(Norfloxacin)* 244
Norfloxacin 244
Norfloxacin Stada *(Norfloxacin)* 244
Norfluxx *(Norfloxacin)* 244
Norgestimat 436
Noristerat *(Norethisteronenantat)* 435
Normoc *(Bromazepam)* 372
Normofundin G5 *(Zweidrittelelektrolytlösung)* 311
Normofundin OP *(Halbelektrolytlösung)* 311
Normoglaucon *(Pilocarpin + Metipranolol)* 407
Normoglaucon Mite *(Pilocarpin + Metipranolol)* 407
Normosang *(Hemin)* 155
Norprolac *(Quinagolid)* 441
Norspan *(Buprenorphin)* 297
Nortrilen *(Nortriptylin)* 349
Nortriptylin 349
Norvasc *(Amlodipin)* 44
Norvir *(Ritonavir)* 269
Noscapin 98
Notfallkontrazeption 438
Notfallmedikamente 29
Nova T *(Intrauterinpessar mit Kupfer)* 439
Novalgin *(Metamizol)* 31, 213
Novaminsulfon-ratioph. *(Metamizol)* 213
Novanox *(Nitrazepam)* 374
Novantron *(Mitoxantron)* 182
Novastep *(Ethinylestradiol + Levonorgestrel)* 437
Novesine *(Oxybuprocain)* 400
Novial *(Ethinylestradiol + Desogestrel)* 437
Novirell B1 *(Thiamin)* 163
Novirell B12 *(Cyanocobalamin)* 163
Novodigal *(Beta-Acetyldigoxin)* 67
NovoEight *(Faktor VIII)* 84
Novofem *(Estradiol + Norethisteron)* 431
Novomix 30 *(Insulinaspart + Verzögerungsinsulin)* 135
Novonorm *(Repaglinid)* 129
Novopulmon *(Budesonid)* 92
NovoRapid *(Insulinaspart)* 134
NovoSeven *(Faktor VIIa)* 84
Novothyral *(Levothyroxin + Liothyronin)* 144

Noxafil *(Posaconazol)* 275
NPA-Insulin 135
NPH-Insulin 135
Nplate *(Romiplostim)* 86
NPL-Insulin 135
NS5A-Inhibitoren 270
NS5B-Inhibitoren
- nicht-nukleosidisch 270
- nukleos(t)idisch 270

NSAR 208
- Geriatrie 451

NSCLC 187–190, 196
NSMRI 347
Nubral *(Harnstoff)* 395
Nucala *(Mepolizumab)* 15, 102
Nukleosidische Reverse-Transkriptase-Inhibitoren 263
Nukleotidische Reverse-Transkriptase-Inhibitoren 263
Nulojix *(Belatacept)* 283
Nurofen *(Ibuprofen)* 209
Nutriflex combi *(Aminosäurelösung)* 312
Nuvaring *(Ethinylestradiol + Etonogestrel)* 438
Nuwiq *(Faktor VIII)* 84
Nystaderm *(Nystatin)* 393
Nystatin 278, 393
Nystatin Stada *(Nystatin)* 278

O

Oberflächenanästhetika, Auge 400
Obidoximchlorid 449
Obinutuzumab 197
Obizur *(Faktor VIII)* ,15 84
Obsidan *(Propranolol)* 42
Obstinol M *(Paraffin)* 114
Obstipation 112, 113, 114
Ocriplasmin 412
Octagam *(Immunglobuline)* 286
Octanine *(Faktor IX)* 84
Octaplex *(Prothrombinkomplex)* 85
Octostim *(Desmopressin)* 158
Octreotid 124
Octreotid HEXAL *(Octreotid)* 124
Ocuflur O.K. *(Flurbiprofen)* 404
Oculotect *(Retinolpalmitat)* 410
Ödeme 55, 56, 57, 58, 59
OeKolp *(Estriol)* 427
Ofatumumab 197
Ofev *(Nintedanib)* 13, 102
OfloHEXAL *(Ofloxacin)* 245
Oflox Basics *(Ofloxacin)* 245
Ofloxacin 245, 401
Ofloxacin Stada *(Ofloxacin)* 245
Ofloxacin Stulln *(Ofloxacin)* 401
Ofloxacin-Ophtal *(Ofloxacin)* 401
Ofloxacin-ratioph. *(Ofloxacin)* 245, 401
Oftaquix *(Levofloxacin)* 401
Ogostal *(Capreomycin)* 259
Ohrenentzündung 415
Ohrenreinigung 416
Olanzapin 368
Olanzapin HEXAL *(Olanzapin)* 368
Olaparib 14, 206
Oligomenorrhoe 429
Oligurie 55
Olmesartan 39, 50, 51
Olmetec *(Olmesartan)* 39
Olmetec plus *(Olmesartan + Hydrochlorothiazid)* 50
Olodaterol 13, 88, 91
Olopatadin 409
Olsalazin 118
Ölsäure-Polypeptid-Kondensat 416
Olynth *(Xylometazolin)* 413
Olysio *(Simeprevir)* 269
Omacor *(Omega-3-Säurenethylester)* 142
Omalizumab 102
Ombitasvir 14, 271
Ombitasvir (OMW) 270
Ome Tad *(Omeprazol)* 108
Omedoc *(Omeprazol)* 108
Omega-3-Fettsäuren 141
Omega-3-Säurenethylester 14
Omep *(Omeprazol)* 108
Omep plus *(Omeprazol + Amoxicillin + Clarithromycin)* 109
Omeprazol 108, 109
Omeprazol Dura *(Omeprazol)* 108
Omeprazol-ratioph. NT *(Omeprazol)* 108
Omnic Ocas *(Tamsulosin)* 419
Omsula *(Tamsulosin)* 419
Onbrez Breezhaler *(Indacaterol)* 88
Oncaspar *(Asparaginase)* 204
Oncofolic *(Folinsäure)* 204
Ondansetron 121
Ondansetron HEXAL *(Ondansetron)* 121
Ondansetron-ratioph. *(Ondansetron)* 121
One-Alpha *(Alfacalcidol)* 164
Onglyza *(Saxagliptin)* 132
Onkotrone *(Mitoxantron)* 182
Opatanol *(Olopatadin)* 409
Opdivo *(Nivolumab)* 14, 197
Ophel 357
Ophel *(Opipramol)* 357
Ophtalmin N *(Tetryzolin)* 410
Opioide 292
- Abhängigkeit 295, 297, 298
- Agonist mit Noradrenalin-Reuptake-Hemmung 292, 30
- Agonisten 293
- Agonisten-Antagonisten 297
- Antagonisten 298
- Entzug 298
- Intoxikation 31, 298
- Überhang 31
- Umstellung 292

Opipram *(Opipramol)* 357
Opipramol 357
Opipramol Neurax *(Opipramol)* 357
Opipramol-ratioph. *(Opipramol)* 357
Optikusneuropathie 412

prymea *(Pramipexol)* 326
psumit *(Macitentan)* 104
ptidorm *(Zopiclon)* 377
ptruma *(Raloxifen)* 432
rap *(Pimozid)* 364
raycea *(Doxycyclin)* 390
rciprenalin 89
relox *(Cefpodoxim-Proxetil)* 237
rencia *(Abatacept)* 222
rfadin *(Nitisinon)* 155
rfiril *(Valproinsäure)* 320
rganophosphatintoxikation 449
rgantransplantation 169, 283, 284
rgaran *(Danaparoid)* 75
rlistat 151
rlistat HEXAL *(Orlistat)* 151
rlistat-ratioph. *(Orlistat)* 151
rnithinaspartat 117
rphacol *(Cholsäure)* 154
rphan Drugs 152
rphenadrin 337
rtoton *(Methocarbamol)* 337
seltamivir 262
simertinib 15, 190
smofundin *(Mannitol)* 58
smosteril *(Mannitol)* 58
smotische Diuretika 58
snervan *(Procyclidin)* 329
sophaguskarzinom 172, 178, 182
sophagusvarizenblutung 158
spemifen 15, 432
spolot *(Sultiam)* 322
ssofortin D *(Colecalciferol + Calciumcarbonat)* 165
ssofortin forte *(Colecalciferol + Calciumcarbonat)* 165
sspulvit D3 *(Colecalciferol + Calciumcarbonat)* 165
stac *(Clodronsäure)* 148
steodystrophie, renale 164
steolyse 148
steomalazie 164
Osteomyelitis 228
Osteopetrose 285
Osteoporose 145–150, 164, 165, 309
Osteoporoseprophylaxe, Postmenopause 426–432
Osteosarkom 172, 173, 181, 182, 205
Osteotriol *(Calcitriol)* 164
Östrogene 426, 430
- *konjugierte* 427, 432
Östrogen-Gestagen-Kombination 435, 437
Östrogenmangel 426–432
Östrogenrezeptor-Modulatoren 432
Östronara *(Estradiol + Levonorgestrel)* 431
OsvaRen *(Calciumdiacetat + Mg2+)* 126
Osyrol *(Spironolacton)* 57
Osyrol-Lasix *(Spironolacton + Furosemid)* 59
Otalgan *(Phenazon + Procain)* 415
OTC-Ausnahmeliste 458
Oteracil 177
Otezla *(Apremilast)* 14, 223
Otitis externa 415, 416
Otitis media 415, 416
Otobacid N *(Dexamethason + Cinchocain)* 415
Otologika 415
Otriven *(Xylometazolin)* 413
Ovarialkarzinom 169–172, 177–183, 195, 206
Ovastat *(Treosulfan)* 171
Ovestin *(Estriol)* 427
Ovulationshemmer 435–438
Ovulationsinduktion 434
Ovulationsstimulation 434
Oxaliplatin 172
Oxaliplatin HEXAL *(Oxaliplatin)* 172
Oxazepam 374
- Geriatrie 454
Oxazepam-ratioph. *(Oxazepam)* 374
Oxazolidinone 252
Oxcarbazepin 317
Oxcarbazepin Dura *(Oxcarbazepin)* 317
Oxetacain 110
Oxicame 211
Oxiconazol 394
Oxis *(Formoterol)* 88
Oxybuprocain 400
Oxybutynin 417
- Geriatrie 454
Oxybutynin-ratioph. *(Oxybutynin)* 417
Oxycodon 292, 296
- Geriatrie 451
Oxycodon Beta *(Oxycodon)* 296
Oxycodon HEXAL *(Oxycodon)* 296
Oxycodon Stada *(Oxycodon)* 296
Oxycodon-ratioph. *(Oxycodon)* 296
Oxygesic *(Oxycodon)* 296
Oxymedin *(Oxybutynin)* 417
Oxymetazolin 413
Oxytetracyclin 401
Oxytetracyclin *(Oxytetracyclin)* 401
Oxytocin 31, 158, 440
Oxytocin Carino *(Oxytocin)* 440
Oxytocin HEXAL *(Oxytocin)* 31
Oxytocin Rotexmedica *(Oxytocin)* 440
Ozurdex *(Dexamethason)* 402
Ozym *(Pankreatin)* 117

P

Paclitaxel 180
Paclitaxel HEXAL *(Paclitaxel)* 180
Paediamuc *(Ambroxol)* 96
Paediathrocin *(Erythromycin)* 241
Painbreak *(Morphin)* 295

Palexia retard *(Tapentadol)* 300
Palifermin 167
Paliperidon 368
Palladon *(Hydromorphon)* 295
Palliativtherapie 219
Palonosetron 13, 121, 122
Pamba *(Aminomethylbenzoesäure)* 80
Pamidron HEXAL *(Pamidronsäure)* 149
Pamidronsäure 149
Pamifos *(Pamidronsäure)* 149
Pamorelin LA *(Triptorelin)* 424
Pan Ophtal *(Dexpanthenol)* 410
Panarteriitis nodosa 218, 283
Pancuronium 305
Pancuronium Hikma *(Pancuronium)* 305
Pancuronium Inresa *(Pancuronium)* 305
Pancuronium Rotexmedica *(Pancuronium)* 305
Pangrol *(Pankreatin)* 117
Panikstörung 349–354, 372
Panitumomab 197
Pankreasfistel 124
Pankreasinsuffizienz
- bei Mukoviszidose 117
- exokrine 117, 118
Pankreaskarzinom 176, 177, 182, 189
Pankreatin 117, 118
Pankreatin Mikro-ratioph. *(Pankreatin)* 117
Panobinostat 14, 206
Panoral *(Cefaclor)* 236
Panotile Cipro *(Ciprofloxacin)* 415
Panretin *(Alitretinoin)* 203
Pantolax *(Suxamethonium)* 305
Pantopac *(Pantoprazol + Amoxicillin + Clarithromycin)* 109
Pantoprazol 108, 109
Pantoprazol HEXAL *(Pantoprazol)* 108
Pantoprazol NYC *(Pantoprazol)* 108
Pantoprazol Stada *(Pantoprazol)* 108
Pantorc *(Pantoprazol)* 108
Pantostin *(Alfatradiol)* 396
Pantozol *(Pantoprazol)* 108
Pantozol control *(Pantoprazol)* 108
Panzytrat *(Pankreatin)* 117
Papillomvirus-Immunisierung 290
Papillomvirusimpfstoff 290
Paracefan *(Clonidin)* 379
Paracetamol 214, 215, 301
- Geriatrie 451
Paracetamol comp Stada *(Paracetamol + Codein)* 214
Paracetamol HEXAL *(Paracetamol)* 301
Paracetamolintoxikation 96, 445
Paracetamol-ratioph. *(Paracetamol)* 301
Paracodin *(Dihydrocodein)* 97
Paraffin 114
Parasympatholytika 69, 110, 113, 417
Parasympathomimetika, Auge 405
Parathormon 145
Parecoxib 213
Parenterale Cephalosporine 235
Parenterale Ernährung 310
- Stufenschema 310
- Tagesbedarf 310
Paricalcitol 165
Paricalcitol HEXAL *(Paricalcitol)* 165
Pariet *(Rabeprazol)* 108
Paritaprevir 14, 269, 271
Parkinsan *(Budipin)* 331
Parkinson-Syndrom 324–329
Parkopan *(Trihexphenidyl)* 329
Paromomycin 253
Paroxat *(Paroxetin)* 353
Paroxetin 353
Paroxetin Sandoz *(Paroxetin)* 353
Paroxetin-ratioph. *(Paroxetin)* 353
Partielle Histaminagonisten 12
Partusisten *(Fenoterol)* 30, 44
Partusisten intrapartal *(Fenoterol)* 442
Pasconeural Injectopas *(Procain)* 307
Pascorbin *(Ascorbinsäure)* 164
PAS-Fatol N *(4-Aminosalicylsäure)* 260
Pasireotid 157
Pasonican *(Paricalcitol)* 165
Paspertin *(Metoclopramid)* 31, 112
Pazopanib 190
PCI 82
PecFent *(Fentanyl oral/nasal)* 294
Pedimitex *(Permethrin)* 395
Pegaptanib 412
Pegasys *(Peginterferon alfa-2a* 285
PEG-Epoetin beta 162
Pegfilgrastim 167
Peginterferon alfa-2a 285
Peginterferon alfa-2b 285
Pegintron *(Peginterferon alfa-2b)* 285
Pegvisomant 158
Pembrolizumab 14, 197
Pemetrexed 173
Pemphigoid, bullöses 283
Pemphigus vulgaris 283
Penbutolol 53
Penciclovir 392
Pencivir *(Penciclovir)* 392
Pendysin *(Benzylpenicillin-Benzathin)* 226
PenHEXAL *(Penicillin V)* 227
Penicillamin 217
Penicillin G 225, 226
Penicillin V 225, 227

Handelsnamen = fett *Wirkstoffe = kursiv*

'enicillin V-CT *(Penicillin V)* 227
'enicillin V-ratioph. *(Penicillin V)* 227
'enicilline 226, 230
- mit erweitertem Spektrum 228
- mit Pseudomonaswirkung 229
'entacarinat *(Pentamidin)* 255
'entaerithrityltetranitrat 60
entalong *(Pentaerithrityl-tetranitrat)* 60
'entamidin 255
'entamol *(Salbutamol)* 87
'entasa *(Mesalazin)* 118
'entatop *(Cromoglicinsäure)* 101
'entoHEXAL *(Pentoxifyllin)* 84
'entosanpolysulfat SP 54 *(Na-Pentosanpolysulfat)* 84
'entostatin 206
'entoxifyllin 84
- Geriatrie 451
'entoxyverin 98
'epdul *(Famotidin)* 106
'eptide, regulatorische 123
'erampanel 321
'erazin 361
'erazin Neurax *(Perazin)* 361
'erchlorat-Discharge-Test 145
'erenterol *(Saccharomyces boulardii)* 116
'erfalgan *(Paracetamol)* 301
'erfan *(Enoximon)* 70
'erfluorohexyloctan 410
'ergolid 326
'ergolid HEXAL *(Pergolid)* 326
'ergolid Neurax *(Pergolid)* 326
'eriduralanästhesie 306
'erindo In 1A *(Perindopril + Indapamid)* 48
'erindopril 15, 48, 54, 140
'erindopril-Arginin 13, 36, 54
'eritonealkarzinom 195, 206
'eritonitis 229, 250
'erjeta *(Pertuzumab)* 197
'ermethrin 395
'ermethrin Biomo *(Permethrin)* 395
Perocur forte *(Saccharomyces boulardii)* 116
Peroxidasehemmer 144
Perphenazin 362
- Geriatrie 453
Perphenazin Neurax *(Perphenazin)* 362
Pertussis-Immunisierung 288, 290
Pertuzumab 197
Peteha *(Protionamid)* 258
Pethidin 292, 296
- Geriatrie 451
Pethidin Hameln *(Pethidin)* 296
Petibelle *(Ethinylestradiol + Drospirenon)* 436
Petinutin *(Mesuximid)* 323
Petnidan *(Ethosuximid)* 318
Peyona *(Coffeincitrat)* 306
Phäochromozytom 46
Phardol Ketoprofen *(Ketoprofen)* 209
Pharmakologie, Grundbegriffe 455
Phasenprophylaktika 357, 358
Pheburane *(Natriumphenylbutyrat)* 155
Phenazon 213, 415
Phenhydan *(Phenytoin)* 32, 317
Phenobarbital 318
- Geriatrie 452
Phenobarbital Neurax *(Phenobarbital)* 318
Phenolsulfonsäure 382
Phenoxybenzamin 46
Phenoxymethylpenicillin 227
Phenprocoumon 78
Phenprocoumon Acis *(Phenprocoumon)* 78
Phenprogamma *(Phenprocoumon)* 78
Phenpro-ratioph. *(Phenprocoumon)* 78
Phenylbutazon 214
Phenylephrin 408, 410
Phenylketonurie 156
Phenytoin 32, 317
Phenytoin AWD *(Phenytoin)* 317
Phobie 349, 351, 353
Phosphatbinder 126, 425
Phosphodiesterase-4-Inhibitor 95
Phosphodiesterase-5-Inhibitor 103
Phosphodiesterasehemmer 70, 420
Phosphonorm *(Aluminium-chloridhydroxid-Komplex)* 126
Photosensitizer 397
Phototoxizität, Prophylaxe 398
Physiotens *(Moxonidin)* 46
Physostigmin 449
Phytomenadion 165
Phytosterol 419
Picato *(Ingenolmebutat)* 399
Picoprep *(Citronensäure + Magnesiumoxid + Natriumpicosulfat)* 115
Pidana *(Levonorgestrel)* 438
Pigmentstörungen 166
Pilocarpin 405, 407
Pilomann *(Pilocarpin)* 405
Pimafucin *(Natamycin)* 278
Pimecrolimus 386
Pimozid 364
Pindolol 42
Pioglitazon 132
Pioglitazon Aurobindo *(Pioglitazon)* 132
Pipamperon 360
- Geriatrie 453, 454
Pipamperon HEXAL *(Pipamperon)* 360
Pipamperon Neurax *(Pipamperon)* 360
Piperacillin 225, 229, 231
Piperacillin Eberth *(Piperacillin)* 229
Piperacillin Fresenius *(Piperacillin)* 229
Piperacillin Hikma *(Piperacillin)* 229

Piperacillin Ibisqus *(Piperacillin)* 229
Piperacillin/Tazobactam Aurobindo *(Piperacillin + Tazobactam)* 231
Piperacillin/Tazobactam HEXAL *(Piperacillin + Tazobactam)* 231
Piperacillin/Tazobactam Kabi *(Piperacillin + Tazobactam)* 231
Piperaquintetraphosphat 281
Piperonylbutoxid 395
Piracetam 340
- Geriatrie 451
Piracetam-ratioph. *(Piracetam)* 340
Pirenzepin 111
Piretanid 49, 55
Piretanid 1A *(Piretanid)* 55
Piretanid HEXAL *(Piretanid)* 55
Piretanid Stada *(Piretanid)* 55
Pirfenidon 102
Piribedil 326
Piritramid 292, 296
Piritramid Hameln *(Piritramid)* 296
Pirocutan *(Piroxicam)* 212
Piroxicam 212
Piroxicam AL *(Piroxicam)* 212
Piroxicam HEXAL *(Piroxicam)* 212
Piroxicam-ratioph. *(Piroxicam)* 212
Pityriasis 386, 387, 393, 394
Pivmecillinam 15, 229
Pixantron 182
Pixuvri *(Pixantron)* 182
PK-Merz *(Amantadin)* 330
Pladizol *(Cilostazol)* 81
Plantago ovata 114
Planum *(Temazepam)* 374
Plaquenil *(Hydroxychloroquinsulfat)* 216
Plaque-Psoriasis 222, 223
Plasmaersatzmittel 313
Plasmaproteinbindung 455
Plastulen Duo *(Folsäure + Eisen)* 166
Platinhaltige Verbindungen 171
Plavix *(Clopidogrel)* 81
Plazentaschranke 457
Plegridy *(Interferon beta-1a)* 344
Pleon RA *(Sulfasalazin)* 217
Plerixafor 167
Pletal *(Cilostazol)* 81
Pleuraergüsse, maligne 182
Pleuramesotheliom, malignes 173
Plexusblockade 307
Pneumocystis-jirovecii-Pneumonie 247, 254, 255
Pneumokokken 225
- Immunisierung 287
Pneumokokkenpolysaccharid 287
Pneumonie 218, 229–234, 241–246, 249–252
- ambulant erworbene 235, 242, 250
- nosokomiale 231, 235, 250
Pneumovax 23 *(Pneumokokkenpolysaccharid)* 287
Podomexef *(Cefpodoxim-Proxetil)* 237
Podophyllotoxin 399
Podophyllotoxin-Derivate 179
Poliomyelitis-Immunisierung 290
Poliomyelitis-Impfstoff 290
Pollakisurie 417, 418
Poloniumintoxikation 449
Polyangiitis 224
Polyarthritis 210–218, 222–224, 283
Polyartikuläre juvenile idiopath. Arthritis 224
Polycythaemia vera 171, 190, 205
Polyene 275
Polymenorrhoe 429
Polymyxin B 401, 403, 416
Polyneuropathie 316, 344, 354
Polyspectran *(Polymyxin B + Neomycin + Gramicidin)* 401
Polyspectran HC *(Polymyxin B + Bacitracin + Hydrocortison)* 416
Polysulfonsäure 425
Pomalidomid 206
Ponatinib 190
Ponveridol *(Droperidol)* 122
Porphyrie 155, 166
Portrazza *(Necitumumab)* 15, 196
Posaconazol 275
Posifenicol C *(Chloramphenicol)* 401
Posiformin *(Bibrocathol)* 402
Postanoxisches Myoklonus-Syndrom 340
Postericort *(Hydrocortison)* 12
Posterisan Akut *(Lidocain)* 125
Postherpetische Neuralgie, Prophylaxe 290
Postinor *(Levonorgestrel)* 438
Postkoitalpille 438
Postkommotionelles Syndrom 340
Postmenopause 426–432
Postpartale Blutung 31, 440
Postpartale Infektion 249
Post-Transplantations-Hyperlipidämie 138
Potactsol *(Topotecan)* 183
Potenzen, analgetische 292
Präcoma 253
Pradaxa *(Dabigatran)* 76
Prajmaliumbitartrat 62
Praluent *(Alirocumab)* 13, 142
Prämedikation 69, 294, 372–37
Pramipexol 326
Pramipexol HEXAL *(Pramipexol)* 326
Prandin *(Repaglinid)* 129
Prasugrel 82
- Geriatrie 453
Prava Basics *(Pravastatin)* 138
Pravafenix *(Fenofibrat + Pravastatin)* 140
Pravalich *(Pravastatin)* 138

Handelsnamen = fett *Wirkstoffe = kursiv*

Pravasin protect *(Pravastatin)* 138
Pravastatin 138, 140
Pravastatin HEXAL *(Pravastatin)* 138
Pravastatin-CT *(Pravastatin)* 138
Pravidel *(Bromocriptin)* 326, 440
Praxbind *(Idarucizumab)* 15
Praxbind *Idarucizumab* 77
Praxiten *(Oxazepam)* 374
Prazepam 374
Praziquantel 279
Predni POS *(Prednisolon)* 403
Prednicarbat 383
Prednicarbat Acis *(Prednicarbat)* 383
PredniHEXAL *(Prednisolon)* 220
Prednisolon 32, 125, 220, 382, 403
Prednisolon Jenapharm *(Prednisolon)* 220
Prednisolon LAW *(Prednisolon)* 382
Prednisolon-ratioph. *(Prednisolon)* 220
Prednisolut *(Prednisolon)* 220
Prednison 220
Prednison HEXAL *(Prednison)* 220
Prednitop *(Prednicarbat)* 383
Pregaba HEXAL *(Pregabalin)* 322
Pregabador *(Pregabalin)* 322
Pregabalin 322
Pregabalin Glenmark *(Pregabalin)* 322
Pregnancy Risk Categories 457
Prelis *(Metoprololtartrat)* 41
Prellungen 209
Prent *(Acebutolol)* 40
Prepidil *(Dinoproston)* 440
Presinol *(Alpha-Methyldopa)* 45
Presomen 28 *(Konjugierte Östrogene)* 427
Presomen 28 compositum *(konjugierte Östrogene + Medrogeston)* 432
Presomen conti *(konjugierte Östrogene + Medrogeston)* 432
Preterax N *(Perindopril + Indapamid)* 48
Prevenar-13 *(Pneumokokken-polysaccharid)* 287
Prezista *(Darunavir)* 268
Prialt *(Ziconotid)* 301
Pridax *(Alprostadil)* 83
Pridinol 337
Priligy *(Dapoxetin)* 425
Prilocain 307
Primaquin 281
Primaquine *(Primaquin)* 281
Primidon 323
Primidon Holsten *(Primidon)* 323
PRIND 82
Priorix MMR *(Masern-Mumps-Röteln-Impfstoff)* 289
Priorix Tetra *(Masern-Mumps-Röteln-Varizellen-Impfstoff)* 290
Pritor *(Telmisartan)* 39
Pritor plus *(Telmisartan + Hydrochlorothiazid)* 50
Privigen *(Immunglobuline)* 286
Privin *(Naphazolin)* 413
Probenecid 146
Probenecid *(Probenecid)* 146
Procain 307, 415
Procain Actavis *(Procain)* 307
Procarbazin 173
Procoralan *(Ivabradin)* 61
Proculin *(Naphazolin)* 409
Procyclidin 329
Prodrom *(Propiverin)* 418
Profact Depot 2 *(Buserelin)* 424
Profact Depot 3 *(Buserelin)* 424
Profact nasal *(Buserelin)* 424
Profact pro injectione *(Buserelin)* 424
Proges *(Propiverin)* 418
Progestan *(Progesteron)* 429
Progesteron 429
Proglicem *(Diazoxid)* 136
Prograf *(Tacrolimus)* 284
Proguanil 281
Progynova 21 (mite) *(Estradiol)* 426
Prokinetika 120
Proktitis 125
Proktosigmoiditis 119
Prolaktinhemmer 440
Proleukin S *(Aldesleukin)* 203
Prolia *(Denosumab)* 150
Prometax *(Rivastigmin)* 341
Promethazin 32, 360
Promethazin Neurax *(Promethazin)* 360
Promixin *(Colistimethat-natrium)* 254
Promyelozytenleukämie 207
Pronenz *(Propiverin)* 418
Proneurin *(Promethazin)* 360
Propafenon 64
Propafenon-ratioph. *(Propafenon)* 64
Proparakain-POS *(Proxymetacain)* 400
Propecia *(Finasterid)* 396
Propess *(Dinoproston)* 440
Propimedac *(Propiverin)* 418
Propionsäurederivate 208
Propiverin 418
Propiverin HEXAL *(Propiverin)* 418
Propofol 32, 303
Propofol lipuro *(Propofol)* 32, 303
Propofol-ratioph. *(Propofol)* 303
Propra comp.-ratioph. *(Propranolol + Triamteren + Hydrochlorothiazid)* 53
Propranolol 42, 53
Propranolol Stada *(Propranolol)* 42
Propra-ratioph. *(Propranolol)* 42
Propycil *(Propylthiouracil)* 144

Propylthiouracil 144
Propyphenazon 214
Proscar *(Finasterid)* 419
Prosmin *(Finasterid)* 419
Prostadil *(Tamsulosin)* 419
Prostaglandin-Derivate 406
Prostaglandinsynthesehemmer 208–213, 301
Prostatahyperplasie 419
Prostatakarzinom 172, 179, 182, 204, 422–424
Prostatamittel 418
Prostatitis 244, 245
Prostavasin *(Alprostadil)* 83
Prostazid *(Tamsulosin)* 419
Protagent *(Filmbildner)* 410
Protamin Me *(Protamin-HCl)* 77
Protamin-HCl 77
Protaminsulfat Leo *(Protamin-HCl)* 77
Protaphane *(Verzögerungsinsulin)* 135
Protease-Inhibitoren 267
Proteasen 399
Protein C 80
Protein-C-Mangel 80
Proteine, knochenmorphogene 150
Proteinkinase-Inhibitoren 183
Protelos *(Strontiumranelat)* 150
Proteus mirabilis 225
Proteus vulgaris 225
Prothazin *(Promethazin)* 360
Prothipendyl 360
Prothrombinkomplex 85
Prothyrid *(Levothyroxin + Liothyronin)* 144
Protionamid 258
Protirelin 159
Protonenpumpenblocker 107
Protopic *(Tacrolimus)* 386
Protoporphyrie, erythropoetische 398
Provas *(Valsartan)* 39
Provas comp. *(Valsartan + Hydrochlorothiazid)* 50
Provas maxx *(Valsartan + Hydrochlorothiazid)* 50
Proxymetacain 400
Prucaloprid 112
Pruritus 124, 141
Pseudoephedrin 415
Pseudokrupp 32, 220
Pseudomonas aeruginosa 225, 243
- Pneumonie, chronische 238, 254
Pseudomonaspenicilline 229
Psoradexan *(Dithranol + Harnstoff)* 386
Psorcutan *(Calcipotriol)* 386
Psoriasis 222, 223, 224, 283, 383, 385, 386, 387, 388
Psoriasisarthritis 216, 217, 222–224
Psychoanaleptika 377
Psychose 30, 359, 360, 361, 362, 363, 364, 366, 367
Pubertas tarda 421
Pulmicort *(Budesonid)* 92
Pulmicort Topinasal *(Budesonid)* 414
Pulmonale Hypertonie 104, 105
Pulmonale Hypertonie, Therapeutika 103
Purin-Analoga 174
Puri-Nethol *(Mercaptopurin)* 174
Purpura
- fulminans 80
- idiopathische thrombozytopenische 286
- immunthrombozytopenische 86
Pustulosis palmoplantaris 385, 387
Pyelonephritis 235
Pylera *(Bismut-III-Oxid-Citrat + Metronidazol + Tetracyclin)* 109
Pyodermien 391
Pyrafat *(Pyrazinamid)* 258
Pyrantel 280
Pyrazinamid 258
Pyrazinamid *(Pyrazinamid)* 258
Pyrazolonderivate 213
Pyrcon *(Pyrvinium)* 280
Pyrethrine 395
Pyridostigmin 338
Pyridostigminintoxikation 69, 446
Pyridoxin 163, 164, 259
Pyrilax *(Bisacodyl)* 113
Pyrimethamin 255
Pyrimidin-Analoga 175
Pyrvinium 280

Q

Qlaira *(Estradiol + Dienogest)* 437
Qo-Wert 456, 459
Quallenerytheme 398
Quantalan *(Colestyramin)* 141
Quecksilberintoxikation 446, 449
Quensyl *(Hydroxychloroquinsulfat)* 216
Quentiax *(Quetiapin)* 368
Querto *(Carvedilol)* 41
Questran *(Colestyramin)* 141
Quetiapin 368
- Geriatrie 453
Quetiapin HEXAL *(Quetiapin)* 368
Quetiapin Neurax *(Quetiapin)* 368
Quilonorm *(Lithiumcarbonat)* 358
Quilonum retard *(Lithiumcarbonat)* 358
Quinagolid 441
Quinaplus Stada *(Quinapril + Hydrochlorothiazid)* 48
Quinapril 37, 48
Quinapril AL *(Quinapril)* 37
Quinapril HEXAL comp. *(Quinapril + Hydrochlorothiazid)* 48
Qutenza *(Capsaicin)* 307
Q-Wert 457, 459

R

Rabeprazol 108
Rabeprazol Actavis *(Rabeprazol)* 108
Rabeprazol-ratioph. *(Rabeprazol)* 108
Rabipur *(Tollwutimpfstoff)* 290
Racecadotril 116
Rachitis 164
Rachitis-Prophylaxe 164, 165
Radepur *(Chlordiazepoxid)* 372
Ralenova *(Mitoxantron)* 182
Ralnea *(Ropinirol)* 327
Raloxifen 432
Raloxifen HEXAL *(Raloxifen)* 432
Raloxifen Stada *(Raloxifen)* 432
Raltegravir 273
Ramilich *(Ramipril)* 37
Ramiplus AL *(Ramipril + Hydrochlorothiazid)* 49
Ramipril 37, 49, 54, 140
Ramipril comp.-CT *(Ramipril + Hydrochlorothiazid)* 49
Ramipril HEXAL *(Ramipril)* 37
Ramipril Piretanid Actavis *(Ramipril + Piretanid)* 49
Ramipril-CT *(Ramipril)* 37
Ramipril-ratioph. *(Ramipril)* 37
Ramipril-ratioph. comp. *(Ramipril + Hydrochlorothiazid)* 49
Rami-Q comp. *(Ramipril + Hydrochlorothiazid)* 49
Ramitanid AL *(Ramipril + Piretanid)* 49
Ramucirumab 14, 198
Ranexa *(Ranolazin)* 61
Ranibeta *(Ranitidin)* 106
Ranibizumab 412
Ranitic *(Ranitidin)* 106
Ranitidin 106
Ranitidin-ratioph. *(Ranitidin)* 106
RANKL-Inhibitoren 150
Ranolazin 61
Rantudil *(Acemetacin)* 210
Rapamune *(Sirolimus)* 284
Rapifen *(Alfentanil)* 294
Rasagilin 327
Rasagilin-ratioph. *(Rasagilin)* 327
Rasburicase 147
Rasilez *(Aliskiren)* 43
Rasilez HCT *(Aliskiren + Hydrochlorothiazid)* 53
Ratacand *(Candesartan)* 38
Ratacand plus *(Candesartan + Hydrochlorothiazid)* 49
Ratiograstim *(Filgrastim)* 167
Rauchentwöhnungsmittel 381
Raucherentwöhnung 381
Rauchgasinhalation 92
Raxone *(Idebenon)* 14, 412
Raynaud-Syndrom 44
Reactine *(Cetirizin)* 99
Reactine Duo *(Pseudoephedrin + Cetirizin)* 415
Reanimation 29, 68
Rebetol *(Ribavirin)* 273
Rebif *(Interferon beta-1a)* 344
Reboxetin 355
Recombinate *(Faktor VIII)* 84
Rectodelt *(Prednison)* 220
Rectogesic *(Glyceroltrinitrat)* 125
Refluxösophagitis 106–108, 111
Refobacin *(Gentamicin)* 243, 391, 400
Refraktionsbestimmung 408
Regaine Frauen *(Minoxidil)* 396
Regaine Männer *(Minoxidil)* 396
Regenon *(Amfepramon)* 151
Regulatorische Peptide 123
Reisediarrhoe-Prophylaxe 116
Reisegold *(Dimenhydrinat)* 120
Reisekrankheit 120, 122
Reisetabletten-ratioph. *(Dimenhydrinat)* 120
Reizdarm 113
Reizhusten 97, 98
Reizsyndrom, zentrales vestibuläres 120
Rekawan *(Kalium)* 308
Rektumkarzinom 172, 176, 177, 182, 183, 195 197, 203, 204
Relefact LHRH *(Gonadorelin)* 159
Relenza *(Zanamivir)* 262
Relestat *(Epinastin)* 409
Relistor *(Methylnaltrexon)* 112
Relpax *(Eletriptan)* 333
Relvar Ellipta *(Vilanterol + Fluticason)* 94
Remergil *(Mirtazapin)* 350
Remeron *(Mirtazapin)* 350
Remestan *(Temazepam)* 374
Remicade *(Infliximab)* 224
Remifentanil 292, 296
Remifentanyl B. Braun *(Remifentanil)* 296
Remifentanyl Hameln *(Remifentanil)* 296
Remifentanyl Kabi *(Remifentanil)* 296
Reminyl *(Galantamin)* 340
Remodulin *(Treprostinil)* 105
Removab *(Catumaxomab)* 196
Remsima *(Infliximab)* 224
Renacor *(Enalapril + Hydrochlorothiazid)* 48
Renagel *(Sevelamer)* 127
RenaMag *(Calciumdiacetat + Mg^{2+})* 126
Renatriol *(Calcitriol)* 164
Renininhibitoren, direkte 43, 53
Rentibloc *(Sotalol)* 42
Rentylin *(Pentoxifyllin)* 84
Renvela *(Sevelamer)* 127
ReoPro *(Abciximab)* 81
Repaglinid 129
Repaglinid HEXAL *(Repaglinid)* 129
Repaglinid Stada *(Repaglinid)* 129
Repatha *(Evolocumab)* 143
Repatha *(Evoluzumab)* 13
Replagal *(Agalsidase alfa)* 153
Reproterol 89, 101
ReQuip *(Ropinirol)* 327

Reserpin 54
- Geriatrie 452
Resochin *(Chloroquin)* 216
Resochin *(Chloroquinphosphat)* 281
Resolor *(Prucaloprid)* 112
Resonium A *(Polysulfonsäure)* 425
Resorption 455
Respreeza *(Alpha-1-Proteinase-Inhibitor)* 13, 85
Restex *(L-Dopa + Benserazid)* 324
Restless-Legs-Syndrom 324–327
Retacrit *(Epoetin zeta)* 162
Retapamulin 391
Retinitis 261, 403
Retinol 410
Retrovir *(Zidovudin)* 265
Revatio *(Sildenafil)* 105
Reverse-Transkriptase-Inhibitoren
- non-nukleosidisch 266
- nukleosidisch 263
- nukleotidisch 263
Revestive *(Teduglutid)* 124
Reviparin 73
Revlimid *(Lenalidomid)* 205
Revolade *(Eltrombopag)* 86
Reyataz *(Atazanavir)* 268
Rhabdomyosarkom 169
Rheuma-Basistherapeutika 215
Rheumatische Erkrankungen 209–213, 218, 219
Rheumatisches Fieber 218, 226, 227
Rheumatoide Arthritis 198
Rheumatologie 208
Rhinex Nasenspray *(Naphazolin)* 413
Rhinisan *(Triamcinolon)* 414
Rhinitis
- allergische 98–100, 413–415
- vasomotorische 415
Rhinivict *(Beclometason)* 414
Rhinologika 413
Rhinopront *(Pseudoephedrin + Triprolidin)* 415
Rhinospray *(Tramazolin)* 413
Riamet *(Artemether + Lumefantrin)* 280
Ribavirin 273
Ribavirin-CT *(Ribavirin)* 273
Ribavirin-ratioph. *(Ribavirin)* 273
Ribobandron *(Ibandronsäure)* 148
Ribocarbo-L *(Carboplatin)* 171
Ribodocel *(Docetaxel)* 179
Ribodoxo *(Doxorubicin)* 181
Ribodronat *(Pamidronsäure)* 149
Riboepi *(Epirubicin)* 181
Riboflavin 163
Ribofluor *(Fluorouracil)* 176
Riboirino *(Irinotecan)* 183
Ribometa *(Zoledronsäure)* 149
Riboposid *(Etoposid)* 179
Ribotax *(Paclitaxel)* 180
Riboxatin *(Oxaliplatin)* 172
Rickettsien 225
Ridaura *(Auranofin)* 216
Rifabutin 260
Rifampicin 258, 259
Rifaximin 253
Rifun *(Pantoprazol)* 108
Rilpivirin 264, 267
Rimexolon 403
Ringer-Lactat *(Vollelektrolytlösung)* 310
Ringer-Lösung *(Vollelektrolytlösung)* 310
Riociguat 105
Riopan *(Magaldrat)* 110
Risedron HEXAL *(Risedronsäure)* 149
Risedronat Heumann *(Risedronsäure)* 149
Risedronsäure 149
Risedronsäure-CT *(Risedronsäure)* 149
Risocon *(Risperidon)* 369
Risperdal *(Risperidon)* 369
Risperdal Consta *(Risperidon)* 369
Risperidon
- Geriatrie 453
Risperidon 369
Risperidon HEXAL *(Risperidon)* 369
Ritalin *(Methylphenidat)* 379
Ritalin Adult *(Methylphenidat)* 379
Ritonavir 14, 268, 269, 271
Rituximab 198, 224
Rivaroxaban 75
Rivastigmin 341
- Geriatrie 451
Rivastigmin HEXAL *(Rivastigmin)* 341
Rivotril *(Clonazepan)* 319
Rixubis *(Faktor IX)* 84
Rizatriptan 333
Rizatriptan HEXAL *(Rizatriptan)* 333
Rizatriptan Neurax *(Rizatriptan)* 333
RoActemra *(Tocilizumab)* 224
Robinul *(Glycopyrroniumbromid)* 308
Rocaltrol *(Calcitriol)* 164
Rocephin *(Ceftriaxon)* 233
Rocornal *(Trapidil)* 60
Rocuronium 305
Rocuronium-Antagonisierung 305
Rocuroniumbromid Inresa *(Rocuronium)* 305
Rocuroniumbromid Kabi *(Rocuronium)* 305
Rodavan S *(Dimenhydrinat)* 120
Roferon A *(Interferon alfa-2a)* 285
Roflumilast 95
Rohypnol *(Flunitrazepam)* 373
Rolando-Epilepsie 322
Rolenium *(Salmeterol + Fluticason)* 94
Romiplostim 86

Ropinal *(Ropinirol)* 327
Ropinirol 327
Ropinirol dura *(Ropinirol)* 327
Ropinirol HEXAL *(Ropinirol)* 327
Ropivacain 307
Ropivacain HEXAL *(Ropivacain)* 307
Rosazea 239, 390
Rosuvastatin 138
Rotarix *(Rotavirusimpfstoff)* 290
RotaTeq *(Rotavirusimpfstoff)* 290
Rotaviren-Immunisierung 290
Rotavirusimpfstoff 290
Röteln-Immunisierung 289, 290
Rotigotin 327
Roxi Aristo *(Roxithromycin)* 242
RoxiHEXAL *(Roxithromycin)* 242
Roxithromycin 242
Roxithromycin Heumann *(Roxithromycin)* 242
rt-PA 79
Rubiefol *(Folsäure)* 166
Rubiemen *(Dimenhydrinat)* 120
Rubiemol *(Paracetamol)* 301
Ruconest *(Conestat alfa)* 86
Rudotel *(Medazepam)* 373
Rufinamid 317
Rulid *(Roxithromycin)* 242
Rupafin *(Rupatadin)* 100
Rupatadin 100
Ruxolitinib 190
Rytmonorm *(Propafenon)* 64
Rytmonorm SR *(Propafenon)* 64

S

sab simplex *(Simeticon)* 115, 449
Sabril *(Vigabatrin)* 318
Saccharomyces boulardii 116
Sacubitril 15, 52
Safinamid 14
Safinamidn 328
Salazopyrine *(Sulfasalazin)* 119
Salazopyrine RA *(Sulfasalazin)* 217
Salbubronch Elixier *(Salbutamol)* 89
Salbubronch Forte *(Salbutamol)* 89
SalbuHEXAL *(Salbutamol)* 87
SalbuHEXAL plus Ipratropiumbromid *(Ipratropiumbromid + Salbutamol)* 91
Salbulair N *(Salbutamol)* 87
Salbutamol 87, 89, 91
Salbutamol-ratioph. *(Salbutamol)* 87
Salicylsäure 396
Salicylsäurederivate 208
Salicylvaseline *(Salicylsäure)* 396
Salizylate 208
Salmeterol 88, 94
Salmeterol HEXAL *(Salmeterol)* 88
Salmonella 225
Salmonella-typhi-Polysaccharid 287
Salmonellose 247
Salofalk *(Mesalazin)* 118
Salvacyl *(Triptorelin)* 424
Salzsäure 314
Salzsäure 7.25% *(Salzsäure)* 314
Salzverlustsyndrom 219
SAMA (short acting muscarinergic-agonist) 90
Samsca *(Tolvaptan)* 158
Sanasthmax *(Beclometason)* 92
Sancuso *(Granisetron)* 121
Sandimmun *(Ciclosporin)* 283, 388
Sandocal-D *(Colecalciferol + Calciumcarbonat)* 165
Sandoparin Nm *(Certoparin)* 72
Sandostatin *(Octreotid)* 124
Sandostatin LAR Monatsdepot *(Octreotid)* 124
Sapropterin 156
Saquinavir 269
Sarkom 169–173, 178–182, 190, 203, 205, 207
Saroten *(Amitriptylin)* 348
Sartane 38
Sativex *(Tetrahydrocannabinol + Cannabidiol)* 341
Säureamide 306
Saxagliptin 132
Saxenda *(Liraglutid)* 131
Scabies 395
Scabioral *(Ivermectin)* 279
Scandicain *(Mepivacain)* 31, 307
Scenesse *(Afamelanotid)* 15, 398
Scharlach 227
Schilddrüsenblockade 145
Schilddrüsenhormone 143
Schilddrüsenkarzinom 188, 190
Schilddrüsenmalignom 143, 144, 181
Schilddrüsensuppressionstest 143
Schistosomiasis 279
Schizophrenie 359, 364–369
Schlafsterne *(Doxylamin)* 376
Schlafstörungen 360, 372–377
SchlafTabs-ratioph. *(Doxylamin)* 376
Schlaganfall 337
Schlaganfallprophylaxe 75, 76
Schleifendiuretika 55
Schleimhautanästhesie 306
Schleimhautläsionen, Auge 410
Schleimhautprotektiva 110, 215
Schleimhautschwellung, Nase 413
Schmerz 29–31, 97, 208–215, 294–307, 331, 348, 349, 360
Schmerz, neuropathischer 290, 307, 316, 321, 322, 354
Schmerzzustände, strahlentherapeutisch bedingte 110
Schock 30, 58, 68, 69, 219
- anaphylaktischer 29, 32, 68, 99, 219, 220
- septischer 68
Schwangerschaft 457
- Beratungsstellen für Arzneimittel 442
- Hypertonus 45
- Risikoklassen (FDA) 442

Schwarze Salbe Lichtenstein *(Ammonium-bituminosulfonat)* 382
Schwellung 209–212
Schwermetallintoxikation 448
Schwindel 120, 123, 344, 360, 376
Scopoderm TTS *(Scopolamin)* 122
Scopolamin 122, 408
Sebelipase alfa 13, 156
Sebiprox *(Ciclopirox)* 392
Sebivo *(Telbivudin)* 265
Seborrhoe oleosa 386
Secale-Alkaloide 331
Secukinumab 14, 388
Sedalam *(Lormetazepam)* 373
Sedaplus *(Doxylamin)* 376
Sedativa 370
Sedierung 32, 303, 373–376
Sedotussin *(Pentoxyverin)* 98
Seebri Breezhaler *(Glycopyrroniumbromid)* 90
Sehnen(scheiden)entzündung 212
Sekretionshemmung 308
Sekretolyse 95
Sekretolytika 95
Selectol *(Celiprolol)* 41
Selegilin 328
Selegilin Neurax *(Selegilin)* 328
Selegilin-ratioph. *(Selegilin)* 328
Selektive Darmdekontamination 253
Selektive Immunsuppressiva 221, 342
Selektive Serotonin-Reuptake-Inhibitoren 351
Selenase *(Selen)* 309
Selenmangel 309
Selergo *(Ciclopirox)* 392
Selexipag 15, 105
Selincro *(Nalmefen)* 381
Sempera *(Itraconazol)* 275
Sennoside 114
Senshio *(Ospemifen)* 15, 432
Sepsis 229–234, 243, 244, 248–251, 255
Septischer Schock 68
Sequidot *(Estradiol + Norethisteron)* 431
Serdolect *(Sertindol)* 369
Seretide *(Salmeterol + Fluticason)* 94
Serevent*(Salmeterol)* 88
Seroplex *(Escitalopram)* 353
Seroquel *(Quetiapin)* 368
Serotoninantagonisten 121
Serotonin-Noradrenalin-Reuptake-Inhibitoren 354
Serotonin-Reuptake-Inhibitoren, selektive 351
Seroxat *(Paroxetin)* 353
Serratia 225
Serroflo *(Salmeterol + Fluticason)* 94
Sertaconazol 394
Sertindol 369
Sertralin 353
Sertralin Actavis *(Sertralin)* 353
Sertralin HEXAL *(Sertralin)* 353
Sertralin Neurax *(Sertralin)* 353
Sevelamer 127
Sevelamer HEXAL *(Sevelamer)* 127
Sevikar *(Olmesartan + Amlodipin)* 51
Sevikar HCT *(Olmesartan + Amlodipin + Hydrochlorothiazid)* 51
Sevofluran 304
Sevofluran Piramal *(Sevofluran)* 304
Sevoflurane Baxter *(Sevofluran)* 304
Sevorane *(Sevofluran)* 304
Sevredol *(Morphin)* 295
Sexualhormone 421, 423
Sexuelle Abnormität bei Männern 424
SGLT2-Inhibitor Kombination 133
SGLT-2-Inhibitoren 133
Shigellose 247
Short acting muscarinergic-agonist (SAMA) 90
SIADH 158
Sibilla *(Ethinylestradiol + Dienogest)* 436
Siccaprotect *(Filmbildner)* 410
Sifrol *(Pramipexol)* 326
Signifor *(Pasireotid)* 157
Siklos *(Hydroxycarbamid)* 205
Silapo *(Epoetin zeta)* 162
Sildegra *(Sildenafil)* 420
SildeHEXAL *(Sildenafil)* 420
Sildenafil 105, 420
Sildenafil-ratioph. *(Sildenafil)* 420
Silodosin 419
Silomat Pentoxyverin *(Pentoxyverin)* 98
Siltuximab 198
Simagel *(Almasilat)* 109
Simagel Extra *(Magaldrat)* 110
Simbrinza *(Brinzolamid + Brimonidin)* 407
Simdax *(Levosimendan)* 70
Simeprevir 269
Simethicon-ratioph. *(Simeticon)* 115
Simeticon 115, 118, 449
Simonette *(Desogestrel)* 438
Simponi *(Golimumab)* 224
Simulect *(Basiliximab)* 283
Simva Aristo *(Simvastatin)* 139
Simvabeta *(Simvastatin)* 139
SimvaHEXAL *(Simvastatin)* 139
Simvastatin 13, 139, 141
Simvastatin Actavis *(Simvastatin)* 139
Simvastatin-ratioph. *(Simvastatin)* 139
Sincronium *(ASS + Atorvastatin + Ramipril)* 140
Sinemet *(L-Dopa + Carbidopa)* 325
Singulair *(Montelukast)* 95
Sinusitis 242, 245, 246

Handelsnamen = fett *Wirkstoffe = kursiv*

Siofor *(Metformin)* 129
Sirdalud *(Tizanidin)* 337
Sirolimus 284
Siros *(Itraconazol)* 275
Sirturo *(Bedaquilin)* 257
Sitagliptin 132
Sitosterin 419
Sitosterin Prostata *(Sitosterin)* 419
Sitosterinämie 141, 142
Sivextro *(Tedizolid)* 14, 252
Sixantone *(Leuprorelin)* 424
Skabies 279
Skiaskopie 408
Skid *(Minocyclin)* 239, 391
Skinoren *(Azelainsäure)* 390
Skleritis 403
SLE 216, 218, 223
Smektit 116
SNRI 354
Snup *(Xylometazolin)* 413
Sobelin *(Clindamycin)* 242
Sodbrennen 106
Sodbrennen, in Schwangerschaft 110
Sodormwell *(Diphenhydramin)* 376
Sofosbuvir 270, 271
Solaraze *(Diclofenac)* 399
Solian *(Amisulprid)* 366
Solifenacin 418
Soliris *(Eculizumab)* 196
Solosin *(Theophyllin)* 94
Solu-Decortin H *(Prednisolon)* 32, 220
Solupen sine *(Dexamethason)* 414
Solvex *(Reboxetin)* 355
Somatoforme Störungen 357
Somatorelin 159
Somatostatin 124
Somatostatin HEXAL *(Somatostatin)* 124
Somatostatin Inresa *(Somatostatin)* 124
Somatostatin-Analagon 157
Somatuline Autogel *(Lanreotid)* 124
Somavert *(Pegvisomant)* 158
Somnosan *(Zopiclon)* 377
Somsanit *(4-Hydroxybuttersäure)* 303
Sonata *(Zaleplon)* 377
Sonnenbrand 398
Sonstige Mittel 142
Soolantra *(Ivermectin)* 14, 390
Sorafenib 190
Sorbisterit *(Polysulfonsäure)* 425
Sormodren *(Bornaprin)* 329
Sortis *(Atorvastatin)* 138
SotaHEXAL *(Sotalol)* 42
Sotalex *(Sotalol)* 42
Sotalol 42, 65
- Geriatrie 451
Sotalol-ratioph. *(Sotalol)* 42
Sovaldi *(Sofosbuvir)* 270
Soventol *(Bamipin)* 398
Spannungszustände 372–374
Spasmen 335, 337
- glatte Muskulatur 418
- Harnwege 113
- infantile 318
- Magen-Darm-Trakt 113
Spasmex *(Trospiumchlorid)* 418
Spasmolyt *(Trospiumchlorid)* 418
Spasmolytika 113
Spasmo-Urgenin TC *(Trospiumchlorid)* 418
Spastik 335, 336, 337, 341
Spasuret *(Flavoxat)* 417
Spasyt *(Oxybutynin)* 417
Spedra *(Avanafil)* 420
Spermatogenese, Stimulation 434
Spersacarpin *(Pilocarpin)* 405
Spersadex *(Dexamethason)* 402
Spinalanästhesie 306, 307
Spiolto *(Tiotropium + Olodaterol)* 13
Spiolto Respimat *(Tiotropiumbromid + Olodaterol)* 91
Spiriva *(Tiotropiumbromid)* 91
Spiriva Respimat *(Tiotropiumbromid)* 91
Spiro comp. *(Spironolacton + Furosemid)* 59
Spiro D *(Spironolacton + Furosemid)* 59
Spiro-CT *(Spironolacton)* 57
Spironolacton 57, 59
Spironolacton-ratioph. *(Spironolacton)* 57
Spiropent *(Clenbuterol)* 89
Sporanox *(Itraconazol)* 275
Sprycel *(Dasatinib)* 188
Spüllösung, antimikrobielle 256
Spülmittelintoxikation 115, 449
SSRI 351
Stalevo *(L-Dopa + Carbidopa + Entacapon)* 325
Stamaril *(Gelbfieber-Impfstoff)* 289
Stammzellenmobilisierung 167
Stammzellenspende 167
Stammzellentransplantation 171
Stangyl *(Trimipramin)* 349
Staphylex *(Flucloxacillin)* 227
Staphylococcus aureus
- methicillinresistent 225, 227, 232, 240, 250, 415
- methicillinsensitiv 225, 227
Staphylokokkeninfektionen 227, 251, 415
Stärkederivate 313
Starletta *(Ethinylestradiol + Dienogest)* 436
Starlix *(Nateglinid)* 129
Statin-Kombinationen 139
Status asthmaticus 32, 89, 220, 302, 303
Status epilepticus 29, 32, 317, 319, 372, 373
Staurodorm *(Flurazepam)* 373
Stavudin 265
Stediril-d *(Ethinylestradiol + Levonorgestrel)* 436
Steinkohlenteer 386
Stelara *(Ustekinumab)* 388

Stella *(Ethinylestradiol + Dienogest)* 436
Stenotrophomonas 225
Steozol *(Zoledronsäure)* 149
Sterofundin *(Vollelektrolytlösung)* 310
Steroide, synthetische 430
Steroidgenesehemmer 156
Stesolid *(Diazepam)* 29, 372
Stickstofflost-Analoga 169
Stieprox *(Ciclopirox)* 392
Stillzeit 457
Stilnox *(Zolpidem)* 377
Stiripentol 322
Stocrin *(Efavirenz)* 266
Strahlenkolitis 119
Strattera *(Atomoxetin)* 378
Strensiq *(Asfotase alfa)* 13, 153
Streptase *(Streptokinase)* 79
Streptococcus viridans 225
Strepto-Fatol *(Streptomycin)* 259
Streptokinase 79
Streptokokken 225
Streptomycin 259
Stressulkusprophylaxe 106
Stribild *(Cobicistat + Elvitegravir + Emtricitabin + Tenofovir)* 273
Strimvelis *(CD34+ Zellsuspension)* 287
Striverdi Respimat *(Olodaterol)* 88
Strongyloidiasis 279
Strontium 150
Strontiumranelat 150
Struma 143, 144
Subarachnoidalblutung 340
Suboxone *(Buprenorphin + Naloxon)* 297
Substitol *(Morphin)* 295
Subutex *(Buprenorphin)* 297
Succinylcholin (Suxamethonium) 305
Succinylcholin Inresa *(Suxamethonium)* 305
Sucrabest *(Sucralfat)* 111
Sucralfat 111
Sucroferric Oxyhydroxide 127
Sufentanil 292, 297
Sufentanil Hameln *(Sufentanil)* 297
Sufentanil Hikma *(Sufentanil)* 297
Sugammadex 305
Sulbactam 229, 230, 231
Sulbactam Eberth *(Sulbactam)* 229
Sulfadiazin 246
Sulfadiazin-Heyl *(Sulfadiazin)* 246
Sulfamethoxazol 247
Sulfasalazin 119, 217
Sulfasalazin HEXAL *(Sulfasalazin)* 119, 217
Sulfasalazin Heyl *(Sulfasalazin)* 119
Sulfonamide 246, 247
Sulfonylharnstoffe 128
Sulpirid 360
Sulpirid-CT *(Sulpirid)* 360
Sulpirid-ratioph. *(Sulpirid)* 360
Sulpivert *(Sulpirid)* 360
Sulproston 440
Sultamicillin 231
Sultamicillin-ratioph. *(Sultamicillin)* 231
Sultanol *(Salbutamol)* 87
Sultiam 322
Sumatriptan 333
- Geriatrie 453
Sumatriptan 1A *(Sumatriptan)* 333
Sumatriptan HEXAL *(Sumatriptan)* 333
Sumatriptan-CT *(Sumatriptan)* 333
Sumatriptan-ratioph. *(Sumatriptan)* 333
Sunitinib 190
Superpep *(Dimenhydrinat)* 120
Suprane *(Desfluran)* 304
Suprarenin *(Adrenalin)* 29, 68
Suprefact Depot *(Buserelin)* 424
Surfont *(Mebendazol)* 279
Surgam *(Tiaprofensäure)* 210
Sustiva *(Efavirenz)* 266
Sutent *(Sunitinib)* 190
Suxamethonium 305
Suxilep *(Ethosuximid)* 318
Sycrest *(Asenapin)* 367
Sylvant *(Siltuximab)* 198
Symbicort *(Formoterol + Budesonid)* 93
Sympal *(Dexketoprofen)* 209
Sympathomimetika 67, 87–90
- Auge 406
- Nase 413
Synacthen *(Tetracosactid)* 159
Synechien 408
Syneudon *(Amitriptylin)* 348
Synflorix *(Pneumokokken-polysaccharid)* 287
Synjardy *(Empagliflozin* + 13
Synjardy *(Empagliflozin + Metformin)* 133
Synphasec *(Ethinylestradiol + Norethisteron)* 437
Syntaris *(Flunisolid)* 414
Syntestan *(Cloprednol)* 218
Syrea *(Hydroxycarbamid)* 205
Systane *(Filmbildner)* 410
Systemische Beta-2-Sympathomimetika 88
Systemmykose 275
Systral *(Chlorphenoxamin)* 398

T

T3 143, 144
T4 143, 144
Tacholiquin *(Tyloxapol)* 96
Tachykardie 30, 66, 67
- paroxysmale 29, 66
- supraventrikuläre 29–32, 41, 43, 62, 64
- ventrikuläre 62, 64
Tacni *(Tacrolimus)* 284

acpan *(Tacrolimus)* 284
acrolimus 284, 386
acrolimus HEXAL *(Tacrolimus)* 284
adalafil 105, 421
adin *(Tamsulosin)* 419
aeniasis 279
afamidis 156
afil *(Alprazolam)* 372
afinlar *(Dabrafenib)* 188
aflotan *(Tafluprost)* 406
afluprost 406
agamet *(Cimetidin)* 106
agesbedarf
- Aminosäuren 310
- Elektrolyte 310
- Energie 310
- Fett 310
- Kohlenhydrate 310
- Wasser 310
agrisso *(Osimertinib)* 15, 190
akipril *(Prilocain)* 307
alcid *(Hydrotalcit)* 109
alidat *(Hydrotalcit)* 109
-ALL 174
aloxa *(Felbamat)* 323
alvosilen *(Paracetamol + Codein)* 214
ambocor *(Flecainid)* 64
amiflu *(Oseltamivir)* 262
amox 1A *(Tamoxifen)* 434
amoxifen 434
amoxifen HEXAL *(Tamoxifen)* 434
amoxifen-ratioph. *(Tamoxifen)* 434
amsu-Astellas *(Tamsulosin)* 419
amsulosin 419
amsulosin Beta *(Tamsulosin)* 419
amsulosin HEXAL *(Tamsulosin)* 419
annolact *(Phenolsulfonsäure)* 382
annosynt *(Phenolsulfonsäure)* 382
Tapentadol 292, 300
Tarceva *(Erlotinib)* 189
Tardocillin *(Benzylpenicillin-Benzathin)* 226
Tardyferon *(Eisen-II-Ion)* 160
Tardyferon-FOL *(Folsäure + Eisen)* 166
Targin *(Oxycodon + Naloxon)* 296
Targocid *(Teicoplanin)* 250
Targretin *(Bexaroten)* 204
Tarivid *(Ofloxacin)* 245
Tarka *(Verapamil + Trandolapril)* 54
Tarmed *(Steinkohlenteer)* 386
Tasigna *(Nilotinib)* 189
Tasmar *(Tolcapon)* 328
Taurolidin 256
Tavanic *(Levofloxacin)* 245
Tavegil *(Clemastin)* 29, 99
Tavor *(Lorazepam)* 373
Taxane 179
Taxceus *(Docetaxel)* 179
Taxilan *(Perazin)* 361
Taxomedac *(Paclitaxel)* 180
Taxotere *(Docetaxel)* 179
Tazaroten 386
Tazobactam 235
Tazobactam 14, 225, 229, 231
Tazocin *(Piperacillin + Tazobactam)* 231
TD Rix *(Tetanus- + Diphtherie-Toxoid)* 288
Td-Impfstoff Mérieux *(Tetanus- + Diphtherie-Toxoid)* 288
Td-pur *(Tetanus- + Diphtherie-Toxoid)* 288
Tecfidera *(Dimethylfumarat)* 343
Tedizolid 14, 252
Teduglutid 124
Teer Linola Fett *(Steinkohlenteer)* 386
Tefilin *(Tetracyclin)* 239
Tegafur 177
Tegretal *(Carbamazepin)* 316
Teicoplanin 250
Telaprevir 269
Telavancin 250
Telbivudin 265
Televis Stulln *(Naphazolin)* 409
Telfast *(Fexofenadin)* 99
Telithromycin 242
Telmisartan 39, 50, 51
Telmisartan HEXAL *(Telmisartan)* 39
Telzir *(Fosamprenavir)* 268
Temagin Pac *(ASS + Paracetamol + Coffein)* 214
Temazepam 374
- Geriatrie 454
Temazep-CT *(Temazepam)* 374
Temgesic *(Buprenorphin)* 297
Temodal *(Temozolomid)* 173
Temozo Cell *(Temozolomid)* 173
Temozolomid 173
Temozolomid HEXAL *(Temozolomid)* 173
Temsirolimus 192
Tenecteplase 79
Teneretic *(Atenolol + Chlortalidon)* 52
Tenofovir 264–266, 273
Tenormin *(Atenolol)* 40
Tensobon comp. *(Captopril + Hydrochlorothiazid)* 48
Tensoflux *(Amilorid + Bendroflumethiazid)* 58
Tenuate *(Amfepramon)* 151
Tepilta *(Mg-hydroxid + Al-oxid + Oxetacain)* 110
Tera Tad *(Terazosin)* 419
Terablock *(Terazosin)* 419
Teranar *(Terazosin)* 419
Terazosin 46, 419
- Geriatrie 452
Terazosin HEXAL *(Terazosin)* 419
Terazosin Stada *(Terazosin)* 46
Terbinafin 277, 394
Terbinafin HEXAL *(Terbinafin)* 277

Terbinafin Sandoz *(Terbinafin)* 277
Terbinafin-CT *(Terbinafin)* 394
Terbinafinhydrochlorid AL *(Terbinafin)* 394
Terbinafinhydrochlorid Stada *(Terbinafin)* 394
Terbutalin 32, 87, 89
Terbutalin AL *(Terbutalin)* 89
Terfenadin 100
Terfenadin AL *(Terfenadin)* 100
Teriflunomid 343
Teriparatid 145
Terlipressin 158
Terzolin *(Ketoconazol)* 393
Testim *(Testosteron)* 421
Testogel *(Testosteron)* 421
Testopatch *(Testosteron)* 421
Testosteron 421
Testosteron-Depot *(Testosteron)* 421
Testosteronundecanoat 421
Testoviron-Depot *(Testosteron)* 421
Tetanus- + Diphtherie- + Pertussis-Toxoid 288
Tetanus- + Diphtherie-Toxoid 288
Tetanus-Immunisierung 288, 290
Tetmodis *(Tetrabenazin)* 345
Tetrabenazin 345
Tetracosactid 159
Tetracyclin 109, 239, 389
Tetracyclin Wolff *(Tetracyclin)* 239
Tetracycline 238
Tetrahydrobiopterin (BH4)-Mangel 156
Tetrahydrocannabinol 341
Tetrazyklische Antidepressiva 350
Tetryzolin 410
Tevabone *(Alendronsäure + Alfacalcidol)* 148
Tevanate *(Alendronsäure)* 147
Tevanette *(Desogestrel)* 438
Teveten Mono *(Eprosartan)* 38
Teveten plus *(Eprosartan + Hydrochlorothiazid)* 49
Teysuno *(Tegafur + Gimeracil + Oteracil)* 177
Thalassämie 163
Thalidomid 207
Thalidomide Celgene *(Thalidomid)* 207
Tham Koehler 3M *(Trometamol)* 314
Thealoz *(Trehalose)* 410
Thealoz Duo *(Trehalose + Hyaluronsäure)* 410
Theodrenalin 69
Theophyllin 32, 94
Theophyllin-ratioph. *(Theophyllin)* 94
Therapeutische Breite 456
Thevier *(Levothyroxin)* 143
Thiamazol 145
Thiamazol Henning *(Thiamazol)* 145
Thiamazol HEXAL *(Thiamazol)* 145
Thiamin 163, 164
Thiaziddiuretika, Geriatrie 452, 453
Thilo-Tears *(Filmbildner)* 410
Thiobitum *(Ammonium-bituminosulfonat)* 382
Thioctacid *(Alpha-Liponsäure)* 344
Thioguanin Aspen *(Tioguanin)* 174
Thioguanin Wellcome *(Tioguanin)* 174
Thiopental 302
Thiopental Inresa *(Thiopental)* 302
Thiopental Rotexmedica *(Thiopental)* 302
Thioridazin 361
- Geriatrie 453
Thioridazin Neurax *(Thioridazin)* 361
Thomapyrin Classic Schmerz *(ASS + Paracetamol + Coffein)* 214
Thomapyrin Intensiv *(ASS + Paracetamol + Coffein)* 214
Thomasin *(Etilefrin)* 69
Thrombangitis obliterans 83
Thrombininhibitoren 76, 85
Thrombin-Rezeptor-Antagonist 77
Thrombocid *(Natrium-Pentosanpolysulfat)* 399
Thromboembolie 71–75, 79
Thromboembolische Risiken 78
Thrombopenie 86
Thrombophlebitis 399
Thrombose 72–75, 79
Thromboseprophylaxe 71–78
Thrombozytendysfunktion 158
Thrombozythämie, essentielle 203, 205
Thrombozytopenische Purpura 283
Thybon *(Liothyronin)* 143
Thyreostatika 144
Thyreotoxische Krise 145
Thyronajod *(Levothyroxin + Kaliumiodid)* 144
Thyrotardin-inject *(Liothyronin)* 143
Thyrozol *(Thiamazol)* 145
TIA 81, 82
Tial *(Tramadol)* 299
Tiamon *(Dihydrocodein)* 97
Tianeptin 356
Tianeurax *(Tianeptin)* 356
Tiaprid 345
Tiaprid HEXAL *(Tiaprid)* 345
Tiaprid Neurax *(Tiaprid)* 345
Tiapridal *(Tiaprid)* 345
Tiapridex *(Tiaprid)* 345
Tiaprofensäure 210
Tibiafraktur 150
Tibolon 432
Tibolon Aristo *(Tibolon)* 432
Ticagrelor 82

c-Erkrankungen 364
'clopidin 82
- Geriatrie 453
iclopidin HEXAL *(Ticlopidin)* 82
iclopidin-ratioph. *(Ticlopidin)* 82
'gecyclin 240
igreat *(Frovatriptan)* 333
iklyd *(Ticlopidin)* 82
ilicomp Beta *(Tilidin + Naloxon)* 299
ilidin 292, 299
- Geriatrie 451
ilidin HEXAL comp *(Tilidin + Naloxon)* 299
imo Vision *(Timolol)* 405
imo-Comod *(Timolol)* 405
imoHEXAL *(Timolol)* 405
imolol 405, 407
imolol 1A Pharma *(Timolol)* 405
imonil *(Carbamazepin)* 316
im-Ophtal *(Timolol)* 405
imo-Stulln *(Timolol)* 405
imox *(Oxcarbazepin)* 317
inatox *(Tolnaftat)* 394
inzaparin 73
ioblis *(Ezetimib* + 13
ioblis *(Ezetimib + Atorvastatin)* 141
ioguanin 174
iopronin 449
iorfan *(Racecadotril)* 116
'iotropium(bromid) 13, 91
'ipiracil 15, 177
'ipranavir 269
'irgon *(Bisacodyl)* 113
'irofiban 82
'irofiban HEXAL *(Tirofiban)* 82
'irofiban Hikma *(Tirofiban)* 82
'itralgan *(ASS + Paracetamol + Coffein)* 214
'itretta *(Paracetamol + Codein)* 214
'ivicay *(Dolutegravir)* 273
Tixteller *(Rifaximin)* 253
Tizanidin 337
Tizanidin Teva *(Tizanidin)* 337
T-lymphoblastisches Lymphom 174
TNF-alpha 199, 221
Tobi *(Tobramycin)* 243
Tobi Podhaler *(Tobramycin)* 243
Tobramaxin *(Tobramycin)* 400
Tobramycin 243, 400
Tobramycin B. Braun *(Tobramycin)* 243
Tobrazid *(Tobramycin)* 243
Tocilizumab 224
Toctino *(Alitretinoin)* 386
Tokolyse 30, 441, 442
Tolcapon 328
Tolid *(Lorazepam)* 373
Tollwut-Immunisierung 290
Tollwutimpfstoff 290
Tollwutimpfstoff (HDC) inaktiviert *(Tollwutimpfstoff)* 290
Tolnaftat 394
Toloniumchlorid 449
Tolperison 337
- Geriatrie 453
Tolperison HEXAL *(Tolperison)* 337
Tolperison Stada *(Tolperison)* 337
Tolterodin 418
- Geriatrie 454
Tolterodin Actavis *(Tolterodin)* 418
Tolterodin HEXAL *(Tolterodin)* 418
Toluidinblau *(Toloniumchlorid)* 449
Tolura *(Telmisartan)* 39
Tolvaptan 158
Tonometrie 400
Tonsillophyaryngitis
- Streptokokken 236
Topamax *(Topiramat)* 320, 334
Topiramat 320, 334
Topiramat Heumann *(Topiramat)* 320
Topiramat Migräne Stada *(Topiramat)* 334
Topiramat-CT *(Topiramat)* 320
Topisolon *(Desoximetason)* 384
Topoisomerase-I-Hemmer 183
Topotecan 183
Topotecan Medac *(Topotecan)* 183
Topsym *(Fluocinonid)* 384
Toragamma *(Torasemid)* 55
Torasemid 55
Torasemid HEXAL *(Torasemid)* 55
Torem *(Torasemid)* 55
Torisel *(Temsirolimus)* 192
Torsade de pointes 309
Torticollis 337
Tostran 2% *(Testosteron)* 421
Toujeo *(Insulin glargin)* 134, 135
Tovanor 90
Toviaz *(Fesoterodin)* 417
Toxogonin *(Obidoximchlorid)* 449
Toxoplasmose 246, 255
TP-Ophtal *(Pilocarpin + Timolol)* 407
Trabectedin 207
Tracleer *(Bosentan)* 104
Traktion 412
Tramadol 215, 292, 299
Tramadolor *(Tramadol)* 299
Tramadol-ratioph. *(Tramadol)* 299
Tramal *(Tramadol)* 299
Tramal long *(Tramadol)* 299
Tramazolin 410, 413
Trametinib 14, 191
Trancolong *(Flupirtin)* 301
Trancopal Dolo *(Flupirtin)* 301
Trandolapril 37, 54
Tränenkanalinfektion 401
Tranexamsäure 80
Tranexamsäure HEXAL *(Tranexamsäure)* 80

Transbronchin *(Carbocistein)* 96
Translarna *(Ataluren)* 154
Transtec PRO *(Buprenorphin)* 297
Transthyretin-Amyloidose 156
Tranxilium *(Dikaliumclorazepat)* 373
Tranylcypromin 351
- Geriatrie 451
Tranylcypromin Neurax *(Tranylcypromin)* 351
Trapidil 60
Trastuzumab 198
Trastuzumab Emtansin 198
Travatan *(Travoprost)* 406
Travex One *(Tramadol)* 299
Travoprost 406, 407
Trazodon 356
Trazodon HEXAL *(Trazodon)* 356
Trazodon Neurax *(Trazodon)* 356
Tregor *(Amantadin)* 330
Trehalose 410
Tremor, essentieller 42
Trenantone *(Leuprorelin)* 424, 434
Trental *(Pentoxifyllin)* 84
Treosulfan 171
Treponema 225
Treprostinil 105
Tretinoin 207, 390
Trevilor *(Venlafaxin)* 354
TRH 159
TRH Ferring *(Protirelin)* 159
Tri Thiazid *(Triamteren + Hydrochlorothiazid)* 58
Triamcinolon 220, 414
Triamcinolonacetonid 383, 394
Triamgalen *(Triamcinolonacetonid)* 383
TriamHEXAL *(Triamcinolon)* 220
Triampur comp. *(Triamteren + Hydrochlorothiazid)* 58
Triamteren 53, 57, 58, 59
Triamteren comp.-ratioph. *(Triamteren + Hydrochlorothiazid)* 58
Triapten *(Foscarnet)* 392
Triarese *(Triamteren + Hydrochlorothiazid)* 58
Triazolam 374
- Geriatrie 454
Trichinose 279
Trichomoniasis 248
Trichuriasis 279
Triclosan 385
Triebdämpfung 423
Trifluridin 15, 177
Trigeminusneuralgie 316
Trigoa *(Ethinylestradiol + Levonorgestrel)* 437
Trihexphenidyl 329
Trileptal *(Oxcarbazepin)* 317
Trimethoprim 247
- Geriatrie 451
Trimineurin *(Trimipramin)* 349
Trimipramin 349
- Geriatrie 451
Trimipramin Neurax *(Trimipramin)* 349
Trinordiol *(Ethinylestradiol + Levonorgestrel)* 437
Tripelennamin 398
Triprolidin 415
- Geriatrie 452
Triptane 332
Triptorelin 424
Triquilar *(Ethinylestradiol + Levonorgestrel)* 437
TRIS 36.34% *(Trometamol)* 314
Trisequens *(Estradiol + Norethisteron)* 431
Trisiston *(Ethinylestradiol + Levonorgestrel)* 437
Triumeq *(Dolutegravir + Abacavir + Lamivudin)* 273
Trivastal *(Piribedil)* 326
Triveram *(Atorvastatin + Perindopril + Amlodipin)* 15, 54, 140
Trizivir *(Lamivudin + Zidovudi + Abacavir)* 265
Trizyklische Antidepressiva 347
Trofosfamid 170
Tromcardin Kalium + Magnesium *(Kalium + Magnesium)* 309
Trometamol 314
Tropicamid 408
Tropisetron 122
Trospi *(Trospiumchlorid)* 418
Trospium
- Geriatrie 454
Trospiumchlorid 418
TRPV1-Rezeptoragonisten 307
Trulicity *(Dulaglutid)* 13, 131
Trusopt *(Dorzolamid)* 406
Truvada *(Emtricitabin + Tenofovir)* 264
Truxal *(Chlorprothixen)* 359
Tryasol Codein *(Codein)* 97
Trypanosomiasis 255
Tryptophan 376
Tuberkulose 257–260
Tuberkulostatika 256
- Kombinationen 259
- Reservemittel 259
Tularämie 259
Tumor, hormonaktiv 124
Tumorlyse 147
Tumornekrosefaktor-alpha 199 221
Tumorschmerz 294, 296
Turfa Gamma *(Triamteren + Hydrochlorothiazid)* 58
Turixin *(Mupirocin)* 415
Tutofusin *(Vollelektrolytlösung)* 310
Tutofusin G5 *(Vollelektrolytlösung)* 310
Tutofusin H G5 *(Halbelektrolytlösung)* 311
Tutofusin OPG *(Zweidrittelelektrolytlösung)* 311
Tuttozem N *(Dexamethason)* 383

winrix Erwachsene *(Hepatitis-A- + -B-Impfstoff)* 289
winrix Kinder *(Hepatitis-A- + -B-Impfstoff)* 289
wynsta *(Telmisartan + Amlodipin)* 51
ygacil *(Tigecyclin)* 240
yloxapol 96
yphim Vi *(Salmonella-typhi-Polysaccharid)* 287
yphus 228
- Immunisierung 287
yrosinämie 155
yrothricin 416
ysabri *(Natalizumab)* 343
yverb *(Lapatinib)* 189
-Zell-Lymphom, kutanes 204

J

belkeit 31, 112, 120–123, 219, 376
- chemotherapieinduzierte 112
- postoperative 112
- strahlentherapieinduzierte 112
beraktive Blase 335
bergangszellkarzinom 178
bretid *(Distigmin)* 338
DC *(Ursodeoxycholsäure)* 117
dima *(Minocyclin)* 239, 391
drik *(Trandolapril)* 37
lcus
- duodeni 111
- ventrikuli 111
lipristalacetat 438
lkus
- gastroduodenales 106–111
- Haut 391, 399
- Hornhaut 401
Jlkusprophylaxe 106–108, 110
Jlkustherapeutika 106
ltibro Breezhaler *(Glycopyrroniumbromid + Indacaterol)* 91
ltiva *(Remifentanil)* 296
Ultracarbon *(Kohle, medizinische)* 116, 448
Ultracortenol *(Prednisolon)* 403
Ultreon *(Azithromycin)* 241
Ulunar 91
Umeclidiniumbromid 91
Unacid PD *(Sultamicillin)* 231
Unasyn PD oral *(Sultamicillin)* 231
Unat *(Torasemid)* 55
Unerwünschte Wirkungen 457
Unimax *(Felodipin + Ramipril)* 54
Uniphyllin *(Theophyllin)* 94
Unizink *Zink* 310
Unofem *(Levonorgestrel)* 438
Unruhe 32, 359, 360, 361, 376
Uptravi *(Selexipag)* 15, 105
Uralyt-U *(Kalium-Natrium-Hydrogencitrat)* 424
Urapidil 32, 47
Urapidil Carino *(Urapidil)* 47
Urapidil Stragen *(Urapidil)* 47
Urat-Nephropathie 146
Urbason *(Methylprednisolon)* 220
Ureotop *(Harnstoff)* 395
Urethritis 241
Urikostatikum 146
Urikosurika 146
Urion Uno *(Alfuzosin)* 419
Urivesc *(Trospiumchlorid)* 418
Uro Methin *(Methionin)* 425
Urogenitalinfektionen 239–245
Urokinase 79
Urokinase medac *(Urokinase)* 79
UROKIT Doxo-cell *(Doxorubicin)* 181
Urolithiasismittel 424
Uromitexan *(Mesna)* 207
Urorec *(Silodosin)* 419
Urospasmolytika 417
Uro-Tablinen *(Nitrofurantoin)* 248
Urothelkarzinom 178
Uroxatral *(Alfuzosin)* 419
Urozosin *(Terazosin)* 419
Urso *(Ursodeoxycholsäure)* 117
Ursochol *(Ursodeoxycholsäure)* 117
Ursodeoxycholsäure 117
Ursofalk *(Ursodeoxycholsäure)* 117
Urtikaria 99, 100, 398
- chronische 99
Urtimed *(Rupatadin)* 100
Ustekinumab 388
Uterus myomatosus 434
Utrogest *(Progesteron)* 429
Utrogestan *(Progesteron)* 429
UV-Protektiva 397
Uveitis 403

V

Vagimid *(Metronidazol)* 248
Vaginitis, Candida 274
Vaginose, bakterielle 242
Valaciclovir 261
Valaciclovir 1A Pharma *(Valaciclovir)* 261
Valaciclovir HEXAL *(Valaciclovir)* 261
Valcyte *(Valganciclovir)* 261
Valdoxan *(Agomelatin)* 355
Valette *(Ethinylestradiol + Dienogest)* 436
Valganciclovir 261
Valganciclovir HEXAL *(Valganciclovir)* 261
Valganciclovir Mylan *(Valganciclovir)* 261
Valium *(Diazepam)* 29
Valocordin Diazepam *(Diazepam)* 372
Valoron N *(Tilidin + Naloxon)* 299
Valproat HEXAL *(Valproinsäure)* 320
Valproinsäure 320
- Geriatrie 452
Valsacor *(Valsartan)* 39

Valsacor comp. *(Valsartan + Hydrochlorothiazid)* 50
Valsartan 15, 39, 50, 51, 52
Valsartan Actavis *(Valsartan)* 39
Valsartan HEXAL *(Valsartan)* 39
Valsartan Stada *(Valsartan)* 39
Valsartan-ratioph. comp. *(Valsartan + Hydrochlorothiazid)* 50
Valtrex *(Valaciclovir)* 261
Vanco Cell *(Vancomycin)* 251
Vancomycin 225, 251
Vancomycin Enterocaps *(Vancomycin)* 251
Vancomycin Hikma *(Vancomycin)* 251
Vancomycin-ratioph. *(Vancomycin)* 251
Vancomycinresistente Enterokokken 225, 240
Vandetanib 191
Vaniqa *(Eflornithin)* 399
Vaprino *(Racecadotril)* 116
Vaqta *(Hepatitis-A-Impfstoff)* 289
Vardenafil 421
Vareniclin 381
Vargatef *(Nintedanib)* 14, 190
Varicella-Zoster-Immunisierung 290
Varicella-Zoster-Impfstoff 290
Varilrix *(Varizellen-Impfstoff)* 290
Variquel *(Terlipressin)* 158
Varivax *(Varizellen-Impfstoff)* 290
Varizellen-Immunisierung 290
Varizellen-Impfstoff 290
Vascal uno *(Isradipin)* 44
Vasodilatatoren, direkte 47
Vasokonstriktiva 409
Vasomotal *(Betahistin)* 120
Vasopos N *(Tetryzolin)* 410
Vasopressinantagonisten 158
Vasosan *(Colestyramin)* 141
Vasospasmen 340
Vectibix *(Panitumomab)* 197
Vecuronium 305
Vecuronium Hikma *(Vecuronium)* 305
Vecuronium Inresa *(Vecuronium)* 305
Vecuronium-Antagonisierung 305
Vedolizumab 224
Velafee *(Ethinylestradiol + Dienogest)* 436
Velaglucerase alfa 156
Velcade *(Bortezomib)* 204
Velmetia *(Sitagliptin + Metformin)* 132
Velphoro *(Sucroferric-Oxyhydroxid)* 127
Vemurafenib 191
Venenthrombosen 74–76
Venlafaxin 354
Venlafaxin-CT *(Venlafaxin)* 354
Venlafaxin-ratioph. *(Venlafaxin)* 354
Venofer *(Eisen-III-Ion)* 160
Venofundin 6% *(Stärkederivat)* 313
Venookklusive Erkrankung, hepatische 77
Ventavis *(Iloprost)* 104
Ventilastin Novolizer *(Salbutamol)* 87
Ventolair *(Beclometason)* 92
Vepesid *(Etoposid)* 179
VeraHEXAL *(Verapamil)* 32, 43
Veramex *(Verapamil)* 43
Verapamil 32, 43, 53, 54, 62
- Geriatrie 453
Verapamil-ratioph. *(Verapamil)* 43
Veratide *(Verapamil + Hydrochlorothiazid + Triamteren)* 53
Verbrennungen 243, 391, 398
Verdauungsenzyme 117
Verdauungsstörung 118
Veregen *(Grünteeblätterextrakt)* 399
Vergentan *(Alizaprid)* 120
Vergiftung 116, 444
Verhaltensstörung 369
Vermox *(Mebendazol)* 279
Vernakalanthydrochlorid 65
Verrucid *(Salicylsäure)* 396
Verrumal *(Salicylsäure + Fluorouracil + Dimethylsulfoxid)* 396
Verschreibungspflicht 458
Verteilung 455
Verteporfin 412
Vertigo Meresa *(Sulpirid)* 360
Vertigo Neogama *(Sulpirid)* 36
Vertigo-Vomex *(Dimenhydrinat)* 120
Verwirrtheit 360, 361, 376
Verzögerungsinsulin 135
Verzögerungsinsuline 135
Vesanoid *(Tretinoin)* 207
Vesicare *(Solifenacin)* 418
Vesikur *(Solifenacin)* 418
Vexol *(Rimexolon)* 403
VFEND *(Voriconazol)* 275
Viacoram *(Amlodipin + Perindopril-Arginin)* 13, 54
Viagra *(Sildenafil)* 420
Viani *(Salmeterol + Fluticason)* 94
Vibativ *(Telavancin)* 250
Victoza *(Liraglutid)* 131
Victrelis *(Boceprevir)* 268
Vidaza *(Azacitidin)* 176
Videx *(Didanosin)* 263
Viekirax *(Ombitasvir + Paritaprevir + Ritonavir)* 14, 271
Vigabatrin 318
Vigantol *(Colecalciferol)* 164
Vigantoletten *(Colecalciferol)* 164
Vigil *(Modafinil)* 379
Vilanterol 91, 94
Vimizim *(Elosulfase alfa)* 154

Handelsnamen = fett *Wirkstoffe = kursiv*

Vimpat *(Lacosamid)* 316
Vinblastin 178
Vinblastinsulfat Teva *(Vinblastin)* 178
Vinca-Alkaloide 177
Vincristin 178
Vincristin Liquid L *(Vincristin)* 178
Vincristinsulfat HEXAL *(Vincristin)* 178
Vincristinsulfat Teva *(Vincristin)* 178
Vindesin 178
Vinflunin 178
Vinorelbin 178
Vinorelbin Actavis *(Vinorelbin)* 178
Vinorelbin NC *(Vinorelbin)* 178
Viramune *(Nevirapin)* 266
Viread *(Tenofovir)* 265
Virgan *(Ganciclovir)* 402
Viridal *(Alprostadil)* 420
Virupos *(Aciclovir)* 401
Virustatika 260
- Auge 401
- Haut 392
Virzin *(Aciclovir)* 260
Visadron *(Phenylephrin)* 410
Visanne *(Dienogest)* 429
Visine Yxin *(Tetryzolin)* 410
Visken *(Pindolol)* 42
Vismodegib 207
Vistabel *(Clostridium-botulinum-Toxin Typ A)* 335
Vistagan Liquifilm *(Levobunolol)* 405
Visudyne *(Verteporfin)* 412
Vitaferro *(Eisen-II-Ion)* 160
Vitamin B 127, 163
Vitamin B1 (Thiamin) 163, 164
Vitamin B1 Hevert *(Thiamin)* 163
Vitamin B12 *(Cyanocobalamin)* 163, 164
Vitamin B12-ratioph. *(Cyanocobalamin)* 163
Vitamin B1-ratioph. *(Thiamin)* 163
Vitamin B2 (Riboflavin) 163
Vitamin B2 Jenapharm *(Riboflavin)* 163
Vitamin B6 (Pyridoxin) 163, 164
Vitamin B6 Hevert *(Pyridoxin)* 163
Vitamin B6-ratioph. *(Pyridoxin)* 163
Vitamin C 164
Vitamin C Loges *(Ascorbinsäure)* 164
Vitamin D 164
Vitamin D3 Hevert *(Colecalciferol)* 164
Vitamin K 165
Vitamin K1 *(Phytomenadion)* 165
Vitamin-B12-Mangel 163, 164
Vitamin-B1-Mangel 163, 164
Vitamin-B2-Mangel 163
Vitamin-B6-Mangel 163, 164
Vitamin-C-Mangel 164
Vitamin-D-Mangel 164, 165
Vitiligo 388
Viveo *(Tolperison)* 337
Vividrin *(Cromoglicinsäure)* 409, 413
Vividrin akut Azela *(Azelastin)* 409
Vivinox Sleep *(Diphenhydramin)* 376
VMAT2-Inhibitoren 345
Vobaderm *(Miconazol + Flupredniden)* 394
Vobamyk *(Miconazol)* 393
Vocado *(Olmesartan + Amlodipin)* 51
Vocado HCT *(Olmesartan + Amlodipin + Hydrochlorothiazid)* 51
Volibris *(Ambrisentan)* 104
Vollelektrolytlösungen 310
Volon *(Triamcinolon)* 220
Volon A *(Triamcinolon)* 220
Volon A *(Triamcinolonacetonid)* 383
Volonimat *(Triamcinolonacetonid)* 383
Voltaren *(Diclofenac)* 211
Voltaren ophtha *(Diclofenac)* 404
Voltaren plus *(Diclofenac + Codein)* 214
Vomacur *(Dimenhydrinat)* 120
Vomex A *(Dimenhydrinat)* 120
Vorapaxar 13, 77
Vorhofflimmern 30, 42, 62–67, 75, 76
Voriconazol 275
Vorina *(Folinsäure)* 204
Vortioxetin 14, 356
Votrient *(Pazopanib)* 190
Votum *(Olmesartan)* 39
Votum plus *(Olmesartan + Hydrochlorothiazid)* 50
Vpriv *(Velaglucerase alfa)* 156
VRE 225, 240
Vulvadysplasie 290
Vulvovaginale Atrophie 432
Vyndaqel *(Tafamidis)* 156
Vytorin *(Ezetimib + Simvastatin)* 141

W

Wachstumsfaktoren 166
Wachstumshormonrezeptor-antagonisten 158
Wachstumsunterdrückung 421
WADA 465
Wadenkrämpfe 335
Warfarin 78
Wärmeautoantikörper 283
Wartec *(Podophyllotoxin)* 399
Warzen 396
Wechselwirkungen 457
Wehen, vorzeitige 30, 309, 441, 442
Wehenhemmer 441
Weheninduktion 439

Weichteilinfektionen 228–237, 240–246, 249–252, 255
Weichteilsarkom 170, 172, 181, 190, 207
Wellnara *(Estradiol + Levonorgestrel)* 431
Wellvone *(Atovaquon)* 254
Wick Husten *(Dextromethorphan)* 97
Wick Sinex *(Oxymetazolin)* 413
Wilms-Tumor 178, 181
Wirkmechanismen 455
Wirkung 455
World Anti-Doping Agency 465
WPW-Syndrom 29
Wundinfektion 391

X

Xadago *(Safinamid)* 14, 328
Xagrid *(Anagrelid)* 203
Xalacom *(Latanoprost + Timolol)* 407
Xalatan *(Latanoprost)* 406
Xalkori *(Crizotinib)* 188
Xaluprine *(Mercaptopurin)* 174
Xanef *(Enalapril)* 36
Xanthinderivate 306
Xanthin-Oxidase-Inhibitoren 146
Xarelto *(Rivaroxaban)* 75
Xelevia *(Sitagliptin)* 132
Xeloda *(Capecitabin)* 176
Xenazine *(Tetrabenazin)* 345
Xenical *(Orlistat)* 151
Xeomin *(Clostridium-botulinum-Toxin Typ A)* 335
Xeplion *(Paliperidon)* 368
Xeristar *(Duloxetin)* 354
Xgeva *(Denosumab)* 150
Xidan Edo *(Hyaluronsäure)* 410
Xifaxan *(Rifaximin)* 253
Xigduo *(Dapagliflozin + Metformin)* 133
Ximovan *(Zopiclon)* 377
Xipamid 57, 59
Xipamid HEXAL *(Xipamid)* 57
Xipamid Stada *(Xipamid)* 57
Xolair *(Omalizumab)* 102
Xomolix *(Droperidol)* 122
X-Systo *(Pivmecillinam)* 15, 229
Xtandi *(Enzalutamid)* 423
Xusal *(Levocetirizin)* 100
Xylocain *(Lidocain)* 63, 306
Xylocitin Cor *(Lidocain)* 63
Xylocitin Loc *(Lidocain)* 306
Xylometazolin 413
Xylonest *(Prilocain)* 307
Xyrem *(4-Hydroxybuttersäure)* 323
Xyzall *(Levocetirizin)* 100

Y

Yantil retard *(Tapentadol)* 300
Yasmin *(Ethinylestradiol + Drospirenon)* 436
Yasminelle *(Ethinylestradiol + Drospirenon)* 436
Yasnal *(Donepezil)* 340
Yaz *(Ethinylestradiol + Drospirenon)* 436
Yentreve *(Duloxetin)* 425
Yervoy *(Ipilimumab)* 397
Yocon-Glenwood *(Yohimbin)* 421
Yohimbin 421
Yomesan *(Niclosamid)* 279
Yomogi *(Saccharomyces boulardii)* 116
Yondelis *(Trabectedin)* 207
Yvette-ratioph. *(Desogestrel)* 438

Z

ZacPac *(Pantoprazol + Amoxicillin + Clarithromycin)* 109
Zaditen *(Ketotifen)* 101
Zaditen ophtha *(Ketotifen)* 409
Zahninfektionen 227, 242, 248
Zalain *(Sertaconazol)* 394
Zalasta *(Olanzapin)* 368
Zaldiar *(Paracetamol + Tramadol)* 215
Zaleplon 377
- Geriatrie 453, 454
Zalerg ophtha *(Ketotifen)* 409
Zaltrap *(Aflibercept)* 203
Zanamivir 262
Zanipress *(Lercanidipin + Enalapril)* 54
Zantic *(Ranitidin)* 106
Zarzio *(Filgrastim)* 167
Zavedos *(Idarubicin)* 182
Zavedos Oral *(Idarubicin)* 182
Zavesca *(Miglustat)* 155
Zebinix *(Eslicarbazepinacetat)* 316
Zeffix *(Lamivudin)* 264
Zelboraf *(Vemurafenib)* 191
Zeldox *(Ziprasidon)* 369
Zemplar *(Paricalcitol)* 165
Zentral wirksame Abmagerungsmittel 151
Zentrales vestibuläres Reizsyndrom 120
Zentropil *(Phenytoin)* 317
Zerbaxa *(Ceftolozan + Tazobactam)* 14, 235
Zerit *(Stavudin)* 265
Zerlinda *(Zoledronsäure)* 149
Zerrungen 209
Zeruminalpfropf 416
Zervikale Dystonie 335
Zervixdysplasie 290
Zervixkarzinom 170–172, 182, 290
Zevtera *(Ceftobiprol)* 235
Ziagen *(Abacavir)* 263
Ziconotid 301
Zidovudin 265
Zidovudin Aurobindo *(Zidovudin)* 265
Ziel-INR 78
Zienam *(Imipenem + Cilastatin)* 249

inacef *(Cefuroxim)* 232
indaclin *(Clindamycin)* 389
inforo *(Ceftarolinfosamil)* 234
ink 310
inkintoxikation 449
inkit *(Zink)* 310
inkmangel 310
inkoxid 125
innat *(Cefuroxim-Axetil)* 237
iprasidon 369
iprasidon Actavis *(Ziprasidon)* 369
iprasidon HEXAL *(Ziprasidon)* 369
irrhose, primär biliäre 117
ithromax *(Azithromycin)* 241
NS-Tumoren 171, 173
ocor *(Simvastatin)* 139
odin *(Omega-3-Säurenethylester)* 142
oely *(Estradiol + Nomegestrolacetat)* 435
ofenil *(Zofenopril)* 37
ofenopril 37
ofran *(Ondansetron)* 121
oladex *(Goserelin)* 424, 434
oledron HEXAL *(Zoledronsäure)* 149
oledronsäure 149
oledronsäure Actavis *(Zoledronsäure)* 149
oledronzentiva *(Zoledronsäure)* 149
Zolim *(Mizolastin)* 100
Zollinger-Ellison-Syndrom 106–108
Zolmitriptan 333
Zolmitriptan HEXAL *(Zolmitriptan)* 333
Zolmitriptan Stada *(Zolmitriptan)* 333
Zoloft *(Sertralin)* 353
Zolpidem 377
- Geriatrie 453, 454
Zolpidem Stada *(Zolpidem)* 377
Zolpidem-ratioph. *(Zolpidem)* 377
Zometa *(Zoledronsäure)* 149
Zomig *(Zolmitriptan)* 333
Zonegran *(Zonisamid)* 317
Zonisamid 317
Zonisamid-ratioph. *(Zonisamid)* 317
Zontivity *(Vorapaxar)* 13, 77
Zopiclon 377
- Geriatrie 453, 454
Zopiclon HEXAL *(Zopiclon)* 377
Zopiclon-ratioph. *(Zopiclon)* 377
Zorac *(Tazaroten)* 386
Zostavax *(Varicella-Zoster-Impfstoff)* 290
Zoster ophthalmicus 261
Zostex *(Brivudin)* 261
Zovirax *(Aciclovir)* 260, 392, 401
Zuclopenthixol 361
Zwangsstörung 349, 353
Zweidrittelelektrolytlösungen 311
Zwergbandwurm 279
Zyban *(Bupropion)* 381
Zyclara *(Imiquimod)* 399
Zydelig *(Idelalisib)* 205
Zydlig *(Idelalisib)* 205
Zykadia *(Ceritinib)* 14, 188
Zyklitis 403, 408
Zyklolat *(Cyclopentolat)* 408
Zykloplegie 408
Zykloplegika 408
Zyklusstörungen 429, 440
Zyloric *(Allopurinol)* 146
Zymafluor D *(Colecalciferol + Fluorid)* 165
Zypadhera *(Olanzapin)* 368
Zyprexa *(Olanzapin)* 368
Zyrtec *(Cetirizin)* 99
Zystinsteine 424
zystische Fibrose 117
Zystitis 229, 245
Zytiga *(Abirateronacetat)* 422
Zytochrom-P450-System 460
- CYP3A 460
- CYP1A2 460
- CYP2C19 461
- CYP2C9 460
- CYP2D6 461
- CYP2E1 461
- CYP3A 460
Zytotoxische Antibiotika 180
Zytrim *(Azathioprin)* 283
Zyvoxid *(Linezolid)* 252